（第二版）

实用中医妇科学

主　编　刘敏如　欧阳惠卿

上海科学技术出版社

图书在版编目 (CIP) 数据

实用中医妇科学 / 刘敏如，欧阳惠卿主编．—2版．—上海：上海科学技术出版社，2010.4（2025.3 重印）

ISBN 978-7-5478-0077-5

Ⅰ. 实… Ⅱ. ① 刘… ② 欧… Ⅲ. 中医妇科学 Ⅳ. R271.1

中国版本图书馆 CIP 数据核字（2009）第 194012 号

实用中医妇科学（第二版）

主编　刘敏如　欧阳惠卿

上海世纪出版（集团）有限公司
上海科学技术出版社　出版、发行
（上海市闵行区号景路 159 弄 A 座 9F-10F）
邮政编码 201101　www.sstp.cn
浙江新华印刷技术有限公司印刷
开本 889×1194　1/16　印张 26.25　插页 4
字数 735 千字
1994 年 12 月第 1 版
2010 年 4 月第 2 版　2025 年 3 月第 12 次印刷
ISBN 978-7-5478-0077-5/R·9
定价：78.00 元

内 容 提 要

本书遵循第一版全、精、新原则，保留了中医妇科学的学术精华和特色，吸纳了近15年来的中医妇科在诊治疾病方面的新理论、新方法、新技术、新成果，并根据临床实际增加了一些新病种，使全书内容更丰富、更实用。

全书总列二十三章，第一至第六章阐述了中医妇科学的形成、发展和思路研究，女性生殖解剖与生理，妇科疾病的病因病机、诊断与辨证、治法、预防与调护。第七至第二十一章阐述100多种妇科疾病的致病机制、诊断与鉴别诊断、因证辨治、其他疗法、转归与预后、预防与调护、文献资料、参考文献，其中增加了妊娠贫血、产后抑郁症、卵巢早衰等10多种疾病。第二十二章为计划生育与优生。第二十三章阐述了4种妇科急证。书末附有方剂索引，以方便查阅。

本书可供中医、中西医结合妇科临床、科研和教学人员参阅，也可作为中医妇科常用工具书使用。

第二版编委会

主　编

刘敏如　欧阳惠卿

编委会（以姓氏笔画为序）

邓高丕　叶敦敏　朱　玲　刘敏如　许丽绵　李坤寅　李道成　杨海燕
张　颖　张玉珍　陈立怀　欧阳惠卿　罗颂平　岳　炜　周　英　赵　颖
凌　霞　陶莉莉　梅乾茵　曾　诚　谭万信　缪江霞

统　稿

罗颂平　许丽绵

参编单位

广州中医药大学
成都中医药大学
长春中医药大学
湖北中医学院
香港中文大学（中医学院）

序言

罗元恺教授主编的《实用中医妇科学》(第一版)出版迄今已十余年了,上海科学技术出版社决定修订再版。再版不是复制,需要体现原创精神,与时俱进,充实原创内涵,这对于修编者是一项艰巨而光荣的任务。

由罗老营建的广州中医药大学妇科医、教、研队伍,已成为全国重点学科的骨干力量,正是他们承担着修订这本书的组织和编写工作;我和其他院校的妇科同仁,历次参加由罗老主持的高等院校妇科教材、教参编著以及和前辈们共聚妇科学术会,使我们在专业上有所进步。罗老不仅重视自己校内的妇科梯队建设,同时与妇科学术界老前辈一起筑建了全国一支"团结协作,具有开拓精神、年富力强、学历、学缘与知识结构合理的学术梯队",这支学术氛围浓郁的妇科队伍,活跃在妇科学术界,他们也是本书的支持者,部分也是本书的修编者,这就保证了本书修订工作的按计划完成。

在此,不由引起我借序言说几句题外而又相关的话:中医药之所以是中华民族的瑰宝,是因为几千年来世世代代地传承着中医药图书和经典,形成了一门独特的中国原创的医学,至今有效地为人类健康服务。可见,图书建设是培养人才、发展学术的重要媒介,是教育的重要阵地。近60年来,在中医药图书建设方面所作的功绩应该大力表彰。

有人谈到中医图书传媒如何体现中医特色的问题,其实,这不只是中医图书局部如何去体现的问题,而是整个中医教育的关键问题。有认为"全日制"中医高等院校的教育形式在体现中医特色上是失败的,应当彻底改革,只有"师承"教育最能体现中医特色,应予认定和推行。我认为师承教育是直接法的一种教育方式,能接受个体学派,特别是受名师真传,更易成长为"高徒"。但是,全日制教育基础性和综合性强,培养面大,53年来所培养的几十万中医药工作者辛勤地从事着中医药管理、教育、临床、科学研究,没有他们就没有今日中医事业的辉煌,所以全日制中医教育应该充分肯定。不可否认,改革是必要的,的确需要根据中医药特色而设置教育内容和方法。不过关键在什么是中医特色?不能简单地概括为:"哲学、文化、医学为一体的产物";"阴阳、五行是其理论主体”;“天人合一”、“辨证施治”是疾病的认识论;其优势为简、便、验、廉;针灸、推拿、刮痧是临床治疗特色,“一根针、一把草”可以治病等等,真是把中医学的特色说得如此肤浅,如此片面,太低估了,太简单化了!不解决好深层次地认识中医特色的科学内涵,其他的问题也就成了“空中楼阁”,将直接影响中医事业的发展。看起来这些是题外话,实际上也涉及到编撰专著的定位和引导问题,所以中医特色问题需要如实对待,认真研究,科学解决。

最近,我参与了几部专著的修编,这些大多是已故前辈们主持编写的,深感他们的传承教育理念非常明确,特别是罗老主持编写的全日制本科生规划教材、参考书,或是他自己的专著,都能处理好全日制教材的基础性、综合性与个人学术见解、经验的关系,通过教材、专著等图书传承也体现了他们对“全日制”和“师承制”教育的认可。学术界倾向“全日制”与“师承制”相结合,但彼此不可取代。当然,如何才能有机结合,这正是中医教育改革的问题,而不能顾此失彼。我们从中医教育改革这个高度去体会前辈的教育理念、发展中医教育理念,按中医的特色和优势,传承中医学术精华,这就是我们编撰专业书籍所肩负的使命。所以编撰中医书籍,尚须从适应中医教育改革的高度去思考、去运作、去实现。本书的修订,编辑和编者正在朝这方面努力,使这本书更上一层楼。

原书(第一版)在编写架构、体例与同类书不雷同,内容实用而丰富;修订中编者着眼改革,特别注意诊治疾病的新理论、新方法、新技术、新成果的遴选;根据临床实际增加了一些新病种,更加体现了本书的实用性和科学性,希望能“青出于蓝而胜于蓝”。全书修订的完成主要依靠罗老留给的丰厚底蕴,集体的刻苦努力,更有上海科学技术出版社对修编工作的具体指导,我个人出力不多,谨此,从内心谢谢大家!深信本书的修订本(第二版)会得到读者的欢迎,不足之处也希望同仁和读者指正。

刘敏如

2009年12月

第二版修订说明

《实用中医妇科学》(第一版)于1994年12月出版,至今已15年余。期间多次印刷发行,成为中医妇科临床与教学的常用书籍,为中医妇科学的学术进步与专科发展发挥了积极作用。值此,我们深切怀念第一版《实用中医妇科学》的主编、著名中医学家、临床家和教育家罗元恺教授!并感谢第一版的各位编委所作的卓越贡献!

15年来,随着社会的发展和医学的进步,以及疾病谱发生的变化,中医药诊疗技术逐步规范,对妇科常见病、疑难病的研究更加深入,产生了许多新的研究成果。经上海科学技术出版社的提议,由第一版的副主编组织一批中医妇科和中西医结合妇科专家对《实用中医妇科学》进行修订。目的是进一步完善第一版的内容,增补15年来中医妇科在诊治疾病方面的新理论、新方法、新技术、新成果,并根据临床实际情况增加了一些新病种,使全书内容更加丰富,更具有系统性。修订的基本原则仍遵循第一版提出的全、精、新:其一是全,既有系统的中医妇科理论,又有临床实用的疾病诊疗方法;既注重传承,亦着眼于创新;既详细阐述常见病,也不遗漏少见病。其二是精,突出中医理法方药特色,指出诊疗要点,切合临床实用。其三是新,收集资料有新颖性,编写体例亦有新意。各论中仍主要沿用第一版"因、证、辨、治"的体例特点,以体现"辨证求因,审因论治"的诊疗方式。

第二版在内容方面主要做了几点调整:

1. 根据医学模式的转变,在病因病机方面增加了环境、生物、免疫因素和误诊失治等病因,以及天癸失衡和子宫、胞脉、胞络异常或损伤等病机;在治法方面,增加了调治肾-天癸-冲任法和中药周期疗法,并增加了心理治疗、孕产期用药禁忌等;还增加了妇科疾病的预防与调护。

2. 在中医病证方面,"带下病"章增加了带下过少;"妊娠病"章增加了妊娠贫血、妊娠期肝内胆汁淤积症、母胎血型不合等病种;"产后病"章增加了产后抑郁症;"乳房疾病"章增加了乳核、"乳疬"、"乳痨"和"乳漏"等。第一版的"杂病"章有17个病证,包含了不孕症、癥瘕等中医病名和多囊卵巢综合征、子宫内膜异位症等西医病名的病种。在近15年间，其中许多的常见病、疑难疾病的临床诊疗与研究有很大的进展，内容相当丰富，故第二版分列为六章：子宫内膜异位症与子宫腺肌病、多囊卵巢综合征、女性生殖系统炎症、不孕症、前阴疾病、癥瘕；还增补了卵巢早衰、高催乳素血症；并将第一版“月经病”章的绝经前后诸证和经断复来另立一章，名为“围绝经期与绝经后妇科疾病”，再增补了老年性阴道炎、骨质疏松症和张力性尿失禁等病种。“计划生育与优生”章增补了一节“各种节育措施副反应的中医治疗”。

本书的修订得到上海科学技术出版社的积极支持，广州中医药大学、成都中医药大学、长春中医药大学、湖北中医学院、香港中文大学（中医学院）的中医妇科专家积极参与了编撰与修订，对于各参编单位与编委所给予的支持与协助，谨致以诚挚的感谢！

在修订与统稿的漫长过程中，虽竭力为之，仍难免有疏漏，恳请读者批评指正，以便进一步完善。期望本书将能够成为伴随中医妇科临床工作者的长版书。

《实用中医妇科学》（第二版）编委会

2010年1月

目　录

第一章
绪　　言

中医妇产科学是运用中医学的理论，认识与研究妇女的解剖、生理与病理特点、诊疗规律，防治妇女特有疾病的一门临床科学。

由于女子在解剖上有子宫、阴道等特有的生殖脏器，在生理上则有经、带、胎、产、乳等特点，并可发生月经病、带下病、妊娠病、临产病、产后病、乳房病、前阴病以及与生殖相关的妇科杂病等特有疾病，故有设立妇产科专科的必要。唐代孙思邈的《千金要方·妇人方》云："妇人之别有方者，以其胎妊、生产、崩伤之异故也……所以妇人别立方也。"《医宗金鉴·妇科心法要诀》更明确指出："男妇两科同一治，所异调经崩带癥，嗣育胎前并产后，前阴乳疾不相同。"中国古代医家很早就认识到妇产科疾病的特点，并有大量的妇产科专著与专篇进行论述。中国是世界上最早设立妇产科的国家，也最早有学者提出优生优育的观点。

一、中医妇产科学的形成与发展

（一）2 000 多年历史的回顾

1. **远古时代妇产科概况**　中医妇产科源远流长。据出土甲骨文的资料，可上溯到四五千年以前。殷墟甲骨文的卜辞中，有询问妇女产育情况者，可见那时对孕产的重视。现存最早有文字可考者，《易经·爻辞》有"妇孕不育，凶"，和"妇三岁不育"之言。古代所以注重产育，主要由于人口稀少，而孕产过程对母婴的存活和健康关系甚大，故特别引起重视。

距今 2 500 多年的一部民族诗歌集《诗经》已有对于产育和药物的记载。《诗经·大雅》有"载震（同娠）载夙（同肃），载生载育……先生如达，不坼（同拆）不副，无菑（同灾）无害"（注：坼副，难产也）。这是周人颂扬祖先姜源生育后稷之赞歌。此外，《诗经》还提到民间采集益母草（《国风》"中谷有蓷，暵其乾矣"。蓷，即益母草）、茜根（《国风》"东门之墠，藘茹在阪"。藘茹，即茜根）、菟丝子（《国风》"爰采唐矣"。唐，又名蒙，即菟丝子）、杞子（《诗经》"陟彼北山，言采其杞"。杞，即枸杞子）等妇产科常用的药物。周代的《山海经》更提到一些"食之宜子"和"食之使人无子"的药物。虽然有些药物的名称由于年代久远，现已不可考，但可反映古代对产育问题的注重。

古代已注意到优生优育的问题。《礼记》有"取妻不取同姓"之言。《正义》注云："礼，取妻不取同姓，辟（同避）违礼而取，故其生子不能蕃息昌盛也。"《晋语》云："同姓不昏（同婚），惧不殖也。"《左传》云："男女同姓，其生不蕃。"远古聚族而居，同姓主要为同一氏族，多有近亲血缘关系。由此可见，古人已发现近亲成婚会影响下一代的健康成长，故以礼制限之。古时也提倡晚婚，《周礼》云："令男三十而娶，女二十而嫁。"又云："三十曰壮，有室。"南齐褚澄的《褚氏遗书》予以引用并加说明云："男虽十六而精通，必三十而娶；女虽十四而天癸至，必二十而嫁。"妊娠以后，主张孕妇端正言行，创造优良环境以进行"胎教"。汉初刘向《列女传》记载文王之母太任孕后"目不视恶色，耳不听淫声，口不出敖言"。上述这些措施具有优生优育之意义。

《史记·楚世家》记载其先祖"吴回生陆终，陆终生子六人，坼剖而生焉"。《集解》注释云："若夫前志所传，修已（大禹之母）背坼而生禹，简狄（殷契之母）胸剖而生契……近魏黄初五年，汝南屈雍妻王氏生男儿从右胳下水腹上出。而平和自若，数月创合，母子无恙，斯盖近事之信也。从今况古，固知注记者之不妄也。"《晋书·焉耆国传》记载"安夫人猃胡之女，妊身十二月，剖胁生"。按《后汉书·华佗传》有"酒服麻沸散，既醉无所觉，因刳破腹背，抽剖积聚，若在肠胃，则断截湔洗，除去疾秽，既而缝合，傅以神膏，五六日创愈，一月之间平复"的记载。从上述史料来看，我国古代有过剖腹产子的记录。

2. **妇产科学的萌芽**　成书于 2 000 多年前的

中医典籍《内经》，其中涉及妇产科的条文达30条之多，内容包括对生殖脏器的记载、女子生长发育生殖以至衰老各时期的生理特点、妇科疾病的机制，以及月经病、带下病、妊娠病、杂病等的诊断、治则、预后，并记载有第1张妇科处方——四乌鲗一藘茹丸以治月经病。中医理论体系已初步形成，并为后世中医妇产科学的发展奠定了基础。

《内经》成书的前后，曾有过妇产科专书，惜均已散失。在长沙马王堆汉墓出土的文物中，有成书于公元前2世纪的《胎产书》和《养生方》。《胎产书》是关于妊娠、胎孕过程、逐月养胎的饮食营养及胎教的论著。《养生方》乃性学专著，主张男女交合应适度而有节制，并记载了历史上第1幅“女阴图”。《汉书·艺文志》记载汉初李柱国校正方伎书时有《妇人婴儿方》19卷。东汉张仲景撰著《伤寒杂病论》时，曾参考《胎胪药录》。《金匮要略》中的妊娠病、产后病和杂病等3篇，可能是在《胎胪药录》等对妇科疾病论述的基础上，结合仲景的经验，并收集前人的有效方药总结而成。《金匮要略》之妇人病3篇奠定了妇科疾病辨证论治的基础，是中医妇产科著述的雏形，对后世起到启迪的作用。

早在战国时代，扁鹊过邯郸曾为“带下医”，这是见诸文字最早记载的妇产科专业医生。据《史记·扁鹊仓公列传》所载，公元前2世纪的名医淳于意所遗留下来的医案中，有难产和闭经的治验。汉初，医事制度设有“女医”，也称“乳医”，颜师古注云：“女医，视产乳之疾者”，即妇产科医生。有文献可查者，由妇女当“女医”者，最早为义姁(《汉书·义纵传》)和淳于衍(《汉书·外戚传》)，她们都是宫廷中的妇产科医生。从战国至汉初，均有妇产科的专业医生。可见我国在2 000多年前妇产科已形成雏形。

3. 妇产科的形成与发展　唐宋期间，我国的医事制度逐渐形成。唐代设立太医署，重视医学教育，名医辈出。唐代大医学家孙思邈著《千金要方》，首列妇人方3卷。在序例中云：“先妇人、小儿而后丈夫……则是崇本之义也。”以示对妇女的重视。妇人方中包括求子、妊娠疾病、月经病、带下病、妇科杂病等的证候及治法方药。唐代昝殷的《经效产宝》为现存最早的产科专著。

宋代设立了太医局，内设9个科，其中有“产科”一门，并设置产科教授。这是世界医事制度上最早的独立分科。因此，宋代产科专著较多，如杨子建的《十产论》、朱端章的《卫生家宝产科备要》、李师圣的《产论》、郭稽中的《产育宝庆集》、陆子正的《胎产经验方》、虞流的《备产济用方》、李辰拱的《胎产救急方》等。

在宋代以前，产科备受重视。从汉墓出土的《胎产书》，张仲景曾引用的《胎胪药录》，乃至《古今医统》所载，仲景弟子卫汎撰著的《妇人胎脏经》，均属产科。而《金匮要略》之妇人病3篇，也以妊娠病居首。从历史来看，我国的妇产科学的发展首重产科。在唐宋以前，对孕产妇的预防保健和产科疾病诊疗已达到一定的水平，具有科学合理的措施。如《千金要方》云：“断脐不得以刀子割之。”这是防止新生儿破伤风的一种措施。又提出“凡产后满百日乃可合会”，避免产后过早性交，以致影响产妇的康复。对于体质虚弱或患有疾病不宜生育者，也主张堕胎。《诸病源候论·妊娠欲堕胎候》指出：“此为妊娠之人羸瘦或挟疾病，既不能养胎，兼害妊妇，故去之。”《千金要方》和《外台秘要》均载有去胎方及针灸下胎法，这是人工终止妊娠的最早记载。《十产论》描述了多种转胎位手法以解决难产问题。陈自明《妇人大全良方·将护孕妇论》提出“妇人妊娠以后至临月……须时时步行，不可多饮酒，不得负重或登高涉险……既觉欲产，不得喧哄、人力杂乱、大小怆惶，惊动产妇……勿令饥渴，恐产妇无力困乏也”。这些都是从实践中总结出来的经验，对孕产妇提出了合理的保护性措施，具有积极的意义。

陈自明编著的《妇人大全良方》是宋代妇产科专著的代表作。他汇集和总结了南宋以前的40余种医籍中有关妇产科的理论和临证经验，继承《内经》、《难经》和《诸病源候论》的学术思想，提出“妇人以血为根本”的学术观点，强调冲任损伤的病机。是内容较全面的第1部妇科与产科合论的传世之作，对后世影响很大。

4. 妇科诊疗方法的进展及明清以来的重要著述　宋代以降，程朱理学之道盛行，受到封建礼教的束缚，男医生不能给产妇接生，只能委之于“稳婆”(即古代的接生妇)，产科的发展受到严重的滞碍，因而少有产科专著面世。金元期间，医学界出现百家争鸣的局面，不同的学派各抒已见，著书立说，推动了学术的发展。

明代医家赵献可、张介宾等提出肾-命门学说，认为命门有“一点先天火气”寓于其中，故为全身脏腑之主宰。赵献可《医贯》云：“人身别有一主，非心也……可见命门为十二经之主，肾无此，则无以作强而技巧不出矣；膀胱无此，则三焦之气不化而水道不行；脾胃无此，则不能蒸腐水谷而五味不出矣；肝胆无此，则将军无决断而谋虑不出矣；大小肠无此，则变化不行而二便闭矣；肺无此，则相傅不能而治节乱矣；心无此，则神明昏而万事不能应矣。正所谓'主不明则十二官危'也。"他认为命门之水火对人体至关重要。"夫既曰立命之门，火乃人身之至宝……命门君主之火，乃水中之火，相依而永不相离也。""其左旁有一小窍，乃真水也，亦无形，上行夹脊至脑中，为髓海，泌其津液，注之于脉，以荣四末，内注五脏六腑，亦随相火而潜行于周身。"张介宾对命门学说多有发挥，著"三焦包络命门辨"、"命门余义"、"大宝论"等篇阐述之。他认为："命门总主乎两肾，而两肾皆属于命门。故命门者，为水火之府，为阴阳之宅，为精血之海，为死生之窦。若命门亏损，则五脏六腑皆失所持。""命门之火，谓之元气；命门之水，谓之元精……此命门之水火，即十二脏之化源。"命门学说是后世医家对中医藏象学说加以发挥发展的结果，其观点突破了《内经》"心者君主之官"的藩篱，将肾-命门提到脏腑调节中心的位置，不但在理论上有所创新，在临床上也有深远的意义。

明清时期，妇科的专著甚多，如明代张介宾的《景岳全书·妇人规》、薛己的《女科撮要》和《校注妇人良方》、万全的《广嗣纪要》和《万氏妇人科》、武之望的《济阴纲目》；清代傅山的《傅青主女科》、沈尧封的《女科辑要》、吴谦的《医宗金鉴·妇科心法要诀》等，对妇科病的认识及诊疗技术有所提高，其中对后世的影响较大者如下。

（1）《景岳全书·妇人规》：此书内容全面、系统，既注重中医理论的阐发，也切合临床实用。张介宾乃温补派的代表医家之一，认为妇科病虚证较多而实证较少，论治偏于温补肾脾，但强调辨证施治，并明确指出"宜凉则凉，宜补则补"。如对经不调，分别以"血热经早"及"血热经迟"加以论述。如对经行腹痛，认为"证有虚实，实者或因寒滞，或因血滞，或因气滞，或因热滞；虚者有因血虚，有因气虚……此当于形、气、禀质兼而辨之"。又如对胎不安的病情，指出"凡妊娠胎气不安者……或虚或实或寒或热，皆能为胎气之病，去其所病，便是安胎之法。故安胎之方，不可执，亦不可泥其月数"。又如"论产后当大补气血"云："产后病治，尝见丹溪云：产后当大补气血，即有杂证，以末治之……凡产后气血俱去，诚多虚证，然有虚者，有不虚者，有全实者，凡此三者，但当随证随人，辨其虚实，以常法治疗，不得执有成心，概行大补，以致助邪，此辨之不可不真也。"这些辨证施治之论随处可见。后世有认为张景岳属温补派之代表，其实他并非不按中医辨证之法而妄施温补。上述例子，可见一斑。故任应秋在《中医各家学说》一书中，认为《景岳全书·妇人规》"立说的纯正与其内容的科学性和系统性来看，均远非傅书（按：指《傅青主女科》）所能及"，给予很高的评价。

（2）《傅青主女科》：此书早已脍炙人口。主要由于比较切合临床实用，且内容体例、说理与方药均较新颖，和前人的著述没有抄袭雷同之处。正如祁尔诚在序言中云："此书谈症不落古人窠臼，制方不失古人准绳，用药纯和，无一峻品，辨症详明，一目了然。"傅青主在明末清初以文学著称，诗、文、字、画、医学等为时人所推崇。其《女科》一书，对一些经、带、胎、产疾病的病因，较强调房室所伤，认为与不恰当的性生活有一定的关系。如白带下条云："然而带脉之伤，非独跌闪挫气已也。或行房而放纵，或饮酒而颠狂，虽无疼痛之苦，而有暗耗之害，则气不能化经水，而反变为带病矣。"年老血崩条云："人以为老妇之虚耳，谁知是不慎房帏之故乎。夫妇人至五十以外……倘兴酣浪战，亦如少年之好合，鲜不血室大开，崩决而坠矣。"少妇血崩条云："有少妇甫娠三月，即便血崩，而胎亦随堕。人以为挫闪受伤而致，谁知是入房不慎之过哉。"交感血出条云："妇人有一交合则流血不止者……此等之病，成于经水正来之时，贪欢交合，精冲血管也。"行房小产条云："妊妇因行房颠狂，遂致小产血崩不止……凡妇人之怀妊也，赖肾水以荫胎，水源不足，则火易沸腾，加以久战不已，则火必大动，再至兴酣颠狂，精必大泄，精大泄则肾水益涸，而龙雷相火益炽，水火两病，胎不能固而堕矣。"认为行房不慎是致病的重要原因，这对防治疾病很有必要。其实，妇科病均为生殖系统的病变，与性事息息相关。傅青主敢于冲破礼教的枷锁，正面予以阐述，是一种性知识教育，乃此书的优点，但后世有医家斥之为"粗鄙"，并因而否定《女科》为其所著，殊属不当。所遗憾者，此书缺乏对舌象和脉象的描述，没有从舌、脉来配合辨证，未免美中不足。

（3）《济阴纲目》：明末清初，武之望以王肯堂

《证治准绳·女科》为基础，删繁就简，收集前人的理论和方药，分门别类归纳成书，内容颇为全面，病种也较多，便于查阅。其中论前阴诸疾，颇为详尽，如论阴户肿痛、阴痒生虫、阴户生疮、阴挺下脱、阴冷等都分别论治，是此书的特点。

(4)《医宗金鉴·妇科心法要诀》：吴谦等奉清代政府之命集体编写的一套医学教科书之一，成书于公元 1742 年。内容立论平稳，方药简明，内容全面，体例每病编成歌诀，便于记诵，歌诀之后，详加注释，使学者易于理解。正如全书在凡例中云："妇科诸证与方脉无异，惟经、带、崩漏、胎产、癥瘕不同，兹集于此数证，折衷群书，详加探讨，病情方药，要归正当……证候传变，难以尽言，而其要不外阴阳表里寒热虚实八者而已。是集凡论证，必于是八者反复详辨，故谓之心法……医者书不熟则理不明，理不明则识不精，临证游移，漫无定见，药证不合，难以奏效。今于古今之言病机病情，治法方药，上参灵、素，弃其偏驳，录其精粹，编为歌钤，学者易于成诵，故曰要诀。"由于这是一套官方指定的教材，故提出"使为师者必由是而教，为弟子者必由是而学"。这是此书编写的主要目的。编著者把各种病证的理、法、方、药概括于歌诀和注释之中，颇为简要实用。

(5)《沈氏女科辑要》：为沈尧封所撰，又名《女科读》，刊于 1850 年，其婿王孟英加具按语。全书分上下 2 卷，内容简要。除经、孕、产、乳诸证及妊娠药忌外，附有泰西诸说等 31 节，乃中医妇科学接受西方医学的开端，也为清末民初中西医汇通学派的先河。书中体例每节首录历代医家不同的论述以供参考，沈尧封加按语予以阐发，说理精当，多发前人所未发，最后附录医案和方药。其后，浙江名医张寿颐(字山雷)对《沈氏妇科辑要》颇为推崇，云"习医治妇女病即从该书入手，临证以来，获益不少"。将此书加以注释，名为《沈氏女科辑要笺正》，作为兰溪中医专科学校的妇科教材。张寿颐在原著的基础上补充了不少内容，并有独到的经验和见解，如血崩中云："按当归一药，富有脂液，气味俱厚，向来视为补血要剂，固亦未可厚非，在阳气不足之体，血行不及，得此温和流动之品，助其遄行，未尝非活血益血之良药，唯其气最雄，走而不守，苟其阴不涵阳而为失血，则辛温助动，实为大禁。然俗子何知？心目中只有当归补血，归其所归之空泛话头，深印脑海，信手涂鸦，无往不误！"随附有血崩一案，患者原属气阴两虚者，经用益阴固气之品已好转，后由另一医者在滋阴补土中加入当归三钱，服后鲜血陡然暴下。以此说明当归不能乱用，这是发前人所未发者。

上述医著，可作为习妇科者的主要参考。

中医妇产科是一门临床实用的科学，历代著作中多数着重于证候的辨析和理法方药应用，但也有理论及证候专著，如隋代巢元方《诸病源候论》卷37～44，分论妇产科的病因、病机及证候；清代肖慎斋《女科经纶》则分门别类收录历代医家对妇科病的论述，均无方药治疗，属于中医妇产科学的理论专著。这两类著述应互相补充参考，则较全面。

（二）近 60 年的成就

中华人民共和国成立后，政府制定了中医与西医协调发展、鼓励中西医结合的政策，中医药事业已成为国家卫生事业的重要组成部分。自 1956 年始，陆续在全国各省、市、自治区开办了中医学院，并建立了各级中医医院与研究院所。在中医人才培养、学术研究和诊疗技术等方面取得了长足的发展。中医药学术在海外的传播以及中医与西医的交流日益广泛，传统中医药得到世界医学界的重视。

在中医妇科领域，从理论、临床和教学等方面进行深入的研究与大量的实践，提高学术水平与临床疗效，取得了丰硕的成果。

1. 高层次教育与人才培养　近 50 年来，中医教育得到教育部和各级政府的大力扶持，从 1956 年开始把中医教育纳入大学本科教育，建立了一批中医学院。近 10 年，北京、上海、广州、成都、山东、黑龙江、天津、湖南等中医学院已更名为中医药大学。为了规范化地教学和培育人才，《中医妇科学》教材已先后编写了 10 版，每一版均由著名专家主编，并组织全国各地中医院校的妇科专家参与编写和审定。不断充实和完善中医妇科的基础理论，增加病种与诊疗方法，包括一些西医的病种，如盆腔炎、异位妊娠等，采用中西医结合方法详加论述，辨病与辨证结合，并补充现代研究进展，以适应临床工作的需要。近年还编写出版了《中西医结合妇产科学》和七年制《中医妇科学》教材，以及研究生规划教材《中医妇科临床研究》以配合不同专业与学制的需求。

1988 年编写出版了与第 5 版《中医妇科学》教材配套的《高等中医药院校教学参考丛书·中医妇

科学》。稍后，还在台湾发行了繁体字版本，成为台、港、澳地区及东南亚各国中医妇科的重要参考书，备受欢迎。

从1978年开始中医专业的研究生教育，相继设立了中医妇科学的硕士与博士学位授权点，培养了一批高层次人才。近10年来，还有台湾、香港、澳门以及外国留学生报考研究生，攻读中医妇科学的硕士、博士学位。

从1991年起，先后遴选了4批全国著名中医药学专家，由其学术继承人研究和整理名家的学术思想与临证经验。在老一辈专家的直接指导下，这几批年富力强的学术继承人多数已成为学科学术带头人或学术骨干。

2. **中医妇科理论的研究与整理** 对中医妇科古籍进行校勘、注释等整理与研究，出版了《校注妇人大全良方》、《邯郸遗稿》、《点注妇人规》、《傅青主女科校释》、《医宗金鉴·妇科心法要诀白话解》等，发表了《内经有关妇产科条文阐释》、《金匮要略·妇人篇注释》等。

20世纪80年代出版的《中国医学百科全书》中有《中医妇科学分册》，系统地阐述中医妇科学理论，对临床证候以及诊法、治法也有全面而严谨的表述。

整理出版了全国各地当代中医妇科名家学术著作、临证经验集、医案、医话等。哈荔田、韩百灵、罗元恺、朱小南等著名专家的学术专著和医案医话，在继承中医妇科学理论的基础上有所发展与创新，体现了当代中医妇科的诊疗水平。《中国百年百名中医临床家丛书》收集了100多位当代中医名家的临证经验，包括妇科名家罗元恺、钱伯煊、朱南孙、夏桂成、蔡小荪、徐志华等。近年还出版了《中医妇科名家经验心悟》，较为全面介绍了各位名医在诊治妇科疑难疾病方面的特色与优势。

在中医妇科理论研究方面，罗元恺提出“肾气-天癸-冲任-子宫是女性的生殖轴”、李超荆提出“肾主生殖”的观点、孙宁铨等提出月经周期中“阴阳气血消长转化节律”以及“中药周期治疗”的观点。根据这些观点，各地学者进行了大量的理论与实验研究，探讨中医药治疗机制，使中医妇科学的理论有了新的发展。

3. **中医妇科诊疗方法的研究与创新** 在临床研究方面，采用中医或中西医结合疗法治疗妇科常见病、疑难病和危急重症，提高诊疗水平与临床疗效，增加了治疗的病种与治法。

对异位妊娠的中医病因病机与治法进行研究，提出“少腹血瘀”的病机，从而采用中医或中西医结合非手术疗法治疗，形成了宫外孕Ⅰ号方、Ⅱ号方，并对其作用机制进行研究，使中医药治疗妇科危急重症的水平显著提高。这一成果曾获得全国科技大会奖励。

中医药防治自然流产具有确切疗效。研究开发名老中医经验方“滋肾育胎丸”，并深入研究中药防治先兆流产和习惯性流产的作用机制，证实补肾健脾中药复方具有改善妊娠期黄体功能，增强妊娠免疫耐受和降低子宫平滑肌兴奋性等作用。此研究曾获得卫生部、国家中医药管理局、国家教委和广东省等4项省部级成果。

对“肾主生殖”的研究，包括补肾法治疗肾虚排卵障碍、补肾法治疗更年期综合征以及补肾法对生殖内分泌-免疫功能的调节作用等，在临床和基础研究方面取得显著进展。曾获得国家中医药管理局和上海市的2项省部级成果。

以活血化瘀中药配合放射介入方法治疗输卵管阻塞性不孕症，充分发挥了中医与西医的优势。这项研究曾获国家中医药管理局成果，并在近10年得到推广应用。

以活血化瘀或补肾活血法治疗子宫内膜异位症，具有改善血管内皮功能与血液流变性，调整内分泌与免疫功能，从而达到缓解症状、抑制病灶的作用。而且避免了西药的排卵抑制，对子宫内膜异位症所致的不孕症有较好的疗效。

生化汤加益母草这一古方，经动物实验显示其对正常育龄小鼠有对抗雌激素所致的子宫增生肥厚，而对去卵巢小鼠则可促进子宫增重，初步说明生化汤既能生又能化的双向药理作用。

用艾灸至阴穴、压迫耳穴法配合中药保产无忧散或当归芍药散以矫正胎位，预防难产。以针灸疗法配合药物应用于分娩镇痛，均取得了较好的效果。

中药锥切治疗慢性宫颈炎和早期宫颈癌，使中医药在防治妇科恶性肿瘤方面发挥作用。

天花粉蛋白、芫花萜等中药有效成分用于终止妊娠的研究，已经过严格的试验并取得临床疗效。但如何减少其副作用而更安全有效，尚待进一步研究。中医药在计划生育方面的应用有着广阔的前景。

二、中医妇产科学的研究思路

（一）中医妇产科学的特点

中医的妇产科学是以中医独特的理论体系为基础，认识妇女的解剖、生理与病因病机，进行诊断和辨证，识别病变的部位与性质，进而拟定治疗的理法方药的一门学科。治疗方法以内治法为主，也可采用外治法。

在中医理论方面，脏腑中的肾、肝、脾等与女子的月经、妊娠、产育有密切关系。经络则以奇经八脉中的冲、任、督、带与生殖功能紧密关联，是联系脏腑与子宫的重要经络。肾、天癸、冲任、子宫的相互调节是维持女子生殖功能的重要环节。

在诊法方面，以中医四诊为主，进行八纲辨证和脏腑、气血辨证。随着社会的发展，技术的进步，也常需进行妇科检查和相关的辅助检查，以明确一些疾病的诊断与鉴别诊断。辨病与辨证结合，一方面是中医辨病与辨证相结合，张仲景《金匮要略》妇人病篇已开创了妇科疾病辨证论证的先河；另一方面，是西医辨病与中医辨证的结合，使中西医优势互补，开拓疑难病诊治的新思路、新治法，以提高临床疗效。

在治法方面，重视整体与局部结合。内治者，着重以整体观指导辨证论治，以调理阴阳气血为主，正如《素问·至真要大论》所云："谨察阴阳所在而调之，以平为期。"尤其在调经、助孕、安胎等方面具有显著的优势。除药物治疗外，还经常配合情志疏导、饮食调节等方法。外治者，则主要针对前阴、胞中的病症，以局部治疗为主。也可运用针灸、推拿方法，调理脏腑、气血、经络。

在预防保健方面，强调预防为主，治未病。由于女子在月经期、妊娠期、产褥期、绝经期的生理改变，应注意这些阶段的保健，尤其要避免房劳过度、孕产频多，故强调"节欲以防病"。这也是中医妇科学的特色。

（二）当今中医妇产科学的现状

中医妇产科学研究的主要内容包括中医妇科基础理论，以及月经病、带下病、妊娠病、产后病和妇科杂病等疾病的诊断、辨证与防治。随着社会的发展和科学技术的进步，中医妇产科研究的范围也逐步扩大。一些在中医古籍中未见记载的妇科病，如盆腔炎、子宫内膜异位症、多囊卵巢综合征、异位妊娠等，在近几十年得到广泛而深入的研究。在计划生育方面，应用中医药终止妊娠的研究如天花粉蛋白、芫花萜等也取得进展。

对生殖健康的研究以及对生殖障碍的防治是当前中西医妇产科的重要任务。世界卫生组织在1988年提出"生殖健康"的概念，并在1994年正式引入《国际人口与发展大会行动纲领》。2015年"人人享受生殖健康"成为全世界共同奋斗的目标。生殖健康是生殖的系统、功能及过程中体质、精神、社会适应的完好状态，没有任何的生理以及心理上的疾病或不适，涉及到生命的整个过程。其内容包括了与生殖有关的疾病防治，计划生育与优生优育，青春期、月经期、妊娠期、产褥期及绝经期保健，包含了从围产期到老年期的各个阶段，以及生殖生理、心理与社会适应状态。中医学在其发展过程中，很早就注重人类的繁衍与后代的健康，并以其整体观认识与研究人与自然、人与社会的联系，注重情志因素在疾病防治与保健方面的影响。应用中医学理论与现代科学方法研究生殖健康，达到预防保健与计划生育，具有一定的特色与优势。

随着科学技术的发展，人类辅助生育技术、克隆技术等对生殖过程的干预，不可避免地对传统医学产生冲击，也带来许多伦理学、社会学问题。而社会发展所带来的各种影响，使心身疾病的发生显著增加，心理、社会因素在医学领域日益受到重视，并导致了医学模式的转变。社会的高速发展与医疗保健的普及，使人类的疾病谱发生变化。根据流行病学调查，女性的青春期趋于提前，绝经期趋于推迟，预期寿命延长。人们在生活水平提高以后，对生存质量的要求逐渐提高，对性早熟、围绝经期疾病与老年妇科疾病日益关注。中医学如何应对新时期、新技术带来的机遇与挑战？如何在辅助生育方面发挥积极作用？如何防治情志与环境因素所致的妇科疾病？如何发扬中医药在防治儿童与老年妇科疾病方面的优势？都是值得重视和研究的内容。

（三）中医妇科学的研究思路

中医妇科在理论研究、临床研究和应用现代科学技术进行实验研究方面均有较大的进展。学术水平不断提高，获得许多研究成果。大量的论文和专著使中医妇科的理论宝库更加充实和丰富。然而在中医妇科学领域内尚有许多亟需研究的问题，有待进一步的深入探讨。

1. **理论研究** 中医妇科文献浩如烟海，需要对古今中外文献进行系统的整理与研究，形成文献数据库，达到资源共享。由专业学会组织全国的专家学者对中医妇科的病名、证候、名词术语的含义进行深入的研究，对其内涵与外延进行严格的界定。如脏腑、经络的内涵，尤其是冲、任、督、带等奇经的实质、血海的含义、肾-天癸-冲任-子宫与神经-内分泌-免疫网络的相关性等。中医病因学说重视情志因素、环境因素、体质因素在疾病发生与发展过程中的作用，但对其致病的机制及其物质基础，目前尚未完全明了，有深入研究的必要。

2. **临床研究** 临床研究应以提高临床疗效为核心。中医重要特色是辨证论治，但诊断与鉴别诊断也很重要，辨证还需与辨病结合，使治疗更有针对性。应建立统一的诊断、辨证与疗效标准，采取随机分组、盲法对照等原则，进行严格、规范的临床研究，对临床疗效作出科学与客观的评价。对名中医的临证经验，应进行系统的收集、整理，分析和归纳其诊疗与用药规律，并作进一步的临床验证。对病与证的关系、证候的实质等问题，还有待进行深入的研究。以中医基础理论与诊法，结合现代的神经-内分泌-免疫网络学说、基因组学、蛋白质组学等进行宏观与微观的探讨，将有可能在理论上有所创新，技术上取得突破。近40年来，对肾虚、血瘀的研究有较大的进展，在治疗崩漏、闭经、痛经、胎漏、胎动不安、滑胎、异位妊娠、子宫内膜异位症、不孕症等方面取得较好的疗效，但某些机制尚未清楚，仍需研究和探索。对妊娠高血压疾病、子宫颈癌、子宫内膜癌、卵巢癌等严重危害妇女健康与生命的病症，中医将如何解释其机制及进行有效的防治，都是值得研究和解决的问题。

3. **方药研究** 中药全部取自天然的动、植物及矿物。近来世界各国均有“回归自然”的倾向，故天然药物日益受到重视，中医药的研究也日渐广泛。中药品种繁多，成分复杂，其功效也非单一。通过临床与实验的研究，许多中药已被发现有新的效用，因而扩展了应用的范围。

中药复方的研究是方药研究的重点。临床上中药的应用多数采用复方的形式，中药方剂的历史悠久，仲景的经方、后世的时方以及现代的验方各有其特色与效用。中药复方的作用往往是多方面的，其作用机制也常常是多环节、多层次、多靶点的。研究中药复方的作用，要在中医药理论的指导下，探索方剂药物的配伍规律及其剂量的配比，采取多中心、规范化的临床验证，或通过病理与证候模型的复制，深入研究中药复方的作用机制及其物质基础。

单味中药以及中药有效部位与成分的研究也具有重要的应用前景。在妇科领域，抗生育中药的研究取得了初步进展。如天花粉不仅可以清热润燥、生津止渴，天花粉蛋白具有抗肿瘤、抗生育的作用，临床上已应用于终止妊娠，并可用于异位妊娠的杀胚治疗。芫花、甘遂除有逐水利湿之功，其提取物也有抗生育作用，芫花萜已用于引产。此外，葛根、茜草、莪术、紫草等中药的提取物已被发现对实验动物有抗生育作用，有待进一步研究。又如黄精既有滋养强壮之效，也具有抑制结核杆菌的作用；益母草、蒲黄有活血化瘀的功效，也能促进子宫收缩，对子宫收缩乏力所致的子宫出血有良好的止血作用。利用现代科学方法提取和研究中药的各种有效成分，开拓应用，是具有广阔前景的研究方向。

中药给药途径及其剂型的研究在近几年也有较大的发展。许多古方和名医的验方、秘方已经贡献给全社会，研制成各种剂型的中成药，其药理作用也通过实验和临床的验证被逐步阐明。中药的剂型已不再局限于传统的膏、丹、丸、散，而是根据治法的需要和方药的功效制成各种剂型，如胶囊、颗粒冲剂、浓缩口服液、喷雾剂、注射剂、栓剂、泡腾剂、凝胶剂、灌肠液等等，给药途径多样化，从而提高了药物的疗效，也便于对危急重证的救治。中药提取工艺与中药剂型的研究尚需继续深入进行。

4. **学科建设与人才培养** 学科建设和人才培养是学术发展的重要保证。要加强学科的内涵建设，凝练学科研究方向，继承老一辈中医妇科专家的学术思想与临证经验，建立团结协作、具有开拓精神、年富力强、学历、学缘与知识结构合理的学术梯队，培养精通中医妇科理论并掌握现代研究手段与管理方法的中青年学术带头人和学术骨干，加强临床研究与应用基础研究，力求在理论上有所创新，在诊疗技术上有所突破。增强学科之间的交流与合作，加强学科实验室建设，瞄准学科前沿，开展深入的科学研究，力争取得高水平的研究成果。

第二章
女性生殖解剖与生理

第一节　女性生殖解剖

解剖一词，现有文献可考者，最早见于2 000多年前的《灵枢·经水》："若夫八尺之士，皮肉在此，外可度量切循而得之，其死可解剖而视之。其藏之坚脆，府之大小，谷之多少，脉之长短，血之清浊，气之多少……皆有大数。"可见，我国古代已进行过人体解剖，并观察了内脏的情况。

女性特有的生殖脏器有子宫、阴道和阴户等。

（一）子宫

子宫是女性主要的生殖脏器，又名女子胞、胞宫、胞脏、子脏、子处，也有血室之称，或简称为脏及胞者。在《内经》中称之为"女子胞"和"子处"，《素问·五藏别论》把脑、髓、骨、脉、胆、女子胞等称为"奇恒之府"，《灵枢·五色》中有"子处"之称。而子宫之名则首见于《神农本草经》，在紫石英条中有"女子风寒在子宫"之言。《妇人大全良方·妊娠伤寒方论》载"胞宫"之名："产后伤风，热入胞宫，寒热如疟……"，而《金匮要略·妇人杂病脉证并治》中有"热入血室"条："妇人中风，七八日续得寒热，发作有时，经水适断者，此为热入血室。"后世有认为血室即子宫，也有认为是冲脉或肝脏，其说不一。

子宫的位置在小腹正中，带脉之下，前为膀胱，后为直肠。张介宾在《类经附翼·三焦包络命门辨》中指出：子宫"居直肠之前，膀胱之后"。

子宫的形态如合钵，上有两歧，下为子门。朱震亨在《格致余论·受胎论》中描述："阴阳交媾，胎孕乃凝，所藏之处，名曰子宫。一系在下，上有两歧，一达于左，一达于右。"《景岳全书·妇人规》引丹溪之言时补入"形如合钵"一句，对其形状的描述更清楚。《类经·疾病类》又云："子门，即子宫之门也。"根据上述记载，古籍中对子宫形态的描述与现代解剖学的认识基本一致，其主体部分为子宫体，下部为子宫颈，子门相当于子宫颈口，底部两侧为宫角，连接两侧输卵管。亦有认为"上有两歧"是指两侧附件。

子宫的功能是排出月经与孕育胎儿，既不同于五脏之藏精气而不泻，又有别于六腑之传化物而不藏，具有亦藏亦泻定期藏泻的特点，故属于"奇恒之府"。《类经·藏象类》指出："女子之胞，子宫是也，亦以出纳精气而成胎孕者为奇。"子宫的藏泻功能有显著的节律性。月经以1个月为期，妊娠以10个月为期。《素问·上古天真论》云："月事以时下，故有子。"

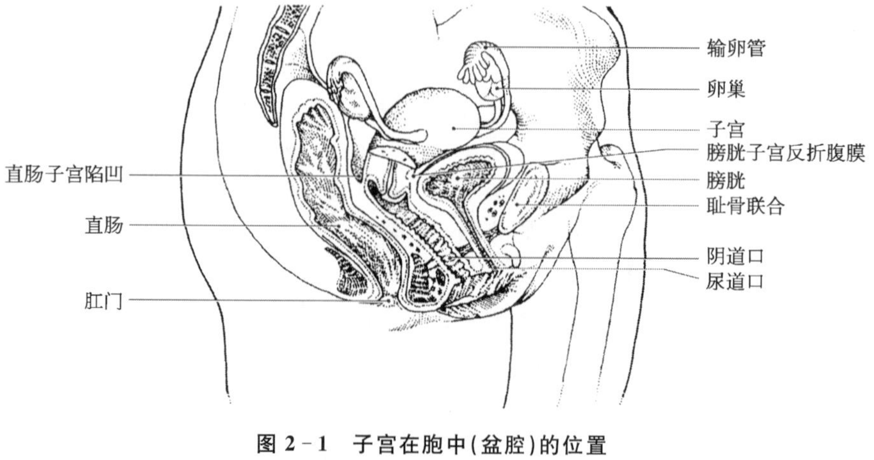

图2-1　子宫在胞中(盆腔)的位置

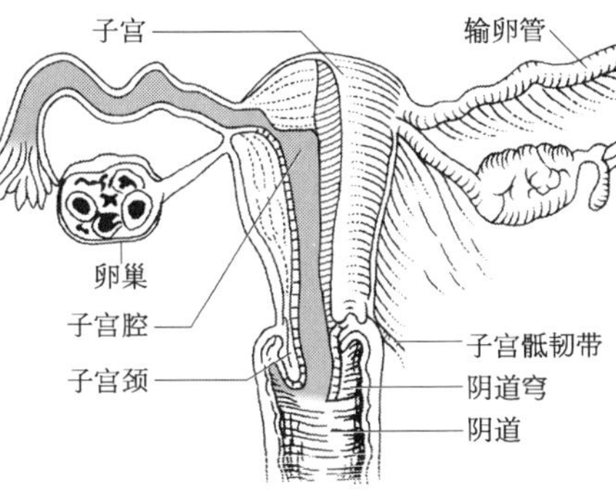

图 2-2 女性内生殖器官(子宫、阴道、输卵管和卵巢等)

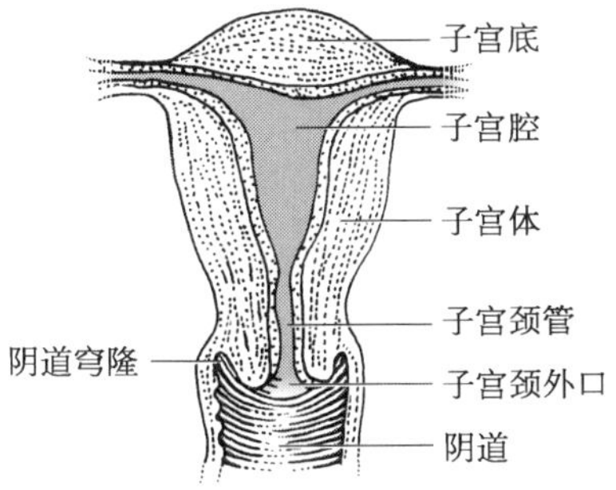

图 2-3 子宫冠状断面

妊娠生育是以月经有正常周期为基础。现代生理学发现子宫内膜具有周期性变化,在卵巢激素的作用下依次发生增生、分泌和脱落,在充分增生的基础上,分泌期子宫内膜为受精卵的着床准备条件,如未受孕,随着激素水平的下降,子宫内膜脱落而月经来潮。受孕以后,则月经停止来潮,经过10个妊娠月,则娩出胎儿和胎盘。这是女性特有的生理节律。

子宫之脉络为胞脉和胞络。

胞脉,指隶属于子宫的血脉。《素问·评热病论》云:“月事不来者,胞脉闭也。胞脉者,属心而络于胞中。今气上迫肺,心气不得下通,故月事不来也。”心主血脉,故胞脉属心。胞脉受心所主,并将阴血下注于子宫,以维持子宫的正常功能。如胞脉闭塞,或血虚、血寒、血滞、血瘀等影响胞脉的正常运行,均可导致月经异常。现代生理学认为在月经周期中,子宫内膜渐次出现增生期与分泌期的变化,随着内膜的增厚,内膜中的螺旋小动脉增生延长,在分泌期,内膜产生分泌颗粒,螺旋小动脉继续增长、卷曲,血管管腔扩张,以准备受精卵的着床。如未受孕,则螺旋小动脉痉挛、破裂,内膜组织脱落,乃排出月经。胞脉,应包括子宫的血管与内膜。

胞络,指子宫的络脉。《素问·奇病论》云:“胞络者,系于肾。”《诸病源候论·阴挺出下脱候》云:“胞络损伤,子脏虚冷,气下冲,则令阴挺出,谓之下脱。”胞络具有维系子宫的作用,并使子宫与肾在经络上相联系。胞络应包括附属于子宫的组织,如子宫韧带等。

(二)阴道

阴道位于子宫下方,上端包绕子门,下端开口于玉门,是连接子宫与阴户的通道,也是胎儿娩出的通道,故又称产道、子肠。《诸病源候论》有“产后阴道肿痛候”及“产后阴道开候”,《妇人大全良方》有“子肠先出”的记载,《胎产心法》有“产后子肠不收”的证候与治法。阴道的名称和位置,与现代解剖学完全一致。

阴道具有产生和排出带下的功能,能抵御外邪,避免外邪侵犯子宫;是排出月经、恶露的通道,也是阴阳交媾的处所,胎儿娩出的通道。

(三)阴户

阴户是指女性外阴,又称四边、产户。包括阴道前庭及其两侧的大阴唇和小阴唇、前面的阴蒂和后面的阴唇系带、会阴,即阴道口的前后左右,故有“四边”之称。《诸病源候论·八瘕候》首先记载“四边”之名:“胞门、子户主子精神气所出入,合于中黄门、玉门、四边。”《校注妇人良方》首载“阴户”之名:“登厕风入阴户,便成痼疾。”《医学入门·妇人门》有“阴户肿痛不闭”之证治。

阴户具有保护生殖脏器的作用,是抵御外邪的第一道关口。

阴户中有玉门,系指阴道口,包括处女膜的部位。其位置,在《备急千金要方》中有具体的描述:“在玉泉下,女人入阴内外之际。”指出其位于尿道口下方,是阴道的入口。从玉门可判断女子未婚、已婚或已产,并有不同的名称。《诸病源候论·带下候》云:“已产属胞门,未产属龙门,未嫁属玉门。”即根据婚后、产后玉门形态的变化加以区别。未婚者,处女膜完整,故称之为玉门;已婚而未产者,可称之为龙门;经过阴道分娩者,可称之为胞门。但“玉门”的含义较广,古籍中并非专用于未婚者,已婚或已产后也可称之为玉门。如《备急千金要方》有“妇人阴阳过度,玉门疼痛”、“产后玉门不闭”的记载,《妇人大全良方》有“产后阴脱玉门不闭方论”。

玉门是排出月经、带下的关口,合阴阳的出入口,也是娩出胎儿排出恶露的关口。

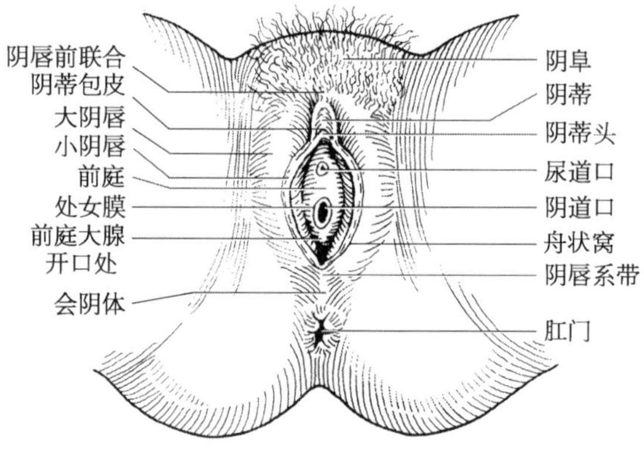

图 2－4 女性阴户(外生殖器)

（四）交骨

交骨位于骨盆的前方，即耻骨联合处，是骨产道的重要标志。女性交骨具有短而宽的特点，形成较大的角度，有利于胎儿娩出。如骨盆狭窄，则可导致难产。产科有“交骨不开”之证名。

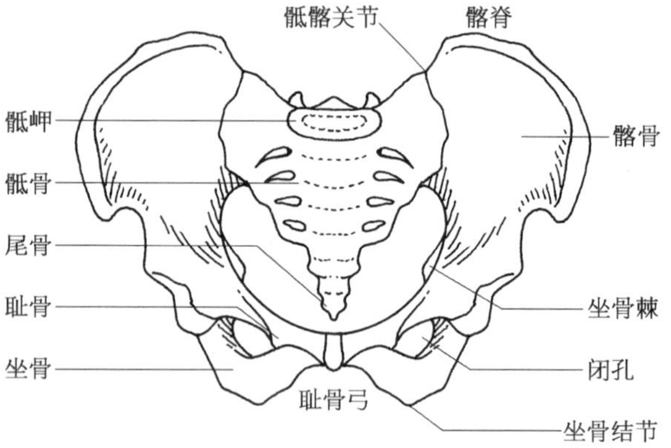

图 2－5 女性骨盆

（五）乳房

乳房位于胸部。成年女性的乳房呈半球形，左右对称，乳头位于其顶部。女子在 10 岁左右乳房开始发育，初期仅有乳头突起，继而乳房呈丘状隆起，乳头周围形成环形的乳晕。

乳房由乳脉、乳络、乳管和乳囊组成。乳脉即乳房之血脉；乳络和乳囊相当于乳腺组织，妇人乳有十二穰，“穰”即乳腺小叶。乳管是泌乳的管道，开口于乳头，即输乳管。

乳房与脏腑、经络有密切联系。乳房属胃，足阳明胃经贯乳中。乳头属肝，足厥阴肝经上膈，布胸胁，绕乳头而行。肾、脾的经络和冲任二脉也与乳房有联系。足少阴肾经起自足心涌泉，由内廉而上，在太阴经之后，行入乳内，傍进膻中；足太阴脾经络胃上膈，布胸中，行于乳外侧；冲脉并少阴之经，侠脐上行，至胸中而散；任脉循腹里，上关元，至咽喉，行经两乳之间的膻中。

乳房是女子发育成熟的重要征象，体现女性特有的体态。乳房也是动情区之一，刺激乳头，可促进子宫收缩。产后，乳房有分泌乳汁的功能。

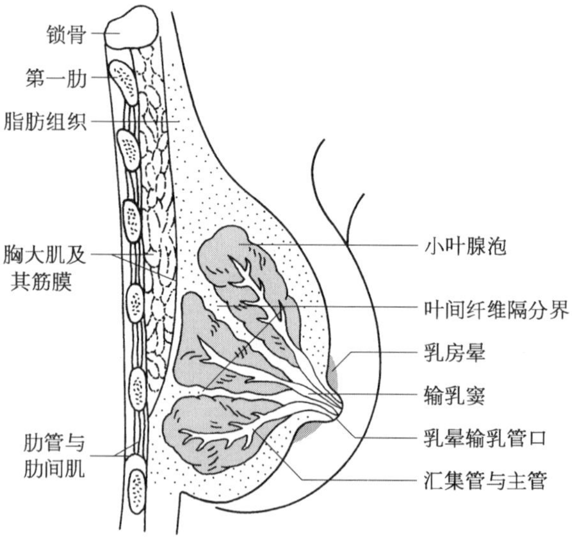

图 2－6 成年女性乳房

第二节 女性生殖生理

女性的生理特点，主要有月经、带下、妊娠、分娩、哺乳等。女性的生殖生理功能，是在脏腑、经络、天癸、气血与子宫协调作用下产生和调节的，并受到体质、环境等内外因素的影响，是整体调节的结果，其中尤以肾、天癸、冲任、气血和子宫的协调起着重要的作用。

一、女性生殖生理的基础理论

（一）脏腑与生殖生理

脏腑是人体的重要脏器，为精、气、血生化的源泉。脏腑的功能是人体生命活动的根本。生殖以精、血为本。五脏之中，心主血脉；肝藏血而疏泄气机；脾统血并生化气血；肾藏精，精化血；肺主气，气帅血。脏腑功能协调，则精、气、血旺盛，生殖功能正常。脏腑之中，以肾、肝、脾的作用至关重要，分别阐述如下。

1. 肾　肾为先天之本，元气之根；主藏精。《素问·六节藏象论》云：“肾者主蛰，封藏之本，精之处也。”其所藏之精，称为元精或元阴、元阳。《素问·金匮真言论》云：“夫精者，身之本也。”肾既藏先天生殖之精，又藏纳后天水谷之精气。《素问·上古天真论》指出：“肾者主水，受五脏六腑之精而藏之。”《内经知要》云：“肾水主五液，五气所化之液，悉归于肾。”藏之于肾的先天之精得到后天之精的不断补充，则肾精与肾气逐渐充盛，从而促进人体的生长发育，并在适当的时期，启动女性和男性的生殖功能。《素问·上古天真论》指出：“女子七岁，肾气盛，齿更发长；二七而天癸至，任脉通，太冲脉盛，月事以时下，故有子……丈夫八岁，肾气实，发长齿更；二八肾气盛，天癸至，精气溢泻，阴阳和，故能有子……”男女的生殖生理都必须在肾气盛的基础上才得以启动，开始有青春期的变化。因此，肾是生殖生理的主导。

2. 肝　肝藏血，司血海，主疏泄，性喜条达而恶抑郁。其主要功能是疏泄，一方面疏泄气机，另一方面又储藏阴血，调节血量。而肝和肾同处于下焦，肝主疏泄，肾主封藏，相互协调，藏泄有度，则月经调和，生殖功能正常。

3. 脾　脾为后天之本，气血生化之源；主运化，司中气，有统摄血液的功能。脾与胃相表里，胃主受纳，腐熟水谷，为多气多血之腑。《素问·经脉别论》指出：“饮入于胃，游溢精气，上输于脾，脾气散精；上归于肺，通调水道；下输膀胱，水精四布，五经并行。”

足阳明胃经与冲脉交会于气冲，脾胃所化生的气血，通过冲脉下注于子宫，以维持生殖功能的需要。《灵枢·营卫生会》云：“中焦亦并胃中，出上焦之后，此所受气者，泌糟粕，蒸津液，化其精微，上注于肺脉，乃化为血，以奉生身，莫贵于此。”女子以血为用，经、孕、产、乳，莫不以血为主。《景岳全书·妇人规》云：“故月经之本，所重在冲脉，所重在胃气，所重在心脾生化之源耳。”又《女科经纶》引程若水之言云：“妇人经水与乳，俱由脾胃所生。”

肾为先天之本，脾为后天之本，先天与后天相互支持相互协调，肾中之阳气具有温煦脾阳的作用，以维持脾胃的运化功能；脾胃所化生的气血不断补充肾所藏之精气，两者相得益彰。

4. 心　心主神明，主血脉，其充在脉。《素问·评热病论》云：“胞脉者，属心而络于胞中。”子宫之胞脉属心所主，而心居上焦，属火；肾居下焦，属水。心与肾需要水火相济，上下交通，平衡阴阳，以维持生殖功能的正常。

5. 肺　肺主气，朝百脉，使气机宣肃和降。气与血相辅而行，气为血帅，血为气母，气行则血行，气滞则血滞。气机运行畅顺，则血脉流畅，得以维持生殖功能的正常。如气虚则血失统摄，气滞则血脉壅滞或瘀阻。

（二）气血与生殖生理

女子以血为主，经、孕、产、乳都以血为用。月经的主要成分是血，故也称为经血。血海充盈，由满而溢，则月经正常；胎孕赖气以载胎，血以养胎；分娩需气血推动；产后则血气化为乳汁以营养乳儿。生殖功能的各个环节皆以气血为物质基础。血和气是相互资生，相互为用，相互协调，相辅而行的。《女科经纶》指出：“血乃气之配，其升降、寒热、虚实，一从乎气。”血是产生气的物质基础，气是推动血行的动力。气血在全身周流不息。《灵枢·痈疽》云：“夫血脉营卫，周流不休。”血脉流通，病不得生，子宫定期藏泻，也是流通的一种表现。

（三）经络与生殖生理

经络内属脏腑，外络肢节，沟通内外，联络上下，传递信息，协助气血之运行，营养周身，使人体各组织器官联为一个有机的整体。除十二正经外，与生殖生理密切相关者，为奇经八脉中的冲、任、督、带四脉，其功能主要是对十二经脉气血的运行起着蓄溢调节的作用，将脏腑所主的精、气、津、血输注于子宫，使之有规律地出纳精气，主月经与孕育。

奇经与十二经脉同属于经络，具有纵横交错网络周身的特点，是气血运行的路径。但又不同于十二经脉之有脏腑分属，阴阳相配，奇经则无脏腑相匹配，也无阴阳表里相关，故称“奇经”。其功能特性主要是蓄纳与调节精、气、血，脏腑与十二经脉中的精、气、血旺盛，则流溢于奇经，并通过奇经调节全身脉气的平衡。

奇经八脉中的冲、任、督起自胞中，一源而三歧，与子宫有直接的联系。带脉环腰一周，与冲、任、督脉相交，络胞而过，对子宫也起到约束和滋养的作用，以维持经、带、胎、产之正常。

（四）天癸与生殖生理

天癸是促进人体生长、发育和生殖的一种阴精。对天癸的论述最早见于《素问·上古天真论》。天癸来源于先天之肾气，又赖后天水谷之精气以滋养，渐趋成熟，通达于冲任，从而发挥作用；其后，又随着肾气的虚衰而竭止。在天癸“至”与“竭”的过程中，伴随着男女生殖功能的启动与衰退。

马玄台在《黄帝内经素问灵枢注证发微》指出：“天癸者，阴精也，盖肾属水，癸亦属水，由先天之气蓄极而生，故谓阴精为天癸也。”说明天癸属阴，乃阴液之一种。张介宾在《类经》中指出：“故天癸者，言天一之阴气耳，气化为水，因名天癸……其在人身，是为元阴，亦曰元气。人之未生，则此气蕴于父母，是为先天之元气；人之既生，则此气化于吾身，是为后天之元气。第气之初生，真阴甚微，及其既盛，精血乃旺，故女必二七，男必二八而后天癸至。天癸既至，在女子则月事以时下，在男子则精气溢泻，盖必阴气足而精血化耳。”说明天癸是源于先天，藏之于肾，成熟于后天之肾气旺盛时期的物质，并具有促进生殖功能的作用。《景岳全书·阴阳篇》更明确地指出：“元阴者，即无形之水，以长以立，天癸是也，强弱系之，故亦曰元精。”进一步说明天癸是一种对人体生长发育非常重要的微量物质。

从现代生理学和内分泌学理论来看，天癸的作用类似于促进生殖功能的内分泌激素。

（五）子宫与生殖生理

子宫是女子特有的生殖脏器，属于奇恒之府，主月经与孕育，具有定期藏泻、出纳精气的功能。全身脏腑、经络、天癸、气血的协调作用，必须通过子宫才能实现月经、孕育、分娩等生殖功能。

（六）免疫与生殖生理

免疫一词，最早见于我国清代的方书《免疫类方》。但有关免疫的观点，在《内经》中已有所体现，如“正气存内，邪不可干”。中医病因学理论中的“正气”包含机体免疫力的意义，而“邪气”则泛指各种致病因子。免疫学最早起源于中国，我国古代医家在医治天花病的实践中发现天花患者康复后不再患天花，护理过天花患者或穿过患者痘痂衣服的人也可不患天花，于是创造了将天花痂粉吹入鼻孔的方法来预防天花，这是世界上最早的原始疫苗。近几十年来，现代免疫学的发展突破了抗感染的局限，扩展为研究机体自我识别和对抗原性异物排斥反应的学科。

在生殖过程中，除了神经、内分泌因素参与生殖功能的调控，免疫因素也具有重要的作用。由于生殖器官的发育迟于其他器官，在婴儿期和儿童期，生殖器官仍处于幼稚状态，直至青春期启动，性腺发育成熟，男性才有精子产生，女性才开始排卵。因此对免疫系统而言，生殖细胞（精子、卵子）的抗原成分属于自身抗原。女性生殖道的免疫防御功能与男性生殖道的免疫屏障对生殖细胞具有保护作用。当生殖道发生炎症或损伤，生殖细胞抗原可致敏免疫系统，使机体产生自身或同种抗体，如抗精子抗体、抗卵巢抗体、抗透明带抗体等，引起对生殖细胞的自身或同种免疫反应，可导致不孕、不育等生殖障碍。

胚胎有一半基因来自父体，一半基因来自母体，对母体而言是一个同种半异体移植物。应受到母体的免疫排斥，而事实上胎儿并不被母体排斥，且受到保护直至足月分娩。妊娠期的免疫耐受机制使胚胎、胎儿能够在子宫内存活 10 个妊娠月，母胎界面的免疫隔离与免疫抑制使胚胎抗原免受母体免疫活性细胞的攻击，滋养层、蜕膜细胞、封闭性抗体、激素和妊娠相关蛋白等因素均参与妊娠免疫调节。如免疫活性细胞失衡、封闭效应不足或自身免疫损伤等均可能导致自然流产。

二、女性生殖生理活动

（一）月经

月经是指有规律的、周期性的子宫出血。以 1 个阴历月为 1 个周期，经常不变，信而有期。如同月相之盈亏，潮汐之涨落，故又称“月事”、“月汛”、“月水”。明代李时珍首称之为“月经”，他在《本草纲目》妇人月水条中云：“女子，阴类也，以血为主。其血上应太阴，下应海潮，月有盈亏，潮有朝夕，月事一月一行，与之相符，故谓之月水、月信、月经。经者常也，有常轨也。”

健康女子，到 14 岁左右月经便开始来潮。《素问·上古天真论》云：“二七而天癸至，任脉通，太冲脉盛，月事以时下。”月经第 1 次来潮，称为初潮。月经来潮是女子发育趋于成熟，并开始具有生育能力的标志。初潮年龄可因地域、气候、营养等因素的影响而有差异，多数在 13～15 岁之间，可以早至 11～12 岁，或迟至 16 岁。

月经有正常的周期、经期、经量、经色和经质。月经周期具有月节律。出血的第 1 日为月经周期的开始，两次月经第 1 日的间隔时间为 1 个月经周期，为 28～30 日。周期的长短因人而异，但应有规律性。一般而言，提前或延后不超过 7 日者仍可算正常范畴，在月经初潮后 1～2 年内，部分女子月经尚无明显规律，或提前，或推后，甚或停闭数月。这是身体发育尚未完善之故，多可逐渐形成正常的周期。

每次月经的持续时间称为经期。正常为 2～7 日，多数在 3～6 日。一般在经期第 2～3 日经量较多。月经量难以准确测量，以月经垫的用量进行估算，总量30～80 ml，但有个体差异。经色呈暗红，初时颜色较淡，量多时经色加深，将净时渐淡。经质稀稠适中，不凝固，无血块，无臭气。

月经期一般无特殊症状。部分女子在经前或经期可出现轻微的小腹胀、腰酸、乳胀，或情绪不稳定，经后自然缓解，一般不影响其生活、学习和工作。

女性一生中有月经来潮的期间35～40年，到49岁左右月经停止，称为绝经。以停经一年以上的最后1次月经为标志。绝经年龄在44～54岁，但个体差异较大，受到体质、营养等因素的影响，也可早至40岁或晚至55岁。在绝经前，也会出现月经周期的紊乱，可历时1～3年，月经才逐渐停闭。在绝经前后，部分妇女可出现潮热、出汗、烦躁等症状。绝经后不具备生育能力。

生育期妇女在妊娠期间月经停闭，哺乳期妇女也多数无月经来潮，都属于生理性停经。

此外，也有身体无特殊不适而定期2个月来潮1次者，称为"并月"；3个月一潮者则称"居经"，亦名"季经"；一年一行者，称为"避年"；终生不潮而能受孕者，称为"暗经"；妊娠早期二三个月内仍按周期有少量阴道出血，但无损于胎儿者，称为"激经"，亦称"盛胎"或"垢胎"，都属于个别的特殊现象。晋代王叔和《脉经》中已有并月、居经、避年的记载。其后，《诸病源候论》、《本草纲目》也有论及，都认为是月经的异常表现。李时珍在《本草纲目》"妇人月水"条中云："女人之经，一月一行，其常也；或先或后，或通或塞，其病也。又有变常而古人并未言及者，不可不知。有行期只有吐血、衄血，或眼、耳出血者，是为逆行；有三月一行者，是谓居经，俗名季经；有一年一行者，是谓避年，有一生不行而受孕者，是为暗经；有受胎之后，月月行经而产子者，是谓盛胎，俗名垢胎；有受胎数月，血忽大下而胎不殒者，是谓漏胎。此虽以气血有余不足言，而亦异于常也。"而《医宗金鉴》则认为"并月"、"居经"、"避年"为月经之常。在临床上应以生育能力是否正常为主要依据，结合临床检查，判断其是否属于病态。

1. 月经产生的机制　月经的产生是肾气、天癸、冲任、气血作用于子宫，并在其他脏腑、经络的协同作用下，使子宫定期藏泻的生理现象。

在月经产生的过程中，肾气起着主导作用，天癸是促使月经产生的重要物质，冲任聚脏腑之血，输注于子宫，使化为月经，依期而下。肾-天癸-冲任-子宫构成女性的生殖轴。

(1) 肾：肾藏精，源于先天的生殖之精藏之于肾。精气是构成人体的基本物质，是人体的精粹部分。《素问·金匮真言论》云："藏精于肾"。这种精气又称为"元阴"或"元精"。所谓元者，即最根本之意，亦即人身最宝贵的精微物质，这种物质只可保养而不可使之匮乏。

故《素问·上古天真论》反对"以酒为浆，以妄为常，醉以入房，以欲竭其精，以耗散其真，不知持满，不时御神"。认为这些做法违反了养生之道。肾不仅藏生殖之精，其他四脏的精气也藏之于肾。后天水谷之精气不断充养先天生殖之精，使之趋于旺盛。肾精充盈、肾气旺盛，则天癸成熟，对冲任、子宫发挥作用，促使月经来潮。

肾与命门对全身脏腑有调节作用。《景岳全书·命门余义》云："命门为精血之海，脾胃为水谷之海，均为五脏六腑之本。然命门为元气之根，为水火之宅。五脏之阴气，非此不能滋；五脏之阳气，非此不能发。而脾胃以中州之土，非火不能生。然必春气始于下，则三阳从地起，而后万物得以化生，岂非命门之阳气在下，正为脾胃之母乎?"命门之阳气亦即肾阳。《类经附翼·三焦包络命门辨》指出："是命门总主乎两肾，而两肾皆属于命门。"又云："此命门与肾，本同一气……是命门原属于肾，非又别为一腑也。三十九难亦曰：命门其气与肾通，则亦不离乎肾耳。"赵献可在《医贯》中云："五脏之真，惟肾为根。"脏腑需得到肾阳的温煦以维持其功能，肾所藏的精气也需得到脏腑的不断充养，才能保持充盛。在四脏之中，肝和脾的功能与月经的产生和调节有较密切关系。肝藏血而主疏泄，与肾之封藏相配合，一藏一泄，共同调节子宫的定期藏泻功能。脾主运化而生化气血，为后天之本，能不断充养肾所藏之精气，使先天与后天共济，血海满盈，月经按期来潮。

肾与脑髓相通，肾主骨生髓通脑。脑为元神之府，主宰人体的一切生命活动，月经的产生，也离不开脑的调节。此外，肾主封藏，能调摄子宫的定期藏泻功能，使之藏泻有度；精与血又同属于阴，精能化血，为月经的物质基础。

《傅青主女科》云"经水出诸肾"，肾之精气旺盛是月经产生与调节的主导。

(2) 天癸：天癸属于元阴，源于先天生殖之精，藏之于肾，赖后天水谷之精气以滋养，在女子二七之年趋于成熟，起到促进人体生长、发育与生殖的作用。天癸至，则通达于冲任，使冲任通盛，从而广聚脏腑、经络之精血，下注于子宫，因而有月经来潮。《血证论》云："经云：女子二七而天癸至，任脉通，太冲脉盛，月事以时下，故能有子。天癸者，谓先天肾中之动气，化生癸水。至者，谓至于胞中也。水为阳气所化，阳倡而阴必随之。血者阴也，冲任主之，故应癸水，下而即输血于胞中。血之应水而下。"

月经的初潮与绝经是以天癸的"至"与"竭"为标志。天癸是月经产生的动力。

（3）冲脉与任脉：冲脉为十二经脉的要冲，故以冲为名。起于胞中，下出于会阴，上行于脊柱之内；其外行者经气冲穴（亦名气街）与足少阴经、足阳明经交会，胃为水谷之海，乃多气多血之腑，故有"冲脉附丽于阳明"之说。冲脉沿腹部两侧上达咽喉，环绕唇口，与肾经相并。《灵枢·逆顺肥瘦》云："夫冲脉者，五脏六腑之海也……其上者，出于颃颡，渗诸阳，灌诸经……其下者，并于少阴之经，渗三阴……渗诸络而温肌肉。"说明冲脉联系于三阴三阳以调养十二经，并滋润、温煦十二经。故《内经》称冲脉为"十二经之海"，王冰径称"冲为血海"。冲脉一方面受先天肾气的支持，一方面受后天水谷精气之滋养，故先后天之气皆汇于此，对维持妇女生殖生理起着重要的作用。《景岳全书·经脉之本》指出："然经本阴血，何脏无之？惟脏腑之血，皆归冲脉，而冲为五脏六腑之海。故经言太冲脉盛，月事以时下，此可见冲脉为月经之本也。"

任脉也起于胞中，下出于会阴部，向前上行于毛际，沿腹内上行，经关元等穴上达咽喉部，再上行而环绕唇口，经过面部进入目眶下。任脉与全身阴脉会于膻中穴，主一身之阴经，为阴脉之海。凡精、血、津、液属任脉所司，为女子任养之本。由于任脉起于胞中循行于腹部正中，故王冰提出"任主胞胎"。任脉之气通，则子宫具有蓄溢精血之功能，血海充盈，冲任协调，就使月经如期，并有孕育之可能。

在天癸的作用下，任脉所司之精、血、津、液趋于旺盛；冲脉则广聚脏腑之血，并下注于子宫，使月经来潮。《血证论》指出："故行经也，必天癸之水至于胞中，而后冲任之血应之，亦至胞中，于是月事乃下。"

此外，奇经中的督脉和带脉也对月经的产生和调节有重要的作用。督脉具有总督全身阳经的作用，与冲任二脉同起于胞中，故有"一源而三歧"之说。其经脉下出于会阴部，向后行于脊柱内，上达项后风府穴进入脑内而至巅顶，沿前额下至鼻柱。因督脉循行于人体背部正之，上至头部，诸阳经与之交会，故有"阳脉之海"之称。又因其贯脊属肾，而肾为先天之本元气之根，故督脉能够维系一身之元气。任脉行于身前，主一身之阴；督脉行于身后，主一身之阳，二脉交会于龈交穴，其经气循环往复，以维持全身阴阳脉气的平衡，从而调节月经的正常来潮。

带脉始于季肋，环身一周，如束带状，故名带脉。其作用主要为联系与约束诸经，特别与冲、任、督三脉相联络，使经脉气血的循行保持常度。带脉因络胞而过，对子宫也起到约束和滋养的作用，以维持经、带的正常。

（4）子宫：是女子特有的生殖脏器，主月经与孕育，具有定期藏泻的功能。在肾气盛的基础上，子宫逐渐发育，到天癸至之时，冲任广聚精、气、血，血海满盈，下注子宫，则月经开始来潮。又在肾与肝的调节下，封藏与疏泄有期，形成定期藏泄的规律，使月经一月一潮，依期而至。

此外，气血的充盛与和调也是月经产生与调节的重要条件。妇女以血为主，月经的主要成分是血，然气为血帅，气行则血行，气滞则血滞，滞甚则成瘀；气热则血热，气寒则血寒。但血又为气之母，血旺自能化气，血气同步旺盛，便能互相依存，互相资生。在月经产生的过程中，血是物质基础，气是血脉运行的动力。血气和调，则经候如期。

月经的产生和调节还受到情志因素、生活因素，以及地理、气候条件等内外环境的影响。情志安和，起居有节，四季节气正常则脏腑调和，气血流畅，月经按期而至。若情志失和，不良的心理状态可影响心、肝、肾功能，使肝失疏泄肾失闭藏，或心肾不交，从而影响子宫的藏泻功能。若日照或节气异常，也可影响月经的节律，如北极地区的妇女会发生冬季闭经现象，与其长达半年的短日照季节有关。

综上所述，肾-天癸-冲任-子宫是月经产生与调节的主轴，以肾为主导，天癸为促进生长、发育和生殖的物质与动力，通过冲任聚集脏腑之气血，使血海满盈，并下达于子宫，子宫接受肾气、天癸、冲任的作用，出纳精气，藏泻有期，月经按时来潮。

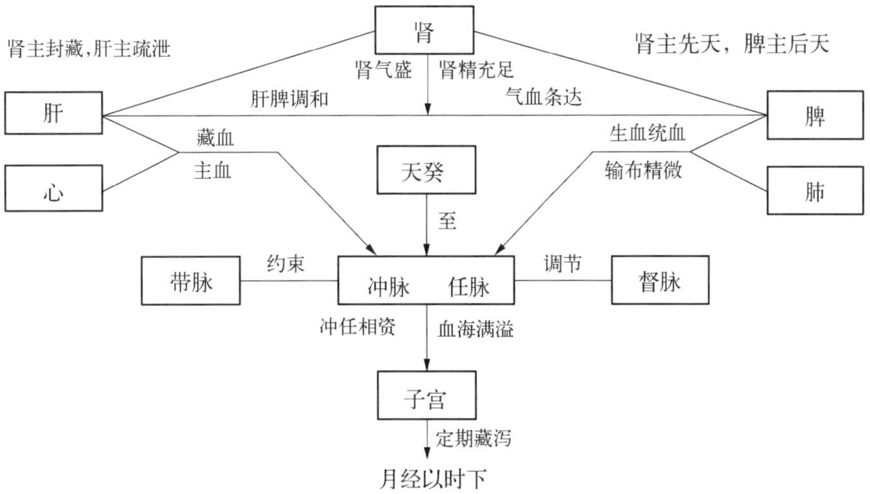

图 2-7　月经产生与调节机制

2. 月经周期中不同时期生理变化与调节　在月经周期中，阴阳消长和气血变化具有显著的规律性，形成定期藏泻的节律。这种周期性的阴阳气血消长是女性特有的生理节律。

月经周期可分为月经期、经后期、经间期和经前期 4 个阶段。

(1) 月经期：又称"行经期"，为周期的第 1～7 日。此期胞脉充盛，血海由满而溢，子宫排出经血，泻而不藏。此时以肝气之疏泄为主，推陈出新，由于经血下行，气随血泄，气血均以下行为顺。而此期的"泻"是为下一次的"藏"做准备。

由于血室正开，防御能力相对降低，易感外邪。此时宜适当休息，避免精神刺激，也不宜过度劳累，并应禁止房事。

(2) 经后期：为周期的第 8～13 日。经期阴血下泄，经后子宫、胞脉相对空虚，阴血不足。此期血室已闭，子宫藏而不泻，以肾气的封藏为主，蓄养阴精，使精血渐复，冲任、血海渐充，逐步达到"重阴"的状态。

(3) 经间期：为周期的第 14～15 日。经过经后期的蓄养，阴精充沛，冲任气血充盛，重阴必阳，在肾中阳气的鼓动下，阴阳转化，阴精化生阳气，出现细缊之候。此为乐育之时，又有"的候"之称。《证治准绳·女科》云："袁了凡先生云：天地生物，必有细缊之时，万物化生，必有乐育之时……此天然之节候，生化之真机也……丹溪云：一月止有一日，一日止有一时。凡妇人一月经行一度，必有一日细缊之候，于一时辰间，气蒸而热，昏而闷，有欲交接不可忍之状，此的候也。于此时逆而取之则成丹，顺而施之则成胎矣。"此期为孕育的最佳时机，亦即"排卵期"。

在阴阳转化之际，阴精与阳气需要从月经后低水平的平衡状态达致新的平衡。如阴精尚未达到"重阴"，或素体阳气偏盛，未能达致新的平衡，此期可出现阴阳转化不协调，或阳气内动，扰动血海，以致影响月经周期。

(4) 经前期：为周期的第 16～28 日。在经间期以后，阳气经过一段时间的逐渐增长，已达到"重阳"的状态。此期阴精与阳气皆充盛，子宫、胞脉气血满盈，已为孕育做好准备。如胎元已结，则肾气封藏，子宫继续藏而不泻。如未孕育，则在阳气的鼓动下，子宫、胞脉通达，泻而不藏，经血得以下泄。周而复始，开始下一个周期的定期藏泻。

(二) 带下

带下是女子特有的一种生理现象，是指润泽于阴户和阴道的黏液。但"带下"一词尚有其他含义。"带下"首载于《素问·骨空论》，"任脉为病，男子内结七疝，女子带下瘕聚"。这是泛指带脉以下之疾，即各种妇科疾病，故《史记·扁鹊仓公列传》中称当时的妇科医生为"带下医"。后世医家又常把带下异常增多之带下病简称为"带下"，其中又分为白带、赤带、黄带、青带、黑带、五色带等。

1. 带下产生的机制　生理性带下是润泽于阴户和阴道的无色无臭、黏而不稠的液体，也称白带。《沈氏女科辑要》引王孟英按："带下，女子生而即有，津津常润，本非病也。"

带下是脏腑、经络、津液协调作用于子宫、阴道的生理现象。带下由肾精与津液所化，禀肾气藏泄，赖脾气运化，由任带二脉司约，布露于子宫，润泽于阴道。并受阴阳气血消长的影响，而有周期性变化。具有充养子宫濡润阴窍的作用。

带下属于津液之一，由肾精所化生，是肾精下润之液。《素问·逆调论》云："肾者水脏，主津液。"《灵枢·五癃津液别》指出："五谷之津液和合而为膏者，内渗入于骨空，补益脑髓，而下流于阴股。"《景岳全书·妇人规》云："盖白带出于胞中，精之余也。"

带下的产生与肾气盛，天癸至，任脉充，太冲脉盛有直接关系。女子到二七之年，肾精已充，受到肾气和天癸的推动，肾精经任脉所司，汇集津液，达于胞中，再经督脉的温化，带脉的约束，适量溢于阴道和阴户，以润泽阴窍，并有助于阴阳交媾，两精相搏。

2. 带下的生理性变化与生殖活动的关系　健康女子在月经初潮后开始有较明显的带下分泌，其量不多，不致外渗，无色透明，黏而不稠，无特殊气味。每逢月经前、经间期和妊娠早期则稍有增加，绝经后减少。

生理性带下对阴道和阴户起到濡润和充养的作用，并能抵御外邪的入侵。当淫邪直中阴中，或侵袭胞宫、胞络，也往往首先出现带下的异常。

带下的质和量随着月经周期的变化而有周期性的改变。《血证论》云："盖带脉下系胞宫，中束人身，居身之中央，属于脾经。脾经土气冲和，则带脉宁洁，而胞中之水清和，是以行经三日后即有胞水，黄明如金，是肾中天癸之水，得带脉脾土之制，而见黄润之色，乃种子之的候，无病之月信也。"说明经间期带下增多，是有利于受孕的征兆。而绝经以后，由于肾精渐衰，天癸已竭，带下也明显减少，甚或出现阴道干涩的现象。

（三）妊娠与临产

妊娠是指从受孕到分娩的全过程。妊娠，又称为"妊子"、"怀子"、"有子"、"重身"，《金匮要略》始有"妊娠"之称。其后的古医籍中也有称"有躯"、"怀娠"等。俗称"怀孕"、"有喜"。从受孕以至分娩，为10个妊娠月，称为妊娠期。妊娠以后，月经停止来潮，血下聚以养胎。这是繁衍后代的生理过程。

1. 妊娠条件　妊娠的条件，首先是男女双方生殖之精正常，《女科正宗·广嗣总论》云："男精壮而女经调，有子之道也。"受孕的前提是肾气充盛，天癸成熟，冲任二脉功能协调。女子则子宫藏泻有期，月经按期来潮；男子则有正常的生殖功能，"精气溢泻"，则有生育能力。

男女生殖之精适时相合是孕育的重要条件。南齐褚澄《褚氏遗书·问子》指出："合男女必当其年，男虽十六而精通，必三十而娶；女虽十四而天癸至，必二十而嫁。皆欲阴阳气完实而后交合，则交而孕，孕而育，育而为子，坚壮强寿。"女子在月经初潮之后，脏腑与子宫尚处于发育阶段，到18岁左右才渐趋成熟。20～35岁生育能力较旺盛，25～30岁为最佳生育年龄。健康的育龄妇女其月经周期应有规律，经期、经量、经色和经质均应合乎常度，子宫正常，胞脉、胞络通畅。男子应有正常的性功能，其精液也要有正常的质量，精子的数量与活力达到正常范围。

受孕还需要有适当的时机，《证治准绳·女科》引袁了凡语："凡妇人一月经行一度，必有一日絪缊之候，于一时辰间……此的候也……顺而施之，则成胎矣。"古代医家通过细致的观察，推论妇女在每个月经周期中有一日一时为"絪缊之候"、"的候"，在此时阴阳交媾，是受孕的最佳时机。

2. 妊娠机制　中医对妊娠机制的认识基于中国古代的自然哲学。《周易》云："天地絪缊，万物化醇，男女媾精，万物化生。"明确提出"男女媾精"创造人的生命。这是唯物主义的观点，是人类认识生命起源的最早的经典学说。

《内经》对妊娠机制有颇多的论述，《灵枢·本神》云："故生之来谓之精，两精相搏谓之神。""两精"，指男女双方生殖之精，两精相结合之后成为胚胎，胚胎形成以后，不断变化成脏腑、形神俱备的胎儿。"神"，指具有生机之物体，不断变化发展。"变化不测之谓神"。《灵枢·决气》指出："两神相搏，合而成形，常先身生，是谓精。"两种有生殖能力的物质相结合后，成为一个新生命。这种有生殖能力的物质，就是先天之精。《灵枢·经脉》又指出："人始生，先成精，精成而脑髓生，骨为干，脉为营，筋为刚，肉为墙，皮肤坚而毛发长。"此处所言之"精"，应理解为受精卵。受孕之后，胎元逐渐发育成长，经过10个妊娠月，就可足月分娩。

3. 胎儿发育　对胎儿发育的描述，中医古籍中早有记载。唐代孙思邈《备急千金要方·妇人方》云："妊娠一月名始胚，二月始膏，三月始胞，四月形体成，五月能动，六月筋骨立，七月毛发生，八月脏腑具，九月谷气入胃，十月诸神备，日满则产矣。"概括地描述了胎元在每个妊娠月的发育情况，与实际大体相符。

现代产科学对胎儿发育的描述也以 4 周为 1 个孕龄单位。在受精后 6 周(即妊娠 8 周)称胚胎,是其主要器官结构完成分化时期,在胚胎期间主要器官已完成分化。从妊娠第 9 周起称胎儿,是其器官进一步发育,渐趋成熟的时期。

10 个妊娠月中胚胎/胎儿的发育有如下特征。

妊娠 4 周末:可辨认胚盘与体蒂。

妊娠 8 周末:胚胎初具人形,头大,占整个胎体的一半,可分辨眼、耳、鼻、口,四肢已具雏形。B 超检查可见胎心搏动。

妊娠 12 周末:胎儿身长约 9 cm,外生殖器已发生,四肢可活动,可分辨指趾,指甲形成。

妊娠 16 周末:胎儿身长约 16 cm,从外生殖器可确定其性别,头皮已长头发,开始出现呼吸运动,皮肤菲薄,呈深红色,无皮下脂肪。除胎儿血红蛋白外,开始形成成人血红蛋白。部分孕妇(一般是经产妇)能自觉胎动。

妊娠 20 周末:胎儿身长约 25 cm,体重约 300 g。皮肤暗红,全身覆有胎脂并有毳毛,开始出现吞咽、排尿功能。从孕妇腹壁可听到胎心音。

妊娠 24 周末:胎儿身长约 30 cm,体重约 700 g。各脏器均已发育,皮下脂肪开始沉积,出现眉毛和眼毛。

妊娠 28 周末:胎儿身长约 35 cm,体重约 1 000 g。皮肤粉红,可有呼吸运动,但肺泡Ⅱ型细胞产生的表面活性物质尚较少。如此时出生,易患特发性呼吸窘迫综合征。

妊娠 32 周末:胎儿身长约 40 cm,体重约 1 700 g。皮肤深红,面部毳毛已脱落,生活力尚可。

妊娠 36 周末:胎儿身长约 45 cm,体重约 2 500 g。皮下脂肪较多,毳毛明显减少,面部皱褶消失。指趾甲已达指趾端。出生后能啼哭和吸吮,生活力良好。

妊娠 40 周末:胎儿身长约 50 cm,体重约 3 000 g。发育成熟,胎头双顶径>9 cm。皮肤粉红色,皮下脂肪多,头发粗,长度>2 cm。体形丰满,除肩、背部有时尚有毳毛外,其余部位的毳毛已脱落。足底皮肤有纹理,指趾甲超过指趾端。男性胎儿的睾丸已降至阴囊内,女性胎儿大小阴唇发育良好。出生后哭声响亮,吸吮能力强,能很好地存活。

胎儿身长的增长有规律。可根据身长判断胎儿月份。妊娠前 20 周的胎儿身长(cm)=妊娠月数的平方;妊娠后 20 周的胎儿身长(cm)=妊娠月数×5。

4. 胎教　我国早有“胎教”之说,其核心是“内象成子”,又称“外象内感”理论。是指孕妇接受外部的象(像)可影响体内之子的成长。孕期胎儿发育阶段,发育尚未定形,孕妇所见所食所闻会影响胎儿,尤其是妊娠的前 3 个月。《马王堆汉墓帛书·胎产书》指出:“三月始脂,果隋宵效,当是之时,未有定义(仪),见物而化……是谓内象成子。”汉初《大戴礼记》和《列女传》详细地提出“胎教”的具体方法,如目不视邪色,口不出恶言,耳不听淫声等。由母体的言行和环境,对胎儿进行教化,从而对孩子出生后的生长发育产生一定的影响。胎教的学说是根据古代哲学中“慎始”的观点而提出的,其作用及其原理尚有待进一步研究论证。

根据胎儿在每一阶段发育的特点“逐月养胎”,采取相应的措施。使孕妇在妊娠期间心身健康,保持情志安和,饮食有节,起居有度,居处环境优美,精神愉快,生活健康,避免不良情绪的刺激,防止跌仆闪挫,不进食有碍胎元的药食,为胎儿的生长发育创造良好的条件,可减少各种不良生活因素对胎儿的损害,具有积极的意义。

胎元是生命的起始。在妊娠期间保障胚胎/胎儿的健康,是优生学研究的内容。胎教之说是中国原始的优生学观点,应予重视并进行研究。

5. **妊娠期的生理特点与母体变化**　妊娠以后,由于胎儿的生长发育,孕妇身体发生一系列适应性的变化。首先是月经停止来潮,部分孕妇会出现头晕,厌食或择食,嗜酸,倦怠思睡,晨起恶心欲吐等症状,这是早孕的正常反应。这种现象可在妊娠 3 个月后逐渐消失。

妊娠脉象的特点是六脉平和,滑疾流利,按之不绝,尤以尺脉为甚。《素问·阴阳别论》云:“阴搏阳别,谓之有子。”王冰注释云:“阴,谓尺中也;搏,谓搏触于手也。尺脉搏击,与寸脉殊别,阳气挺然,则有妊之兆也。”肾为先天之本,胞络系于肾,妊娠之后肾气旺盛,故肾脉滑利而有力。又《脉经》云:“尺中肾脉也,尺中之脉,按之不绝,法妊娠也。”明确指出尺脉属肾,妊娠则肾气旺盛,尺脉亦盛,故尺脉按之不绝,可作为妊娠的诊断依据。《胎产心法》云:“凡妇人怀孕,其血留气聚,胞宫内实,故尺阴之脉必滑数。”孕后阴血下聚以养胎,血脉充盛,故呈滑数之象，并以主肾之尺脉更为明显也。现代研究表明妊娠 3～4 个月后，孕妇的血容量比平时增加 30%左右，故其脉象较滑数。但身体羸弱之孕妇，早孕期间也可能未有明显的滑脉，故不能单凭脉象以诊断，应结合化验或物理检查，如晨尿绒毛膜促性腺激素（HCG）测定或超声波检查等，以明确诊断。

妊娠 8 周后乳房会明显增大隆起，乳头、乳晕着色加深。孕妇会感到乳房发胀或触痛、刺痛。《生生宝录》云："妇人乳头转黑，乳根渐大，则是胎矣。"至妊娠 4～5 个月后，从乳房可挤出少量乳汁。《医宗金鉴·妇科心法要诀》云："妇人经水不至……五个月以后，以孕妇乳房辨之，如乳房升大而有乳者是孕。"

妊娠后子宫增大、变软。妊娠 3 个月末，可从腹部扪及增大的子宫。妊娠 4～5 个月，小腹逐渐膨隆，孕妇可自觉胎动。5 个月后可在腹部听到胎心音。

孕妇还可出现带下增多，尿频，大便秘结，以及面部褐色斑等与妊娠相关的变化。

一般每次妊娠育一胎。如一孕二胎者称"双胎"或"骈胎"，一孕三胎称"品胎"。

[附] 妊娠诊断

临床上把妊娠期分为 3 个时期：妊娠第 12 周末以前为早期妊娠，第 13～27 周末为中期妊娠，第 28 周以后为晚期妊娠。

（一）早期妊娠的诊断

主要根据病史、症状和体征。

（1）停经：已婚的育龄妇女，平时月经周期规则，一旦月经过期 10 日以上，应首先考虑妊娠。

（2）早孕反应：约半数妇女在停经 6 周左右有头晕、嗜睡、食欲不振、恶心、轻度呕吐及乏力等现象，称早孕反应。妊娠 12 周后多数能自行消失。

（3）尿频：因妊娠子宫增大，压迫膀胱，可出现尿频。当增大的子宫进入腹腔，不再压迫膀胱时，症状自然消失。

（4）乳房的变化：从妊娠第 8 周起，乳房开始增大，可有胀痛，初孕妇较明显，乳头和乳晕着色。

（5）生殖器官的变化：妇科检查可见阴道壁及宫颈充血，呈紫蓝色。宫颈变软，有时子宫峡部极软，宫颈与宫体似不相连，称海格征。妊娠 6 周后，宫体增大呈球形，以后子宫逐渐增大；12 周后子宫底超出盆腔时，可在耻骨联合上方触及。

除上述表现外，还可通过辅助检查以确诊妊娠。

（1）尿妊娠试验：妊娠后滋养层细胞产生大量绒毛膜促性腺激素（HCG），经孕妇尿中排出，用免疫学方法检测，如为阳性，可作为早期妊娠之辅助诊断。

（2）黄体酮试验：对月经过期可疑早孕妇女，每日肌注黄体酮 10～20 mg，连续 3～5 日，停药 3～7 日内有阴道流血，可以排除妊娠；如超过 7 日仍未出现阴道流血，则早期妊娠之可能性大。

（3）超声检查：包括 B 型超声显像和超声多普勒法。

B 型超声显像法：是检查早孕快速准确的方法。如停经 5 周，在增大的子宫轮廓中，见到来自羊膜囊的圆形光环（妊娠环），妊娠环内为液性暗区（羊水），可诊断为早孕。

超声多普勒法：适用于孕 8 周后，在增大子宫区内能听到有节律的胎心音，可确诊早孕。

（4）基础体温测定：具有双相型体温的妇女，停经后高温持续 18 日以上仍不见下降者，早孕可能性大。如高温持续超过 3 周，则早孕的可能性更大。

（二）中、晚期妊娠的诊断

妊娠中期以后，子宫已明显增大，孕妇可感觉胎动，也可听到胎心音，较容易确诊。主要的临床表现如下。

（1）子宫增大：子宫随妊娠进展逐渐增大。可根据子宫底高度判断妊娠月份，妊娠 16 周子宫底约达脐与耻骨联合之间，妊娠 24 周约在脐稍上，妊娠 36 周约近剑突，妊娠 40 周反稍降低。

（2）胎动：妊娠 18～20 周孕妇可自觉胎儿在子宫内活动，此称胎动。检查时也可扪及或用听诊器听到。

（3）胎心：妊娠 20 周左右在孕妇腹壁可听到胎儿心音，如钟表的"滴答"声，每分钟 120～160 次，在胎儿背部听诊最清楚。

（4）胎体：妊娠 20 周后，可经腹壁触到胎体。妊娠 24 周后更为清楚，可区分圆而硬的胎头，有浮球感，宽而软的胎臀，形状略不规则，宽而平坦的胎背，且有不规则活动的四肢。

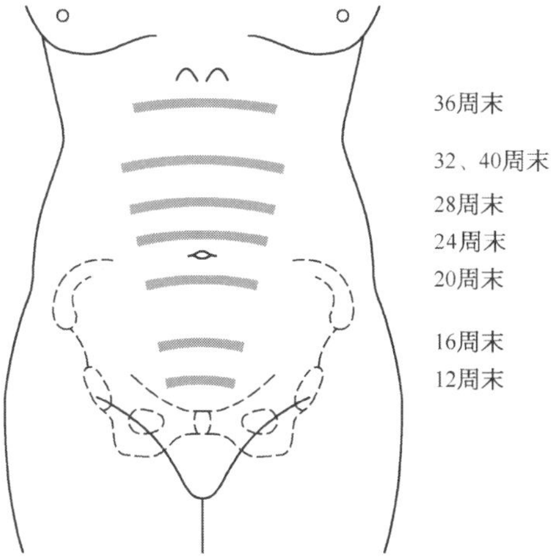

图 2－8　中、晚期妊娠子宫高度

(5) 皮肤变化：在孕妇面部、乳头、乳晕及腹壁正中线有色素沉着。

妊娠中期以后，可通过一些辅助检查了解胎儿的情况，作为产前诊断的参考。

(1) 超声检查：B 型超声显像法可显示胎体、胎动、胎心搏动、胎头及胎盘等完整图像，有助确定孕龄，并证实为活胎，还可观察胎儿体表有无畸形。超声多普勒能探出胎心音、胎动音、脐带血流音及胎盘血流音。

(2) X 线摄片：妊娠 18 周后，X 线摄片可见到胎儿骨骼阴影，对多胎、畸胎、死胎及可疑头盆不称的诊断有参考价值，但不宜多做，以免影响胎儿发育。

(3) 胎儿心电图：妊娠 12 周以后可显示较规律的图形，20 周以后成功率更高。

表 2－1　不同妊娠周数的宫底高度及子宫长度

妊娠周数	妊娠月数	手测宫底高度	尺测耻上子宫长度
12 周末	3 个月末	耻骨联合上二三横指	
16 周末	4 个月末	脐耻之间	
20 周末	5 个月末	脐下一横指	18(15.3～21.4)cm
24 周末	6 个月末	脐上一横指	24(22.0～25.1)cm
28 周末	7 个月末	脐上三横指	26(22.4～29.0)cm
32 周末	8 个月末	脐与剑突之间	29(25.3～32.0)cm
36 周末	9 个月末	剑突下二横指	32(29.8～34.5)cm
40 周末	10 个月末	脐与剑突之间或略高	33(30.0～35.3)cm

(三) 预产期的计算与临产时的现象

正常妊娠期约 280 日，即 10 个妊娠月。孕期从末次月经第 1 日算起，以 28 日为 1 个妊娠月。明代李梴《医学入门・胎前》云："气血充实，则可保十月分娩……凡二十七日即成一月之数。"其后又有《妇婴新说》云："分娩之期，或早或迟……大约自受胎之日计算，应以二百八十日为准，每与第十次经期暗合也。"古代医家对孕期的计算是比较切合实际的。

预产期的推算，是从末次月经的首日算起，月数加 9(或减 3)，日数加 7(阴历则加 14)。在预产期前后 14 日内分娩也属正常范围。

妊娠足月临产，又称"临盆"。主要征兆是胎位下移，腰腹阵阵作痛，小腹坠胀而有便意，阴道有少量血水排出(俗称"见红")。《胎产心法》云："临产自有先兆，须知凡孕妇临产或半月数日前，胎腹必下垂，小便多频数。"临产的脉象也有变化，《脉经》云："妇人怀孕脉离经，其脉浮，设腹痛引腰脊，为今欲生也。"

对临产离经脉的解释有不同观点，有认为是迟数的变化，即脉动的次数明显加快或变缓。《难经・十四难》云："脉有损至(按：损为减，至为进)……至之脉，一呼再至曰平，三至曰离经，四至曰夺精……何谓损？一呼一至曰离经，二呼一至曰夺精。"有认为是浮沉、滑涩、大小的差异，即明显有异于平时的脉象。《脉诀汇辨》云："夫孕妇将产，亦得离经之脉，此又非七八至得名。如昨浮今沉，昨大今小，昨迟今数，昨滑今涩，但离于平素经常之脉，即名为离经矣。"还有一说是孕妇中指两侧脉动应指，并逐渐延至指尖。《景岳全书・妇人规》云："试捏产母手中指本节跳动，即当产也。"临产时中指旁第 2 指节起有脉搏动，渐次延至指端，为宫颈渐开之征，直至指端也明显搏动者，宫颈多已开全，可顺利分娩了。

临产的诊断应主要根据有规律的阵发性腹痛，伴有腰痛、下坠和胎位下移，结合脉象的变化进行判断。有些孕妇在临产前可出现一些疑似现象，如"试胎"和"弄胎"。应注意辨析。

妊娠 8～9 个月时，如见腹中痛，过一段时间则自行缓解，古称"试胎"，或称"试月"。因月数未足，可能是先兆早产的表现，并非临产之候。

如妊娠月数已足，腹痛或作或止，但腰不坠痛者，古称"弄胎"，也非临产先兆，宜安静以待，切勿紧张。

《景岳全书・妇人规》云："凡孕妇临月忽然腹痛或作或止，或一二日或三五日，胎水少来，但腹痛不密者，名曰弄胎，非当产也；又有一月前或半月前忽然腹痛如欲产而不产者，名曰试月，亦非产也。凡此腹痛，无论胎水来与不来，俱不妨事，但当宽心候时可也。”试胎与弄胎不是真正临产，可根据妊娠月数和腹痛的特点加以区别。

妊娠足月，胎儿和胎衣从母体娩出的过程，称为分娩。

分娩是正常的生理现象。临产时腰腹阵痛，小腹重坠，逐渐加重，至子门大开，则胞衣破，浆水出，胎儿、胞衣依次娩出，完成分娩过程。《十产论》指出：“正产者，盖妇人怀胎十月满足，阴阳气足，忽腰腹作阵疼痛，相次胎气顿陷，至于脐腹痛极甚，乃至腰间重痛，谷道挺迸，继之浆破血出，儿遂自生。”

分娩的全过程约半日，即 12 小时左右。《脉经》云：“妇人欲生，其脉离经，夜半觉，日中则生也。”在此期间，应注意调护，使产妇了解分娩的过程，消除恐惧或焦虑，保持稳定的情绪，注意饮食和休息，保存体力，顺应产程的进展，待子门开全，则适时用力，正常分娩。

影响分娩的因素包括产力、产道、胎儿和情志。如先天性产道狭窄、胎儿过大、胎位异常，可导致难产，应及时处理。如产妇体弱，临产时失于调护，或惊恐忧虑，使子宫收缩乏力，或子宫收缩不协调，也易导致难产。如产程过长，处理不当，甚可危及产妇及胎儿的生命。故《胎产心法》云：“凡新妇初产，神气怯弱，未曾经惯，切不可与言产变之事，恐怀忧惧，心悬气馁，原本易生，反成难产矣。”强调产妇临产时必须宽心静待，切忌紧张惊恐。故《达生篇》提出临产时宜“睡、忍痛、慢临盆”的六字真言。产前能安睡，可避免情绪紧张，减少精神上的各种干扰；能忍痛则不致恐惧躁动；慢临盆，可避免过早用力以致消耗体力。产妇情绪安定，身体舒缓，静待产程的自然进展，多能顺产。

（四）产褥

分娩结束后，产妇的脏腑与胞宫逐渐恢复到正常未孕状态的期间，称为产褥期。一般为 6 周。

1. 产褥期的生理特点　新产后的 1 周内，由于分娩时体力的消耗和产伤出血，此期的生理特点是阴血骤虚，阳气易浮。

产后子宫逐渐缩复，胎衣娩出后，子宫底在脐下一横指，产后第 1 日因子宫颈上升，子宫底可升至平脐。至产后第 10 日则已降入盆腔内，交骨上方扪不到子宫底。

分娩后，子宫内遗留的余血浊液排出体外，称为恶露。

新产后开始有乳汁分泌。由于血气化为乳汁而上行，故月经停止来潮。

产褥期的生理特点主要是气血耗损，血室正开，余血未去，新血未复。常见虚证、血瘀证。故有产后多虚多瘀之说。

2. 产褥期的生理现象　在产后 1～2 日，可出现微热，自汗，恶风等症状，因卫阳不固，易感风寒。《金匮要略 · 妇人产后病脉证并治》云：“新产血虚多汗出，喜中风，故令病痉；亡血复汗，寒多，故令郁冒；亡津液胃燥，故大便难。”这是因产后生理改变而容易发生的病证。

由于子宫缩复，可有小腹阵痛，哺乳时较明显，在产后 2～3 日自然缓解。

产后即有恶露排出，初为暗红或鲜红，如月经量；约 1 周后转为淡红，量也减少；2 周后转为白色或淡黄，3 周内恶露消失。

正常分娩者，在产后半小时即可以开始哺乳。产后早哺乳可促进子宫缩复，减少产后出血，并可增加乳汁分泌。

（五）哺乳

母乳为气血所化生。脏腑健旺，血气充沛，则乳汁分泌正常而旺盛。母乳是婴儿最理想的食品，尤其是新产后 7 日内所分泌的初乳，呈淡黄色，质较稠，含有较多的蛋白质和免疫球蛋白，可增强新生儿的抗病能力。产妇的泌乳量每日可达 1 000～3 000 ml，6 个月后逐渐减少。

哺乳期妇女应保持情志调畅，营养均衡，睡眠充足，使脾胃健旺，气血生化之源充盛，则乳汁充盈。《胎产心法》云：“产妇冲任血旺，脾胃气壮则乳足。”薛己《校注妇人良方》指出：“血者，水谷之精气也，和调五脏，洒陈六腑，在男子则化为精，在妇人上为乳汁，下为血海。”乳汁与月经均为血所化生，哺乳期妇女多数月经停止。但部分产妇在哺乳期间月经来潮，也往往经量较少或周期不准，或乳汁不足。

乳汁的分泌受到体质、营养、情志等因素的影响。体质虚弱、营养不良、焦虑或抑郁均可导致乳汁分泌减少。此外，哺乳方法不当、乳房发育不良或乳头内陷、乳房疾病如乳痈等也可影响哺乳。故哺乳期应均衡饮食，调和情志，作息有时，定时哺乳，并注意清洁乳房，避免感染淫邪与饮食所伤。

母体的全身性疾病可影响乳汁的质和量，甚或可以通过乳汁把疾病及药物作用传给婴儿，应加以注意。

哺乳期以6～12个月为宜。应适时添加辅食，适时断乳。如哺乳时间过长，对母体的恢复和婴儿的发育均不适宜。哺乳期虽月经暂时停闭，但须注意避孕。更不要以延长哺乳作为避孕之法。

参考文献

[1] 罗元恺.中医妇科学(高等中医药院校教学参考丛书).北京，人民卫生出版社，1988

[2] 乐杰.妇产科学.北京，人民卫生出版社，2000

第三章
妇科疾病的病因病机

研究妇科疾病发生的原因，了解妇科疾病发病的条件，探讨妇科疾病的演变规律及内在机制，就是妇科病因病机学。

疾病是人体内各部分之间、各种因素之间，或人与环境之间的协调平衡被破坏，引起结构或功能异常，而又不能迅速自行恢复的状态。导致人体正常生理状态遭到破坏而发生疾病的因素，就是病因。中医探求病因不外两个途径，一是详细询问病史，了解可能直接或间接引起病变的原因，如感染邪气、精神刺激、环境因素、跌仆外伤、饮食失当、劳逸过度、药物毒性等；二是以机体表现的症状、体征为依据，经过分析综合，归纳证候的表现，从而确定证的属性，审证以求因。此外，在疾病过程中因脏腑功能失调而产生的病理产物，如痰湿、瘀血等，反过来又可成为某些病变的致病因素。病机，就是疾病发生、发展与变化的机制。各种致病因素作用于人体，在一定条件下引起疾病，其病变机制是异常复杂的，既有共同的一般规律，也有不同疾病的各个特殊的病理变化，但总离不开邪正斗争、阴阳平衡失调、脏腑功能失常、气血紊乱、经络受损的规律。

清代徐灵胎云："妇人之疾，与男子无异，惟经带胎产之病不同。"由于妇女具有特殊的生理，决定了其发病机制的特殊性，现根据妇科特点，阐述妇科的病因病机。

第一节　病　　因

导致妇科疾病发生的原因是多种多样的，如六淫、七情、饮食、劳逸、房室、外伤等，在一定条件下都能引起妇女经、带、胎、产、癥瘕、不孕诸疾。发病的先决条件，在于人体正气的强弱，在于正、邪的盛衰和双方对抗斗争的情况。正气，是指人体的生理功能及自然抗病能力；邪气，是指各种致病因素。《素问·刺法论》指出："正气存内，邪不可干。"《素问·评热病论》云："邪之所凑，其气必虚。"说明正气旺盛则防御力强，病邪不易入侵，即受邪侵，程度也轻，不易扩散或深入。如正气减弱，无力抗御，病邪则乘虚而入，所以正气不足是疾病发生的内在因素。故《灵枢·百病始生》云："风雨寒热，不得虚，邪不能独伤人。卒然逢疾风暴雨而不病者，盖无虚，故邪不能独伤人。此必因虚邪之风，与其身形，两虚相得，乃客其形。"妇科疾病的发生也不例外，常因体虚而受邪，特别是在经期、孕期、产后等特殊生理时期，正气相对偏虚，邪气易乘虚入侵而发病；但在某种情况下，外在因素又可起到主要作用，如意外损伤、浴具厕具污染、不洁性交等也可引起邪虫直中阴户而发生妇科疾病。此外，某些妇科疾病的发生与患者的性格、体质、生活环境、精神状态、营养状况等密切相关；某些疾病如内科血证，可同时发生崩漏、月经过多或经期延长等妇科血证。临证时，必须全面分析，辨明原因，才能更好指导辨证治疗。

一、六淫邪气

六淫邪气皆能导致妇科疾病，但妇女以血为本，经、带、胎、产等诸病以耗血为主，而寒、热、湿邪易与血结，导致气血紊乱，故六淫邪气致病以寒、热、湿邪为主。

（一）寒邪

寒为阴邪，易伤阳气，性主收引，常凝气血，可使血脉运行不畅。《素问·举痛论》云："客于脉中则气不通。""寒邪客于厥阴之脉，厥阴之脉者，络阴器，系于肝，寒气客于脉中，则血泣脉急，故胁肋与少腹相引痛矣。"

寒邪致病，有外寒、内寒之分。外寒是指寒邪由表及里，伤于肌表，入侵冲任、胞中，或由阴部上客，影响冲任，如适值经期、产褥期感寒、冒雨涉水，或与风邪、湿邪相兼致病。内寒即里寒证，因机体阳气虚衰，寒从内生；或过度饮冷纳凉，阴寒内盛，影响脏腑功能，伤及冲任、胞宫而致妇科诸证。寒能遏抑阳气，使其失去正常温煦气化的作用，表现为热量不足、功能减退的状态，故常以虚寒并见，其临床特征多具形寒肢冷之全身见症。如《素问·逆调论》云："寒从中生者……故身寒如从水中出。"妇女以血为本，寒则血结，可导致月经后期、痛经、闭经等；寒邪客于胞宫、胞脉之证，不能摄精成孕，可导致不孕症。

（二）热邪

热为阳有余，热之极便为火，故火、热有时合称。火、热属性相同而有程度的区别，火、热为阳邪，其性亢奋炎上，煎灼津液，易伤阴分。热扰冲任胞宫，如血为热迫而妄行，可致妇科血证、热证等。

热邪致病，有外热、内热之分。如外感火热之邪，损伤冲任者，为外热，症见热入血室、产后发热、妇产科急性感染等。如素体阳盛，过食辛辣温燥之品，或七情过极，五志化火，或瘀久化热，或湿遏致热，或真阴亏损，水不制火而生热，皆可导致内热炽盛，热扰冲任，而出现月经过多、先期而至、崩中漏下、经行吐衄、胎漏、胎动不安、恶露不绝等。如饮食不节，过食膏粱厚味，胃内积滞化为火热，经前冲脉之气盛挟胃热上炎，可导致经行口糜。又如阴血亏耗，不能濡养五脏，五志之火内动，上扰心神而致脏躁；阴血亏少，不能濡养筋脉，虚热内扰，致肝风内动，或热极生风而发生妊娠痫证等，均属热邪致病。

热病的发生和发展，与人体的正气、防御功能的强弱有密切关系，正邪交争的结果，可出现临床常见的 3 种证候。其一是正邪交争激烈，邪热炽盛，正气未虚则表现为实热证。症见寒战高热，月经、恶露或白带异常，常伴腹痛，舌苔黄厚，脉数有力，如产后发热之邪毒感染（产褥热）、急性盆腔炎、急性乳腺炎等属之，都具有起病较快变化迅速的临床特点。其二是邪热不甚炽盛但稽留时间较长，正气比较虚弱，而表现出虚热证。症见潮热盗汗，五心烦热，虚烦失眠，舌红少苔，脉虚数等，可见于产后发热、月经先期、月经过多、经期延长、崩漏、胎漏等。其临床特点是起病较慢，病程较长。此外，还有一种热毒证，乃热病之严重者，常见于产褥热之重症及妇科癌瘤者。三者之中妇科病则以虚热居多。

（三）湿邪

湿为阴邪，湿性重着、污浊，常流注中、下焦，易阻遏气机，滞碍阳气，致升降失常，气血、经络阻滞，且湿性缠绵，日久难去。湿从寒化，则为寒湿；湿郁化热，则为湿热；湿聚成痰，则为痰湿；湿邪浸淫，兼感染邪毒，则为湿毒。以上原因都可导致妇产科疾患，如闭经、带下病、痛证、经行浮肿、经行泄泻、妊娠水肿、不孕症、妇科癥瘕等。

湿邪为病，也有外湿、内湿之分。外湿致病，多与气候环境有关，在经期、产褥期，抵抗力减弱，则更易感湿邪而致妇产科疾病。如久处雾露潮湿之地，长时间冒雨涉水，水中劳作过久，易产生湿病。湿邪侵入人体后，可从寒化或从热化，常与脏腑的功能状态以及治疗是否恰当有关。如脾阳素虚者易从寒化，胃肠热盛者易从热化；过用寒凉药易从寒化，过用温燥药易从热化。内湿则多因素体脾土虚弱，运化失职，湿从内生，聚于体内，留注下焦，影响任带二脉。或饮食不节，损伤脾胃，以致脾阳不振，运化功能失常，水湿内停，浸淫任带二脉。故有"诸湿肿满，皆属于脾"之说，症见经行泄泻、经行浮肿、带下增多、妊娠水肿、胎水肿满、闭经、阴痒、不孕症等。临床上湿邪所致的妇科病以内湿为多。

（四）风邪

风为阳邪，其性升发，向外向上，善行而数变，为百病之长。寒、热、湿邪都可依附于风而侵犯人体，产生妇产科疾病。

风邪致病，有外风、内风之分。外风多由自然界风邪客于肌表，袭于胞中、经络，伤及冲任二脉而发生妇产科病证，尤以经期产后，风邪乘虚而入，易致经行发热、经行风疹块、经行身痛、产后发热、产后关节痛等。内风多由肝的功能失调而致病，《素问·至真要大论》指出："诸风掉眩，皆属于肝。"妇女经、孕、产、乳均耗伤阴血，如素体阴血亏虚，则易致血虚生风，肝风内动而产生阴痒、妊娠眩晕、妊娠痫证等。

二、七情内伤

喜、怒、忧、思、悲、恐、惊是人体对外界客观事物反映的精神情志变化，本属人之常情。如突然、强烈、长期的刺激致七情过度作用于人体则可导致疾病。七情为五脏精气所化生，《素问·阴阳应象大论》云："人有五脏化五气，以生喜怒悲忧恐。"并指出：心在志为喜，过喜则伤心；肝在志为怒，大怒则伤肝；脾在志为思，过思则伤脾；肺在志为悲，过悲则伤肺；肾在志为恐，卒恐则伤肾。说明七情过度伤及内脏，可引起机体的阴阳平衡失调，脏腑功能失常，诸病丛生。妇人经、带、孕、产、乳等特殊的生理活动均以血为本，以血为用，气为血帅，情志所伤，累及气血则可出现“喜则气缓”、“怒则气上”、“思则气结”、“悲则气消”、“恐则气下”、“惊则气乱”等病变，进一步损伤到冲任、督带，易引起多种妇产科疾病，如月经失调、痛经、闭经、崩漏、经行诸证、胎动不安、产后抑郁、不孕症、绝经前后诸证和乳房疾病等。临床上七情过度引致妇产科疾病的发生是较多见的。

三、生活失度

生活失于调摄，在一定条件下，也可影响脏腑、气血、冲任的正常功能，产生妇产科疾病，常见的有下列几方面。

(一) 饮食不节

有节制、有规律的均衡饮食是人体健康必不可少的条件，常可补先天之不足。如饮食失宜，没有得到合理的调节，则成为导致疾病发生的重要原因之一。

饮食过度，容易影响消化功能，胃难于腐熟水谷，脾失于转输运化，引起胃肠病变。《素问·痹论》云：“饮食自倍，肠胃乃伤。”尤多见于产褥期正气虚弱之时。饮食不足，摄入营养不足，气血生化之源匮乏，脏腑失养，冲任虚衰，可导致月经后期、量少、闭经、不孕症、胎萎不长等。饮食不足可因自然因素(如天灾)、疾病因素(如慢性疾病、癌瘤)、精神心理因素(如过度抑郁思虑)，或不适宜的减肥而限制饮食等所致。饮食偏嗜，也可引起阴阳偏盛偏衰，脏腑失调而致病。过食寒凉生冷，可伤脾阳，导致寒湿内生，甚则伤及肾阳，脾肾阳虚可致带下病、崩漏、闭经、经行泄泻、不孕症等；过食辛温燥热，热扰冲任胞宫，可致月经过多、月经先期、崩漏、经行吐衄、胎漏胎动不安、恶露不绝等。长期的摄纳过量，势必会超过脾胃的受纳和运化功能，饮食五味不得化生水谷精微营养周身，反而停滞不化聚湿生痰，化为余赘之膏脂，沉积于皮肉和脏腑间，发为肥胖。同时内停之痰湿又将进一步损伤脾胃的运化功能及气血津液的正常运行，如此反复，肥胖日增，证情也趋于复杂。痰湿内聚，郁滞冲任胞宫，阻碍局部气血的正常运行，可致月经不调、不孕症等。此外，饮食的五味偏嗜及饮食的不洁等，也可成为致病因素之一。

(二) 劳逸失常

合理的劳逸结合，可令形体壮实，脏腑协调，气血畅顺，精力充沛。过劳、过逸，往往成为致病的因素。尤其在月经期、妊娠期、产褥期，更应注意劳逸适宜，减少疾病的发生。

过劳包括劳力过度及劳神过度。《素问·举痛论》云：“劳则气耗。”如孕期劳倦过度、负重过甚、经期剧烈运动、产后过早劳动、脑力劳动过度等，则可引起胎漏、胎动不安、月经过多、经期延长、痛经、阴挺等。过逸也是不适当的，即使在妊娠期间，也不必长期卧床完全不活动，缺乏适当的活动，影响气血流畅，于身体不利，于生产也不利，故《景岳全书·妇人规》指出：“此于未产之先，亦须常为运动，庶使气血宛畅，胎易转动，则产亦易矣。”

(三) 房劳多产

我国提倡晚婚，实行计划生育，优生优育，是于国于民有利的大计。如过早结婚、房事过度、孕产过频过多(包括人工流产或引产)可耗损肾精气血，损伤冲任胞宫，发生经、带、胎、产诸疾。故《素问·上古天真论》指出：“以酒为浆，以妄为常，醉以入房，以欲竭其精，以耗散其真……起居无常，故半百而衰也。”

(四) 跌仆创伤

跌仆创伤、手术创伤为引起妇产科疾病的直接因素，如骑跨动作易创伤外阴，造成外阴血肿或破损；孕妇跌仆或受推撞，易造成胎漏、胎动不安甚或堕胎、小产。医疗处置失误也是造成妇产科疾病的原因之一，如刮宫术、子宫内膜切除术、宫腔镜或腹腔镜检查与治疗等手术过程失误，损伤了胞宫、胞脉、胞络，可发生痛经、月经过少、闭经、不孕症等。又或各种检查、治疗操作时消毒不严而感染邪毒，也可引起盆腔炎、带下病、月经病、不孕症等。

四、体质因素

体质是人群中的一种个体特性，这种特性的形成取决于先天禀赋的差异及后天饮食营养、生活习惯、体育锻炼、行为修养、年龄环境等条件的影响。不同的体质，往往使机体对某种致病因素产生易感性，并与发生疾病类型的倾向性及机体对疾病的反应性密切相关。如清代吴德汉《医理辑要·锦囊觉后篇》云：“要知易风为病者，表气素虚；易寒为病者，阳气素弱；易热为病者，阴气素衰；易伤食者，脾胃必亏；易劳伤者，中气必损。”指出体质与发病类型有密切关系。妇女体质的差异也与其经、带、胎、产诸疾的发生及证型有密切关系。如素体肾虚，往往容易出现月经不调、崩漏、更年期综合征、流产、不孕症等；素体脾虚，则好发月经过多、崩漏、带下病、妊娠水肿等；素体肝郁者，则易致月经先后不定期、月经前后诸证、不孕症等；素体阳虚者，易致月经过多、崩漏、宫寒不孕等；素体痰湿者，易致妊娠恶阻、经行泄泻、带下病、子肿等。此外，还有少数因先天性生殖器官发育异常，如先天性无阴道、无子宫或卵巢发育不全，导致原发性闭经。总之，临证必须注意了解患者的素体状况，全面分析致病原因，以便采取有效的治疗措施。

五、免疫因素

中医学关于免疫的临床实际应用和理论认识，早在唐宋时代就采用人痘接种以预防天花，开创了免疫医学的新纪元。后相继传入西亚和欧洲，至18世纪英国医生改用牛痘疫苗预防而传播全球，最终消灭了天花。

《内经》中的“阴平阳秘，精神乃治”；“正气存内，邪不可干”；“邪之所凑，其气必虚”等论述概括了人体防御功能的重要性，已包含了免疫的理念。“免疫”一词，首见于明代《免疫类方》，书中把中药对瘟疫的防治作用称为免疫。免疫的现代概念是机体对异物的识别和清除的生理适应性机制，免疫因素是导致妇产科疾病的又一重要病因，除一些感染性疾病外主要是生殖免疫性疾病。

（一）感染性疾病与免疫因素

免疫功能低下者，易发生生殖道感染。如衣原体、支原体、病毒以及各种细菌，发生外阴阴道炎、宫颈炎、盆腔炎，孕期可导致流产或死胎。

（二）妊娠病与免疫因素

人类和其他哺乳动物的妊娠，是异体移植物（胎儿）和受体（母体）共存一定时间而不被排斥反应的范例。生殖免疫学研究发现，一些妊娠病的发生与免疫因素密切相关，如：

1. 反复自然流产　自然流产的原因很复杂，涉及遗传、内分泌、生殖器官和免疫因素。免疫因素中，主要是免疫应答低下，封闭抗体缺乏，多导致早期流产；另一类是自身免疫反应亢进，产生自身免疫性抗体，多导致晚期流产等。

2. 妊娠高血压疾病　此病病因是多方面的，子宫胎盘缺血、胎盘抗体大量进入母体，或母-胎间组织相容抗体不合，导致母体免疫功能异常均是重要原因。

3. 胎儿生长受限　有研究发现自身抗体阳性与胎儿生长受限的发生显著性相关。

4. 孕期子宫内感染与免疫因素　有研究表明一些病毒感染能造成新生儿畸形，如风疹病毒。

（三）不孕症与免疫因素

抗精子抗体是免疫不孕最常见的病因，目前的研究认为抗精子抗体的产生与生殖道感染、损伤等有关，其中医证候有肾虚、湿热、血瘀等。

此外，子宫内膜异位症患者可产生子宫内膜抗体，可能干扰受精卵的着床。中毒性甲状腺肿、重症肌无力、系统性红斑狼疮、糖尿病等与免疫因素有关，对不孕症患者应详细了解其相关病史。

六、生物因素

随着社会生产力的发展，在农业、畜牧业和渔业等方面利用生物技术进行品种改良，广泛使用化学肥料、除草剂、杀虫剂以提高产量，但如滥用或不规范使用，则可造成谷类、水果、蔬菜、茶叶甚至一些药用植物的污染，农药残留量超过安全标准；而工业废水、废气、废渣如未经适当的处理而排放，铅、汞等重金属、苯系物、二氧化硫等有害物质流入江河、湖泊以至海洋，污染江河湖海的鱼类、贝壳类水产品。另一方面，在水产、禽畜养殖过程中，为了提高肉类产量而大量使用饲料添加剂，以刺激动物生长，造成动物体内药物、化学物的积蓄残存。这些化学肥料、农药、饲料通过影响低层生物链、食物链而进入人体内，可能影响人体各种生理功能而损害人体的健康（包括生殖健康）。国内外有研究报道，普遍使用的农药如除虫菊酯等可损害生殖系统功能，导致不育、流产或畸胎，又可通过乳汁传给婴儿，造成下一代健康的损害。又有调查发现大量食用含促进动物生长的饲料喂养的鸡、鸭、淡水鱼类等食物，可使体内一种可增加癌症突发性发病的雌激素受体水平明显增高，增加了一些性激素依赖性疾病的风险。

猫、狗等家畜是弓形虫的宿主，通过人畜接触，弓形虫可传播给人类。如在孕早期急性感染，弓形体可通过胎盘传染给胎儿，引起流产；也可使孕期增加妊娠并发症的发生率，如早产、死胎、妊娠高血压疾病、胎膜早破和新生儿窒息等。如胎儿侥幸存活，也可引起先天性弓形体病，增加了先天性疾病患儿的出生率。

上述这些人为因素造成人类赖以生存的生物受到污染，与人类生存密不可分的生活资源变成了近代社会人类致病的生物因素。

七、环境因素

科学技术的进步创造了人类巨大的物质财富，但人类在开发利用自然潜能的生产活动和高科技的生活享受中，产生并排放了大量化学的、物理的废物造成环境的污染，已成为现代日趋严重的致病因素，出现了危害人体健康、生存和繁衍的环境问题。如工厂排放的污水，发电厂、垃圾焚化炉、汽车排出的废气、家居装饰材料散发的苯类化学物，甚至巨幅的建筑用的玻璃幕墙，所反射的强光也可能破坏人体的造血功能引发疾病，这些污水、废气含对人体有害的物质，如重金属铅和汞苯胺、三氯化烯、二氧化碳或二氧化硫等，有毒气体弥散在空气中，有毒污水流入江河湖泊和海洋中，或用以灌溉农田、果木，养殖鱼、虾、海产，人类置身被污染的环境中，经常呼吸被污染的空气，饮用被污染的水源以及食用被污染的食物，最终发生疾病，尤其对生殖系统的损害，可导致月经不调、不孕症、肿瘤等。这些有害物质又可经母体传给胎儿，引起胎儿发育障碍。由此可见，有害的环境因素也是致病原因之一。此外，居住地的骤然改变，可因生活环境的变迁带来气候、生活习惯、人际关系、心理状态等一时不能适应而发生月经不调、闭经、崩漏等疾病。

八、痰饮瘀血

痰饮和瘀血既是机体功能失调的病理产物，但同时又能直接或间接地影响于机体的某些脏腑组织，引起其他疾病的发生或加剧病情的发展，故也属致病的因素之一。有称为“病理产物形成的病因”，或称为“继发性病因”。

1. 痰饮　痰饮是由于肺、脾、肾等脏的气化功能障碍或三焦水道失于通调，影响了津液正常的敷布与排泄，以致水湿停聚而形成，属于水液代谢的病理产物。古人有“积水成饮，饮凝成痰”之说，即指有形的痰饮。清稀者为饮，稠黏者为痰，皆属水湿停留积聚。故《景岳全书・痰饮》指出：“盖痰即水也，其本在肾，其标在脾。在肾者，以水不归源，水泛为痰也。在脾者，以饮食不化，土不制水也。”

痰饮致病，随气而行，无处不有，且多怪症，发病后变化百端，错综复杂，病势缠绵，病程较长，且痰饮形成后，留于体内，阻滞气血流通，影响到脏腑正常功能，损及冲任、督带诸脉，产生更为复杂的病变，临证时应注意。痰饮导致妇产科疾病的病证颇多，包括显而易见的痰饮和隐伏的痰饮，因其部位不同而有不同的临床表现。如痰阻经脉，血行不畅，可致月经过少；痰湿壅塞经隧、经脉，可致闭经；痰火上扰，壅塞胸膈，上蒙清窍，神明逆乱，可致经行情志异常；如痰饮停滞中脘，孕后冲脉之气较盛，冲气挟痰饮上逆，可致妊娠恶阻；痰饮积于胸中，孕后阳气偏盛，阳盛则热，痰热互结，上扰于心，可致子烦；如孕后痰火交炽，上蒙清窍，可发为子病；痰火犯肺，可发为子嗽；如痰湿阻滞于胞中，不能摄精成孕，可致不孕症；更有痰瘀互结，积聚胞中而致癥瘕痞块者，也影响月经与妊娠。凡此种种妇产科疾病的发生，都与“痰”之为患有关，故有“百病多由痰作祟”之说。

2. 瘀血　《说文》云：“瘀，积血也。”唐代《急就章注》云：“瘀，积血之病也。”凡血液运行不畅，凝滞于经脉中或脏腑内，或体内离经之血未能及时消散吸收者，可形成瘀血。由于瘀血是体内存在的病理产物，表现为血液流动缓慢甚至停滞，或溢出血管而瘀积于组织之中，血液由动态变为静态。形成瘀血后，反过来又会影响全身或局部气血的运行，加剧疾病的发展或产生新的其他病变，成为致病因素之一。病因和结果互相影响，增加了疾病的复杂性。临床上由于瘀血内停阻碍气血，导致脏腑功能失常，伤及冲任，可发生多种妇产科疾病，如痛经、闭经、崩漏、月经不调、经行吐衄、产褥感染、产后腹痛、癥瘕肿块、不孕症等。

瘀血的形成有多种因素，其中以气对血的影响最大，因“气为血之帅”。常见的如气滞可致血瘀，《沈氏尊生书》指出：“气运乎血，血本随气以周流，气凝则血凝矣。”气滞血瘀易致痛经、闭经、妇科癥瘕、不孕症等；又如气虚无力运血，致使血液停滞于脉道之内，积而成瘀。《医林改错》云：“元气既虚，必不能达于血管，血管无气，必停留而瘀，以致气虚血瘀之证。”体虚而经漏日久，常见气虚血瘀之证。情志郁结之精神因素，也可成瘀。《灵枢・百病始生》云：“若内伤于忧怒，则气上逆，气上逆则六输不通，温气不行，凝血蕴里而不散，津液涩渗，著而不去，而积皆成矣。”多见于月经不调、痛经、妇科癥瘕等。过寒过热也是促使瘀血形成的重要条件，寒入于经，经脉拘急，血液凝涩，不能畅通，为寒凝血瘀。《灵枢・痈疽》云：“寒邪客于经脉之中则血泣，血泣则脉不通。”多见于痛经、月经过少、闭经、不孕症等。热邪致瘀，正如《医林改错》所云：“血受热则煎熬成块。”多见于痛经、盆腔炎、不全流产、感染性流产、盆腔肿物继发感染等。其他如种种出血证，包括经、孕、产、杂病之出血，以及外伤、手术创伤，导致离经之血停留于机体某一局部，不能及时消散吸收或排出，也是形成瘀血的重要原因之一。可见于异位妊娠、流产、鬼胎，外阴血肿、胞衣不下、子宫内膜异位症和子宫腺肌病等。

近20年来，国内外医学家对瘀血证颇为重视，除对其概念、成因、表现、诊断等作规范化研究外，还运用现代科学的方法，对"瘀血证"的客观指标进行分析。罗元恺明确指出血瘀在妇产科的主要见证：① 疼痛：疼痛的特点多为刺痛，部位固定，痛处拒按或按之有块。如痛经、产后腹痛、癥瘕疼痛等。② 癥瘕肿块：如子宫肌瘤、卵巢囊肿、子宫内膜异位症、盆腔包块等。③ 出血：如崩中漏下、产后胞衣不下、恶露不绝、经行吐衄、异位妊娠等。④ 发热：如产后发热。⑤ 神经精神症状：如精神抑郁、顽固性头痛、热入血室、月经前后诸证等。⑥ 面色紫暗或黧黑，唇紫舌青或有瘀斑，皮肤干燥无泽，甚至肌肤甲错，脉沉弦或沉涩。中国中西医结合研究会第一次全国活血化瘀学术会议拟订了血瘀证诊断试行标准，提出6条主要依据6条次要依据，并结合实验室依据作为标准，使血瘀证的研究更趋于规范化。为了了解"瘀"的实质，不少学者通过实验室研究，发现瘀是在一定的外因和内因的条件下，由于机体的血管、血液发生组织化学、生理生化、生物物理学的改变而形成的。秦万章等在研究中有较多阳性发现，如毛细血管镜检的异常，毛细血管扩张、扭曲、畸形或襻顶瘀血；血流速度减慢甚至停滞；心脏射血功能减弱，外周血流阻力增大，流态异常或有血细胞聚集；毛细血管脆性增强；血液黏度增高，血细胞电泳变慢等。梁子钧提出血瘀证的实验研究集中于观察血液流变性及血液黏度的改变，这种改变可用"浓"、"黏"、"凝"、"聚"予以概括。"浓"为红细胞压积增加，球蛋白、β脂蛋白、胆固醇、甘油三酯增加；"黏"为全血比黏度增加；"凝"为血液凝固性与纤维蛋白质含量增加，纤溶活性下降，血浆复钙时间缩短；"聚"为红细胞及血小板在血聚中电泳速度减慢，血小板对ADP类诱导物质的聚集性增加等。通过上述研究，更进一步揭示了"瘀血"这一病理产物形成后，又反过来成为疾病的致病因素的辨证关系。付金荣等探讨血管加压素与血瘀证子宫内膜异位症疼痛的关系时，指出活血化瘀中药可通过降低前列腺素 E_2（PGE_2）升高前列腺素 $F_{2\alpha}$（$PGF_{2\alpha}$），以抑制血小板聚集，可提高下丘脑血管加压素（AVP）水平，降低血浆AVP水平，以缓解疼痛。实验从前列腺素方面研究血瘀证疼痛的机制，说明相应的临床症状。

九、误诊失治

药物用于治疗疾病，但药物本身过寒过热或有毒性，或应用不当也可造成疾病，成为致病因素之一，这是事物的二重性。《素问·五常政大论》云："大毒治病，十去其六；常毒治病，十去其七；小毒治病，十去其八；无毒治病，十去其九。谷肉果菜，食养尽之，无使过之，伤其正也。"说明对有毒药物的使用要严格，对无毒药物的使用也不必尽剂。《儒门事亲》把药物致病称为"药邪"。《卫生宝鉴》卷首"药误永鉴"就用药失误之弊作了系统详尽的评述，对防止误药致病有一定的意义。在妇产科来说，尤注重妇女妊娠期（特别是早孕期间）的用药宜忌、用药分量、配伍、服法等。否则，可伤及正气，损伤冲任和累及胎儿，而致胎漏、胎动不安、堕胎小产、胎死腹中等。产后妇女气血不足的进补也应注意"虚不受补"，滥用温热补药可引起恶露不绝等。治疗方法的确定必须依据正确的诊断，对疾病的错误判断或遗漏诊断，或辨证误差，则可能导致误治或失治，或因得不到及时和恰当的治疗，使病情进一步发展，甚至错过了最佳的治疗时机而危及生命。如对停经伴阴道流血或下腹疼痛者，概行安胎治疗而未及时进行流产、异位妊娠、葡萄胎的鉴别诊断，错过了早诊断早处理的时机，随着停经时间的增长，如为异位妊娠，可能因破裂而发生大量的内出血，危及生命；如为葡萄胎者，也可引起大量阴道流血或发生并发症。如葡萄胎处理后，不按规定进行严密随访，继发侵蚀性葡萄胎或绒毛膜癌，则是诊治不当造成的结果。

上述各种致病因素，有内因也有外因，在一定条件下可导致妇产科疾病，首要的条件是正气（机体防御功能）的强盛，邪正强弱的对比。"正气存内，邪不可干"，"邪之所凑，其气必虚"，概括了中医病因学的精华。疾病的发生是一个复杂的过程，即某一致病因素作用于人体后，什么情况下发病，什么情况下不发病，什么情况下发病轻，什么情况下发病重，已是学者们感兴趣的课题。如探讨妇女经、孕、产、乳期的不同生理常态受邪致病的易感性；经期前后冲任气血变化急骤，易发生气血失调；妊娠期阴血聚下养胎，阴血偏虚，阳气易浮，气机升降受碍；新产后气血骤虚，血室正开，邪气乘虚易侵；哺乳期耗血化乳，易致血虚。由此可见，阴阳气血的偏盛偏衰，形成了不同的内外条件及发病后不同的病情；如探讨妇女一生不同年龄阶段患病的特点：青年易伤肾，中年易伤肝，老年易伤脾，对不同年龄阶段发生妇科诸疾给予相应的治疗。再如研究时间(日周期、五行周期、月周期)等与发病的若干规律性联系，特别是发现月相的周期变化：朔-上弦-望-下弦-朔，与月经的周期性变化(月经节律)密切相关。此外，还须注意机体所处的地域、气候、季节等自然环境及社会环境，全面了解和掌握妇产科疾病发生的规律，更有效防治疾病。

第二节 病 机

病机即病理，也就是病因作用于人体，引起疾病发生、发展以及转归的过程之间，机体内所发生的一系列变化。尽管疾病的种类繁多，证型的错综复杂，临证千变万化，但其病理变化总离不开邪正斗争、阴阳失调、气血失和、脏腑受伤、经络受损等一般规律，故《素问·至真要大论》云："谨守病机，各司其属。"女性生理的经、带、胎、产、乳活动是以气血安和、脏腑协调、经络顺畅为基础的。如致病因素侵犯人体，在一定的条件下，导致气血不和，脏腑功能失常，损伤冲任督带，胞宫胞脉，则可发生妇产科疾病。

一、气血不和

妇女的月经、妊娠、分娩、哺乳的特殊生理活动中易消耗阴血，致使机体常处于阴血不足，气偏有余，气血相对不平衡的状态。《灵枢·五音五味》云："妇人之生，有余于气，不足于血，以其数脱血也。"故气血失调是妇产科疾病重要病机之一。

血和气是互相依存互相资生的，气为血帅，血为气母，血病可以及气，气病可以及血，如气行则血行，气滞则血滞，气逆则血逆，气陷则血陷。反过来，血虚可致气虚，血瘀可致气滞，血寒也可致气滞等。然而临证时又应有主次之分，血病及气，病变以血分为主；气病及血，病变以气分为主。兹分述如下。

(一) 血分病变

1. 血虚　是指阴血不足，血的营养与滋润功能减退的病理状态。导致血虚的因素主要有三方面：一是各种急、慢性出血，如长期月经过多、崩漏、产后出血或其他出血性疾病，体内阴血大量的不断的耗损，则出现血虚证。二是化源不足，先天禀赋虚弱，饮食营养不足，生化之源匮乏。三是久病、重病伤及脏腑，特别是损伤脾肾，精血亏损，藏摄失宜。血虚致血海空虚，冲任失养，可导致多种妇产科疾病，如月经后期、月经过少、闭经、经行感冒、妊娠腹痛、胎萎不长、产后血晕、产后发热、产后缺乳等。

2. 血瘀　是指血液流行迟缓和不通畅，甚至停滞的病理状态，是常见的妇科病机之一。其成因有多种，其常见者，如气滞致瘀者，气为血帅，血随气行，气行则血行，气滞则血行不畅而致血瘀；寒凝血瘀者，血寒而使血脉凝滞，故成血瘀；热灼血瘀者，邪热入血，迫血妄行，离经之血积而成瘀；或热灼血脉，血液浓稠而周流不畅，故成血瘀；外伤血瘀者，外伤造成体内出血，离经之血未能及时排出或消散，局部气血流通受阻，新血不得归经，致瘀血内停。

瘀血阻滞胞脉、冲任，或至经络不通，或致血不归经，或壅聚成瘀，则可产生痛经、闭经、崩漏、异位妊娠、产后腹痛、癥瘕、不孕症等。

有学者对"污秽之血为瘀血"的病理变化进行研究，提出有外源性"污秽之血"(包括各种致病性微生物、无机或有机化学物、严重创伤、手术等导致播散性血管内凝血)及内源性"污秽之血"(指重要脏器衰竭引起自身代谢产物的堆积)和复合性"污秽之血"(指变态反应复合物沉积于血管床引起血管炎症)。实验室研究除血液流变学等检查外，着重血液成分的化学性质变化以及免疫指标的检测，并已有一定的治疗效果加以验证。

3. 血热　是指血内伏热，热迫血分，使血行加速，脉道扩张，甚至出血的病理状态。

血热可因感染邪热，或过食辛燥食物、误服温热暖宫药物酿成内热，热扰冲任，迫血妄行而出现实热血证，致月经过多、崩漏、经行吐衄、胎漏、胎动不安、产后发热等。或因肝郁化火，血内蕴热，火热郁于冲任胞宫，迫血妄行而出现郁热血证。热为阳邪，易伤阴血，阴虚易生内热，而妇女经、孕、产、乳都易耗伤阴血，故阴虚血热是妇科最常见的血热病理变化。如月经先期、闭经、崩漏，绝经前后诸证、胎漏，子烦、子嗽、孕痈、产后发热等。

4. 血寒　是指寒邪客于血脉，气机凝滞不通，机体功能减弱的病理状态。

血寒多因寒邪内侵，或素体阳虚，寒从内生，血为寒凝，经脉阻滞，影响胞宫、胞脉、冲任之功能，可出现痛经、月经后期量少、产后腹痛、宫寒不孕等。

（二）气分病变

1. 气虚　是指气的能量不足，及随之而来的气和脏腑组织的功能减退的病理状态。

导致气虚的原因有先天禀赋不足，素体羸弱，或后天失于调养，或因久病、重病、过度劳累而耗气太多而致虚，或脾、肺、肾的功能失调，影响气的生成。气虚的种类很多，妇产科常见的有脾气虚、肾气虚。气虚则卫外不固，防御力差，易出现经行感冒、产后自汗、产后发热、乳汁自出等。气虚则统摄无权，冲任不固，可导致月经先期量多、崩漏、胎漏、胎动不安、堕胎、小产等。

对中医"证"的研究，20 世纪 60 年代以来各地学者作了探讨，提出中医的"证"具有病理学基础，如气虚证的实验室指标除心肺功能、消化功能、内分泌功能、免疫功能等改变外，近来又发现血中铜、锌、镁、环核苷酸、多巴胺羟化酶、α-抗胰蛋白酶等出现一定的改变。并对气虚患者作无创伤性检查，反映出气虚患者存在着心血管自主神经功能紊乱，可作为临床观察的一项指标。

2. 气滞　是指气的运行不畅而郁滞的病理状态。

肝气郁结，疏泄失常，气机运行不畅，气滞血也滞，影响至血海冲任，可发生妇产科病证，如月经先后无定期、痛经、经行乳胀、经行情志异常、不孕症等。

由于气推动着血和津液的运行，维持脏腑的生理活动，所以气行不畅会引起相应的病理改变。如气滞可致血行不畅而致瘀，形成血瘀；气行不畅，津液运行也不畅，可引起津液停聚而成痰饮；气郁久可化火，会出现火热征象；气滞不通，也可影响肝、脾、胃的功能，出现闷、胀、痛的临床见症。临证应予注意。

3. 气逆　是指气机升降失常，上升太过的病理状态。

气逆常与肺、胃、肝有关。肺失肃降而气上逆，常出现子嗽、子悬；胃失和降，胃气上逆，易见妊娠恶阻；情志所伤，怒则气上，可有烦躁易怒、头痛失眠、经行吐衄等。

4. 气陷　是在气虚的基础上而发生，是以气的升清和升举无力为主要特征的病理状态，与脾气虚的关系最密切。妇产科病证以中气下陷为病机的有胎漏、堕胎、带下、崩漏不止、阴挺等。

血气关系十分密切，气病及血，血病及气，临证时常见气虚不能摄血的妇科血证；或出现气血俱虚，冲任虚衰，甚则气阴两亏，气随血脱的重证。也常见气滞血瘀，血随气逆等病机。且气能生津，津血同源，气虚或血虚可影响到津液，造成津液不足或输布不利，甚或耗血伤津，气随液脱的复杂证候。故《素问·调经论》指出："血气不和，百病乃变化而生。"

二、脏腑功能失调

脏腑功能失调，主要是脏腑的气血阴阳失调。所谓脏腑气血，是全身气血存在于脏腑之中，与全身气血不断交流而不可分割，是脏腑进行生理活动的物质基础。所谓脏腑阴阳，是脏腑功能的两个方面。脏腑的气血，皆化生于水谷之精微，脏腑气血不足，多与脾胃有关，各脏腑的阴阳皆以肾阴肾阳为其根本，故"五脏之伤，穷必及肾"。现就妇产科疾病中常见脏腑病机分述如下。

（一）肾的病机

肾主藏精，精能化气，肾精所化之气，即为肾气。肾的精气盛衰，主宰人体生长、发育和生殖，故肾的功能失调在妇产科疾病的发病中占着重要地位。肾的精气包含着肾阴与肾阳两个方面，肾阴是人体阴液的源泉，肾阳是人体阳气之根本。肾阴与肾阳是互相依存互相制约的，以维持相对的动态平衡。肾精是生命之本，不怕有余，只虑不足，故病理上常有肾气不足、肾精亏损、肾阴虚、肾阳虚、肾阴阳俱虚等。

1. 肾气虚　主要是指肾气亏虚，从而固藏与摄纳功能减退的病理状态，可使人体的生长、发育与性功能活动减退。肾气的盛衰直接与天癸的至、竭密切相关。胞络系于肾，冲任之本在肾，肾气不足则冲任不固，可导致经、带、胎、产、杂等一系列妇产科疾病，如崩漏、带下、胎漏、胎动不安、不孕症等。

2. 肾阴虚　主要是指肾所藏之阴精（肾的物质基础）不足，因而对全身滋润、营养功能减退的病理状态。多可因禀赋不足、情志内伤、郁火消烁、房劳过度，而致肾精耗损。肾阴不足，则冲任亏虚，胞脉失养，易出现月经后期量少、闭经、更年期综合征、妊娠心烦、不孕症等。如阴虚而生内热，可致虚火内扰，迫血妄行而出现崩漏、经行吐衄等。

3. 肾阳虚　肾阳即命门之火，肾阳虚是指肾气对全身的温煦、气化等作用减弱的病理状态。

肾阳虚衰，封藏失职，冲任不固，可出现崩漏、月经过多、经行泄泻、带下清冷、妊娠水肿。肾阳虚弱，命门火衰，胞宫失于温煦，可致性欲减退、宫寒不孕等。

阴虚及阳，阳虚及阴，可出现阴阳两虚证。阴阳俱虚，则冲任亏损，可致崩漏、绝经前后诸证等。

应用现代科学方法研究中医“肾”的实质，多年来已引起国内外学者的重视，并已取得不少成果。上海学者较早发现了对6种截然不同的疾病（无排卵型功能性子宫出血、支气管哮喘等）同样用补肾的方法可提高疗效，从而对肾阳虚的患者从神经体液方面进行了较系统的观察，发现了24小时尿17-羟类固醇普遍低于正常，推论肾阳虚患者有下丘脑-垂体-肾上腺皮质轴等环节不同程度的功能紊乱，从而证明“肾阳虚证”有其物质基础。进而研究了甲状腺轴与性腺轴，也发现有不同环节、不同程度的功能紊乱。通过对不同疾病的肾阳虚证患者头发微量元素测定，发现肾阳虚患者头发锌含量明显低于正常，与对照组比较，差异显著（$P<0.001$）。肾阳虚患者红细胞纳泵活性明显低于正常组，提示了三磷酸腺苷（ATP）分解产热作用减少，可导致畏寒、肢冷等症状，故临床上诊断肾阳虚证的重要见证必具畏寒肢冷是有理论依据的。有学者对肾虚患者甲皱微循环的改变进行研究，发现肾阳虚患者的甲皱微循环管襻数目开放较少，管襻内血流速度减慢，这种异常改变可以通过补肾益气的治疗而消失，因此可以作为诊断肾阳虚的客观指征。通过实验，证明肾阳虚患者细胞免疫或体液免疫都是低下的，T细胞平均值显著低于正常人，闭经、不孕的肾阳虚患者的阴道细胞涂片显示卵巢功能低下。叶雪清对具有肾阳虚证的患者进行自主神经系统功能、甲皱微循环和血液流变学的改变观察，结果表明肾阳虚患者自主神经系统功能主要表现为交感神经功能衰减，微循环的改变，从而引起临床上阳虚的典型症状。俞瑾等通过建立多囊卵巢小鼠模型，研究补肾复方水溶部分和脂溶部分对调节卵巢功能的影响，论证了“肾主生殖”这一中医学说。

广州中医药大学免疫室对肾虚患者的自然杀伤细胞（NK）活性进行研究，发现肾虚患者的自然杀伤细胞活性明显低于健康人（$P<0.001$），且肾阳虚组低于肾气虚组（$P<0.01$）和肾阴虚组（$P<0.01$），结果表明NK细胞活性低下是多病种肾虚的共同表现之一。说明NK细胞位于机体免疫监视的第一道防线，它不仅具有抗肿瘤、抗病毒等作用，还参与调节机体的免疫反应，在维持机体内环境稳定方面发挥重要作用，因此应进一步研究中医肾与NK细胞的关系。上述研究说明肾在人体中是非常重要的，在妇产科占有重要的地位。

（二）肝的病机

肝主疏泄，藏血，其性刚强，性喜条达而恶抑郁。如情志不舒，抑郁愤怒，肝失条达，疏泄失常，久而化火，则影响到肝的生理功能而致妇产科病变。王冰注释《素问·五脏生成》指出：“肝藏血，心行之，人动则血运于诸经，人静则血归于肝脏，肝主血海故也。”说明肝具有藏血调节血量的生理功能。如肝血不足，易致肝阳上亢，甚则生风，也可导致妇产科病变。肝的疏泄功能，有助于脾胃的运化和气机升降与流通，如肝失疏泄，木郁克土，肝郁脾虚也是妇产科疾病常见机制之一。

1. 肝郁气滞　素多忧郁，肝气郁结，疏泄失常，血海蓄溢失度，冲任失调，常可导致月经先后无定期、经行乳胀、痛经、闭经、妊娠腹痛、缺乳、不孕症等。

2. 肝郁化火　肝郁气盛，气盛则化火，“气有余便是火”，火热扰冲任，迫血妄行，可致月经先期、月经过多、经期延长、崩漏等。肝火上炎，可致经行头痛、经行吐衄。

3. 肝经湿热　肝郁乘脾，脾虚失于运化，湿由内生，肝郁化热，肝热挟脾湿下注冲任，则为肝经湿热，损伤任带，常出现带下病、阴痒、子淋等。

4. 肝阴不足　肝藏血，血属阴。如素体血虚，复数伤于血，或肝郁日久，肝血暗耗，或肾阴亏损，水不涵木，可令肝血不足，阴虚阳亢，可致经行头晕头痛、绝经前后诸证、子晕等。如肝风内动，则发为子痫。

肝肾同源，肝阴不足常与肾阴亏虚合并出现，临证为肝肾阴虚，易出现崩漏、绝经前后诸证、不孕症等。

湖南学者对肝的病机进行了研究，结果表明肝郁脾虚患者（痛经组）的交感、副交感神经呈亢进状态（其测定是采用立卧试验、冷压试验、眼心反射等生理学的方法）。又通过实验测定（MHPG-SO_4），提示中枢去甲肾上腺素作用不足可能是肝郁脾虚的发病学环节之一。对肝阳上亢患者进行多项指标观察，认为肝阳上亢的病理生理基础可能主要是由于外因交感-肾上腺髓质功能活动增强所致。

（三）脾的病机

脾为气血生化之源，主运化水谷精微供养全身，并统摄血液。脾的病理主要表现在对水谷精微的运化功能减退；升清无力，对津液的输布与排泄失常，对血液的统摄失司等方面。如素体脾虚，或饮食不节，劳倦、思虑过度，损伤脾气，以致脾失健运或统摄无权，则可产生上述病理变化，而导致妇产科疾病。妇女经、孕、产、乳均以血为本，以血为用，与脾的生理功能密切相关，故脾的功能失常在妇产科疾病的发病中占着重要的地位。

1. 脾气虚弱　禀赋素虚或劳倦过度，思虑太过，或饮食所伤，或过用克伐之剂，或久病失养，可损伤脾气，致脾气虚弱，而发生妇产科诸疾，如月经过多、崩漏、妊娠水肿、产后乳汁自出等。

失于生化　脾虚则气血生化之源不足，水谷精微吸收过少，致气血两虚，血海不盈，冲任失养，可出现月经后期、月经过少、闭经、胎萎不长、缺乳等。

失于统摄　脾虚气弱，无力统摄血液，统摄无权，冲任不固，临床上可有月经过多、月经先期、崩漏、经期延长等。

脾虚气陷　脾虚如进而中气下陷，升举无力，可致崩中下血、带下不止、阴挺等。

失于温煦　脾虚中阳不振，或命门火衰，不能温煦脾阳，水湿不运，可出现经行泄泻、经行浮肿、带下病、妊娠水肿等。

2. 脾为湿困　外感湿浊之邪，或过食寒凉生冷，或过食膏粱厚味，或脾虚运化无力，水湿内停。如水湿壅阻，聚液成痰，痰湿壅滞冲任、胞宫，可出现月经过少、闭经、不孕症等；如痰湿阻滞中焦，影响脾胃的气机升降，可出现妊娠恶阻；如痰与瘀互结，积聚胞中，可致癥瘕。

脾虚失于运化，水湿内停，困阻于脾，而湿为阴邪，易伤脾阳，又加重脾虚之证，两者互为因果，形成虚实夹杂证候，加重了病证的复杂性，临床须加注意。湿邪困脾的病理机转有湿从寒化和热化两种倾向，临证更须细辨。

近年，我国学者对脾虚患者的消化功能、消化道病理、代谢功能、内分泌功能及免疫功能等方面进行研究，积累了不少有价值的资料，特别是对脾气虚证的实质，应用现代科学的50多项指标，进行了较为广泛的临床及实验研究。如广州中医学院王建华等发现脾气虚者唾液淀粉酶活性在酸刺激后明显下降，而正常人则上升；此外，还发现脾气虚者尿淀粉酶活性及胰功肽试验显著低于正常，说明其胰腺分泌糜蛋白酶的功能下降，消化蛋白质能力降低。此外，人们还测定了脾虚患者尿17-羟和17-酮含量比对照组偏高。结果表明，伴随着促肾上腺皮质激素、碳链酶活性升高和肝糖原异生加强，使机体发生负氮平衡。这些改变导致了脾虚患者的病理改变。

中医学认为脾胃功能协调平和，脾土健旺，营养良好，血气充沛，则精力旺盛，抗病力强，故有“脾旺不受邪”之说。由此观察到脾胃与免疫系统的内在联系。以淋转、E-玫瑰花结、淋巴细胞酯酶染色等常用的非特异性细胞免疫功能指标进行观察的结果表明脾气虚患者细胞功能低下。

（四）心肺病机

心主血脉，主藏神；肺主一身之气，与妇产科病机也有一定关系。《素问·评热病论》云：“月事不来者，胞脉闭也。胞脉者，属心而络于胞中。今气上迫肺，心气不得下通，故月事不来也。”心主血，脾统血，忧愁思虑损伤心脾，心血不足，血海不能按时满盈。如心火偏亢，不能下交于肾，肾水不足，不能上济于心，可见心肾不交之证，而致闭经、绝经前后诸证、妊娠心烦、脏躁等。

三、天癸失衡

现代研究认为中医所指的天癸与西医所指的内分泌激素在功能的认识上有不谋而合之处。天癸来源于先天肾，又靠肾气盛衰的支配和后天水谷精气的滋养以及肝的调节而产生和发生作用，此后又随肾气的虚衰而渐行竭止。由于天癸是促进和维持人体生长、发育和生殖功能的一种阴精，对生殖轴的调控起重要作用，因此天癸的失衡，必然导致多种妇科疾病的产生和发展。

（一）天癸不裕

先天肾气不足以化生天癸；或房劳多产失血伤肾，使天癸乏源；或成久病大病，穷必及肾；或脾胃虚弱，气血生化不足以充养天癸。天癸不充裕导致冲任血海匮乏，则发生月经迟发、闭经、月经过少、月经后期、胎动不安、滑胎、不孕症、性发育不良、阴道干涩症等。

（二）天癸失衡

精血同源而互生充养天癸，精亏血少可导致天癸失养。如七情内伤，肝失条达，以致天癸失调，冲任功能失常，可发生月经先后无定期、痛经、月经前后诸证、更年期综合征、不孕症，或可发生性早熟、月经先期、月经过多、崩漏等。

（三）天癸早至

女子"二七"天癸至是正常生理。如先天肾气过亢或后天刺激过早，滥用激素或过补或营养过剩，则可发生性早熟、月经初潮过早或乳腺增生、卵巢囊肿等。

（四）天癸早竭

女子"七七"之年天癸竭，月经绝。如先天不足，或后天疾病损伤肝、脾、肾，则导致天癸来源不足而早竭，发生经、孕乏源及性功能早衰等系列病变，如月经稀发、月经衰少、早发绝经、阴冷、性淡漠、性早衰、乳房萎缩、外阴营养不良等。

（五）天癸迟竭

"七七"之年后天癸当竭而不竭，可因相火过亢，或社会心理因素，影响脏腑功能失调，而发生迟发绝经、崩漏、乳腺增生、乳癌、经断复来、子宫内膜癌等，现代社会中此类疾病有上升的趋势。

天癸为病，常常是与肾气的强弱、冲任的盛衰、气血的亏虚、其他脏腑的虚实等互为因果的，故治疗天癸失衡为病时除注重天癸来源于肾之外，还要结合调理脏腑、气血、经络的整体观。

四、冲任督带损伤

冲任督脉皆起于胞中，带脉有如束带，环腰一周，"冲为血海"，"任主胞胎"，"督脉为阳脉之海"，"诸脉皆属于带"，故妇女生理及妇产科病机都与冲任督带脉密切相关。凡气血失和，脏腑功能失调，可间接损伤冲任等脉，形成冲任督带、胞宫、胞脉的病理改变。故徐灵胎在《医学源流论》中指出："冲任二脉皆起于胞中，为经络之海，此皆血之所从生，而胎之所由系。明于冲任之故，则本源洞悉，而后所生之病，千条万绪，以可知其所从起。"临床常见冲任不固、冲任虚衰、冲任不足、冲任失调等病理改变，也可见任带脉失固、任督脉失调等病变。如病邪直犯冲任，直中胞宫，或外伤、虫蚀直接损伤冲任、胞宫即为直接发病因素，都可导致经、带、胎、产等异常，产生妇产科疾病。因此，罗元恺在简括了妇女生理病理特点时指出：肾气盛→天癸至→任通冲盛→月经→妊娠；肾气衰→任虚冲少→天癸竭→闭经或绝经→不育。不仅论述了妇女生长发育和衰老的过程，并强调了冲任在妇产科疾病的发生中所起的重要作用。应用补肾益气血药物对促进雌兔排卵、促黄体形成的动物实验，验证了补肾与天癸、冲任的关系，为"冲任之本在肾"提供了客观依据。

总之，由于气血来源于脏腑，经络是气血运行的通道，脏腑又需要气血的濡养，故脏腑功能失常、血气失和、冲任等脉的损伤可互相影响，互为作用，致使出现气血同病、多脏受累、诸经受损的病理变化。临证须结合妇女经、孕、产、乳等不同时期特点，全面辨析。

五、子宫、胞脉、胞络异常或损伤

（一）子宫受损

子宫通常是指女性特有的生殖器官。中医古籍中描写的子宫，有的包括了西医学的子宫及其附件。子宫的主要功能有三方面：一是主月经，按时行经；二主孕育、妊养和分娩胎儿，排出恶露；三主生理性带下，以润泽阴部。子宫借经络与脏腑相连，完成其生理功能。子宫的病机主要是形质异常、藏泄失司和子宫闭阻。

1. 子宫形质异常　即是子宫的形态、位置及质地的异常变化导致妇产科疾病的机制。中医古籍中有"五不女"、"子门不正"、"子藏不正"、"子藏偏僻"和"子宫不正"的记载，即是通过检查发现的生殖器官发育畸形和胞宫形质异常，多由先天发育不良和后天损伤所致，可导致月经不调、痛经、闭经、滑胎、不孕症、癥瘕和形质异常诱发子宫穿孔等生殖器官损伤。

2. 子宫藏泄失司　子宫为奇恒之腑，具有似脏的"藏"的功能，又有似腑的"泄"的功能，且藏泄有序。如先天肾气不足或后天失调，子宫蓄藏阴精匮乏，使冲任失养，血海不满，该泄不泄，则发生月经后期、闭经、阴道干涩的性交疼痛、性欲冷淡。孕期十月怀胎（藏），一朝分娩（泄），如七情内伤或脏腑功能失常，导致气血不和，则藏泄不顺，藏而不泄，发生滞产、难产或过期不产。

子宫以藏为主，泄而有时。没有经常的藏，就不会有经常的泄；没有经常的泄，也就不会有经常的藏，藏与泄互为前提，相辅相成，井然有序。子宫的下口连接阴道，易受外邪感染为病。如生活失度，邪毒直中子宫，或生殖轴失调，影响子宫，使之泄而不藏，则可出现月经先期、崩漏、经间期出血、经期延长、经断复来、带下病、胎漏、滑胎、胎盘早剥、胎水早破等。

此外，还有肝经疏泄无常使子宫藏泄失度，时藏时泄无规律可循的月经先后无定期、经间期出血、经期延长、崩漏、更年期月经紊乱，以及由此导致的不孕症和滑胎等。

子宫的藏泄功能是机体任何一个脏或腑不可能具有的。子宫藏泄失司时，治疗应着重调节藏和泄自身的功能。但在看藏和泄时，不能只看表面现象，要看到本质。如虚性闭经，是没有很好的藏精血，无余可下，要使之能依时泄，首先应蓄积阴血，使之很好的藏，届时再给以适当的通泄月经。

3. **胞宫闭阻**　是指病邪客于胞宫后，使胞宫闭塞或阻滞而产生妇产科疾病的病机。《金匮要略》云："妇人经水闭不利，脏间癖不止，中有干血。"《诸病源候论》认为："妇人月水不通……风冷邪气客于胞内，伤损冲任之脉……致胞络内绝，血气不通故也。"《妇人大全良方》指出："妇人月水不断，淋漓腹痛……或因经行而合阴阳，以致外邪客于胞内，滞于血海故也。"妊娠病、产后病更多的与胞宫闭阻的病机有关。如《诸病源候论》认为："妊娠小腹痛者，由胞宿有冷"，"邪入胞脏，致令胎死"。《妇人大全良方》指出："或为交合可，使精血聚于胞中，皆致产难。"《神农本草经》紫石英条指出："女子风寒在子宫，绝育十年无子。"此外，中医古籍还有"子脏夹痰，久不成胎"、"躯脂满溢，闭塞子宫，以致不孕"的论述，都说明胞宫闭阻是常见的妇产科病机。

（二）胞脉、胞络损伤

《素问·评热病论》云："月事不来者，胞脉闭也。胞脉者，属心而络于胞中，今气上迫肺，心气不得下通，故月事不来也。"从经文来理解：胞脉是心包至胞宫的经脉，是心气下达胞宫的径路。胞脉损伤，则发生经闭或月经稀发、月经过少和由此引起的不孕和性早衰。

胞络之为病见于《素问·奇病论》："人有重身，九月而喑，胞之络脉绝也。胞络者，系于肾。"从经文来看，胞络是胞宫上的络脉，是肾输注阴精至胞宫的通道。胞络损伤可发生子喑和胞宫上的络脉受损的月经不调、闭经、不孕症等。

参考文献

[1] 罗颂平. 月经节律与月相的联系初探. 上海中医杂志，1984，(12)：42

[2] 王清云. 脾胃气虚生物化学基础的研究. 河南中医，1986，(3)：1

[3] 丁洁. 脾虚证中西结合进展. 中西医结合杂志，1988，8(3)：136

[4] 史载祥. 污秽之血为瘀血之现代辨证. 中西医结合杂志，1989，9(7)：433

[5] 陈国桢. 肝郁脾虚的本质探讨. 中西医结合杂志，1985，5(12)：732

[6] 金益强. 肝阳上亢证本质研究. 中西医结合杂志，1988，8(3)：136

[7] 叶雪清. 阳虚患者植物神经系统功能、甲皱微循环和血液流变学的改变及相互关系. 中西医结合杂志，1989，9(10)：618

[8] 罗元恺. 罗元恺论医集. 北京：人民卫生出版社，1990

[9] 付金荣，李祥云，董肇杨. 血管加压素与子宫内膜异位症疼痛的关系. 上海中医药杂志，2000，22(6)：342

第四章
妇科疾病的诊断与辨证

妇科的诊断辨证方法与内、外各科基本相同，即通过望、闻、问、切诊察疾病的症状和体征，并据之进行综合分析，认识病情的寒、热、虚、实，属阴属阳；病位在表、在里、在气、在血，属何脏腑，得出正确的诊断，这是辨证。但妇女有生理病理的特点，故诊法和辨证又有其独特之处。

第一节　妇科疾病的诊法

凡诊妇科病在运用四诊之时，须结合妇女的生理病理特点和病种进行诊视。

一、问诊

问诊是了解病情和病史的重要方法之一，在四诊中占有重要地位，《景岳全书·十问》将问诊视为“诊法之要领，临证之首务”。问诊对妇科病甚为重要，但由于生殖方面的问题往往涉及个人隐私，常常不易问清楚，尤其是男医生可能更为困难。因此，医生必须态度严肃、认真、耐心、和蔼，且要有一定的技巧，才能获得真实可靠的资料。妇科疾病的诊断以四诊为主要方法，但要结合妇女生殖活动有周期性的特点和月经病、妊娠病、产后病、妇科癥瘕、带下异常等病理特点进行分析综合，必要时仍需结合现代医学辅助。

（一）问年龄

年龄对妇科疾病的诊断很有价值，首先是作为诊断的依据，如年逾 18 周岁月经仍未初潮，可诊为原发性闭经；中年妇女如小于 40 周岁而绝经，应考虑卵巢功能早衰。其次，根据不同年龄有助于诊别病变性质，如不规则阴道流血，青春期少女多为功能性子宫出血，绝经后老妪则应警惕是否生殖系恶性肿瘤。此外，按不同年龄决定相应的治疗方案，如功血患者，更年期应促其绝经，如为育龄期则应调周期而促排卵。因此，诊妇科病必须问清年龄，首诊时应做好记录。

（二）问主证

主证即反映疾病本质的证候，是辨病辨证的主要依据。一般来说主证是促使患者就诊的最为所苦的症状，常见的妇科主证有月经、胎孕和白带异常；阴道异常出血或月经停闭；与月经来潮有关的腹痛或不适症状；与产褥有关的腹痛、阴道出血或其他不适症状；外阴瘙痒或阴疮；乳房胀痛或乳核乳痈；不孕与不育；盆腔疼痛与盆腔癥瘕等。问主证应注意以下两点：一是善于分析以获得准确的主证。有的患者诉说病情漫无边际，或羞予启齿有意转弯抹角，如不孕者往往只说月经失调、痛经，非婚的孕妇常编造月经后期、闭经的病史；性病的少女只说白带增多等。因此询问时应善于思考判断，给患者以启发，俾获得真正的主证。二是对不同的主证，询问的内容、顺序、侧重点都有所不同。

（三）问现病史及全身症状

根据主证有针对性地询问相关症状，要全面、系统地了解患者的总体情况。如带下异常，量多清稀如水、有腥味，继则询问有无腰酸、耳鸣、畏寒肢冷、夜尿多、下阴冷等肾阳虚的症状。主要按照妇科经、带、孕、产、乳、外阴等范畴来询问，并可参照内科的要求询问全身症状，如问寒热、头身、胸腹、饮食、汗、口味、睡眠、二便等十问内容。

（四）问月经、婚育

问月经一般包括初潮年龄、月经周期，经量、经色、经质、绝经年龄、末次月经日期，伴随月经来潮有无其他症状的发生以及有无异常月经或异常阴道出血等。既往发生过或现在正发生的月经异常都必须细问发病时间、病情变化情况、诊断与治疗结果，并做好病案记录。

婚姻与性生活情况对于诊断与妊娠有关的疾病有决定性的意义。一些未婚患者不愿如实诉说性生活情况，则可能给诊断带来一定的困难，甚至引起误诊。如疑有妊娠或妊娠病的可能，应一方面耐心劝说，以取得配合；同时做相应的检查（如腹诊、肛腹诊、超声波等），边查边问，切勿一听患者否认，即放弃有关检查，以致延误诊断。

（五）问旧病

问旧病主要了解与现在病证有关的既往病史，如急慢性传染病、癥瘕、流产、手术史、有无产后大出血、急性腹痛等。

（六）问家族

问家族成员有无遗传病、肿瘤、传染病、糖尿病、血液病、性病等，考虑其与患者现病的关系。

（七）问其他

根据病情，了解患者生活环境的变迁，有无过度紧张的工作、学习，及其饮食嗜好、卫生习惯、精神情志等。

二、望诊

望诊，是对患者神、色、形态、舌象以及分泌物、排泄物的色质异常变化进行有目的的观察，以测知脏腑、气血的变化，了解疾病情况。正如《灵枢·本脏》云："视其外应，以知其内脏，测知所病矣。"妇科望诊首要观察形体、面目、唇舌、人中、毛发等与妇科疾病关系密切者；并可直接诊视经血、带下及恶露的量、色、质等，对诊断有较大的参考价值。其他可参照内科望诊。

（一）望形、色

形，指身体的形态；色，是皮肤、颜面的色泽。从妇女形体的肥瘦、颜面肤色的变化，可反映脏腑、气血的盛衰及其体质的偏胜。如形体肥胖，虚浮，面色㿠白，多属脾虚或挟痰湿，可见于月经先期、月经过多、带下病、子肿等；形体消瘦，面色萎黄，爪甲色淡，皮肤枯燥不润，多属血虚，每见于月经后期、月经量少、闭经、胎萎不长等；面色晦暗，颊部暗斑，或眼眶暗黑，多为肾气虚衰，多见于月经不调、闭经、胎动不安、不孕症等；面有痤疮，经前为甚者，多属血热。王渭川认为在排除妊娠的前提下，看妇女乳头周围是否变黑（色素沉着）、手足心的纹路是否呈黑色，再兼看齿龈有无紫斑、面部是否黑色，可作为诊断病位在肾或在肝，病变性质考虑为"虚"和"瘀"。庞志红等通过153例临床观察，发现眼睑黧黑与月经病、带下病并见者有105例，占眼睑黧黑总数的89.7％。眼睑黧黑与月经病、带下病的符合率为68.6％。当经、带病治愈后，这些症状也随之消失。

（二）望唇口、人中

口为脾之外窍，唇口、人中通过诸多经脉与内在的脏腑相连，诊察唇口、人中的色泽、形态、润燥等变化，有助于了解邪正的盛衰、病位及属性。正常口唇色泽红而明润。如口唇红厚，环口肌肤丰腴，提示冲脉气血旺盛；唇色鲜红，主阴虚火旺，见于月经先期、量少；深红而干焦乏津，主内热已盛，津液大伤，可见于产后发热、急性盆腔炎等；唇色苍白无华，主气血虚弱，见于月经过多、崩漏、产后出血、异位妊娠破裂腹腔内出血等亡血症。环口肌肤隐隐呈青色，甚则青紫而暗，多为肝寒血瘀或肝郁气滞，主痛经、癥瘕等。口腔黏膜糜烂色白，形如苔藓，名为"口糜"，多由阴虚阳旺或脾经湿热内郁，邪热熏蒸所致。

望人中对诊妇科病也有一定的参考价值，《灵枢·五色》云："面王以下者，膀胱子处也。"面王即鼻，面王以下指人中。古医家认为望人中可知膀胱、子宫病变。近代也有报道，观察人中形态以了解子宫及生殖系统的发育情况。如林伟芬介绍人中与中指同身寸长度的差异，对辨证有一定的参考意义。秦学义对70例原发不孕症和100例经产妇的人中沟形态做对比观察，发现其与子宫发育有一定的关系。这些资料可供进一步研究。

（三）望舌

望舌对诊妇科病有重要意义，《临症验舌法》云："内外杂证，无一不呈其形，著其色于舌……危急疑难之顷，往往证无可参，脉无可按，而惟以舌为凭。妇女幼稚之病，往往闻之无息，问之无声，而惟有舌可验。"望舌，主要是诊察舌质和舌苔两方面的变化，包括舌色、舌形及苔的色、质、厚薄等。正常舌色白里透红，不深不浅，淡红适中，红活鲜明。如舌淡白，为气血不足，多见于月经不调、崩漏、产后出血；舌深红为血热，多见于月经先期、月经过多、盆腔炎、产后发热等；舌紫暗或有瘀点瘀斑，多为气郁血滞，瘀血内阻，可见于月经先后无定期、痛经、癥瘕等。但舌暗紫有瘀点，主血瘀症并非尽然，尚可见于痰火郁结等。而妇科新病血瘀（如异位妊娠破裂之少腹血瘀、产后胎盘滞留）则未必见舌暗有瘀点瘀斑，故不可拘泥。

舌体胖大润湿边有齿印，多属脾虚或挟湿，可见于月经过多、经行泄泻、子肿等；舌体瘦薄，多属津亏血少，可见于月经稀发、胎萎不长、绝经前后诸证；舌体瘦薄红干，有裂纹，属阴虚火旺，阴津耗损，多见于崩漏、恶阻重症、妊娠痫证等。

正常人仅有一层薄白苔，干湿适中，不滑不燥，是胃气正常的表现。一般来说，白苔主寒，黄苔主热，灰苔主湿。苔薄者主疾病初起，病位尚浅；苔厚者主病邪入里，病位较深；苔滑腻者多有痰（湿）浊。在妇科各种手术后、产后发热、急性盆腔炎、癥瘕等病变中，以此作为观察病邪深浅、病势进退的根据。如舌苔由白转黄、变黑，多是病邪由浅入深，由轻变重，由寒化热；舌苔由润转燥，多为热盛而津液渐伤；舌苔由燥转润，由厚变薄，常是津液复生病势渐退之症。刘代庚观察了 18～45 岁的 1 900 余例妇女中，95%以上在经期前后 1 周内出现舌尖明显红赤，经前及经期多鲜红，经后多暗红，气血旺盛或血热者多重度鲜红，气血虚弱者多轻度暗红，血瘀者重度暗红。年龄大于 40 岁的妇女的舌象变化较不明显。因而认为这些舌象的变化是随任脉、太冲脉周期性通盛而出现的生理现象。上海第二医科大学中医教研组通过对 413 例正常妊娠妇女舌象和舌下静脉观察，发现早期妊娠以苔腻者居多，估计与妊娠早期胃酸分泌水平较低、胃肠蠕动减弱等早孕反应有关，妊娠中期正常薄白苔者例数最多，可能是妊娠消化功能最佳时期。而妊娠妇女的青紫舌、舌有瘀斑或瘀点的出现率与对照组相比偏高，认为此与妊娠期形成一定程度的血液高凝状态有关。他们还观察到正常妊娠妇女的舌体胖大比一般健康非孕妇女者居多，考虑是妊娠妇女水潴留的一种反映，因此提出妊娠妇女出现舌体胖大、舌苔腻，虽尚未出现水肿，都应予健脾利水。有学者对 10 例育龄妇女的月经周期进行了舌象的连续观察，发现 8 例的舌象随雌激素水平的升高和降低而出现短暂的突变现象。排卵前后 2 日舌象有明显的变化：排卵后 1 日，舌突然变淡，充血减弱，舌体偏淡软，或胖嫩，或有浅齿印，呈相对肾气不足的舌象。从而认为月经周期中舌象变化能敏捷地反映肾气盛衰的程度，并与卵巢功能、雌激素水平有密切关系。

（四）望毛发

发为血之余，肾之华在发。毛发乌黑润泽，疏密适中，为肾气旺盛，阴血充足。头发稀疏而细软，阴毛稀疏无华，为肾气不足，见于月经迟发、闭经、不孕症等；头发、腋毛、阴毛脱落，为肾气虚惫，精血亏损，见于产后大出血之血枯经闭（希恩综合征）或恶性肿瘤化疗后。手足粗糙多毛，乳房长毛，腋毛粗浓，阴毛特别茂盛，呈男性分布，甚或环唇有须毛者，多为肝肾不协调，或兼有痰湿，往往为多囊卵巢综合征之外候，可见月经不调、闭经、不孕症等。

三、闻诊

闻诊包括听语言、呼吸及闻臭气三方面。

（一）听语言

声高气粗，多言躁动，多属实证、热证；语声低微，少言而沉静，多属虚证、寒证。时而叹息，多为肝郁气滞。妊娠而声音低哑或声不能出者，为子瘖。

（二）听呼吸

呼吸气粗，属热属实。常见于体实者感受外邪，如经行感冒、湿热带下。呼吸气促，主虚羸不足，常见于内伤久病，如崩漏、产后虚羸；呼吸短促而微弱，说话不能连续，主中气虚惫，见于异位妊娠、产后血崩等失血证。

（三）听胎心、胎动音

妊娠 16 周后腹部听诊可闻及胎动音，20 周后可闻及胎心音。听胎心音应注意胎心音的频率、节律。如胎心音的节律过快、过慢或失常，应注意胎儿宫内缺氧。妊娠超过 20 周，仍未闻及胎动、胎心音者，应考虑胎死腹中。

（四）嗅气味

闻月经、带下、恶露有无特殊的气味，可以了解病证的寒热虚实。大凡气味臭秽者，多属湿热或瘀热；气味腥躁者，多属寒湿；腐臭难闻者，多属热（湿）毒蕴结胞中，应注意是否恶性肿瘤。

四、切诊

切诊，包括切脉、按诊两部分。

（一）切脉

妇女之脉较男子柔弱细小，如至数均匀，仍为常脉。妇女经、孕、产、乳数脱于血，血常不足，又肝气郁结者较多，故临床常见弦细脉。妇科诊脉方法，病脉主病与内科相似，现就经、带、孕、产脉简述如下。

1. 月经脉　月经将至或正值行经期，因血海满盈而溢，血流畅利，故脉象较平时滑利有力，此为月经常脉。如脉洪数有力，主冲任伏热，每见月经先期、量多；脉沉细或虚弱，主气血亏损，多见月经过少、闭经；脉细数无力，多属虚热津伤，阴亏血少，可见于月经先期、量少、血枯经闭、崩漏等。崩中初起，脉多浮大弦数；暴崩下血，脉多虚大而芤；久漏淋漓，脉以细弱略缓为顺；如反见浮洪数急者为逆，病多深重，须予注意。

2. 带下脉　带下病脉常见有三：弦数者多湿热，缓滑者多脾虚湿盛，沉细者多属肾虚。临证时可结合带下的量、色、质辨证。

3. 妊娠脉　妊娠常脉为六脉平和而滑利(疾)，尺脉动甚，按之不绝，此为孕后月经停闭，血蓄气聚，胞宫内实，以胞络者系于肾，孕后肾气旺盛，血流畅利之故。孕后脉沉细短涩或两尺脉弱者，为肾气虚弱，气血不足，应防胎动不安或胎萎不长等；脉由洪滑转为沉涩，伴见阴道流血者，应警惕胎死腹中。

4. 产后脉　产后气血俱虚，脉以细小缓弱为顺。如脉弦大紧数，为脉证相违，应谨防产后出血。

(二) 按诊

1. 按肌肤　主要是触按肌肤的温凉、燥润、弹性、肿胀等。如四肢不温，多属气虚阳衰；手足俱热，多属阳盛热炽；手足心热，多属阴虚内热。妇科病证汗、下、利、高热或失血后，如肌肤尚润者，多属阴津未伤或伤之不甚；肌肤枯燥者，主津液耗伤；肌肤粗糙或甲错者，多主瘀血。头面四肢浮肿，按之凹陷不起者为水肿，按之没指但随按随起者属气胀。

2. 按胸腹　胸部按诊，主要触按乳房是柔软或胀硬，有无结节、肿块及其大小、性质、表面是否光滑、活动度，有无触痛。哺乳期乳房是否充盈，闭经者挤压乳头有无溢乳等。女子青春期以后，乳房发育不良或干瘪平塌者，多属先天不足，肾气虚弱。经行乳房胀痛，按捏疼痛或有结节，多为肝气郁滞。

腹部按诊包括腹壁的软硬、温凉、痛感，有无包块及其大小、部位、性质、活动度等。临证需根据不同的病证有目的地触按。哈荔田运用腹诊判断冲任的盛衰有一定的经验，指出按脐中及其周围，觉有动气应手，与寸口脉相应者，为脏气旺健；动而微弱，一息一二动者为冲任气虚；动而沉迟者为命门火衰；动数有力者，为冲任伏热。另按捺腰骶部(按压敏感点多在八谬穴部位)，如有压痛点，则为冲任失调的反映，可见于月经失调、痛经、不孕症等。郑其国根据《医宗金鉴・妇科心法要》"上小下大女腹箕，中正圆高男腹釜"的论述，望腹以辨胎儿性别，观察110余例，符合率达70%以上。

近年，发现耳部的信号变化与妇科疾病有一定的关系。如《耳部信息诊法》发现痛经、月经过多、宫颈炎、早孕、妊娠高血压疾病等分别在耳部的子宫、附件穴出现信号变化，所以耳部信号变化对诊断妇科疾病提供了新途径。

王竑还对113例早孕妇女的带下测定了蛋白质含量，结果发现蛋白质含量低于10 g/L(1 000 mg/100 ml)的10例中有4例已被诊断为先兆流产，因此认为孕期带下中蛋白的含量低于10 g/L(1 000 mg/100 ml)者，则应考虑为气血不足，阴液亏乏；如继续发展，则有堕胎之虞。

第二节　妇科疾病的辨证

妇科疾病的辨证仍以中医诊断学的四诊八纲、脏腑气血的诊辨方法为基础，由于妇科有经、带、孕、产、乳等病证的不同，诊辨之法便有所差异。如月经病除诊视全身证候和舌脉外，必需分辨月经的期、量、色、质等。妇科疾病除与脏腑气血有密切关系外，又与奇经八脉中的冲、任、督、带有关，尤以冲任二脉为最，诊辨时应予以注意。

一、辨证原则

(一) 妇科证候与全身证候相结合

妇科证候是妇科疾病发生、发展过程各种病理变化的外部表现，反映了疾病的妇科特征，是妇科疾病辨证不可或缺的重要依据。全身证候是机体气血、脏腑、经络病理变化的普遍规律，是八纲辨证的必备内容，因此辨证时必须两者结合，使辨证更加准确，有利于辨证施治的实施。

(二) 辨证与辨病相结合

女性生殖脏器位于盆腔，发病时尤其在病变早期症状可能尚未显现，及早诊断进行辨证治疗是十分必要的，尤其对妇科癥瘕、异常妊娠等疾病，仅凭四诊尚难以早期诊断，必须借助现代的影像学、实验室检查等方法以诊断腹腔内的一些病变。近代由于疾病谱的不断变化，新的疑难病症不断出现，如子宫内膜异位症、子宫腺肌病、多囊卵巢综合征、卵巢早衰等，因其临床表现的多样性，在中医妇科原有病种中尚未能以一个病名与之相对应而加以涵盖，但中药辨证治疗的研究则已取得一定的成果，要对这些现代妇科疾病进行更深入的中医药的治疗和研究，也需要辨证与辨病结合，使中医妇科疾病的诊断更臻完善，有利中医妇科学术的发展。

二、妇科常见证候的辨证要点

（一）妇科病的脏腑辨证

脏腑辨证是根据脏腑的生理功能、病理表现对疾病证候进行分析、归纳的过程。以此推究病机、判断病变的部位、性质、邪正盛衰，为治疗提供确切依据。妇科疾病的发生与肾、肝、脾、心等关系密切，当某脏腑功能失调导致冲任、胞宫、胞脉气血紊乱或寒热失调，则出现相应的经、带、胎、产等及全身各种证候。临证时可根据妇科证候特点和伴发全身证候以辨析其病机。

1. 病在肾的辨证

（1）肾气虚

[妇科证候]月经初潮延迟，或经闭不行，月经先后无定期，月经量多，色淡暗，质稀薄，孕后胎动不安，子宫细小，或生殖器官萎缩。

[全身证候]头晕耳鸣，腰膝酸软，小便频数，性欲淡漠，舌淡，苔白，脉沉细弱。

（2）肾阴虚

[妇科证候]月经先期，量少，或崩漏，色鲜红，质稍稠。绝经前后诸证，胎动不安，胎萎不长，妊娠心烦。

[全身证候]头晕耳鸣，五心烦热，颧红，咽干口燥，或失眠，盗汗，足跟痛或小便短赤，大便干结，舌稍红而干，或有裂纹，少苔或无苔或花剥苔，脉细数无力。

（3）肾阳虚

[妇科证候]经行泄泻，经行浮肿，崩中漏下，带下清稀，妊娠水肿，妊娠腹痛，宫寒不孕。

[全身证候]精神委靡，腰脊酸痛，形寒肢冷，小便清长，夜尿多，舌淡嫩，苔薄白润，脉沉迟尺弱。

（4）肾阴阳俱虚

肾阴虚、肾阳虚证参杂出现，可参考上述辨证。

2. 病在肝的辨证

（1）肝郁气滞

[妇科证候]月经后期，月经先后无定期，量或多或少，色暗红挟有血块，经前乳房胀痛，经行腹痛，经行情志异常，产后缺乳，婚久不孕等。

[全身证候]精神抑郁，喜太息，胁肋胀痛，舌淡暗，苔薄白，脉弦。

（2）肝经郁火

[妇科证候]月经先期，量多，色紫红，质稠，或经期延长，经行头痛，经行吐衄，妊娠心烦，产后乳汁自出。

[全身证候]头晕头痛，烦躁易怒，口苦咽干，或目赤肿痛，舌边红，苔黄，脉弦数。

（3）肝经湿热

[妇科证候]带下量多，色黄，质稠，阴痒，阴肿，或盆腔疼痛证。

[全身证候]胸闷，纳呆，心烦，口苦，小便黄涩痛，舌红，苔黄腻，脉弦（滑）数有力。

（4）肝气上逆

[妇科证候]经行吐衄，妊娠恶阻。

[全身证候]头昏头痛，或易怒，胁肋疼痛，舌偏红，苔薄白，脉弦。

（5）肝阳上亢

[妇科证候]经行头痛，经绝前后诸证，妊娠眩晕，先兆子痫。

[全身证候]头痛，头晕，目眩，目赤，面红，烦躁，失眠，易怒，舌边红，苔黄，脉弦数。

（6）肝风内动

[妇科证候]妊娠痫证，产后痉证。

[全身证候]头痛眩晕，或昏不识人，颈项强直，四肢抽搐，舌红绛或淡红，无苔或薄白苔或黄苔，或剥苔，脉弦细或细数。

3. 病在脾（胃）的辨证

（1）脾虚血少

[妇科证候]月经后期，月经过少，色淡，质薄，胎萎不长，产后缺乳。

[全身证候]面色萎黄，神疲肢倦，四肢不温，皮肤爪甲不荣，或心悸失眠，头晕眼花，舌淡白，苔薄白，脉细弱。

（2）脾虚湿盛

[妇科证候]经行泄泻，经行泄水，经行浮肿，带下黄白，质黏，妊娠水肿。

[全身证候]脘腹痞闷，时有痰涎，肢体重着乏力，口淡乏味，纳少，或大便溏，舌淡白，苔白干或微黄腻，脉缓滑或脉濡数。

（3）脾失统摄

[妇科证候]月经先期，月经过多，经期延长，胎漏，产后恶露不绝，乳汁自出。

[全身证候]面色㿠白，少气懒言，或小腹坠胀，舌淡白体胖或边有齿印，苔薄白，脉沉缓无力。

（4）脾虚气陷

[妇科证候]崩中漏下，产后血崩，阴挺下脱。

[全身证候]面色无华，短气懒言，全身乏力，小腹空坠，舌淡白，苔薄白，脉沉弱。

（5）胃失和降

［妇科证候］经行呕吐，妊娠恶阻。

［全身证候］食少满闷，神疲肢倦，舌淡红，苔薄白，脉缓乏力。

4. 病在心的辨证

（1）心血不足

［妇科证候］月经后期，量少，闭经。

［全身证候］心悸怔忡，夜寐不宁，或手足麻痹，舌淡白，苔薄白，脉细弱。

（2）心火偏亢

［妇科证候］经行口糜，绝经前后诸证，妊娠心烦，子淋。

［全身证候］心烦失眠，小便黄短，舌尖红，苔薄黄少津，脉细数。

5. 病在肺的辨证

（1）肺气失宣

［妇科证候］妊娠水肿，妊娠小便不通。

［全身证候］胸闷气促，小便不通，舌淡或暗，苔薄白，脉浮滑。

（2）阴虚肺燥

［妇科证候］经行吐衄，闭经，子嗽，子瘖。

［全身证候］干咳无痰，或少痰，潮热，盗汗，颧红，舌红少津，苔少，脉细数。

（二）妇科病的气血辨证

气血失调是妇科疾病的重要发病机制。气血相互资生，相互依存，彼此关系密切。从病理变化而言，有先后主次之分，故临床辨证中应分别病在气或病在血，或气血同病。

1. 病在血的辨证

（1）血虚

［妇科证候］月经后期，月经过少，色淡，质薄，胎萎不长，产后缺乳，产后腹痛，产后发热，产后身痛。

［全身证候］面色苍白，唇色淡白，头晕眼花，手足麻木，或心悸失眠，舌淡白，苔薄白，脉细无力。

（2）血热

［妇科证候］月经先期，经期延长，崩漏，色深红，质稠，胎漏，产后恶露不绝。

［全身证候］烦渴少饮，心烦胸闷，头痛目赤，舌红，苔黄，脉数。

（3）血寒

［妇科证候］月经后期，量少，痛经，色暗滞有块，不孕，妊娠腹痛。

［全身证候］寒实者，下腹绞痛，冷感，喜温，拒按，舌暗红，苔薄白，脉沉紧；虚寒者，下腹隐痛，喜温喜按，舌淡白，苔白润，脉沉迟无力。

（4）血瘀

［妇科证候］月经过多，崩漏，宫外孕，恶露不绝，月经过少，淋漓不止，色紫暗多血块，胎死不下，经行身痛，产后腹痛，癥瘕，不孕。

［全身证候］由于形成血瘀的原因不同，故全身证候有不同表现。

2. 病在气的辨证

（1）气虚

［妇科证候］月经先期，月经过多，经期延长，恶露不绝，色淡而质薄，产后自汗，产后小便不通，子宫脱垂。

［全身证候］面色㿠白，短气懒言，倦怠乏力，舌淡白，脉虚弱。如中气虚陷而致经血暴崩，或产后血崩，则出现面色苍白，心悸冒闷，甚或昏厥，肢冷汗出，脉微欲绝之危候。

（2）气滞

［妇科证候］月经后期，月经过少，色暗有小血块，经行乳胀，经行腹痛，妊娠肿胀，产后乳汁不畅，妇科癥瘕，积块不坚。

［全身证候］面色晦暗，少腹或两胁胀痛，舌常或略暗，脉弦。

气血同病者，如气血俱虚，气滞血瘀，气陷血脱等，则气病、血病证候兼有，其辨证可参考病在气、病在血的辨证各条。

（三）妇科病的奇经辨证

冲脉任脉，男女皆有，何以妇科强调冲任的关系？因为妇产科疾病的病因病机多数是直接或间接影响冲任二脉，因此对经、带、胎、产诸病可概括为冲任不固、亏虚、阻塞、气逆等，简要归纳如下。

1. **冲任不固，带脉失约** 常见月经先期，月经量多，带下清稀，经期延长，崩中漏下，胎动不安，阴挺下脱。

2. **冲任亏虚** 常见月经后期，量少，或经闭不行，经、孕、产后下腹疼痛，胎萎不长，婚久不孕等。

3. **瘀阻冲任** 常见月经后期，经量或多或少，色暗滞，行而不畅，经期延长，崩漏，痛经，产后腹痛，恶露不绝。

4. **热（湿）毒蕴结冲任** 常见阴痒，阴户肿痛，带下黄稠或脓样，臭秽，热入血室，盆腔炎，产后发热。

5. 寒凝冲任　常见月经后期，月经过少，经行下腹绞痛，不孕。

6. 冲任病变　可由脏腑功能失常，气血失调，延及奇经，也可由各种致病因素直接损伤冲任。辨证时需结合病史、妇科情况及全身症状，以分辨寒热虚实。

三、妇科各类病证的辨证要点

(一) 月经病的辨证

月经病主要以月经的周期、经期、经量、经色、经质来辨寒、热、虚、实。月经先期、量多、色深红、质稠浓者，多属血热证；经行先期、量多、色淡红、质稀薄者，多属气虚；经行后期、量少、色暗滞、夹有小血块者，多属气郁血滞；经行量多、色深红或紫黑、有较多血块，并伴有痛经者，多属血瘀；经行后期、量少、色淡、质稀，多属血虚；月经先后无定期、量或多或少、色紫暗、质稠者，多属肝郁；如色淡暗、质稀薄者，多属肾虚。同时应结合全身证候和舌、脉的表现，共同参考，并可做必要的检查，以便既辨病又辨证，定出正确的诊治方案。

(二) 带下病的辨证

带下异常之带下病辨证，主要根据其量、色、质、气味，前阴局部症状，如阴痒、阴疮以及发病新久等进行辨证。带下量多、色白或淡黄、质黏、绵绵不断、无特殊臭气者，多属脾虚湿盛；带下量多、色黄、质稠、有臭秽气及阴痒者，多属下焦湿热；带下量或多或少、色深黄，或兼有赤色血丝、质稠，或如脓样，多属下焦火热炽盛；带下量多、色白、质清稀，甚或如水样者，多属脾肾阳虚；带下杂见五色，连绵不断，如脓如血，恶臭难闻，伴有腹痛者，多属湿热毒盛，应注意癥瘕恶症溃败所致。带下病大抵新病多实，久病多虚。同时可结合有关检查，以明确致病的原因和机制。

(三) 妊娠病的辨证

妊娠病有胎致母病、母致胎病或胎母同病等不同情况。不论属何种情况，在诊治妊娠病时，首先要辨识是宫内妊娠还是异位妊娠，如是宫内妊娠则应辨别胚胎或胎儿是否存活；其次要辨识胎儿有无遗传病、先天性疾病及家族性疾病，以制定正确的治疗方法。临床辨证时应根据妊娠时合并的症状，如腹痛、阴道流血及二便、舌脉的表现综合辨证。

(四) 产后病的辨证

产后病有虚有实，辨证应根据恶露的量、色、质和气味；乳汁的量、色、质；饮食的多少以及产后大便、腹痛情况结合全身证候、舌脉等。如产后恶露不绝，量时多时少，色紫红，小腹疼痛拒按，多属血瘀；恶露量多，色深红，有臭气，多属血热；恶露量少，色淡红，质稀，多属气虚。产后乳汁甚少，质稀薄，食少神疲，面色无华，多属气血虚弱。

四、妇科常见症状的鉴别

(一) 阴道流血

阴道流血是妇科最常见的症状，女性生殖道任何部位包括子宫体、子宫颈、阴道、处女膜等均可发生出血，但绝大多数来自子宫体，不论血出自何处、出血量的多少以及出血持续时间的长短，只要不是正常的月经，均称为阴道流血。引起阴道流血常见的原因有卵巢内分泌功能失调、与妊娠有关的子宫出血、生殖道异物、外源性性激素以及一些内科疾病等。阴道流血的表现有下列几种情况。

1. 周期基本正常　月经量增多(＞80 ml)，或行经时间延长，常见于以下疾病。

(1) 子宫肌瘤：经量增多为其典型症状，少数伴有周期缩短。

(2) 子宫腺肌病：经量增多的同时，大多数有痛经。

(3) 排卵性功能失调性子宫出血：经量增多且经期延长达 9～10 日者，多由子宫内膜不规则脱落所致；月经来潮前数日少量阴道流血或周期缩短，多因黄体功能不足所致。

(4) 子宫内放置节育器副反应：经前点滴出血，经量增多，或伴有经期延长。

2. 周期不规则的阴道流血　流血量可多如血崩或量少淋漓不断，或量多与量少交替持续出血，常见于以下疾病。

(1) 无排卵性功能失调性子宫出血：阴道流血没有周期性、出血量和出血时间也无规律性，可发生在青春期、育龄期或围绝经期妇女。

(2) 子宫黏膜下子宫肌瘤：少数伴有痛经。

(3) 子宫内膜癌：早期阴道流血量不多，但反复不规则地间断发生；晚期子宫内膜癌流血量会增多，或持续的阴道流血。

(4) 子宫颈癌：早期分泌物水样或血水样，性交后或接触后出血；晚期则持续性流血，多伴有腹痛、消瘦以至恶液质。

(5) 多囊卵巢综合征：少数患者有停经一段时间后发生大量的阴道流血或流血量多以后量少淋漓不断，可伴有肥胖、多毛、痤疮、不孕症。

3. 经间期阴道流血　发生在下次月经来潮前14～16日，量少，历时3～4日，少数患者在出血期间可有一侧下腹部轻度疼痛，多为排卵期出血。

4. 停经后阴道流血　育龄妇女应先考虑与妊娠有关的疾病如流产、异位妊娠、葡萄胎等，发生于围绝经期妇女者多为无排卵性功能失调性子宫出血，但应排除生殖道恶性肿瘤。

5. 绝经后阴道流血　流血量少，历时2～3日即净，多为绝经后子宫内膜剥落引起的出血或老年性阴道炎；如流血量较多、持续不止或反复流血，应考虑子宫内膜癌的可能。

6. 性交后阴道流血　初次性交、急慢性宫颈炎、宫颈息肉、宫颈癌或子宫黏膜下肌瘤等有可能发生性交后的阴道流血。

7. 阴道流血伴白带增多　多为急性盆腔炎、晚期子宫颈癌、子宫内膜癌或子宫黏膜下肌瘤合并感染。

8. 间歇性阴道排出血水　输卵管癌以阴道间歇性排出黄水样或血水样分泌物为其早期症状。

9. 外伤后阴道流血　有外伤史，流血量可多可少，出血的同时还有受伤部位肿胀、瘀血、疼痛或见伤口。

10. 内科疾病引起的阴道流血　再生障碍性贫血、血小板减少性紫癜、白血病、肝功能损害等可引起月经量多、经期延长，甚或不规则的阴道流血。

11. 外源性性激素引起的阴道流血　避孕药或雌激素、孕激素使用不当，可引起不规则子宫出血。

此外，新生婴儿出生后数日发生少量阴道流血，是因为离开母体后雌激素骤然下降所引起；幼女出现阴道流血，应考虑性早熟或生殖道肿瘤的可能。

（二）带下异常

白带由阴道黏膜渗出物、宫颈管及子宫内膜腺体分泌物混合而成，其形成与雌激素的作用有关。正常白带呈白色稀糊状，排卵期分泌的白带呈蛋清样，无臭味，量少，对妇女生活无不良影响。当生殖道发生炎症或癌性病变时，白带的分泌量、性状以及气味、颜色都可能发生改变，常见的变化如下。

1. 透明黏性白带　显著增多的透明黏性白带，可能是阴道腺病、慢性宫颈管炎、卵巢功能失调或宫颈高分化腺癌等。

2. 灰黄色或黄白色泡沫状稀薄白带　为滴虫性阴道炎的特征性症状，多伴有外阴瘙痒。

3. 豆渣样或凝乳块状白带　为外阴阴道假丝酵母菌病（旧称念珠菌阴道炎）的特征性症状，常伴外阴瘙痒或灼痛。

4. 灰白色匀质稀薄鱼腥味白带　为细菌性阴道病的特征性症状，可伴有轻微外阴瘙痒或烧灼感。

5. 黄色或黄绿色黏稠臭味白带　可见于急性阴道炎、宫颈炎、宫颈管炎。宫腔积脓、阴道内异物或宫颈癌、子宫内膜癌、子宫黏膜下子宫肌瘤等合并感染也可导致脓性白带。

6. 血性白带　性交后出现白带中混有血液，可能是重度宫颈糜烂、宫颈息肉或宫颈癌；如血性白带反复流出，量多少不一者，可能是放置宫内节育器引起；晚期宫颈癌、子宫内膜癌或黏膜下子宫肌瘤变性或合并感染引起的阴道血性白带常伴有臭味。

7. 水样白带　间断排出黄色清澈或红色水样白带，应考虑输卵管癌的可能；如持续排出米泔样或红色有奇臭的水样白带，多是晚期宫颈癌和宫内膜癌引起的症状。黏膜下子宫肌瘤合并感染，也可排出有臭味的混浊的血水样白带。

（三）疼痛

疼痛是妇科疾病常有的症状，发生部位最多在下腹部，其次为腰骶部，有些疼痛发作的时间因与月经周期同步或与妊娠相关而成为妇科疾病的特征。

1. 下腹部疼痛

（1）辨疼痛部位：下腹正中疼痛的发生多与子宫有关的疾病引起，发生于行经期的疼痛多为原发性痛经、子宫内膜异位症或子宫腺肌病；发生在月经停闭以后要注意是否妊娠疾病；疼痛伴发热或阴道脓性分泌物者，可能是急性子宫炎症。下腹一侧突然发生剧烈疼痛多为该侧子宫附件病变，如卵巢囊肿蒂扭转、卵巢囊肿破裂或输卵管妊娠破裂或流产，一侧输卵管卵巢炎症也可发生该侧下腹部疼痛，但起病缓慢，疼痛不剧烈；下腹部两侧疼痛常见于两侧子宫附件炎症的病变；当卵巢囊肿破裂、输卵管妊娠破裂导致腹腔内积液或积血时，可伴有整个下腹部疼痛或肛门坠胀；腹腔内大出血时，疼痛可放射至肩部或伴有休克；急性盆腔炎导致盆腔腹膜炎以致弥漫性腹膜炎时，可引起整个下腹部甚至全腹疼痛，并同时出现高热、寒战甚至休克等症状。

（2）辨疼痛性质：持续性疼痛多为炎症或腹腔

内少量积液引起，盆腔子宫内膜异位症也可发生持续性疼痛至经期则呈绞痛样；两次月经中间发生的钝痛，2～5 日自行停止，多为排卵期腹痛；阵发性绞痛多由各种原因导致的子宫收缩或输卵管收缩而致，如原发性痛经或继发性痛经等，撕裂样疼痛多因输卵管妊娠破裂或卵巢囊肿破裂所致；难以忍受的顽固性疼痛多为晚期生殖器癌肿，此时患者多伴有恶病质；下腹坠痛多见子宫腔内有积血或积脓不能排出时发生。

（3）辨疼痛时间：月经期发生的疼痛，多为原发性痛经、子宫内膜异位症、子宫腺肌病等；经间期发生的疼痛；多见于排卵期腹痛；青春期后出现的逐渐加剧的周期性下腹痛，但无月经来潮，常见于先天性生殖道畸形，如无孔处女膜、先天性宫颈闭锁、完全性阴道横膈等；如因手术过度损伤子宫内膜、子宫颈管或炎症造成宫腔、宫腔管粘连，经血排出受阻，也会发生周期性的下腹疼痛。

2. **乳房疼痛**　乳房胀痛出现于月经前 1～2 周，月经来潮后迅速减轻以至消失，这种周期性的乳房疼痛多为经前期综合征症状之一；乳房局部疼痛，同时伴有肿胀、皮肤潮红、发热、压痛，或有恶寒发热，多因乳房炎症性疾病而致；乳房深部顽固性难以忍受的疼痛，或放射至胁肋、腋窝或伴恶液质，多为晚期乳部恶性肿瘤。

3. **腰骶部疼痛**　持续性腰骶部酸痛，多为盆腔炎、宫颈炎；月经期腰骶部坠胀痛，可能是阴道直肠膈子宫内膜异位症、重度子宫内膜异位症所引起；难以忍受的顽固性腰骶部疼痛，可能是晚期生殖器肿瘤所致。

（四）下腹部肿块

下腹部肿块可能是患者就诊时的主诉，也可能因阴道流血、下腹疼痛、白带异常、不孕等症状求诊时经盆腔检查被发现，或因体格检查例行超声波、MRI 等检查而“意外”发现。下腹部肿块多源于生殖道，也可来自泌尿道或消化道等器官。常见的生殖道肿块多位于子宫及子宫附件，少数可位于子宫直肠凹陷、阴道直肠隔或腹壁等，子宫内长有肿块，常致子宫体增大或形态、硬度发生改变。根据肿块质地的不同，可分为囊性和实性，囊性肿块一般为良性病变，如卵巢瘤样病变、输卵管卵巢囊肿、卵巢子宫内膜异位囊肿等；实性肿块除子宫肌瘤、卵巢纤维瘤、附件炎性包块等为良性外，其他实性肿块应首先考虑为恶性肿瘤。

1. **子宫增大**　下腹部正中扪及与子宫颈相连的肿块，多为增大的子宫。子宫增大可能有下列几种疾病。

（1）与妊娠相关的疾病：育龄妇女有停经史，停经后妊娠呕吐严重且出现早，子宫增大迅速，或子宫体积大于停经孕周且伴无明显腹痛的阴道不规则流血，应考虑为葡萄胎；以往有生育或流产史，特别是有葡萄胎史，如子宫增大甚或外形不规则伴有子宫出血者，应考虑子宫绒毛膜癌的可能。

（2）子宫肌瘤：子宫增大、质地坚硬或宫体表面有单个或多个球形突起，或伴有月经过多；带蒂的浆膜下子宫肌瘤由较细的蒂部与宫体相连，容易被认为是卵巢实质性肿瘤而误诊。

（3）子宫腺肌病：子宫均匀增大或局限性结节隆起，质硬而压痛，经期时压痛尤为明显，常伴经量增多、经期延长及逐渐加剧的继发性痛经。

（4）子宫恶性肿瘤：子宫体迅速增大伴下腹痛及不规则阴道流血，可能是子宫肉瘤；绝经后子宫增大伴不规则阴道流血，可能是子宫内膜癌；如老年患者子宫明显增大、极软、有压痛，应考虑子宫内膜癌合并宫腔积脓或积液。

（5）子宫阴道积血或子宫积脓，继发性闭经患者，子宫增大伴周期性下腹痛，如有宫颈管、宫腔手术或炎症史，应考虑宫腔或宫颈管粘连引起的子宫阴道积血；原发性闭经患者子宫增大伴周期性下腹痛，可能为处女膜闭锁或无孔阴道横膈使经血无法排出引起子宫阴道积血所致；绝经后子宫增大伴下腹部痛，或有发热，可能是子宫内膜炎引起子宫阴道积脓。

（6）子宫畸形：在子宫的另一侧扪及与其对称或不对称的与子宫相连的包块，应考虑为双子宫或残角子宫。

2. **子宫附件肿块**　子宫附件包括输卵管和卵巢，在正常情况下均难触及，当附件出现肿块时，多属病理现象。临床常见的子宫附件肿块有以下疾病。

（1）输卵管妊娠：肿块位于子宫旁，大小、形状不一，有明显触痛，患者多有短暂停经史，阴道持续少量流血及一侧下腹痛。

（2）附件炎性肿块：肿块多为双侧性，位于子宫两旁，与子宫有粘连，压痛明显。急性附件炎症患者有发热、腹痛，慢性附件炎症患者有下腹隐痛及不育史，甚至出现反复急性盆腔炎症发作。

(3) 卵巢非赘生性囊肿：肿块多为单侧性，可活动，无压痛，直径一般不超过 6 cm，黄体囊肿可在妊娠早期扪及。葡萄胎患者常并发两侧卵巢黄素化囊肿，囊肿直径有时可超过 20 cm。卵巢子宫内膜异位囊肿，多与子宫粘连，表面不规则，活动受限且有压痛有关。

(4) 卵巢赘生性囊肿：肿块表面光滑、囊性且可活动者，多为良性。肿块为实质性，表面不规则，活动受限，特别是盆腔内有其他结节或伴有胃肠道症状者，多为卵巢恶性肿瘤。

(5) 腹壁子宫内膜异位症：肿块位于脐部或腹壁手术瘢痕处，有周期性渐进性疼痛的特点，肿块在月经期间稍增大并压痛明显。

(6) 阴道直肠膈子宫内膜异位症：肿块在阴道直肠隔内，严重者肿块可向阴道后穹隆或肠腔发展；向阴道发展者，窥开阴道时，可使后穹隆有形态不规则紫蓝色隆起或结节突出，常有痛经，严重者经期腹痛伴肛门坠胀，大便次数增加。

(7) 结核性腹膜炎：肿块可在盆腔或腹腔内，形状不规则，边界不清，固定不动，少有压痛，或伴有低热、消瘦、乏力、食欲差、月经稀少以至闭经；也有症状不典型，因不孕求诊而被发现。

在鉴别下腹部肿块时，要注意以下两个问题，一是注意排除下腹部的疑似肿块，如早孕子宫，由于子宫增大变软，子宫峡部更软，三合诊时感觉宫体与宫颈似不相连，遂将柔软的宫体误认为卵巢肿瘤；尿潴留令膀胱高度充盈，被误认为下腹部囊性肿块；肝病、心脏病时大量腹水令下腹部膨隆，被误认为下腹部巨大肿块；肠道内粪块嵌顿，形成左下腹腊肠样实性肿块，被误认为左下腹肿瘤。另一个问题是体内任何部位原发性癌都可能转移到卵巢，常见的原发性癌有乳腺、胃肠、泌尿道、生殖道及其他脏器，因此下腹部肿块应注意鉴别其属原发性病变或是转移性病变，同时要注意位于腹腔或盆腔的消化道和泌尿道的原发性肿瘤。

五、妇科疾病的辨病与辨证

(一) 辨病与辨证结合论治

1. 中医病与中医证结合论治　先按临床表现确立中医妇科疾病的诊断，再以该妇科疾病的主要证候、舌色、脉象等辨识其证，然后制定治疗方案进行治疗，这是一种纯粹运用中医辨证论治理论指导，以中医妇科疾病的病名和中医证型相结合的诊治方法，为中医临床最常用。这种方法能充分发挥中医妇科的特色，反映中医辨证论治的逻辑思维，最有利于继承中医妇科学的学术精华。但这种中医传统的辨病方法仅用宏观辨病，有些妇科病名仅是某个疾病其中的一个症状，因此宏观辨病如与微观辨病相结合，将给予中医妇科疾病更为深入而具体的内容。

2. 中医辨病的宏观与微观相结合　宏观辨病在于医生通过望、闻、问、切等诊法采集到患者的疾病表现，进行归纳分析，然后诊断为月经病、妊娠病、杂病等。以崩漏为例，其诊断是以经血非时暴下不止或淋漓不断为辨病的依据，属月经病出血，如何与妊娠病出血或癥瘕病出血等不同疾病相鉴别？如能在宏观辨病的同时，辅以妇科检查、细胞学、生物化学、影像学……等微观辨病的结合，可能从更深层次揭示不同疾病各自的病理学特性，因此以中医证候为主导，以相关临床检查为辅助的宏观与微观相结合的辨病方法，为传统的辨病方法增添了识别疾病的客观指标，使中医妇科治疗学具有更强的科学性和实用性，为中医妇科疾病的诊断标准和疗效评价标准规范化提供可行性。

3. 西医病与中医证结合论治　现代科学技术的迅速发展，在人类创造大量物质财富、提高生活水平和物质享受的同时，也给人类赖以生存的环境、食物、家居等造成污染，快速的生活节奏和社会竞争也给人带来繁重的负担与心理压力，在各种综合性的因素作用下，妇科疾病谱也发生了改变，近10 多年来，一些影响妇女心身健康的疾病，如子宫内膜异位症、子宫腺肌病、多囊卵巢综合征、卵巢早衰、不孕症和妇科肿瘤等的发病率明显上升，成为现代妇科的常见病，中医如何在这些妇科病的治疗上进行研究？以子宫内膜异位症为例，中医未见有相应病名，但在痛经、癥瘕、月经失调、不孕等中医古籍中有相关证候的描述，并有类似的病因病机分析和治疗方药的记载，为子宫内膜异位症的中医辨证论治提供了理论依据。有关子宫内膜异位症的病因，西医学者大多认为是子宫内膜不随经血顺行排出体外而随逆流的经血进入盆腔，或经血流或经淋巴移行子宫腔以外，并异位种植形成病灶。中医学认为子宫内膜随经血逆流妄行，此“离经之血”即是瘀血，瘀血蓄于胞中，使冲任、气血失调是子宫内膜异位症的重要发病机制，临床研究表明以活血化瘀、理气消癥为基本治则辨证治疗子宫内膜异位症，能取得良好的效果，这种西医辨病诊断和中医辨证相结合的诊治方法，既承传了中医辨证论治的学术精华，又随着时代前进的步伐，拓宽了中医妇科病的研究范围，促进了妇科治疗学的发展。

（二）辨病论治

临床用之有效的妇科中成药，如用于胎漏、胎动不安和滑胎治疗的滋肾育胎丸及用于痛经治疗的田七痛经胶囊是罗元恺的经验方，这些中成药是在辨证论治指导下，经临床研究与实验研究筛选出来的，其适应证是该病的主要证候，因此在临床推广应用时取得良好的疗效，现在滋肾育胎丸不但在中医院被广泛应用，西医院妇产科也常用于治疗先兆流产和复发性流产的患者。当然，以专病研究的药物也必须在辨证论治研究的基础上进行，才能更适合广大的患者需要，也更方便在临床上推广应用。

综上所述，妇科疾病的诊断既要运用传统中医理论进行辨证，必要时又要借助西医的新技术和检查方法与手段，以明确病因和病位所在，两者可以相辅相成，不可偏废。因此临证时既要认真地问、望、问、切，又需适当选择相应的检查手段，如妇科检查、阴道分泌物检查、宫颈或阴道细胞检查、妊娠试验、血清内分泌水平测定、超声波、CT、MRI、阴道镜、宫腔镜、腹腔镜、病变部位活体组织检查以及有关代谢和肿瘤标志物检查等以协助诊断，并为中医妇科的临床研究提供一些思路。如近年来对青春期少女月经不调的研究提出了一些新见解，意见的提出基于一些临床与实验研究。一项旨在探讨青春期少女月经不调与多囊卵巢综合征之间关系的研究就运用了月经情况的问卷调查，结合超声波和生殖内分泌检查，结果发现月经不规则、月经稀发和闭经三组女学生卵巢多囊性改变的发生率明显高于月经规律组女学生，而血清 LH、T 水平，月经不正常组也较月经正常组高。此研究为多囊卵巢综合征的流行病学研究和月经不调、闭经的临床诊断提供依据，也为月经病的临床研究提供方法。此外，证的研究也为临床诊断思维提供了有益的参考，如王霞灵等对 100 例高催乳素症患者的辨证治疗研究中，发现有肝郁证候表现的就有 88 例，占此组研究对象的大多数，研究结果提示血清催乳素水平与肝郁证候密切相关。从而为辨证方法提供一些客观依据。但疾病在发生发展过程中会不断地变化，有时辨证和辨病不能一劳永逸，要根据病情变化，动态观察，反复多次综合分析，才能得出正确的诊断。

参考文献

［1］ 张贵清. 王渭川老中医诊治妇科病的特点. 四川中医，1985，(5)：9

［2］ 哈荔田. 哈荔田妇科医案医话选. 天津：天津科学技术出版社，1982

［3］ 王竑. 早孕期间测定带下蛋白含量变化的意义初探. 天津中医，1987，(2)：23

［4］ 赵惠芳. 413 例正常妊娠舌象和舌下静脉观察. 上海中医药杂志，1988，(10)：36

［5］ 郑其昌. 腹诊在妇科临床上的运用. 浙江中医，1988，(11)：487

［6］ 薛秀珍. 不同月经周期类型与青春期多囊卵巢综合征的关系. 中国误诊学杂志，2003，3(4)：506

［7］ 王霞灵，周大桥. 加味逍遥散治疗肝郁患者高催乳素血症的研究. 湖北中医杂志，2003，25(3)：8

第五章
妇科疾病的治法

妇科疾病着重整体调治，但病变以局部症状为主者，可采用单纯的局部治疗或在整体治疗的同时，结合局部治疗以提高疗效，缩短疗程，减少药物在体内代谢的过程中可能发生的不良反应。妇女有经、带、胎、产、乳等特有疾病，其治法除遵循辨证施治的原则外，尚应结合月经期、孕期、产褥期、哺乳期的生理、病理特点和儿童期、青春期、育龄期、围绝经期、老年期等不同年龄阶段的特殊生理，以及月经周期中不同时期的生理变化规律制订治疗方案，这是妇科疾病治法特点。临床常用的有以下各种治法。

第一节　内治法

一、滋肾补肾

肾为水火之宅，主藏精气与命门之火。肾藏精，精化血，精血属肾中之阴，是产生月经和孕育胎儿的物质基础；命门之火属肾中之阳，能温煦肾精，化生肾气，由肾气而催生天癸以调节人体的生殖活动。因此，滋肾补肾法是妇科疾病的重要治疗法则。

（一）滋肾填精

1. 肾阴不足或肾精亏损　宜滋肾阴、填精益髓。常用药如地黄、肉苁蓉、紫河车、黄精、枸杞子、山茱萸、女贞子等，一些补血健脾药如制首乌、山药等也有填精之效。代表方如龟鹿二仙膏、左归丸、左归饮、六味地黄丸等。用于肾精匮乏，不能化生经水而致月经后期、月经过少、闭经；或肾精不足，不能养育胎儿而致胎儿宫内生长受限、胎动不安，甚或胎死腹中、滑胎；精血不足也影响成孕而致不孕症。陆华等的临床研究表明滋肾益精中药能明显改善子宫与卵巢的血液供应，使子宫内膜增厚，腺体分泌增加，垂体促性腺激素的释放恢复正常，因而对月经稀发、闭经、不孕症的治疗取得良好效果。连方等报道菟丝子、熟地、枸杞子、女贞子、旱莲草、当归、白芍等组成的二至天癸方与超促排卵西药结合用于大龄不孕症患者的体外受精-胚胎移植(IVF-ET)，结果加用中药的IVF-ET临床妊娠率明显高于单用西药者，表明二至天癸方可与外源性激素发挥协同作用，提高获卵数、卵泡质量和子宫内膜容受性，从而提高妊娠率。

在“肾主骨”理论指导下，选用补骨脂、肉苁蓉、仙灵脾、制首乌、干地黄等补肾中药的实验研究提示，上述补肾方能使疏松的骨组织的类骨含量增加，并且骨的结构硬度与弹性模量也显著上升，故能改善骨质疏松，减少病理性骨折的发生，提高老年妇女的生活质量。

2. 肾水不足，虚热内生　宜滋肾阴、清虚热。常用药如生地、生龟甲、生鳖甲、生牡蛎、生龙骨、海螵蛸、知母、地骨皮、旱莲草等，代表方如知柏地黄汤、清经散、两地汤，用于阴虚火动、热扰冲任致月经先期、经量增多、崩漏、妊娠下血、子烦、子淋等疾病。近代名中医韩百灵经验方——育阴灵，内含龟版、熟地、山药、山茱萸、杜仲、菟丝子、桑寄生、白芍、海螵蛸、阿胶、牛膝、煅牡蛎等益肾精、滋肾水、养血固冲药，临床用于治疗青春期或围绝经期肾精不足、天癸未裕或天癸衰少而至的月经不调、崩漏有疗效。

阴不敛阳，阳失潜藏致阴虚阳亢者，宜滋肾降火、育阴潜阳，可于滋肾药中加重镇潜阳之品如珍珠母、石决明、灵磁石之类，多用于治疗经行头痛、妊娠眩晕、妊娠痫证等疾病。

3. 肾水不足，心火亢盛　宜滋肾水以制心火，可于滋肾阴药中加莲子心、五味子、夜交藤、远志、石菖蒲、浮小麦等，多用于治疗经行精神异常、绝经前后诸证、妊娠心烦等疾病。

4. 肾精亏损，肝肾不足　宜滋肾养肝，常用补肾阴药如山茱萸、桑椹子、旱莲草、枸杞子、制首乌等也有养肝阴、补肝血作用，代表方如调肝汤、一贯煎、养精种玉汤等，用于治疗月经不调、月经闭止不来、绝经前后诸证、经行乳房胀痛、子晕、不孕症等疾病。

滋肾填精药物多滋腻，久用可壅滞气机，组方时宜适当配伍理气运脾药如砂仁、佛手、陈皮、茯苓、白术等理气行滞，可预防脾胃药物可能引起的中脘痞满、大便不实等不适。

（二）温补肾阳

肾阳不足者宜温补肾阳，常用药有附子、肉桂、巴戟天、仙灵脾、仙茅、菟丝子、鹿角霜、鹿茸、紫石英等，代表方如右归丸、右归饮、肾气丸、毓麟珠等，用于治疗月经停闭、月经不调、婚久不孕、崩漏、胎动不安和滑胎等疾病。

肾阳虚不足以温煦脾土，致令脾虚。此为肾病及脾，施治时应本末兼顾。脾肾两虚者宜温肾培脾，可于补肾阳药中加健脾之品如白术、茯苓、白扁豆、苍术等，代表方如真武汤、内补丸、艾附暖宫丸、健固汤等，用于治疗带下异常增多、经行泄泻、经行浮肿、妊娠肿胀、不孕症等疾病。

如肾阳虚不能化利水湿致湿聚痰凝，可在温肾药中加化痰之品如陈皮、半夏、皂角刺、石菖蒲、远志、白芥子等，用于治疗月经不调、崩中漏下、妇科癥瘕、不孕症等疾病。近代报道用补肾化痰法治疗多囊卵巢综合征、不孕症的研究较多，多选用紫石英、紫河车、鹿角片、仙灵脾、仙茅、巴戟天等温肾药加入化痰药。研究认为补肾药能提高垂体促性腺激素水平，提高卵巢对垂体的反应性，从而促进初级卵泡向优势卵泡发育；化痰中药能调整能量代谢失衡和异常的内分泌，两者合用有促排卵作用。

（三）补益肾气

肾气虚弱者宜补益肾气、调摄冲任。常用药如菟丝子、桑寄生、续断、杜仲、金樱子、山茱萸、桑螵蛸等，代表方如寿胎丸、归肾丸、固阴煎等，用于治疗胎漏、胎动不安、滑胎、月经不调、崩漏等疾病。寿胎丸是临床常用的安胎方，有研究表明此方通过提高妊娠黄体的分泌功能而利于胚胎的生长发育。一些健脾药如莲子肉、芡实具有补肾固涩作用，一些补气升提药如人参、黄芪、炙甘草、白术与补肾药合用有增强固摄冲任之功效，临证时可根据需要配伍选用。

（四）肾阴阳并补

肾阴阳俱虚者，宜肾阴阳并补，上述调补肾阴、肾阳药可参合使用，代表方如二仙汤、肾气丸、龟鹿二仙膏等，用于治疗月经不调、月经不行、绝经前后诸证等疾病。

滋肾补肾法是治疗妇科疾病的常用方法，临证时除正确选用温肾或滋肾药外，尚需注意调节肾阴阳的平衡。《景岳全书·新方八阵》云："善补阳者，必于阴中求阳，则阳得阴助而生化无穷；善补阴者，必于阳中求阴，则阴得阳升而泉源不竭。"正是此意。

近代妇科领域内，补肾法的研究最广泛，而且卓有成效。在"肾主生殖"理论指导下，运用补肾中药不但在调经、止带、助孕、安胎等方面取得较确切的疗效，而且大量的实验研究揭示了补肾中药对下丘脑-垂体-卵巢性腺轴功能的调节作用，正是补肾中药治疗妇科疾病的药效学基础。

（五）补肾化瘀

肾虚与血瘀有着密切的关系。肾阳虚，冲任虚寒，气血运行不畅，血滞而致瘀；肾阴虚，阴虚生内热，内热蕴于冲任，血被热熬可以致瘀。瘀血内阻，精血阴津化生输布不利，影响肾藏精，精化气，则肾功能失调，故肾虚血瘀因果相干，有着共同的生理病理基础。

补肾活血法自古已有运用，如《内经》四乌鲗骨一藘茹丸。此方以乌贼骨补肾固涩为君，藘茹（即茜根）散恶血、通经脉为臣，再佐以雀卵益精养血，鲍鱼汁补阴气，用于治疗血证。近代临床常用于肾虚血瘀冲任不固之月经过多、崩漏诸血证的治疗。宋代《妇人大全良方》之柏子仁丸（熟地、续断、柏子仁、泽兰、卷柏、牛膝），用熟地滋肾养血、续断补肾为君，泽兰、卷柏活血祛瘀、通行血脉为臣，佐以柏子仁养心、交通心肾，牛膝引血下行。陈自明用此方法治疗室女闭经，近代用于治疗肾虚血瘀之月经后期、月经过少、闭经等疾病。有研究报道运用补肾活血片治疗以月经不调、不孕为主症的多囊卵巢综合征 35 例，月经周期的前 12 日用仙灵脾、鹿角胶、肉苁蓉等温补肾阳，月经周期的后 16 日用紫石英、肉苁蓉、龟版、菟丝子阴阳双补为主，佐以茺蔚子、桃仁、牛膝活血调经。治疗 1～2 个疗程后，月经恢复正常 33 例，未恢复正常 2 例，有效率达 94.29％。停药后半年内，累计妊娠 16 例，妊娠率达 45.71％。

有研究认为卵巢早衰属自身免疫性疾病，蔡立荣等为探讨补肾活血对生殖免疫的作用，以免疫性卵巢早衰雌性BALB/C小鼠为实验动物模型，药用知母、黄柏、生地、龟版、女贞子、枸杞子滋肾阴降虚火；少佐仙灵脾、补骨脂补肾阳，意在阳中求阴；赤芍、白芍、川芎、丹参活血养血。全方滋肾补肾，佐以活血。实验结果表明此方能调整异常增高的免疫状态，因卵巢功能衰竭导致的雌二醇下降也得到改善，血清雌二醇随着抗透明带抗体水平下降而升高。本结果提示补肾活血中药主要通过抑制动物特异性免疫反应，而改善卵巢的生殖内分泌功能。

以上研究表明，补肾活血中药对下丘脑、垂体、卵巢各个层面的功能进行综合性调整，并能调整异常的生殖免疫状态，从而使月经恢复正常。但“肾为生殖之本”，所以在组方时仍以补肾为主，活血为辅。夏蓉西等分别以补肾方(菟丝子、肉苁蓉、补骨脂、巴戟天、鹿角霜、紫河车)、调冲方(鸡血藤、当归、益母草、王不留行、路路通、白芍等)和补肾加调冲方3种不同药物进行对照实验研究，观察用药前后各组雌性幼鼠阴道脱落细胞的雌激素影响。结果提示补肾药对生殖系统的作用最明显，补肾活血次之，进一步说明补肾法是调经种子的重要治法。

二、疏肝养肝

由于肝的病变而导致妇科病的病机，主要是肝气郁结、肝郁化火和肝阴、肝血不足，肝气郁宜舒肝气，肝火盛宜泻肝火，肝虚宜养肝。常用的疏肝养肝法有下列几种。

(一) 疏肝解郁

肝气郁结，肝气逆乱或疏泄失常，影响冲任气血失调者，宜疏肝解郁，理气调冲。常用药有柴胡、郁金、川楝子、香附、青皮、橘叶、素馨花、合欢皮等，代表方如柴胡疏肝散、四逆散。肝性刚强，易犯脾乘胃，故疏肝法多配伍理脾药，如逍遥散、痛泻要方等是疏肝理脾的常用方。肝气不舒可使肝经脉络不畅，气血壅滞甚或脉络阻塞不通，气滞血结而发病，故疏肝药中每加通络散结之品如丝瓜络、王不留行、橘络、海藻、昆布、夏枯草、荔枝核、橘核等。本法常用于月经不调、痛经、经行或产后情志异常、经行乳房胀痛、乳癖、产后缺乳、不孕症、癥瘕等疾病。

近年来对月经不调、闭经或不孕症等研究发现，血清催乳素异常增高是导致月经不调、不孕的原因之一，王霞灵等报道高催乳素血症患者表现为肝郁证候者，用逍遥散加香附、丹参取得较好的疗效。韩桂如等也报道用舒肝活血中药柴胡、郁金、白芍、川芎、当归、鸡血藤、月季花、炒麦芽为基本方，兼脾虚者加茯苓、白术，兼肾阴虚者加女贞子、生地、旱莲草、龟甲予以治疗高催乳素血症同样取得良效，治疗后血清催乳素水平下降，肝郁症状改善。实验研究显示辨证为肝郁证的妇女，血清催乳素水平异常增高，并有微循环障碍，血液黏滞性增加，因而肝郁证常有“胀”、“痛”等冲任、气血不流畅的症状和烦躁易怒、情绪不稳定或抑郁、焦虑等情志改变。研究表明这与神经递质5-羟色胺(5-HT)水平明显升高有关，经疏肝理气药物治疗后，5-HT水平下降，肝郁症状也可得到改善。亦有研究指出肝与神经系统活动有关，如李家邦等对34例辨证为肝郁脾虚的痛经患者，采用自主神经多项检查为观察指标，用柴胡、郁金、香附、党参、扁豆水煎剂共治疗60日，结果表明肝郁脾虚患者有自主神经功能障碍者，治以疏肝理脾中药，能使自主神经功能障碍得到改善，且改善的程度与临床疗效呈正比。

(二) 清肝泻火

肝郁化火、火热扰于冲任致病者，宜清肝泻火，凉血调冲。常用药如丹皮、栀子、桑叶、菊花、龙胆草、夏枯草、川楝子等，代表方如丹栀逍遥散、清肝引经汤，用于治疗月经先期、月经过多、经期延长、崩漏、经行眩晕、经行头痛、经行吐衄、产后乳汁自出等疾病。如肝经郁火挟湿或挟痰者，宜清肝利湿或泻火豁痰，常用药如龙胆草、车前草、败酱草、柴胡、胆南星、皂角刺、浙贝母、橘红等，代表方如龙胆泻肝汤，用于治疗带下病、阴痒、阴疮或多囊卵巢综合征等疾病。有实验研究结果指出肝火上炎与肝胆湿热证有共同的病理基础，就是机体处于应激状态，组织有炎症反应，内源性的内分泌代谢失调，因此临床表现为热扰冲任，迫血妄行之月经病，湿热带下或痤疮、阴疮、阴痒诸症。

(三) 养血柔肝

凡营阴不足，肝血衰少或肝脉失于濡养者，治宜补血滋阴，养肝调经。常用药如地黄、白芍、桑椹子、旱莲草、女贞子、枸杞子、制首乌、当归、桑寄生等，代表方有二至丸、杞菊地黄丸、一贯煎等，用于治疗月经后期、月经过少、闭经、经行乳房胀痛、经行身痒或阴痒、绝经前后诸证等疾病。如肝阴、肝血不足，肝阳上亢者，治宜养肝潜阳，用于治疗经行头痛、绝经前后诸证、子晕等疾病。常于上述养肝药中加潜阳之品如生龟版、生鳖甲、石决明、生龙骨、生牡蛎、珍珠母等，代表方如天麻钩藤饮。阴虚火旺，肝风内动者，治宜滋阴降火、镇肝熄风，可于养阴潜阳药中加羚羊角、钩藤、全蝎、蝉蜕、地龙、僵蚕之类。代表方如羚角钩藤汤，用于治疗子痫、产后痉证等疾病。

三、健脾和胃

脾为后天之本，主运化，生气血，统血液。脾气宜升，胃气以下行为顺，如脾胃功能失调，影响气血的生化和脾胃气机的升降，则易引起多种妇科疾病。

如脾虚运化失司，气血生化之源不足，致气血衰少者治宜健脾以益生化之源，常用药如人参、白术、茯苓、扁豆、砂仁、莲子肉、大枣等，代表方如四君子汤、参苓白术散等，用于治疗月经后期、月经过少、崩漏、胎动不安、胎儿宫内生长受限等疾病。脾气不升则水津不得上承而下注，或溢于肌肤或聚于大肠者，治宜补脾方药中加升阳燥湿之品如黄芪、柴胡、升麻、苍术、天仙藤等，代表方如白术散。脾虚因肝木所侮而致者，治宜补脾药加疏肝理气药如柴胡、香附、郁金、枳壳、荆芥等，代表方如完带汤。脾虚失于统摄，经量过多甚或崩漏者，治宜补脾摄血，常用党参、白术、黄芪、岗稔根、地稔根等，代表方如举元煎、归脾汤。

胃虚失降所致呕逆者，如妊娠恶阻，治宜和胃降逆止呕，代表方如香砂六君汤、小半夏加茯苓汤。胃热而上逆者，宜清热降逆止呕，常用药如竹茹、黄连、代赭石、芦根等，代表方如橘皮竹茹汤。伴有胃阴不足，宜加沙参、石斛、麦冬、玉竹等。胃寒而呕逆者，宜温中降逆止呕，常用药如干姜、砂仁、吴茱萸、丁香、紫苏梗等，代表方如丁香柿蒂汤、干姜人参半夏丸。

四、补气养血

妇女以血为本，血为月经及孕育胎儿的基本物质，然血气互生，血赖气行，故冲任、气血虚少，则可发生妇科疾病。

气虚冲任不固，可导致月经先期、经量过多、崩漏、阴挺等，治宜补气固冲、升阳举陷，常用药如党参、白术、黄芪、炙甘草等。柴胡、升麻因有升举阳气之效，故多配伍补气药以治疗中气虚陷的妇科病，代表方如举元煎、补中益气汤等。由于气不收摄而导致的妇科病，往往配伍收涩药如煅牡蛎、煅龙骨、赤石脂等；配伍酸敛药如五味子、乌梅、五倍子、金樱子等，以增强补气收摄的药效。

血虚、冲任精血不足而致月经后期、月经过少、痛经、经闭、不孕症、胎萎不长、乳汁缺少等，治宜补血填精，常用药如当归、制首乌、熟地、阿胶、枸杞子、桂圆肉等。补脾能增强运化水谷精微，从而化生气血，故健脾药黄芪、党参、白术等也有益气补血之功。有实验提示人参、黄芪、白术有促进人体代谢（增强运化）及升高红细胞、血红蛋白（生血）的作用。作为养血调经首选药当归，经研究提示其能促进血红蛋白和红细胞的生成。因此中医妇科的补血代表方有由补血药组成的四物汤，也有由补血药配伍补气药组成的人参养荣血汤、当归补血汤等，均含健脾生血之义。黄芪除能抗病毒和诱生干扰素外，还能托里去腐生肌，故常用于治疗慢性生殖道炎症。如血虚致心失所养，导致心气不得下通，胞络绝而经不调者，于养血药中加滋血养心之品如柏子仁、远志、茯神、桂圆肉、大枣、首乌藤等，使心脉得养，胞络得心气调摄，月经自调。

五、活血化瘀

气血流畅，冲任充盛，是经、孕、产、乳等生理功能正常的重要保证，瘀留冲任则可导致妇科疾病。

瘀阻冲任，胞脉胞络不通，则痛经、闭经、不孕症、异位妊娠、产后腹痛、胎死不下、难产等由此而生。治宜活血祛瘀，常用药如桃仁、红花、当归尾、川芎、益母草、泽兰、赤芍、丹参、凌霄花、刘寄奴等，代表方如血府逐瘀汤、少腹逐瘀汤、膈下逐瘀汤、桂枝茯苓丸、红蓝花酒、生化汤、失笑散、大黄䗪虫丸等。

实验研究证明当归、川芎、丹参、红花、赤芍等活血化瘀药有改善盆腔血液流变学和微循环的作用，能使卵巢和子宫的供血加强，通过卵巢与子宫功能的改善，从而收到调经、种子、止带等功效。临床用于治疗性腺功能失调，或因人工流产术所致子宫粘连、慢性生殖器炎症所致月经不调、痛经、闭经、不孕症、异位妊娠等。活血化瘀药物在体外或动物体内的实验研究显示有增强纤溶作用，故对子宫、输卵管由炎症造成的粘连阻塞有较好疗效。由于活血化瘀药具有抑菌或杀菌作用，因而也有用于乳痈初起未成脓者。

胎儿的宫内发育主要是靠母体气血的供养，但也有因"瘀血占住子宫"而致胎儿发育受阻者，临床上有用活血化瘀方药治疗不匀称型胎儿宫内发育迟缓，取得较满意的效果。认为由于活血化瘀方药能改善子宫胎盘循环，减轻胎盘病变程度，从而有助于提高胎盘功能，改善胎儿生长环境而达到促进胎儿宫内发育的目的。

瘀结成癥，胞中有瘤块，如子宫内膜异位症、异位妊娠、妇科肿瘤等由于血瘀导致的妇科病，治宜活血化瘀、消癥散结，常于活血化瘀方药中加三棱、莪术、苏木、水蛭、虻虫类。这些药物主要是通过促进血肿的吸收和血液流变学的改善，实现消除盆腔癥块。尹宝光等用水蛭注射液促进血肿吸收的实验，刘德傅等用活血化瘀法治疗子宫内膜异位症的临床研究，都证实这一药理作用。

中医认为气为血帅，气行血行，根据血瘀形成的机制不同，活血化瘀法往往与理气行滞或益气法配伍使用，以增强疗效。临床上有血府逐瘀汤之桃仁、红花、川芎、当归配伍疏肝理气的柴胡、枳壳，补阳还五汤之桃仁、红花、赤芍、当归、川芎、地龙活血化瘀通络配伍益气之黄芪，是典型的代表方剂。

俞瑾的研究指出理气药木香、陈皮、青皮、川朴、大腹皮等与活血药一样能增强纤溶酶的活性，提示气行血也行的药理作用。有学者对理气药与活血药配伍后的药理作用进行研究，发现活血药当归、理气药木香和益气药黄芪单味水煎剂在一定浓度范围内，对家兔血小板聚集有明显抑制作用，且对已聚集的血小板有明显的促解聚作用，用两两配伍法实验，结果是当归与木香或黄芪与当归的组方的活血作用较同等剂量的单味当归有所增强。王硕仁等的研究发现党参在一定用量时，主要抑制血栓素 A2 合成酶的活性，对防止血栓的形成有一定的作用。《名医别录》谓人参能“通血脉，破坚积”即是此理。如用量过大，则可能使前列腺素与血栓烷 A2 之间的平衡失调，可呈现促凝作用，与中医益气行血和补气摄血的理论是一致的。

如瘀阻冲任，新血不得归经而导致月经过多、崩漏、产后恶露不绝、异位妊娠等，治宜祛瘀止血，常用药如三七、蒲黄、五灵脂、益母草、花蕊石、大蓟、小蓟、血竭、荆芥炭等，代表方如失笑散、花蕊石散等。这些活血化瘀药有的是通过兴奋子宫平滑肌，使子宫收缩而达到止血目的，如益母草；也有通过增强凝血酶的活性而缩短凝血时间而止血，如三七、蒲黄等。同样是理气药的枳壳、补肺气药的五味子，与活血药同用也有增强止血的作用。实验证明这些气分药具有增强子宫平滑肌的收缩功能，因而与化瘀止血的药物配伍，也能增强化瘀止血之功效。

活血化瘀法在妇产科领域越来越受到重视，并被广泛地应用于一些疑难病症，如用活血化瘀方药治疗妊娠高血压综合征、预防 ABO 型新生儿溶血症都获得较为满意的疗效，这与活血化瘀中药益母草、当归、红花、赤芍、桃仁、制大黄等具有明显抑制抗体产生的药理作用有关。此外，活血化瘀方药的免疫抗体抑制作用，为妇科临床一些自身免疫性疾病如免疫性不孕、卵巢早衰等病的治疗，提供了一个研究方向。

六、理气行滞

气机郁滞，冲任失调所致的月经后期、月经先后无定期、痛经、月经前后诸证、妊娠腹痛、胎气上逆、缺乳、不孕症等，治宜理气行滞，常用药如香附、乌药、木香、小茴香、橘叶、大腹皮、枳壳、川朴、砂仁、陈皮、紫苏梗、佛手等，代表方如金铃子散、加味乌药汤。

理气行滞药临床应用时常配伍疏肝药，以增强解郁理气之效；或配伍活血药，血行则气行，有助于通滞；或配伍健脾药以促进运化的功能。近代有用理气行滞药，如川朴、枳实、木香、大腹皮、槟榔等防治妇产科手术后肠胀气和预防术后肠粘连的报道。

七、软坚散结

凡妇科癥瘕、乳癖、乳岩、乳痈初起、慢性盆腔炎、盆腔子宫内膜异位症、多囊卵巢综合征等，胞中或乳中结块，痛有定处；或结块柔软；疼痛拒按；或如囊状者，不论起因为瘀凝、为气聚、为痰湿互结，都可用本法治疗。常用药如穿山甲、贝母、夏枯草、冰球子、海藻、昆布、海浮石、瓜蒌、皂角刺、生牡蛎、荔枝核、橘核、穿破石等，代表方如消瘰丸、苍附导痰丸等。疏肝解郁药、消癥药、行气药、化痰利湿药因能散瘀、破气、解郁，故常与本类药物配伍运用。

八、清热凉血

凡因热伏血分，扰于冲任，迫血妄行而导致的月经先期、月经过多、崩漏、胎漏、产后发热、产后恶露不绝、热入血室等，可用本法治疗。血热有实热、虚热的不同。泻实热常用药有黄柏、黄连、黄芩、栀子、大黄等，代表方如清经散、黄连解毒汤；清虚热常用药有地骨皮、丹皮、白薇、胡黄连、旱莲草、银柴胡等，代表方如两地汤、知柏地黄丸、加减一阴煎。此外，固经丸、清热固经汤等既可用于清实热，又可用于清虚热。

如血被热灼，煎熬成瘀，治法除清血热外，尚应结合凉血化瘀，常用药如赤芍、丹皮、红花、桃仁、泽兰等：血热妄行者宜清热凉血止血，常用药如生地、大黄、仙鹤草、地榆、槐花、白茅根、桑叶、荠菜、马齿苋、茜草、白及等。

九、温经散寒

寒邪客于胞中，血为寒凝则冲任血行不畅，可引起月经后期、经量过少、痛经、闭经、妊娠腹痛、产后腹痛、不孕症等。治宜温经散寒，常用药如肉桂、附子、桂枝、艾叶、小茴香、丁香、干姜、吴茱萸等。

寒邪入客胞中、胞脉、胞络，多兼郁滞甚或致瘀，治宜温经散寒、通脉行滞，代表方如温经汤、当归四逆汤。阳虚而脏腑失于温煦，虚寒内生致病者，多兼精血不足，治宜温经散寒、养血益精，代表方如右归丸、艾附暖宫丸等。

十、祛痰化湿

痰湿下注胞中或水湿泛溢肌肤，可导致闭经、经行浮肿、带下病、不孕症、妊娠浮肿、阴痒、阴疮、癥瘕等。需用渗湿利水及祛痰化浊，常用渗湿利水药如猪苓、泽泻、薏苡仁、川萆薢、通草、车前子、冬瓜仁、滑石等；芳香化湿药如藿香、苏梗、佩兰、白豆蔻、草豆蔻、草果、春砂花、川朴花、菖蒲等。

如脾虚不能化湿，水湿内停而致病者，治宜健脾益气、升阳除湿，常用药如党参、茯苓、白术、苍术、黄芪、樗根白皮、白扁豆、山药、白芷等，代表方如完带汤、参苓白术散。

如肾阳虚衰，上不能温煦脾土，下不能温化膀胱而致痰湿内生，水湿停聚者，治宜补肾健脾、温阳行水，常用药如巴戟天、附子、肉桂、桂枝、芡实、莲子肉、生姜皮等，代表方如内补丸、健固汤等。如带下滑脱不止，可于上方加鹿角霜、桑螵蛸、海螵蛸、金樱子、益智仁等固肾敛涩之品。

近代有用补肾化痰、软坚散结中药治疗多囊卵巢综合征所致的月经不调、闭经、不孕症等，取得较好疗效。由脾虚或肾虚而致痰湿为病者，常因痰湿滞于中焦，阻碍脾气升清降浊，使痰湿缠绵不化，治疗时宜在辨证用药的基础上，配伍芳香化湿药以醒脾健运，或配伍渗湿利水药以标本兼治。

如痰湿内蕴，郁而化热，或外感湿热之邪而致病者，宜清热利湿，常用药如茵陈蒿、车前草、鸡冠花、黄连、黄柏、龙胆草、木通、海金沙、白果等，代表方有龙胆泻肝汤、止带方等。湿热为病，以实证或虚实夹杂证多见，又因热为阳邪，多以淡渗为治，故常配伍利水渗湿药。

十一、解毒杀虫

凡外感热邪，或气郁、停瘀日久化为热毒，或外感热毒与湿热之毒伤损冲任，或感染虫疾，虫蚀阴中，导致崩中漏下、五色带下、阴疮阴痒、盆腔炎症、不孕症、性病等。治宜清热解毒，去湿杀虫。常用清热解毒药如金银花、连翘、紫花地丁、野菊花、红藤、半枝莲、败酱草、穿心莲、白花蛇舌草等，代表方如五味消毒饮、银翘红酱解毒汤等；常用祛湿杀虫药有土茯苓、川萆薢、车前草、苦参、百部、蛇床子、雷丸、鹤虱等，代表方如萆解渗湿汤加味。

本法主治病证常伴有局部症状，故与外治法合用，整体与局部同治，常能缩短疗程，增强疗效。

十二、调理奇经

冲、任、督、带等奇经与妇科的生理病理密切相关。冲脉并于少阴，隶于阳明，通于厥阴，及于太阳，阴维、阳维、阳蹻、阴蹻为之拥护，因而冲脉有“十二经脉之海”及“冲为血海”之说。任脉主一身之阴，为阴脉之海，有妊养之意，王冰谓“任主胞胎”也属此义。由于冲任二脉主宰了妇女的重要生理功能，并与其他经脉密切相连，故徐灵胎云：“凡治妇人，必先明冲任之脉，明于冲任之故，则本源洞悉。”因此，妇科病的治疗还需重视调治冲任。

临床治疗冲任无常法，多以冲任病变之由来和所涉及的经络、脏腑病证予以综合分析，拟定治法。如叶天士认为补肝肾即补冲任，而治奇经之结实者，喜用苦辛和芳香以通脉络。秦天一则认为治冲脉重在治胃、治心脾。唐容川对冲气上逆之证，用“独取阳明”之法，对冲任亏损者提出“治肝即是治冲”。张锡纯也多从肝胃论治，徐灵胎更明言：“带下之疾，全属冲任，治冲任之法，全在养血。”

调理冲任的药物《得配本草·奇经药考》列举甚详，共列43种治奇经药物，并列出每味药物作用于某个奇经及其所治病证，与《本草纲目·奇经八脉考》互相辉映。《临证指南医案》所载妇科医案，运用奇经药物颇多，如鹿茸入督、龟版走任、紫石英补冲。龚商年在阐明这些药物的药效时指出“冲脉为病，用紫石英以镇逆；任脉为病，用龟版以静摄；督脉为病，用鹿角以温煦；带脉为病，用当归以为宣补。”还有张锡纯用半夏、赭石以镇冲降逆，芡实补任涩带，白果引入任脉……都是临床用于调理冲任督带的药物。

不仅药物能调冲任，针刺冲脉、任脉的某些穴位也显示出对生殖功能的调整作用。日本学者对20例生育年龄的健康妇女进行试验，发现分别在卵泡期、排卵期和黄体期针刺冲脉的大赫穴、任脉的中极穴（电针或留针），使丘脑下部-垂体系统促性腺激素的分泌有不同的改变，而且随月经周期的不同时期，针刺上述穴位所引起的激素变化也随之不同。

十三、调治“肾-天癸-冲任”法

《素问·上古天真论》明确指出：女子先有肾气盛-天癸至-任通冲盛，然后月事以时下，故有子，及至年老则任冲虚衰，月事渐渐不调，如进一步天癸竭，则月事停闭不通，丧失了生育能力。这一理论阐述了女性经、孕、胎、产等生理活动是在肾-天癸-冲任这一相互协调的系统调节下完成，其中肾气盛是系统的主导。当各种致病因素侵袭破坏了这一系统的平衡，则产生月经不调、胎产不正、不孕症及各种妇科疾病，此时当以调治肾-天癸-冲任之法。此法以调补肾阴或肾阳为轴线，顺应生殖周期不同时段的生理变化特点辨证用药。一般的规律是：月经后期（月经周期第5～10日）：此期子宫因经血排出而内虚，冲任气血也暂未充盈，此时天癸开始下注胞中，故治宜滋肾养血以应所需；月经间期（月经周期第11～16日）：此期肾-天癸-冲任系统内精血渐充，氤氲之气待发，治宜补肾药中加活血之品；月经前期（月经周期第17～25日）：此时系统之内应阴精、气血充实，治宜补肾益气，造就系统内气血更加充盈，蓄势待发，或肾气旺而阴精盛为受精孕育做好准备；月经前期之末即下次月经来潮之前的日子，须结合具体疾病加以调治，多以疏肝理气活血调经为主，因势利导以助经血畅顺排出，不孕患者又当别论，行气活血之法不宜妄用。

十四、中药周期疗法

中药周期疗法是用中药仿照月经周期各个不同时期的生理或病理特点，进行分期用药的一种治法，临床根据不同的病种有按月经周期序贯用药，或经时与非经时周期用药的不同。

（一）中药序贯疗法

如尹菊等治疗排卵功能障碍性不孕，采用了周期序贯疗法，经后期（月经周期第5～10日）药用菟丝子、续断、当归、丹参、赤芍、泽兰、茺蔚子、香附、柴胡、红花；经间期（月经周期第11～16日）药用女贞子、菟丝子、枸杞子、覆盆子、鸡血藤、刘寄奴、蒲黄、赤芍、柴胡、牛膝、泽兰、益母草；经前期（月经周期第17～25日）药用菟丝子、覆盆子、熟地、制首乌、枸杞子、玄参、麦冬、丹参、益母草、制附子、肉桂。此法实际上运用补肾法与活血法相结合。

（二）经时与非经时周期疗法

子宫内膜异位症以痛经、癥瘕、不孕等为主要证候，根据此特点有采用经时与非经时不同时期用药的方法，如金季玲治疗子宫内膜异位症，非经期选用桂枝茯苓丸加莪术、三棱、丹参、夏枯草、皂角刺、延胡索等化瘀消癥为主，行气活血止痛为辅，标本兼治；经期选用失笑散加细辛、三七、川楝子、白芷、没药、刘寄奴、延胡索等化瘀止血，理气止痛以治标。此法实际上根据疾病的标本缓急用药，临床上妇科的痛证、血证最常应用本治法。

第二节　外治法

一、外用药治法

外治法是妇科临床常用的一种治法，主要针对胞中或阴中局部病变如痛经、癥块、带下、阴疮、阴痒等使用。

妇科外治法用于临床已有悠久的历史，《金匮要略·妇人杂病脉证并治》就有外阴洗涤、阴中纳药和肛门导入等不同外治法治疗妇科病证的记述，如用狼牙汤洗涤阴部以治疗阴疮蚀烂；用蛇床子散和白粉，棉布裹如枣大纳阴中治寒湿带下；用膏发煎导肠法治胃气下泄所致阴吹等。近代医家也有大量妇科外治法的运用经验，如敷贴、热熨、针灸、冲洗、火熨、药物离子导入法、中药宫腔内注入、宫颈中药锥切、中药保留灌肠、中药穴位注射、激光穴位辐照等治法，不仅增强了临床疗效，也为中药治疗妇科病的多方法多途径给药开辟了新路。

外治法在非月经期间进行，宜排空膀胱与直肠后施用，以利药物的吸收及对病变部位的渗透。

（一）外阴熏洗

此法是将煎好的中药趁热用蒸气向需要治疗的部位进行熏蒸，以及用温度适宜的药液对病变部位进行淋洗和浸浴的一种外治方法。其机制主要是借助药液的温度促进局部血液和淋巴循环，扩张患部血管，促使药物的渗透和吸收，达到治疗目的。常用于会阴部的病变如阴疮、阴痒、带下病、小便淋痛等。常以清热解毒药为主，如白花蛇舌草、蒲公英、紫花地丁、黄柏、连翘等。如有阴道分泌物者，可按辨证与辨病相结合选取药物，使治疗更有针对性，疗效更佳。

熏洗所用药液量为1 000～2 000 ml，淋洗或坐浴，每次约30分钟，每日1～2次。熏洗后不再用清水冲洗，可使药物停留时间延长，有利于药效的充分发挥。

高彦立观察140例老年性阴道炎的患者，予以自拟中药方(桂枝、白芍、蛇床子、地肤子、黄柏)熏洗外阴、阴道后坐浴，坐浴后用保妇康栓纳入阴道，治愈率达90.0%，总有效率可达到98.6%。王蕾等对56例外阴白斑的患者进行临床观察，自拟外洗1号方(紫草、蒲公英、大青叶、五倍子、苦参、蛇床子、冰片)，痒甚者加蝉衣、川椒、枯矾、百部等，溃疡者加乌梅、白及、枯矾。水煎外洗患处，每日2次，每剂药用2日。治疗1个月为1个疗程，治疗3个疗程。配合内服中药，总有效率100%；随诊后证实此法还能防止复发。

（二）阴道冲洗

此法是用阴道冲洗器将中药液注入阴道，在清洁阴道的同时使药液直接作用于阴道部而达到治疗目的的方法。常用于盆腔或阴道手术前的准备或带下病、阴痒等的治疗。

本治法所用药物视冲洗目的而选用。如冲洗目的是为了手术前的准备，可用普通的皮肤、黏膜消毒剂，如0.1%～0.3%碘伏溶液等。如外阴、阴道潮红，瘙痒难忍，带下量多，色黄如脓样，或带下色白质稠如凝脂样，或带下色黄白如奶样且有泡沫，则结合阴道分泌物检查结果选用中药(见阴道炎)。

阴道冲洗用药量每次500 ml，每日1次，连续冲洗至自觉症状消失，或结合阴道液检查决定疗程。

治疗期间应避免性生活，内裤、浴具须清洁消毒，必要时也要同时治疗其配偶，以免交叉感染而影响疗效。但如果症状消失，阴道分泌物连续3次培养阴性者，则无必要对阴道反复冲洗，以免破坏阴道的酸碱平衡，导致菌群失衡，从而诱发难治性阴道炎。

（三）阴道纳药

此法是以中药研成细末或制成栓剂、胶囊、膏剂等剂型，纳入阴道以达到治疗目的的方法。常用于治疗带下病、阴痒、宫颈糜烂等疾病。其主要机制是利用药物留置阴道内，使局部药物浓度较高，作用时间长，且接触阴道、宫颈外口等部位，药物能发挥直接的治疗作用。常用清热解毒药如黄连、黄柏、虎杖等，解毒杀虫药如百部、蛇床子、五倍子、硼砂、枯矾等，收敛生肌药如白及、珍珠末等，收敛止血药如炉甘石、炒蒲黄、血竭等。临床常根据病变的寒、热、湿、虫等不同证型、病变的不同部位和症状配伍组方应用。王力等将具有清热燥湿功效的中草药黄芩、鱼腥草、白鲜皮、半枝莲、白及、冰片等与腐植酸钠一同制成复方腐植酸药膜，治疗中度宫颈糜烂(每日1次，6日为1个疗程)，统计6个疗程的治疗效果显示，复方腐植酸药膜治疗中度宫颈糜烂总有效率可达100%。其中单纯型和颗粒型对本品反应极好，用药1～2次后，糜烂面的出血及炎症反应明显减轻，用药2个疗程基本痊愈。有不同的研究分别选用桂林西瓜霜喷敷(严重者加云南白药)和双料喉风散治疗宫颈糜烂，疗效显著。王兴娟等应用治糜灵栓(儿茶、苦参、冰片、枯矾、黄柏等)治疗宫颈糜烂162例，对糜烂改善总有效率为80%，治愈率为31.4%，临床总有效率为91.43%。还有自拟生百部散(生百部、苦参、黄柏、金银花、黄连、土茯苓与冰片、枯矾、甲硝唑共研细粉)、中药油浸剂(松香、紫草、香油)、宫糜散(黄柏、蛤粉、雄黄、乳香、没药、白及、冰片)、抗宫颈糜烂药膜(冰片、硼砂、玄明粉、乳香、黄连、没药、儿茶)等治疗宫颈糜烂的文献报道，临床获得良好效果。

宫颈糜烂选择药物外治时，必须做宫颈细胞学检查，必要时做宫颈活体组织检查，以排除宫颈上皮内瘤样变(CIN)、宫颈浸润性癌，不要耽误病情。于月经干净3日后开始治疗，经期停止用药，治疗期间禁止性生活。如制剂是粉剂，应由医护人员操作，将药物放置阴道或宫颈；如为栓剂、片剂、胶囊等，可嘱患者清洁外阴后自行放入，近年来很多栓剂配有阴道导入器，方便患者使用。为了使药物不易从阴道脱落，药物宜放在阴道后穹窿部。如带下量多，充塞阴道，将使药物难于发挥效力，宜先行冲洗阴道，将白带尽量清除后，再将药物纳入。

（四）宫腔注入

此法是将中药制成注射液，常规消毒外阴、阴道后注入宫腔腔及输卵管腔内。用以治疗宫腔及(或)输卵管粘连或阻塞造成的月经不调、痛经、不孕症，常用活血化瘀药如丹参、赤芍、桃仁、红花、当归、川芎、莪术等。傅友丰等报道用复方当归液(含当归、川芎、红花)治疗输卵管阻塞性不孕34例，推注药物时使压力维持在15.96～26.6 kPa的水平，总有效率达97.5%。据分析，此法能使宫腔及输卵管腔内有较高的药物浓度，由于当归、红花、川芎的活血化瘀作用，能改善局部血液流变学与微循环，促进粘连松解和吸收，加上当归、红花的抗菌作用，加压推注的钝性分离作用等综合治疗因素，使本治法成为目前妇科治疗宫腔、输卵管腔粘连阻塞的有效治法。近年来，宫腔镜下插管通液治疗被推广应用，相对于传统的输卵管通液，此法能够减少操作盲目性，克服输卵管痉挛，可随时观察疏通情况，它通过机械性作用和比传统方法更高的通液压力使输卵管的粘连分离，再辅以活血化瘀中药的抗菌、消炎、溶纤维等作用，达到理想的治疗目的。

（五）肛门导入

此法是将药物制成栓剂纳入肛内，或煎煮后作保留灌肠。药物在直肠内吸收，增加了盆腔血循环中的药物浓度，有利于胞中瘕块、慢性盆腔炎、盆腔瘀血症等病的治疗。常用清热解毒与活血化瘀药配伍组方，清热解毒药如红藤、毛冬青、败酱草、黄柏、金银花、忍冬藤等，活血化瘀药如丹参、赤芍、当归、川芎、红花等，有癥块者加三棱、莪术。

中药保留灌肠，每日1次，每次灌注量为100 ml，肛管插入深度应在14 cm左右，药液温度37℃，7～10日为1个疗程。如药物为栓剂，可嘱患者每晚睡前自行放入肛门内，肛门给药前尽量排空大便，给药后卧床休息30分钟，有利于药物的保留。

（六）外敷热熨法

此法是将药物直接贴敷在患部，达到解毒、消肿、止痛、利尿或托脓生肌等治疗作用的一种方法。如运用各种方法将药物加热而后进行贴敷，则称为热敷或热熨法。常用于治疗妇产科痛证，如痛经、盆炎腹痛、产后腹痛、产后外阴肿痛、妇产科手术后腹痛等，也用于产后尿闭、瘕块和不孕症等。

常用敷贴的药物有以下几种。

1. **中药橡皮膏**　多由温经散寒、通络上痛中药加入皮肤渗透剂制成。常用的有痛经膏（含丁香、白芷、生草乌、生川乌、麝香、川芎、肉桂等）、痛经贴（含当归、川芎、香附、红花、延胡索等）。用时将橡皮膏贴于气海、关元、三阴交、肾俞、膀胱俞等穴位或痛点，药物借助渗透剂的作用，透过皮肤刺激经络，起效快，作用持久，使用方便。多用于妇科痛证。

2. **中药包蒸敷**　由行气活血、祛瘀消癥、通络止痛或佐以温经散寒、或佐以清热凉血的中药加工成粗粒，棉布袋装，封口成包。用时浸湿药包，隔水蒸15分钟，趁热外敷患处，每日1～2次，每次30～60分钟，10日为1个疗程。代表方如消瘤散。

3. **中药外敷**　此法所用中药及治疗作用基本与中药包蒸敷法相同，不同的是药物加工成细末，用时加水或水与蜜糖等量，调成糊状敷于下腹部或患部，药糊表面可置热水袋，使药物的温度维持在45～60℃。常用的中成药如双柏散、伤科七厘散。国内有研究使用中草药粗末加入致热物质，袋装密封制成妇科热敷的中药，用时抖动药袋5分钟，药袋开始发热即可热敷患处，30分钟后热度可达45℃左右，3～4小时后热度达到高峰时60～80℃，每袋可持续发热10～15小时。此制剂使用方便，热力作用持久，无烫伤皮肤等副作用。如天津妇产科中心医院的"痛闭安"、中成药坎离砂等。

4. **中药宫颈锥形切除**　此法是将有腐蚀性的药物三品杆、饼直接敷贴在子宫颈外口或插入宫颈管内，使病变组织发生凝固、坏死，以至自动脱落。用以治疗宫颈肥大、宫颈糜烂等病。治疗后宫颈管外口形成圆锥形筒状缺损，形态酷似西医的宫颈锥形切除，故称为中药宫颈锥形切除。

疗效与三品杆、饼的制作、病例选择和宫颈药物敷贴的技术有密切关系，使用时要注意用药后的全身反应及局部变化。强调的是治疗前务必对宫颈进行宫颈细胞学检查、HPV检测或阴道镜检查，排除宫颈浸润癌的可能，以免盲目治疗，错过了宫颈癌治疗的最佳时机。

（1）三品杆、饼的制备：白砒4.5 g，明矾60 g，雄黄7.2 g，没药3.6 g。将白砒及明矾煅制成白色粉末（三氧化二砷含量应控制在6%～9%）加正雄黄及制没药后，再加少量水，制成饼形或杆形，阴干后用紫外线消毒备用。

（2）敷贴方法及注意事项：呋喃西林棉球清洗阴道、宫颈后，分别用过氧化氢溶液、乙醇擦宫颈管及宫颈阴道部，拭干消毒药剂，将三品饼敷贴在宫颈阴道部或用三品杆插置宫颈管内，宫颈周困绕以凡士林纱布以保护阴道壁，再用双紫粉棉球压紧固定。

上药后应卧床休息，以免药物移动位置。上药后24小时观察药物位置有无改变，48小时后更换凡士林纱布，局部上双紫粉，次日再取出凡士林纱布，单用双紫粉以消炎祛腐，促进新生。

(3) 禁忌证

1) 宫颈鳞浸润癌。

2) 老年妇女因宫颈高度萎缩，不便观察者。

3) 并发急性传染病者，或并发严重内脏疾患，特别是心脏、肝脏、肾脏病者。

(4) 副作用及其处理：上药后大多数患者无特殊反应，少数可出现食欲下降、头晕、恶心，个别患者可出现头晕头痛、呕吐腹痛等症状，可用绿豆200～250 g、甘草5～8 g，水煎代茶饮，或用金银花20 g、甘草3 g，煎服，每日1～2次。如反应严重，应及时将药物除去，反应可逐渐消失。

如因宫颈组织坏死脱落，创面出血者，可用双紫粉压迫止血或碘纺纱填塞止血，同时要限制活动或卧床休息。

5. 药物离子导入　此法是运用中草药药液，借助药物离子导入仪的直流电场作用，将药物离子经皮肤或黏膜导入胞中或阴中，以治疗慢性盆腔炎、癥瘕、外阴炎和妇科手术后腹膜粘连等病。其主要机制如下。

(1) 利用直流电场的作用，把起主要药理作用的药物纯离子直接导入病变部位，并在局部保持较高浓度和较长的作用时间，使药效充分发挥。

(2) 直流电与药物在治疗过程中常有相加作用。

本法无疼痛及其他副作用，不损伤健康组织。常用1%黄连素或复方丹参液从阳极导入，电极放在外阴(阳极)及腰骶部(阴极)，电流为5～10 mA，持续20分钟，每日1次。

范美霞用乳香、没药、红花、香附、当归、赤芍、桂枝、血竭(后入)、川椒、白花蛇舌草等药物组方，水煎浓缩。使用时将药液加热至40℃并湿透纱布垫，通过中药离子导入治疗仪，作用于小腹。单侧阻塞者治疗患侧，两侧阻塞者治疗两侧，每日1次，每侧30分钟。15日为1个疗程，经期停止治疗。治疗1～3个疗程。通过中药离子导入治疗，可以直接作用于病变局部，通过渗透加强血液循环及微循环，使盆腔有效吸收药物成分，对局部起到消炎、疏松粘连、加强输卵管蠕动等作用。

6. 其他　妇科采用药物敷、熨，常用在下腹部、乳房、外阴等部位。民间也有用芫花根煎剂敷于鼻黏膜治疗乳痈的介绍，刘再明等为验证这一疗法，曾用100%芫花根浸出液塞于家兔鼻腔，观察到家兔的乳腺管扩张及乳房血管扩张，说明芫花根液外用，能促进乳汁排泄，加强乳房血液循环，因而能使乳房的炎症吸收，为中药敷鼻治疗乳痈提供科学依据。

此外，用竹红菌软膏外涂患处，再加特制的高压汞灯照射治疗外阴白色病变。

二、物理疗法

物理疗法是使自然界和人工的物理因素作用于宫颈病变部位，使这部分的上皮破坏，使之坏死、脱落后，为新生的鳞状上皮所覆盖。凡属宫颈良性病变(宫颈糜烂、宫颈息肉、宫颈腺体囊肿等)、宫颈上皮内瘤样变(CIN)而无手术禁忌证者，可施行此类手术。它包括以下几种方法。

(一) 高频电熨法

使用高频电波通过一个电极与盆腔后壁接触，另一电极直接与宫颈部接触，利用电凝的作用，从而使宫颈浅层、深层的糜烂组织和细胞凝结或干枯，再配合一定的电压使细胞的破坏能深入组织，致使整层的糜烂组织坏死而脱落，形成新的创面，因而改变阴道内的环境，促使上皮基底层的储备细胞增生和化生，从创面的四周向内伸展，然后覆盖着整个创面，以达到彻底治愈的目的。

(二) 冷冻治疗法

有透入冷冻法、灌注冷冻法、喷雾冷冻法及接触冷冻法4种。一般妇科治疗所需温度－196～－60℃，以液体氮应用最多。主要是通过超低温技术，使病变细胞脱水，病变组织微血管内血细胞凝集阻塞，冷冻处发生变性、坏死，4～6周后坏死组织脱落而肉芽创面渐由鳞状上皮细胞覆盖修复。

(三) 激光治疗法

可分为CO_2激光和掺钕钇铝石榴石(Nd^{3+}：YAG)激光。激光治疗宫颈糜烂的疗效已被国内外学者肯定，影响治愈率的主要因素是糜烂的程度和治疗深度，其治疗机制主要是通过热效应及光化作用、压强作用，使组织在几毫秒时间内引起200～1 000℃的升温，或使组织中温度达到45～50℃并持续1分钟左右，从而引起蛋白质变性凝固，细胞受损，组织坏死。对单纯糜烂尤其是较表浅的糜烂效果佳，1次治愈率为73.4%～83.9%。但当糜烂面深组织增生明显时，由于CO_2激光波长为10 600 nm，易被病变组织中较多水分吸收或被治疗出血时的血液吸收，或CO_2激光在组织表面形成焦痂，影响了热能向深部渗入，且不能深入宫颈管内切除病变，仅能治疗宫颈外口病变，因此疗效常不满意，而且 CO_2 激光仅能封闭<1 mm 的小血管，宫颈区域血管丰富，特别是重度糜烂的宫颈，常伴有粗大扩张的毛细血管网，术中宫颈创面的活跃出血是 CO_2 激光治疗的难点。此外，CO_2 激光治疗过程中不能送组织学检查，有漏诊宫颈癌或加速癌灶扩散的可能。

（四）微波治疗

微波频率介于高频与激光之间，是以生物组织本身作为热源的内部加热，生物组织在微波场作用下，组织内水分子随微波频率高速运动，使之相互摩擦产生热量，使病变组织在瞬间产生小范围的高温，蛋白凝固，组织变性坏死，从而达到治疗目的。治疗宫颈糜烂 1 次治愈率可达 70%～100%，且微波组织凝固可制止出血，微波组织凝固可对直径 2～3 mm 的小血管起到良好的封闭止血作用，止血速度快；但其缺点为术后阴道分泌物增多，甚至有大量排液。

（五）红外线治疗

利用红外光辐射宫颈表面，使病变组织温度升高、变性、凝固、坏死脱落，同时可使局部血运加速，组织代谢增加，白细胞吞噬作用加强，病变产物吸收加快，从而促使组织再生与修复，达到止血消炎的目的。波姆灯光疗仪是利用红外光治疗宫颈糜烂的仪器，由于正常组织与病变组织对一定波段光能量的照射具有不同选择性吸收特性，故其可保护正常组织，愈合后不留瘢痕，宫颈弹性恢复良好不影响生育。

物理治疗前一定要做常规的妇科检查，以排除子宫及附件肿瘤、生殖道急性炎症。术前务必做宫颈细胞学检查，必要时做宫颈活体组织检查，以排除宫颈浸润性癌。取阴道分泌物检查，以排除真菌、滴虫及细菌性阴道病。患有全身性疾病如严重的心脏病、肝脏病、血液病及急性传染病者，作为禁忌证。术前体温<37.5℃，并禁性生活 3 日。手术时间选择在月经干净后 3～7 日。治疗期间及治疗后 3 个月内禁性生活、盆浴及游泳，并保持会阴清洁。

术后会出现阴道排液，一般在术后 10 日会逐渐减少。术后出现阴道出血时应注意鉴别，如术后 2 周内少量渗血，不需要特殊处理；如出血量较多，有可能术中伤及较粗血管或血痂大片脱落导致，此时必须立即止血处理，以局部填塞、电凝止血，必要时缝扎止血。同时物理治疗后注意有无宫颈口闭锁的情况出现。术后 1 个月、2 个月、3 个月、6 个月随诊复查，如 6 个月内病灶完全消失即为治愈。

三、介入治疗

妇产科介入治疗是在医学影像设备的指导下、结合临床治疗学的原理、通过导管等器材对妇产科疾病进行治疗的一种治疗技术。目前已应用于多种妇产科疾病的治疗。介入治疗在妇产科疾病中分为血管性介入治疗和非血管性介入治疗。

（一）血管性介入治疗

是指应用导管等通过血管内的操作实现的，主要术式是动脉灌注化疗或注药或栓塞术。主要应用于：

1. 妇科恶性肿瘤　如子宫颈癌、子宫内膜癌、滋养细胞肿瘤等，目的主要是缩小或消除癌灶，使临床分期逆转，为手术治疗创造机会，提高生存质量；晚期癌的姑息治疗；癌灶出血的止血。

2. 子宫肌瘤、子宫腺肌瘤　是这类疾病的保守治疗方法之一，通过子宫动脉栓塞术（UAE），使得瘤体变性、坏死、吸收而实现治疗的目的。

3. 异位妊娠　在异位妊娠的介入治疗中，目前报道较多的是输卵管妊娠、宫颈妊娠和宫角妊娠的治疗。但治疗的适应证在医学界尚存较大争议，有学者认为对未育妇女而曾多次输卵管妊娠，特别已经切除一侧输卵管的妇女，如其异位妊娠包块未破裂者，可考虑介入治疗。将供应病灶的动脉栓塞后，输卵管供血迅速减少，使胚胎发生急性缺血，同时局部动脉灌注甲氨蝶呤等药物，可加速妊娠胚胎的死亡。同时还可以阻止输卵管妊娠流产或使破裂导致内出血停止，避免因继续内出血而致开腹手术。选用介入治疗具有微创、成功率高，能最大限度地保留其生育能力。

4. 产后出血　介入治疗在产后出血的疗效已获得妇产科界的公认，而且时间短副反应小。

介入治疗应用日益广泛，中药的提取物如羟基喜树碱，或中药扶正攻邪复方作为灌注药物局部应用在恶性肿瘤的介入治疗正不断探索之中。鸦胆子油、莪术油等油性中药制剂已经在临床应用中证实是一种理想的动脉化疗栓塞剂。其中鸦胆子的抗肿瘤主要成分有鸦胆子苦素、苦木内酯、鸦胆子油苦醇及油酸，主要破坏肿瘤细胞线粒体，使细胞崩解。而鸦胆子油动脉栓塞的机制可能是油滴本身的直接栓塞作用和激活了凝血系统，促进血液凝固共同作用的结果。实验证明鸦胆子油具有良好的永久动脉栓塞作用,能引起明显的组织坏死。中药白及是一种广谱抗肿瘤药物,其干燥粉末消毒后与造影剂混合成糊状,经导管注入肿瘤供血动脉内,可机械性地栓塞动脉血管,阻断血流,而且有抑制肿瘤细胞、止血和抑制革兰阳性菌的多重功效。含有白及的粉粒或微囊微球在栓塞的同时作为局部药物缓释剂,以保持局部较高的药物浓度,提高疗效,减少副作用,具有临床研究和应用的前景。

(二) 非血管性介入治疗

是指在医学影像监导下对非心血管部位作介入性诊疗。在妇产科方面主要应用于输卵管疾病的诊治。

输卵管介入诊疗是针对输卵管阻塞性不孕、输卵管妊娠而出现和发展的介入诊断和治疗技术,包括选择性输卵管造影(SSG)和输卵管再通术(FTR)及输卵管腔内药物灌注术。

1. 选择性输卵管造影和再通术 常规子宫输卵管造影假阳性率高,腹腔镜检查或剖腹探查诊断准确但技术复杂、创伤大。选择性输卵管造影是将导管经宫颈直接插入输卵管开口注入造影剂,提高诊断效果,并可利用流体静压直接作用于输卵管而起到治疗作用,使某些黏液栓子、细胞碎屑及其他分泌物挤出和冲出;输卵管再通术是通过导丝和微导管的机械力对输卵管腔内粘连进行松解、分离,并对狭窄部位扩张,也可经微导管直接造影和注药。但本法属于机械的疏通存在再次阻塞的可能性,如配合输卵管腔内药物灌注治疗、中药内服、保留灌肠及局部外敷综合治疗,从而防止或延缓粘连的再次发生,提高妊娠率。这是由于特殊的解剖位置关系,通过腹壁或直肠壁渗透吸收,药物容易弥散吸收,药力可直达病所之故。

2. 输卵管腔内药物灌注术 本技术是通过导管直接向输卵管腔内注射药物,使病变局部有效药物浓度明显提高,从而达到更理想的治疗效果。适用于输卵管妊娠保守治疗和输卵管不完全性梗阻以及再通术后巩固治疗。

输卵管妊娠的输卵管腔内药物灌注治疗,可以通过宫腔镜下或X线电视透视下经阴道输卵管插管实现的。与血管性介入治疗异位妊娠一样,临床上需要严格掌握适应证,一般选择未破损型的输卵管妊娠,生命体征平稳,β-HCG<5 000 IU/L,包块直径<5 cm者。常用药物有甲氨蝶呤、5-氟尿嘧啶、高渗葡萄糖等,综合近10年来国内外各种文献报道,非血管性介入方法治疗未破损型输卵管妊娠成功率约87%,其优点可将药物直接注入孕囊杀胚,操作简便安全,费用低,可重复治疗,易于推广。但有部分患者在介入保守治疗过程中,仍因输卵管妊娠流产或破裂造成腹腔内出血,需要手术治疗。

输卵管不完全性梗阻以及再通术后巩固治疗可于月经干净后3~7日,通过导管直接向输卵管腔内注射抗炎和防止再粘连药物,使药物直达病所,局部药物浓度增高,有利于管腔上皮的修复与再生,同时起到分离作用,防止再次粘连。常用西药有庆大霉素、甲硝唑、地塞米松、α-糜蛋白酶、低分子右旋糖酐等,常用中药制剂有红花注射液、当归注射液、复方丹参注射液等。现代药理研究提示活血化瘀中药如丹参、赤芍、当归、红花、桃仁、刘寄奴、益母草等,具有改善组织微循环、降低炎性反应和增强纤溶等作用。传统的中医药与介入治疗结合,丰富了输卵管阻塞性不孕的治疗方法,为输卵管阻塞性不孕患者获得妊娠创造了最大的机会。中西医结合治疗不仅充分发挥中西医各自的特点,还避免了长期使用抗生素而产生的抗药性,减少了抗生素对术后生育计划的影响,故较单独应用介入治疗有明显优势,在临床中的应用日益广泛。

四、针灸

此法是在人体经穴上施行针刺、艾灸、注药、埋线、通电以及激光辐照等,以达到治疗目的的方法。已知针灸疗法对人体的呼吸、循环、血液、消化、神经、泌尿生殖系统以及免疫系统有多方面、多环节、多水平和多途径的调整作用,而对妇科关系较密切的主要有针灸的镇痛作用、针灸对下丘脑-垂体功能的调整作用以及对子宫收缩的调节等几方面。

由于针灸能激活机体的痛觉调控系统活动,改变了机体的功能状态,从而减轻和抵消了机体对疼痛的感受与反应,故可用于剖腹产手术的麻醉和痛经、产后腹痛等痛证的治疗。

《神应针灸玉龙经》云"女子经候不调匀,中极气海与中谬",说明针灸可以调经。佘运初、周楚华等人的动物实验表明,用苯甲酸雌二醇处理后的家兔,针刺中极、血海、大赫、三阴交以激发排卵;俞瑾等对月经失调患者单纯使用电针刺上述穴位同样获得排卵的效果。日本蛎崎等发现针刺中极、大赫,不但能引起某些生殖内分泌值的变化,而且证明了妇女不同生理时期对针刺同一穴位的反应有所不同，其研究结果是排卵期和黄体期针刺可以引起激素变化，留针对迟发排卵、黄体功能不全有效，为针灸调经作用的探讨以及临床运用提供了有价值的参考依据。

本法常用于治疗痛证、月经不调、闭经、崩漏、胎位不正、死胎不下、产后尿闭、产后缺乳、盆腔炎、不孕、阴挺等病证。

（一）妇科痛证

1. 常用穴位　体针取关元、气海、中极、地机、次髎、三阴交、足三里。耳针取子宫、交感、内分泌、神门。

2. 方法

(1) 在疼痛发作时施术，痛经者宜于经前 3～7 日开始针刺。

(2) 实证用强刺激，留针 15 分钟；虚证用中等刺激或针后加灸，或用温针法。

(3) 耳针可用针刺法或耳穴压迫法，施术时间与体针同。

(4) 氦-氖激光穴位辐照，多用于痛经。取三阴交和耳穴子宫，输出功率为 25 mW 和 5 mW，光斑中央最亮点为 1 mm，每次只照一侧穴位，每穴 5 分钟，激光发射点距穴位约 30 cm。痛经者应于经前 10 日开始，隔日 1 次，5 次为 1 个疗程（经期停照），可辐照 3 个疗程以上。

（二）止血与调经

1. 常用穴位　体针取中极、大赫、关元、子宫、血海、三阴交、足三里、隐白、大敦、神厥。耳针取内分泌、皮质下、神门、子宫、肝、脾、肾。

2. 方法

(1) 月经过多、崩漏、上环后阴道出血的患者，急性出血期间直接灸隐白（双）、大敦（双），每次 5～7 壮，同时悬灸足三里（双）、神厥，每次 15～20 分钟，每日 1～2 次。或王不留行子贴压耳穴子宫（双）、内分泌（双）、肝（双）、脾（双），血止即停用。

(2) 无排卵功能性子宫出血或闭经者，可选用针刺、电针或穴位埋线等方法。

体针取三阴交（双）、大赫（双）、血海（双）、中极，平补平泻，留针 15 分钟，每日 1 次。气虚配脾俞、足三里，阴虚配内关、太冲，实热配水泉。

电针取穴同体针，进针得气后通电，用脉冲波，频率 3 Hz，电流强度小于 5 mA，每次通电 30 分钟。月经周期第 14 日开始电针，每日 1 次，共 3 日；电针后 14 日内如不出现基础体温双相变化，再同法电针 3 日。

穴位埋线法，取三阴交，月经净后 3～7 日施术。术前消毒三阴交（双），用带针心的穿刺针抽出针芯约 2 cm，用消毒 0 号羊肠线 2 cm，从针尖插入针心内，直刺三阴交（不需局麻）深约 1 寸，得气后推针心，将羊肠线埋入其内，取出穿刺针，消毒纱块敷穿刺部位，胶布固定。2～3 日去除敷料。

（三）附件炎症

1. 常用穴位　取中极、关元、三阴交、中髎、次髎。

2. 方法

(1) 于月经净后 3～5 日开始，体针选中极、关元、三阴交（双），隔日 1 次，每次刺激 5 分钟，留针 15 分钟，连续 10 次为 1 个疗程，月经期间停针。如有因输卵管炎症粘连致输卵管阻塞者，可加归来、子宫。

(2) 氦-氖激光穴位辐照，取中髎（双）、次髎（双）穴，输出功率为 25 mW，光斑 0.3～0.5 cm，激光发射点距穴位 20～30 cm，每日 1 次，每穴辐照 6 分钟。月经净后 3～5 日开始，连续 12～15 次为 1 个疗程，经期停照。

（四）产后乳汁过少

1. 常用穴位　主穴取乳根，配穴取合谷、后溪、少泽、膻中、足三里。

2. 方法

(1) 悬灸乳根穴，以局部有温热感为度，每次 15 分钟，同时针刺少泽、合谷、后溪，中等刺激，捻转 5 分钟，留针 15 分钟，10 日为 1 个疗程。

(2) 针刺足三里（双），中等刺激，再取乳根（双），沿皮下向乳房方向进针 1～1.5 寸，使针感向四外扩散、发胀，再取膻中，沿皮下向两侧乳房方向进针 1～1.5 寸，上穴各留针 15 分钟后出针，再点刺少泽出血，针后让患者双手放平，由膻中向乳头方向按摩 5～10 分钟，以增加针效。

（五）术后、产后尿潴留

1. 常用穴位　取三阴交、足三里、关元、中极、神厥。

2. 方法

(1) 针刺三阴交（双），强刺激 5 分钟后留针，再悬灸关元、中极，每次 15 分钟，足三里（双）注射新斯的明 0.5 mg。

(2) 葱白 2 根，食盐 20 g，艾绒适量。先将食盐炒黄，待冷备用；葱白洗净，捣烂如泥，用手压成

0.3 cm厚的饼1块，艾绒捻成蚕豆大小圆锥形艾炷1～4粒。将盐填平神厥，葱饼置于盐上，再将艾炷放葱饼上，尖朝上点燃，使火力由小到大，渐渐向皮肤传导，待皮肤有灼痛感时，即换1炷，直到温热入腹内时即有便意，为中病。小便自解后，再灸1～2炷。

（六）纠正胎位

1. 常用穴位　取至阴。

2. 方法　术前排除胎儿、子宫或骨盆畸形，以及前置胎盘等病理妊娠。以妊娠32周后，臀位妊娠为主要适应证。

(1) 艾灸法：见胎位不正。

(2) 氦-氖激光至阴辐照，输出功率为1.5 mW，距穴位2.0 cm，每日1次，每次10分钟，每次辐照前复查胎位，7日为1个疗程。胎位未纠正可行第2疗程辐照。

据报道针灸或激光辐照至阴后，胎动增加者疗效好。丁爱华等的经验认为激光辐照的成功率与辐照的次数有关，1次成功者占49%，4次后成功者占75%，7次后成功者占90%，提示辐照4～7次最合理。

此外，国内还有用针刺进行催产引产、避孕绝育的研究已取得了一些经验，有待今后继续对其针刺强弱程度的掌握、针刺穴位的选取和作用机制的探讨等方面进行深入的研究，以便为计划生育工作的开展创造一种安全有效无副反应的方法。

妇科各种外治法各有特点，难以互相取代，临床上可交替应用，或2～3种外治法、或外治法与内治法合理地配合运用，对某些妇科病证则有相得益彰之功。

［文献资料］

肾主生殖的理论在中医妇科领域是一个长盛不衰的研究课题，其应用研究以从妇科疾病的治疗逐渐拓展到保健强体、延缓衰老、提高妇女生活质量的范畴。下面摘要介绍近年来的一些研究资料。

闭经、月经稀发为妇科临床难治之症，陆华等对闭经22例月经稀发不孕4例，共26例投以补肾中药组方的养精汤治疗116个周期，结果：月经来潮67个周期，占57.75%；排卵周期21个周期，占18.10%。临床研究表明患者经紫河车、熟地、海螵蛸、肉苁蓉、女贞子、山茱萸、制首乌、黄精、生地组成的养精汤治疗后，子宫和卵巢的血液供应较治疗前明显改善，卵泡发育与血供障碍的改善呈相关性。试验研究也提示养精汤能使子宫、卵巢、垂体增重、子宫内膜增厚、腺体分泌增加，并对下丘脑的神经递质有调整作用，促进垂体促性腺激素的神经递质去甲肾上腺素和多巴胺的分泌，显著降低抑制下丘脑分泌的内啡肽类物质的含量，从而促进垂体促性腺素的释放和正常脉冲节律的恢复。本研究结果说明补肾益精中药对下丘脑、垂体、卵巢等不同层面的性腺功能有调节作用。

垂体分泌过多的催乳素称高催乳素血症，是导致月经稀发、月经过少、闭经或不育的常见原因。李克勤等以熟地、白芍、柴胡、荆芥穗、当归、茯苓、菟丝子、山茱萸、山药、杜仲、枸杞子为主药加味治疗高催乳素血症34例，其中伴闭经9例，月经稀发22例，原发性不孕11例，继发性不孕6例，卵巢早衰4例，溢乳2例，习惯性流产4例。闭经、月经过少者加桃仁、红花、泽泻、牛膝，溢乳者加炒麦芽，肥胖者加苍术、香附、半夏、陈皮。结果治疗3个月，催乳素降至正常者30例，治疗前催乳素平均值为56.2 mg/ml，治疗后平均值为20.3 mg/ml；闭经及月经稀发者占31例，治疗后月经恢复者26例。

不孕症的治疗技术近年来得到较大的进展，自1998年世界第1例试管婴儿诞生以后，体外受精与胚胎移植(IVF－ET)技术在临床应用以来，为不孕患者点燃了希望的火花。但高龄不孕患者由于卵巢储备功能下降，不能募集一定数量的卵子，直接影响受精卵及胚胎移植的数量，从而影响妊娠率。连方等针对上述问题，选用女贞子、旱莲草、枸杞子、菟丝子、当归、白芍、熟地、川芎、制香附等以补肾中药为主的方剂——二至天癸颗粒，配合西药超排卵药物治高龄不孕患者33例，并以单纯西药治疗33例做疗效比较，结果中西药结合组有16例妊娠，妊娠率48.48%，西药组仅有8例妊娠，妊娠率24.24%，两组比较差异有显著性。中西药结合治疗不但使妊娠率提高，同时明显减少促排卵药的用量、提高卵巢的反应性以及改善卵子质量。说明中药与西药结合，只要运用得当，有可能通过两者的协调作用而提高疗效。

随着人口的老化，由增龄而必然产生的肾气虚、肾精竭以至骨质失于滋养，出现骨质疏松、枯萎，对老年人生活质量的影响渐渐引起人们的关注，“肾主骨、生髓”的理论，启示人们运用补肾中药治疗骨质疏松症的思路。顾建华等以切除两侧卵巢诱导骨质疏松症大鼠模型，给予补肾益精方（由制首乌、石斛、仙灵脾、肉苁蓉等制成浸膏）喂服，另设立西药雌激素——妊马雌酮组作对照研究，结果中药组和西药组能使已经显著变薄的去卵巢骨质疏松症大鼠模型的骨皮质明显增厚。但补肾益精方还使试验大鼠的股骨的结构硬度与弹性模量显著上升，而这一生物力学的性能的试验参数在西药组却上升不明显，本研究提示作为一种表达材料抵抗应变能力的材料力学参数——弹性模量，在骨质疏松症中的表达明显下降，意味着暴力或非暴力因素引起的骨折的系数增加，补肾中药在降低骨折系数方面显示有一定优势。

第三节　心理治疗

心理治疗是通过各种方式和途径影响患者心理，达到减轻或消除令其痛苦的各种情绪和行为，以及因此而引起的各种躯体症状的一种治疗方法。其适应证主要是各种心身疾病或精神障碍疾病。心身疾病又称心理生理障碍，是一种与心理因素密切相关，同时又具有躯体症状并伴有病理生理和病理形态学变化的一类疾病。

中医学对心理疗法早有论及，《内经》的“形神合一”与“情志与五脏相关”学说精辟地揭示了某些生理改变不仅可以产生躯体症状，还可以影响心理活动，七情过于激烈或持续过久，又会使脏腑、经络气机失调而导致病理变化的产生，临床上也观察到心理因素对躯体疾病的影响涉及病因病理变化、转归以至预后等各方面。因此，病因学上应重视心理因素在疾病发生和发展中的作用，在治疗学上也应重视调治心理障碍，通过心理治疗，减轻以至消除心理因素对疾病的不良影响，提高治疗效果。

一些妇科疾病也属心身疾病的范畴，如痛经、月经前后诸证（经前紧张综合征）、月经不调、闭经、恶阻（妊娠剧吐）、绝经前后诸证（更年期综合征）、不孕症等，部分患者的发病和病情的轻重程度以至对治疗的反应都可能受心理因素的影响。

如月经前后诸证的发生可能与黄体后期循环中类阿片肽浓度异常下降有关，临床观察显示患者情绪紧张时常使症状加重。有报道安慰剂治疗的反应率可高达 30%～50%。有临床调查研究表明月经前后诸证的临床表现，如精神行为的改变提示此病的发生与社会心理因素有一定的联系，其中压力感受是月经前后诸证的危险因素，即自觉压力越大的妇女发生月经前后诸证的机会越大。国内有资料显示考试期约有半数的女学生发生月经紊乱，她们中的大多数人周期延长，少数周期缩短，有个别甚至停经。低落或急躁等各种不良情绪的刺激都可造成月经反常，从侧面印证了学习压力对月经周期的负面影响。对因情志因素而致月经前后诸证者不容忽视。肝为女子之先天，气血津液运行失常发生的过程中，多数开始于气的失常，以气的失常为主。肝属本而主风，性喜升散条达，与性情有密切关系，如有怫郁则气机不舒，气郁则血滞，于是百病从生，而于妇女经病尤甚。因妇女以血为主，肝为血脏，与冲任的血海相关，肝经气血不能舒畅，即能影响冲任，引起经、带、胎、产诸病。所以叶天士指出：“奇经八脉因属扼要，其最重调肝，因女子以肝为先天，阴性凝结，易于怫郁，郁则气滞血亦滞。”治肝在妇科月经病的治疗中具有特殊重要的意义。现代医学认为下丘脑-垂体-卵巢轴间相互作用失调而致月经紊乱在临床上并不少见。已知精神抑郁者可伴有闭经，是因为精神抑郁可扰乱儿茶酚胺在中枢神经系统的代谢。近来研究结果还表明紧张和精神病可完全破坏机体防御性生理功能，因而对其他内分泌系统产生影响，如焦虑可抑制睾酮分泌，抑制雌激素分泌，刺激生乳素分泌。在重度精神紧张的妇女无排卵性闭经极为常见，是由于紧张抑制了促黄体激素分泌，长期持续可导致器质性疾病。临床上善于分析病因病机，在运用药物治疗的同时配合心理调示疗法，能取得事半功倍的效果。

妊娠剧吐的病因，认为是妊娠后血清促绒毛激素（HCG）水平升高有关，但部分正常妊娠的患者，其呕吐的程度与血清 HCG 水平并不成正比，精神紧张的孕妇会较容易发生妊娠呕吐或呕吐程度比较严重。妊娠剧吐患者除了恶心、呕吐外，还伴发一些明显的心身症状和负性情绪。心身症状表现为头痛、失眠或嗜睡、易疲劳、心烦、胸闷、背痛、乳房胀痛、泛酸、胃部灼热感、肌肉酸痛等一系列不适感；负性情绪主要以焦虑、抑郁、恐怖等为主，人际关系敏感，易出现敌对偏执倾向。可以认为妊娠反应所伴发的躯体症状和负性情绪是相互影响的，并易形成恶性循环，造成了该群体的心理健康水平明显下降，显然不利于胎儿的发育和孕妇的身心健康。因此减轻症状和负性情绪，提高患者的心理健康水平是干预的重点。

更年期心理症状的出现受到诸多因素的影响，如年龄、职业、婚姻状况、文化程度、家庭人口、经济收入、孕次、月经等因素的影响，其中年龄因素尤为重要，以51～60岁年龄段为发病高峰。中医学认为绝经前后机体处于肾气渐虚、天癸渐衰少并逐渐过渡至竭的生理时期，并出现月经由正常渐而稀少最终停闭以及伴随肾气不足、天癸减少导致肝、肾、心、脾等脏腑的生理活动改变，以至出现轻微的睡眠障碍、情绪改变或偶然潮热等不适症状，临床观察表明性格内向、社会适应能力较差或家庭生活欠和谐的更年期妇女，对更年期生理变化的适应能力较差，容易发生绝经前后诸证，一些患有绝经前后诸证的妇女当心境舒畅或专注于工作的时候，潮热、汗出、心悸等自主性神经功能失调的症状的发生频率会明显减少，这是妇科疾病中最典型的心身同病的例子。

癌症是威胁人类生命安全的主要病种之一，近年来一些研究报道表明相当一部分癌症患者伴有明显的抑郁焦虑，这些负面情绪的存在，降低了患者的生活质量，影响癌症治疗的结局。妇科恶性肿瘤患者是肿瘤患者中的特殊人群，有不同于其他类型肿瘤患者的特殊性，许多妇科肿瘤患者在治疗上多是采用手术、化疗和(或)放疗的综合治疗，而妇科手术涉及人类最敏感的生殖系统，更容易产生某些错误的认识，如许多人认为切除子宫会改变第二性征，丧失性功能，以及卵巢切除患者产生的“阉割心理”，这些错误的认识及偏见往往会导致妇科恶性肿瘤患者比其他类型肿瘤患者可能更严重地出现如焦虑、抑郁、恐怖、人际关系敏感等不良精神状态，这类人群的心理状态问题应引起临床工作者的高度关注。

由此可见，心理状态对常见的妇科疾病的发生和发展有着重大影响。

妇科心身疾病的治疗，除了运用药物、针灸以及其他技术进行治疗的同时，辅以恰当的心理治疗是十分需要的，临证时可根据病症特点选用下列方法。

一、释疑疗法

本法是根据患者对自己疾病的认识不清，产生疑惑、忧虑甚至绝望的情绪，因而造成诸多临床症状，针对患者的情况，可采用一些含蓄间接的方式，如说服患者做一些必要的辅助检查，然后加以详细的解释，说理开导，用客观事实说明疾病并不存在或病因已经解除，或暗示患者在没有明确诊断依据说明疾病成立的时候，过度忧虑造成神经免疫失调将会对健康产生不良影响，加上合理的治疗，在患者感到症状缓解的同时接受医生的开导或暗示，从而改变不良情绪和行为，恢复正常的心理状态而达到治疗效果。研究表明癌症是一种典型的身心疾病，癌症患者的治疗除根据病情采用必要的手术、放疗、化疗以及中药等针对躯体的治疗外，心理治疗是不可忽略的一个方面。中医学历来强调“形神合一”、“形神互动”的整体观，历代名家也一再提倡“善医者，必先医其心，而后医其身”，这是治疗心身疾病的基本原则。在对妇科癌症患者治疗的过程中，如遇患者心情苦闷忧虑时，可采用释疑法“开之以其苦”，根据其文化背景及接受程度，适当介绍有关疾病的常识、一般规律及转归，针对说明治疗意义及调护内容等，解除其疑虑，逐渐缓解忧虑情绪。当对于被认为生存时间非常有限的患者，只能采取姑息疗法时，可考虑一方面针对其躯体病变给予中药内服外敷的辨证治疗；另一方面注重对其的心理治疗，采用特殊的“话疗”方法，在问诊的过程中巧妙地与其进行思想沟通，引导其振作精神，树立战胜疾病的信念，调畅情志，开阔胸怀，以保持乐观向上的心态，最大限度地挖掘生命的潜能与癌症进行斗争，使患者的生存质量得以提高，生命得以延长。

二、移情易性法

本法是运用转移患者注意力，创造一个治愈其疾病的心理环境的治法。根据患者的发病特点、爱好、活动能力以及经济条件等不同的具体情况，鼓励其参与音乐、舞蹈、书法、绘画、棋艺、戏剧等文娱活动，或参加各种体育活动，将其从忧虑、愤懑、悲伤等不良情绪转移到乐声、优美或激情开放的舞姿、专注地学习创作，从而使不良的心理状态回复正常。如对绝经前后诸证的妇女，通过自我心理调节和控制，保持乐观情绪，排除紧张、消极、焦虑及恐惧的心理，避免过分疲劳，防止情绪激动；积极锻炼身体，注意均衡饮食；以平常心正确对待人生各种不如意事情(如失业、疾病、贫困、工作压力等)，以“生活当中处处存学问”的心态，不断学习和充实自己，使自己对未来充满信心，这对减轻心理症状很有帮助。此外，更年期妇女经常给自己制定不断追求的新目标，让自己不断接触新事物，寻找自由让自己快乐起来，减轻工作和生活压力。这对于缓解心理症状很有好处。

三、疏泄法

本法是仿造古人“胸中不平，骂而得泄，诉而得平，哭而得息，叫而得疏”的心理治疗方法，鼓励患者将自己过度压抑的心情，通过不同的表达方式尽情加以宣泄，如找个知心的亲友，倾诉自己内心的恐惧、委屈或对某件事情的不满，耿耿于怀以及期望得到别人关爱却又未能如愿以偿的郁闷等心理问题，由于患者的倾诉，使内心的抑郁情绪得到宣泄，同时也有可能获得别人的帮助，使疾病得到及时的治疗。建议绝经前后诸证的妇女尽可能多接触性格开朗、精力充沛的人，不要掩饰自己的感情。当感到气愤、悲伤或幸福时，就自然真实的流露；想哭，也不必强忍。保持心情舒畅有助于她们进行自我心理调节。

四、交流法

本法是在咨询医生的指导下，将同一种疾病的患者组成小型的治疗小组，进行相关疾病的讨论，形式可以多种多样。如由咨询医生根据参加者的心理障碍特点，给予启发引导，让其诉述困扰自己生活和工作的躯体症状和情绪、对疾病的疑虑、或受到家庭社会歧视的感受等，同时也要诱导患者讨论解决问题的态度和方法，患者在有目的的启发下互相倾吐心声，交流情感，不良情绪得到宣泄，又能正确认识自己的疾病，得到解决问题的方法，这种互相交流的形式让患者从狭小的自我天地中解放出来，更能客观地评价自己，增强了战胜疾病的信心和参与社会活动、重拾生活的自信，有利于疾病的治疗。如由于妊娠剧吐患者出现的恶心、呕吐及伴发的心身症状与孕妇的个性、应对及社会支持有一定的关系。因此减轻此群体的心身症状，提高其心理健康水平，保证胎儿的正常发育，应从以下几方面交流，进行心理干预：加强宣教，建立对妊娠的正确认识；鼓励采取积极的应对方式，减少消极应对方式所造成的不良影响；给予包括分散注意力、放松训练等在内的行为指导；建立强大的社会支持保障系统，并注重情感上的交流和理解。

五、宁神静志法

本法是通过静坐、静卧或静立，并自我控制，摒除思想杂念，突出“静”的意念，达到抛弃一切忧怨和烦恼，完全放松自己；也可采用冥想法，即身处安静处所，有意识地回想一些令人欢乐、心情舒畅的情景，利用美好的愉悦心情的冥想占据思维空间而忘却所有不痛快的往事。冥想没有一成不变的模式，能够将思想集中并感觉心情舒畅就是成功。冥想的内容可以是形象生动的电视广告、风趣幽默的相声表演、雪山下悠然自得的羊群或夕阳斜照下的绿色田野……自然风光的纪录片，利用抒情愉悦的情绪抹去忧愁繁杂的思绪，帮助患者重拾良好心态。有研究指出静思和冥想时大脑出现令人感到轻松的 α 脑电波，而 α 波的出现与具有镇痛功能的内啡肽的分泌有关，因此宁神静志法不但能调节心理，同时也能治疗躯体症状。

上述各种心理治疗在进行时，最好有一个相对安静的环境，正如《灵枢·师传》所要求的“闭户塞牖，系之病者，数问其情，以从其意，告之以败，语之以善，导之以其所便，开之以其所苦”，即在安静的环境下，关好门窗，确保患者的隐私权。医生必须以诚恳的态度详细询问病情，并耐心专心地倾听，才能取得患者的信任，治疗措施才得以实施。这是心理治疗的必备条件。此外，医生语言的表达也十分重要，俗语有云：“良言一句三冬暖，恶语伤人六月寒”，可见语言对疾病的治疗起着药物不可替代的作用，因此心理治疗时，医生的态度要让患者体现地位平等，避免用讲课式的陈述，更不能用批评的语气，而是采用交心式的谈话，以情感人，以理服人，鼓励为主。不同患者由于社会和家庭环境不同，人生经历也有差异，因而产生的生理心理障碍各有不同，心理治疗要体现个体化的特色，心理治疗的方法、语言疏导的内容强调针对性，因人而异，只要医生态度诚恳，对患者的病情有全面和深入的了解，方法与用语恰当，表述清楚，达到被疏导者有共鸣的效果，从而重新调整心态，治愈心身疾病。

第四节 孕产期用药禁忌

妊娠期使用药物，除了用药准确有效以外，还要注意药物对胎儿的影响。大多数药物可经过胎盘进入胎儿体内，对胎儿或新生儿产生毒副作用或不良反应，一些对母体肯定有毒性的药物会累及胎儿，医生容易掌握，但一些对母体无明显毒副作用的药物，会因为胎儿及新生儿各器官发育尚未健全，对药物的解毒和排泄功能差，而引起药物体内积蓄中毒，这是容易被忽略的，因此妊娠期用药必须谨慎。

药物对胎儿和新生儿产生的毒副作用，有些是功能性的，有些则可导致胎儿或新生儿死亡或永久性损害。药物对胎儿、新生儿的影响除药物的种类外，还取决于药物剂量、疗程长短、胎儿遗传素质及胚胎所处的发育阶段。早孕期(孕5～10周)是孕期用药的极度危险期，尤其值得注意。然而孕妇患有某些疾病如结核、贫血、心血管疾病、糖尿病等合理治疗不但对胎儿无害，且能防止胎儿受母体疾病的影响，所以孕期用药必须合理，方能确保母儿健康。

一、对胎儿新生儿有影响的中药

名医李东恒在《珍珠囊补遗》中列出妊娠禁忌药物近70种，李时珍在《本草纲目》中记载的妊娠禁忌药物则有85种之多，足见历代医家十分重视药物对胎儿的不良影响。

根据药物对孕妇和胎儿损害程度的轻重，可分为禁用和慎用两大类。药物的毒性剧烈或药性峻烈可致孕妇健康受损害，并可导致胎儿死亡、流产或先天性疾病的药物列为妊娠禁用药；临床上基本禁用于妊娠期；一些活血化瘀、破气走窜药、泻下法、辛温大热药和苦寒泻火药容易损伤胎气导致不良后果，妊娠期最好不用，列为慎用药。下面介绍常见的禁用和慎用药。

(一) 禁用药

砒石、巴豆、雄黄、轻粉、乌头、斑蝥、川乌、草乌、蟾酥、马钱子、牵牛子、商陆、芫花、甘遂、大戟、干漆、虻虫、水蛭、青娘子、红娘子、鼠妇、鬼臼、三棱、莪术、蜈蚣、麝香、生南星、生半夏、生慈菇等。

(二) 慎用药

大黄、芒硝、番泻叶、芦荟、桃仁、红花、川牛膝、刘寄奴、苏木、凌霄花、穿山甲、乳香、没药、五灵脂、青木香、枳壳、天仙藤、马兜铃、皂角刺、细辛、附子、肉桂、龙胆草、川木通、黄连、射干、冬葵子、瞿麦等。

《内经》关于孕妇用毒药治病虽言“有故无殒，亦无殒也”，但应按照病情轻重缓急选择必须用的药物，严格掌握药物的剂量与疗程，中病即止，才能避免对母体和胎儿的危害。

二、对胎儿新生儿有影响的西药

(一) 禁用药

抗生素如四环素、链霉素、氯霉素、诺氟沙星、环丙沙星；驱虫药如甲苯哒唑、左旋咪唑；抗癫痫药如苯妥英钠；抗癌药；抗凝血药如双香豆素；抗疟药如奎宁、氯奎等，妊娠应禁用。

(二) 慎用药

抗生素类如庆大霉素、新诺明、呋喃唑酮、甲硝唑等；抗结核药如异烟肼、利福平；性激素药如人工合成孕激素；解热止痛药如阿司匹林、吲哚美辛；利尿药如氢氯噻嗪；抗甲状腺素如硫氧嘧啶、他巴唑等，妊娠期确因治疗需要，可选择使用。某些药物对妊娠某个阶段有不良影响而并非整个妊娠期禁用，应严格控制使用的时间，如抗病毒药碘甘、利巴韦林；镇静药如可卡因，巴比妥类；性激素类如雌激素；抗过敏药如苯海拉明；其他如地西泮、甲丙氨酯等在孕早期应禁用，孕3个月以后可按需要选用。一些镇静药如吗啡、哌替啶因抑制新生儿呼吸，因此分娩前6小时忌用；利尿药如氢氯噻嗪因可致新生儿溶血性贫血、血小板减少，近分娩时要慎用。

美国药品及食品管理局(FDA)在大量研究工作的基础上，将药物对胎儿的危险度分为A、B、C、D、X 5个等级，这些分级标准主要依据药物在动物实验中提示的毒副反应抑或是临床试验中在人体出现的毒副反应而定。现将5个等级的分类标准叙述如下。

A类：在妇女控制研究对照中，未发现药物对胎儿有危险。对胎儿伤害的可能性很小，但仍存在远期胎儿受害的可能性。如适量维生素A、E、B_1、B_2、C、D等。

B类：在妇女控制研究对照中，药物对胎儿危险证据不足或不能证实。如青霉素、红霉素、地高辛、胰岛素等。

C类：动物实验显示药物造成畸形或死亡，但无妇女对照控制研究，使用应权衡药物对胎儿的潜在危险。确认用药后利大于弊时方能应有。如庆大霉素、异丙嗪、异烟肼等。

D类：药物对胎儿危险的证据确凿，孕妇使用必须权衡利弊，只有在孕妇生命危险或患有严重疾病非用不可时方可使用。如硫酸链霉素、盐酸四环素等。

X类：在动物或人类的研究中已表明，药物可致胎儿异常，已怀孕或可能已怀孕的妇女禁用。如甲氨蝶呤、己烯雌酚等。

参考文献

[1] 余瑾. 肾主生殖的实验研究. 中西医结合杂志，1989，(9)：58

[2] 李家邦，王勇华. 肝郁脾虚证患者植物神经功能障碍的特征. 湖南医药学院学报，1985，(1)：63

[3] 余之杰. 21种中药对体外纤维蛋白的观察. 中西医结合杂志，1986，(7)：407

[4] 朱文新，程晓安. 活血化瘀治疗子宫内膜异位症的临

床研究. 中国中西医结合杂志, 1993, 13(1): 16
[5] 郭姣, 孟昭生. 肝证实验研究现状及趋势. 中医药信息, 2001, 18(4): 41
[6] 郝琦蓉, 张引华. 多囊平胶囊治疗多囊卵巢综合征的实验研究. 山西医科大学报, 2003, 34(5): 447
[7] 乐杰. 妇产科学. 北京: 人民卫生出版社, 2004
[8] 王力, 丁永清, 周春兰. 复方腐植酸钠药膜治疗中度宫颈糜烂的临床研究[J]. 当代医学, 2005, 11(1): 54
[9] 王桂枝. 中西医结合治疗继发性不孕症 70 例[J]. 河南中医, 2004, 24(11): 65
[10] 范美霞. 中药离子导入治疗输卵管阻塞性不孕症观察. 实用中医药杂志, 2006, 22(9): 536

第六章
妇科疾病的预防与调护

预防保健是我国人民卫生事业的重要组成部分，中医学历经几千年的发展，在此方面积累了丰富的方法和经验。“健康不仅是没有疾病，而是身体上、心理上和社会上的完好状态。”这是世界卫生组织（WHO）对健康概念的定义。中医学中“治未病”的思想，符合以健康为中心的现代医学理念。妇女占人口一半，随着社会的进步，医学科学的发展，妇女社会经济地位的提高和身心健康水平需求的增长，妇女保健事业的发展已成为世界性的趋势，为实现“人人享受卫生保健”这一全球性目标，中医妇科学对妇科疾病的预防和保健应发挥更大的作用。

女性的一生，随着生殖系统的发育、成熟和衰退而经历着不同年龄阶段所致的身体变化。尤其在长达 30 余年的育龄期中，由于生理上有经、孕、产、乳等特点，更需要重视与生殖相关的保健。所以女性的保健包括：女童期保健、青春期保健、婚姻期保健、孕期保健、围产期保健、产褥期保健、哺乳期保健、中年保健、绝经前后保健和老年保健等，也包含身体健康、心理健康以及社会适应能力良好三方面。重视妇科疾病的预防和保健，使妇女正确认识女性一生的生命活动，积极预防疾病，达到强身防病，提高身心健康，提高生活质量，延年益寿的目的。

第一节　女性各个生理时期的保健

一、女童期保健

从出生 4 周至 12 岁称为幼年期，是女性一生的初始阶段，也是生长发育过程的一个重要阶段。这一阶段不论从解剖生理、发育、心理变化，还是某些疾病发生方面都有其特点。10 岁以前，女童的生殖器官仍为幼稚型，外阴发育差，阴道狭长，缺乏雌激素，故阴道酸度低，对入侵病原菌不但没有自净能力，而且有利于细菌的生长而易受感染。病原体可通过患者母亲、保育员、小朋友污染的衣物、用品、手传播。也可以由于不讲卫生，外阴不洁，经常为大便所污染，或就地坐卧直接接触污染物而感染；也有因蛲虫感染引起瘙痒，抓伤而继发感染。个别也可因外阴损伤或误放异物于阴道内而引起感染，因此在女童生殖系统疾病中，非特异性感染与特异性感染引起外阴阴道疾病占了绝大部分。性早熟、外阴损伤、外阴发育畸形也占一定的比例，因此女童的妇科发病情况应引起关注，女童的保健也应从婴幼儿做起。

女童健康成长，是社会、家庭、学校的共同责任，应努力使女童在身心健康的基础上减少疾病，培养良好的生活习惯、良好的个性，顽强的生活适应能力和学习能力。

1. 从小培养良好的生活习惯　讲卫生，勤洗手，从而保证身体健康，预防疾病发生。

2. 注意性器官的卫生　保持外阴清洁、干燥，减少摩擦和刺激。

3. 性道德教育　青春期前，应做好青春期卫生知识教育和相关的性教育，让青少年认识性道德是人类文明的标志，并培养她们自我控制的约束能力，抵制社会不良影响，免受摧残。

4. 关注女童心身健康　均衡营养，避免使用含有激素的化妆品、饮料和食品。引导女童接受有益心身健康的宣传教育，避免影像、书刊中不良画面的刺激等对女童生理心理发育带来不良的后果。

二、青春前期保健

青春期的主要特征是性发育的开始和完成。月经来潮是青春期的重要标志，此期的生长发育在性激素的作用下明显加快，生理功能旺盛，精力充沛，生理与心理活动均较活跃、亢奋，第二性征逐渐呈现，生殖器官迅速发育，并趋向成熟。

青春期虽然脏腑功能逐渐发育完全，但形气未充实，而经期前后血海由满而溢，因溢泻而骤虚；子宫泻而不藏，血室正开，冲任、气血变化急骤。这些经期前后的特殊生理状态，加之此年龄阶段由于神经内分泌调节尚未稳定，并面临着生活、学习和工作中一系列问题，可出现一些精神、身体及生理行为方面的不稳定。当性意识开始出现，自我意识迅速发展，但阅历不深，知识、经验不足，容易受到各方面的不良影响。如摄调保健不当，则容易致病。《妇人大全良方》指出："若遇经行，最宜谨慎，否则与产后证相关。若被惊贯劳役，则气血错乱，经脉不行，多致劳瘵等疾。"充分说明了经期保健的重要性。因此妇女在数十年漫长的经期卫生保健方面应十分重视。

（一）青春期

1. **普及性知识**　合理科学的性教育，使少女能了解女性生殖器官的解剖及生理特点，正确认识性发育、月经等生理现象，以解除对月经初潮的困惑、紧张，不会因生理上的变化而感到手足无措。

2. **加强性道德性审美观的教育**　使她们正确认识性的发展规律，懂得并能自觉遵守社会关于性道德和法制规范，增强自我保护意识、自我保健意识以及洁身自爱的意识，消除对性的无知感和神秘感。引导她们对性的追求和欲望转移到学业上去。自觉抵制不良的影响，避免性错误的发生而对她们身心健康带来的摧残及一系列社会问题，安全度过青春期。

3. **根据青春期生理发育进程适时进行卫生宣教**　使她们对自身变化有科学的理解，养成良好的卫生生活习惯。注意个人卫生，内裤勤换勤洗。青春期身体处于旺盛的发育时期，应注意摄取各种营养物质，以满足生长发育的需要，促进机体健美发育。应适当参加体力劳动和体育锻炼，促进新陈代谢，不断增强体质。

4. **青春期后期，卫生宣教以生殖健康为主**　要解释两性生理，以及婚育与避孕的基本知识，使少女了解过早性行为、意外妊娠等可能带来的心身损伤。让她们知道性传播疾病的传播途径，应避免不洁性生活、性滥交、吸毒等。教育她们在人生道路上洁身自爱。

5. **对一些性早熟和性无知的少女**　卫生宣教内容应包括避孕知识及紧急避孕方法，让她们知道紧急避孕是在无防护的性行为后，为防止非意愿妊娠的发生而采取的避孕方法，并使她们知道这仅仅是一种补救措施，应学会自我保护，避免过早的性行为，减少因此而导致的不良后果以及对心身的损害。

（二）月经期保健

1. **保持外阴清洁**　勤换卫生垫。经期不宜坐浴、游泳，禁房事、禁止阴道灌洗，一般不做妇科检查。如病情需要，必须严格执行无菌操作规程，操作时注意动作轻柔，切忌用力挤压子宫，以免引起医源性子宫内膜种植。

2. **避免剧烈运动和重体力劳动**　经期注意适当休息，以免损伤脾气而导致月经过多。注意生活调摄，适度的劳动和运动有助于气血运行，不宜久坐久卧，影响子宫、冲任、气血运行而引起痛经或经期延长等。

3. **注意保暖，避免受寒**　经期不宜洗冷水浴，避免淋雨涉水，或久居阴湿之地而引发寒湿凝滞的月经不调、痛经等病证。

4. **加强营养，均衡饮食**　养成良好的饮食习惯，经期不宜过用辛辣燥热及寒凉生冷之品，以免热扰冲任，迫血妄行而致月经过多，或寒客冲任，与血相搏，致子宫、冲任气血失畅的痛经等月经病发生。经后血海空虚，阴气不足，可适当增加一些血肉有情之品及健脾养血之品，以补气血。

5. **调和情志，保持良好的心境**　经期阴血偏虚，肝气偏旺，情绪容易波动。如忧思、郁怒，可致气血紊乱，而导致各种月经病的发生。因此经期保持精神愉快，适度进行情绪宣泄，避免过度的精神紧张，或忧思、恼怒、抑郁、悲伤，以免产生或加重月经前后诸证（经前期紧张症）或导致月经失调。

6. **防治月经病**　部分青春期女性在月经初潮1～3年内月经尚不规律，是肾气未充，冲任未盛，一般随着身体的发育肾气充盛而月经渐趋正常。如月经量过多、经期过长，多数是神经-内分泌功能失调而引起的功能性子宫出血，可通过药物的治疗使卵巢功能逐渐恢复正常。

三、围婚期保健

围婚期是指从确定婚姻对象到婚后受孕为止的一段时间。到达婚育年龄，男女双方发育完全成熟，身体健康，心理成熟，精血充盛之时才结婚，才可使家庭生活美满，易受孕成胎，且优生优育。因此，围婚期保健是围绕这一时期为保障婚配双方及下一代的健康，提高民族素质而进行的一系列保健措施，目的是保证健康婚配，防止各种先天性疾病特别是遗传性疾病的延续，其内容包括婚前检查、异常情况分类指导、婚育知识宣教和婚育保障指导等。

（一）婚前检查

婚前检查的目的是及时发现疾病，有利于优生，提高民族健康素质，通过询问病史及家族史、全身体格检查、第二性征检查、生殖器检查及必要的实验室检查，及早发现一些遗传疾病，有利于婚育决策，减少不适当的婚配和遗传病儿产生。如发现生殖器官的发育缺陷或疾病，还能够得到及时的处理和治疗。

由于婚前检查是一项政策性技术性很强的工作，在检查前应向男女双方做必要的解释，以消除他们的顾虑，并注意以下几个方面。

1. 一般未婚女性只做肛腹诊检查　如有特殊原因需要做窥阴器阴道内诊检查，要向受检者及家属说明理由，并征得同意。

2. 对男女双方有关性方面的问题应当保密　处女膜因先天性发育异常影响婚育者外，对其完整与否一律不追究、不鉴定、不记录、不议论，应注意保密。

3. 发现已怀孕者　应视对象年龄、健康等具体情况区别对待。发现异常者，应经过会诊或遗传咨询。

4. 发现存在不宜生育的情况　要慎重处理，可告知本人或其家长，进行解释和劝阻。认真填写婚前检查记录，妥善保管，做好登记。

（二）异常情况的分类指导

婚前检查如发现与婚育有关的异常情况，应根据具体情况分类指导与处理。

1. 不准结婚　直系血亲或三代内旁系血亲之间不能通婚。男女双方均有精神分裂、躁狂、抑郁性精神病或智力低下者不准结婚。

2. 暂缓结婚　性病、麻风病未治愈前，精神病发作期间或尚未稳定 2 年以上者，各种需做传染病报告的法定传染病，如鼠疫、白喉、乙肝、脊髓灰质炎、狂犬病、病毒性肝炎、霍乱在规定的隔离期内应暂缓结婚。

3. 可结婚但不宜生育　男女任何一方患有某种严重常染色体显性遗传病，或男女双方均患有相同、严重的常染色体隐性遗传病；男女任何一方患有下列 3 种严重的多基因遗传病包括：先天性心脏病、精神分裂症、躁狂抑郁性精神病，并属高发家系者，即使病情稳定也不能生育。

4. 可结婚但下一代需控制性别者　对一些遗传方式明确的遗传病，必须根据家系分析，辅以临床特征来判断某一特定家系的传递方式。应做产前诊断鉴定胎儿性别，或采用体外受精植入前诊断，避免引发风险，无条件做产前诊断的则不宜生育。

（三）其他应劝阻生育的疾病

影响性功能的生殖器缺陷，应矫正后结婚。如无法矫正的严重缺陷不可能性交或生育者，应尽量劝阻；无法治愈的恶性肿瘤，结婚生育会使其恶化，缩短存活期限，或严重的脏器疾病已发展到威胁生命阶段，应劝阻结婚并不宜生育。如结婚生育足使双方原有病症加重或影响子女健康者，应根据情况劝阻结婚或生育，尤其女方担任生育重任，更要慎重处理。

（四）婚育知识宣教

可根据不同条件通过各种方式进行婚育知识宣教，内容包括以下几方面。

1. 基础知识　生殖系统解剖、生理及受孕原理。

2. 性生理、性心理及性卫生保健　特别应告知新婚夫妇，初次性交，处女膜破裂会引起轻微疼痛和少量出血，一般不需特殊处理。同房前后应注意清洁外阴，防止感染外邪。

3. 优生指导　根据新婚夫妇不同的情况，指导计划生育及孕期保健。优生是提高人口素质的重要措施。生命形成于男性精子和女性卵子的结合。精子和卵子质量，决定了新生命的健康与否，要获得优良的精子、卵子，新婚夫妇应重视以下几方面的问题。

（1）结婚当月怀孕不利于优生：因双方躯体及精神疲劳、房事多，不利于优良精子、卵子的结合。

（2）吸烟喝酒是影响优生的因素：因此夫妇应禁烟戒酒。

（3）准备受孕前 3 个月：保证身体健康，不乱服药。

4. 新婚节育指导　根据具体情况，做好计划生育指导，介绍节育原理及方法，指导正确选择避孕措施，预防节育引起的病症。

四、孕期保健

妊娠是正常的生理过程。由于生理上的特殊变化，妊娠期可出现一些特有的症状，如妊娠早期的早孕反应、妊娠中晚期的足部肿胀等。亦可发生一些妊娠特有的疾病或妊娠合并症。孕妇的健康可影响胎儿，因此孕期应注意摄生，从妊娠早期开始保健，对于优生优育、预防产科并发症的发生都具有重要意义。

（一）产前检查

产前检查是以保障孕妇和胎儿健康，安全分娩为目的。妊娠后，孕妇全身各系统因胎儿的生长发育而出现一系列相应的变化，因此从确定早孕开始至分娩，应定期进行产前检查。能及早发现妊娠合并症和并发症，及时纠正胎位异常，及早发现胎儿发育异常。孕妇应重视产前检查，以及掌握产前检查的次数、时间、检查内容及目的意义。通过产前检查，接受孕期保健及卫生保健指导。正确认识妊娠和分娩，消除不必要的顾虑，并通过动态的观察，全面了解自身及胎儿情况，为分娩做好充分准备。

（二）起居适宜

孕妇应注意休息，生活有规律，居室宜清洁安静，冷暖适宜，保持空气清新。每日应保证 8 小时睡眠。宜采取左侧卧位，以增加胎盘的血供。健康孕妇可从事日常的工作和一般的体力劳动。但避免过度操劳，如负重、攀高、长途步行等，慎防跌仆，以免伤胎。妊娠 28 周后应适当减轻工作量。孕妇适当的活动，可促进血液循环，增进食欲和睡眠，且可增进肌肉力量为分娩做好准备，以防难产。

（三）谨慎房事

《叶氏女科证治》指出："保胎以绝欲为第一要策，若不知慎戒，而触犯房事，三月以前多犯暗产，三月以后常致胎动小产。"性生活因兴奋和机械性刺激易引起盆腔充血，子宫收缩而造成流产、早破水或早产，还可能将细菌带入阴道导致产前、产时、产后感染。因此，孕期应节制性生活，并注意调整姿势和频率，妊娠早期和晚期应避免性生活，以防流产、早产或感染，尤其是反复自然流产者整个孕期应禁止性生活。

（四）衣着舒适

孕妇衣服以棉布为宜、宽松、柔软、舒适、冷暖适宜，腹部及乳房不宜束缚过紧，以免影响血液循环和胎儿的发育、活动。胸罩选择宜以舒适合身，是以支托增大的乳房为标准，以减轻不适感，并指导进行孕妇乳头清洁为护理，为产后哺乳做好准备。怀孕后汗腺分泌旺盛，要勤淋浴，勤换内衣内裤，避免盆浴。孕妇适宜穿轻便舒适的平跟软鞋，不宜穿高跟鞋，以防身体失衡和腰背疼痛。

（五）营养均衡

孕妇的营养状况直接或间接影响自身及胎儿的健康。孕期母体新陈代谢旺盛，加之胎儿生长发育，需要增加营养的摄入，以满足自身及胎儿的双重需要。妊娠期间由于雌激素的影响，胃酸分泌减少胃排空时间延长，孕妇常有食欲不振、偏食等表现，甚至有恶心、呕吐，影响正常饮食与营养的吸收。营养摄入不足，可导致消瘦、贫血等，甚则影响胎儿的发育，导致胎萎不长，也增加早产和死产的发生率。另一方面，孕妇如摄入过多，超过母胎所需，易诱发孕妇肥胖、巨大胎儿、难产。此外，无论孕妇的体重过轻或过重，子痫的发生率均会增加，饮食过多或过少都会影响胎儿的发育，并导致并发症的发生，妊娠期间应合理安排饮食。

1. 妊娠早期饮食　宜重质不重量，少吃多餐，选择喜欢的食物，宜清淡平和富于营养；妊娠中晚期因胎儿生长迅速，应合理增加营养，尽量摄入高蛋白质、高维生素、高矿物质、适量脂肪、碳水化合物和低盐饮食，如蛋类、肉类、豆奶制品、新鲜蔬菜等，以满足胎儿生长发育需要。

2. 饮食原则　宜符合均衡、自然的原则，采用正确的烹调方法，避免破坏营养素，避免烟、酒、浓咖啡、浓茶及肥甘厚味、辛辣刺激之品，避免过饱过饥，以免损伤脾胃。

（六）注意胎教

胎教是有目的有计划为胎儿发育实施最佳措施。《叶氏女科证治》指出："胎前静养乃第一妙法。不较是非则气不动矣，不争得失则神不劳矣，心无嫉妒则血自充矣，情无淫荡则精自足矣。安闲宁静，即是胎教。"孕妇的心理状态可影响胎儿的健康，因胎借母气以生，两者相通。从妊娠早期开始应避免不良刺激对胚胎和胎儿的影响。保持豁达乐观的心态，稳定而平和的情绪，使气机调畅五脏安和。孕期多聆听优美的音乐，欣赏美好的事物，乐善好施，通过抚摩等方式加强与胎儿的沟通，促进胎儿的健康成长。

（七）自我监测

孕妇应了解正常妊娠生理，自我监测胎儿宫内情况及时发现异常情况。可及时发现问题，及时诊治，减少围生儿死亡率。孕妇及家属应掌握胎心音计数及胎动计数，测量子宫底的高度、体重及腹围。若发生异常情况，如阴道流血、剧烈呕吐、寒战高热、腹部疼痛、头晕、头痛、眼花、胸闷、心悸、气短、阴道大量溢液、胎动次数突然减少等，应立即就诊。临近预产期，应识别先兆临产，如出现阴道血性分泌物或规律性宫缩等则为临产，应到医院待产。

（八）慎用药物

孕妇应慎用药物，特别在妊娠最初 2 个月，是胚胎器官发育形成时期，用药更应注意。许多药物可通过胎盘，影响胎儿发育。凡峻下、滑利、祛瘀、破血、耗气、散气以及一切有毒的中药，以及可能引起胚胎/胎儿发育异常的西药，都应禁用或慎用。美国食品药品管理局（FDA）按照药物在妊娠期应用时的危险性分为 A、B、C、D 及 X 类（A 类：妊娠期患者可安全使用；B 类：有明确指征时慎用；C 类：在确有应用指征时，充分权衡利弊决定是否选用；D 类：避免应用，但在确有应用指征、且患者受益大于可能的风险时严密观察下慎用；X 类：禁用）。孕妇使用氨基糖苷类、万古霉素、去甲万古霉素、氯霉素、磺胺药、氟胞嘧啶时必须进行血药浓度监测，据此以调整给药方案。磺胺类、抗糖尿病类及抗癌类药物、激素等可影响胎儿发育，不可滥用和盲目使用。

（九）避免出生缺陷

孕期应避免不良的生活嗜好以及外界环境中的有害因素对母胎的影响。常见的化学因素如农药、重金属、有机溶剂等，物理因素如核辐射、极低频电磁场、放射性、噪声、高热等，微生物感染如风疹、疱疹、巨细胞病毒以及弓形体病等，都可能引起胚胎/胎儿发育异常。如孕妇工作环境有以上的有害因素存在，在计划怀孕和妊娠期间应调整工作岗位，以减少出生缺陷，提高人口素质。

五、产褥期保健

产妇分娩后全身各器官除乳腺外恢复至妊娠前状态所需的时期称为产褥期，一般为 6 周。产褥期母体的生理变化很大，分娩耗气伤血，阴血骤虚，阳气易浮，营卫不固；子宫逐渐缩复并排出恶露，乳腺分泌功能旺盛。由于“产后百脉空虚”，易感受外邪而致病。同时，伴随着新生儿出生，产妇及家庭经历着心理和社会的适应过程。通过产褥期保健，可以及时发现异常及时处理，对母婴健康都非常重要。

（一）谨防外邪，增强体质

产妇要注意保暖及居室空气流通，冬春避免受凉，夏季慎防中暑。《胎产心法》指出：“凡新产骤虚，最忌寒，寒则血气凝滞，诸变乃生。”“凡产逢暑月，切不可当风睡卧，最忌贪凉用扇。”产妇应保证充分的休息和睡眠，产后也要适当活动，增加食欲，预防下肢静脉血栓形成，可促进伤口的愈合，促进康复。正常分娩后 24 小时宜卧床休息，第 2 日可下床活动。切口拆线后可做产后保健操，运动量应由弱到强循序渐进地进行。帮助腹壁、盆骶肌肉张力恢复，防止尿失禁，但避免负重与蹲位活动，预防子宫脱垂及膀胱直肠膨出。

（二）促进康复

分娩的产伤可影响二便的排泄，子宫的缩复会引起腹痛，须注意调摄。

1. **保持二便通畅**　重视产后的排尿。因膀胱充盈妨碍有效的子宫收缩而致产后出血，产后 4～6 小时鼓励排尿。第 1 次排尿应估计尿量，预防尿潴留，如排尿困难，可热敷下腹部，配合针灸、暗示疗法等，必要时可导尿。鼓励产妇多饮水，多食含纤维食物，早期下床活动，促进肠蠕动，保持大便通畅，防止便秘。

2. **会阴护理**　产后因恶露排出，血室正开，易感外邪，故应保持会阴清洁、干燥，消毒纸垫勤换，会阴切口的产妇取对侧卧位，减少污染物的伤口污染。每日可用高锰酸钾溶液或温开水冲洗或拭擦外阴。避免大小便对切口的污染。外阴有伤口者可用红外线照射，促进伤口愈合。

3. **观察子宫复旧及恶露情况**　认真评估恶露情况及宫底位置、软硬度。每日应同一时间手测宫底的高度。评估恶露的质和量；同时应按压宫底，以免血块积压，影响子宫收缩，如发现异常，及时排空膀胱，按摩腹部（子宫部位），或使用宫缩剂。产后取半卧位，有利于恶露排出。产后 1～3 日为血性恶露，4～6 日呈浆液性恶露，约 2 周后变成白色恶露，持续 2～3 周干净，这些变化是子宫出血量逐渐减少的结果。恶露有异味，提示有感染的可能，可用抗生素。

（三）饮食调摄

产后 1～2 日应进食清淡容易消化的食物，以后增加奶、蛋、鱼、肉、豆制品等，补充维生素和矿物质，新鲜的蔬菜及水果，多饮汤水。食物多样化，米面混食，粗细并用，营养搭配合理。以补充分娩过程的能量消耗，促进乳汁分泌，满足新生儿发育的需要。《叶氏女科证治》在产后饮食方面提出："产后七日内……毋食辛热之物，使血妄行。毋食生冷之物，使血凝结，勿食消导耗散之物，次损气血。"

（四）调和情志

产褥期妇女心理处于脆弱和不稳定状态，要克服依赖、抑郁、焦虑等不良情绪，消除不良的分娩体验及产后疲劳，乐观的对待产后身体的不适感。提高自信心和自尊感，承担母亲的责任，促进接纳孩子，接纳自己。

（五）产后检查

包括产后访视和产后健康检查。产后访视应在产后3日、14日、28日共3次。产后42日应携带婴儿一起到医院做产后体格检查，以了解产妇全身情况，特别是生殖器官的情况及新生儿的发育情况。检查内容包括一般检查：体温、体重、血压、饮食、睡眠、大小便。妇科检查：子宫复旧情况、盆底肌肉的托力、腹部伤口及会阴切口的情况。检查乳房有否炎症、乳头皲裂，了解乳汁及哺乳情况，并给予正确的指导和处理。如有妊娠合并症者或发现有内、外科疾病，应及时检查和处理。

（六）计划生育指导

产褥期内禁止性生活。产后42日检查无异常方可开始性生活，并采取避孕措施。哺乳期以工具避孕为宜。

六、哺乳期保健

哺乳期指产妇于产后用自己的乳汁喂养婴儿的时间，约10个月。此期保健的重点是促成纯母乳喂养。母乳是婴儿最理想的天然营养食品，是任何代乳品无法代替的。含婴儿出生后6个月内所必需的全部营养物质，且易被婴儿消化吸收。母乳喂养卫生、方便、经济，并可增进母婴感情，促进子宫复旧，预防产后出血。但母乳喂养易受环境影响，需要家庭、社会的支持，应尽早向产妇和家属介绍母乳喂养的意义，鼓励母乳喂养，并提供技术指导。

（一）乳房保健

一般产后半小时开始哺乳。每次哺乳前后应用温水毛巾将乳房拭擦干净。哺乳前母亲洗手，并柔和地按摩乳房，刺激泌乳反射，每次哺乳应让新生儿吸空乳汁。乳汁充足吸不完时，应用吸乳器将剩乳吸出，以免乳汁淤积，并预防乳腺管阻塞及两侧乳房大小不一。如未能直接哺乳，则指导乳母挤出乳汁喂养。哺乳期使用适当乳罩，避免过松或过紧。

（二）正确哺乳

实行母婴同室，并保持室内空气新鲜，新生儿吸吮乳头可促进乳汁通畅，按需、按时哺乳，使乳汁及时排空，促进乳汁分泌。哺乳前乳房过度充盈者，可用湿毛巾湿热敷，按摩乳房后用手挤出部分乳汁，使乳晕变软，便于婴儿含吸。以正确的体位姿势哺喂婴儿。每次哺乳后应抱起婴儿轻拍背部1～2分钟，排出胃内空气，以防吐奶。尽可能不给予吸吮橡皮奶头或用乳头作安慰物。

（三）母乳喂养相关问题的处理

1. 乳房胀痛　多因乳汁淤积或感染早期的炎症。哺乳前可湿热敷及按摩乳房。从乳房的边缘向乳头中心按摩，使乳腺管通畅，减少疼痛。哺乳先哺患侧乳，有利于吸通乳腺管，每次哺乳应充分吸空乳汁，或将过多的乳汁挤出。

2. 乳头皲裂　初产妇或哺乳方法不当时易发生，轻者可坚持哺乳。哺乳应注意正确的姿势，并让婴儿先在损伤轻的乳房哺乳，以减轻另一侧乳房的吸吮力。可增加哺乳次数，缩短每次哺乳时间。喂哺后皲裂处涂乳汁，并短暂暴露干燥，起修复表皮作用。疼痛严重者可暂停直接哺乳，可用乳头罩间接哺乳或用吸乳器将乳汁吸出，以免影响乳汁分泌。

3. 乳汁不足　营养缺乏与休息不足、过度劳累及不良的心理障碍，都可以影响乳汁分泌。产妇应保持乐观的情绪，心情舒畅，合理调配饮食，增加营养的摄入，尤其是含蛋白质的食物和新鲜蔬果及充足的汤水。保证充分休息，适当活动，做到劳逸结合，生活有规律，维护气血调和。

（四）退乳

产妇因各种原因不能哺乳或需终止哺乳时，应停止吸吮及挤奶，限进汤类食物。可用麦芽200 g，水煎服，每日2～3次，连续3日。配合芒硝外敷两侧乳房，帮助退乳；或给予己烯雌酚5 mg，每日3次，连续2日。

（五）哺乳期用药与避孕

乳母用药应慎重，避免药物毒性对婴儿的损害。有些药物可通过血液循环进入乳汁而影响婴儿生长发育。哺乳期应选择适当的避孕方法，不宜使用药物避孕和延长哺乳避孕。最好采用工具避孕，也可在产后3～6个月后放置宫内节育器。

七、中年保健

人到中年，精力充沛，生气勃勃，脏腑组织功能协调，反应灵敏，无论从体力和思维都进入了人生的鼎盛时期。中年是人生的奋斗时期，但社会、家庭及养育子女的责任，往往使女性倍感生活的压力，或因力不从心而心身疲惫。中年也是生理上由盛渐衰的开端，意味着衰老的开始。《素问·阴阳应象大论》云："年四十，而阴气半也，起居衰矣；年五十，体重耳目不聪明矣。"中年妇女经历了孕、产、乳的生理变化，如保健失宜则易引发疾病。中年是人生的重要调整阶段，根据中年生理心理特点，科学合理地养生保健，延缓脏腑功能的衰退，为健康进入老年期打好基础。

（一）劳逸结合，预防过劳致病

中年时期，生活节奏紧张，常为工作或家庭而操劳过度，可导致体质下降，而容易诱发各种疾病，因此应科学地安排好工作与生活，使之更符合自然规律，起居作息有节律。既要注意休息，保证充足睡眠时间和提高睡眠质量的"静养"，又要适当参加文娱体育活动及鉴赏、逸游等高雅调摄方法，中年妇女在繁忙的工作生活中应加强体育锻炼，根据身体的不同条件，因人因时选择运动方式，提高思维能力及工作效率，增强体质，预防疾病。

（二）调节情志，预防情志过激

中年妇女面临繁重的社会和家庭的压力，精神紧张，思虑较多，如超出生理限度，会产生过激的情志变化，影响脏腑功能，而导致疾病的发生。《内经》主张"恬淡虚无"，"精神内守"。中年妇女更应该对自己的意志、心态进行自我锻炼、自我控制、自我调节，使之与机体、环境保持协调平衡，保持乐观愉悦，善于化解各种不良的情志刺激。知足常乐，可使脏腑气机调畅，气血和调，促进健康。

（三）均衡饮食，增强体质

根据体质与食物的寒热属性，合理安排饮食以保证营养均衡，使脏腑功能健旺，气血充盛。中年时期，肠胃消化功能开始减退，应避免饮食过量，或过食膏粱厚味，以免营养过剩，甚或损伤脾胃，聚湿成痰。饮食宜清淡，荤素搭配。由于经、孕、产、乳耗损血气，需注重滋阴、养血，平衡阴阳。

（四）重视性保健，提高生活质量

中年时期是性欲旺盛的阶段，注意节欲保精尤为重要。性生活应适度，应避免病后或过度劳累后性生活。当房事过度，伤精耗气，可变生他病。如性交后有疼痛、出血、白带增多等异常现象，应及时到医院检查。

（五）定期体检，预防疾病

每年定期检查，及早发现异常情况，防治生殖道的炎症、肿瘤等，未病先防，有病早治，病后防变。

八、围绝经期保健

女性绝经期前后，肾气渐衰，天癸将竭，冲任二脉虚损，是从生殖旺盛期进入老年期的转折时期，易受内外环境的影响，如素体阴阳有偏盛或偏衰、情志不畅、宿有痼疾，或家庭、社会、工作等方面的改变，容易导致阴阳失调而出现一系列的生理和心理变化，甚至影响正常的生活和工作。绝经期前后的保健，是维护和促进其心身健康，使其顺利渡过围绝经期，预防或减轻绝经前后诸证，提高生活质量的重要措施，并为安度晚年奠定良好的基础。

（一）认识围绝经期生理特点

女性在40～55岁之间，出现月经紊乱、血管舒缩症状及精神神经症状。是由于卵巢功能逐渐衰退，雌激素不足引起的一些生理性的自然反应，应对此有正确的认识，这是女性一生中必经的生理阶段，应坦然面对。社会及家庭应给予更多的关怀、体谅和鼓励，帮助她们顺利渡过围绝经期。

（二）调畅情志

进入围绝经期，由于内分泌环境的改变，出现一些自主神经系统功能紊乱的症状，常表现为精神状态及心理状态的改变，如记忆力减退、容易激动、紧张、焦虑，或情绪低落、抑郁、悲伤等。围绝经期的生理与心理变化容易受到社会因素的影响，从而加重内分泌失调和自主神经功能紊乱反应，严重者可诱发疾病。应指导围绝经期妇女进行心身的调适，养成广泛的兴趣和爱好，参加有益于健康的运动，学习预防疾病的知识，选择良好的生活方式，陶冶高尚情操。通过适度的体力活动与社会活动，如散步、跑步、登山、舞蹈、唱歌、音乐、绘画等，保持身体的正常活动，振奋精神，促进思维，协调脏腑功能，使气血运行通畅，预防疾病的发生。

（三）起居有常

生活有规律，睡眠充足，张弛有度，有助于缓解围绝经期诸症。维持适度的性生活，增加生活情趣，防止心理早衰。但由于围绝经期阴道分泌物减少并呈碱性，外阴阴道干燥狭窄，对病原体抵抗力减弱，容易发生性交不适及阴道炎，对此期女性的性要求及性生活多给予关心和指导。应保持外阴部清洁卫生，防止感染。节嗜欲，性生活前可使用润滑剂。

（四）饮食有节

合理的营养调配是保障健康的重要环节。应根据此期脾胃功能及营养需求，饮食宜高质（高蛋白质、维生素、矿物质）低能（低糖、低脂），清淡少盐，多食新鲜水果、蔬菜，如西兰花、胡萝卜、西红柿、苹果等，注意补充含钙食物。避免暴饮暴食，或过饥过饱，以免损伤脾胃，使运化失常，停痰留饮，诱发疾病。

（五）定期体检

积极防治多发病、常见病，每年至少接受1次全面体检和妇科病普查。出现绝经前后常见的健康问题，如功血、心血管疾病、骨质疏松等，应及早到医院诊疗。

九、老年保健

随着经济的发展、科学进步及医疗水平提高，人类的平均寿命不断提高。老年保健越来越受到社会的重视，加强妇女老年期养生保健，可以提高老年妇女生命质量。

衰老是生命的必然过程，随着年龄的增长，老年人外在表现为形体衰老，女性更为明显，优美曲线消失，腰腹部脂肪明显增多，肌肉松弛，皮肤皱纹增多等。内在的变化则是脏腑功能衰退，妇女到50岁左右，进入绝经期后，肾气衰、天癸竭，月经逐渐闭止，生育能力也随之消失。其体质特点为精亏血少，或阳气不足，经脉不畅。要延缓衰老进程，首先要在青壮年及绝经前后注重养生保健，以健康的心身进入老年期。老年保健则应根据其体质特点进行防病保健，使老年人能幸福健康地安度晚年。

（一）乐其心，养其体

保持乐观的心理状态，适当参与体力劳动及身体锻炼，“喜则气和志达，营卫通利”。良好的精神状态是健康的重要标志。老年妇女由于生理上的变化，可引起各种心理障碍，情绪消沉，抑郁是老年人常见的精神障碍之一。老年人应以恬淡的心境、平静乐观地对待客观事物，培养健康的爱好。心情舒畅，可使气血调和通畅。根据个人的体质与健康状态，选择有益心身健康的活动与运动，以舒展肢体，活动筋骨，流通气血，不至于过于劳累为宜，如徒步走、太极拳、老年迪斯科、下棋、桥牌等，力所能及地参与家务劳动。适当坚持脑力活动，学习新事物，防止思维退化，延缓大脑衰老程度。保持适度的人际交往，在交谈中训练记忆力及反应能力，通过体力活动和脑力活动，保持正常的新陈代谢。

（二）起居有常，饮食有节

老年人应根据四时气候的变化，调适寒温，慎避外邪。合理安排生活。起居作息有规律。每日应保持6～7小时睡眠。老年人脾胃功能减弱，饮食营养不当可诱发疾病和加速衰老。多食粗粮以及清淡容易消化的食品，并以高蛋白、低脂肪、高维生素为宜，多食水果蔬菜，少食含糖食物，避免暴饮暴食或偏食，以免损伤脾胃，保持适当的体重，防止心血管病发生。老年人可根据个人不同体质有所选择可延缓衰老的食物及药物，平常可服食补脾益气的食物和药物，如山药、莲子、茯苓、党参、枸杞子等。

（三）治未病，防重症

老年是肿瘤和心脑血管疾病的好发阶段，须重视疾病防治，应定期做全身体格检查及防癌检查。由于绝经后卵巢功能衰退，容易发生老年性阴道炎、骨质疏松；因盆底韧带及肌肉松弛，容易发生子宫脱垂或引起尿失禁；冠心病、动脉硬化、代谢紊乱等内科疾病也多见。如绝经后出现异常的阴道流血、带下增多，应及时到医院检查，早期发现及治疗生殖道肿瘤。老年妇女还应做提肛运动，以增强盆底肌肉、肛门括约肌的肌张力。避免增加腹压的重体力劳动，积极治疗慢性咳嗽及便秘，预防子宫脱垂。老年妇女性功能减退，但仍会有性欲望和性活动能力，可根据身体情况进行有节制的性生活。

第二节　妇科疾病的预防

妇科疾病的预防主要是避免或消除生殖障碍，保障生殖健康，把医学的重点从治疗疾病转到未病先防，以预防为主是医学发展的方向。早在《内经》中已有明确的预防学思想。中医预防学主要包括未病先防、既病防变和病后防复，即日常注意保健，提高抗邪能力，是预防疾病的关键；在疾病的初始阶段，及时治疗，防止疾病的恶化和传变；疾病初愈，则“扶正”以增强体质，预防疾病复发，使之完全康复。

三级预防原则主要强调正气在预防疾病中的作用，防微杜渐以治未病，以整体观及辨证论治的方法诊治疾病，重视心理因素、社会因素对人体的影响，积极预防妇科疾病的发生，避免或减轻疾病对妇女的危害，保障妇女的心身健康。

一、未病先防

未病先防，就是在疾病未发生之前，做好各种预防工作，防止疾病的发生。《素问·四气调神大论》指出："圣人不治已病治未病，不治已乱治未乱……夫病已成而后药之，乱已成而后治之，譬犹渴而穿井，斗而铸锥，不亦晚乎？"指出了未病先防的重要意义。《淮南子》提出："良医者，常治无病之病，故无病；圣人者，常治无患之患，故无患也。"妇科疾病的防治应根据妇女特殊的生理以及各个不同的生理阶段进行养生保健，注意饮食生活起居的调摄，保持身体、精神和行为的健全状态。

（一）维护正气

保持机体正气旺盛，保证人体生命活动功能正常，抗衡邪气，防止致病因素侵害人体而发病。

1. **调畅情志**　正常的精神活动，可使人体正气旺盛，气血调和，有利于健康。七情过度可使气血失调，脏腑功能失常，从而引发疾病或使疾病恶化。在女性的经、孕、产、乳等生理阶段，更应保持正常的精神活动，避免不良的情绪和精神刺激。应以乐观的态度，正确对待生理的变化，解除紧张、消极的状态，使精神内守，正气存内，保障健康。

2. **起居有常**　妇女面临着社会、家庭、生活的多重压力，应该合理安排工作与生活，适应环境的变化。起居有规律，劳逸结合，保证睡眠和适当的活动，合适的衣着等，以保持健康身体，精力充沛投入工作和生活。

3. **饮食养生**　饮食是维护人体生命的重要因素，应因人、因时、因地进行合理的食物搭配，考虑饮食宜忌。妇女以血为用，在青春期、妊娠期和哺乳期要特别注意营养的补充与调摄；而中年期、围绝经期、老年期则应注意脾胃的运化吸收功能，清淡而富于营养。

4. **增强体质**　运动可使气血运行通畅，可根据不同年龄特点，经常而适度地进行体育锻炼。注意动静结合，适度而不过量，特别在月经期、妊娠期更不宜剧烈运动。中年以后要根据体质情况全面评估运动量，以运动后食欲增进，睡眠良好，情志轻松，精力充沛，而不至过于劳累为宜。

（二）避其邪气

六淫、疫疬之邪、七情内伤、饮食劳倦、地理与气候变化等，都可以成为疾病发生的重要条件。"虚邪贼风，避之有时"，才能做到未病先防。

1. **顺应自然环境，避免淫邪入侵**　生活环境包括了自然环境、居住环境及工作环境。生活环境对人类的生存和健康意义重大。适宜的环境可促进健康，不良的环境则影响健康。女性在月经期、产褥期血室正开，易感受风、寒、湿、热之邪，应注意清洁卫生，不要冒雨涉水，或久居湿地。暑天热邪易耗伤津液，损伤正气，女性在月经期、妊娠期、产褥期热邪更易乘虚而入，损伤冲任而诱发各种月经病、妊娠病及产后病。故暑天应避免日晒时间过长而感受热邪，饮食宜清淡，勿贪食生冷、寒凉之品，可多饮水、食新鲜水果蔬菜，多食清热、解暑利湿、养阴益气的食物，调理脾胃，预防暑湿致病；冬天气候寒冷，容易损伤阳气，使气血阻滞不通而导致闭经、痛经、经行身痛、月经后期、月经过少、宫寒不孕等，应注意防寒保暖，慎避寒邪。可根据体质情况，适当进补，固藏阳气。顺应自然规律，采取各种方法，努力适宜环境，避免不良环境的影响。

2. **防止情志致病**　七情内伤可直接影响相应的脏腑，使气血逆乱，气血失调，而导致各种妇科疾病的发生。七情内伤导致妇科病，以怒、思、恐为害尤甚。怒伤肝，使肝气郁结，肝气逆乱而致月经后期、痛经、闭经、不孕症、癥瘕等；忧思伤脾，而易致闭经、月经不调、痛经；惊恐伤肾，使肾的气化封藏，摄纳功能减退月经过多、崩漏、胎漏、胎动不安、滑胎、子宫脱垂等，故在日常生活中应尽量避免情志过激，不为七情所伤。

3. **防止生活失度**　房劳多产、饮食不节、劳逸失常、跌仆损伤等可导致妇科疾病。房劳可耗精伤肾，多产耗气伤血，损伤冲任、胞宫；饮食不节，过食生冷、寒凉、辛辣燥热、甘肥厚味，过饥过饱等可导致脏腑功能失常。劳累过度可伤脏腑，贪逸无度则气机郁滞。在月经期、妊娠期、产褥期应特别注意劳逸适度，既要防止过劳损伤心、脾、肾而导致月经过长、经期延多、崩漏及孕期可致流产、早产及产后恶露不绝、缺乳、子宫脱垂等；又要避免过度安逸影响气血运行而发生月经不调或难产等；跌仆损伤会导致气血不和，瘀阻冲任，或跌仆直接损伤阴部。在月经期、妊娠期尤需小心防范。女性在各个生理时期应按照其不同生理特点进行调摄。

二、既病防变

"既病防变"是"治未病"的另一方面的内容。疾病发生以后，在治疗过程中密切观察病情，及早采取各种防治措施，维护正气，预防疾病的迁延和恶化，促进疾病的痊愈和康复。

（一）早发现、早诊断、早治疗

一些非传染性疾病的发生和发展是致病因素长期作用于机体的结果。健康状况的预测、评估与疾病的早期诊断，是医患及家属双方要留意的问题。早期发现疾病，应通过健康教育提高妇女对妇产科疾病的认识及自我保护意识，身体有不适就及时到医院诊治。早期治疗可避免疾病的加重。

妇女应根据不同阶段的生理特点进行保健，并定期体检。已婚或有性行为的女性应每年做1次妇科检查。怀孕后要定期做产前检查。围绝经期和老年期妇女每年做防癌检查等。定期开展妇科疾病的普查，能及早发现并治疗无明显临床症状的常见病、多发病，预防病邪由表传里，使病情加重。对一些性传播疾病的患者，应早期隔离，防止疾病在家庭及社会传播。

（二）促进疾病的痊愈

妇女的疾病是复杂的，疾病发生以后，除早期的正确诊断及积极有效的治疗措施外，还应根据疾病发展规律及患者的年龄、体质、心理特点，结合经、带、胎、产、乳等生理病理变化，采取相应的治疗调护措施及辅助治疗措施。在辨病的基础上辨证施治、辨证施护，制定适宜的调护措施，以提高疗效，促进康复。如慢性盆腔炎反复不愈，治疗以中药随证内服为主，配合外治，如中药制剂保留灌肠、中药外敷下腹部、理疗等以提高疗效。病情缓解后，指导患者进行调理，包括饮食疗法、情志摄调、生活调护等，促进疾病痊愈。通过积极有效的治疗及正确调护，以治愈疾病。

三、病后防复

疾病初愈，阴阳平衡尚未稳定巩固。如不注意适当的调护和休养可导致疾病的复发或再次受病，使病情更加复杂、危重或缠绵难愈。故病后防复应注意感邪复病、劳复、食复和药复等。

（一）防感邪复病

疾病初愈，正气尚虚，如不注意起居调适，慎避邪气，即易感受六淫邪气而再次发病。如带下过多的患者初愈后，会因经期冒雨涉水，或久居湿地，感受寒湿而导致带下病的反复发作。故病后应调摄起居，慎避邪气侵袭。

（二）防劳复

防劳复主要有三方面：劳力过劳、劳心过度、房劳过度。劳力过度，休息不足，耗气伤精；劳心过度，耗伤心血，损伤脾气；房劳过度，损伤精气，妇女病后应注意防劳复。疾病初愈阶段，应劳逸结合，防止过度劳累；注意怡情畅神，避免七情喜怒穷思极虑，避免七情过激而致病复。更应注意房劳过度，特别是经期、孕期、产后及哺乳期，气血较为虚弱，易受外邪入侵，使病情加重或疾病复发。故疾病初愈，应根据个人的情况，适当运动，以养为主，保证充分的休息，促进气血流通，增强体质，有利于疾病的康复。

（三）防食复

饮食调养，愈后防复。疾病以后，机体的代谢功能发生障碍，同时营养物质的消耗增大，故应补充营养。病后胃气薄弱，饮食宜清淡易消化而富于营养，避免增加脾胃负担，多食含丰富维生素、蛋白质的食品，忌食甘厚肥腻辛辣及“发物”，以免滋生内热，助湿生痰，影响脾胃及各脏腑的功能而导致疾病复发。并应根据疾病的性质、患者的体质、气候条件、生活习惯等选择适当的食物，虚则补之、实则泻之、寒则热之、热则寒之。一般而言，阳虚偏寒者，宜食益气温中、散寒健脾、温性热性的食物，忌寒凉生冷食物；阴虚偏热者，宜食清热、生津、养阴的寒凉平性食物，忌温燥伤阴食物；阳虚者，宜温补忌寒凉；阴虚者，宜滋补清湿忌温热；实证者，宜辨明寒热，配合食疗，消导去滞，不可误补以助邪。

（四）防药复

病后继续用药调理，可巩固疗效，预防疾病再次复发。原则是平衡阴阳，调和脏腑气血，增强体质，提高抵抗力及免疫力。病后体质较差，正气虚弱者，用药应注意剂量和疗程，勿太过或不及，而致损伤正气或产生耐药性，导致疾病复发。

第三节　妇科疾病的调护

中医妇科疾病的调护以中医基础理论、中医妇科理论及现代护理学理论为指导，根据妇女解剖、生理病理特点，在诊疗护理规律的基础上，结合中医整体观原理，运用护理程序，对妇女特有疾病开展“辨证”与“施护”的一门临床护理学科。中医学在几千年的发展历程中，积累了相当丰富的治疗和调护经验。妇科疾病的调护，是继承中医传统的护理特色，又吸取现代护理学的理论和实践的新知识、新技术、新成就，把传统与现代的护理手段及临床经验有机地结合起来，提高临床疗效，更全面更系统更科学地服务于广大妇女。中医妇科疾病的调护具有中医整体护理和辨证施护的特点。是以中医整体观为原则，辨证施护为特点，重视对患者的心身护理，把以人为本的服务理念始终贯穿于全程的护理中。

整体观是中医学的基本特点之一，其理论基础是运用阴阳、五行学说阐明天人相应、形神统一的观念。人体是一个以脏腑经络为核心的整体，人与自然界和社会一切事物都是相互关联的。妇科疾病的发生、发展是阴阳失调、邪正斗争的过程，在疾病的调护中不仅要注意局部的病变，同时要注意相应脏腑的变化。如局部外伤，可因疼痛、忧虑而影响心、脾正常功能而出现夜卧不安、食少纳呆、腹胀便秘等症；五脏之间，相生相克，某一脏腑功能失调可影响有关脏腑的正常功能。如肾阴不足，水不涵木，可令肝血不足，阴虚阳亢而致经行头晕头痛、绝经前后诸症等；脏腑、气血、经络不可分割，故脏腑的疾病可通过经络、气血联系反映到体表。如脾虚中阳不振所致的经行泄泻、经行浮肿、带下病、妊娠水肿等，可见面色苍白或萎黄，口唇无华，舌淡苔薄白；心火亢盛所致的妊娠心烦、脏躁等可见面赤口渴，舌尖红，苔黄，甚至口舌生疮等。因此可从患者体表某些特殊变化来推断整体的反应。中医学的整体观，较全面地指导护理人员运用望、闻、问、切的方法收集患者资料，分析影响疾病的因素，以求正确认识疾病并施行妥善的护理。

随着医学模式的转变和社会的发展，人们对健康及医疗保健的需求发生变化，护理模式也随着现代护理学发展趋势做出相应的调整。从以疾病为中心的单纯护理模式向生理、心理、社会多元化护理模式转变。妇科护理概念也从单纯的“护理疾病”发展为“保障生殖健康”的护理。中医学的整体护理是以患者为中心，以中医辨证施护为核心，运用科学护理程序及中西医结合的护理方法对患者实施全身心的护理。诊断并处理女性现存和潜在的健康问题，更全面地为妇女健康提供服务。中医护理学是一门古老而年轻的学科，历经数千年历史，积累了丰富的临床经验，其行之有效的护理方法符合我国人民的思维方式和生活习惯，易被患者接受，其所具有的独特性与现代医学模式相一致，有着十分相似的内涵。在中医妇科临床护理工作中，应在掌握妇女的解剖、生理特点的基础上，认识妇产科患者的病因病机，在中医理论指导下，充分发挥中医优势，使具有中医特色科学的施护方法如调七情、慎起居、适寒温、辨证施护、辨证施食、养生健身、保健气功、针灸、推拿、熏洗、灌肠等全面综合应用，走一条具有中医特色的现代护理的道路。

辨证施护是运用四诊八纲的观察法，收集患者病症的发生、发展和特征资料进行全面评估、分析、辨别证候，制定有效的护理措施。由于妇女的生理特点，经、带、胎、产疾病为妇科所特有，临症时如何把握患者，特别是危重患者的实际病情，随时提出并实施妥善的护理措施，很大程度上取决于及时而准确的病情观察。在妇科疾病的临床护理中，护理人员应从整体观念出发，通过望、闻、问、切四诊，收集患者病症发生、发展和体征资料，除观察患者的全身情况和舌脉变化外，应特别注意月经的周期、经量、色泽、性质、气味，下腹部胀痛或疼痛，带下的量、色、质、气味等来辨别寒、热、虚、实。妇女停经，应了解是否怀孕，对孕妇，要注意与妊娠相关的情况，胚胎及胎儿发育状况等。对产后患者应灵活应用“产后三审”，了解恶露的量、色、质、气味等。根据患者的年龄、病种、病程、症状、用药、体质等情况及用药后的反应等进行整理、分析、对比、推理，然后作出判断，从而得出证的概念，为确定正确的治疗原则和护理措施提供依据。掌握妇科不同疾病特有的辨证要点及护理常规(包括病室、饮食、精神护理等)，给予患者适当的护理。体现“同病异护”、“异病同护”、“因人、因地、因时制宜”的辨证特色和个性化护理理念。如崩漏患者出血量多，色深红或紫红，质黏稠，面赤头晕，烦躁易怒，口干喜饮。便秘尿赤，舌红苔黄燥，脉滑数或弦数属实热者，可采用清热固经、调经止血法；饮食宜清淡，夏季可食藕片，藕汁凉血止血，药液宜偏凉服下，禁用热敷及艾灸等。而对出血淋漓不畅，色紫黑有血块，少腹疼痛或胀痛，舌暗红或舌边有瘀斑，苔薄白，脉沉涩或沉弦属血瘀型崩漏者，则要用活血化瘀、止血调经法；饮食忌生冷、酸涩性食物，药液宜温服。对少腹疼痛拒按者，可腹部热敷，使瘀血排出，减轻疼痛。辨证施护是护理程序中把辨证和辨病结合起来，根据全身不同的证候，结合经、带、胎、产等妇科的生理、病理特点及个体的差异，制定出行之有效的与治疗相一致的个体化的适宜的护理措施，以确保措施的准确性和可行性。

针对女性生殖系统的局部病变，根据病情选择采用局部外治法，如外阴熏洗盆浴、阴道冲洗、阴道纳药、宫腔注药、中药保留灌肠、中药外敷等，使药物直达病所。这些操作在非经期、非妊娠期间施行，宜排空膀胱及直肠，以利药物的吸收，提高疗效，也可同时配以其他中医传统疗法如针灸、推拿、气功等，这些外治方法因操作简便，疗效显著，易被患者接受。如盆腔炎患者，在中药内服治疗基础上配以中药保留灌肠、中药外敷、阴道冲洗、阴道上药等，使药物直达病灶。中医妇科护理技术在治疗妇科疾病中发挥了特有的作用。

一、精神护理

中医学认为人的精神状况对疾病的发生、发展与治疗有很大的关系。不同情志变化可直接影响机体阴阳失调，脏腑功能失常，七情致病在妇女中特别突出，在妇科护理方面更应重视精神护理。妇女的生理特点以及一生各期的生理变化复杂多样与精神因素有着密切的关系。经、带、胎、产、乳与肝关系密切。肝藏血，主疏泄。妇女的生殖生理以血为本，以血为用。气为血帅，情志过激，肝失调达，累及气血，导致气滞血瘀，进一步损伤冲任，易引起各种妇科疾病，如痛经、闭经，甚至癥瘕等。根据各种疾病与情志的关系，进行情志护理，可起到事半功倍的效果。应根据患者的性格、病情、环境、经济条件、家庭情况、社会环境等，应用适当的语言，有的放矢地劝慰开导，消除顾虑以及移情易性、调达情志等情志护理措施，如妇女不孕，往往因身病、七情内伤、社会压力等交织成复杂的心身疾病，可采用“开导法”、“转移法”、“情志相胜法”、“静养法”、“顺情法”等，给患者解释、疏导、安慰、启发、鼓励，帮助其正确认识疾病，保持乐观情绪，使气机条达，精神内守，消除不良心态，有利于脏腑、气血和调，经络顺畅，充分调动患者的积极因素以增强临床疗效。

二、饮食调护

饮食调理、饮食宜忌是妇科疾病护理的重要特征。饮食有节，因人因时因地制宜调理饮食，可维护健康、辅助药物防治疾病，预防疾病的复发。饮食疗法治疗妇科病已有悠久的历史，食疗应根据妇女不同的生理时期及四时气候变化，结合病情、病程，了解病损何脏、在血分还是气分等选择适当的食物，以辅助药物治疗。如月经病的食疗，月经之本在肾，月经以血为用，故虚性月经病的食疗原则为补肾养血调经或病后改善体质，促进康复，可选用当归、红枣、枸杞子、阿胶、黄芪等配以鸡、羊、猪肝等血肉有情之品以补肾养血。带下病的饮食，则按“带下俱是湿证”的原则，以健脾利湿为主，常用莲子、扁豆、山药、生薏苡仁等，配以猪肚、猪肾、瘦肉之类健脾补肾或清热利湿等。饮食护理是以辨证为原则，运用中西医知识选择食物，药食相须，寒温相宜，五味相适，以提高机体抗病能力及治疗效果。

饮食宜忌是根据食物的性能、患者的体质以及疾病证候的属性而定的。如月经病患者，饮食忌寒温失宜、偏嗜、过食肥甘或暴饮暴食。过食辛辣助阳之品可致月经先期、月经过多等，过食生冷寒凉可致痛经。适宜清淡、容易消化、富含营养的食物。

三、生活护理

生活起居对疾病的发生、发展有重要的影响。应通过卫生宣教，指导患者劳逸结合，居处寒温适宜，房事有节制。顺应一年四季阴阳变化，动静兼养，有规律地合理安排起居作息。

保持病室环境空气清新。协助患者做好一切生活护理。保持皮肤、衣服、被褥的清洁干燥，根据天气变化而调适衣着，防止外邪乘虚而入。告知患者疾病治疗过程中节制房事，特别是病情刚缓解或疾病刚愈应禁房事。合理安排生活起居，达到人与自然环境的统一，对增强体质促进康复十分重要。

四、出院指导

出院是疾病治疗已告一段落。出院指导旨在提高和巩固疗效，有效预防疾病复发和加重，使住院期间的护理措施得以在家庭继续。要以中医理论为指导，针对患者出院时的病情和体质，制定切实可行的护理措施，给予生活起居、精神、饮食、服药和复诊等方面的具体指导，使患者及家属理解和实施。

中医妇科护理学把中医学理论和方法与西医学理论相结合而形成和发展起来，应充分利用中医学优势，发挥中医特色，同时吸收西医护理学的新知识、新技能、新成就，走一条具有中国特色的现代护理模式道路。加强理论及临床护理技术操作的研究，加强中医妇科护理人才的培养，医护合一，把中医妇科护理学提高到一个新的水平。

参考文献

［1］ 黄泰康，张学梓.中医养生学.北京：中国医药科技出版社，2002
［2］ 张玉珍.中医妇科学.北京：中国中医药出版社，2002

[3] 何国平，张静平．实用社区护理．北京：人民卫生出版社，2002
[4] 李任先．中医预防医学．广州：广东科学技术出版社，2002
[5] 傅维康，陈道瑾．中医护理学历史与中医护理学临床应用．上海：上海中医药大学出版社，2001
[6] 郑修霞，夏海鸥．妇产科护理学．北京：人民卫生出版社，2001

第四节　妇科围手术期的调护

围手术期包括手术前期、麻醉和手术期、手术后期等3个相连的阶段，具体应由何时算起至何时为止，目前国内外尚无统一标准。1988年中国人民解放军首届普外科围手术期学术研讨会把围手术期解释为："从确定手术治疗时起，到与本次手术有关的治疗结束止的这一段时间。"手术前期指从确定手术治疗时起至施行手术之间的时间，麻醉和手术期指麻醉和手术时限，手术后期指手术结束至与这次手术有关的治疗基本结束为止。

手术在妇产科疾病的治疗中占有举足轻重的地位。但手术是一把双刃剑，对患者来说除治疗疾病外，手术还是一种创伤——肉体和心理上；而对术者来说，手术是一种技术挑战。所以充分的术前准备，安全而有效的麻醉，精确的手术操作及精心的术后处理都是非常必要的。做好围手术期的调护，可以提高手术效果，降低并发症的发生，减轻患者的痛苦，降低死亡率，而且可以使其尽快恢复到或接近生理状态。

一、妇科手术前的准备

术前准备的目的是为了使患者更好地适应病区环境，做好术前的心理准备，使身体达到术前最佳状态，以便更好地耐受手术创伤，降低死亡率，减少术中意外事件及术后并发症的发生。

妇科手术前准备与产科手术前准备有许多相似之处，但也有某些不同，妇科主要涉及生殖功能和性功能等有关问题，对未生育患者的心理会有不同程度的影响，需要考虑是否会导致患者的性格改变、早衰及影响夫妻感情等，而产科手术还关系到母子安全问题等。其手术指征、途径、时间及手术范围的选择都有一定的区别，所以要根据不同疾病做充分的术前准备工作。

（一）手术前一般准备

1．病史采集及检查　病史乃疾病诊断的重要依据，对妇产科患者除了认真询问现病史、既往史、家族史、过敏史，还要特别注意询问月经史、婚育史及性生活史，而产科则更要详细询问妊娠史及分娩史。有手术史的还要详细询问手术的诊断、术式、经过以及预后情况，为本次手术提供一些参考资料。

根据病史对患者做详细的体格检查、妇科检查，了解其全身情况，尤其外阴、阴道、宫颈及盆腔脏器的情况，必要时做三合诊检查。产科手术前则要做好产前各种检查，详细了解骨盆、胎先露及宫颈情况。

依据患者的病史及体格检查情况做相关的生化、影像学或组织学等辅助检查，三者结合及时做出临床诊断及治疗计划。需手术治疗者，要严格掌握手术指征，进行术前讨论，客观衡量手术治疗的价值，周密考虑术中、术后可能出现的各种问题，并提出相应的解决方案。除急症可能危及患者的生命，需要立即手术外，对体质较差不能承受手术或重要器官有器质性病变的患者，应考虑取消手术计划或治疗后再择期手术。

2．心理准备　中医古籍中有情志致病论述，如《傅青主女科》全面地论述了七情内伤直接导致经、孕、产、乳、杂病，列有"郁结血崩"、"多怒堕胎"、"大怒小产"、"气逆难产"等证治；《素问·上古天真论》指出："恬淡虚无，真气从之，精神内守，病安从来？"强调精神舒畅，情绪稳定能预防疾病。而现代医学模式已发展为生物-心理-社会医学模式，心理学已经广泛应用于临床。所以在手术前应使施术者和受术者做好心理准备，以便在最佳的状态下进行手术。

首先，是手术者的心理准备：术者应该熟悉患者的病情，了解手术部位的正常解剖、手术步骤、手术中可能发生的各种异常情况及相应的解决方法，避免术中发生问题时处理不当，贻误治疗，对患者造成损伤。

其次，是患者的心理准备：在做完病史采集、体格检查及相关实验室检查后，确定有手术必要时，患者已开始出现术前的心理变化。许多患者会害怕疼痛，或恐惧手术会危及生命。有些子宫、附件切除术的患者还会错误地认为子宫是保持女性特征和产生性感的主要器官，切除后会改变生殖内分泌及女性形态，降低女性吸引力，减弱或丧失性欲，影响性生活，会产生失落感。对手术过程充满恐惧，担心会失去性功能，术后疑虑丛生，可演变成神经症。产妇则往往担心即将出生的婴儿情况。

主治医生或术者应该向患者及其家属详细介绍病情，阐明手术的必要性、手术方案，解释术前准备的内容，以及术中、术后可能发生的问题和相应的解决方案。如子宫切除术后不再出现月经，附件切除术后也会出现停经、烘热汗出、阴道分泌物减少等症状，但并不会影响性生活或改变妇女的形态，以消除患者对手术的误解。而对产妇，则应该与其家属交流，共同做好产妇的思想工作，解除其忧虑和疑虑，增强其对手术的信心。

研究资料表明，术前有充分心理准备、表现镇静的患者，更能接受麻醉的诱导，而且术后较少出现恶心、呕吐或其他并发症。术前心理治疗对剖宫产妇泌乳有积极作用，能增加催乳素的分泌，促进早泌乳。

3. **改善体质** 患者能否耐受手术主要取决于其全身情况。首先要改善其营养状况，其次是纠正电解质紊乱、贫血和低蛋白血症，还需要控制感染。对贫血、低蛋白血症患者，西医的处理措施主要是输血、静脉营养等，但价格昂贵，加重了患者的经济负担而难于推广。

中医以整体观念、辨证论治为指导。如子宫肌瘤、子宫内膜癌等患者由于经量过多或经期延长造成血虚，继而气随血脱而成气血两虚证，术前体质以气血偏虚为主，则以“虚则补之”为治则；又如年龄较大、体质虚弱者，中医学认为脾胃为“后天之本”，《脾胃论》云：“元气之充足，皆由脾胃之气无所伤”、“欲实元气，当调脾胃”，当以补脾胃为主，以防术后更虚，影响预后；再如育龄期的慢性盆腔炎患者，多属实证或虚实夹杂，当以活血理气、化瘀散结为原则，可用八珍汤、黄芪建中汤、补中益气汤等，再辨证加入适量桃仁、丹参、川芎等，并配合灌肠、外敷等治疗。

（二）腹部术前准备

1. **饮食** 腹部术前8小时禁止进食，术前4小时严格禁饮，手术日晨禁食以减少手术中因牵拉内脏引起恶心呕吐以及术后腹胀，也使术后肠道得以休息及功能尽快恢复。但产妇手术前一般不需严格限制饮食，术前4小时禁食水即可。

2. **消化道准备** 术前1日灌肠1～2次或内服缓泻剂（50%硫酸镁 50 ml 或甘露醇 250 ml），使患者能排便3次以上。对做广泛性子宫切除术、阴道手术或估计盆腔粘连严重者，还需进行清洁灌肠。

术前肠道准备可采用中医的通里攻下法，以减少灌肠给患者带来的痛苦。可选用番泻叶泡水代茶，如需长时间肠道准备者可用煎剂，可增加胃肠蠕动，有洗涤肠胃的作用。亦有应用大承气汤、小承气汤和调胃承气汤等，这些汤剂除泻下攻实、洗涤肠胃积滞外，还有改善脏器血流及腹膜吸收，促进术后肠功能早期恢复，预防感染及内毒素血症的作用。因其安全、经济、有效、简便易行，可广泛应用于各种手术。但也要根据患者体质及临床需要确定用量及时间。适可而止，避免伤及津液。

3. **备皮** 多数在术前1日进行手术区剃毛备皮，并用肥皂水和温水擦洗、拭干，要注意清除脐部污垢，然后用消毒治疗巾包裹手术野。消毒范围：上至剑突下，下至两大腿上1/3、外阴部，旁达腋中线。

4. **镇静剂** 为减轻患者的焦虑，保持术前夜的充足睡眠，可给予其适量的镇静剂，无效或过度焦虑者可以加服1次。但应在术前4小时服，防止与麻醉剂产生协同作用。用药后注意观察患者的状态。

5. **阴道准备** 在术前5日开始用1：5 000高锰酸钾溶液坐浴；术前3日行阴道冲洗，每日2次，常用1：5 000的高锰酸钾、1：5 000呋喃西林液、1：1 000苯扎溴铵溶液或0.2‰碘伏等，有阴道炎者冲洗后局部使用消炎药，阴道流血者禁止冲洗，用消毒棉球擦拭后再擦干即可。手术日早晨用消毒液再局部消毒，应特别注意擦洗隐蔽处，如小阴唇之间黏膜及阴道前、后、侧穹隆，做子宫全切术之前用2%龙胆紫涂宫颈及阴道穹隆以做手术标记。

6. **导尿** 术前外阴阴道消毒后放置导尿管，保持膀胱空虚状态，以免术中损伤膀胱。

7. **其他** 术者术前要认真核对患者的病情、生命体征、实验室检查情况、药物敏感试验结果、交叉配血情况等，确定其可以承受手术。必要时与血库取得联系备血。

（三）阴道术前准备

1. **肠道准备** 外阴阴道术前3日进无渣半流质饮食，并给予肠道抗生素如红霉素、链霉素及卡那霉素等，术前1日进流质饮食，并清洁灌肠，直至排出的灌肠液中无大便残渣为止。常以内服番泻叶、蓖麻油或甘露醇等替代灌肠。

2. 备皮　术前 1 日进行，范围从耻骨联合上 1 cm 至外阴部、肛门周围、大腿内侧上 1/3。不需要准备上腹部皮肤和留置导尿管。

3. 其他　见腹部术前准备。

二、妇科手术过程的注意要点

1. 体位　腹部手术采取平卧位；外阴阴道手术采取膀胱截石位，为避免腘窝处血管神经受压导致血液循环障碍，手术时可以把软垫或橡皮气囊放在腘窝下，如果手术时间过长应适当活动患者肢体。

2. 术野消毒及铺无菌巾　腹部手术消毒范围：上至肋下，下至耻骨联合、外阴及大腿上 1/3，两侧至腋中线。用 2.5%碘酊消毒 2 遍，以切口为中心，向周围上下左右涂擦，禁止往返或留有空白区。晾干后，再以 75%乙醇 3 次脱碘或单纯用 0.2%碘伏液消毒。对碘过敏者改用 1∶1 000 硫柳汞，消毒第 2 遍时范围要在第 1 遍范围之内，最后消毒肚脐且要彻底。

阴道手术则用肥皂水和生理盐水擦洗外阴，大腿内侧皮肤、阴道、宫颈及穹隆部，再以碘伏液或 1∶1 000 硫柳汞消毒，待皮肤干燥后铺无菌巾。

3. 手术人员要专心致志，认真仔细观察病情变化，术中不要谈与手术无关的话题，动作要轻柔准确。尤其在产科，胎儿娩出时忌用暴力，以免造成子宫切口及胎儿的损伤。术中要减少创伤出血，手术进程要有节奏感，该快则快，该慢则慢，以保证手术效果。

4. 要严格执行无菌操作，力争使手术野充分暴露，防止留有死腔。术中手套刺破应及时更换。

5. 注意正常解剖层次，避免损伤大网膜、肠管、膀胱、输尿管等，手术切口要大小适宜，对产科应避免医源性胎儿娩出困难。对急性失血性休克要镇静处理，迅速给予纠正，及时补充血容量，尽快找到出血点，止血要彻底确切，以免术后发生血肿或感染。

6. 手术过程中要进行心电监护，严密观察患者生命体征，防止意外情况发生。

7. 关腹前应清点器械及敷料，认真核对，还应注意防止缝穿肠管和大网膜。尽量恢复术前的组织层次，尤其对阴道术者应注意阴道口的松紧程度，避免影响以后的性生活。

三、妇产科手术后的处理

手术后的处理原则是预防及减少并发症的发生，促进患者尽快康复。

（一）妇产科手术后的常规处理

1. 观察病情　如患者病情平稳，手术结束后即可直接送回病房，在转送过程中要注意密切观察患者的神色、生命体征，如有异常应及时分析原因并给予处理。术后应给予常规 24 小时综合心电监护，重点观察患者的体温、血压、脉搏、呼吸、血氧饱和度等。如发现血压降低、心率加速时，要警惕是否因失血过多或脱水引起低血容量休克，并详细检查切口及阴道有无大出血或渗液，要特别注意排除内出血的可能；如持续高热或脉搏增快，则应注意有无感染及其他并发症发生；如出现气促、呼吸困难，则要注意有无呼吸梗阻或发生成人呼吸窘迫综合征。对禁食输液患者应详细记录每日出入量。对产妇则还要时刻注意其腹部切口的愈合情况、子宫收缩恢复情况及阴道有无异常流血等。

2. 体位　术后的卧位应根据所用麻醉的种类及时间、手术部位、性质及患者的全身情况而定，无论采取何种卧位均应以有利于患者的生理活动、舒适及易于康复为原则。

全身麻醉患者尚未清醒时，应采取无枕平卧，并将头部转向一侧，防止呕吐物吸入气管内，以免引起吸入性肺炎，麻醉清醒后再根据病情和需要选择合适的体位。椎管麻醉的患者术后 6 小时内采取平卧、无枕或头低位，可以减少麻醉后的头痛。而妊娠期高血压或有肺水肿的患者应该采取半卧位，防止病情加重。

3. 早期活动　术后 1～2 日即可下床活动，可先扶床沿活动然后再站立，再逐步绕床行走，逐渐增加活动量和范围。术后 3～5 日可离床活动。剖宫产术后 1 日即可以下床活动。

术后早期下床活动对患者的恢复有许多益处，不仅可促进切口的愈合，并可改善呼吸功能、促进血液循环和组织再生，且有助于消化和肌肉系统的功能恢复，减少或预防术后并发症。对因放置各种导管或体弱不能下床活动者，也需嘱咐家属和患者多翻身并活动下肢以改善血液循环，预防血栓性静脉炎。早期活动还可以减轻患者的精神负担，增强信心，减少因不习惯卧床排泄二便而发生的尿潴留。

但对老年妇女、手术范围较大、或合并心脏病、肥胖的患者，则不可过早下床活动，应经过细致的观察，在床上充分活动 3～5 日，甚至 7～10 日后，再下床活动，避免发生肺、脑栓塞或心肌梗死等。

4. 观察尿量　术后留置导尿管的时间根据手术范围而定。腹式子宫全切除术中分离粘连时牵拉膀胱、输尿管将会影响术后排尿功能，术后24小时拔除尿管，身体虚弱者可延至48小时；经阴道子宫切除术后需留置72小时，而子宫广泛切除术则需留置8～9日；附件切除术12小时后即可拔除尿管。留置尿管期间要保持局部清洁，每日用0.2%碘伏棉球擦洗外阴、尿道口及1/4导尿管1～2次，防止发生尿道感染。注意保持尿管通畅及观察尿液的色、质和量，如每日尿量少于30 ml，伴血压逐渐下降，脉搏细数，患者烦躁不安，或诉说腰背痛、肛门下坠感等应考虑有腹腔内出血。拔出尿管后要观察患者膀胱功能的恢复情况。如发生尿潴留，一般为暂时性。如无脱水而患者又有尿意，则可在膀胱过度充盈之前，采用流水声诱导法，指压或针刺足三里、关元、中极等穴，或热敷下腹部、温水坐浴、注射新斯的明等方法促使排尿；如患者惧怕排尿引起疼痛，可使用内服镇静止痛剂、注射哌替啶等止痛，尽快解除尿潴留，从而恢复膀胱的舒缩功能，以正常排尿。

5. 饮食　术后进食的时间、种类、质量，要视患者的病情、手术的种类、部位以及麻醉方法而定。术后当天禁食，24小时后即可进流质饮食，待肠蠕动恢复、肛门自动排气后即可进食半流质饮食，然后逐渐改为正常饮食。但要适量，禁奶类及糖类。如手术未损伤胃肠道，宜早进食，可以刺激胃肠道，并促进切口早期愈合和身体的恢复。如手术涉及消化系统，手术后48小时内必须禁食，48小时后待胃肠蠕动功能恢复再予流质饮食，术后5～6日逐渐改为半流质饮食，直至完全恢复正常饮食。

6. 补液　术后补液是为了补充术中丢失的血容量，纠正水、电解质及酸碱平衡紊乱，并给予抗生素及营养支持。大手术后前3日应记录出入量，每日入量应达3 000～3 500 ml，尿量应在1 500 ml以上，如出入量不符，应查找原因并进行相应处理。如患者发热、汗出、呕吐、腹泻，或天气炎热，则应增加补液量并注意水、电解质平衡；体温>38℃时，每升高1℃应多补充5%葡萄糖溶液500 ml。剖宫产后无合并症者，术后输液量不应超过2 500～3 000 ml。

7. 应用抗生素　术后应用抗生素主要是预防感染，尤其是产科手术。术后感染的病原体主要是细菌，常见的致病菌有化脓性菌和厌氧菌两类。联合应用2种或2种以上抗生素，如选用青霉素或头孢菌素类加甲硝唑，药量及用药时间视情况而定，术后3～7日，体温恢复正常后再用2～3日。

（二）妇产科手术后的中医治疗

妇产科手术，尤其开腹手术的患者，由于手术本身的创伤、麻醉、术中对胃肠的牵拉和对腹膜的过度刺激、术后腹腔内积血和渗血渗液、羊水污染、引流管的机械刺激、严重的腹腔内炎症及电解质紊乱等各种因素的综合作用，导致胃肠功能下降。临床多表现为腹胀、腹痛、恶心呕吐、肠鸣音消失、大便不通等。据报道有90%以上的患者术后出现腹胀、便秘，尤其多见于年老体弱者。部分患者还会出现肠梗阻、肠麻痹等并发症，远期还会发生肠粘连、盆腔粘连（经腹全子宫切除术后急性盆腔感染的发病率为3.9%～50%，经阴道全子宫切除术后盆腔感染的发病率为1.7%～64%）等，导致长期腹痛、下坠感、大便不畅，严重者月经不调、痛经、慢性盆腔痛、不孕或宫外孕等，影响生活和工作，造成心理压力。所以术后处理至关重要，应引起足够的重视。

目前，西医对此多采取期待疗法，等待自然恢复，或内服石蜡油、蓖麻油通便，生理盐水洗肠，肌注新斯的明、维生素B_1等促进胃肠功能恢复，如出现肠梗阻则做胃肠减压，或剖腹探查；如出现盆腔粘连则抗炎治疗，严重者行盆腔粘连松解术。再次手术又可带来新的创伤，患者往往难以接受。

中医古籍中未有关于腹部和阴道手术后诸症的记载。近年来，许多学者在手术后应用中医药以促进术后康复，积累了一定的临床经验。

腹部手术后的病机有二：一方面由于麻醉、手术金刃所伤，导致脾胃不和，脾失健运，不能输布运化水谷精微而升清，胃失和降，不能受纳腐熟水谷而降浊；另一方面由于手术损伤血络，离经之血留滞腹腔，瘀血壅阻，术后卧床，“久卧伤气”，引起瘀血内停，元气受损，津液耗伤。因此，妇产科腹部术后的主要病机是脾失健运，胃失和降，瘀血内停，气阴两虚。证候类型可分为脾虚湿困、阳明腑实、气阴两虚、气滞血瘀等。“健脾不在补而在运”，治疗原则当以运脾除湿、和胃消胀为主，佐以活血祛瘀、益气生津。并根据其证候表现进行内治和外治。

(1) 脾虚湿困：术后腹胀，脘满纳呆，恶心呕吐，舌暗红，苔厚腻，脉滑。治宜健脾化湿，降逆通下。方用运脾饮（苍术、陈皮、厚朴、藿香、枳实、黄芪、丹参），随证加减。

（2）阳明腑实：因急症手术未做术前准备的患者，大便数日不通，恶心呕吐，脘腹胀满，腹痛拒按，舌红，苔黄厚燥，脉沉实。治宜通腑泻热，行气消胀。方用大承气汤（《伤寒论》方：大黄、厚朴、枳实、芒硝）。如腹胀较甚者，加厚朴、大腹皮；恶心呕吐甚者，加竹茹、苏梗；大便秘结较甚者，加火麻仁、当归。

（3）气阴两虚：老年患者术后腹胀腹痛，纳呆，口干口渴，气短，疲乏无力，午后潮热，盗汗，舌淡，苔薄白，脉细数或细弱。治宜益气养阴，润肠通便。方用养阴益胃汤（沙参、麦冬、玉竹、生地、党参、石斛、白芍、五味子）。如气虚较甚者，加黄芪、山药；阴虚为主者，加山茱萸、玄参。

（4）气滞血瘀：术后腹胀，腹痛拒按，纳呆，便秘或黑便，苔薄黄，舌暗红或舌边有瘀斑，脉弦细或涩。治宜活血化瘀，理气止痛。方用桃红四物汤（《医宗金鉴》方：当归、桃仁、红花、熟地、川芎、白芍）。腹胀甚者，加枳壳、厚朴、大腹皮；腹痛剧者，加延胡索、五灵脂。

外治法有灌肠、敷脐、针灸等。

中药保留灌肠可用大承气汤加味（大黄、芒硝、金银花、蒲公英、枳壳、炒莱菔子、赤芍、厚朴、陈皮）或莱菔承气汤加味（莱菔子、乌药、木香、厚朴、枳实、大黄、芒硝、大腹皮、桃仁、红花）。术后 30 小时未排气，给予 50 ml 药液保留灌肠，每日 2 次。

敷脐可用吴茱萸研末，加米醋调为稀糊状，贴敷于肚脐孔处，外用敷料盖住并以胶布固定，每 12 小时换药 1 次，连续 3 次。

针灸治疗取足三里、阑尾穴、曲池，配上巨虚、手三里、合谷，均取双侧，留针过程中，用艾条 2 根，点燃后对针刺穴位施行雀啄灸，灸至取穴部位皮肤潮红，其温热感以患者能够忍受为度，取针后即停止艾灸，采用平补平泻法，留针 30 分钟，每日 2 次；或取内关、足三里、天枢、下巨虚、中脘，均取双侧，采用平补平泻法，留针 30 分钟，每日 2 次。

妇产科术后的中医药治疗还有待于进一步完善和规范，研究思路有待进一步拓展，作用机制有待于阐明，以推动中医药在妇产科围手术期的广泛应用。

参考文献

[1] 刘新民. 妇产科手术学. 北京：人民卫生出版社，2003
[2] 李京技，郑修霞. 妇产科护理学. 北京：中国中医药出版社，2005
[3] 李坤寅. 妇科围手术期心身问题及处理对策. 河南中医药学刊，2002，(17)5：28
[4] 范解放，王培山，任国萍. 围手术期心理治疗对剖宫产妇泌乳影响. Journal of Medical Forum，2005，126(10)：51
[5] 李坤寅，刘宇权，岳炜. 运脾饮治疗妇科腹部术后诸症临床观察. 新中医，2001，33(8)：18
[6] 田瑞明，齐清会. 养阴益胃汤对腹部手术后和重症急腹症后期胃阴虚证治疗的研究. 中国中西医结合外科杂志，2002，8(2)：67
[7] 彭智峰. 中药灌肠治疗腹部手术后胃肠功能紊乱的疗效观察. 中华临床外科杂志，2004，12(5)：1231

第七章 月经病

月经病是指月经周期、经期、经量的异常，或伴随月经周期出现的各种症状为特征的一类疾病。

以月经周期异常的有月经先期、月经后期、月经先后无定期；以经期异常的有经期延长；以经量异常的有月经过多、月经过少；以月经周期、经期、经量都异常的有崩漏。非生理性的月经停闭为闭经。围经期前后，伴随月经周期反复出现的病证有痛经、经行乳房胀痛、经行头痛、经行眩晕、经行目暗、经行吐衄、经行口糜、经行呕吐、经行泄泻、经行浮肿、经行风疹块、经行音哑、经行感冒、经行发热、经行身痛、经行情志异常等。绝经期前后出现的与绝经期生理、病理有关的证候，称为绝经前后诸证。

月经病是妇科临床最常见的病证，常是机体受病的反映，历代医籍中论述月经病的内容极为丰富。早在《素问·阴阳别论》中就提出了心脾为病导致闭经的复杂机制及转归。《妇人大全良方》列有调经门，分为二十论，并引“王子亨方论”云：“经者常候，谓候其一身之阴阳愆伏，知其安危。故其来必以月，太过不及皆为不调。过于阳则前期而来，过于阴则后时而至。其有乍多乍少，断绝不行，崩漏不止，亦由阴阳衰盛，寒热为邪。”《景岳全书·妇人规》强调月经病的治疗：“当察脏气，审阴阳，详参形证脉色，辨而治之。”中医学论治月经病的理论与实践，体现了中医从整体调整月经的优势，值得发扬。

月经病的发生与经期的生理状态、患者的素体情况、致病因素、生活环境、年龄阶段有密切关系。妇女在月经周期冲任、胞宫气血从经前充盛状态，经期泻溢至经后暂虚，气血藏泻变化较大，易虚易实，易受病邪入侵；或因七情过度，或感受六淫，或饮食失调，劳损太过，加之体质关系，以致脏腑功能失常，气血失调，冲任损伤，导致肾气、天癸、胞宫、冲任之间失于协调，则常常发生月经病。由于患者素体差异，病因不尽相同，故临床又表现为不同病证。而这些病证又常夹杂出现或相互转化，如月经先期与月经过多常合并为病，甚或发展为崩漏；月经后期与月经过少常相并出现，也可渐转为闭经。但也有月经后期兼月经过多，月经先期又兼月经过少者。伴随月经周期出现的有关诸证，病机相同，每可几种证候会同时出现。如经行乳胀可与经行腹痛，或与月经的期、量异常同时发生；经行浮肿与经行泄泻并见；绝经前后诸证常伴有月经紊乱或绝经后复见出血。此外，不同年龄阶段的月经病患者发病机制各有侧重，正如刘河间在《素问病机气宜保命集·妇人胎产论》中所云：“妇人童幼天癸未行之间，皆属少阴；天癸既行，皆从厥阴论之；天癸已绝，乃属太阴经也。”此说可作为调治月经病的参考。

月经病的诊断，主要根据其主证来确定。包括经行的提前错后、经血量的多少、月经持续时间的延长短缩及伴随症状等。临床要特别注意将崩漏、月经过多、经期延长、经间期出血与宫外孕、胎动不安、胎漏、堕胎、杂病下血等鉴别，月经后期、闭经应与妊娠、绝经鉴别。

月经病的辨证，主要根据月经的期、量、色、质、气味、经行兼症、全身病象，参考舌脉来辨别。通过四诊所获得的信息，综合辨其脏腑、气血、虚实、寒热。月经周期短缩，多为血热或气虚；周期迟延，多为血虚或血寒；周期先后错杂不定，多为肝郁或肾虚；经期延长，多为气虚、血瘀或血热。经血量多，以气虚、血热多见；经血量少，多为血虚、血寒；血从阳化色正红，紫黑者属热，暗红者属寒，浅淡红者属虚。经质黏稠者属热属实，清稀者属寒属虚，夹杂血块者属瘀结。气味臭秽者属热，腥臭者属寒。经期兼杂症，发生于经前、经初者，多属实证；发生于经后、经末者，多属虚证。经间期症状较轻、经期加重者，多属瘀血阻滞或湿热瘀结。

月经病的治疗，以调经治本为原则。妇人以血为用，病理改变多见肝脾肾功能失调，故临床常用补肾疏肝健脾以调经。同时也要重视调理气血，病在血者，以治血为主，辅以补气行气；病在气者，以治气为主，佐以养血活血。针对气血的病机，气虚者补之，气陷者升之，气郁者疏之，气滞者行之，血虚者补之，血热者清之，血寒者温之，血瘀者活之。调经的要点如《景岳全书・妇人规》所云："调经之要，贵在补脾胃以资血之源，养肾气以安血之室，知斯二者则尽善矣。"

临床治疗月经病的思路主要有：首先辨病之先后，如先有月经不调而后生诸病，先调经，经调则诸病自愈；如先因诸病而后经不调，先治诸病，病愈则经自调。次辨标本缓急，急则治标，缓则治本。再辨月经周期，月经周期的不同时间，生理特点亦异，要顺应月经周期不同时间的生理特点因势利导。月经前期宜补肾温经，酌以疏导；月经期宜活血调经，顺经血下行之势，通因通用；月经后期宜养肝肾精血而补阴；絪缊期宜温阳通络，活血调经。此外，古代医家曾强调少年重肾，生育期重肝，绝经期重脾的学术思想，对临床仍有重要的指导意义。

随着社会的进步，妇女社会使命的加重，不少妇女出现月经不调继而为月经病。临床时根据中医审证求因、辨证论治，同时还可再联系有关章节，如闭经联系多囊卵巢综合征、崩漏联系功能失调性子宫出血、痛经联系子宫内膜异位症等，当更有利于中西医互补，发挥中医治疗优势，提高疑难病的疗效。

第一节　月经先期

月经周期提前7日以上，即月经周期不足21日，连续2个周期以上者，称月经先期。古称先期经行、经早、一月经再行、不及期而经先行、月经趱前等。相当于西医学月经失调中的月经过频。

宋代《普济本事方》指出本病的病机为"阳气乘阴，则血流散溢……故令乍多而在月前"。《女科济阴要语万金方》云："妇经事谓之月水，以其一月一至也，若一月二至者血热也"，"女人经事参前而来者，血热也"。薛己《校注妇人良方》云："每月一至，太过不及皆为不调，阳太过则先期而至。"《景岳全书・妇人规》认为"所谓经早者，当以每月大概论，所谓血热者，当以通身藏象论，勿以素多不调而偶见先期者为早，勿以脉证无火而单以经早者为热"。黄元御《四圣心源》云："先期者木气之疏泄，崩漏之机也"，"其通多而塞少者，木气泄之，故先期而至"。《女科指掌》云："先期而至曰趱前，血热阴虚土不坚，怒气伤肝及劳役，固经凉血始安然。"

【致病机制】

以血热为多，血热又有虚实之分。实热多有素体阳盛，或过食辛辣助阳之品；或情志伤肝，肝郁化火；或瘀血阻络，气机逆乱，久蕴成热。虚火多由形瘦阴亏生热，热伏冲任，下扰血海，血海不宁而下行，则经血早泄。此外，尚有饮食、劳倦、思虑过度损伤脾气，脾虚失于统摄；或先天禀赋不足，或多产房劳伤肾，肾虚失于闭藏，冲任不固，则不及期而经先行。

【诊断与鉴别诊断】

一、诊断

月经周期缩短，少于21日而有规律性者，即可诊为月经先期。如每月提前不过5～6日，或偶见1次，余无所苦不应诊为先期。

二、鉴别诊断

经间期出血　常发生在月经周期第12～16日，出血量较少，或表现为透明黏稠的白带中夹有血丝，出血持续数小时以至2～7日自行停止。经间期出血较月经期出血量少，临床常表现为出血量一次多一次少的现象，结合基础体温（BBT）测定，即可确诊。

【因、证、辨、治】

常见病因有脾气虚弱、肾气不固、肝经郁热、阴虚血热、阳盛血热、血瘀6种。宜结合月经的量、色、质及全身证候进行辨证。患者形盛体壮，面红口渴，经血量多，深红或紫而有块，气秽者，属实热；颧红口干，经血量少，色紫，质稠，为虚热；经血淡，质清稀为气虚；经行不爽，经血有凝块，为瘀血内停；经血紫红，质稠，胸腹胀满，脉弦数，为郁热。治疗原则宜热着清之，虚者补之，有瘀者化之。

一、脾气虚弱证

［病因病机］素体脾虚，或久病伤气，或劳逸失常，思虑过度，损伤脾胃，中气不足，失于摄纳，冲任不固，血失统摄，致月经先期而至。

［临床证候］月经周期提前，经量多，色淡质稀，神疲乏力，倦怠嗜卧，气短懒言，或脘腹胀闷，食少

纳呆，少腹空坠，大便溏，舌淡红，苔薄白，脉虚缓无力。

［辨证依据］

(1) 每次月经周期不足 21 日，色淡质稀。

(2) 体倦乏力，食少，大便溏，或有脾胃损伤史。

(3) 舌淡，苔白腻，脉虚缓。

［治疗原则］健脾益气，摄血调经。

［方药选用］

(1) 补中益气汤(《脾胃论》)。

人参　黄芪　甘草　当归　陈皮　升麻　柴胡　白术

心悸失眠者，加炒枣仁、远志；经血量多者，加乌贼骨、茜草；腹痛者，加白芍。

(2) 归脾汤(《济生方》)。

人参　黄芪　当归　白术　茯神　龙眼肉　远志　枣仁　木香　甘草

二、肾气不固证

［病因病机］先天禀赋不足，肾气虚衰；或胎产房室过频，耗损肾气，肾失封藏，冲任失约，以至月经先期。

［临床证候］月经提前 7 日以上，经血量多，色淡质稀，腰脊酸冷，下肢疲软，手足不温，小便清长，夜尿频频，舌淡暗，苔薄白，脉沉细而弱。

［辨证依据］

(1) 月经提前 7 日以上，色淡质稀。

(2) 见于青春期或绝经期前。

(3) 腰脊酸冷，小便清长。

(4) 舌淡，苔薄白，脉沉细。

［治疗原则］补肾益气，固冲调经。

［方药选用］

(1) 归肾丸(《景岳全书》)。

熟地　山药　山茱萸　茯苓　当归　枸杞子　杜仲　菟丝子

经血多者，加乌贼骨；不眠者，加珍珠母。

(2) 固阴煎(《景岳全书》)加续断、枸杞子。

人参　熟地　山药　山茱萸　远志　炙甘草　五味子　菟丝子

三、肝经郁热证

［病因病机］情志所伤，肝气郁结，久而化火，热伏冲任，扰及血海，血海不宁。

［临床证候］经期超前，量多少不定，色紫红有块，质稠，头晕目眩，胸胁胀满，少腹胀痛，精神抑郁，心烦易怒，口苦咽干，喜叹息，舌暗红，苔黄，脉弦滑数。

［辨证依据］

(1) 经期超前，量多，色紫红有块。

(2) 精神抑郁，心烦易怒，胸胁胀满，口苦目眩。

(3) 舌暗红，苔黄，脉弦数。

［方药选用］

(1) 丹栀逍遥散(《内科摘要》)。

丹皮　栀子　当归　白芍　柴胡　白术　茯苓　炙甘草　薄荷　煨姜

(2) 清肝达郁汤(《重订通俗伤寒论》)。

焦栀子　生白芍　当归须　柴胡　丹皮　炙甘草　橘白　薄荷　菊花　鲜青橘叶

(3) 化肝煎(《景岳全书》)。

青皮　陈皮　芍药　丹皮　栀子　泽泻　土贝母

四、阴虚血热证

［病因病机］素体阴虚，或久病耗伤津血，或多产房劳，精血两亏，阴虚生内热，热扰冲任，血海沸溢，以至经行先期。

［临床证候］月经提前，经血量少，色红质稠，形体消瘦，皮肤干燥，头晕目眩，心烦咽干，渴不欲饮，手足心热，或颧红潮热，舌体瘦小色红，少苔或无苔，脉细数。

［辨证依据］

(1) 月经先期，量少色红。

(2) 形瘦，颧红，五心烦热。

(3) 舌瘦色红，少苔，脉细数。

［治疗原则］养阴清热调经。

［方药选用］

(1) 两地汤(《傅青主女科》)。

生地　玄参　白芍　麦冬　阿胶　地骨皮

头晕目眩，潮热耳鸣者，加龟版、鳖甲、沙蒺藜；经血量多者，加女贞子、旱莲草；便秘者，加紫菀、知母。

(2) 地骨皮饮(《医宗金鉴》)。

当归　生地　白芍　川芎　丹皮　地骨皮

口干咽燥者，加麦冬、石斛。

五、阳盛血热证

［病因病机］素体阳盛，或过食辛热助阳之品，蕴而化热，或感受热邪，热伏冲任，扰动血海，迫血妄行，致月经先期而至。

［临床证候］经行超前，经血量多，色深红或紫黑，质稠有块，面赤口渴，心烦，喜冷饮，大便秘，小

便黄，舌红，苔黄，脉滑数或洪滑。

[辨证依据]

(1) 月经提前，量多，色深红，质稠。

(2) 烦热，面赤，口渴，大便秘，小便黄。

(3) 舌红，苔黄，脉滑数或洪滑。

[治疗原则]清热泻火，凉血调经。

[方药选用]

(1) 清经散(《傅青主女科》)。

丹皮　地骨皮　白芍　熟地　青蒿　茯苓　黄柏

经血量多者，加地榆、马齿苋、槐花，去茯苓；心烦，尿黄者，加木通、黄连。

(2) 芩连四物汤(《医宗金鉴》)。

熟地　川芎　白芍　当归　黄芩　黄连

(3) 清化饮(《景岳全书》)。

芍药　麦冬　丹皮　茯苓　黄芩　生地　石斛

六、血瘀证

[病因病机]感受寒热之邪，影响胞宫冲任，血得寒则凝，热灼质稠，运行失畅，皆可成瘀。瘀血不去，新血难生，冲任不固，致经血先期而下。

[临床证候]月经先期，量多有块，伴小腹疼痛，块下痛缓，面色暗，舌有瘀点瘀斑，脉涩或沉弦。

[辨证依据]

(1) 月经先期，量多有块，经行腹痛。

(2) 舌有瘀点瘀斑，脉涩或沉弦。

[治疗原则]活血化瘀调经。

[方药选用]

(1) 桃红四物汤(《医宗金鉴》)加益母草。

桃仁　红花　当归　川芎　白芍　熟地

经血量多者，加三七粉、茜草、炒蒲黄；小腹胀痛者，加乌药、香附；手足不温者，加肉桂；热者，加丹皮。

(2) 姜芩四物汤(《医宗金鉴》)。

当归　熟地　赤芍　川芎　姜黄　黄芩　丹皮　延胡索　香附

【转归与预后】

本病治疗得当，多易痊愈。如伴经量过多、经期延长者，可发展为崩漏，使病情反复难愈，故应积极治疗。

【文献资料】

柴松岩认为月经先期表现有多种证型，但归结起来不外两种，一是血热，一是气虚。血热者，是因热扰血海，迫血妄行，使月经先期而至。气虚者，则属固摄无权，冲任不固，而致月事超前。他还强调血热引起的月经先期在其病证的发展过程中，常会有瘀血的兼夹。因为气滞可致血瘀；热入血分，煎熬津液，或本已阴液不足，都可致血液黏滞不畅，从而形成瘀血。瘀血阻滞冲任二脉，使新血不能归经而妄行，也是导致经行先期或其反复发作、病情加重的一个原因。

参考文献

傅洁.清热安冲法治疗月经先期的体会.中国医药学报，2003，18(9)：551

第二节　月 经 后 期

月经周期延后7日以上，甚至3～5个月一至，已连续2个周期以上者，称月经后期，又称月经错后、经行后期、经迟、经水过期。如偶尔延后1次，或每月仅延后3～5日，且无不适者，属正常。在青春期初潮后1～2年内或进入更年期者，月经时有延后，且无其他证候者，也不作病论。

本病首见于汉代《金匮要略・妇人杂病脉证并治》，云“至期不来”。《妇人大全良方・调经门》引王子亨方论，阐述月经后期的病机为“过于阴则后时而至”。《陈素庵妇科补解》主张经水过期而行属血虚血少。朱震亨《丹溪心法》指出月经过期的治法，血虚宜补血，用四物加黄芪、陈皮、升麻；紫黑有块血热必作痛，四物加香附、黄连；色淡痰多，二陈汤加川芎、当归。吴崑《医方考》总结月经后期的机制有寒、郁、气、痰之分。孙志宏《简明医彀》提出禀赋薄弱，自幼多病，性急多怒，起居不常，思虑耗损，经行饮食生冷，犯于房事等，皆可致月经后期，小腹作痛。《景岳全书・妇人规》认为血热血寒皆可致经迟，血热为水亏血少燥涩所致；血寒由于阳气不足，寒从中生，生化失期而致经行错后。《四圣心源》从肝木生理失常论述月经后期的机制为“其塞多而通少者，木不能泄，则后期而至，以木气郁遏，疏泄不行，期过一月而积蓄既多，血室莫容，然后续下，是以来迟也”。

【致病机制】

病机有虚实不同。虚者多由水谷不化为精血，脉道空虚而源乏，血海不能按时满盈；实者多由经脉气机受阻,经血迟滞,不能按期蓄注冲任,导致月经周期延长月事迟延而错后。

【诊断与鉴别诊断】

一、诊断

月经周期延后,较正常月经周期迟至超过7日,并已连续2个周期以上。

二、鉴别诊断

1. 并月、居经 并月是月经惯常2个月一行。居经是月经周期基本为3个月。两者都属个别的特殊情况,经常如此,且无其他证候。如青春期月经初潮后1～2年内,月经偶有2个月或3个月一行,无其他病证者,乃肾气未稳定之故,俟肾气充足后,月经便可按期来潮,不属本病范畴。

2. 胎漏 妊娠早期,有阴道下血者,应通过B超等检查方法,诊断鉴别其是否早孕胎漏、胎动不安。

【因、证、辨、治】

病机有虚、实、寒、湿、痰、瘀之分。虚者经血量少,色淡质稀,兼形体虚弱,或腹痛绵绵,脉迟缓无力。实者经血量较多,有块,色暗,或少腹剧痛,胸胁胀满,脉弦大有力。寒者经血量少,色淡暗,小腹冷痛,喜温喜按,四肢不温。痰湿者,经行前后带下量多或黏液不绝,形体肥胖,或经行前肢体胀满、浮肿。瘀者经血量或多或少,有块,色暗,伴腰痛,瘀块下则腹痛缓解。

治法应分别以虚者补之、实者泻之、寒者温之、湿者运之、痰者化之、瘀者祛之,疏通经脉以调经。

一、气血虚弱证

[病因病机]素体气血不足,或久病脾胃虚衰;或饮食劳倦所伤,中气不振,化源匮乏;或胎产损伤,阴血不充,血海空虚,以致周期延长。

[临床证候]月经延后,经血量少,色淡,经行小腹绵绵而痛,面色黄白或萎黄,体倦乏力,食少,头晕眼花,心悸少寐,舌淡红,苔白,脉细弱无力。

[辨证依据]

(1) 月经延后,量少色淡。

(2) 体质虚弱,或有慢性消耗病史。

(3) 神疲食少,体倦乏力,面色黄或萎黄。

(4) 舌淡红,苔白,脉细弱。

[治疗原则]补气养血调经。

[方药选用]

(1) 补中汤(《陈素庵妇科补解》)。

白术 茯苓 人参 山药 陈皮 当归 白芍 熟地 川芎 炙甘草 葛根 香附 生姜 大枣

(2) 人参养荣汤(《太平惠民和济局方》)。

人参 白术 茯苓 炙甘草 当归 白芍 熟地 肉桂 黄芪 五味子 远志 陈皮 生姜 大枣

(3) 归地滋血汤(《中医妇科治疗学》)。

当归 熟地 鹿角霜 党参 白术 桑寄生 枸杞子 山茱萸 香附

二、阴虚证

[病因病机]慢性久病,或孕产频多,伤精耗血,阴虚亏损,津液暗耗,血海空虚,不能按期满溢,因而月经后期。

[临床证候]经行错后,经血量少,色暗质稠,潮热心烦,腰膝酸软,头晕耳鸣,咽干口燥,大便秘,舌红,少苔或花剥苔,脉沉细数。

[辨证依据]

(1) 有久病或伤阴病史。

(2) 经行错后,量少色暗。

(3) 潮热心烦,咽干口燥,舌红,少苔,脉沉细数。

[治疗原则]滋阴清热,养血调经。

[方药选用]

(1) 一阴煎(《景岳全书》)。

生地 熟地 芍药 麦冬 甘草 牛膝 丹参

心烦者,加龟版胶;多汗不眠者,加酸枣仁、五味子;血少者,加当归、丹参;潮热者,加地骨皮、银柴胡;大便秘者,加知母、玄参。

(2) 知柏地黄丸(《症因脉治》)。

熟地 山药 山茱萸 茯苓 泽泻 丹皮 知母 黄柏

三、血寒证

[病因病机]经期产后,调摄失宜,过食生冷;或冒雨涉水,寒邪内侵;或久服苦寒药物,血为寒凝;或素体脾肾阳虚,脏腑失于温养,气血化生运行迟滞,冲任受阻而致月经后期。

[临床证候]月经延后,经血量多,色暗有块,经行腰腹冷痛,肢冷喜热,面色苍白,大便溏,小便清长,舌淡暗,苔白,脉沉迟。

[辨证依据]

(1) 有感寒或脾胃虚寒史。

(2) 月经延后,色暗有块,经行腰腹冷痛,得热痛减。

(3) 舌淡暗,苔白,脉沉迟。

[治疗原则]温经散寒,通滞调经。

[方药选用]

(1) 当归四逆汤(《伤寒论》)。

当归 桂枝 芍药 细辛 炙甘草 木通 大枣

(2) 温经汤(《妇人大全良方》)。

人参 当归 川芎 白芍 肉桂 莪术 丹皮 甘草 牛膝

(3) 姜黄散(《证治准绳》)加细辛、附子。

姜黄 白芍 延胡索 丹皮 当归 莪术 红花 川芎 桂心

四、痰湿证

[病因病机]脾气损伤,运化失职,水湿不化,聚湿生痰,流注冲任,滞阻胞脉,血海不能按时下泄,以致月经延后。

[临床证候]月经错后,色淡或赤白夹杂,经行前后带下清稀,或黏液混杂,形体肥胖,眩晕心悸,脘闷呕恶,咳吐痰涎,舌胖有齿痕,苔白腻。

[辨证依据]

(1) 月经错后,经血混杂黏液,平素带下量多。

(2) 形体肥胖,脘闷呕恶,咳吐痰涎。

(3) 舌胖,苔白腻,脉滑利。

[治疗原则]健脾化痰,利水调经。

[方药选用]

(1) 六君子汤(《校注妇人良方》)加香附、当归。

人参 白术 茯苓 甘草 半夏 陈皮

(2) 导痰汤(《校注妇人良方》)。

半夏 陈皮 茯苓 甘草 胆星 枳实

五、气滞血瘀证

[病因病机]经行产后,调理不当,或寒热失调,或精神抑郁,气机郁滞,血行不畅,停滞成瘀,阻于胞脉,以致血海不能按时满溢,因而经行后期。

[临床证候]经行延后,色紫暗有块,腹胀痛,块下痛减,肌肤不润,舌紫暗有瘀斑,脉弦或沉涩。

[辨证依据]

(1) 经行延后,有块,色紫暗。

(2) 经行腹痛,块下则疼痛缓解。

(3) 舌紫暗有瘀斑,脉沉涩。

[治疗原则]活血化瘀,调经止痛。

[方药选用]

(1) 过期饮(《证治准绳》)。

当归 白芍 熟地 香附 川芎 红花 桃仁 莪术 木通 炙甘草 肉桂 木香

(2) 促经汤(《医统》)。

香附 熟地 白芍 莪术 木通 苏木 当归 川芎 红花 肉桂 桃仁 甘草

(3) 加味乌药汤(《医宗金鉴》)。

乌药 砂仁 木香 延胡索 香附 甘草 槟榔

【转归与预后】

月经后期合并月经血量过少者,如未及时治疗或治疗不当,病势加重,可发展为闭经。

【预防与护理】

1. 适寒温 经前及经期注意调摄寒温,尽量避免受寒、冒雨、涉水等,以防血为寒湿所凝,导致月经病的发生。

2. 节饮食 经期不宜过食寒凉生冷之物,以免经脉壅涩,血行受阻。

3. 调情志 情绪稳定,心境安和,避免七情过度。

4. 查病因 注意因多囊卵巢综合征、垂体微腺瘤所引起的月经后期。

【文献资料】

张妍运用中药周期疗法治疗月经后期30例,经后期用1号方(左归丸合四物汤加减),排卵期用2号方(五子衍宗汤加减),经前期用3号方(二仙汤合八珍汤加减),经期用4号方(生化汤加减)。3个月经周期为1个疗程,总有效率90.0%。

徐云虹采用针灸方法治疗月经后期36例,疗效满意。针刺取穴三阴交、足三里、太冲、合谷(均双侧),艾条灸至阴穴(双)。隔日针灸1次,连续3次为1个疗程。

参考文献

[1] 张妍. 中药周期疗法治疗月经后期30例. 湖北中医杂志,2005,27(8):45

[2] 徐云虹. 针灸治疗月经后期36例. 四川中医,2001,19(5):72

第三节 月经先后无定期

月经周期时而提前时而错后达7日以上者,称月经先后无定期,亦称月经愆期、经行或前或后、经乱等。

有关本病的记载，较早见于《圣济总录·妇人血气门》，其中月经不调有经水不定的描述。万全在《万氏妇人科》首先提出“经水或前或后，悉从虚治之”的原则。明代李梴《医学入门·妇人门》记载了月经病的症状“或前或后”，“或逾月不至，或一月再至”。《景岳全书·妇人规》称为“经乱”，证候有肾虚、血虚之分。肾虚多由情志、房室损伤所致；血虚者宜察脏气，审阴阳，参形证色脉，辨而治之。

【致病机制】

饮食、情志、房室、外感等损伤肝、脾、肾功能，气血失调，冲任功能失和，血海蓄溢失常，致月经先后不定，潮而无信。

【诊断与鉴别诊断】

一、诊断

其以月经周期的异常，或先或后 7 日以上，更迭不定，连续发生 3 次以上，即可诊断，但其月经持续时间正常。

二、鉴别诊断

1. 月经先期　是月经周期缩短，其周期缩短时间不一，但无月经周期的延后。

2. 月经后期　是月经周期延后，超过正常周期 7 日以上，后延时间可有长短之异，但不会短于正常周期。

【因、证、辨、治】

肝郁、肾虚、脾虚为月经先后无定期的常见原因。以月经血量多少不定，有块，色暗红，小腹胀，连及胸胁者，多属肝郁；经血量偏少，色淡质清稀，腰部酸痛，多属肾虚；经血量或多或少，色淡红，或带下清稀量多，气短纳差者，多属脾虚。脾虚、肝郁之轻症，仅见脾虚或肝郁的全身证候，如日久不愈，五脏之伤，穷必及肾，则可兼有肾虚证候，或转为肾虚证。

一、脾虚证

[病因病机]饮食、劳倦损伤脾胃，脾气虚衰，功能紊乱，不能化生营血，血海不能按时满盈，则月经推迟；脾虚气失统摄，冲任不固，经血妄行，月经则先期而至。

[临床证候]经来前后错杂不定，色淡质稀，疲乏无力，倦怠嗜卧，气短懒言，心悸失眠，纳呆，大便溏，舌淡，苔白，脉缓弱无力。

[辨证依据]

(1) 月经先后错杂，色淡质稀。

(2) 气短无力，纳呆，大便溏，或有脾胃损伤史。

(3) 舌淡，苔白，脉缓弱无力。

[治疗原则]健脾强胃，补气调经。

[方药选用]

(1) 温胃饮(《景岳全书》)。

人参　白术　扁豆　陈皮　干姜　炙甘草　当归

大便溏者，去当归，加茯苓；心悸失眠者，加炒枣仁；经血多者，加艾叶炭、乌贼骨、茜草。

(2) 加减八物汤(《女科秘要》)。

人参　白术　茯苓　炙甘草　白芍　当归　陈皮　香附　丹皮

(3) 芎归四君子汤(《类证治裁》)。

川芎　当归　人参　白术　茯苓　甘草

二、肾虚证

[病因病机]先天禀赋不足，肾气未盛；或情欲房事不节，胎产、久病损伤，肾精亏耗，肾气不守，封藏失职，冲任失调，血海蓄溢紊乱，不循常制，则经行提前或推后，无有定期。

[临床证候]月经先后不定，色淡暗，质清稀，兼腰膝酸冷，四末不温，小便清长，夜尿频多，或头晕耳鸣，腰骶酸痛，舌淡，苔白，脉沉细弱。

[辨证依据]

(1) 有房室过度，或多胎产育史。

(2) 月经先后错杂，量少质稀。

(3) 腰酸，肢冷形寒，小便清长，舌淡，脉沉细弱。

[治疗原则]补肾调经。

[方药选用]

(1) 固阴煎(《景岳全书》)加当归、白芍。

人参　熟地　山药　山茱萸　远志　炙甘草　五味子　菟丝子

腰冷痛者，加肉桂、巴戟天；腰酸痛者，加枸杞子、杜仲，重用熟地；经血量少者，加丹参、鸡血藤；经血量多者，加乌贼骨、茜草。

(2) 补阴益肾汤(《罗氏会约医镜》)。

熟地　山药　菟丝子　枣皮　五味子　杜仲　金樱子　续断　当归　枸杞子

三、肝郁证

[病因病机]情志内伤，肝气郁结，疏泄功能失常，血海蓄溢无常，时而太过，时而不及，疏泄太过则月经先期而至，疏泄不及则月经后期而行。

［临床证候］月经周期不定，时先时后，经血量或多或少，色紫红有块，血行不畅，胸胁、乳房、少腹胀痛，情志不舒，心烦易怒，嗳气食少，喜叹息，脉沉弦。

［辨证依据］

（1）有暴怒或情志不节史。

（2）周期长短不定，经血量或多或少，色暗红。

（3）胸胁、乳房、少腹胀痛，脉沉弦。

［治疗原则］疏肝解郁，和血调经。

［方药选用］

（1）逍遥散（《太平惠民和剂局方》）。

柴胡　当归　白芍　白术　茯苓　甘草　煨姜　薄荷

心烦口苦者，加丹皮、栀子；血行有块，下行不畅者，加丹参、泽兰；少腹冷痛者，加小茴香、香附；头晕目眩者，加石决明、菊花、钩藤；腹胀食少者，加陈皮、厚朴；腰膝痛者，加菟丝子、熟地。

（2）柴胡抑肝汤（《医学入门》）。

柴胡　赤芍　丹皮　青皮　连翘　生地　地骨皮　香附　苍术　栀子　川芎　甘草　神曲

【转归与预后】

月经先后无定期为月经周期紊乱，如疏于调护治疗，致病势加重，转化为闭经或经漏，可引起不孕。及时调护，可望治愈。

【文献资料】

杨专保认为月经先后无定期病因不一，但主要为肝郁与肾虚，而以肝郁为多数，自拟调经汤治疗：柴胡 12 g，白芍 20 g，当归 15 g，白花丹 20 g，白术 15 g，川芎 9 g，丹参 15 g，牛膝 15 g，制香附 9 g，郁金 9 g，生甘草 6 g，合欢皮 12 g。经过 2～3 个月治疗随诊，36 例痊愈 32 例。

欧阳惠卿等著文总结中药调周法治疗月经病的思路。在月经周期中，阴阳气血具有周期性的消长转化，形成定期藏泻的节律，并以每月 1 次的月经来潮为标志。阴阳气血的周期性消长转化是女性特有的生理变化，许多月经病的发生与这种生理性变化有着内在的联系。中药调周法是根据行经期、经后期、经间期和经前期阴阳、气血消长的生理特点，肾、肝、脾等脏腑及冲任、气血在周期中的作用，采用辨证与辨病相结合施治，以调理肾阴阳为主导，结合疏肝、理脾、养心、行气、活血、化瘀、利湿等法，进行周期治疗。主要应用于月经不调、崩漏、闭经、月经前后诸症、不孕症等妇科疾病。月经期以理血调经为主；经后期以补肾养血为主，以蓄养阴精；经间期以调和肾阴阳为主，佐以活血行气，使阳气升发，阴阳顺利转化；经前期以平补肾阴阳，调和肝气为主，以协调子宫的藏泻功能。强调在临床应用时，应根据辨病和辨证、病因与患者体质，因病因人因时，灵活运用，才能取得满意的疗效。

赵焕云等自拟定水丹贴脐治疗月经先后无定期 108 例。鹿茸 15 g，肉苁蓉 30 g，菟丝子 30 g，枸杞子 30 g，阿胶 30 g，熟地 40 g，川楝子 10 g。上药共研细末，瓶储密封备用。临用时先取麝香末 0.05 g纳入脐中，再取上药末 10 g 加适量水调和成团，涂神阙穴，外盖纱布，胶布固定，每 3 日 1 次，10 次为 1 个疗程。本方功能益肾调经，加之神阙穴是任脉的一个重要穴位，它能与全身经络相通，与脏腑相连，通过脐部受药物的刺激和吸收，激发经络之气，以疏通经络，调和气血，调整脏腑的阴阳平衡。

参考文献

［1］　杨专保.调经汤治疗月经先后无定期 36 例疗效观察.中国民族民间医药杂志，2005，(3)：147

［2］　欧阳惠卿，罗颂平.中药调周法治疗月经病的基本思路.广州中医药大学学报，2002，19(1)：71

［3］　赵焕云，庞保珍.定水丹贴脐治疗月经先后无定期 108 例.吉林中医药，2004，24(3)：25

第四节　月 经 过 多

月经量较正常明显增多，月经周期、持续时间基本正常者，称月经过多，又称经多、经水过多。常与周期、经期异常同时发生，如先期量多、经期延长合并月经过多，故治疗时应参考有关合并症综合施治。本病可见于有排卵型功能失调性子宫出血病所致的月经过多及子宫肥大等。

月经过多，最早见于金代刘河间《素问病机气宜保命集·妇人胎产论》，以四物汤加黄芩、白术治疗“妇人经水过多”。《丹溪心法》论述月经过多的病机有血热、痰多、血虚，为辨证论治月经过多奠定了基础。明清医家对本病的治疗多有论述，各有见地，丰富了月经过多的诊治理论和经验。《万氏妇人科》从血热立论，强调“经水来太多者，不论肥瘦皆属热也”。《证治准绳·女科》认为病机为虚所致，“经水过多，为虚热，为气虚不能摄血也”。《妇科玉尺》根据肥瘦鉴别寒热，“平日肥壮，不发热者，体虚寒也”，“平日瘦弱，常发热者，由火旺也”。《医宗金鉴·妇科心法要诀》根据经血的质、色、味及带下特点，辨别月经过多的寒热虚实。

【致病机制】

病因有气虚、血热、血瘀、虚寒的不同，主要病机是冲任不固，经血失于制约。气虚则血失统摄；邪热内窜，因而扰动血海，经血妄行；瘀血阻塞胞脉，脉道气机不利，血失常轨，皆可造成经血过多。

【诊断与鉴别诊断】

一、诊断

主要症状是经量明显增多。月经周期基本正常，持续时间多在 3～7 日内。月经过多作为症状还可见于月经先期、后期、痛经等疾病，应参考有关疾病辨证施治。

如人工流产、放置宫内节育器后最初几个月内，出现月经血量增多者，可按月经过多施治。

二、鉴别诊断

1. 崩中　经乱无期，出血往往不能自止，崩漏交替。如既往经量正常，突然下血量多如注，不能自止者，则属崩中。

2. 流产　早期自然流产者，尤其是孕后不久而流产，称暗产。其下血量较以往增多，且伴有腹痛，检查可见胚胎组织，血或尿 HCG 测定可资鉴别。

【因、证、辨、治】

以经血量多为主证，其中质清稀、色浅淡多属气虚；质黏稠、色鲜红或紫红多属血热；紫黑有块，伴经行腹痛多属血瘀。经血色紫者，如紫赤色鲜，浓而成片成条者为经血妄行，多因内热；紫而兼黑，色败陈旧，为真气内损，多属虚寒。

治疗原则，在经期血多之际侧重止血，以减少出血量；经后宜辨证治本，或清血中邪热，或化瘀导滞，或健脾益气。总之宜标本兼顾，依病势分清主次，灵活掌握。

一、气虚证

[病因病机]素体虚弱，或思虑不解，或饮食劳倦伤脾，中气不振，脾失统摄，经行不固而量多。

[临床证候]经行量多，色淡红，质清稀，伴面色黄白，气短乏力，小腹绵绵作痛，舌淡，苔薄白，脉细弱。

[辨证依据]

(1) 体弱或有脾胃受伤史。

(2) 经血量多，色淡质稀，面色黄白，气短乏力。

(3) 舌淡，苔薄白，脉细弱。

[治疗原则]补气摄血，养血调经。

[方药选用]

(1) 举元煎(《景岳全书》)。

人参　黄芪　升麻　白术　炙甘草

血多如注者，加阿胶、乌贼骨、茜草；心悸者，加珍珠母、酸枣仁；小腹冷痛者，加补骨脂、杜仲、赤石脂。

(2) 圣愈汤(《妇科心法要诀》)加升麻、柴胡。

人参　黄芪　当归　川芎　熟地　白芍

二、血热证

[病因病机]素体阳盛，五志化火；或嗜食辛辣，或感受热邪，热伏血海，扰动胞宫，胞脉不固，经血下而不藏，故血量增多。

[临床证候]经血量多，色鲜红或深红，有光泽，质稠，伴心烦口渴，身热面赤，大便干结，小便黄赤或有灼热感，舌红绛，苔黄，脉数。

[辨证依据]

(1) 阳盛体质，或嗜辛辣，或感受热邪史。

(2) 经血量多，色红质稠，身热面赤，心烦口渴。

(3) 舌红绛，苔黄，脉数。

[治疗原则]清热凉血，止血调经。

[方药选用]

(1) 保阴煎(《景岳全书》)。

生地　熟地　白芍　山药　续断　黄芩　黄柏　甘草

大便秘结者，加知母；经血多如注者，加地榆、旱莲草；口燥咽干者，加沙参、麦冬。

(2) 芩术四物汤(《医宗金鉴》)。

黄芩　白术　川芎　当归　熟地　白芍

三、血瘀证

[病因病机]肝气郁结，或经行产后，感受外邪，致胞脉气机不畅，瘀血停留，脉络被阻，新血不得循经，故经血量多。

[临床证候]经血量多，色紫黑有块，小腹疼痛，肌肤不泽，腰酸腹痛，舌紫暗有瘀点斑点，脉沉涩或沉弦。

[辨证依据]

(1) 经血量多，色紫黑有块，小腹疼痛。

(2) 舌紫暗有瘀斑点，脉涩或弦。

[治疗原则]活血化瘀，止血调经。

[方药选用]

(1) 失笑散(《太平惠民和剂局方》)加血余炭、茜草、益母草、乌贼骨。

蒲黄　五灵脂

(2) 桃红四物汤(《医宗金鉴》)。

桃仁　红花　川芎　当归　白芍　熟地

四、虚寒证

[病因病机]经行产后，胞脉空虚，风寒侵袭胞门子户，日久不去，气机被阻，寒凝血结，血不循经；或肾阳不足，寒从中生，阳气不布，则小腹冷痛，闭藏无权，则经血量多。

[临床证候]经行量多，色淡红或暗黑，可夹有血块，腰骶酸冷，小腹冷痛，平时带下清稀，舌淡，苔薄白，脉沉细迟。

[辨证依据]

(1) 有感寒或有肾阳虚病史。

(2) 经血量多，色暗黑，有血块。

(3) 腰酸冷痛，小腹不温而冷痛。

(4) 舌淡，苔薄白，脉沉迟。

[治疗原则]温经摄血调经。

[方药选用]

(1) 温经汤(《金匮要略》)。

当归　川芎　白芍　甘草　人参　桂枝　吴茱萸　丹皮　阿胶　半夏　麦冬　生姜

(2) 人参养血丸(《济阴纲目》)加艾叶炭、炮姜。

熟地　乌梅　当归　人参　川芎　赤芍　炒菖蒲

【文献资料】

杨家林治疗月经不调，以调为主，首当重肾，顾护阴血。对月经先期、量多者以血热立论，清热凉血治其标，补肾养阴顾其本。止血注重益气、化瘀。月经后期、量少多以虚证为主，肾虚血亏，冲任不调是其主要病机。补肾益经治其本，养血益气培其源，同时注意温通活血。临证还应根据患者体质加减用药，中西融会贯通，辨证使用通络之品以促排卵。

宋卓敏将血虚型月经过多分为血虚血瘀型和血虚气虚型。治疗以傅青主加减四物汤为基本方：熟地 30 g，白芍 15 g，当归 10 g，川芎 6 g，炒白术 15 g，荆芥穗 3 g，山茱萸 15 g，续断 12 g，甘草 6 g。血虚血瘀者，加炒蒲黄 9 g，五灵脂 12 g；气虚血虚者，加党参 15 g，炙黄芪 30 g；血虚兼有热者，加生地 15 g，丹皮 10 g。于每次月经 7～10 日开始服药，直至经净。总有效率 96.88%。

参考文献

[1] 魏绍斌. 杨家林治疗月经不调经验. 四川中医，2000，18(5)：1

[2] 宋卓敏. 加减四物汤治疗血虚型月经过多 32 例. 天津中医药，2005，22(2)：133

第五节　月 经 过 少

经行血量明显减少，或点滴即净，经行持续时间不足 3 日，称月经过少，又称经水少、经水涩少、经行微少、经量过少、经少等。临床可见于幼稚子宫、子宫发育不良、子宫内膜结核、宫腔粘连等。

月经过少，周期一般正常，但可与月经后期、先期、先后不定期并见。

月经过少，早见于王叔和《脉经》，认为"经水少"的病机为"亡其津液"。宋代《史载之方·诊室女妇人诸脉》认为"肺脉浮，主妇人血热，经候行少"。金代刘完素《素问病机气宜保命集·妇人胎产论》以"四物四两加熟地、当归各一两"，治妇人"经水少而血色和者"。明代《万氏妇人科》结合体质辨虚实，提出"瘦人经水来少者，责其血虚少也，四物人参汤主之"；"肥人经水来少者，责其痰碍经髓也，用二陈加芎归汤主之"。《医学入门·妇人门》认为："内寒血涩可致经水来少，治以四物汤加桃仁、红花、丹皮、葵花。"

从上述历代医家所论，可见月经过少的病机包括阴血不足、血热、血寒、血涩、痰饮等。

【致病机制】

病机有虚、实之异。虚者多由肾气未盛或亏损，营血不足，阴津匮乏，源竭而血海难满；实者多由气滞、寒冷或痰饮，闭塞脉道，胞脉不畅，血不灌胞，而经血量少。

【诊断与鉴别诊断】

一、诊断

以月经量明显减少为主要特征，甚或点滴即净，持续时间长短不定。

二、鉴别诊断

激经　指受孕早期，月经仍按月来潮，经血量较未孕前明显减少，且多伴有早孕反应。尿妊娠试验或子宫 B 超检查有助于鉴别。

【因、证、辨、治】

宜结合病史、全身证候及经期兼症，经血色、质综合辨别。如初潮后，经血量一直较少，不孕，即或无其他兼症，也多属肾虚；经行少腹疼痛拒按，多属血瘀；肥胖之妇，经血少而带下量多，多属痰湿；如久病损伤，身体虚弱，多属血虚。治法以虚者濡养精血，健脾益肾；实者宜攻宜通，疏导气机，以畅血行，辅以补气养血，不可蛮攻，以免损伤正气，由实转虚。

一、肾虚证

[病因病机]先天禀赋不足，肾气不充；或后天房劳、产伤，损及肾元，天癸不充，精血耗损，血海不盈，以致经行量少。

[临床证候]经血量少，质薄，腰骶酸冷，小腹凉，夜尿多，或外阴发育差，宫体小，月经初潮迟，舌体瘦薄色淡红，苔薄白，脉沉细缓。

[辨证依据]

(1) 有初潮迟，或有房劳、产伤史。

(2) 经血量少，腰酸冷痛，子宫发育不良。

(3) 舌淡红，苔薄白，脉沉细。

[治疗原则]补肾益精，养血调经。

[方药选用]

(1) 归肾丸(方见月经先期)。

(2) 乌鸡白凤丸(《中华人民共和国药典》)。

二、血虚证

[病因病机]大病久病，堕胎多产，数伤营血；或饮食劳倦伤脾，化源不足，血海不满，以致经量过少。

[临床证候]经血量少，或由常量而逐渐减少，甚或点滴即净，色淡红，质清稀无块，经行小腹绵绵作痛，面色萎黄，头晕眼花，心悸气短，爪甲苍白无华，舌淡，苔白薄，脉细弱无力。

[辨证依据]

(1) 久病大病或有亡血伤精史。

(2) 经血量少，色淡质稀。

(3) 面色萎黄，爪甲苍白无华，心悸气短。

(4) 舌淡，脉细弱无力。

[治疗原则]补气养血调经。

[方药选用]

(1) 滋血汤(《证治准绳》)。

人参　黄芪　茯苓　山药　当归　川芎　熟地　白芍

(2) 圣愈汤(方见月经过多)加卷柏、牛膝。

三、血寒证

[病因病机]经行产后摄生不慎，寒邪入侵；或阳虚生寒，寒客胞中与血搏结，气血运行受阻，以致经行不畅而涩少。

[临床证候]经血量少，色暗红，排出不畅，形寒怕冷，小腹冷痛，得热痛减，小便清长，舌暗淡，苔白，脉沉紧。

[辨证依据]

(1) 有感寒或阳虚病史。

(2) 经血量少，色暗红。

(3) 形寒怕冷，小腹冷痛，小便清长。

(4) 舌暗淡，脉沉紧。

[治疗原则]温经散寒，活血通经。

[方药选用]

(1) 艾附暖宫丸(《沈氏尊生书》)。

香附　艾叶　当归　黄芪　吴茱萸　川芎　白芍　地黄　官桂　续断

(2) 温经定痛汤(《中医妇科治疗学》)。

当归　川芎　延胡索　红花　桂枝　莪术　乌药

四、气滞血瘀证

[病因病机]情志所伤，气机郁滞，气滞则血滞；或产后(包括人流、自然流产)瘀血内停，或经期感寒，寒邪客于冲任，血为寒凝，血行不畅，而量少涩滞。

[临床证候]经血量少，下而不畅，色暗红，夹有血块，胸胁满闷，小腹胀痛或阵痛，舌紫暗有瘀斑瘀点，脉沉弦涩。

[辨证依据]

(1) 有肝郁或流产史。

(2) 经血量少，色暗红，夹有血块。

(3) 胸胁满闷，小腹胀痛。

(4) 舌紫暗有瘀斑点，脉弦涩。

[治疗原则]理气化瘀，活血调经。

[方药选用]

(1) 柴胡疏肝散(《景岳全书》)加当归、桃仁、红花。

柴胡　枳壳　香附　川芎　白芍　甘草　陈皮

(2) 牛膝散(《济阴纲目》)。

牛膝　瞿麦　当归　通草　滑石　葵子

五、痰湿阻滞证

[病因病机]脾气不健，水谷不为营血，湿气不化，聚液成痰，痰饮阻滞于冲任，血不畅行，致经量减少。

[临床证候]经行量少，混杂黏液，色淡质稀或黏稠，形体肥胖，毛发浓密，倦怠乏力，胸脘满闷，纳食不馨，四肢肿胀，舌胖边有齿痕，苔白滑或白腻，脉弦滑。

[辨证依据]

(1) 经血量少，质稀。

(2) 体胖，困倦乏力，胸中满闷。

(3) 舌胖边有齿痕，脉弦滑。

[治疗原则]健脾化痰，养血调经。

[方药选用]

(1) 二陈加芎归汤(《万氏妇人科》)。

陈皮　白茯苓　当归　川芎　香附　枳壳　半夏　甘草　滑石

(2) 丹溪治湿痰方(《丹溪心法》)。

苍术　白术　半夏　茯苓　滑石　香附　川芎　当归

【转归与预后】

月经过少、后期、稀发者，调治失误或不及时，可转为闭经、不孕症。服用避孕药期间经血量过少者，停药后多可恢复正常。因贫血等原因所致者，治愈原发病后，经血量也可逐渐恢复正常。

【文献资料】

王东梅认为月经过少虽有血虚、肾虚、血瘀、痰湿的不同，但以肾虚为主。肾精不足，气血生化无源，致胞脉空虚，血海不盈，发为本病，以养精种玉汤加味治疗。如兼有血瘀，临床常见月经量少，色暗，有小血块，或经行腹胀痛，面色晦暗，舌紫暗或有瘀点瘀斑，脉弦涩，治疗应在补肾的基础上活血化瘀，使瘀血去而新血生，且瘀去经隧无阻，血行通畅。此时虽为虚实夹杂之证，但虚多实少，不可妄用破血之品。方中加丹参 15～30 g 以活血化瘀。丹参性平，活血化瘀之力缓而效佳，用之可使瘀去而不伤正，既可增加经血量又不致量过多而损伤正气。

参考文献

赵珂，高向慧，陈丽萍．王东梅治疗月经过少经验．湖北中医杂志，2004，26(4)：15

第六节　经期延长

月经周期基本正常，经行持续时间达 7 日以上，甚至淋漓半月始净者，称经期延长，又称月水不断、月水不绝、经事延长。

有关经期延长的记载，《诸病源候论》称“月水不断”，病机为“劳伤经脉，冲任之气虚损，故不能制其经血”。《妇人大全良方·调经门》认为“凡月水不止而合阴阳”以及“寒热邪气客于胞中，滞于血海”，皆可致经期延长。治疗以补为主，《校注妇人良方》认为“调养元气，病邪自愈，攻其邪则元气反伤”。清代肖赓六《女科经纶》指出本病有内伤不足，外感有余，然“有余不足当参以人之强弱也”。

【致病机制】

由于外感内伤，脏腑经脉气血功能失调，阳气不足，冲任不能约制经血；热邪内扰血海，血热沸腾不宁；或瘀血阻滞胞宫脉络，瘀血不去，新血难安，皆可导致经行延长。

【诊断与鉴别诊断】

一、诊断

以经行时间超过 7 日，甚至淋漓不净达半月之久为主症。周期基本正常，血量正常或增多。

二、鉴别诊断

1. 漏下　周期紊乱，持续时间无规律，往往出血时间超过半月以上，甚至数月淋漓不净，常与崩交替出现。

2. 赤带　月经持续时间正常，经净后流出似血非血的赤色带下，自觉阴中灼热，检查可见阴道或宫颈充血、糜烂。

【因、证、辨、治】

辨证须根据经血量、色、质的不同，结合全身兼症及体征综合分析。如经血量多，色淡，质清稀，多属气虚或脾肾阳虚；经血量少，质稠，色鲜红或暗红，多属虚热。如色暗如败酱夹杂黏液，阴中灼热，多为湿热；血块多而色黑，多为瘀血。

月经期的治疗重在止血，分别以清热、利湿、补气、化瘀等随证施治。

一、气虚证

[病因病机]素体脾虚气弱，或劳倦过度伤脾，气虚失于统摄，冲任虚损不能约制经血，以致经期

延长。

[临床证候]经行逾期7日不止，每月反复，经血色淡，质清稀，疲乏倦怠，肢软无力，动则头晕眼花汗多，腹满食少，舌淡，苔薄白，脉细弱。

[辨证依据]

(1) 月经持续7日以上，经血色淡，质稀。

(2) 倦怠乏力，腹满食少。

(3) 舌淡，脉细弱。

[治疗原则]补气固冲，止血调经。

[方药选用]

(1) 归脾汤(方见月经先期)加乌贼骨、茜草、棕榈炭。

(2) 举元煎(方见月经过多)加艾叶炭、炮姜炭、茜草、乌贼骨。

二、脾肾阳虚证

[病因病机]饮食劳伤，房事不节，经行产后失于调养，伤及脾肾，脾肾阳气不充，血海失摄，则血行延长。

[临床证候]经行延长7～10余日，兼下腹冷痛，神疲体倦，气短懒言，食少纳呆，腰膝酸冷，大便溏，小便频，舌淡胖，脉沉细或沉缓。

[辨证依据]

(1) 经行延长。

(2) 腰膝酸冷，小腹冷痛，体倦气短。

(3) 舌淡胖，脉沉细缓。

[治疗原则]健脾补肾，温经止血。

[方药选用]

(1) 禹余粮丸(《妇人大全良方》)。

禹余粮　鹿角胶　紫石英　续断　赤石脂　熟地　川芎　干姜　黄芪　艾叶　柏叶　当归　人参　白茯苓

腰冷痛者，加杜仲、菟丝子；小便频者，加益智仁、桑螵蛸；气短者，加黄芪；浮肿便溏者，加泽泻。

(2) 健固汤(《傅青主女科》)加补骨脂、乌贼骨。

人参　白术　茯苓　巴戟天　薏苡仁

三、阴虚内热证

[病因病机]素体阴虚，或多产房劳，或久病耗血伤阴，阴虚内热，热伏冲任，扰动血海，血海不宁，致经期延长。

[临床证候]经行持续时间延长，量不多，色鲜红或暗红，质稠，形体消瘦，颧红，潮热心烦，咽干口燥，舌红而干，少苔或无苔，脉细数。

[辨证依据]

(1) 素体阴虚，或有伤精亡血史。

(2) 经期延长，量少，色鲜红或暗红。

(3) 心烦潮热，咽干口燥，舌红，苔少，脉细数。

[治疗原则]滋阴清热，调经止血。

[方药选用]

(1) 固经丸(《医学入门》)加生地、旱莲草。

黄柏　龟版　白芍　黄芩　樗根皮　香附

潮热者，加地骨皮；口渴者，加麦冬；经血多者，加地榆。

(2) 保阴煎(方见月经过多)。

四、湿热蕴结证

[病因病机]经产之际，胞室空虚，疏于调护，湿热之邪乘虚而入，滞于冲任，扰动血海，血海不宁，以致经行延长。

[临床证候]经血淋漓，多日不净，色暗如酱，经血与黏液混杂，气味秽臭，身热起伏，腰腹胀痛，疲乏懒言，平时带下量多，色黄，臭秽，舌胖色红，苔黄腻，脉濡数。

[辨证依据]

(1) 经行延长，混杂黏液，色如败酱。

(2) 身热不扬，腰脚重，腹胀痛，带下量多，色黄臭秽。

(3) 舌胖色红，苔黄腻，脉濡数。

[治疗原则]清热利湿，止血调经。

[方药选用]

(1) 四妙散(《成方便读》)加败酱草、地榆、茵陈、银花藤。

苍术　黄柏　薏苡仁　牛膝

(2) 大分清饮(《景岳全书》)加乌贼骨。

茯苓　泽泻　木通　猪苓　栀子　枳壳　车前

五、气滞血瘀证

[病因病机]情志抑郁，肝气不舒，气郁血滞，郁而成瘀；或经期产后，情志不舒，气结血滞，脉络壅阻，瘀血不去，新血难安，以致经期延长。

[临床证候]经期延长，色暗有块，伴小腹疼痛拒按，面色暗，唇舌紫暗有瘀斑，脉沉弦或沉涩。

[辨证依据]

(1) 有气滞血瘀或感邪病史。

(2) 经期延长，色暗，块多。

(3) 小腹痛，腰骶痛。

(4) 舌紫暗有瘀斑，脉涩。

［治疗原则］活血化瘀，止血调经。

［方药选用］桃红四物汤（《医宗金鉴》）。

桃仁　红花　川芎　当归　白芍　熟地

腹痛不止，加失笑散；经血量多，加茜草、乌贼骨、牡蛎；经血量少淋漓，佐以清补，加旱莲草、蒲黄；经行初量少，侧重于温补调经，加艾叶、香附炭、益母草。

【预防与调护】

（1）改善生活环境，调节精神生活，使精神舒畅愉快，心情平和，则经候如常。

（2）饮食有节，不可恣食生冷，行经期尤宜谨慎。血热经量多者忌食辛辣刺激之物。

（3）避免劳倦过度，损伤气血，避免房劳多产，耗损肾气。

（4）月经量过多，腹痛较重者应卧床休息。形寒腹凉者用热水袋热敷。

【文献资料】

张珍玉在治疗经期延长时强调，阴道流血过多、时间过长之病，虽然为出血病，但对止血药的选用必须注意两点：一是不能一味用止血药，应以调节自身固血机制以止血。前者为治标之法，后者为治本之举。肝藏血，脾统血，肾主封藏是人体维持血行脉中而不逸出的主要脏腑。考虑到女子的生理特点，临床治疗阴道流血应以肝脾肾同治，以治肝为主，既体现了女子“以血为本”，“以肝为先天”的生理特点，又调动了自身统血固血摄血的生理机制，以达治本止血的目的；二是出血止血是为常法，止血药并非不可用，但止血药都有收敛之性，过早过多使用止血之品有留瘀之弊。因此排除临床上崩漏大失血迅速危及生命的急则治标病状外，止血药应在适当调理自身维持血行生理机制的前提下运用才能收效。她应用止血药多选三七粉，因本品既有止血又有活血之性，而且多在治疗后期及血少无滞时应用以收止血之功。

张金辉运用补肾固精法为主治疗此病，自拟方为：鹿衔草、山茱萸各 15 g，枸杞子、阿胶（烊化）、芡实各 12 g，乌贼骨 10 g。腰痛膝软，加杜仲；腹痛，加白芍；头晕，加天麻；失眠多梦，加酸枣仁、莲子；纳差，加谷芽；便溏，加白术；心悸气短者，加党参、茯神；目涩，加菊花；肢麻，加桑寄生；自汗，加黄芪。月经来潮后第 6 日开始服药，连服 6 剂为 1 个疗程。不愈者，下一月经周期续服。有效率 91.5%。

金慧等根据对 300 例月经不调患者体质情况的调查，总结认为月经不调的发生和转变与病理体质有密切的关系，并分为 4 种类型。① 阴虚型：形体偏瘦，面色偏红或颧红，舌红，苔少或干，午后烘热，口燥咽干，喜冷饮，易心烦急躁，夜寐不安或多梦，大便偏干，脉细。以月经先期最多见，其他可见经期延长、经量过多，甚者崩漏。② 阳虚型：形体偏胖，面色少华，舌嫩胖有齿痕，常畏寒乏力，肢端欠温，喜热饮，大便偏溏，脉沉弱。以月经后期或经期延长最多见，也可见经量过少，甚者闭经，偶有月经先期者。③ 痰湿型：形体肥胖，肌肤白润，舌胖，肢体沉重，大便不爽，多坐懒动，脉滑。多见经量过少，甚者闭经。④ 滞涩型：面色暗黑，肌肤晦滞，性情抑郁，易胸闷不适，舌紫暗，脉沉弦或涩。多见月经后期、经量过少、月经先后无定期，甚者闭经。强调不同的体质在同样的条件下，可产生不同的月经病证。如同样是气候寒冷，阳虚型体质往往出现痛经，而滞涩型体质则易产生月经后期、经量过少，甚者闭经；同样遭受精神刺激，滞涩型体质常常出现闭经，而阴虚型体质因内热加重易出现月经先期或经期延长、经量过多。

姜雅晴报道月经不调以冲任虚寒、瘀血阻滞为大多数，虚实寒热错杂，临床以《金匮》温经汤温经散寒、养血祛瘀并用，使血得温则行，血行瘀消，诸症可愈。以月经不调、小腹冷痛、经有瘀块、时发烦热为其证治要点，对兼杂其他症状者，灵活辨证用药。温经汤既有温经养血之效，又具有清瘀润燥之功。临床辨证时阳气虚者，加附片；小腹冷痛甚者，去丹皮、麦冬，加艾叶，或以肉桂替桂枝；兼气滞者，加香附、乌药理气止痛；漏下色淡不止者，去丹皮，加艾叶、熟地以温经补血止血。

吴生元对妇女月经不调同时伴有头痛、胃脘痛及痛经者，名之曰“月经不调三联证”。认为气血不和、肝脾肾胃功能失调是发生此病的根本原因。临床辨证分为气血两虚、血寒气滞及寒凝血瘀型，以温经散寒、调理气血为治疗的基本法则，方用《金匮要略》温经汤加减施治。气血两虚，加黄芪、大枣，以补气养血为本；血寒气滞去阿胶，加荜茇、良姜、炙香附、佛手，增其散寒理气的效果；寒凝血瘀，去阿胶加附子、荜茇、丹参、茜草、红花，重在温经散寒，取其“寒则泣不能流，温则消而去之”之意。

参考文献

［1］魏凤琴.张珍玉教授治疗经期延长特色撷拾.中医药学刊,2003,21(1):21

［2］张金辉.补肾固精法治疗经期延长94例.河南中医,2006,26(9):42

［3］金慧,杨庄玲.月经不调与体质关系浅探.浙江中医学院学报,1999,23(5):16

［4］姜雅晴.温经汤治疗月经不调辨治体会.四川中医,2001,19(12):20

［5］吴泳昕,肖泓.吴生元辨治"月经不调三联证"经验.四川中医,2003,21(8):1

第七节　经间期出血

在两次月经中间,即细缊期时,出现周期性的少量子宫出血,或带下夹血,称经间期出血。

《女科准绳》引袁了凡云"天地生物,必有细缊之时,万物化生,必有乐育之候……凡妇人一月经行一度,必有一日细缊之候……此的候也……顺而施之,则成胎矣。"可见当时已观察到受孕有一定的时间,即"一日细缊之候"的细缊期,又称为经间期,也有称为"的候"、"真机"者,即现今所指的排卵期。

经间期出血,历代医籍未见有此病名载录,可能视为经"一月再行"或"月经过少"、"赤带"之属。

【致病机制】

经间期,是继经行之后血海由虚至盛,阴精充实,阴极化阳,阳气内动的生理时期。有类《辞海》注释细缊"乃气的运动状态"之意。

当细缊期间,如素体阴亏阳盛,或抑郁忿怒郁而化火,或体内宿有湿热留滞或瘀血内阻,则经间期内动之阳气即可引动伏火或湿热或瘀血,扰及血海,伤损阴络,因而出血。也有因先天禀赋不足,此期阴阳气机转化不健,阳动阴气不调,阴血失守而出血者。过此期间,阴阳渐趋平均,血海宁静;即或素有太过不及,尚不足扰动血海,波及阴血,故血可自止,但病因未除,下次再值此期,又复发作。

西医学认为排卵期促黄体激素(LH)分泌达到高峰,促卵泡激素(FSH)分泌量也增多,排卵后雌激素水平短暂性下降,这种波动可引起子宫内膜表层突破性出血,或导致血管通透性改变而红细胞渗出血管,造成少量子宫出血,称排卵期出血。

【诊断与鉴别诊断】

一、诊断

（一）临床表现

多发生于两次月经中间,在月经周期第12～16日出现少量的阴道流血,常持续1～3日即可自止,呈周期性发作。有的伴有下腹部一侧作胀作痛,腰酸不适,或带量增多,色白质黏腻如蛋清样等征象。也有出血延至数日甚至达下次月经来潮的,但此种情况多伴有其他病证如月经失调、子宫内膜炎等。如出血量很少仅1～2日即尽,或偶然发生1次,不作病论。

（二）检查

1. 妇科检查　常无明显阳性体征,宫颈无赘生物,无接触性出血,宫颈黏液透明呈拉丝状夹有血丝。

2. 实验室检查　①宫颈黏液结晶检查。②阴道细胞涂片检查。③出血期诊断性刮宫病理:子宫内膜呈增生晚期改变。④血清雌、孕激素水平偏低。

3. 测量基础体温　多见高、低相交替时出血,基础体温升高则出血停止,也有基础体温升高后继续出血者。

4. B超检查　子宫附件未见明显异常。也可监测排卵,确定排卵期。

二、鉴别诊断

注意与月经先期、月经过少、宫颈息肉、安置宫内节育器以及子宫内膜息肉等鉴别。

【因、证、辨、治】

经间期出血,因有阴虚阳盛、肝郁化火、湿热留滞及瘀血内阻之异,但以阴虚阳盛者常见,阴虚之中又以肾水不足为主因。不同原因,所呈现的阴道出血的血色、血质及全身症状和舌脉征各异。辨证首应了解阴道出血的色、质,不同病因常呈现不同的血色、血质。如阴虚阳盛或肝郁化火而致者,血色多鲜红或紫红而质稠黏;如血质黏腻夹有较多黏涎者,又属湿热内滞之候,同时尚须结合全身征象及舌脉征进行综合分析。治法上,经间期出血时宜标本同治,在辨证求因和审因论治的基础上酌加固冲止血之品;平时当求因治本,直至病因消解,不复再有出血。

一、阴虚阳盛证

[病因病机]禀质素弱,肾阴不足;或失血伤阴,

或因多产房劳耗损精血，以致阴液亏虚，虚热内生。值经间阳气内动之期，阴不敛阳，内动阳气与虚火并扰血海，灼伤阴络以致血外溢而发。

[临床证候]经间期阴道少量出血，色鲜红，质黏稠无块，颧红潮热，咽干口燥，或腰腿酸软，大便干结，小便短黄，舌红，苔少，脉细数。

[辨证依据]

(1) 禀质素弱，或有多产房劳、失血伤阴史。

(2) 经间期出血，色鲜红，质黏稠无块。

(3) 颧红潮热，咽干口燥，大便干结，小便短黄，舌红，少苔，脉细数。

[治疗原则]滋阴清热，宁血止血。

[方药选用]

(1) 两地汤(方见月经先期)。

出血时，加女贞子、旱莲草、炒地榆；血中有块者，加丹皮、赤芍、丹参；腰腿酸软者，加菟丝子、续断；颧红潮热者，加知母、黄柏。

(2) 六味地黄丸(《小儿药证直诀》)合二至丸(《医方集解》)。

熟地　山药　山茱萸　茯苓　泽泻　丹皮　女贞子　旱莲草

二、肝郁化火证

[病因病机]情怀不畅或恚怒伤肝，气不调畅，郁而化火，值经间阳气内动之时，引发木火，扰及血海，灼伤阴络，以致经间期阴道出血。

[临床证候]经间期阴道出血，量或多或少，色紫红质稠黏或夹小块，烦躁易怒，胸胁胀闷，小腹胀痛，或口苦咽干，舌红，苔薄黄，脉弦数。

[辨证依据]

(1) 素性抑郁，或有忿怒发作史。

(2) 经间期出血，色紫红质稠黏或夹小块。

(3) 烦躁易怒，胸胁胀闷，舌红，苔薄黄，脉弦数。

[治疗原则]舒肝清热，凉血止血。

[方药选用]

(1) 丹栀逍遥散(方见月经先期)。

出血时，去当归，加茜草根、乌贼骨、大蓟、小蓟；血中夹有小块者，加丹参、赤芍、蒲黄、五灵脂、田三七；烦躁易怒甚者，加青黛拌灯心草、竹叶、黄芩。

(2) 滋水清肝饮(《医宗己任编》)。

熟地　山药　山茱萸　茯苓　丹皮　泽泻　栀子　柴胡　当归　白芍　大枣

三、湿热留滞证

[病因病机]经期、产后或流产手术时，胞脉空虚，此时如摄生不慎，湿热之邪乘虚内侵；或因肝气郁结，横侮中土，脾失运化，水谷精微内停生湿，肝热与脾湿相合，酿生湿热，留滞冲任胞脉，乘经间阳气内动之机而作祟，损伤脉络，以致出血。

[临床证候]经间期阴道出血，量或多或少，色暗红，质黏腻，夹有黏涎，胸闷纳呆，腰骶酸楚或下腹胀痛，平素带下量多，色黄质稠有臭味，舌红，苔黄腻根部尤甚，脉濡数或滑数。

[辨证依据]

(1) 或有经期、产后、流产术后，摄生不慎或房事所伤史。

(2) 经间期出血，色暗红，质黏腻，夹有黏涎。

(3) 胸闷纳呆，腰骶酸楚，带下异常，舌红，苔黄腻，脉濡数或滑数。

[治疗原则]清热利湿止血。

[方药选用]清肝止淋汤(《傅青主女科》)。

白芍　当归　生地　阿胶　黄柏　丹皮　牛膝　香附　红枣　黑豆

属湿热留滞者，去阿胶；出血多时，去当归、牛膝，加大蓟、小蓟、车前子、贯众、薏苡仁、马齿苋；腰骶酸楚者，加续断、狗脊；血色暗质黏有块者，加赤芍、桃仁、泽兰。

四、瘀血内阻证

[病因病机]素体不足，复因经产留瘀，瘀阻胞络，或因七情内伤，气滞冲任，久而成瘀。适值绹缊之时，阳气内动，血瘀与之相搏，胞络伤损，以致出血。

[临床证候]经间期出血，量多少不一，色紫黑或有血块，少腹胀痛或刺痛，胸闷烦躁，舌暗红边有紫点，脉细弦。

[辨证依据]

(1) 素体不足或有情志内伤史。

(2) 经间期出血，色紫黑或有血块。

(3) 少腹胀痛或刺痛。

(4) 胸闷烦躁，舌暗红边有紫点，脉细弦。

[治疗原则]化瘀止血。

[方药选用]逐瘀止血汤(《傅青主女科》)。

生地　大黄　当归尾　赤芍　丹皮　炒枳壳　炙龟甲　桃仁

出血时，加茜草、蒲黄、大蓟；烦躁口干者，加地骨皮、女贞子、旱莲草；少腹胀痛或刺痛者，加柴胡、郁金、丹参、香附。

【文献资料】

经间期出血病证，1982 年曾在全国第一次中医妇科学术交流大会上，以专题文章方式提出研讨。1986 年首次以“经间期出血”病名编写纳入高等中医院校教材《中医妇科学》(五版教材)。

哈荔田认为经间出血多见于经后 10～16 日，阴道有少量出血，以血海不宁，冲任气盛为主要关键。发病原因，或因阴虚火伏，或因肝经郁热，或因湿热蕴积困扰血海，加以月经中期对冲任二脉之气逐渐旺盛，激动脉络，以致血不循经。治疗大法“阴虚火伏者以养阴清热为主，如知柏地黄丸之类；肝经郁热者以清热凉血为主，如丹栀逍遥散化裁；湿热内蕴者以清肝利湿为主，如八正散化裁”。

《刘奉五妇科经验》云“月经中期出血，实属湿热下注，热伤血络所致，故用清热利湿、行气活血法治疗。”

高等中医院校教学参考丛书《中医妇科学》对本病的病名含义、病因病机、辨证论治等进行了系统介绍。认为经间期出血的主要原因在于“阴精有所不足”，经间期由阴转阳的“转化不太顺利，但又不得不转化，因而蕴状加剧，子宫血海的固藏受到一定影响，故排卵的同时出现排血。如果阴精虚弱的程度较前为重，滋长缓慢，经后期延长，阴精充盛也有所不足，转化较前更不顺利，但不得不转化者蕴状时强时弱，也将不断影响子宫冲任的固藏功能，故可见到经间前期或经间中期的反复出血”。辨证分为肾阴虚及肾阳偏虚 2 个主证型和湿热、血瘀 2 个兼证型施治。治法为“补阴是前提，促使阴阳顺利转化非常重要”，“补阴不仅在经间期出血时，而且应按照补肾调周的方法，在经后期进行”。为提高补阴的效能，主张“补阴方药与四物汤相结合”，“其次必须与宁心安神相结合”。至于兼证的治疗，可按“急则治标，缓急相间者按标本兼顾”的原则处理。

全国高等中医院校研究生规划教材《中医妇科临床研究》指出临床辨治经间期出血应注意着重出血时间及色质的辨别。应结合基础体温所示曲线图及月经周期中依次后移的日期，区分为经间前期、经间中期和经间后期。经间中期即经净后的第 7 日左右，基础体温高低相交替时。经间前期指经净后第 3～5 日，基础体温依然低相时。经间后期出血发生于经净后 10 日左右，即基础体温高温相时的出血。经间中期与经间前期出血与肾阴虚有关，但虚损的程度与转化的时间有所不同，经间后期出血与阴虚及阳，阳气不足有关，结合舌脉即可确定。

经间期出血的治疗重在滋阴，适量加入助阳药。助阳的目的不仅在于动态地滋阴，维持高水平的阴，也有助于阴阳转化活动，促进排卵。在阴虚的前提下，常易兼夹郁火、湿热、血瘀三者，因而在处理上不仅要针对兼夹证型特点，分别予以清解、清利、疏化的治法药物，仍然要顾及滋阴这个大前提，同时还要考虑到经间期气血活动、排卵顺利的特点。少数阴虚及阳虚以阳虚为主者，在滋阴助阳、补阳为主的前提下，适量加入益气的药物，将有利于控制出血。

注意止血与活血矛盾的处理，经间期出血虽然出血不多，但毕竟属于出血性疾病，所以控制出血仍然是主要的方法。经间期出血除少数出血较多者需加一定的止血药外，一般不必加用过多的止血药。因为经间期出血实际上是排卵不顺利，阴阳有所不足，尤其是阴之较虚，故重在滋养肾阴，活血以促排卵，此乃前提。而止血药除少数者外，都属于静止性药物，静止性的止血药不利于排卵，不利于气血的转化活动。在临床使用过于静止性的止血药，的确有延长或延后排卵期的转化活动，有的反致出血增多，不可不注意。

近年有医家在临床研究中据肾阴虚是经间期出血发生根本原因的认识，以滋阴补肾、壮水制火而阴平阳秘的治疗思路，主以两地汤合二至丸或六味地黄丸，随证加减治疗经间期出血而获良效的报道；也有认为经间期出血可能与子宫内膜炎使子宫内膜对雌激素反映降低而出血的病因病理有关，而选用清热除湿、补益气血的妇科千金片治疗，效果良好。

治疗经间期出血，有采用清热解毒、活血化瘀、引血归经法，将妇科千金片与桂枝茯苓胶囊联合运用治疗排卵期出血，治疗组服二至地黄汤，对照组服炔雌醇。有临床报道运用清热滋阴益肾法，结果发现治疗组具有治愈率明显高于对照组，且能消除腹痛、腰酸、带下增多等伴随症状，复发率明显低于对照组。

这些临床研究在一定程度上验证了中医学对经间期出血理论认识的正确性和治疗方药的实用性。

参考文献

［1］ 肖承悰. 中医妇科临床研究. 北京：人民卫生出版社,2009

［2］ 刘敏如. 高等中医药院校教学参考丛书·中医妇科学. 北京：人民卫生出版社,2007

［3］ 李红,乔菊琴. 两地汤合二至丸治疗经间期出血60例. 陕西中医,2009,30(3)：324

［4］ 林景茹. 妇科千金片治疗经间期出血60例临床分析. 中国乡村医生杂志,2006,13(12)：32

［5］ 党洁明,刘景霞,吴效科,等. 中西医结合治疗经间期出血26例[J]. 中医杂志,2004,45(7)：494

［6］ 张芸,巫可珍,韩玉清,等. 清热滋阴益肾法治疗排卵期出血临床研究[J]. 山东中医杂志,2006,25(12)：813

第八节　崩　　漏

崩漏属月经周期、经期、经量严重失常的一种月经病,是指经血非时暴下如崩或淋漓不断如漏,前者称崩中或经崩,后者称漏下或经漏。崩与漏虽有不同,但两者常相转化,故概称为崩漏。

如因器质性病变或胎、产、杂病引起的似崩似漏的阴道下血症,不属本节范畴。

有关崩的记载,最早见于《素问·阴阳别论》"阴虚阳搏谓之崩",此说为后世医家研究崩漏奠定了理论基础。漏,始见于《金匮要略》,并提出了不同病证的鉴别。《诸病源候论》首列"漏下候"、"崩中候",指出崩中、漏下属非时之经血,明确了崩漏的概念,并观察到"崩中"与"漏下"可以并见,概括其病机为伤损冲任。《景岳全书·妇人规》明确将崩漏归属于月经病范围,指出崩漏为"经病"、"血病"、"经乱之甚者也"。方约之在《丹溪心法附余》中归纳总结出"塞流、澄源、复旧"的治崩大法,至今仍为临床医家所推崇。唐容川《血证论》云:"崩漏者,非经期而下血之谓也。少者名曰漏下,多则名为血崩……古名崩中,谓血乃中州脾土所统摄,脾不摄血,是以崩溃,故曰崩中。示人治崩必治中州也。"提出了崩漏论治当需重脾的见解,可资临证参考。

西医学的功能失调性子宫出血病(简称功血)中无排卵型功血的临床表现与崩漏症状相同,可归属本病范畴论治。

【致病机制】

月经的正常维持,有赖于脏腑功能正常、气血调和、冲任通盛、血海蓄溢有常。无论何种病因一旦损伤了冲任,不能约制经血,可使胞宫蓄溢失常,经血非时妄行。常见病因有虚、瘀、热,虚则经血失统,瘀则经血离经,热则经血妄行。但其发病并非单一,常是因果相干,气血同病,多脏受累,"穷必及肾",易于反复。如怒动肝火之实热崩漏证,虽肝不藏血,冲任蓄溢失度为其主要病机,但肝病侮脾及肾又可有脾虚失统、肾虚失固的病变而见虚实夹杂、肝脾肾同病的证象。又如无论何种原因所致的崩漏,由于失血耗气,以致有不同程度的气血虚弱的见证,甚则气阴两虚或阴阳俱虚。故崩漏病势反复,属妇科复杂之重证。

【诊断与鉴别诊断】

由于阴道出血常是多种疾病的共有症状,故必须详询病史和全身体检(包括妇科检查)及辅助检查,排除器质性病变和其他病症所致的阴道下血证,才能确立崩漏的诊断。

一、诊断

（一）病史

应了解患者的年龄、月经史、胎次、产次、分娩史、一般健康状况,有无慢性病史如肝病、血液病、高血压、代谢性疾病等,有无精神紧张、情绪冲动、恐惧忧伤等影响正常月经的因素。对流血情况更需详细询问,如发病时间、流血量、持续时间、出血性质、流血前有无停经、流血等病史。

（二）临床表现

主症是阴道出血,其特点是月经不按周期妄行,出血时间长短不一,血量时多时少,流血时断时续,或骤然大量出血继以淋漓不断,或淋漓连月不止,也有停经数周或数月又暴下或淋漓的。

（三）检查

1. 包括全身检查、妇科检查及血液化验等,以排除全身性疾病和生殖器官器质性病变。如属功血表现如崩漏症状者,可借助功血有关检查、诊断的方法协助本病的诊断,以利判断疗效。

2. 辅助检查

(1) 诊断性刮宫：诊刮时须注意宫腔的大小和形态、宫壁是否平滑、刮出物的性质和量。诊刮取组织活检以明确诊断,同时刮净宫内膜可达到止血的目的。

(2) 基础体温测定：基础体温呈单相型提示无排卵;如显示双相,但升高时期短(9～11日),多为黄体功能不全;虽呈双相,但经期下降缓慢,多为子宫内膜剥落不全。

(3) 宫颈黏液结晶检查：已临经期仍出现羊齿

状结晶，提示无排卵。

(4) 阴道脱落细胞涂片检查：反映雌激素或孕激素影响程度。无排卵可有雌激素作用，黄体功能不全时则孕激素作用不足，缺乏典型的细胞堆集和皱褶。

(5) 激素测定：根据了解目的选择测定项目，如了解卵巢功能失调可测雌激素、孕二醇、17-羟、HCG 等水平。

以上辅助检查证实属卵巢功能失调而又具崩漏的临床表现者，可诊断为崩漏。

二、鉴别诊断

1. 全身性疾病　如高血压、血液病、肝病、甲状腺功能亢进或低下等可影响月经的期和量。

2. 异常妊娠和妊娠并发症　如流产、宫外孕、滋养细胞疾病、胎盘残留、子宫复旧不良、胎盘息肉等也可出现子宫不规则出血。

3. 生殖道感染　如急慢性子宫内膜炎、子宫肌炎等。

4. 生殖器肿瘤　如子宫内膜癌、子宫肌瘤、卵巢肿瘤等。

5. 性激素类药物　使用不当，可引起阴道不规则出血。

6. 与月经先期、月经先后无定期、月经过多、经期延长、赤带等病证相鉴别。

【因、证、辨、治】

确诊崩漏后，应根据其出血时间、血量、血色、血质及兼证、舌脉征，审证求因，辨其证候的虚、实属性。

崩漏以虚证多而实证少，热证多而寒证少，即使是热也多虚热。血势急骤，多属气虚；血色鲜红或紫亮，多属热；淋漓不断，时来时止，时闭时崩，多为瘀滞。临证时又须根据其发病机制，注意患者有无肾阴肾阳失衡、肝经疏泄失度、脾气统摄无权等证；青春期患者有无肾气不足，冲任未充之证；育龄期患者有无冲任受损的病史；更年期患者有无肝肾亏损的见证。应当参合四诊，掌握辨证要点，结合不同时期的生理特点，分清证候的属性，从而分证论治。

本病采取“塞流、澄源、复旧”三法分步治疗。

塞流：即止血。对暴崩者，经治疗后 24 小时内出血量应明显减少。止血方法有固气止血、固涩止血、求因止血、针灸止血、刮宫止血等。可用生脉散(《内外伤辨惑论》)气阴双补，配伍与证相应的具有止血作用的药物，以期气固阳复而达止血目的。如 2 日后血势不减，可考虑诊断性刮宫以止血，如贫血严重应予输血。

澄源：即谨守病机，正本清源。经止血后待血势稍缓则审证求因，辨证论治。根据不同证类又当兼顾气血脏腑，适时调补肝肾、补益心脾以资血之源，安血之室，调经固本。

复旧：即善后调理，以巩固月经周期的恢复和经量的正常。对青春期患者，宜补肾气益冲任；对育龄期患者，重在舒肝和脾以调理冲任；对更年期患者，则主要补脾滋肾以调固冲任。

塞流、澄源、复旧分步论治又不可截然划分，当寓澄源于塞流、复旧以治本。

一、阴虚血热证

[病因病机]素体阴虚，或多产房劳，或久病失血以致阴伤，阴虚水亏，虚火内炽，损伤冲任，扰动血海而致经血非时妄行。

[临床证候]经血非时突然而下，量多势急或量少淋漓，色鲜红而质稠，头晕耳鸣，心烦潮热，舌红，苔薄黄，脉细数。

[辨证依据]

(1) 素体阴虚，或有多产房劳、久病、失血史。

(2) 经血非时而下，色鲜红而质稠。

(3) 头晕耳鸣，心烦潮热，舌红，苔薄黄，脉细数。

[治疗原则]养阴清热，凉血止血。

[方药选用]上下相资汤(《石室秘录》)。

人参　沙参　麦冬　玄参　玉竹　五味子　熟地　山茱萸　车前子　牛膝

下血如崩者，加仙鹤草、益母草、乌贼骨、马齿苋；淋漓不断者，加蒲黄、三七末、血竭；病久血不止，气血亏耗，症见面色苍白，气短倦怠，血色淡而质清者，加黄芪、桑椹子；出血日久而色鲜红者，加蚤休；烦躁，口渴，血色淡暗，量多者，宜重用方中固气填阴之品，如人参、熟地、山茱萸等。必要时可考虑输血。

二、肝郁血热证

[病因病机]素体阳盛或情志郁伤，易动肝火；或素性抑郁，郁而化火，肝司血海，肝病失司，血海蓄溢无度，加之肝热扰动血海而致崩漏。

[临床证候]经血非时而至，时淋漓时崩下，或时来时止，色深红或质稠有块，两侧少腹胀痛，或胁肋乳房胀痛，心烦易怒，舌红，苔黄，脉弦数。

[辨证依据]

(1) 情志素多抑郁或有情志创伤史。

(2) 崩漏,血色深红,质稠有块。

(3) 胁肋、乳房或少腹胀痛,心烦易怒,舌红,苔黄,脉弦数。

[治疗原则]清肝开郁,止血调冲。

[方药选用]

(1) 滋水清肝饮(方见月经前后诸证)。

出血如崩者,去当归,加地榆、贯众、夏枯草;肝郁伐脾,兼脾虚之气短、纳差者,加人参、白术、黄芪。

(2) 生脉二至止血汤(《中医妇科学》)加马齿苋、蚤休。

人参 麦冬 北五味子 女贞子 旱莲草 茜草根 益母草 补骨脂 夏枯草 乌贼骨 大枣 甘草

心烦易怒,口干欲饮者,加丹皮、栀子;大便干结者,加制川军、地榆。

三、脾气虚证

[病因病机]素体脾虚,或忧思不解,或劳倦过度,脾伤失统,冲任不固,不能约制经血,以致崩中或漏下。

[临床证候]经血非时大下,色淡质清稀,神疲气短,面色㿠白,或心悸,舌淡,苔薄白,脉缓无力。

[辨证依据]

(1) 素体脾虚,或有忧思、劳倦、饮食不慎史。

(2) 崩漏,血色淡而质清稀。

(3) 神疲气短,舌淡,苔薄白,脉缓无力。

[治疗原则]补脾益气,养血固冲。

[方药选用]固本止崩汤(《傅青主女科》)合举元煎(方见月经过多)。

黄芪 白术 人参 熟地 当归 黑姜

腰痛酸软乏力者,加菟丝子、桑寄生、川断、阿胶;面色萎黄,倦怠者,加枸杞子、桑椹子;心悸怔忡者,加五味子、麦冬、炙远志。

四、肾气虚证

[病因病机]先天禀赋不足,肾气稚弱,冲任未充;或久病伤肾,肾失封藏,冲任不固,不能约制经血而成崩漏。

[临床证候]经乱无期,出血量多或淋漓不止,或停经数月又暴下不止,色淡红或暗淡,质清稀,面色晦暗,腰膝酸软,小便清长,舌淡嫩,苔白润,脉沉弱。

[辨证依据]

(1) 多见于青春期,常有初潮过早或推迟的病史,或月经不调史,或有久病史。

(2) 崩漏,血色淡红或暗淡,质清稀。

(3) 面色晦暗,腰膝酸软,舌淡嫩,苔白润,脉沉弱。

[治疗原则]补肾固冲,止血调经。

[方药选用]通脉大生片(《中医妇科治疗学》)。

杜仲 续断 菟丝子 桑寄生 艾叶 砂仁 茯苓 山药 鹿角霜 首乌 台乌药 当归 肉苁蓉 车前子 枸杞子 紫河车 荔枝核

出血期服生脉二至止血汤,血止后服通脉大生片;虚寒者,加熟附片、仙茅、炮姜、艾叶。

五、肝肾亏损证

[病因病机]素禀不足,或早婚多产耗伤精血,或于更年期肾气渐虚,因故重虚;或久病及肾,以致肾精暗耗,肝失濡养,肝肾亏虚,冲任受损,经血失约而成崩漏。

[临床证候]经来无期,淋漓不断,忽又暴下量多;或经停数月又暴崩如故,血色暗黑无光泽,质薄或有块,头晕耳鸣,视物昏花,或面色无华,发易脱落,舌暗淡,苔少或薄黄,脉细或细数。

[辨证依据]

(1) 多见于绝经前期,或有早婚、多产(包括流产)史,或有月经不调及其他病史。

(2) 崩漏,血色暗黑无光泽,质薄。

(3) 头晕耳鸣,视物昏花,发易脱落,舌暗淡,苔少,脉细。

[治疗原则]滋补肝肾,调固冲任。

[方药选用]

(1) 归肾丸(方见月经先期)。

(2) 两地汤(方见月经先期)。

出血期间用育阴汤,兼肾阳虚者用通脉大生片。

六、血瘀证

[病因病机]七情所伤,或经期、产后余血未净,又感寒、热、湿邪壅滞经脉,形成血瘀;或久病致瘀,瘀阻冲任,新血不得归经,而致崩漏。

[临床证候]经乱无期,淋漓不止或时下时止,或骤然下血量多;或停经日久又突然暴下,继而淋漓不断,色暗黑,质稠有块,小腹疼痛或胀痛。舌暗红或有瘀斑,苔薄白,脉沉涩或沉弦。

[辨证依据]

(1) 平素性情抑郁,或有情志创伤史,或有经期产后感邪，或经期摄生不慎，或有久病史。

（2）崩漏，血色暗黑，质稠，有较明显血块。

（3）小腹疼痛或胀痛，舌暗红或有瘀斑，脉沉涩或沉弦。

（4）因寒、热、湿、郁成瘀不同而兼有相应的某些全身瘀滞征象。

［治疗原则］活血化瘀，止血固冲。

［方药选用］

（1）四物汤（《太平惠民和剂局方》）合失笑散（方见月经过多）。

当归 川芎 白芍 地黄

肝郁气滞血瘀者，加柴胡、郁金；寒凝血瘀者，加炒艾叶、炮姜；热灼而瘀者，加益母草、夏枯草、茜草根、贯众炭。服6剂以上化瘀之剂，经血不减者，又当调补脾气，补益肾气，所用方药不宜过补而滞留气血，可选参苓白术散加寿胎丸。

（2）逐瘀止血汤（《傅青主女科》）加蒲黄、槐花。

生地 大黄 赤芍 丹皮 归尾 枳壳 桃仁 龟版

【止血药的选用】

凉血止血：大蓟、小蓟、紫草、生地、丹皮、地榆（炭）、侧柏（炭）、贯众（炭）、旱莲草、仙鹤草、槐花、鸡冠花、墓头回、紫珠草。温经止血：炒艾叶、炮姜炭、百草霜炭、伏龙肝、牛角鳃、破故纸。养血止血：龟版胶、阿胶、鹿角胶、炒白芍、当归炭、制首乌。固气止血：人参、党参、黄芪、大枣、炙甘草。升提止血：升麻（炭）、柴胡炭、芥穗炭。化瘀止血：三七、益母草、茜草根（炭）、丹皮、蒲黄、绛香、山楂炭、花蕊石、白及、炒五灵脂。理气止血：香附炭、乌药灰。收涩止血：赤石脂、煅龙骨、煅牡蛎、海螵蛸、乌梅、五倍子、棕榈炭、珍珠母。

【其他疗法】

（一）单方验方

（1）苦参30～50 g，将饮片炒至颜色变深为度，加红糖50 g。每次2剂，早晚水煎温服，如服药后出现恶心、呕吐者应停药。

（2）炒鸡冠花30 g，红糖30 g，水煎代茶饮。

（3）金线重楼30 g，水煎服。

（4）血见愁30 g，水煎后与15 g白米酒拌匀，顿服。

（5）蚕砂6 g，铁锅炒炭即冲水吞服，每日3次。

（6）乌贼骨粉1 g，每日早晚各1次。

（7）断血流（生药）10 g，每日3次。

（二）针灸

（1）断红穴（手背第二三指掌关节间向前1寸处）先针后灸，留针20分钟。

（2）灸隐白、百会、神厥、关元穴，以回阳固脱。

（3）耳针取子宫、卵巢、缘中（脑）、屏间（内分泌）。两耳交替取2～3穴，间歇运针，留针1～2小时。

【预防与调护】

（1）患者应忌食辛辣刺激生冷之品，以防动血凝血。

（2）出血期间不宜涉水冒雨或负重过劳。应加强营养。

（3）血未净时尤应注意局部卫生。

（4）出血多时宜卧床休息。对住院患者应详细记录出血的期、量、色、质及相随证情的变化。

【文献资料】

哈荔田临床经验：在塞流方面用仙鹤草、墓头回、炒地榆、山茱萸等药收到较满意疗效，用量为20～40 g。墓头回气味较臭，可配以矫味品。

罗元恺认为在出血量多的期间，应着重补脾摄血，出血缓解后则重在补肾，以促其正常排卵，恢复月经周期。并自拟滋阴固气汤（党参、黄芪、白术、阿胶、续断、菟丝子、首乌、山茱萸、鹿角霜、白芍、炙甘草）为基础方，出血多者加棕榈炭、赤石脂、益母草，并重用党参、黄芪、白术等健脾药以补气摄血，同时灸隐白、大敦和三阴交穴，以收止血之效。出血期间不宜用当归、川芎。

韩百灵对肝肾阴虚、相火妄动、灼伤胞脉之崩漏，自制育阴止崩汤治疗效果较好。药物组成：熟地20 g，山茱萸20 g，杜仲20 g，海螵蛸25 g，白及25 g，牡蛎25 g，川断20 g，桑寄生20 g，黄明胶15 g，怀牛膝15 g，炒地榆50 g。如出血量多者，倍炒地榆，侧柏叶20 g；烦热者，加麦冬15 g、地骨皮15 g；不出血时，去炒地榆，加首乌20 g、龟版25 g。久服为宜。

蔡小荪对血热崩中治以清热凉血为主，用炒当归9 g，丹皮炭9 g，侧柏叶9 g，白及12 g，炒地榆12 g，旱莲草15 g，重用生地炭30 g。对久治不效者，常用党参12 g，生黄芪20 g，炒当归9 g，焦白及9 g，牛角鳃9 g，陈艾炭3 g，仙鹤草30 g，熟附片9 g，炮姜3 g，阿胶9 g治疗，每获卓效。

徐志华对血热崩中、出血量多者自制清化固经汤治疗，以清热养阴，化瘀凉血。方药组成：生地、白及、丹皮、旱莲草、生卷柏、紫珠草、仙鹤草、益母草、蚤休、生地榆、贯众、蒲黄、槐花、大蓟、小蓟各10 g。对瘀热漏下、出血量少者，用自制桃红二丹四物汤治疗，以化瘀清热凉血。方药组成：桃仁、红花、丹皮、丹参、当归、白及、生地、益母草、蒲黄、蚤休、茜草各10 g，川芎5 g，血余炭3 g。一般服3～5剂即可止血。血止后常以八珍汤加山药、枸杞子、巴戟天、菟丝子，调补足三阴（肝、脾、肾），补虚复旧以善后。

张丽珠等自制春血安胶囊治疗肾虚型功能性子宫出血病335例，其中青春期功血169例，占50.4%。方药组成：地黄、山药、附子、黄芩、茯苓、五味子、海螵蛸、丹皮、三七、肉桂。上药研粉装胶囊，每日3次，每次6粒。出血量多时加倍服，连服1个月为1个疗程。结果表明春血安治疗青春期功血疗效最好，有效率98.2%；更年期疗效较差，有效率66.7%。服药后血色素都有不同程度的增高，甲皱微循环也显示治疗后瘀血较治疗前明显改善。

孙立华等自制Ⅰ号方和Ⅱ号方对132例崩漏进行治疗，并对26只家兔进行实验研究。用Ⅰ号方（党参、黄芪、生地、五味子、旱莲草、蒲黄、白及、补骨脂、生侧柏叶）治疗气阴两虚型患者101例，用Ⅱ号方（生黄芪、丹参、炒五灵脂、马齿苋、益母草、蒲黄、枳壳、枸杞子）治疗气虚夹瘀型患者31例。经治疗，气阴两虚型患者中速效24.75%、显效66.33%，总有效率94.05%；气虚挟瘀型患者中速效与显效45.16%，总有效率96.77%。他们还将健康雌性家兔26只（体重2.5～3.0 kg）随机分成4组，对照组8只。药物组Ⅰ号方全量、半量，Ⅰ号方全量各6只，每日灌喂1次，每次10 ml（每毫升含生药2 g），对照组喂自来水，连喂12日后抽血测定凝血酶凝结时间、血小板聚集、雌激素、孕酮、微量元素锌铜与常量元素钙及氨基酸（11种）。结果显示，Ⅰ号方全量组血小板聚集高于正常组，Ⅱ号方全量组凝血酶凝结时间比对照组延长，雌激素、孕酮稍高于对照组，微量元素锌、铜及常量元素钙都高于对照组。Ⅰ号方丝氨酸、谷氨酸、亮氨酸、赖氨酸、酪氨酸、精氨酸高于对照组，Ⅱ号方胱氨酸、甲硫氨酸、亮氨酸、酪氨酸、赖氨酸高于对照组。综合推测Ⅰ号方是提高血凝功能及加强子宫肌收缩而达到止血，Ⅱ号方可能起到使子宫内膜剥脱、激活凝血因子起到纤溶与血凝平衡而达到止血作用。

陆和屏等对544例崩漏进行临床病理分析，将崩漏区分为器质性崩漏（223例，40.99%）及功能性崩漏（321例，59.01%）两大类。经统计，性成熟期已婚者为533例（9.79%），有孕育史者占多数，其中妊娠史者371例（68.2%），有生育史者321例（59.01%），从而说明早婚、多产、房劳等易耗散气血，损伤肾气，使冲任失养，容易罹患崩漏。同时还发现544例崩漏持续时间的长短、流血的多少与子宫内膜厚薄、坏死多少有关。子宫内膜厚、坏死多则出血多，持续时间也长；内膜坏死少，出血也少。如子宫内膜不是大片的全部脱落而是区域性坏死脱落，出血时间可以很长，有的可长达数月。最后指出青春期、更年期患者多为无排卵型功血，性成熟期患者多为有排卵型功血，而且崩漏中无排卵型功血占绝大多数。

刘瑞芬对238例崩漏患者的中医证型与西医病名、基础体温、卵巢功能失调类型及血红蛋白的关系进行了观察与分析。其中157例为无排卵型功血，25例为有排卵型功血，其余为慢性盆腔炎（18例）、子宫肌瘤（25例）、子宫肥大症（3例）、多囊卵巢合并子宫内膜息肉（1例）、子宫肌瘤合并子宫内膜息肉（1例）及诊断不明（8例）。经临床观察，脾肾虚组中单相型、黄体功能不全型占多数，血瘀组中典型双相占多数。子宫内膜增殖症在血瘀组中占多数，增殖期子宫内膜在脾肾两虚证中占多数。中度、重度贫血在脾虚、气阴两虚证中占多数，正常血红蛋白、轻度贫血在肾阴虚、血瘀证中占多数。在讨论中指出，238例中25.63%属脾虚证，46.64%有脾虚兼证，认为为“脾主统血”之说提供了临床依据。而无排卵型功血、有排卵型功血均以脾虚、肾虚、脾肾两虚证居多，进一步证实了“脾主统摄”、“肾主固藏”的传统论点。

马惠荣等采用临床流行病学横断面调查方法，对307例崩漏患者的证型进行问卷调查，了解崩漏的辨证分型情况，为开展崩漏的临床研究与防治提供科学依据和对策。结果307例确诊为功血表现为崩漏患者中，252例为单一证型，55例为复合证型。单一证型中构成比较大的前四位是：脾虚证＞肾气虚证＞肾阴虚证＞血瘀证。总体看来，脾虚、肾虚证型构成比最大，其次为肝郁、虚热、血虚、血热证型，痰湿、血实证较少见。结论是肾亏脾虚已成为崩漏最常见的证型……运用流行病学调查中医证的概率，为中医证候规范化提供依据，值得提倡。

于江琪在中医药治疗无排卵性功能失调性子

宫出血进展中认为研究本病尚存在着以下问题：① 辨证分型不规范，诊断及疗效评价标准不统一；② 大多数临床报道仅仅是某医者一般性的治疗效果或简单的经验总结，没有严格按照诊断标准进行病例筛选，观察例数不多，主观性很强，缺乏科学性；③ 多侧重于临床疗效的观察，基础研究和实验研究者少；④ 目前尚无本病较适合的实验动物模型可供基础实验研究。因此借助现代科技手段，在已有的研究成果基础上，对中药治疗崩漏的干预机制进行临床与药物的规范研究十分重要。而当前中医治疗本病的趋势是完善临床观察指标，进行大量的病例研究，对疗效进行科学的评价，开展中药药理研究，进一步证实其止血、调经的作用靶点与性激素及其受体、凝血机制以及子宫微血管、血管内皮生长因子之间的关系，并设定基础方，推广应用。

尤昭玲等对功能失调性子宫出血证候规范化研究现状进行评述，认为是中医当前亟待研究的问题。此文也触发一些思考：根本是如何按中医特色进行中医证的规范性研究。医学科学是自然科学，中医也不例外，而不是行政公文事先制订就可以解决中医证的规范以及诊断疗效判定标准化的问题，而必须结合中医理论与实践特色，运用符合科研规律的方法进行研究、获得科学结论，才能不断完善。

较长期以来，关于崩漏的研究，学术界十分关注，基本上与西医称的功血视为一病而按自身基础理论研究，但是无论中医的崩漏或西医的功血，均属妇科疑难重症，所谓“调周不易，止血亦难”。尽管有关崩漏或功血或两者结合的研究发表的文章为妇科之首，但至今在规范证型、疗效判定，甚至研究结论，仍有存疑之处，尚须正视，加强研究，解决疑难。

参考文献

[1] 张丽珠. 春血安治疗功能性子宫出血 335 例临床观察. 北京中医杂志，1986，(5)：38
[2] 孙立华. 132 例崩漏证治与实验研究. 福建中医药，1985，16(6)：12
[3] 陆和屏. 544 例崩漏临床病理分析. 广西中医学，1988，11(2)：2
[4] 刘瑞芬. 试析崩漏患者的中医证型与西医病名、基础体温卵巢功能失调类型及血红蛋白的关系. 上海中医药杂志，1990，(10)：15
[5] 马惠荣. 307 例崩漏患者证型分布的临床流行病学调查. 江苏中医药，2009，(3)：29
[6] 于江瑱. 中医药治疗无排卵性功能失调性子宫出血进展. 江西中医药，2008，39(01)：62
[7] 尤昭玲. 功能失调性子宫出血证候规范化研究现状评述. 湖南中医杂志，2008，24(3)：106
[8] 张亚嘉. 崩漏分期辨证论治和实验研究进展. 云南中医中药杂志，2006，(2)：27
[9] 王永周. 宫血净口服液治疗崩漏止血机理研究. 实用中医药杂志，2004，20(11)：607

第九节 闭　经

闭经分为原发性闭经和继发性闭经，原发性闭经是指女子年逾 16 周岁，无月经来潮。继发性闭经是指月经周期建立后，在正常绝经年龄前，月经停止来潮 6 个月以上者；或月经稀发者，按其自身原来月经周期计算，停经 3 个周期以上者。

有些少女初潮后一段时间内有停经现象、妊娠期或哺乳期暂时性的停经、更年期的停经与绝经等属生理现象，不作闭经论。有些妇女由于生活环境的突然改变，偶见 1～2 次月经不潮，又无其他不适者，也可暂不作病论。至于因先天性生殖器官发育异常或后天器质性损伤而无月经者(如先天性无子宫、无卵巢，或卵巢后天损坏，或垂体肿瘤，或子宫颈、阴道、处女膜、阴唇等先天性缺陷或后天性损伤造成粘连闭锁，经血不能外溢等)，非药物所能奏效，不属本节讨论范围。

有关闭经的记述，早见于《内经》，称为“女子不月”、“月事不来”，与“胞脉闭”有关，并载有第一首妇科处方四乌鲗骨一藘茹丸以治“血枯”经闭。历代妇科医学家十分重视闭经的研究，认为其病因很多，机制复杂，属妇科较严重的病。概括其原因有“因虚、积冷、结气”(《金匮要略》)，有因“津液不生，血气不成”，“醉以入房，劳伤过度，血气枯竭”或“先经唾血，吐血，下血……亦月事不来”(《诸病源候论》)；有“血脉瘀滞”(《备急千金要方》)，“躯脂满闭经”(《丹溪心法》)，“虫证经闭”(《医学入门》)；也有因“经闭久嗽，又见骨蒸潮热”者(《医宗金鉴·妇科心法要诀》)。这些记载至今符合临床实际。《景岳全书·妇人规》将闭经分为“血枯”、“血隔”虚实两类，颇为概括而得要领。《傅青主女科》提出“经水出诸肾”，故“经水早断，似乎肾水衰涸”、“肾水本虚，何能盈满而化经水外泄”，其说为后世治虚证闭经着重在肾奠定了基础。

西医学把闭经分为原发性、继发性两类，其病变可发生在下生殖道或子宫(第一区)、卵巢(第二区)、垂体(第三区)、下丘脑及中枢神经(第四区)等部位,也有因肾上腺病变而引起闭经的。一般而言,多数的先天性异常所致的闭经被列入原发性闭经,如子宫或阴道发育不全(第一区)、脱纳综合征(第二区)、单纯性腺发育不全(不伴矮身材)(第二区)、先天性肾上腺皮质增生等。继发性闭经则多数是由获得性疾病引起的,如子宫腔粘连(第一区)、卵巢早衰(第二区)、多囊卵巢综合征(第二区)、卵巢男性化肿瘤(第二区)、垂体肿瘤(第三区)、垂体前叶功能减退症(第三区)、丘脑下部及中枢神经病变(第四区)、肾上腺与甲状腺疾患引起的闭经等。其实这样分类是人为的,因为引起原发性和继发性闭经的基本因素有时可能是相同的。但是这种划分对提供病因线索和测知预后是有价值的,所以当今中医妇科辨证论治闭经有时也参考这种分类。

【致病机制】

月经的产生与调节,以肾为根本。脏腑、气血、经络的正常生理活动是产生月经的生理基础。肾、天癸、冲任、胞宫是产生月经的主要环节,所以,凡能引起脏腑功能失常、气血失调,以致肾、天癸、冲任、胞宫任何一个环节发生功能失调或器质性病损,都可以导致闭经。如先天肾气未裕,天癸来至或迟至,乃至冲脉不盛,任脉未通,故月经不潮;或因后天肾气受损,天癸早竭或因气血虚弱,冲任虚损,月事不行;或因情志伤肝,气滞血瘀,冲任阻隔,经水不通;或因痰湿,脂膜壅阻冲任,经隧受阻。既有营阴暗耗,阴虚血燥以致闭经,也有实火伤津灼血而经不来者,但较为少见。

总之,闭经的发病机制可分为虚实两类,虚者血海空虚,无血可下;实者经隧阻隔,经水不行。

【诊断】

本病特点是年逾16周岁,无月经来潮;或月经周期建立后,月经停止来潮6个月以上,或伴有其他症状者。但在诊断步骤上则需详细询问病史、进行全身检查和妇科检查以及必要的辅助检查,排除生理性闭经和找出闭经的原因,才能确诊。在诊治经闭患者时还应当与本书中的卵巢早衰、多囊卵巢综合征互相参考辨证辨病和论治。

(一)病史

女子年逾16周岁无月经来潮者,应询问生长发育过程、幼年时曾否患过急慢性疾病(如病毒、结核)、家族的疾病史等。对月经已来潮而又停闭者,应了解本次停经的时间,停经前的月经情况、初潮年龄,末次月经时间、经量、经色、经质,有无精神刺激或生活环境改变等诱因,是否服过避孕药,是否接受过激素类药物治疗和治疗后的情况,有无周期性下腹胀痛,有无头痛、视觉障碍,有无溢乳症状;过去健康状况、营养状况,其他疾病史(如甲状腺病、结核病等);有无近期分娩、流产、刮宫、产后出血史,哺乳史,不孕史和月经不调史;有无择食、恶心、晨吐等现象。

(二)检查

1. **全身检查** 观察患者的精神状态、体质、发育、营养状况,乳头、乳晕、腹壁等处有无毛生长,挤压乳房有无溢乳,触扪腹股沟有无肿块。

2. **妇科检查** 结合病史及全身症状有目的地检查外生殖器官的发育状况,有无畸形,阴道黏膜的色泽、皱褶,有无萎缩现象,子宫是否增大或萎缩,子宫附件处有无包块或结节等。有无生殖器官缺如、畸形,是否为假性闭经,如处女膜无孔或阴道闭锁或子宫腔、子宫颈粘连以致血不能外溢,是否生理性闭经(表7-1)。

表7-1 闭经与生理性停经的鉴别

鉴别项目	闭经	早孕	哺乳	自然绝经
临床特征	停经前多有月经失调和伴随症状,也有突然停闭和无其他症状者	月经正常,突然停经,或伴晨吐、择食等早孕反应	正值哺乳期或哺乳日久	更年期,常或先有月经紊乱又突然停闭
妇科检查	无妊娠体征	有妊娠体征	无妊娠征	无妊娠体征
妊娠试验	阴性	阳性	阴性	阴性
脉象	病脉	多滑数	常脉	常脉

3. **辅助检查** 通过病史及检查,初步可排除生殖器官器质性病变和生理性停经,但要明确闭经的原因及病变部位,则需按诊断步骤结合辅助检查进行诊断。常用的辅助检查有:① 诊断性刮宫:可了解子宫颈或子宫腔有无粘连、子宫内膜有无结核、性激素分泌情况。② 子宫输卵管碘油造影:有助诊断生殖器官发育不良、宫腔粘连、生殖道结核。③ 染色体检查:对第二性征发育迟缓和生殖器官畸形所致的原发性闭经有诊断意义。④ 蝶鞍部断层摄片:对闭经合并泌乳的患者可协助诊断蝶鞍部

有无腺瘤。⑤ 腹腔镜检：诊断卵巢早衰或多囊卵巢综合征。⑥ 甾体激素放射免疫测定法：提供病因诊断(图 7 - 1)。⑦ 甲状腺、肾上腺功能测定。通过以上检查可明确病变部位和属何类闭经(表 7 - 2)，有利于更有针对性地辨证论治及测知预后。

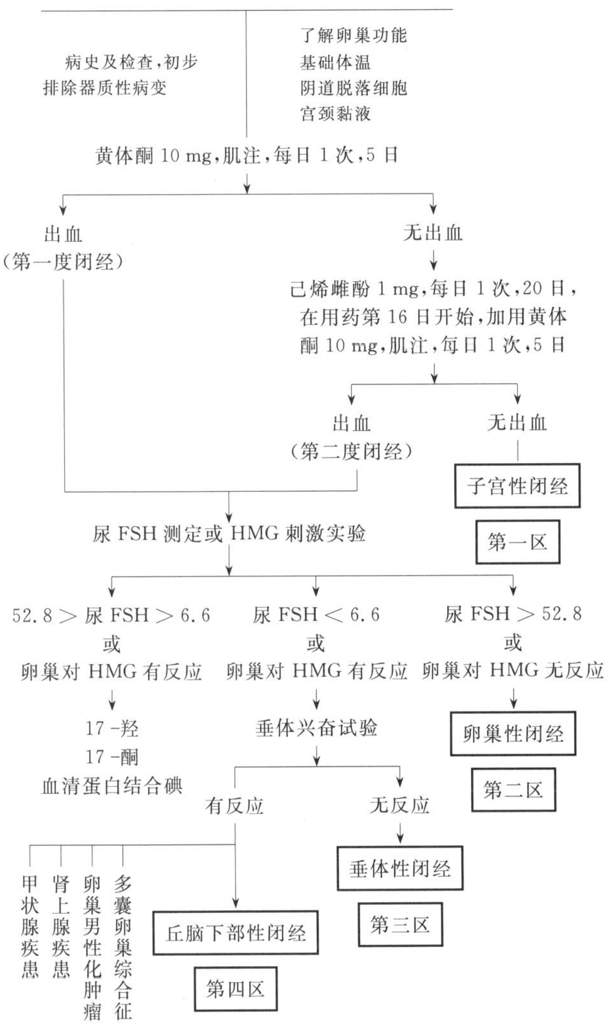

图 7 - 1　闭经诊断示意图

表 7 - 2　闭经分类表

闭经名称	闭 经 原 因
子宫性闭经	先天性无子宫或发育不良、子宫内膜损坏或子宫切除、子宫内膜反应不良
卵巢性闭经	先天性无卵巢或发育不良、卵巢损坏或切除、卵巢肿瘤、卵巢功能早衰
脑垂体性闭经	脑垂体损坏、脑垂体腺瘤、原发性脑垂体促性腺功能低下
丘脑下部性闭经	精神神经因素、消耗性疾病、肥胖生殖无能性营养不良症、药物抑制综合征、闭经-泌乳综合征、多囊卵巢综合征、其他内分泌影响

【因、证、辨、治】

确诊为闭经和鉴别不属器质性病变看，临床多按“辨证求因”、“审因论治”原则结合闭经发病机制分虚实各证治之。

年逾 16 周岁未行经或已行经而月经渐少、色淡、质薄，或经期延后，继而停闭或伴有其他虚衰现象者，多属虚证；如月经骤然停闭，或伴有其他实象者，多属实证；但也有因骤伤精血而月经突然不来而属虚证者。临证时须根据患者的体质状况、初潮年龄、发病年龄、月经史、胎产史，甚至家族史等，结合现证分清虚实论治。

治则为“虚则补而通之”，“实则泻而通之”。虚以养肝肾，补气血为主；实以活血调气为主。但闭经病变涉及脏腑、气血、冲任等多方面，故在主治中又常兼顾各脏腑，理气血以调冲任。无论虚实，又当补中有通，泻中有养，切勿滥用通破之药以见血为快。

前面所述有关西医学对闭经的分类，中医药如何有针对性地治疗，有待进一步研究和不断总结经验，原则上仍当审证求因、辨证论治。

一、肾气不足证

[病因病机]多由禀赋不足，精气未裕，天癸未至，冲任未充，无以施化经血所致；或因青春期前肾气尚稚而染病(如结核病)，以致肾气不能如期全盛，冲脉不盛，任脉不通，故月经不潮。

[临床证候]多为年逾 18 周岁尚未初潮，或初潮偏晚而常有停闭，或已潮月经时而不调，时而又停闭 6 个月以上者。体质纤弱，第二性征发育不良，腰膝酸软，苔薄白，脉多沉弱。也有青年女子仅见月经不潮而无其他证象者。

[辨证依据]

(1) 年逾 16 周岁尚不潮经，或月经曾潮而不调以至闭经。

(2) 第二性征发育不良。

(3) 伴腰膝酸软，苔薄白，脉沉弱。

[治疗原则]补肾益精，调理冲任。

[方药选用]

(1) 通脉大生片(方见崩漏)。

方以补肾为主，兼补脾养血调气。连服 20 剂经不行而脉滑数者，可改服 3～5 剂养血活血通经方药，如四物汤加牛膝、王不留行、赤芍。如经未至，再服通脉大生片 20 剂，可反复按上法周期性服用。如月经已潮，则据情况辨证施治以调理月经周期。症见口干，潮热，心烦，舌红，苔薄黄，脉细数者，上方去艾叶、鹿角霜、砂仁、车前子，加生地、丹皮、地骨皮。如体弱畏冷，加仙茅、仙灵脾。

(2) 补肾固冲丸(《中医学新编》)。

菟丝子　续断　阿胶　鹿角霜　巴戟天　杜仲　当归　枸杞子　党参　白术　砂仁　熟地　大枣

二、肝肾虚损证

[病因病机]禀赋素弱，或因多产、堕胎、房事不节；或久病及肾，阴精损耗；或产时大出血，血去精亏，肾气虚损，肝失所养，冲任俱虚，月经停闭。或肝肾阴亏，血海渐涸，月经渐少、延后以至停闭。或阴损及阳，肾阳虚衰，施化不足，冲任俱虚，月经不至。甚者肾气早衰，经闭难复。

[临床证候]月经原属正常，由于堕胎、小产、分娩后，或大病久病后月经逐渐减少、延后以至停闭。或腰酸腿软，头昏耳鸣，或怔忡健忘，或心烦潮热，或畏寒怕冷，停闭日久；或阴道干涩，子宫渐萎。甚者形体瘦弱，面色失华，肌肤不润，阴毛、腋毛脱落，牙齿失泽，性欲淡漠，生殖器官萎缩。舌暗淡，苔薄白或薄黄，脉多沉弱或细数无力。

[辨证依据]

(1) 有后天伤肾耗精病史。

(2) 或有产时大失血史，产褥后月事经久不复来潮。或经量由少而至停闭。

(3) 头晕耳鸣，腰酸腿软，或性欲淡漠，阴毛、腋毛脱落，生殖器官萎缩，舌暗淡，苔薄白，脉沉弱。

[治疗原则]补肾养肝，调理冲任。

[方药选用]

(1) 育阴灵(《百灵妇科》)。

熟地　山药　川续断　桑寄生　杜仲　菟丝子　龟版　怀牛膝　山茱萸　海螵蛸　白芍　牡蛎

重用熟地、白芍、山茱萸、龟版以补肝肾益精血。本方具有“诱发排卵的作用”。如有产时大出血史，加紫河车、肉苁蓉、鹿角片。

(2) 补肾地黄丸(《陈素庵妇科补解》)。

熟地　麦冬　知母　黄柏　泽泻　山药　远志　茯神　丹皮　枣仁　玄参　桑螵蛸　山茱萸　竹叶　龟版

三、阴虚血燥证

[病因病机]素体阴虚，精血本少，因故重伤，虚热内生，灼津燥血，阴虚血燥，水亏津少，冲任干涸乃至经闭。

[临床证候]月经量少或后期或淋漓无期，色紫暗质稠，渐至停闭，潮热或五心烦热，咽干口燥，甚则盗汗骨蒸，形体消瘦，咳嗽咯血，舌红，苔少，脉细数。

[辨证依据]

(1) 月经由量少渐至闭停。

(2) 有因疾病、生活因素耗伤津血史。

(3) 潮热心烦，咽干口燥，舌红，少苔，脉细数。

[治疗原则]滋阴益精，养血调冲。

[方药选用]

(1) 秦艽鳖甲汤(《卫生宝鉴》)加生地、玄参、白芍、枸杞子、菟丝子、杜仲，易柴胡为银柴胡。

秦艽　鳖甲　柴胡　地骨皮　知母　青蒿　乌梅　当归

阴虚肺燥咳嗽，加川贝、麦冬；咯血者，加阿胶、白茅根、百合、白及；如为痨瘵所致(确诊为结核性)则又须抗痨(抗结核)治疗；阴虚肝旺证见头痛、失眠、易怒者，加夜交藤、五味子、牡蛎、牛膝；阴中干涩灼热者，可配合外洗方，如大黄、青蒿、玄参、桃仁、甘草水煎坐浴。

(2) 归肾丸(方见月经先期)合玉女煎(方见月经前后诸证)，易熟地为生地，加天冬、玄参。

四、气血虚弱证

[病因病机]久病大病屡伤于血，或忧思过度损伤心脾；或饮食劳倦，脾胃受损，化源不足；或哺乳过久，或患虫疾，营血亏虚，气也虚弱，冲任大虚，无以化生经血，以致月经停闭。

[临床证候]月经逐渐后延、量少，色淡而质薄，继而停闭不行；或有头晕眼花，气短心悸，食差，面色萎黄，精神疲惫，毛发不泽或早见白发，舌淡，苔少或白薄，脉沉缓或虚数。

[辨证依据]

(1) 月经由后期、量少而至停闭。

(2) 有失血耗血病史。

(3) 头昏眼花，面色萎黄，精神疲惫，舌淡，苔少，脉沉缓或虚数。

[治疗原则]养血益气，调补冲任。

[方药选用]归脾汤(方见月经先期)。

产后大失血所致经闭，证见气血虚弱，终至肾气虚惫，可按肝肾虚损证处理。因虫疾至血虚闭经，当先治虫，继以扶脾胃补气血。心悸怔忡者，加生脉散、石菖蒲。

五、血瘀气滞证

[病因病机]七情内伤，以致肝气不舒，气结血滞，阻滞冲任；或经产之时，血室正开，风冷之邪入侵冲任、胞宫；或内伤生冷，以致寒凝血瘀；或热邪煎熬津血，滞涩冲任，至成血瘀气滞之实证闭经。

[临床证候]月经突然停闭不行，伴情志抑郁易怒，胁痛或少腹胀痛拒按，舌暗或有瘀斑，苔正常或薄黄，脉弦或紧。

[辨证依据]

(1) 月经突然停闭(排除妊娠)。

(2) 情志抑郁，胁肋、少腹胀痛，舌暗或有瘀斑，脉弦或紧。

[治疗原则]活血化瘀，调理冲任。

[方药选用]

(1) 膈下逐瘀汤(《医林改错》)。

当归　川芎　赤芍　桃仁　红花　枳壳　延胡索　五灵脂　丹皮　乌药　香附 甘草

郁而化热者，去五灵脂，加生地、栀子、黄芩；寒凝血瘀气滞者，去丹皮、赤芍，加艾叶、仙茅。

(2) 开郁二陈汤(《万氏妇人科》)。

制半夏　陈皮　茯苓　青皮　香附　川芎　莪术　木香　槟榔　甘草　苍术　生姜

六、痰湿、脂膜壅塞证

[病因病机]素多痰湿，或病痰湿之证，或脾阳不运，湿盛成痰；或素体肥胖，脂、痰、湿阻滞冲任，壅塞经隧，月经不行。

[临床证候]形体肥胖，双臂腰臀尤甚，经量渐少，经期延后，渐至停闭；体重日增，神疲倦怠少食，或痰多浮肿，胸胁满闷，月经不行；或带下量多色白。舌淡胖嫩，苔白腻多津，脉沉滑。

[辨证依据]

(1) 形体日渐肥胖，经量渐少，经期延后而停闭。

(2) 神疲体倦，胸胁满闷，食少痰多，舌淡胖嫩，苔白腻，脉沉滑。

[治疗原则]豁痰除湿，减肥消脂，温运活血，调理冲任。

[方药选用]二陈汤(方见月经前后诸证)合桂枝茯苓丸(《金匮要略》)加葶苈子、牛膝、王不留行。

桂枝　茯苓　丹皮　芍药　桃仁

痰湿化热，苔黄腻者，加黄连、黄芩、麦芽；胸闷，呕恶者，加厚朴、竹茹、生姜。

【其他疗法】

(一) 单方验方

(1) 蚕砂酒：蚕砂(炒黄)180 g，陈酒 1 500 ml。浸泡 3～6 小时，隔水煮 2 小时，滤去蚕砂，取酒服饮。每次 30 ml，每日 2 次。

(2) 鳖 1 只，瘦猪肉 100 g。共煮汤，调味服食。每日 1 次，每月连服数次。

(3) 当归、黄芪各 30 g，生姜 65 g，羊肉 250 g。将羊肉洗净切块，生姜切丝，当归和黄芪用纱布包，共放瓦锅内加水适量炖至烂熟，去药渣，调味服食。每日 1 次，每月连服 5～6 次。适用于气血虚弱证。

(4) 红花 9 g，黑豆 90 g，红糖 60 g，水煎服。每日 1 剂，分 2 次服，每月连服 7 剂。用于血瘀气滞证。

(二) 食疗

(1) 鲜姜黄 21 g，黄酒 50 ml，鸡蛋 2 枚。先把鸡蛋煮熟去壳，再入姜黄同煮 20 分钟即成。用黄酒送服鸡蛋。每日 1 次，连服 4～5 日。用于血瘀气滞证。

(2) 鲤鱼头(或乌鱼、生鱼)数个，陈酒适量。将鱼头晒干，火上烧炭存性，研成细末，用陈酒送服。每次 15 g，每日 3 次。用于血瘀气滞证。

薏苡仁 60 g，炒扁豆、山楂各 15 g，红糖适量。上药同煮粥食。每日 1 剂，每月连服 7～8 剂。用于痰湿阻滞证。

(三) 针灸

(1) 体针取三阴交、关元、足三里、血海、肾俞、太冲、中极。

(2) 耳针取子宫、内分泌、卵巢、皮质下、神门、交感。

(四) 中西医结合治疗

(1) 对宫腔粘连者，可扩张宫腔、分离粘连，放置宫内节育环以防重新粘连，同时给以活血化瘀行滞方药。

(2) 对卵巢或垂体肿瘤，在确诊后手术治疗的同时，根据现证辨证施治。对生殖器结核患者，给予抗痨治疗的同时可扶正养阴润燥。

【转归与预后】

闭经时间不长，如属情志或营养、生活等因素导致的功能失调性闭经，经采用辨证论治后，预后多属良好。如闭经时间较长，症状日渐加重，可转化为肝肾亏损进而肾气虚惫的闭经，恢复月经则较困难。

【预防与调护】

正确处理产程，防止产时产后大出血造成的闭经(席汉综合征)，及时治疗引起闭经的原发病症。对闭经患者要做好开导工作，纠正不良嗜好，注意饮食起居及营养，加强精神教养，树立治愈信心，坚持治疗和体格锻炼。

【文献资料】

江西省妇幼保健院使用中药周期治疗卵巢功能紊乱所致的各种妇科病，用于闭经调整肾-天癸-冲任-胞宫之间的机转以达到经潮的目的，是中医妇科治疗上的一大发展。

据报道，对74例因长期食用非精制棉籽油中毒而闭经者，辨证后采用健脾和胃、培补化源为主，佐以养血通经，选用党参、陈皮、当归、鸡血藤、白术、茯苓、川芎、半夏、炙甘草适当加减，随访结果46例痊愈，13例显效，6例有效，总有效率88%。

唐吉父治虚证闭经以补为主，配以通经，用四营煎、十全大补汤、人参养营汤加减治疗，药有党参、黄芪、当归、熟地、茜草根、乌贼骨、川芎、香附。下焦虚寒者，加紫石英、附子、阳起石、干姜；大便不实者，加补骨脂、胡芦巴；少腹冷痛者，加吴茱萸、小茴香、艾叶；腹部胀痛者，加益母草、马鞭草。实证以痰湿阻滞胞宫为多见，以化湿涤痰、祛痰软坚为主，用启宫丸、苍砂导痰丸加减。如嗜睡，加石菖蒲、郁金、远志；浮肿，加牛膝、车前子；肾阳虚者，加熟附子、肉桂；脾运失职者，加党参、白术、猪苓、茯苓、车前子；妇科检查发现卵巢增大者，加南星、礞石、皂角刺、冰球子。

从肾虚立论治疗经闭，如韩百灵补肾阴用“百灵育阴汤”，补肾阳用“补阳益气汤”；罗元恺主张以景岳归肾丸加减化裁作为第1方，连服22日，继用景岳调经饮加丹参作为第2方，连服7日，共1个疗程；李超荆用补肾化痰法治疗116例闭经型卵巢综合征，有96例排卵，月经来潮，排卵率为82.7%；蔡小荪治疗原发性经闭以育肾养血为主，参血肉有情之品，方用炒当归、生熟地、川芎、熟女贞、仙灵脾、肉苁蓉、狗脊、山茱萸、制黄精、河车大造丸；宋光济治疗肝脾亏虚经闭用右归饮合五子衍宗丸加减。此外，还有补肝肾精血亏损用紫河车、菟丝子、枸杞子、山茱萸、当归、首乌、山药、制香附、益母草，温肾补脾用鹿角霜、白术、黄芪、枳壳、当归、川芎、香附、半夏、昆布、益母草。

由于闭经原因复杂，疗程较长，治疗有一定难度，因此这方面的临床报道多属个案，大样本的疗效观察报道不多，说明提高闭经的诊断与疗效水平是研究中医妇科的重点。20世纪70年代以来，西医对闭经的辅助诊断技术进展较快，主要有：① 放射免疫法测定FSH以诊断卵巢早衰，PRL测定以诊断高催乳素血症和早期诊断垂体微腺瘤；② LHRH的分离及其类似物的合成，提供了下丘脑、垂体功能的动力试验；③ 染色体分带技术的改进，有助于诊断与染色体异常有关的闭经；④ 腹腔镜提供了对性腺的直视条件；⑤ 蝶鞍多向层摄影和电子计算机断层检查以诊断早期垂体肿瘤；⑥ 直接测定血中垂体多肽蛋白及类固醇等，对诊断继发性闭经的原因十分重要，而体格检查对原发性闭经的诊断也有特别价值，但疗效不理想。中医学与西医学理论体系不同，但能有所了解，也不无有所裨益。

水凤凤等报道对人流术后闭经，中医分两方面论治：

专方论治：赵瑞采用自拟益肾通经汤(柏子仁、熟地、泽兰、当归、卷柏、赤芍各10 g，川断、牛膝、丹参各12 g，茺蔚子15 g)加减治疗本病32例，结果治愈18例，好转9例，无效5例，总有效率84.4%。曹怀宁自拟补肾化瘀汤，以紫石英、菟丝子、熟地、丹参、鸡血藤、川牛膝为主方，治疗本病60例，痊愈40例，有效15例，无效5例。陈毓芬等自拟疏通汤，药含有当归、川芎、桃仁、红花、赤芍、海藻、五灵脂等，随症加减，见效后继续调治1～3个月，治疗本病21例，13例治愈，4例好转，4例无效。朱秋玲用黑逍遥散加味治疗本病21例，均治愈。金辉等用复经散(黄芪、党参、桃仁、当归、熟地、益母草、山楂等)加手术治疗本病55例，有效率94.3%。唐桂兰用四物汤加减治疗气血亏虚或气滞血瘀人流术后闭经者28例，治愈率89%。张淑敏等强调初期以祛瘀通经为主，用生化汤与失笑散化裁，理气调经；中后期以培本固元和活血化瘀并重，手术加中药治疗本病12例，治愈10例，有效2例。王东红等采用自拟通闭汤(熟地、白芍、当归、丹参、延胡索、益母草、女贞子、麦冬)治疗本病30例，治愈19例，好转9例，总有效率93%。叶平采用补肾温通法(炒当归、生地、仙灵脾、牛膝、白芍、菟丝子、枸杞子、益母草等)治疗本病37例，治愈21例，有效10

例，无效 6 例，有效率 83.78%。

辨证论治：诸多学者对人流术后闭经的治疗，仍遵循闭经的一般治疗原则，结合自己的临床体会，分型论治，遣方用药。王雪敏等将本病分肾精亏虚型、痰浊瘀阻型、寒凝血瘀型三型。主张肾精亏虚型用四二五合方加减以补肾填精，调补冲任；痰浊瘀阻型用苍附导痰丸合桃红四物汤加减豁痰除湿，活血通经；寒凝血瘀型用温经汤合桃红四物汤加减温经散寒，祛瘀通经。伊书红等将本病分两型治疗：气滞血瘀、胞脉不通型：用桃红四物汤加减，以理气活血，祛瘀通经；肝肾不足、气血亏虚型：用归肾丸加减，以固肾理气，养血调经。盛立珍将本病分三型：肝肾不足型：用归肾丸加减，以益气养血，活血调经；气血虚弱型：用八珍汤加减，以补益肝肾，养血调经；气滞血瘀型：用桃红四物汤合四逆散加减，以活血祛瘀，理气行滞。哈孝贤将本病分为气滞、血瘀、肾虚、血虚型，分别用经典方四逆散合四物汤加减、桃红四物汤加减、归肾丸加减、八珍汤加减治疗。

1992 年美国运动医学界提出：膳食紊乱、闭经、骨质疏松合称为“女运动员三联征”（简称“三联征”），尽管 3 种病症相对独立，但往往互有联系且以连锁的形式出现，对身体健康有潜在的严重负面影响。其中对闭经的治疗，通过适当调整运动量，制定科学合理的训练计划，能使大多数人的月经恢复正常。其次，通过心理疏导，减轻心理压力，并采用雌激素类药物治疗将具有显著效果。近年来，国内许多学者尝试用中医方法如针灸、中药等治疗 AMI，并取得一定疗效。为中医药治疗“三联征”提供了研究空间。

卵巢早衰，中医认为肾虚是主要病理基础，治疗多以肾为本。虞丽相等对研究进展作了如下归纳：

单方验方治疗：徐萍等拟巢衰复元汤治卵巢早衰肾虚型 52 例，用制黄精、熟地、山药、山茱萸、龟甲、紫河车粉、女贞、覆盆子、菟丝子、陈皮、蜈蚣，心烦易怒者加合欢皮、白芍、莲子心；盗汗者加浮小麦、煅龙骨、煅牡蛎；腰酸肢软者加杜仲、补骨脂。连续治疗 5 个月后，显效 14 例，有效 28 例，无效 10 例。

成药治疗：施艳秋等采用乌鳖口服液（首乌、鳖甲、川断、白术、枸杞子、茯苓等）治疗卵巢早衰 30 例，治愈 22 例，好转 6 例，总有效率 93.3%。认为口服液对患者的腰酸、神疲、闭经或月经稀发症状改善最显著，对它的实验研究也显示其有增强免疫功能、升高雌激素、降低 FSH 和 LH 等作用。吴心芳等用参芪五味子片（人参、黄芪、五味子、酸枣仁等）治疗本病 44 例，对照组 38 例服用尼尔雌醇，治疗组总有效率 90.91%，对照组总有效率73.7%，两组相比有统计学意义（$P<0.05$）。

中药人工周期治疗：陈国姿等对 32 例卵巢早衰患者行中药人工周期治疗，先用一阴煎加味（生熟地、白芍、麦冬、黄精、知母、地骨皮、甘草）为主方服药 21 日，继服桃红四物汤加丹参、牛膝 7 日，28 日为 1 个疗程，经治疗 2～6 个疗程后，总有效率 93.75%。

针灸治疗：沙桂娥等对 76 例卵巢早衰患者行针刺治疗，取关元、中极、大赫、子宫、肾俞及胸 5 至腰 4 夹脊穴为主穴，肝肾阴虚者加三阴交、阴陵泉、肝俞、阴郄、复溜，脾肾阳虚者加脾俞、命门、地机，结合温针灸及拔罐。20 次为 1 个疗程，6 个疗程后，有效率达 89.47%。刘炳权取长强、天元、三阴交、子宫、合谷、太冲为主穴，随证加减。

近几年关于闭经的前沿研究比较关心的是细胞遗传学研究。北京妇产医院、北京妇幼保健院遗传诊断中心高淑英等通过妇科门诊 182 例闭经患者染色体检查，其中 24 例有异常核型，目前尚无满意治疗方法。我认为中医药尚可探索。如女婴幼儿外生殖器肥大者，早做染色体检查，对查出有卵巢性腺发育不全的染色体异常者，7 岁后按中医“先天肾气未裕”理论辨证论治（非雌激素治疗），进行第二性征发育观察，尚具研究意义。

参考文献

[1] 唐吉父. 闭经证治. 中医杂志，1985，(8)：569

[2] 罗元恺. 闭经证治. 中医杂志，1985，(8)：569

[3] 程泾. 功能性闭经和月经稀少辨证论治初探. 中医杂志，1984，(7)：35

[4] 王少华. 脾胃学说在妇科领域内的应用. 辽宁中医杂志，1982，(4)：16

[5] 中医研究院. 蒲辅周医案. 北京：人民卫生出版社，1981

[6] 许润三. 从肾论治闭经. 中级医刊，1984，(2)：38

[7] 韩百灵. 百灵妇科. 哈尔滨：黑龙江人民出版社，1983

[8] 施令仪. 中医中药治疗闭经 39 例. 上海中医杂志，1982，(3)：32

[9] 宋光济. 试探程敬通医案制方用药特色. 中医杂志，1983，(8)：571

[10] 王大增.闭经论治.中医杂志,1985,(8):572
[11] 高淑英.182例闭经妇女遗传学研究及病因分析.中国优生与遗传杂志,2005,13(5):48
[12] 李冬梅.补肾通经汤治疗精神型下丘脑功能性闭经的临床观察.中国中医药科技,2006,(5):355
[13] 王文瑾."女运动员三联征"的研究现状及进展.首都体育学院学报,2009,21(1):60
[14] 水凤凤,高迎巧.人流术后闭经中医研究进展.现代中西医结合杂志,2009,18(2):225
[15] 虞丽相,施艳秋.中西医治疗卵巢早衰的进展.光明中医,2008,23(10):1638

第十节 痛 经

每于行经前后或行经期间出现下腹部疼痛者,称痛经,又称经行腹痛。以月经初潮后2～3年的青年妇女多见。据全国妇女月经生理常数协作组调查,痛经在我国妇女的发病率为33.19%,属妇科常见病。

痛经,首见于《金匮要略·妇人脉证并治》,谓:"带下,经水不利,少腹满痛。"《诸病源候论》立有"月水来腹痛候",作为一个独立病证进行论述。《妇人良方大全》认为痛经有因于寒者、气郁者、血结者。以后历代妇科专著在此基础上不断有所发展。《医宗金鉴·妇科心法要诀》指出痛经有寒、热、虚、实的不同,应予诊别。《傅青主女科》认为痛经与肝、肾、脾有关,分别立宣郁通经汤、温脐化湿汤、调肝汤等以分证论治。说明我国对痛经一证的认识与治疗是不断有所发展而逐渐完善的。

西医学把痛经分为原发性和继发性痛经,前者又称功能性痛经,系指生殖器无明显器质性病变;后者则指生殖器有明显器质性病变,如子宫内膜异位症、盆腔炎、生殖器肿瘤、子宫发育异常、子宫过度前屈或后倾、子宫颈管狭窄、膜样排经等导致的痛经。据研究认为原发性痛经的病理机制与子宫内膜的前列腺素有关,疼痛由子宫过度收缩引起。

【致病机制】

其发生与经期及经期前后女性处于特殊生理状态有关。因此时期,血海气盛血旺,胞宫气血由经前充盈到经期泻溢至经后暂虚,冲任气血变化较急骤,易受致病因素干扰,加之体质因素的影响,导致胞宫气血运行不畅或失于煦濡,"不通则痛"或"不荣作痛"。其机制有寒、热、虚、实之分,但以实证为多。如气滞血瘀、寒湿凝滞、湿热壅阻等,皆因邪气阻滞气机,使血气运行不畅,经血泻而不畅,不通则痛。但非行经时何以不痛?因平时冲任之气血未盛,经水未至胞中,未到当泻之时期,冲任、胞宫气血平和,虽有寒、热、瘀、湿之邪气蕴伏其中,尚不会出现疼痛。一旦冲任、胞宫气血充盛满盈,月经届期而泻,冲任、胞宫气血变化急骤,并为蕴伏之邪所阻遏,障碍经水之顺利排出,则不通而痛,此为实证痛经。一俟瘀血排出或经血畅行,则疼痛缓解,故经后痛止。又有患者血气本虚,肝肾亏损,行经之后,血气外泄而更虚,胞宫、胞脉失于濡养而拘急,此为虚证痛经。待经净6～7日后,机体精血逐渐恢复,冲任气血渐充,胞宫、胞脉也得以恢复充养,则疼痛渐除。上述虚实二端,如得到适当的调治,使病机逆转,病可向愈,否则下次月经来潮时疼痛又反复发作。

【诊断与鉴别诊断】

一、诊断

(一)病史

了解患者疼痛发生的时间和性质,即下腹疼痛或痛引腰骶的证象是否属经期或行经前后,有规律的周期性出现,随后即逐渐减轻以至消失,下次经期又复发作。同时注意有无精神过度紧张、过度劳累、受冷、生活习惯改变等因素的影响。

(二)临床表现

以伴随月经周期出现下腹疼痛,或由腹痛而引及腰骶部或外阴、肛门坠痛为特征。疼痛多发生在经前1～2日或行经第1～2日,剧烈疼痛历时约30分钟至2小时,可伴恶心呕吐,冷汗淋漓,四肢厥冷,甚者可因剧烈疼痛而致昏厥,继而为阵发性疼痛,12～24小时后逐渐消失,偶有至行经第2～3日或经净后始发疼痛者。疼痛有轻有重,但迄今尚未有科学仪器测定其程度,临床多根据患者的诉说并结合其表现以判定痛经的程度,可分为重、中、轻三度。

重度:行经期或其前后,小腹疼痛难忍,坐卧不安,不能坚持工作和学习。多伴有腰骶疼痛,或兼有呕吐、泄泻、肛门坠胀、面色苍白、冷汗淋漓、四肢厥冷、低血压等,甚者昏厥。

中度:行经期或月经前后,小腹疼痛难忍,或伴腰部疼痛、恶心呕吐、四肢不温,采用止痛措施疼痛可缓解。

轻度：行经期或其前后，小腹疼痛明显，或伴腰部酸疼，但尚可坚持工作和学习，有时需服止痛药。

（三）检查

注意全身情况、神经类型，结合相应检查和辅助检查，排除可以引起在经期或行经前后出现下腹疼痛的全身或局部器质性疾病。

二、鉴别诊断

1. 原发性痛经与继发性痛经的鉴别　鉴别关键在于有无生殖器病变。原发性痛经多见于初潮后及青年未婚未育的女子，妇科检查盆腔无明显的生殖器官器质性病变；继发性痛经者原无痛经病史，若干年后开始出现痛经，多发于已婚或经产妇，以子宫内膜异位症引起者多见。明确原发、继发更有利于针对病因治疗。

2. 痛经与伴随阴道流血而有明显下腹部疼痛的病证如异位妊娠、堕胎、小产等相鉴别。同时应与发生在经期的其他病证所致的腹痛症状相鉴别。

【因、证、辨、治】

辨证主要根据病因、证候加以分析。其要点是辨疼痛的时间、性质、部位、程度，结合月经状况、平素体质及舌脉、兼证等。如《景岳全书·妇人规》云："然实痛者，多痛于末行之前，经通而痛自减；虚痛者，于既行之后，血去而痛未止，或血去而痛益甚。大都可按可揉者为虚，拒按拒揉者为实。有滞无滞，于此可察。但实中有虚，虚中亦有实，此当于形气禀质兼而辨之。"这些论点基本正确而具有临床指导意义。此外，还应从经色、经质、经量结合兼证等进行分析。如经色深红而质稠者，多属邪热壅滞；血块较多，排出后疼痛暂缓解者，多为血瘀所致；下腹胀痛或兼胸胁、乳房胀痛者，多属肝气郁滞；经色淡红而质清稀无血块，且经后疼痛者，多属气血虚弱；下腹冷痛，经色暗滞，夹有小血块者，多属寒凝而体虚；经色淡红而质清稀，兼腰膝酸痛，经后更著者，多属肝肾亏损。治法采取"实者泻之，虚者补之，寒者温之，热者清之"的原则。痛经时首重止痛以治其标，平时宜调理冲任血气以治其本。但痛经病证实证多，虚证少，"夹虚者多，全实者少"，处方用药应兼顾标本虚实。

一、气滞血瘀证

[病因病机]素性精神抑郁，恚怒伤肝，肝郁则气滞，气滞则血也滞，气血运行不畅，乃滞留成瘀；或因经期、产后（包括堕胎、小产、人工流产），余血内留，离经之血内蓄于胞中而成瘀。气滞血瘀，导致经血不利，"不通则痛"。

[临床证候]经前或行经期间小腹胀痛拒按，经前有乳房胀痛或胸胁胀满不舒；或月经周期先后不定，量或多或少，行而不畅，经色紫暗，质稠夹有血块，或呈大块膜样排出，血块排出后则腹痛暂行缓解，如血块未排净，缓解后又复疼痛，至经血基本干净后腹痛才消失。常伴有急躁不宁，甚或恶心呕吐等症。舌紫暗或有瘀点瘀斑，脉弦或弦涩。

[辨证依据]

（1）平素抑郁易怒。

（2）经前或经期小腹呈阵发性疼痛，伴胸胁、乳房胀痛。

（3）经血中夹有血块，排出后则疼痛缓解。

（4）舌紫暗有瘀点斑点，脉弦或涩。

[治疗原则]活血化瘀，理气行滞止痛。

[方药选用]膈下逐瘀汤（方见闭经）。

痛甚者，加血竭末或另冲服田七末；痛而呕吐者，重加半夏，并加生姜汁一小匙于药中；经量多者，重加益母草及适量蒲黄；属膜样痛经者，加莪术、山楂、血竭末、益母草、水蛭。

二、寒湿凝滞证

[病因病机]由于行经期间感受寒邪或冒雨涉水，或平素及行经期过食寒凉冰冷之品，致寒湿客于胞中，血为凝滞，气失温运，冲任、胞宫血行不畅，发为痛经。

[临床证候]经前或行经期间，小腹下坠冷痛，温熨则痛减，或经量少，色暗滞，夹有小血块，或经期延后，面色青白，四肢不温，畏寒身痛，舌淡暗，苔白滑，脉沉紧。

[辨证依据]

（1）行经期有感受寒湿或冒雨涉水史，或平素过食寒凉之品。

（2）每于经前或经期小腹下坠冷痛。

（3）经色暗滞而夹有小血块，或经量少。

（4）面色青白，四肢不温，舌淡暗，脉沉紧。

[治疗原则]温散寒湿，活血化瘀，理气止痛。

[方药选用]

（1）少腹逐瘀汤（《医林改错》）。

桂枝　干姜　五灵脂　没药　小茴香　当归　川芎　赤芍　延胡索　蒲黄

湿气重者，加苍术、车前子、茯苓；恶心呕吐者，去没药，加橘皮、半夏、藿香；血块多者，加桃仁、水蛭、益母草；痛甚者，加沉香、罂粟壳；脾阳虚甚者，加乌药、苍术、白豆蔻。

(2) 当归四逆汤(方见月经后期)。

三、湿热壅阻证

[病因病机]经期、产后(包括堕胎、小产、人工流产)，感染湿热之邪；或素体脾虚，或饮食劳倦伤脾，脾虚生湿，湿蕴成热，湿热之邪流注冲任，蕴积胞中，于行经期间则阻碍经水运行，致经行不畅，发为痛经。

[临床证候]经期小腹疼痛拒按，或平时小腹闷痛不舒，行经时疼痛加剧，伴有月经先期、月经过多或经期延长，色深红，质稠或有血块，平时肢体倦怠，烦热，带下黄稠或有臭气，或外阴有灼热瘙痒感，小便短少黄赤，舌红，苔黄腻，脉弦数或滑数。

[辨证依据]

(1) 有经期、产后感染史。

(2) 行经期间小腹疼痛加剧。

(3) 月经先期、月经过多、或经期延长而夹有血块，经色深红质稠，带下黄稠，或阴部灼热瘙痒。

(4) 舌红，苔黄腻，脉弦滑数。

[治疗原则]清热利湿，化瘀止痛。

[方药选用]

(1) 清热调血汤(《古今医鉴》)加黄柏、蒲公英。

生地　丹皮　黄连　当归尾　芍药　州芎　桃仁　莪术　香附　延胡索　红花

经血多者，去川芎、莪术，加益母草、地榆、黑栀子；血块多者，加益母草、山楂；平素带下黄稠者，去川芎，加败酱草、生薏苡仁、车前草；有盆腔炎症者，平时可用败酱草、苦参、连翘、黄柏煎液或用毛冬青甲素液作保留灌肠，以消除炎症。

(2) 芍药汤(《素问病机气宜保命集》)。

芍药　当归尾　黄芩　黄连　大黄　肉桂　木香　槟榔　炙甘草

四、虚寒证

[病因病机]素体阳虚或久病及肾，肾阳虚衰，阳虚则内寒，寒主收引，滞碍气机，血为寒凝，冲任、胞宫血行涩滞，经行不畅，不通则痛。

[临床证候]经期或经后小腹冷痛而喜按，得温则舒，或经行后期量少，色淡红而质稀，形寒怕冷，面色苍白，腰膝酸冷，口淡纳差，大便溏薄，小便清长，或夜尿多，舌淡红，苔薄白，脉沉细迟。

[辨证依据]

(1) 经期小腹冷痛，喜热喜按。

(2) 素体阳虚，形寒怕冷。

(3) 或月经后期，量少而色淡质稀。

(4) 腰膝酸冷，舌淡，苔白，脉沉细迟。

[治疗原则]温经散寒，养血止痛。

[方药选用]

(1) 温经汤(方见月经后期)。

纳呆，大便溏泄者，加木香、鸡内金；内寒明显者，加干姜、破故纸；腰膝酸痛者，加狗脊、桑寄生、川断。

(2) 十全大补汤(《太平惠民和剂局方》)。

人参　白术　茯苓　炙甘草　当归　川芎　芍药　熟地　黄芪　肉桂

五、气血虚弱证

[病因病机]大病及慢性久病耗损血气，或大失血后，冲任气血不充，胞脉失于濡养而经行腹痛。

[临床证候]经期或经后小腹隐隐作痛，或小腹有空坠感，按之则痛减，经量或多或少，色淡红而质稀，周期或先或后。偏于气虚而失于统摄者，则量多而先期；偏于血虚而来源不足者，则量少或后期。面色㿠白或淡黄无华，神疲气短，头晕心悸。舌淡红，苔薄白，脉细弱。

[辨证依据]

(1) 有失血伤气的病史。

(2) 疼痛多见于经后，喜揉按腹部。

(3) 经色淡红而质稀。

(4) 头晕心悸，神疲气短，面色萎黄无华，舌淡，苔白，脉细弱。

[治疗原则]补血益气，调经止痛。

[方药选用]

(1) 圣愈汤(方见月经过多)加鸡血藤。

脾虚气滞者，加砂仁、木香；阳气虚者，加破故纸、仙灵脾。

(2) 大补元煎(《景岳全书》)。

人参　山药　熟地　杜仲　当归　山茱萸　枸杞子　炙甘草

六、肝肾亏损证

[病因病机]先天肾气不足，或房劳过度，或多次堕胎小产，伤及肾肝，冲任精血不足，不能滋养胞宫、胞脉。行经之后血脉空虚，因而隐隐作痛。

[临床证候]经后小腹绵绵作痛，经量或多或少，色淡而质清稀，伴腰部酸疼，头晕耳鸣，小便清长或夜尿频多。偏于肝肾阴虚者，可伴潮热，口干咽燥，烦扰而夜睡不宁，舌淡暗或嫩红，少苔，脉沉

细弱，两尺无力。

［辨证依据］

(1) 有多产、房劳或病损肝肾史。

(2) 经期、经后小腹空坠作痛，引及腰骶酸痛。

(3) 经色淡而质稀。

(4) 头晕耳鸣，舌淡暗或嫩红，少苔，脉沉细弱。

［治疗原则］补肾养血，调肝缓痛。

［方药选用］

(1) 调肝汤(《傅青主女科》)。

当归　白芍　阿胶　山药　山茱萸　巴戟天　炙甘草

偏于肾阳虚者，加破故纸、仙灵脾；偏于肝阴不足者，加女贞子、枸杞子。

(2) 大营煎(方见月经前后诸证)或小营煎(方见带下过少)。

【止痛药的选用】

1. 寒痛　艾叶、小茴香、炮姜、肉桂、乌药、山茱萸、高良姜、细辛、白芷、秦艽。滞痛：香附、川楝子、延胡索、川芎、木香、沉香。

2. 瘀痛　川芎、延胡索、三七、当归、没药、乳香、蒲黄、桃仁、五灵脂、王不留行、益母草。

3. 热痛　川楝子、赤芍、马齿苋、贯众。

【其他疗法】

(一) 中成药

(1) 田七痛经胶囊，每次 3～5 粒，每日 3 次，开水送服。痛经发作时或经前 7 日始服，痛经消失时减量，3 个周期为 1 个疗程。

(2) 云南白药，每次 0.5～1 g，每 4 小时 1 次，每日 3 次，开水送服。

(二) 单方验方

(1) 益母草 30 g，水 2 碗煎药液 1 碗，加红糖 20 g，煎至糖溶解后 1 次温服。于月经干净后隔日 1 次，服 3～5 次。用于血瘀痛经。

(2) 向日葵花盘 60 g，红糖 30 g，水 2 碗，煮沸 5 分钟左右，每日分 2 次服。用于各类型之痛经。

(三) 针灸

(1) 体针取关元、中极、气海、足三里(双)、三阴交(双)。实证用泻法，虚证用补法或针后加艾灸。

(2) 耳针取子宫、交感，内分泌、肾，每次 2～3 穴，中强刺激，留针 15～20 分钟。也可耳穴埋针。

(四) 推拿

(1) 选腰骶椎两侧阿是穴、关元、三阴交，按压 5～10 分钟。气滞血瘀者，加肝俞、太冲、膻中、八髎；气血虚弱者，加脾俞、胃俞、脘中；肾虚者，加肾俞。

(2) 于痛经发作时将麝香风湿油 2～3 滴滴于气海、关元，按摩 3～5 分钟，当患者感到小腹发热内传时，腹痛即止。本法对轻、中度痛经有效。

(五) 外治

取气海、子宫、三阴交或腹部痛点。痛经发作时或经前 3～7 日将麝香痛经膏贴在上述部位，1～3 日 1 次，痛经消失后除去。以行经时敷贴效果较好。

【文献资料】

(一) 关于发病机制的研究

国内外的研究表明：原发性痛经的发生与子宫内膜前列腺素 $F_{2\alpha}$($PGF_{2\alpha}$)的含量过高关系密切。月经来潮时，由于经血中的 $F_{2\alpha}$($PGF_{2\alpha}$)增高使子宫肌肉痉挛，造成子宫局部缺血，因而发生疼痛。孙宁铨等对 20 例原发性痛经患者的经血及子宫内膜中的 $PGF_{2\alpha}$测定后，用活血化瘀、温经散寒中药治疗 3 个月经周期，于疗程结束后的行经时(同样时间内)取样测定上述指标，结果月经血和子宫内膜标本中治疗前 $PGF_{2\alpha}$的含量明显高于正常组，治疗后在临床症状缓解的同时，$PGF_{2\alpha}$的含量则与正常组无显著性差异。实验研究表明此药对肾上腺素、乙酰胆碱、垂体后叶素或催产素作用下的离体或在体家兔子宫都具有不同程度的抑制作用。有的作用达到了显著性差异，此药注入家兔静脉后可引起短暂的降压作用，并能扩张家兔阔韧带的微血管，增加网交点，加快微血流。由此可见，血瘀型痛经的发生与子宫循环障碍有关，与中医“不通则痛”的机制相一致。

(二) 痛经诊断的客观化标准探索

国内有对中医诊断为血瘀型痛经，同时又符合西医原发性痛经诊断的患者，做盆腔血流图的测定，通过波形、波幅、血灌流量、两侧波幅差、流入时间指数等 5 项指标的观察，并与健康妇女的盆腔血流图进行比较，提示血瘀型痛经患者较健康妇女盆腔血流图的 5 项指标读数有显著性差异。痛经患者的盆腔血循环量减少，血管阻力增高，两侧血流量供应不等，使用活血化瘀药物(益母草、莪术、川芎、当归、延胡索、栀子、五灵脂、蒲黄、没药、川断、红花)辨证加减治疗后，上述 5 项观察指标有显著改善，而且症状明显好转的患者，其盆腔血流图的改善也随之明显。本研究表明盆腔血流图的测定有助于痛经的辨证分型和疗效评估。

（三）痛经治疗方法的多样化

近年来，除文献报道了不少有较好疗效的经验方外，尚研制了一些方便患者服用的中成药。如罗元恺的田七痛经胶囊，由田七、延胡索、小茴香、川芎、木香、冰片、五灵脂、蒲黄组成。经临床验证251例，总有效率达89.2%，其中气滞血瘀型173例，寒凝血滞型47例，两型共计220例，占本组病例总数的87.65%，两型总有效率为87.65%。孙宁铨等认为痛经以寒瘀为主，拟痛经散（肉桂、三棱、莪术、红花、当归、丹参、五灵脂、木香、延胡索）治疗原发性痛经198例，结果痊愈103例，好转70例，总有效率87.37%。陈尚志自制经验方痛经宁糖浆（炒当归、炒川芎、丹参、香附、炒延胡索、炒川楝子、红花、炙甘草），用治原发性痛经132例，总有效率达89.4%。也有用血府逐瘀汤或其他加减方治疗痛经获得比较满意的疗效。膜性痛经，普遍认为由气滞血瘀所致，多运用行气化瘀、活血消症之中药治疗，如失笑散及三棱、莪术、青皮、山楂、当归、川芎、延胡索、三七等组方以散膜止痛。郭仁治疗子宫内膜异位症等导致的顽固性痛经，于活血祛瘀药中加鹿角片、菟丝子、仙灵脾等温肾之品，每获良效。郭慈仁认为肾气充盛，冲任通调有助瘀血化而痛经除。

由于电子计算机的推广应用，中医辨证论治的诊疗方法有可能编制成计算机软件贮存并运用于临床。按照罗元恺治疗痛经的临床经验设计的“罗元恺教授辨证施治系统”已编写成程序输入电子计算机，于1984年通过技术鉴定。此程序把痛经分为气滞血瘀、寒凝气滞、瘀热壅阻、气血虚弱4个证型，分别治以膈下逐瘀汤、少腹逐瘀汤、血府逐瘀汤和圣愈汤加减。为使处方更适合患者的体质、病情变化等，此程序还能处理除此以外的48个兼证及痛经发作时的急重症状，在提供最佳处方的同时，还为医生提供若干种功效相似的药物，以便在缺药的情况下，仍可按罗元恺的经验选择较适合的药物替代，因此可以认为此程序完全符合他本人的思维方法。这无疑是诊治痛经的一种新手段。许斌超用黄酒调痛经外敷散（当归、吴茱萸、乳香、没药、肉桂、细辛、樟脑）。刘德傅用伤科七厘散外敷神阙穴，赵之华用麝香风湿油按摩气海、关元穴治疗痛经，也收到满意的止痛效果。

靳素萍在“痛经的中医药外治法研究进展”介绍：

（1）敷脐疗法：是指将药物经过加工后贴敷于肚脐中。王敏用痛经散（熟地、益母草各50 g，当归、白芍、香附、丹参各30 g，延胡索、川芎、红花、五灵脂各20 g，木香、青皮、炮姜、肉桂各15 g）敷脐治疗痛经265例，总有效率92.1%。王琪等用经舒脐贴片（当归、延胡索、没药、川芎、赤芍各15 g，肉桂10 g）治疗原发性痛经180例，总有效率91.63%。赵宁社用痛经散（吴茱萸、小茴香各20 g，肉桂、香附、延胡索、桃仁、红花各15 g，芍药、桂枝、柴胡各10 g）敷脐治疗痛经150例，总有效率100%。李侠等用中药（当归150 g，川芎、冰片各100 g，干姜180 g，赤芍、吴茱萸各120 g）于经期感腹痛时即刻外敷于神阙穴，治疗痛经160例，总有效率96%。林红等用神灸贴（吴茱萸、干姜、延胡索、当归）治疗寒凝血瘀型原发性痛经80例，总有效率92.50%。

（2）穴位敷贴治疗：陈卫华等用痛经贴（香附、蒲黄、五灵脂、丁香、肉桂、乌药、细辛、延胡索、川芎、红花）贴敷关元穴治疗痛经188例，总有效率92.6%。范红用痛经膏药（生川乌头、生草乌头、花椒、马钱子各15 g，生大黄、红藤、乌药、小茴香、香附各10 g，三七、当归、红花、桃仁各6 g）治疗原发性痛经160例，取神阙、三阴交穴，总有效率95.6%。王瑞霞单用失笑贴（失笑散、血竭、乳香、乌药、肉桂、干姜、樟脑、冰片）贴敷神阙、关元穴，治疗痛经118例，总有效率91.53%。赵爱君等用加味失笑散（五灵脂、蒲黄、延胡索、乳香、没药、冰片、益母草）贴敷神阙穴，视病情加敷关元、气海穴，治疗原发性痛经98例，疗效显著。董芬取香附、月季花、啤酒花、牛膝、当归100 g，共研细末，加醋调为糊状敷脐治疗原发性痛经52例，总有效率96%。

（3）针灸治疗：丰玉红等用关元与一侧的三阴交为一组电极，中极与另一侧的足三里为一组电极，使用治疗仪，同时用艾条灸针柄，治疗痛经100例，结果1次镇痛率达100%。严桂芳用温针灸治疗痛经160例，取气海、关元、双侧子宫穴。总有效率97.5%。吴海根针刺承山穴治疗痛经187例，总有效率95.0%。

郑兆俭针刺治疗原发性痛经210例，治疗组气滞血瘀型取太冲、三阴交、气海，寒湿凝滞型取气海、三阴交、合谷、归来，气血亏虚型取关元、气海、三阴交、足三里、太溪。对照组口服双氯芬酸钠1粒，3个月经周期。治愈41例，总有效率100%。

（4）中药灌肠治疗：周土凤用中药（三棱、莪术、当归、延胡索、川芎、赤芍、桃仁各9 g，红藤12 g，牛膝 10 g 等，随症加减）慢慢输入直肠内，治疗痛经 48 例，总有效率 94%。梁月琴予红藤汤（红藤、败酱草、三棱、莪术、赤芍、桃仁、延胡索各 15 g，丹参、桂枝、香附各 10 g）浓煎保留灌肠，治疗子宫内膜异位症痛经 72 例，总有效率 86.1%。

外治法治疗痛经的止痛研究具有临床意义。

参考文献

[1] 华祖德. 痛经的机理与治疗进展. 国外医学・妇产科分册，1978，(5)：205

[2] 孙宁铨. 痛经散治疗原发性痛经的临床与机制初探. 中西医结合杂志，1986，(2)：711

[3] 王殿俊. 痛经散的药理研究. 江苏中医杂志，1986，(4)：20

[4] 洪家铁. 女性盆腔血流图对血瘀型痛经的临床观察及其应用的初步探讨. 中华妇产科杂志，1984，(4)：203

[5] 张玉珍. 田七痛经散治疗痛经 251 例小结. 新中医，1985，(1)：20

[6] 陈尚志. 痛经宁治疗痛经 132 例疗效观察. 浙江中医杂志，1986，(2)：273

[7] 田中立. 血府逐瘀汤治疗原发性痛经 70 例疗效观察. 浙江中医杂志，1984，(6)：273

[8] 吕隆. 血府逐瘀汤治疗痛经 33 例. 湖北中医杂志，1987，(1)：14

[9] 徐斌超. 膜性痛经（气滞血瘀痛经）. 中西医结合杂志，1986，(12)：758

[10] 郭慈仁. 用补肾化瘀法治疗顽固性痛经. 江苏中医杂志，1984，(5)：23

[11] 朱秉匡. 罗元恺教授的痛经辨证施治系统. 新中医，1986，(2)：1

[12] 许曼理. 痛经外敷散治疗痛经. 上海中医杂志，1984，(3)：21

[13] 刘德傅. 活血化瘀法治疗子宫内膜异位症的临床观察和机理探讨. 中西医结合杂志，1983，(4)：207

[14] 赵之华. 麝香风湿油治疗痛经 28 例. 北京中医，1985，(5)：49

[15] 靳素萍. 痛经的中医药外治法研究进展. 吉林中医药，2008，28(6)：465

[16] 蒋璘，张泓. 近五年来针灸治疗痛经的临床研究进展概况. 中国现代医生，2009，47(4)

第十一节　月经前后诸证

月经前后诸证系指经行前后及经期出现的一些全身症状，根据其主证的不同分别称经行乳房胀痛、经行头痛、经行眩晕、经行目暗、经行吐衄、经行口糜、经行呕吐、经行泄泻、经行浮肿、经行风疹块、经行音哑、经行感冒、经行发热、经行身痛、经行情志异常等。上述病证多在应届月经前 7～14 日开始出现，月经来潮后迅即消失。本病相当于西医学的经前期综合征，又称晚黄体期焦虑症。

经前期综合征的症状，有统计达到 135 种。但每一患者并不都具备所有症状，各人有各自的主要症状，严重程度也因人因时而异，并非固定不变，但症状的出现和消退与月经的关系则基本固定。

月经前后诸证的典型症状常在经前 1 周开始，逐渐加重，至月经前 2～3 日最严重，经后突然消失。有些患者症状消退时间较长，渐渐减轻，一直延续到月经开始后的 3～4 日才完全消失。另有一种特殊类型，有称双相型，出现两个不相联结的严重症状阶段，一在排卵期前后，然后经一段无症状期，于月经前一周再出现典型症状。

月经前后诸证的病因机制主要由情志所伤，肝失疏泄，肝气郁结，或肝郁化火，或肝气逆乱所致。亦有因脾虚、肾虚、血瘀、痰湿、阴虚等。

本病的治疗主要应针对病机分别予以疏肝、解郁、理气、补肾、健脾、利湿、活血、化痰、通络、滋阴等法。

经行乳房胀痛

生育期妇女在经前、经期出现乳房胀痛，或乳头胀痒作痛，甚则痛不可触碰者，称经行乳房胀痛，又称经行乳胀、经前乳胀等。本病可兼见情志及心理不稳定等异常。

【致病机制】

乳房为足阳明经络循行之所，乳头为足厥阴肝经支络所属，如肝气不舒，肝胃经气循行不畅，气血受阻，而表现为乳头、乳房胀痛。

肝病日久不愈，阴血耗损，肝病及肾，又可出现肝肾阴虚之乳痛。本病多为肝气亢盛，气滞郁结于乳络所致，经行后血下气行，乳房胀痛即缓解，而经前冲任气血满盈，夹肝气上逆于乳，故经前胀满疼痛不舒。

【诊断与鉴别诊断】

一、诊断

乳房胀痛多始于经行前 3～5 日，也可始于经前 2 周，或于经行后仍作胀痛，随月经周期反复发作，多数于经行后胀痛渐缓解、消失。经行前乳房检查虽有触痛，但无肿块，皮肤色泽无明显改变。个别患者可有界限不甚清楚的结块，但也于月经后消失。

二、鉴别诊断

1. 乳腺增生症　多有乳房胀痛，可随月经周期反复于经前加重，经行后疼痛减轻，但可触及乳房肿块，月经后也不消失。

2. 乳癌　初起也可有经行乳房胀痛，但往往可扪及结块。至病变晚期可伴有乳头凹陷、溢血，表皮橘皮样改变等体征。

【因、证、辨、治】

一、肝郁气滞证

［病因病机］情志不畅，肝气郁结，肝失疏泄，导致气机郁滞，循经滞于两乳，则乳房胀痛不适。经行后气随血泄则痛缓，故反复于经前发作。

［临床证候］经前乳房胀满疼痛，痛连胸胁，精神抑郁，时叹息，或经前少腹胀痛经行缓解，舌暗红，苔薄，脉弦。

［辨证依据］

（1）有情志所伤史。两侧乳房随月经周期反复胀满疼痛，痛连胸胁。

（2）精神抑郁，胸胁苦满。

（3）舌暗红，脉弦。

［治疗原则］疏肝解郁，理气止痛。

［方药选用］柴胡疏肝散（方见月经过少）。

乳核胀硬者，加橘核、夏枯草、王不留行；肝郁有热者，加黄芩、栀子、丹皮；手足胀满，便溏者，加茯苓、大腹皮。

二、肝肾阴虚证

［病因病机］久病阴虚，或失血伤精，肝肾精血不足，乳络失养，经脉气滞，循行不畅，经行血泻，气血益感不足，故多于经行期间或经后乳房疼痛。

［临床证候］经行或经后乳房、乳头疼痛不舒，经量少，色黑，腰膝酸痛，咽干口燥，两目干涩，五心烦热，舌红，少苔，脉细数。

［辨证依据］

（1）有久病阴虚，或失血伤精病史。

（2）乳房疼痛多见于经行或经后。

（3）腰膝酸软，咽干目涩，舌红，少苔，脉细数。

［治疗原则］滋肾养肝，行气止痛。

［方药选用］

（1）一贯煎（《柳州医话》）加天花粉、青皮、通草。

沙参　麦冬　当归　生地　川楝子　枸杞子

乳胀者，加橘络、路路通；痛重者，加郁金、延胡索。

（2）六味地黄丸（方见经间期出血）合四逆散（《伤寒论》）。

柴胡　白芍　枳壳　甘草

【文献资料】

沈慧琴等采用逍遥散加味治疗经行乳胀 37 例，疗效满意，药用当归、白芍、香附、郁金、茯苓、白术、甘草、柴胡、枳壳、川芎。如腹痛者，加五灵脂、延胡索；乳房胀硬，结节成块者，加路路通、橘叶、王不留行；胸胁痛者，加川楝子。经前一周用药，持续至行经第 1 日。

张惠欣采用针刺体穴同时配合耳穴贴压法治疗经行乳房胀痛患者 92 例，体针取患侧的屋翳、期门、日月、膻中、血海、足三里、阳陵泉、太冲、行间、足临泣、中脘、气海、关元；耳穴贴压内分泌、皮质下、卵巢、子宫、神门、交感、肝、胆、胃、肾、三焦、乳房等，经 2～4 个疗程的治疗，痊愈 78 例，显效 14 例，总有效率 100%。

参考文献

［1］张惠欣．针刺结合耳穴贴压治疗经行乳房胀痛 92 例．上海针灸杂志，2002，21(6)：24

［2］沈慧琴，陈礼华．逍遥散加味治疗经行乳胀 37 例．实用中医内科杂志，2007，21(2)：69

经 行 头 痛

妇人每值经行前后或经期，周期性地出现头痛难忍者，称经行头痛。古称经行辄头痛。

【致病机制】

情志所伤，气血逆乱，瘀血内阻，经前血注冲任，脑腑失于滋养；或经气不畅，脉络不通，或平素体弱多病，气血不足，经行血下，髓海失养；或血虚肝旺，肝火上冲，清空不利而致头痛。

【诊断与鉴别诊断】

一、诊断

头痛有规律性地发生在经前、经期或经后，与月经周期有密切关系，且反复发作。如头痛偶尔发生在经行期间，应考虑为杂病或合并外感所致。

二、鉴别诊断

1. 经行感冒　经行期间虽头痛不适，但尚有身热恶寒，鼻塞流涕，咽喉痒痛等表证，不同于经行头痛。

2. 雷头风　初期眩晕呕吐，渐至头痛难忍，头中有声，轻则若蝉鸣，重则两耳若雷响，风动作响。其发病虽可见于经期，但无一定规律，不同于经行头痛，后者随月经反复发作。

【因、证、辨、治】

病因不一，实证头痛多始于经前，痛势较剧；虚证多痛在经后，痛势较缓。肝火上逆头痛，多位于两侧，而兼口苦身热；肾虚头痛，多位于枕后或巅顶。痰湿则头痛而沉重不举，或每痛甚则呕吐痰涎。

一、肝郁化火证

[病因病机]情志所伤，肝气郁滞，久则化火，经行前气血日盛，脉道壅阻，肝气不畅，火气上逆巅顶而作痛。

[临床证候]头痛多始于经前，痛在两侧或巅顶，至经行而痛剧，经行后渐缓，兼情志抑郁，心烦易怒，头晕目眩，口苦咽干，胸胁苦满，大便秘结，小便黄赤；或有月经先期，经量多，色红。舌红，苔薄黄，脉弦数有力。

[辨证依据]

(1) 平素情志忧郁，或有精神刺激史。

(2) 头痛多发于经前，痛在两侧，随月经周期而发。

(3) 心烦易怒，大便秘结，小便黄赤，舌红，脉弦数有力。

[治疗原则]疏肝解郁，清热泻火。

[方药选用]

(1) 滋水清肝饮(方见经间期出血)合升降散(《伤寒瘟疫条辨》)。

僵蚕　蝉蜕　姜黄　生大黄

(2) 丹栀逍遥散(方见月经先期)加川芎、钩藤、蔓荆子。

二、血瘀证

[病因病机]经产之际感受邪气，与余血相结；或七情内伤，气机郁结；或寒凝血滞；或瘀热壅积于经脉，经脉闭阻，血气不行，络脉不通，阻塞清窍，至经行瘀随血动，则头痛剧烈。

[临床证候]经行则头痛剧烈，刺痛或跳痛，经色紫暗，有块，伴小腹痛而拒按，舌紫暗有瘀斑瘀点，脉沉细涩或弦涩。

[辨证依据]

(1) 经前或经行之际头痛较剧烈。

(2) 经色紫暗，有块，小腹痛而拒按。

(3) 舌紫暗有瘀点瘀斑，脉涩。

[治疗原则]活血化瘀，通络止痛。

[方药选用]

(1) 通窍活血汤(《医林改错》)。

麝香　桃仁　大枣　川芎　赤芍　红花　老葱　鲜姜

伴下腹痛者，加香附、延胡索。如无麝香，可用白芷、细辛。

(2) 血府逐瘀汤(《医林改错》)。

当归　生地　桃仁　红花　枳壳　赤芍　柴胡　甘草　桔梗　川芎　牛膝

三、痰湿证

[病因病机]中气不运，水湿不化，痰湿内聚，经前冲任血盛，气机失宣，清阳不升，浊阴不降，闭塞清窍，则头部胀痛，沉重如裹。经后血下气行，清浊升降平和则痛缓。

[临床证候]经前、经期头痛头重，胀闷不适，呕恶痰多，痛甚则呕吐痰涎，胸胁满闷，肢体肿胀，口淡纳呆，经色淡或夹有黏液，大便溏薄，舌胖边有齿痕，苔白腻，脉弦滑。

[辨证依据]

(1) 经前或经行头痛，且有沉重感，胀闷不适。

(2) 形体肥胖，肢体肿胀，经色淡，或夹有黏液。

(3) 舌胖边有齿痕，苔白厚腻，脉弦滑。

[治疗原则]化痰燥湿，降逆止痛。

[方药选用]半夏白术天麻汤(《医学心悟》)。

半夏　白术　天麻　陈皮　茯苓　炙甘草　蔓荆子　生姜　大枣

痰热上扰，口苦目眩者，去生姜，加竹茹、菊花、胆南星；虚烦不眠者，加黄连。

四、血虚证

[病因病机]素体虚弱或久病不复，血虚经脉不充，经行血注冲任，脑失所养，则头痛绵绵。

[临床证候]经行或经后头部绵绵作痛，甚则头晕眼花，心悸不宁，神疲乏力，面色黄，舌淡，苔白薄，脉弦细。

[辨证依据]

(1) 经行后头痛绵绵。

(2) 身体素弱，头晕眼花，面色黄，心悸不宁。

(3) 脉弦细无力。

[治疗原则]补气养血，益髓止痛。

［方药选用］养血胜风汤（《医醇賸义》）加党参、黄芪、甘草。

生地　白芍　酸枣仁　川芎　桑叶　枸杞子　黑芝麻　五味子　柏子仁　菊花　当归　大枣

【文献资料】

现代医家多认为经行头痛以寒凝血脉为标，肝血不足为本，因“不通则痛”、“不荣则痛”而发病，治以养血温经，通络止痛。王刚等运用加味当归四逆汤治疗经行头痛 68 例，基本方：当归、桂枝、白芍、大枣、木通、南细辛、仙灵脾、熟地、川芎、炙甘草。恶心呕吐者，加半夏片、陈皮；睡眠不佳者，加酸枣仁、茯神；气虚者，加党参、黄芪；前额痛者，加白芷；头痛连项者，加葛根；寒凝血脉头痛如锥刺者，加红花、香附、土鳖；头冷痛甚重者，加桂枝。

于水永等认为经行头痛病机包括气血瘀滞、肝血亏虚、肝火旺盛。气血瘀滞头痛者，治当侧重祛瘀通络，以桃仁、红花、赤芍、川芎、丹参等活血祛瘀，加用全蝎搜逐血络，宣通阳气。肝血亏虚头痛者，以熟地、山茱萸、山药、枸杞子、杜仲滋补肝肾之阴，以党参、当归气血双补，以菊花、黄精补肾健脑清头目，使脉络得以濡养，头痛得以缓解。肝火旺盛头痛者，以天麻、钩藤、石决明平肝潜阳，牛膝、杜仲、寄生补肝肾，生地、夜交藤滋阴养血安神，黄芩、栀子清肝火，益母草活血化瘀。

曹胭莉将 74 例经行头痛患者随机分两组，治疗组 38 例，采用针药结合治疗，针刺取中极、三阴交、太冲等，药物应用自拟头痛平（柴胡、川芎、熟地、山药、山茱萸、丹皮、红花、白芷、当归等）；对照组 36 例，采用西药盐酸氟桂利嗪治疗。结果治疗组总有效率 86.8%，对照组 72.2%，有显著性差异（$P<0.05$）。

参考文献

［1］ 王刚发，姚毅，陈智龙．加味当归四逆汤治疗经行头痛 68 例疗效观察．时珍国医国药，2006，17(5)：818

［2］ 于水永，管淑彩，范广岩．中药治疗经行头痛 60 例．光明中医，2005，20(6)：67

［3］ 曹胭莉，韩祖成．针药结合治疗经行头痛 38 例．陕西中医，2005，26(10)：1088

经 行 眩 晕

“眩言其黑，晕言其转”，两者常并见，故统称眩晕。经行眩晕是指眩晕伴随月经周期反复发作。

【致病机制】

多由脏腑气血虚衰所致。阴血亏虚，经行血注于下，营血不能上荣于脑目；或痰湿不化，蒙闭清窍；或肝肾阴虚，阴不敛阳，相火妄动，虚阳上浮，上扰清窍所致。

【诊断与鉴别诊断】

一、诊断

特点是眩晕发生在经期或经行前后，每月反复，呈周期性发作，平时则正常。临床表现主要为每于经期则头晕目眩，脑转耳鸣。

二、鉴别诊断

(1) 内科杂病眩晕者虽有头晕目眩之主症，但不随月经周期反复消长，病程较长，无周期性发作的特点。

(2) 颅内肿瘤所出现的眩晕，病变逐渐加重。耳鸣眩晕多为渐进性，非周期性发作，先单侧发病，更应考虑为本病。

【因、证、辨、治】

血虚气弱不能上荣者，眩晕多见于经行后；痰湿蒙闭，肝胆火盛，多发于经前，经行后渐缓解。血虚者宜补心健脾，益气生血；痰湿者宜健脾化痰，升阳除湿；阴虚阳亢者宜滋阴潜阳。

一、痰湿证

［病因病机］素体脾气虚弱，津液不化，聚而为痰湿，蒙闭清窍，经行血下，气虚益甚，清阳不升，浊阴不降，痰浊上扰，则经行眩晕不宁。

［临床证候］经行前始见头重，清窍不利，渐至眩晕，动则欲倒，耳鸣，呕吐痰沫，平时带下量多清稀，身重体胖，胸闷不舒，纳少，大便溏，舌淡胖边有齿痕，苔白厚腻，脉滑。

［辨证依据］

(1) 头重见于月经将来之时，渐至眩晕，经行后渐缓。

(2) 形体肥胖，呕吐痰涎，带下量多清稀，纳少，大便溏。

(3) 舌淡胖边有齿痕，苔白腻，脉沉滑。

［治疗原则］燥湿化痰，健脾止晕。

［方药选用］

(1) 六君子汤加蔓荆子（方见月经后期）。

(2) 温胆汤（《三因极一病证方论》）。

半夏　竹茹　枳实　陈皮　炙甘草　茯苓　生姜　大枣

二、阴虚阳亢证

[病因病机]经产、房劳等损伤，导致肝肾不足，精血亏少，经行之际，阴精更虚，阴不敛阳，虚阳上浮，扰动清窍，遂致经行眩晕。

[临床证候]经行则头晕目眩，耳鸣失聪，寐少梦多，烦躁易怒，口干咽燥，经量少，色红，舌红，苔少，脉弦细数。

[辨证依据]

(1) 经行之际头晕目眩，耳鸣。

(2) 烦躁易怒，口干咽燥，寐少梦多。

(3) 经量少，色红。

(4) 舌红，苔少，脉弦细数。

[治疗原则]滋阴潜阳，清眩止晕。

[方药选用]

(1) 天麻钩藤饮(《杂病证治新义》)加熟地、白芍、沙参。

天麻　钩藤　栀子　黄芩　杜仲　生石决　川牛膝　益母草　桑寄生　夜交藤　朱茯神

(2) 杞菊地黄丸(《医级》)。

熟地　山药　山茱萸　茯苓　泽泻　丹皮　枸杞子　菊花

三、血虚证

[病因病机]久病缠绵，或大病失血，日久未复，或素体血亏，或脾虚化源不足，营血不济，经行因气血下注胞宫，脑海失养，头目不荣，故经行眩晕。

[临床证候]经行或经后头晕目眩，经量少，色淡，周期延迟，面色萎黄不荣，头重脚轻，神疲乏力，食少不寐，舌淡红，苔白，脉细软无力。

[辨证依据]

(1) 头晕目眩反复见于经行或经后。

(2) 经量少，如兼有气虚经量可较多。

(3) 面色萎黄，神疲乏力。

(4) 舌淡红，脉细软无力。

[治疗原则]补气养血，宁心止晕。

[方药选用]归脾汤(方见月经先期)加熟地、首乌。

【文献资料】

焦敏认为肝为藏血之脏，肝之气血易亏虚，易失于条达，故经行眩晕临床以肝脏证候多见，其他脾肾等见证也莫不与肝有关，故拟方：穞豆衣、当归、白芍、枸杞子、泽泻、白术、白蒺藜、红藤、制半夏、天麻、郁金、夏枯草、全瓜蒌。嘱患者注意情绪的调控，减少情绪波动对内分泌的影响，疗效显著。

参考文献

焦敏.经行眩晕治验一则.中国民间疗法.2007,15(9):45

经行目暗

每值经行则两目昏暗，视物不清，称经行目暗。古称经行头重目暗。

宋代《陈素庵妇科补解·调经门》首先论述了经行头重目暗的病机及治法，强调其为精血少所致。《沈氏女科辑要》重申“经后目暗属血虚”。张山雷从脏腑辨证，认为是“肝肾阴虚，不能上荣于目”。

【致病机制】

目为肝之窍，经、孕、产、乳数伤于血，肾精肝血不足，不能上荣于目；或肾水不足，肝失涵养，肝经疏泄无权，郁结化火，肝火随冲气上逆于目，故视物不清。

【诊断与鉴别诊断】

一、诊断

经行前或经行期间，双目昏暗，视物不清，经后自然缓解。随月经周期反复发作，可诊为本病。

二、鉴别诊断

经行眩晕症状与经行目暗相似，前者病作之际有天旋地转，如坐舟船站立不稳之象；后者则无旋转之感觉，主症仅为视物不清。

【因、证、辨、治】

此证分虚实两端，虚为肝血不足，实为肝火上逆。虚则补肝明目，实则泻肝清目。

一、肝血虚证

[病因病机]经、孕、产、乳数伤于血，血亏不复，血海不充，肝血匮乏，经行血下，肝血愈亏，目为肝窍而失养，则视物不清。

[临床证候]经血下，则视物不清，双目昏花，面色苍白，筋脉不利，肌肤麻木，感觉迟钝，经量少，色淡，舌淡，苔白，脉沉弦细。

[辨证依据]

(1) 经量少，色淡，双目昏花，视物不清。

(2) 筋脉不利，肌肤麻木，感觉迟钝。

(3) 舌淡，苔白，脉沉弦细。

[治疗原则]养肝明目。

[方药选用]补肝汤(《医宗金鉴》)加楮实子、枸

杞子。

当归　川芎　白芍　熟地　酸枣仁　炙甘草　木瓜

二、肝火旺证

[病因病机]情志所伤，肝气郁结，郁久化火，经前冲任脉盛，冲气上逆，肝火随冲气上行，攻注于目，则视物不清，两目干涩红赤。

[临床证候]每于经前双目昏花，干涩红赤，视物不清，经量多，色红，胸胁满闷，口苦咽干，心烦不宁，小便黄，大便燥结，舌红，苔黄，脉弦数。

[辨证依据]

(1) 经前视物不清，双目干涩红赤。

(2) 胸胁满闷，口苦咽干，大便燥结，小便黄。

(3) 舌红，苔黄，脉弦数。

[治疗原则]清肝明目。

[方药选用]化肝煎(方见月经先期)加草决明、柴胡。

胸闷胁痛者，加郁金、白芥子；阴虚火旺者，加女贞子、旱莲草。

【文献资料】

哈孝贤认为经行目暗的证型主要有肝虚血少型：治以养肝明目为法，方选补肝汤；肝肾阴虚型：治以滋补肝肾为法，清热明目，方选明目地黄汤；肝郁火旺型：治以清肝明目为法，方选化肝煎。

经行吐衄

经行或经行前后，有规律地出现吐血、衄血者，称经行吐衄，又称逆经、倒经、错经。

在月经前后诸证中，此证被记载较早，且对其病机及临床表现都有所认识。《女科百问》云："诸吐血、衄血，系阳气盛，阴之气被伤，血失常道，或从口出，或从鼻出，皆谓之妄行。"《本草纲目》指出："经期只吐血、衄血，或眼目出血者，是谓逆行。"龚信《古今医鉴》认为经行吐衄乃经行之际，"血气错乱，经脉渐然不行，逆于上则从口鼻中出"。傅青主认为病机是"肝气之逆"，治法以"重镇以折其上行之气"，"泻阳明实火以泻胃气"。

本病可见于西医学的代偿性月经、子宫内膜异位症等。

【致病机制】

多为血中伏热，冲任之气血失调。经行之际，血不下行而随冲气上逆，出于鼻则衄，走于口则吐。血热之源有肝火、胃火及虚火之别。

【诊断与鉴别诊断】

一、诊断

伴随月经周期，反复在经前或经行期间吐血，或鼻腔齿龈出血，甚至周期性地吐血、衄血，可致月经闭止不行，或经量减少。

二、鉴别诊断

妇人内伤杂病，虽可有吐血、衄血，但与月经周期无关，不会同步于月经同期反复发生，即使有经期加重的趋势，但在非月经期也会出现吐血、衄血，且伴有其他全身症状。经行吐衄则随月经周期反复出现。

【因、证、辨、治】

经前或经初吐血、衄血，多为实热，因肝胃火盛，热邪壅滞，治法以清热降逆平肝，引血下行为主；经行后吐血、衄血，多属虚火，虽属有热，不宜过用苦寒，只可滋阴养血以清虚火。

一、肝胃郁火证

[病因病机]血海与肝经和冲脉有密切关系。如情志抑郁，或怒而伤肝，肝郁化火，热扰冲脉、血海，血与邪热随冲气上逆，病为吐血、衄血，甚则经量少或不行。

[临床证候]经前或经初吐血、衄血，量较多，色深红，胸胁胀痛，心烦易怒，口苦咽干，头晕目赤，小便黄，大便秘结，舌红，苔黄，脉弦数。

[辨证依据]

(1) 经前或经初即见吐血、衄血，经量减少或不行。

(2) 胸胁满胀，心烦易怒，口苦咽干，目赤，经前加重。

(3) 舌红，苔黄，脉弦数。

[治疗原则]清肝解郁，降逆止血。

[方药选用]

(1) 清肝引经汤(《中医妇科学》)。

当归　白芍　生地　丹皮　栀子　黄芩　川楝子　茜草　白茅根　牛膝　甘草

(2) 清肝达郁汤(方见月经先期)。

二、肺肾阴虚证

[病因病机]经产房劳，伤精耗血，日久不复，肝肾阴虚，虚火妄动，失于潜藏，经行之际，冲气旺盛，夹虚火而上逆，灼伤肺胃，则为吐血、衄血。

[临床证候]多在经行期间或经后吐血、衄血，

量较少，伴头晕耳鸣，手足心热，两颧潮红，骨蒸咳嗽，咽干口渴，月经往往先期量少，舌红瘦，苔花剥或无苔，脉细数。

[辨证依据]

(1) 经行吐衄，且多见于经行后或月经欲净时，量不多。

(2) 手足心热，头晕耳鸣，颧红潮热。

(3) 舌红瘦，脉细数。

[治疗原则]养阴清热，顺气和血。

[方药选用]

(1) 顺经汤(《傅青主女科》)。

当归　熟地　白芍　丹皮　茯苓　沙参　黑芥穗

吐血、咯血量多者，选加白茅根、贝母、藕节、桔梗。

(2) 犀角地黄汤(《备急千金要方》)。

水牛角　生地　芍药　丹皮

【文献资料】

张晓丹指出经前期血海充盈，冲气旺盛，月经血靠着冲气的推动而外排，且冲脉隶于阳明而附于肝，如果素体肝郁，郁而化热，火性炎上，再加上经期旺盛的冲气，两因相感，冲气即可携经血随肝火上炎，气逆血乱，以至经血妄行，血可从不同的部位溢出，出现不同的血症……同是口鼻出血，内科所指的衄血是局部络伤血出，而妇科吐衄之血是月经血，由于经血逆行，故下行经血势必减少或皆无。正由于经行吐衄所指出血非局部络伤血出，故治疗不能循其常理，切勿见血止血，而是本着“热者清之”、“逆者平之”的原则，治以清热降逆为主，使血能宁静，下达胞宫，增加月经量，上逆的血也会自然而下。如《沈氏女科辑要笺正》云：“非重剂抑降，无以复期下行为顺之常。”临床应辨实热虚热，实热者，宜清热凉血，引血下行；虚热者，宜养阴清热，引血下行。

王雪芹指出经行吐衄的主要发病机制是血热而冲气上逆，迫血妄行。血热往往与月经期不注意卫生，感受热邪或肝经郁火有关。热邪可损伤血络而迫血妄行，且热邪易伤阴津，而妇女以血为用，故往往阴血偏虚。肾阴虚则精血不足，冲任失养，阴虚生热又致虚火妄动，而出现经行吐衄；肝郁则气盛，气盛则化火，火性炎上，肝火旺盛，则肝气易上逆或迫血妄行而致经行吐衄。

参考文献

[1] 张晓丹，侯玉华. 经行吐衄辨治. 四川中医，2002，20(6)：12

[2] 王雪芹，徐波. 经行吐衄治验. 中国民间疗法，2002，10(9)：7

经行口糜

每值临经或经行之际，出现口腔及(或)舌黏膜溃破糜烂，月经净后自愈，月月反复，称经行口糜。

【致病机制】

多由火热炽盛熏灼所致。察其火热之源，湿火源于胃，实火见于心，虚火属于肺肾居多。

【诊断与鉴别诊断】

一、诊断

发病特点是口糜，与月经周期有关，有规律地反复发生在经行期间，也可见于经行前；经血止后非月经期，口糜自愈，月月反复发作。

二、鉴别诊断

1. 维生素 B_2 缺乏　所致口舌溃疡，虽可反复发生，但不随月经周期性发作。

2. 眼-口-生殖器综合征　初起可表现为口唇、舌部及颊部、咽部黏膜圆形或卵圆形溃疡，但随着病情的进展，还将出现生殖器和眼部角膜等处溃疡，且病程较长，久治不愈。经行口糜限于经行期间反复出现的口腔黏膜溃破糜烂，非月经期自愈，随月经周期反复发作。

【因、证、辨、治】

属胃热熏蒸者，多有口臭，舌苔黄腻；心火上炎者，伴有失眠，多梦，心烦，小便黄；阴虚火旺者，五心烦热，口燥咽干。实火者，宜以苦寒直折亢盛之火；阴虚者，宜滋阴降火。

一、胃火证

[病因病机]平素嗜食辛辣香燥，膏粱厚味，肠胃蕴热，经行冲气偏盛，夹胃热上冲，而致口舌黏膜破溃。

[临床证候]经前或经期口舌生疮、溃烂，口臭，咽燥，喜冷饮，大便燥结，小便黄，舌红，苔黄厚腻，脉滑数。

[辨证依据]

(1) 肠胃蕴热史。

(2) 口舌生疮、糜烂，反复见于经前或经初。

(3) 咽干口燥，口臭，大便燥结，喜冷饮，舌红，苔黄腻，脉滑数。

[治疗原则]清胃泻火。

[方药选用]玉女煎(《景岳全书》)加大黄、胡黄连。

熟地　石膏　知母　牛膝　麦冬

二、心火证

[病因病机]舌为心之苗，平素阳气亢盛，心血不足，心火内炽，伤津耗液，经行前火气逆上，熏灼口舌，则糜烂溃破。

[临床证候]经行口舌溃疡、糜烂，心烦不眠，夜卧多梦，小便黄赤或热痛，舌红，苔黄，脉细数。

[辨证依据]

(1) 经行口舌溃疡多见于舌尖部。

(2) 心烦不眠，夜卧多梦，小便黄赤。

(3) 舌红，脉细数。

[治疗原则]清心泻火。

[方药选用]导赤散(《小儿药证直诀》)加黄连、莲子心、麦冬。

生地　木通　甘草梢　竹叶

三、阴虚火旺证

[病因病机]素体阴虚，或病后伤阴耗津，经行血去，阴亏火炽，上灼于口舌则成溃疡。

[临床证候]经期或经行后口舌黏膜糜烂，破溃疼痛，月经先期量少，色红赤，形瘦咽干，五心烦热，小便少色黄，舌瘦红，少苔，脉细数。

[辨证依据]

(1) 经行或经后口舌黏膜糜烂、破溃，经量少，色红赤。

(2) 形瘦咽干，五心烦热，小便少、色黄。

(3) 舌瘦红，脉细数。

[治疗原则]滋阴清热。

[方药选用]知柏地黄丸(方见月经后期)。

【文献资料】

本病历代文献中少有记载，但临床常见此病，近年常有报道。王艳霞认为女子以血为用，妇女的经、孕、产及哺乳都耗及阴血，肝藏血，肾藏经，精血同源，肝肾同源，故血亏则致肝肾阴虚。经行之际，阴血下聚血海，阴血更显不足，不能上济心，而致心火上炎，加之阴虚不能敛阳，而致虚火上炎，经期冲脉之气上逆，虚火随冲脉之气上逆，随同心火而灼舌上扰，而致口糜、失眠。故以肝肾同治、阴阳双补法治疗虚火上炎经行口糜患者，药用玄参、麦冬、肉桂、川楝子、生地、枸杞子、附子、代赭石、玉竹、当归、牛膝、首乌。

张红香指出经行口糜，病发于口舌，总因于“热”。中医学认为阴虚火旺，热乘于心者；或胃热熏蒸而致。常用滋阴降火或清热降火的方法治疗，虽有一定的疗效，但反复发作难以根治。在长期的临床观察中，张红香发现由于肝失条达，疏泄无权，造成脾胃气滞热郁，郁久化火，蕴毒腐肉而成疡。又因肝藏血主疏泄，故女子的月事与肝有直接关系。肝气郁，血脉滞，经期则失常，部分女子月事期间可出现口糜的症状，故采用柴胡疏肝散为主随症加减治疗，取得较满意的疗效。

参考文献

[1] 王艳霞.肝肾同治阴阳双补法治疗经行口糜.辽宁中医杂志，2004，31(6)：485

[2] 张红香.疏肝调经法治疗经行口糜 60 例.黑龙江中医药，2003，(1)：35

经 行 呕 吐

每值经期或月经前后恶心、呕吐，甚至食入即吐，呕吐频频，经后则自然缓解，称经行呕吐，或称经来呕吐、经来饮食后即吐。

宋代《陈素庵妇科补解》认为：“妇人经正行，忽然呕吐，属胃虚。”病因有客寒犯胃，或食后怒动肝气所致。治法重在温胃和中。《竹林女科证治》认为经来饮食后即吐，乃因痰在胸膈，阻隔米谷，不能下胃所致。

【致病机制】

饮食、情志所伤，肝气郁结，气行不畅；或脾胃虚弱，水谷不化，失于升降，浊气不降而上逆，胃中宿食、黏液随逆气上越，则呕吐不休。

【诊断与鉴别诊断】

一、诊断

每次经前或经行期间，反复有规律地恶心呕逆，将胃内容物吐出，甚至食入即吐。

二、鉴别诊断

(1) 平素脾胃虚弱，经常恶心、呕吐，偶见于经期，则为内科杂病。

(2) 经期如有外感、饮冷所伤，呕吐、泄泻，伴发热恶寒者，可为胃肠型感冒。突发呕吐，适在月经前后，应考虑胃肠炎。

(3) 平时有慢性胃病、胃脘痛，至经行期间加重，恶心、呕吐，可参考经行呕吐治之。

【因、证、辨、治】

主要有虚证、实证两类。虚者脾胃虚弱，不能纳谷，宜健胃止呕；实者肝气郁结，随冲气上逆而作呕，宜疏肝降逆止呕。

一、脾胃虚弱证

[病因病机]饮食劳倦所伤，脾胃久虚不复，经行气随血下，中气益虚而失于健运，水谷停留不下，胃失和降而上逆，致成呕吐。

[临床证候]经行则呕吐，呕吐饮食物或黏液，胃脘绵绵作痛，喜热恶寒，得热痛减，疲倦乏力，精神委靡，气短踡卧，呕后脘腹平软，无压痛，舌淡红，苔薄，脉缓弱。

[辨证依据]

(1) 经行时则呕吐频作，吐出物多为饮食物或胃中积液。

(2) 平素食少纳呆，经行疲倦乏力，胃脘绵绵作痛。

(3) 舌淡红，苔薄，脉缓弱。

[治疗原则]健脾和胃，调中止呕。

[方药选用]

(1) 理中丸(《伤寒论》)加砂仁、清半夏。

人参　白术　干姜　炙甘草

(2) 六君子汤(方见月经后期)。

二、肝胃不和证

[病因病机]情志所伤，肝气郁结，经期气血下注胞宫，冲任气盛，气结不畅，冲气上逆，伴随肝气犯冲脾胃，则呕吐频频，呃哕连声。

[临床证候]经行前情志抑郁，烦躁焦虑不宁，头晕目眩，口苦咽干，呕哕呃逆，吐出胃内容物，频频发作，胸胁胃脘满闷胀痛，舌暗红，苔黄，脉沉弦。

[辨证依据]

(1) 经前呕哕，经行后渐缓解。

(2) 烦躁，胸胁胃脘满闷胀痛。

(3) 舌暗红，脉沉弦。

[治疗原则]疏肝理气，降逆止呕。

[方药选用]柴胡疏肝散(方见月经过少)合半夏厚朴汤(《金匮要略》)。

半夏　厚朴　茯苓　生姜　苏叶

心烦者，加黄连；口苦咽干者，加栀子、丹皮，苏梗代苏叶。

三、痰饮阻胃证

[病因病机]久病或劳倦所伤，脾失运化，水湿不行，痰饮内停中脘，经行血下，胃气不足，失于和降，则呕吐痰涎。

[临床证候]素体肥胖，带下量多，经行恶心呕吐，吐出物多痰涎黏液，胸脘痞闷，舌苔白腻，脉弦滑。

[辨证依据]

(1) 经行呕吐痰涎。

(2) 素体肥胖，胸脘痞闷，带下量多。

(3) 舌苔白腻，脉弦滑。

[治疗原则]和胃降逆，化痰止呕。

[方药选用]二陈汤(《太平惠民和剂局方》)加白术、砂仁。

半夏　陈皮　茯苓　甘草

有热者，加竹茹、黄芩、贝母；有寒者，加炮姜、丁香。

【文献资料】

本病临床较少见。吴树有等认为其主要病机是胃失和降而上逆，并以清热化湿、和胃降逆法治疗1例连续3年经期均呕吐不止的患者，方用陈皮、半夏、白术、前胡、车前子、茯苓、泽泻、厚朴、竹茹、甘草。方奏奇效。

参考文献

吴树有，张忠奎. 经行呕吐治验. 黑龙江中医药，2001，(4)：43

经行泄泻

经期或经行前后，有规律地出现大便溏泻，日解数次，经后缓解，反复发作者，称经行泄泻。

经行泄泻证早见于《陈素庵妇科补解》，认为病因病机乃脾虚所致。《叶氏女科证治》将经行五更泄泻者，辨为肾虚。王孟英在临床中观察到"亦有肝木侮土者"。经行泄泻的临床特点及其兼证不尽相同，故辨证论治也不拘一法，但总宜详察病机，随证施治。

【致病机制】

由脾肾虚损所致，脾主运化水湿；肾主温煦，为胃之关，司二便。两脏功能失于协调，则水谷精微不化，水湿停留。经行之际，血注胞宫，脾肾更虚而水湿下流，与水谷并走大肠而致泄泻。

【诊断与鉴别诊断】

一、诊断

特点为泄泻有规律地发生在经前、经期或经后，月经过后自行缓解，每届行经期则再发腹泻，反复如此。

二、鉴别诊断

内科杂病腹泻　如饮食所伤或外感所致的腹泻，偶也可值经期发病，但没有随月经周期反复发作的特点。

某些慢性腹泻患者，值经行则病情加重，虽不属于本病，但可参考本病治疗。

【因、证、辨、治】

经行泄泻者，如大便溏薄，脘腹胀满，神疲乏力，多为脾虚；大便鸭溏清稀，腹中冷痛，多为脾胃虚寒；五更泄泻，兼腰部冷痛及形寒肢冷者，多为命火不足，脾肾阳虚。

一、脾虚证

[病因病机]素体脾虚失运，经行之际，气血下注血海，脾气愈虚而无力运化水湿，湿浊随脾气下陷而泄泻。

[临床证候]经前或经行之际，大便溏泻，脘腹胀满，神疲乏力，面浮肢肿，经量多，色淡质薄，或夹水液，舌淡胖边有齿痕，苔白，脉濡缓。

[辨证依据]

(1) 经行大便溏泻，脘腹胀满，面浮肢肿。

(2) 经量多，色淡，或夹水液。

(3) 舌淡胖边有齿痕，苔白，脉濡缓。

[治疗原则]健脾益气，化湿止泻。

[方药选用]

(1) 参苓白术散(《太平惠民和济局方》)。

人参　白术　扁豆　茯苓　甘草　山药　莲子肉　桔梗　薏苡仁　砂仁

(2) 调经升阳除湿汤(《兰室秘藏》)。

黄芪　甘草　升麻　柴胡　当归　苍术　羌活　独活　藁本　防风　蔓荆子

中阳不振，脘腹冷痛，大便鸭溏清澈，手足不温，脉沉迟者，治宜温中散寒，健脾止泻，方用理中丸(《伤寒论》)加吴茱萸。

二、肾虚证

[病因病机]先天肾气不足，或后天多产房劳，损伤肾气，命火衰微，脾失温煦。经行肾精注于胞宫，则肾气更虚，阳气虚衰，水湿不化，并走于后阴，则经行泄泻。五更乃阴气盛极之时，阴盛阳衰，肾气不振，肠中水湿聚而下泻。

[临床证候]经行或经后，大便泄泻，多在黎明前泄泻，伴腰膝酸冷，畏寒肢冷，头晕耳鸣，经色淡，质清稀，舌淡，苔白，脉沉迟。

[辨证依据]

(1) 经行大便泄泻，腰膝酸冷。

(2) 经色淡，质清稀。

(3) 舌淡，苔白，脉沉迟。

[治疗原则]温阳补肾，健脾止泻。

[方药选用]健固汤(方见经行延长)合四神丸(《校注妇人良方》)。

补骨脂　吴茱萸　肉豆蔻　五味子

三、肝郁乘脾证

[病因病机]素性抑郁，肝失调达，气滞不行，肝气横逆，克乘脾胃，肝脾不和，疏泄失常，而致经行泄泻。经前气血壅盛，经行血去体虚，气急下迫，故腹痛则泻，泻后滞气暂通，则腹痛稍缓。

[临床证候]每值经前或经期腹痛肠鸣，下坠泄泻，大便溏薄或呈水样，泻后痛缓，不久腹痛再泻，反复发作，日行数次，经后痛停泻止，伴精神抑郁，胸闷胁胀，经前乳胀，善太息，或有月经失调，舌暗红，苔白，脉沉弦。

[辨证依据]

(1) 性格内向，精神抑郁，或有精神刺激病史。

(2) 每于经行则腹泻，泻前腹痛，泻后痛止，反复发作。

(3) 胸闷胁胀，善太息，经前乳胀，脉沉弦。

[治疗原则]疏肝理脾。

[方药选用]痛泻要方(《丹溪心法》)加茯苓、乌贼骨。

陈皮　防风　白术　白芍

腹泻口渴，肛门下坠热痛，舌红，苔黄腻，脉弦数者，加葛根、天花粉、柴胡、黄连。

【文献资料】

张霞认为脾主运化水湿，肾主温煦，为胃之关，司二便。两脏功能失于协调，则水谷精微不化，水湿停留。经行之际，血注冲任，脾肾更虚而水湿下流，与水谷并走大肠而致泄泻。

张宏亮指出妇女多阴盛阳虚之体，经期最易受邪。肾阳为诸阳之本，禀赋不足，或后天失养，致脾肾阳虚，经行多伤精血而致肝血亏虚。经行泄泻，多由于脾肾阳虚，命门火衰，脾失温煦，运化失常而致泄泻。其主要病机为脾肾阳虚,精血不足。

李春阳以推拿治疗经行泄泻 96 例,令患者仰卧,以掌面平按腹部 5～10 分钟,并略施压,带动腹壁作旋转运动。伴有呕吐、腹胀或食积者,向顺时针方向旋转,并加揉中脘、气海各 50 次;揉脐 200 次,揉天枢(双)各 100 次,以示、中、环指分别点按上述三穴,略施压做旋转运动,方向同摩腹。患者俯卧位,暴露背部皮肤,分别用拇指、食指蘸滑石粉揉长强 100 次,揉脾俞、肾俞各 100 次,大椎 100 次,百会 100 次。捏脊 10 遍,双手提捏督脉及双侧膀胱经皮肤,从长强至大椎,双手反复交替进行。揉足三里 100 次。随症加减:大便常规有黏液或白细胞者,捏耳尖,以拇指、示指提捏、揉压 100 次;便检有未消化食物者,点揉内庭、梁丘各 100 次;腹痛者,拿肚角 100 次;病久者,加揉百会 100 次。

参考文献

[1] 张霞,李芝兰.参苓白术散加味治疗经行泄泻.山西中医,2004,20(2):17

[2] 张宏亮.右归丸治疗经行泄泻 19 例.四川中医,2003,21(5):53

[3] 李春阳.推拿治疗经行泄泻 96 例.中国民间疗法,2005,13(8):21

经 行 浮 肿

在经行前后或经期有规律地出现四肢、头面浮肿者,称经行浮肿,或称经来浮肿、经来遍身浮肿。

浮肿或自觉肿胀,多位于手足或眼睑,重者四肢、腰腹可见水肿。有水肿者,经前体重明显增加,可超过 2.5 kg,甚至达 5 kg 以上,但经行后迅速消失。

西医学认为本病属经前期综合征,由于水钠潴留所致。

【致病机制】

因水气代谢循环障碍,运行受阻而停留于肌肤,致皮肤肿胀不舒。造成水气代谢障碍的病机在于脾肾功能不健,脾虚则土不制水而泛溢,肾虚则水无所主而妄行。"经水出诸肾",脾为气血生化之源,如素体脾虚或肾虚,值经期经血下注冲任,脾肾益虚,水湿无以运化则泛溢为肿。亦有肝木郁结,克制脾土,或气滞血瘀,阻碍气机,以致水不循常道,泛溢肌肤而出现经行浮肿。

【诊断与鉴别诊断】

一、诊断

浮肿随月经周期有规律地在经前、经期出现,多始于经前 1 周左右,严重者可早在经前 2 周出现。经行血止后,浮肿逐渐消退。

二、鉴别诊断

经行浮肿患者血、尿常规检查无明显异常。如心、肝、肾功能异常所出现的浮肿,尿常规皆有改变。营养不良性浮肿有低蛋白血症。心、肝、肾及营养不良性浮肿虽可在经期加重,但应按内科杂病治之,不可与经行浮肿混为一谈。

【因、证、辨、治】

经行面目虚浮,下肢经前按之凹陷不起,多为脾虚或脾肾阳虚;如虽自觉肿胀、身重,按之随手而起,则为肝郁气滞。

一、脾虚证

[病因病机]饮食劳倦,损伤脾气,经前气血下注冲任,脾虚而水湿不化,泛溢于肌肤,发为浮肿。经后气血来复,水湿渐化,则浮肿也渐消退。

[临床证候]经行浮肿,倦怠乏力,身重面色苍黄,口淡纳呆,大便溏,经量多,色淡红,舌胖淡边有齿痕,苔白腻,脉沉缓或滑。

[辨证依据]

(1) 经行面目、四肢浮肿,经量多,色淡红。

(2) 身重倦怠乏力,面色苍黄,纳呆,大便溏。

(3) 舌胖边有齿痕,脉沉缓。

[治疗原则]健脾化湿,利气行水。

[方药选用]防己黄芪汤(《金匮要略》)。

防己 甘草 白术 黄芪

为增强利水消肿之功,黄芪量宜大,可用 30～50 g;气虚乏力者,加党参或人参。

二、肾虚证

[病因病机]先天肾气不足,或经产、房劳伤肾,肾阳虚衰,水湿不化。经行血气下注,气随血下,肾气益亏,阳气失于温运,水湿溢于肌肤,遂发水肿。

[临床证候]经前面目虚浮,肢体肿满,按之凹陷,腹胀食少,身冷恶寒,腰膝酸冷,大便溏,小便频少,舌淡红,苔白腻,脉沉迟细。

[辨证依据]

(1) 浮肿见于经前、经行之际,按之凹陷不起。

(2) 腹胀食少,腰膝酸冷,四末不温,大便溏,小便频少。

(3) 舌淡红，苔白，脉沉迟。

[治疗原则]温肾健脾，行水消肿。

[方药选用]

(1) 苓桂术甘汤(《伤寒论》)。

茯苓　桂枝　白术　甘草

腰膝冷痛者，加附子，肉桂易桂枝；腹胀者，加青皮、大腹皮；浮肿较重，体重增加 3 kg 以上者，用实脾饮。

(2) 真武汤(《伤寒论》)。

茯苓　白术　白芍　生姜　附子

三、气滞证

[病因病机]情志所伤，气机不利，运行不畅，经前气血盛于冲任，气滞不行，水湿不化，泛溢于肌肤，病为肿满。

[临床证候]经行肢体肿满，气滞者按之即起，气滞水停者，按之凹陷不起，经行不畅，腹胀肠鸣，苔薄白，脉沉弦滑。

[辨证依据]

(1) 经行肢体肿满，经后渐消。

(2) 经行不畅，腹胀肠鸣。

(3) 脉沉弦滑。

[治疗原则]理气散结，利水消肿。

[方药选用]加味乌药汤(方见月经后期)加大腹皮、茯苓。

四、血瘀证

[病因病机]七情郁结，或劳伤过度，或寒凝，或热结，瘀血内停，脉道不畅，经前血行受阻而瘀滞壅聚，遏阻水道，水湿泛溢，发为浮肿。

[临床证候]先有经行错后，行经腹痛，夹有血块，渐现四肢肿满，腰酸体倦，舌胖紫暗有瘀斑，苔白滑，脉沉涩。

[辨证依据]

(1) 经行四肢肿满，小腹阵痛，经血有块，色紫暗。

(2) 腰酸体倦，浮肿，肤色紫暗。

(3) 舌胖，色紫暗有瘀斑，脉沉涩。

[治疗原则]活血理气，利水调经。

[方药选用]

(1) 八物汤(《济阴纲目》)加泽兰、茯苓皮、益母草。

当归　川芎　白芍　熟地　延胡索　苦楝子　槟榔　木香

(2) 大戟散(《太平圣惠方》)。

大戟　当归　芫花　青皮　大黄　猪苓　赤芍　桃仁

【文献资料】

徐晓采用中西医结合治疗经行浮肿 60 例，将病例随机分成治疗组和对照组，治疗组用中药苓桂术甘汤加味(茯苓、桂枝、白术、甘草、仙灵脾、巴戟天、陈皮、益母草)，水煎服；维生素 B_6 10 mg，每日 3 次。对照组用氢氯噻嗪 12.5 mg、维生素 B_6 10 mg、维生素 B_1 10 mg，每日 3 次，行经后停服。两组于月经前 7 日开始服，至行经后停服，连续 3 个月经周期。治疗组总有效 56 例，对照组总有效 38 例，两组有显著性差异。

刘海英等应用针刺治疗经行浮肿患者 20 例，取气海、中脘、合谷、足三里、三阴交、血海、肾俞、涌泉，补法，留针 30 分钟。每隔 5 分钟行针 1 次，以增强针感，提高针刺疗效。于月经前 5 日针刺治疗，月经期停止治疗，连续治疗 3 个月经周期。

参考文献

[1] 刘海英，焦红波，焦念学. 针刺治疗经行浮肿 20 例疗效观察. 中医外治杂志，2002，11(6)：30

[2] 徐晓. 中西医结合治疗经行浮肿 60 例. 江西医药，2003，38(2)：125

经行风疹块

每值经期或经行前后，周身皮肤瘙痒，出现瘾疹或疹块者，称经行风疹块。古称经行瘾疹、经行痞瘰。《妇人大全良方·妇人血风瘾疹瘙痒方论》云："妇人体虚，为风邪气客于皮肤，复逢风寒相折，则起风瘙瘾疹。"指出风疹块致病之因，但未指明与月经的关系。《女科百问》认为瘙痒是"风入腠理与血气相搏而俱往来在皮肤之间，邪气散而不能冲击为痈"。

【致病机制】

多因血虚，经血下行则气血益虚，过度饮冷或感受风寒之邪，郁遏阳气，腠理不宣，风热之邪与正气交争，游行于皮肤，则出现风团疱疹而瘙痒。

【诊断与鉴别诊断】

一、诊断

每值经行或经行前后，即发皮肤瘾疹、风团，瘙痒难忍，经行后逐渐缓解而消失。每值月经周期反复发作，即可诊断。

二、鉴别诊断

杂病中之风疹或荨麻疹，皮肤也起风团，或瘙痒，多有药物、饮食等致敏因素，与月经无关，不随月经周期反复发作，可资鉴别。

【因、证、辨、治】

经行风疹块，血虚生风化燥者，皮肤干燥，瘙痒难忍，入夜更甚；风热者，口干喜饮，小便黄，大便结，皮肤红热，瘙痒异常；风寒者，经行遇寒冷则骤发瘙痒，风疹块色淡红。血虚生风化燥者，宜遵“治风先治血，血行风自灭”的原则，养血凉血熄风。风热所致者，宜凉血清热：夹湿者利小便。风寒郁结于肌表者，宜解表散寒，祛风止痒。

一、血虚证

[病因病机]平素阴血不足，或经、产损伤，营血虚损，经行则阴血益虚，血虚生风，风胜则痒，风血相搏，则疹块累累。

[临床证候]经行皮肤瘙痒，疹块累累，搔之尤甚，入夜加剧，月经后期，量少，皮肤干燥，面色不华，舌淡红，苔薄，脉虚数。

[辨证依据]

(1) 经行皮肤瘙痒，疹块累累。

(2) 月经后期，量少，皮肤干燥，面色不华。

(3) 舌淡红，脉虚数。

[治疗原则]养血祛风。

[方药选用]当归饮子(《证治准绳》)。

当归　川芎　白芍　生地　防风　白蒺藜　荆芥　首乌　黄芪　甘草

二、风热证

[病因病机]素体阳盛，或嗜食辛辣燥热之品，血分蕴热，经行血下，阴血不足，风邪内客，易于化热，风热之邪与卫气相搏，发为瘾疹瘙痒。

[临床证候]经行皮肤起风团，红晕焮肿，瘙痒难忍，遇热尤甚，月经先期，量多，口干喜饮，小便黄，大便结，舌红，苔黄，脉浮数。

[辨证依据]

(1) 经行皮肤起风团，红晕焮肿，瘙痒难忍。

(2) 月经先期，量多，口干喜饮，小便黄，大便结。

(3) 舌红，苔黄，脉浮数。

[治疗原则]清热凉血，疏风止痒。

[方药选用]

(1) 秦艽牛蒡汤(《医宗金鉴》)。

牛蒡子　秦艽　枳壳　麻黄　水牛角　黄芩　防风　甘草　升麻　玄参

(2) 消风散(《医宗金鉴》)。

荆芥　防风　当归　生地　苦参　苍术　蝉蜕　木通　胡麻仁　生知母　石膏　生甘草　牛蒡子

三、风寒证

[病因病机]经行血下，脉道空虚，卫气不固，腠理空虚，风寒之邪外袭与营血相搏，发为风团、瘾疹，瘙痒难忍，遇风冷益甚。

[临床证候]经行周身皮肤散在风团，色淡红，瘙痒不止，骤起骤退，不留皮痕，遇风冷尤甚，喜暖恶寒畏风，小便清长，舌淡红，苔薄白，脉浮紧。

[辨证依据]

(1) 随经行而出现皮肤风团，瘾疹，色淡红，瘙痒不止，骤起骤退，不留痕迹，遇风寒则重。

(2) 喜暖恶寒畏风，小便清长。

(3) 舌淡红，脉浮紧。

[治疗原则]解表散寒，祛风止痒。

[方药选用]桂枝四物汤(《医宗金鉴》)加荆芥、防风、艾叶。

当归　熟地　川芎　白芍　桂枝　炙甘草　生姜　大枣

【文献资料】

阳碧发认为妇女月经期百脉空虚，气血不足，营阴亏损，经行时阴血更不足，血虚生风而痒；或风邪乘虚而入，正不胜邪，风胜而痒；或内外风相引，血愈虚，风愈胜，因而经行风疹频发血虚之人；经行之时，阴血下行，营血更显不足，卫阳不固，风邪乘虚而入，郁于肌肤发为风疹块。提出治疗应结合月经的特点，以养血祛风为主。亦有医者认为血热之人，热伤气阴，经行之时，阴血下行，营阴不足，卫阳不固，风邪乘虚而入，与热邪相搏，郁于肌肤，发为风疹块。

李雪琳以中西医结合治疗经行风疹 13 例患者，中医分风热、血虚两型，分别选消风散或当归饮子加减，并配合抗组胺药、H_2 受体拮抗剂及钙剂、维生素类西药合用治疗，每月 1 次为 1 个疗程，共 3 个疗程。结果痊愈 4 例，有效 7 例，总有效率 85%。

徐敏提出本病多因风邪为患，有因血虚生风，有因风邪于行经之际乘虚而入致病，故治疗以养血祛风为主，并用加减当归饮(当归、川芎、白芍、生地、首乌、荆芥、防风、白蒺藜、蝉蜕、地肤子)治疗，取得较好疗效。

参考文献

[1] 阳碧发，熊永祥. 四物汤加味治疗经行风疹块 100 例. 医学文选，2000，1(19)：104

[2] 刘华晓，张艳玲. 桂枝汤加减治疗经行风疹块 30 例. 陕西中医，2007，28(11)：1525

[3] 李雪琳. 中西医结合治疗经行风疹临床报道. 四川中医，2007，25(9)：79

[4] 徐敏. 加减当归饮治疗经行风疹块 12 例. 中西医结合杂志(英文版)，1997，10(16)：1578

经行音哑

经前或经行之际，声音嘶哑，甚至失音不语，月经后自然恢复，随月经周期反复发作者，称经行音哑，又称音哑、音瘖。

清代沈尧封《女科辑要》记述了经行音哑的病案，治法重在滋补肺肾之阴。

【致病机制】

声音的发生主要在肺与肾。唐容川在《伤寒论浅注补正》中指出："声音出于肾，成于肺。"故经行音哑的发生主要由于肺肾阴虚所致。肺为声之道，肾为声之根，平素肺肾阴虚，木火刑金，金气不扬，经行之际，经血下泄，肾水不能上承，咽喉失润，以致经行音哑，或全然无语声。

【诊断与鉴别诊断】

一、诊断

声嘶、音哑、咽干，甚至失音无语，反复发生于经期或经行前后，经后自然缓解，即可诊为经行音哑。

二、鉴别诊断

外感或内伤音哑，可偶尔发生于经期，但无与月经周期有关的反复发作，也无月经后不治自愈的特点，且其多伴有外感证候，或脏腑内伤史，或伴有咽喉肿痛。长期音哑不愈者，应注意喉部肿瘤或声带息肉。

【因、证、辨、治】

多由阴津不能上承，咽喉失润所致，语音乃气出入于喉所发。肺主气，肾脉循喉咙，系舌本，故声音不出，多责之于肺肾阴虚，治法重在滋水生金。

一、肺燥证

[病因病机]素体阴津不足，或燥热之邪灼肺，致肺虚阴津不足，经行阴血下注胞脉，肺燥则虚火上炎，咽喉不利，则声哑失音。

[临床证候]经行声哑失音，喉痒干咳，口燥咽干，手足心热，虚烦少眠，大便燥结，舌红少津，苔薄而干，脉细。

[辨证依据]

(1) 经行声哑失音，咽干喉痒，口燥咽干。

(2) 皮肤干燥，虚烦少眠，大便燥结。

(3) 舌红少津，苔薄而干，脉细。

[治疗原则]清燥润肺。

[方药选用]清燥救肺汤(《医门法律》)。

桑叶　煅石膏　炒杏仁　人参　甘草　炒胡麻仁　阿胶　麦冬　枇杷叶

音哑无声者，加天花粉、木蝴蝶、胖大海。

二、肾虚证

[病因病机]先天肾阴不足，或经期、产褥等耗损阴津，肾精亏损，经行精血下注，阴液不能上承舌体，声门失润而音哑或失音。

[临床证候]经行音哑或失音，头晕耳鸣，咽干咳嗽，腰膝酸软，五心烦热，舌红，苔薄或无苔，脉沉细数。

[辨证依据]

(1) 经行音哑或失音。

(2) 腰膝酸痛，头晕耳鸣，咽干咳嗽。

(3) 舌红，无苔，脉沉细数。

[治疗原则]滋阴降火，补肾润燥。

[方药选用]六味地黄丸(方见经间期出血)。

潮热盗汗者，加麦冬、五味子；咽痛虚烦者，加知母、黄柏；咳喘内热者，加人参、麦冬。

三、肝肾阴虚证

[病因病机]多产、房劳损伤，或先天不足，肝血亏虚，肾精不充，肝肾阴虚，经行阴精随经血下流，肺门失润而咽干声嘶。

[临床证候]经行音哑，咽燥少津，性急易怒，腰膝酸软，胸胁隐痛，口干而苦，舌红，苔少，脉弦细数。

[辨证依据]

(1) 经行音哑，咽燥少津，口干而苦。

(2) 性急易怒，胸胁隐痛，腰膝酸软。

(3) 舌红，苔少，脉弦细数。

[治疗原则]滋阴润燥，补肾柔肝。

[方药选用]一贯煎(方见经行乳房胀痛)。

咽干，便秘者，加玄参、天冬、白芍、胖大海；咽痒者，减当归量。

【文献资料】

李中鑫治疗1例人流术后经行音哑患者。他指出人流术后，损伤肝肾之精血。因声音出于肺系而根于肾，经行之际，阴血一泻，肾精愈亏虚，肾精不能上承，则肺金失于濡润而不鸣，故音哑声不出。故用一贯煎加味，是取生地滋阴养血以补肝肾；枸杞子滋养肝肾之阴；玉竹入肺胃经，养阴润肺，益胃生津；麦冬、沙参共养肺胃之阴，使胃液充，肺阴足；当归养肝补血；川楝子疏肝理气；白芍养血柔肝；佐桔梗、川贝母宣肺润肝开音。诸药配伍，相得益彰，故疗效良好。

参考文献

李中鑫.经行音哑治验.四川中医，1996，14(4)：44

经行感冒

每值临经或经行之际，反复出现感冒症状，经后逐渐缓解者，称经行感冒，又称触经感冒。

触经感冒之名，见于明代岳甫嘉的《妙一斋医学正印种子编》，书中云："妇人遇经行时，身骨疼痛，手足麻痹，或生寒热，头疼目眩，此乃触经感冒。"近年有关经行感冒的报道散见于一些期刊，认为此病缘于平素气血虚弱，表气不固，临经血去体虚益甚，易感外邪所致。

【致病机制】

素体气虚，卫阳不密，经行腠理疏懈，卫气不固，风邪乘虚侵袭；或素有伏邪，随月经周期反复乘虚而发。风为六淫之首，本病以风邪为主，夹寒则为风寒，夹热则为风热。经净后气血渐复，则邪去表解而向愈。

【诊断与鉴别诊断】

一、诊断

经行之际有外感表证，以鼻塞、流涕、喷嚏、头痛、恶风寒或发热等症状为主，经行后渐愈。其发病具有随月经周期而反复发作的特点。

二、鉴别诊断

1. 感冒　为内科病，病位在肌表，以表证为主。月经期虽可偶患感冒，但无"经行感冒"的每次月经周期必发病的规律性。

2. 经行头痛、身痛　虽有经行期间头痛或身痛的证候，但无恶寒发热等表证，可与经行感冒相鉴别。

【因、证、辨、治】

因素体本虚，卫气不固，经行期间，血下正气益虚，卫阳不足，腠理疏松，易感外邪而致。病本为虚，故治法需顾及经行血虚卫气不固的特点，平时宜和血益气，固卫祛邪。血和卫固，邪不得侵袭腠理，则不再发作。经行发病期间，可据其风寒、风热不同，施以辛温、辛凉解表之剂，但必须注意固卫和营，扶正祛邪。平素更应注意调补气血，使气充血足，卫阳固，腠理密，体健经调，自能抵御外邪，不致发病。

一、风寒证

[病因病机]素体虚弱，卫阳不足，经行气血益虚，卫气不固，风寒之邪乘虚侵袭肌表腠理，不得宣散，皮毛闭塞，风寒束表，而出现一系列风寒表证。

[临床证候]每至经行期间，发热恶寒，无汗，鼻塞流涕，咽喉痒痛，咳嗽痰稀，头疼身痛，经净后诸症渐愈，舌淡红，苔薄白，脉浮紧。

[辨证依据]

(1) 素体气血不足，易感外邪。

(2) 经行反复出现感冒，经后渐愈。

(3) 发热恶寒，头痛，无汗，脉浮紧。

[治疗原则]解表散寒，和血调经。

[方药选用]

(1) 桂枝汤(《伤寒论》)合佛手散(《普济本事方》)。

桂枝　芍药　甘草　生姜　大枣
当归　川芎

(2) 桂枝四物汤(方见经行风疹块)。

(3) 加减五积散(《妙一斋医学正印种子编》)，桂枝易肉桂。

白芷　当归　川芎　陈皮　厚朴　苍术　白芍　枳壳　桔梗　姜半夏　官桂　麻黄　甘草　羌活　独活　牛膝　姜葱

二、风热证

[病因病机]素体不健，或阳盛之体，或内有伏热或痰热，经行血下，腠理疏而不密，风热外袭，或风邪与内热相结，郁于肌表，发为风热感冒证。

[临床证候]每于经行期间，发热身痛，微恶风，头痛汗出，鼻塞咳嗽，痰稠，口渴欲饮，诸症持续3～7日，随经净而渐愈，舌红，苔黄，脉浮数。

[辨证依据]

(1) 素体虚弱，或有伏热或痰热史。

(2) 每至经期则患感冒，经净渐愈。

(3) 发热身痛，头痛汗出，咳嗽，舌红，脉浮数。

[治疗原则]辛凉解表，和血调经。

[方药选用]柴胡解肌散(《陈素庵妇科补解》)。

柴胡　黄芩　甘草　荆芥　丹皮　生地　玄参　桔梗　赤芍　苏叶　薄荷　前胡

痰黄而稠者，加瓜蒌、陈皮；口渴思冷饮者，加天花粉、沙参。

【预防与调护】

素体气虚，卫表不固，易汗出者，用补中益气汤或玉屏风散等益气固表；血虚体弱者，予当归补血汤或人参养荣汤养血和营。平时即应按上法服药，以增强体质，提高抗病能力。尤应注意经期保健，以防感触外邪。

【文献资料】

林丹等指出经行感冒与普通感冒有别，病理机制主要由于气血失调，营卫失和，值月经生理改变而发。因患经行感冒的妇女，大多见于平素气血虚弱之人，又值经期来临时，随着气血下注冲任胞宫，脉络相对空虚，卫气不足，卫外不固，风邪乘虚入侵，使营卫失和而发病。且经期血室正开，感邪易于患者血室，形成太、少二阳合病之候。以柴胡桂枝汤防治经行感冒，药物组成：柴胡、黄芩、半夏、党参、桂枝、芍药、炙甘草、大枣、生姜。于月经前1周开始服药，连服5～7剂，3个月为1个疗程。并强调经行感冒以周期性发生于妇女经期或经行前后为特点，故重在预防为主，贵在经前调治，应强调在感冒未发生前服药，且应连续服药3个周期以上，方能彻底阻断其不良循环，否则易于复发。

参考文献

林丹，韩星光.柴胡桂枝汤防治经行感冒63例.海南医学院学报，2003，9(2)：103

经行发热

每值经期或经行前后，出现以发热为主症者，统称经行发热，亦称经病发热、经来发热。

《陈素庵妇科补解》首先论述经行发热，病因有“客热乘虚所伤”和“内伤”之别，治疗客热宜退热凉血，内伤宜补血清热。《女科经纶》以发热特征辨虚实，“发热有时为内伤，属于虚；潮热无时为外感，属于实”。《医宗金鉴·妇科心法要诀》以发热时间辨虚实，“经前血热经后虚”，“发热无时察客热，潮热午后审阴虚”。陈修园在《女科要旨》中论述瘀滞发热云：“人之气血周流，忽有忧思忿怒则郁结不行，经前、产后忽遇饮冷形寒，则恶露不尽，此经候不调，不通作痛，发热所由作也。”

【致病机制】

主要由气血营卫失调所致。其致病因素有虚实两种，虚者因气血不足，肝肾阴虚，适值经行而体虚，外邪乘虚而入；或阴血受损，阴虚内热，而致营卫不和所致；实者因阳气内盛、瘀血内停、肝郁化火，积而化热，扰乱气血营卫失和所致。虚者，经后发热为多；实者，经前、经期发热为多。

【诊断与鉴别诊断】

一、诊断

发热反复见于经期或经行前后，经后身热自退。如偶尔在经行期发热，但不是每次随月经周期反复发作，不属本病。

二、鉴别诊断

经行感冒，在经期偶患感冒，也有发热的症状，但以外感表证为主。前人有称此为外感经行发热者，但不是每月反复发作。

【因、证、辨、治】

经行发热有经前、经后之别。发热在经前者，多为血热或瘀热内阻；发热在经后，多为气血不足，肝肾阴亏。发热无时为实热、客热，潮热有时为虚热，乍寒乍热多为瘀热，低热怕冷为气虚。临证须审因辨证施治，大法以调气血，和营卫为主。

一、血热证

[病因病机]素体阳气亢盛，或嗜食辛辣之品，久而蕴热，热伏冲任。临经之际，冲气旺盛，血热随冲气上逆，发散于外，致经前发热。

[临床证候]经前或经期身热面赤，心烦易怒，口干喜饮，小便黄，大便燥结，月经先期而量多，舌红赤，苔黄，脉数。

[辨证依据]

(1) 经前或经期身热。

(2) 心烦易怒，小便黄，大便燥结。

(3) 舌红，苔黄，脉数。

[治疗原则]清热凉血调经。

[方药选用]

(1) 清经散(方见月经先期)加益母草。

(2) 加味地骨皮饮(《医宗金鉴》)。

生地 当归 白芍 川芎 丹皮 地骨皮 胡黄连

二、气血虚证

[病因病机]劳倦忧思伤脾，气血化源不足；或久病耗血，病后失养，气血虚弱未复，经行气随血泄，其气益虚，气血阴阳失调，以致经行发热。

[临床证候]经行或经后身热，热势不扬，形寒，神疲困倦，肢软乏力，少气懒言，月经量多而色淡，舌淡红，苔白润，脉虚缓。

[辨证依据]

(1) 经行或经后身热，热势不扬。

(2) 神疲气短，肢软乏力。

(3) 舌淡红，苔白润，脉虚缓。

[治疗原则]补气养血，和营除热。

[方药选用]

(1) 补中益气汤(方见月经先期)。

(2) 六神汤(《医宗金鉴》)。

熟地 当归 白芍 川芎 黄芪 地骨皮

三、瘀热证

[病因病机]产后恶露排出不畅，瘀血停留；或经行、产后，外感六淫，内伤情志，气机不畅，瘀阻胞宫，经行之际，瘀血不行，胞脉不利，气血乖违，营卫不和，以致经行发热。

[临床证候]临经时寒热交替，乍寒乍热，少腹刺痛或胀痛，经色紫暗有块，行而不爽，头痛胸闷，抑郁，舌紫暗有瘀斑，脉沉弦数。

[辨证依据]

(1) 临经或经行乍寒乍热。

(2) 头痛胸闷，精神抑郁，少腹刺痛或胀痛。

(3) 舌有瘀斑，脉沉弦数。

[治疗原则]化瘀清热。

[方药选用]

(1) 血府逐瘀汤(方见经行头痛)加丹皮。

(2) 桃红四物汤(方见月经过多)加败酱草、丹皮。

四、阴虚证

[病因病机]素体阴血不足，或房劳多产，或大病久病，阴血耗损，经行之际，血行于下，营阴愈虚，虚热内生，致经行或经后发热。

[临床证候]经行或经后，潮热有时，颧红不眠，五心烦热，头晕头重，经量少，色红赤，舌红，少苔，脉细数。

[辨证依据]

(1) 经行或经血欲净时，身体潮热。

(2) 五心烦热，颧红不眠。

(3) 舌红，少苔，脉细数。

[治疗原则]养阴清热。

[方药选用]两地汤加胡黄连(方见月经先期)。

五、肝郁证

[病因病机]情志所伤，肝气郁结，久而化热，不得发散，热伏冲任，经前冲气旺盛，热随冲气上逆，发为身热。

[临床证候]临经身热不退，胸胁满闷，食少便结，抑郁头晕，少腹胀痛，经行不畅，色紫红或夹小块，舌苔白薄，脉沉弦。

[辨证依据]

(1) 临经身热。

(2) 情志抑郁，胸胁满闷，少腹胀痛。

(3) 脉沉弦。

[治疗原则]疏肝清热。

[方药选用]

(1) 逍遥散(《太平惠民和济局方》)加丹皮、夏枯草。

柴胡 当归 白芍 白术 茯苓 甘草 炮姜 薄荷

(2) 四物济阴汤(《陈素庵妇科补解》)。

川芎 当归 白芍 生地 麦冬 杜仲 茯苓 知母 生甘草 柴胡 荆芥 丹皮

【文献资料】

曹玲仙认为由于患者病因体质不一，诊疗时固然应当辨其表里虚实，然而经行发热期往往寒热虚实夹杂，且需时时顾及毋伤正气，治疗惟以和解为上策。如为外感所致，当以疏解和营，方用桂枝四物汤、桂枝柴胡汤加减；肝郁气滞化热所致，当和解清热，调气祛瘀，方用小柴胡汤、丹栀逍遥散随证加减；中气不足，营卫不和所致经行发热，治以益气升阳，活血祛瘀，仿东垣甘温除大热法治之，用补中益气汤加减；瘀血阻滞积久化热，治以清热祛瘀，用桃红四物汤或桃核承气汤合小柴胡汤加减。

参考文献

周丽蓉.经行发热和解为要.曹玲仙证治经验谈.上海中医药杂志，2000，(6)：26

经 行 身 痛

每次经行或经行前后出现身体疼痛者,多为经欲行而身先痛,痛在肢节或肌肉,经后痛减或渐消失,称经行身痛,亦称经行遍身痛。

宋代齐仲甫《女科百问》首先论述了"经水欲行,先身体疼痛",认为其病机由"外亏卫气之充养,内乏荣血之灌溉,血气不足"所致。《陈素庵妇科补解》认为病因为外邪内虚,"此由外邪乘虚而入,或寒邪,或风冷,内伤冲任,外伤皮毛,以致周身疼痛"。《医宗金鉴·妇科心法要诀》以痛在经前、经后辨虚实。治法有表证者解肌发散,无表证者以理气行血为主。

【致病机制】

由于经期气血运行不畅;或素体不足,营血亏损,筋脉失养;或宿有风寒湿气,留恋不去,经行之际,乘虚而发。

【诊断与鉴别诊断】

一、诊断

每逢经前、经期或经后身体肢节、肌肉疼痛,月月反复。也可见于素有痹证,经行疼痛加重者,治疗可参考本病。

二、鉴别诊断

1. 经行感冒可有身痛,但伴有发热、恶寒等表证,可资鉴别。

2. 经期偶感风寒,也有身痛,但有触冒风寒史,且为偶然发病,无随月经反复发作的特点。

【因、证、辨、治】

经欲行身先痛,多为实证;痛在经后,多为血虚。实者重在理气和血,虚者以养血调营为主。

一、血瘀证

[病因病机]经行产后,瘀血不化,流滞于经络关节之间,气行不畅,经欲行则气血下注胞宫,而经脉阻滞,不通则痛,故月经欲行而身先痛。

[临床证候]临经周身肌肉、关节、腰膝酸楚疼痛,经后痛缓,经行不畅,有血块,色紫暗,舌青紫有瘀斑,苔薄白,脉沉紧。

[辨证依据]

(1) 经欲行身先痛,痛在肌肉、关节、腰膝。

(2) 经行不畅,腹痛,有血块,色紫暗。

(3) 舌有瘀斑,脉沉紧。

[治疗原则]活血化瘀,行气止痛。

[方药选用]

(1) 桃红四物汤(方见月经过多)加桂枝、香附。

(2) 身痛逐瘀汤(《医林改错》)。

秦艽 川芎 桃仁 红花 甘草 羌活 没药 当归 五灵脂 地龙 香附 牛膝

(3) 羌桂四物汤(《医宗金鉴》)。

熟地 川芎 白芍 当归 羌活 桂枝

二、寒湿证

[病因病机]久居寒湿之地,或病后体虚,或经行产后,寒湿侵袭,滞留于经脉、关节;或经行气血亏虚,正气不足,寒湿壅滞,气行不畅,发为肌肉、关节疼痛重著。

[临床证候]经行身痛沉重,困倦乏力,头晕,下腹冷坠,腰脊冷痛,平素带下量多,舌暗红,苔白厚,脉沉紧。

[辨证依据]

(1) 经行身痛,沉重。

(2) 头晕,腰脊、下腹冷痛,平素带下量多。

(3) 舌暗红,苔白厚,脉沉紧。

[治疗原则]散寒除湿,和营止痛。

[方药选用]

(1) 当归四逆汤(方见月经后期)。

(2) 加味四物汤(《医宗金鉴》)加羌活、苍术、薏苡仁。

熟地 白芍 当归 川芎 蒲黄 瞿麦 桃仁 牛膝 滑石 甘草梢 木香 木通

(3) 吴茱萸汤(《医宗金鉴》)。

当归 肉桂 吴茱萸 丹皮 半夏 麦冬 防风 细辛 藁本 干姜 茯苓 木香 炙甘草

三、血虚证

[病因病机]素体血虚,或久病大病失血未复,致气血两虚,经行时血下注胞中,气随血下,经脉气血愈显不足,肢体筋脉失养,不荣则痛。

[临床证候]经行或经后,肢体、肌肉麻木疼痛,绵绵不休,肢软乏力,面白无华或萎黄,经量少,色淡红,舌淡,苔白,脉细弱。

[辨证依据]

(1) 有大病久病失血史。

(2) 经行肢体、肌肉麻木疼痛不休。

(3) 面白或萎黄无华,肢软乏力。

(4) 舌淡,苔白,脉细弱。

[治疗原则]养血益气,和营止痛。

［方药选用］

(1) 当归补血汤(《兰室秘藏》)加鸡血藤、山茱萸、白芍。

黄芪 当归

(2) 大营煎(《景岳全书》)。

当归 熟地 枸杞子 炙甘草 杜仲 牛膝 肉桂

【文献资料】

当代医家对经行身痛的病机、治疗等方面各有见解。袁琳将经行身痛分为气血亏虚、气滞血瘀、外邪侵袭三型，以利于辨证论治。气血亏虚型治以养血调营，和络止痛，用《兰室秘藏》中的当归补血汤；气滞血瘀型用《校注妇人良方》中的趁痛散；外邪侵袭型用《嵩崖尊生全书》中的起痛汤。

叶金芳认为经前及行经期背肩胀抽痛的主要原因是肾气亏虚，督任两脉衰弱，气血运行不畅，风寒湿之邪乘虚入侵经脉，脉络受阻，不通则痛所然，故自拟二仙羌独汤(仙灵脾、仙茅、羌活、独活、桑寄生、秦艽、川芎、当归、熟地、赤芍、桂枝、巴戟天、红花、益母草)，治疗经行身痛患者 86 例，有效率达 95％。

张敏应用 ATP 针剂穴位注射加艾灸治疗经行身痛患者 30 例，方法：取 5 ml 注射器抽取 4 ml ATP 针剂注射液，对五脏俞和膈俞注射，每次 4 穴，交替取穴，每穴注射 1 ml 药液，注射后再用温灸盒置于关元穴灸治，温度以患者能耐受为度，时间 0.5 小时，每日 1 次，5 次为 1 个疗程，效果卓然。

参考文献

［1］ 叶金芳. 自拟二仙羌独汤治疗经行身痛 86 例. 中国中医药科技，2002，9(1)：61

［2］ 张敏. ATP 穴位注射加艾灸治疗经行身痛 30 例. 现代中西医结合杂志，2005，14(18)：2443

［3］ 袁琳. 辨证论治经行身痛 67 例疗效观察. 甘肃中医，2006，19(7)：37

经行情志异常

每逢经期或月经前后出现烦躁易怒，情志抑郁，心中懊恼，悲伤欲哭，或喜怒无常，喃喃自语，彻夜不眠，甚至狂躁不安，经后恢复如常，称经行情志异常，亦称周期性情志异常。

多数患者在经行前即出现上述一些症状，也有于行经时始见者，持续时间可达 5～10 日，经净后恢复正常。本病属于经前期综合征之重者，类似于精神病之发作，狂躁不安，语言错乱，或抑郁不语。西医学称周期性精神病。

【致病机制】

因恚郁恼怒伤肝，木火偏亢，或忧思积虑，暗耗心液，心血不足，神不守舍；或脾虚痰盛，痰热扰心所致。

【诊断与鉴别诊断】

一、诊断

出现周期性发作的情志异常，多于经前 1 周左右发病，经净后自行缓解，随月经周期反复发作，即可诊断。

二、鉴别诊断

1. 热入血室　入夜则谵语，如见鬼状等情志症状，伴有月经异常，月经适来适断，少腹痛，以及寒热往来或寒热如疟等，而无随着每次月经周期反复发作的特点。

2. 内科之癫狂或神经症　妇人情志症状，虽可在经期发病，但经后仍不缓解，不是伴随月经周期反复发作。

【因、证、辨、治】

多由情志所伤，情怀不遂而致。因于肝气郁结者，治宜疏肝解郁；心血不足者，则需养心安神；痰火上扰者，应予泻热化痰。治疗多于经前开始。

一、肝气郁结证

［病因病机］恚怒伤肝，情志失舒，肝气郁结，经前冲气上逆，气机升降失调，清阳不升，浊阴不降，蒙蔽心窍，神明失守，郁郁寡欢，神志痴呆，或语无伦次。

［临床证候］经前抑郁不乐，情绪不宁，心烦易怒，胸闷胁胀，甚至发癫、神痴，喃喃自语，语无伦次，经后逐渐减轻，复如常人，平素沉默寡言，心烦头痛，胸胁苦满。舌苔薄，脉弦。

［辨证依据］

(1) 经前神情抑郁，胸闷胁胀，甚则神痴，语无伦次，经后逐渐缓解。

(2) 平素沉默寡言，胸胁苦满。

(3) 舌苔薄，脉弦。

［治疗原则］疏肝解郁，镇静安神。

［方药选用］

(1) 柴胡疏肝散(方见经行乳房胀痛)加贝母、

琥珀末。

(2) 二齿安神汤(《裘笑梅妇科临床经验》)。

紫贝齿　青龙齿　灵磁石　辰砂　琥珀末　紫丹参　九节菖蒲　仙半夏

(3) 逍遥散(方见经行发热)加郁金、贝母、天竹黄。

二、心血不足证

[病因病机]忧思劳倦伤脾,脾虚化源不足,则精亏血少,心失所养,神不守舍。经期血下行,心血愈虚,神气外越,则神志恍惚,语言错乱,或悲伤欲哭。

[临床证候]经行出现心中懊侬,精神恍惚,言语错乱,无故悲伤;或精神不振,倦怠懒言,心悸怔忡,失眠健忘,表情呆滞,面色少华,月经量少,色淡红。舌淡,苔白,脉细。

[辨证依据]

(1) 行经时出现心中懊侬,精神恍惚,言语错乱,悲伤欲哭。

(2) 精神不振,面色少华,表情呆滞。

(3) 舌淡,苔白,脉细。

[治疗原则]养心血,安心神。

[方药选用]

(1) 甘麦大枣汤(《金匮要略》)。

甘草　小麦　大枣

(2) 天王补心丹(《摄生秘剖》)。

人参　玄参　当归身　天冬　麦冬　丹参　茯苓　五味子　远志　桔梗　酸枣仁　生地　朱砂　柏子仁

(3) 归脾汤(方见月经先期)。

三、痰火上扰证

[病因病机]情志郁结,肝脾损伤,肝郁化火,脾虚水湿不化,火性炎上,炼液成痰,痰火壅积胸膈,经期冲气上逆,痰火随冲气上扰清窍,致神明逆乱,情志异常。

[临床证候]经前失眠不寐,心烦不宁,渐至语无伦次,狂躁不安,甚或骂詈不避亲疏,不知羞耻,狂跃奔走呼叫,经净则渐愈,平素自觉心胸烦闷,不思饮食,咽干口苦,大便燥结,舌红,苔黄腻,脉弦滑数。

[辨证依据]

(1) 经行神志失常,狂躁不眠,经净渐愈。

(2) 平素心胸烦闷,大便燥结,咽干口苦。

(3) 舌红,苔黄腻,脉弦滑数。

[治疗原则]泻热化痰,清心开窍。

[方药选用]

(1) 温胆汤(方见经行眩晕)加大黄、青礞石、菖蒲、郁金。

(2) 生铁落饮(《医学心悟》)。

天冬　麦冬　贝母　胆星　橘红　远志　连翘　茯苓　茯神　玄参　钩藤　丹参　朱砂　石菖蒲　生铁落

【文献资料】

华占海认为经行情志异常多由思虑劳倦,情志内伤或肝气郁结所致,临床特点为常随月经周期反复发作,可持续 1 周左右。用归脾汤化裁,随证加减治疗本病 36 例,疗效显著,同时也说明调理情志不能单纯从肝论治,补益心脾尤为重要。

流行病学调查和试验研究已经表明,钙制剂有利于预防和治疗经行情志异常。李明伟指出钙有参与神经肌肉活动的功能,神经递质的释放、神经肌肉的兴奋、神经冲动的传导都离不开钙的作用,补钙能解除失眠、调整心律、缓解思虑劳倦、控制情志异常。研究表明钙能调节雌激素水平,所以补充钙制剂,提高体内钙的水平,可能对治疗经前期紧张综合征有利。

乔明琦等为揭示月经前后诸证的证候分布规律,于 1990～1992 年间作了本病临床表现的流行病学调查,结果:烦躁易怒、忧郁悲泣、乳房胀痛的出现率分别为 71%、32%、88%,是本病的主要症状,经行浮肿、经行发热、经行泄泻三证的出现率未超过 10%。证候分布主要集中在肝疏泄太过与不及所致的肝气逆证、肝气郁证,另有肝火上炎与心脾两虚证,此 4 种证候覆盖本病 95%,表明与肝关系密切。赵更力等的问卷调查报告:454 例育龄妇女中,138 例有不同程度的经前期综合征发生,其发生率占 30.4%。在有症状者中,每次月经都出现症状的有 77 例,占 55.8%,症状间断出现的有 61 例,占 44.2%。发生率较高的症状为易激动,其次依次为抑郁、焦虑、腹胀腹泻、注意力不集中、嗜睡、紧张、坐立不安、偏头痛、失眠、手脚肿胀、神经质等。除上述典型症状外,也有人因鼻塞流涕、打喷嚏、头晕头痛、咽部不适、口腔黏膜溃疡、耳闷耳鸣、听力失聪等而在五官科就诊。

李传香等自拟解郁消胀煎(柴胡、龙胆草、生地、丹皮、延胡索、香附、百合花、远志、当归、刘寄奴、益母草、麦芽、白芍、川芎、茯苓、白术、炙甘草等）治疗经前期综合征 400 例，总有效率 98.5%。同时以安宫黄体酮、维生素 B_6 作为对照组 200 例，结果显示中药组疗效明显高于对照组，治疗前后血清雌二醇降至正常，有统计学意义，且半年后随访复发率远远低于西药组。

黄玲以逍遥散化裁拟方坤月宁（柴胡、白芍、香附、当归、川芎、白术、茯苓、麦芽、郁金、青皮、丹皮、素馨花、牡蛎、甘草）治疗 38 例经前期综合征，并对照治疗前后雌激素水平，由高转低，有统计学意义。提示此方能有效降低 E 水平，可能有对抗 E 及调节内分泌的作用。张琪以中药周期疗法治疗本症，注重补肾泻肝，标本兼治，总有效率 98.44%，即经前 3 日服丹栀逍遥散加味 3 剂，经净后服一贯煎加减 5 剂。王斌主张经前 5 日或经期不定症状出现即治，采用疏肝解郁健脾法，药用郁金、佛手、丹参、茯苓、夜交藤、山药、白蒺藜等，3 个月为 1 个疗程，疗效满意。提示本病预后，偏于兴奋型易治，抑郁型难愈。

参考文献

[1] 华占海. 归脾汤治疗经行情志异常 36 例体会. 甘肃中医，2000，(2)：41

[2] 李明伟. 补钙对经行情志异常的影响. 吉林中医药，2006，26(12)：51

[3] 乔明琦，张珍玉，徐旭杰，等. 经前期综合征证候分布规律的流行病学调查研究. 中国中医基础医学杂志，1997，3(3)：31

[4] 赵更力，王临虹，渠川琰，等. 育龄妇女经前期综合征的发生情况及影响因素. 中华妇产科杂志，1988，33(4)：222

[5] 李传香，张胜军，朱艳梅，等. 解郁消胀煎治疗经前期综合征 400 例. 辽宁中医杂志，2002，29(4)：209

[6] 黄玲. 坤月宁治痛经及经前期综合征 68 例临床观察. 江西中医药，1999，30(1)：30

[7] 张琪. 中药周期疗法治疗经前期综合征 64 例. 陕西中医，2002，23(11)：971

[8] 王宾. 疏肝解郁健脾法治疗经前期综合征 39 例. 福建中医药，2002，33(4)：28

第八章 带下病

带下病是妇科常见病多发病，属经、带、胎、产四大疾病之一。隋代《诸病源候论》首次提出带下病之名，列有“带五色俱下候”，分别论述了青、黄、赤、白、黑五色带下。

带下量明显增多或减少，或色、质、味异常，伴全身或局部证状者，称带下病。带下有广义和狭义之分，广义带下是泛指一切妇科病，包括经、带、胎、产、杂病。因为这些病都发生在束带以下，有所谓带脉所过疾病所生。如《史记·扁鹊仓公列传》记载“扁鹊名闻天下，过邯郸，闻贵妇人，即为带下医”，带下医即指妇科医生。狭义带下是指妇女阴中流出的黏液或浊液，如唾如涕，绵绵不断。取名带下，一说取名于病理，因由带脉失约所致，傅青主云：“而以带名者，因带脉不能约束而有此病。故以名之。”一说取名于症状，因其所下绵绵不断有如带状，《邯郸遗稿》云：“带如下带，不断者是也。”狭义带下又有生理性带下和病理性带下的区别，生理性带下是女子自青春期开始肾气充盛，脾气健运，任脉通调，带脉健固，而产生的一种润泽于阴道的无色、透明、质黏、无臭的阴液。正如王孟英所云：“带下，女子生而即有，津津常润，本非病也。”生理性带下通常在月经前后、妊娠期间略多。而病理性带下是指带下病，包括带下过多或带下过少，是本章讨论的内容。

第一节 带下过多

带下量明显增多，色、质、味异常，或伴全身或局部症状者，称带下过多。古称下白物、流秽物、白沃、赤沃、赤白沃、白沥、赤沥、赤白沥等。相当西医学的各种生殖道炎症如阴道炎、前庭大腺炎、子宫颈炎、盆腔炎等，以及某些妇科肿瘤、内分泌功能失调等引起的阴道分泌物增多。临床上尤以滴虫性阴道炎、外阴阴道念珠菌病、细菌性阴道病以及子宫颈炎最多见。

【致病机制】

本病与湿密切相关。“夫带下俱是湿证”，主要病机是湿邪流注下焦，损伤任带二脉以致任脉失约，带脉失固而发为带下。湿有内湿和外湿之分，外湿主要是外感湿邪、湿毒，如因经期、产后，血室正开，风寒、寒湿、湿热、湿毒之邪乘虚而入，皆可直中胞宫，损伤任带。内湿是脏腑功能失常，影响水液代谢失调，或脾虚湿盛，或肝郁克脾，或肾虚精关不固。其病变脏腑主要是肝、脾、肾及肺，因人体水液代谢主要是肺、脾、肾三脏，肺通调水道，脾运化水湿，肾化气行水。其重点是脾，脾虚失运，水谷精气不能化为精微，反聚为湿，湿浊内停，流注下焦，则为带下病。肾、肝二脏居于下焦，肾为水火之脏，藏精，化气行水，胞络系于肾。如肾气不固，不能藏精，或肾阳虚，不能化气行水，湿浊不化，而为带下。肝为刚脏，主疏泄，如疏泄太过和不及，皆可犯脾，肝郁脾虚，则湿气下聚，流注于肝经而发病。损伤的经脉主要是任带二脉，任为阴脉之海，主司阴液，带下是阴液的一部分，受任脉司约。带脉约束冲任诸脉，隶属于脾，如带脉损伤，固约无力，水湿下注而发带下。带下过多有虚实之分，实证多外感湿邪、湿毒，虚证多是脏腑功能失调而内生湿浊。临床常见证型实证有湿热、热毒，虚证有脾虚、肾虚，以及虚实夹杂的阴虚夹湿证。

女性生殖系统炎症是带下异常的重要原因。当生殖道的自然防御功能受到破坏，如经期、产后或手术操作消毒不严，则容易发生感染。老年妇女因卵巢功能衰退或幼女因卵巢功能不健全，也易发生阴道炎症。病原体以细菌多见，其次为念珠菌、滴虫、支原体、衣原体、病毒等，可沿生殖道黏膜上行感染。其他部位的感染也可经血行播散至生殖道，或由邻近器官直接蔓延而致。

【诊断与鉴别诊断】

一、诊断

（一）病史

素体脾肾虚弱或湿热较盛，或有不洁接触史，或久居湿地病史。

（二）临床表现

带下量明显增多，超过正常的生理排出量；或伴色、质、气味的异常，如清稀如水，黄绿如脓，或灰白如豆渣，或褐赤如败酱，或赤白相兼，或五色混杂；或臭秽，或腥臭；或伴外阴、阴道瘙痒，灼热疼痛；或有发热、腹痛、腰痛等全身症状。

（三）检查

阴道分泌物涂片检查如发现阴道毛滴虫、念珠菌、线索细胞等，有助确诊滴虫性阴道炎、外阴阴道念珠菌病和细菌性阴道病；宫颈分泌物培养有助诊断支原体、衣原体感染。宫颈细胞检查有助于排除宫颈上皮内瘤变、宫颈癌；宫腔镜或诊断性刮宫有助于排除子宫内膜的恶性病变；妇科检查可诊断宫颈炎、盆腔炎等。

二、鉴别诊断

1. 白浊　是由尿道流出的米泔样的液体，多随小便时排出。在发病初期有轻微小便淋漓涩痛，尿液混浊，但无臭味。

2. 白淫　欲念过度时，骤然从阴道流出的白液，与男子遗精相似。

3. 漏下　经血非时而下，淋漓不断，属于子宫出血，无特殊臭味。赤带为非经期从宫颈或阴道流出的血性黏浊之液，似血非血，可有臭味。

【因、证、辨、治】

带下病的辨证主要是通过四诊，了解带下量之多寡，色之变化，质之稀稠，气味之腥臭，腐秽。一般而言，辨质、量的变化，定其寒热，如带下量多，色白质稠，如唾如涕，绵绵不断，属脾虚；量多质薄，清稀如水，腰膝酸软，属肾虚；量多质稠，色黄或黄白相兼，属湿热；兼外阴瘙痒，乃湿热蕴结生虫。辨带色，古代文献中载有白、黄、赤、青、黑之五色带，结合临床辨证，色白者多属虚属寒，病变涉及脾、肾；色黄者属湿热蕴结，乃肝郁脾湿下注；带下黄绿如脓，乃湿热尤甚；色赤乃心火炽盛所致，也有因肝火内炽使然；带下色黑者，临床少见，偶或有之，尤宜审慎。此外，还有赤白相兼者多属湿热或虚热为患，湿热者，少腹坠胀，阴中瘙痒；虚热者，多伴五心烦热或兼潮热、盗汗等。如带下五色并见，多为内脏虚损，秽液下注所致。闻气味，正常带下无色、无臭，如带下腥臭多属寒症；酸秽臭气，则为热证；带下恶臭难闻，为热毒内炽之象。带下脉象，带下多属脾湿，故脉多濡滑；濡脉主虚主湿，滑脉主痰，如脉濡数多属脾虚湿热下注；脉滑数或弦数，多属热属实，或痰湿为患，或肝经湿热下注；脉沉迟，多属虚属寒，为下元不固；脉虚细而数，则为虚热之证。带下量多的治疗，因是湿证，治以祛湿为主，祛湿又当辨其寒热，分别采取温化或清利。因于寒湿者，当温阳扶脾以运湿；因于湿热者，当清热利湿。但治疗用药尤应注意。带下病虽是湿邪为患，但久则耗伤阴液，一味去湿，用大量的祛湿药，恐有进一步伤阴之嫌，所以应灵活掌握祛湿的方法，或补脏祛湿；或扶正祛湿；或先祛湿清热，后补虚扶正。补脏重在脾肾。治湿，其治在脾，其次在肾。健脾，则宜升、宜燥；治肾，则宜补、宜涩。属于湿热、湿毒、感染邪毒者，又当清热利湿，解毒杀虫，不可过用收敛固涩，以免留邪。临床对虚证带下过多的治疗以内治为主；实证带下过多，除内治外有时必须配合外治法，才能提高疗效。

一、脾虚证

[病因病机]素体脾虚或思虑劳倦过度，饮食失调，损伤脾气，运化失常，水谷之气不能化为精微，则聚而为湿，流注下焦，损伤任带；或脾虚湿盛，湿蕴日久而致脾虚湿热下注。

[临床证候]带下量多，色白或淡黄，质黏稠，无臭气，绵绵不断；面色㿠白或萎黄，四肢不温，精神倦怠，纳少便溏，或眼睑浮肿，舌淡胖嫩边有齿痕，苔白腻，脉缓弱。

[辨证依据]

（1）素体脾虚，或饮食不节，劳倦过度，或忧思过度。

（2）带下量多，色白或淡黄，质黏稠无臭气，绵绵不断。

（3）面色㿠白或萎黄，四肢不温，精神疲倦，纳少便溏，或眼睑浮肿，舌淡胖嫩边有齿痕，苔白腻，脉缓弱。

[治疗原则]健脾益气，升阳除湿。

[方药选用]完带汤（《傅青主女科》）。

白术　山药　人参　白芍　苍术　甘草　陈皮　黑芥穗　柴胡　车前子

脾虚气陷，气短无力，腰腹下坠明显者，加黄芪、升麻；脾虚夹寒湿，纳差，便溏者，加炒扁豆、生薏苡仁、炮姜；兼腰痛者，加杜仲、菟丝子、续断；小腹疼痛者，加香附、艾叶；带下日久不止者，加金樱子、龙骨、牡蛎、芡实。

湿郁化热，证见带下黏稠色黄。治宜清热利湿止带，方用易黄汤（《傅青主女科》）。

山药　芡实　黄柏　车前子　白果

二、肾虚证

（一）肾阳虚

[病因病机]禀赋不足，房劳所伤，老年体虚，或久病伤肾，命门火衰，蒸腾失司，寒湿内生，损及任带二脉而致带下过多。

[临床证候]带下清冷量多，质稀薄，或淋漓不断，腰痛如折，小腹冷痛，小便清长，夜尿多，大便溏薄，舌淡，苔薄白，脉沉迟。

[辨证依据]

（1）素体禀赋不足，或多产房劳所伤，老年体弱，或有久病伤肾病史。

（2）带下量多，清冷稀薄，或淋漓不断。

（3）腰痛如折，小腹冷痛，小便清长，夜尿多，大便溏，舌淡，苔薄，脉沉迟。

[治疗原则]温肾培元，固涩止带。

[方药选用]内补丸（《女科切要》）。

鹿茸　菟丝子　潼蒺藜　黄芪　肉桂　桑螵蛸　肉苁蓉　制附片　白蒺藜　紫菀茸

因鹿茸价格昂贵，可用鹿角片或鹿角霜代替；便溏者，去肉苁蓉，加补骨脂、肉豆蔻、白术；小腹冷痛，带下清冷如水者，加艾叶、补骨脂、赤石脂；小便频数者，加益智仁、山药；腰痛如折者，加桑寄生、续断、杜仲；由于肾阳虚不能固摄，阴液滑泄不尽，带下过多，则阳损及阴，导致阴液也受损，因此在壮阳的同时要照顾到阴液，酌情配熟地、枸杞子、菟丝子。

（二）阴虚挟湿

[病因病机]素体阴虚，或久病失养，暗耗阴津，相火偏旺，阴虚失守，复感湿邪，伤及任带，任带失固而致带下过多。

[临床证候]带下色黄或黄白相兼，质稠，有气味，阴部灼热感，或阴部瘙痒，腰酸腿软，头昏耳鸣，五心烦热，咽干口燥，或烘热汗出，失眠多梦，舌红，苔少或黄腻，脉细数。

[辨证依据]

（1）素体阴虚，或久病失养，或老年妇女素体阴虚火旺，又复感湿邪史。

（2）带下色黄或黄白相兼，质稠，有气味。

（3）阴部灼热感，或阴部瘙痒，腰酸腿软，头昏耳鸣，五心烦热，咽干口燥，或烘热汗出，失眠多梦，舌红，苔少或黄腻，脉细数。

[治疗原则]滋肾益阴，清热利湿。

[方药选用]知柏地黄汤（方见月经后期）。

失眠甚者，加柏子仁、桑椹子、夜交藤；潮热口干明显者，加地骨皮、银柴胡、天花粉；腰痛耳鸣者，加枸杞子、桑寄生、白蒺藜；大便秘，小便赤者，加生首乌、车前子、土茯苓、通草。

三、湿热证

[病因病机]脾虚生湿，或久居湿地，或感受湿邪，湿郁化热；或七情所伤，肝气郁结，肝郁脾湿，久而化热，湿热流注下焦，损伤任带二脉，任带失约而致带下过多。

[临床证候]带下量多，色黄或黄白，质黏腻，有臭气，胸闷口腻，纳差，或小腹胀痛，或带色白，质黏如豆腐渣状，阴痒，小便短黄，舌苔黄腻或厚，脉濡略数。

[辨证依据]

（1）素体脾虚湿盛或久居湿地，或感受湿热之邪，或有情伤病史而致肝郁脾湿。

（2）带下量多，色黄或黄白，质黏腻，有臭气。

（3）胸闷口腻，纳差，或小腹胀痛，或带下色白，质黏如豆腐渣状，阴痒，小便短黄，舌苔黄腻或厚，脉濡略数。

[治疗原则]清热利湿止带。

[方药选用]止带方（《世补斋不谢方》）。

猪苓　茯苓　车前子　泽泻　茵陈　赤芍　丹皮　黄柏　栀子　牛膝

胸胁胀闷，腹痛腹胀者，加川楝子、延胡索、柴胡；口苦咽干，阴部灼热，小便黄者，加龙胆草、败酱草、车前子；纳差，大便溏者，加茯苓、薏苡仁；阴痒者，加白鲜皮、苦参。

肝经湿热下注，证见带下色黄或黄绿，质稠或呈泡沫状，有臭味，阴部瘙痒，头晕痛，烦躁易怒。治宜清泻肝经湿热，方用龙胆泻肝汤（《医宗金鉴》）。

龙胆草　栀子　黄芩　车前子　木通　泽泻　生地　当归　甘草　柴胡

四、热毒证

[病因病机]经行、产后胞脉空虚，或个人卫生不洁，或外阴阴道检查、手术不慎，热毒之邪乘虚而入；或素体下焦郁湿，复感热毒之邪，两邪相搏，伤

及任带而带下过多。

[临床证候]带下量多，或黄白相兼或五色杂下，质黏腻，或如脓样，有臭气或腐臭难闻，小腹作痛，身热烦渴，头晕，大便干结或臭秽，小便黄少，舌红，苔黄干，脉数。

[辨证依据]

(1) 在经行、产后发病，或有阴部检查、手术史，或不洁接触史。

(2) 带下量多，或黄绿相兼或五色杂下，质黏腻，或如脓样，臭秽或腐臭难闻。

(3) 小腹痛，烦热口干，头晕，大便干结臭秽，小便黄少，舌红，苔黄干，脉数。

[治疗原则]清热解毒除湿。

[方药选用]五味消毒饮(《医宗金鉴》)加白花蛇舌草、椿根白皮、白术。

金银花　蒲公英　野菊花　紫花地丁　青天葵

正气不足，加黄芪、党参、茯苓；腹胀痛明显者，加川楝子、香附、荔枝核；带下夹血丝或五色带，气味恶臭者，加半枝莲、白茅根、生地榆。

【其他疗法】

1. 苦参、蛇床子、雄黄、黄柏、枯矾、土茯苓、紫花地丁、大蒜白。上药除雄黄、枯矾、大蒜白外，水煎，大蒜白捣成泥状，与雄黄、枯矾等加入药液中，10 分钟后取药液熏洗外阴，每日 1 次。用于湿热带下病。

2. 选用中药洗液如洁尔阴等，稀释后坐浴，每日 1 次。用于湿热带下病。

3. 选用保妇康栓、复方莪术油栓等，放置于阴道内，每日 1 次。用于宫颈炎。

【转归与预后】

带下病是妇女常见病之一，预后良好。如拖延日久，阴液暗耗，常可使正气虚弱，甚至导致月经异常，胎孕受影响。又因带下异常往往是一些性传播疾病的伴随症状，如误治和失治，延误病情，可导致各种并发症。

【预防与调护】

(1) 保持外阴清洁，特别是经行、产后预防感染。提倡淋浴及蹲式厕所，避免早婚多产。

(2) 勿久居湿地，经期、产后避免涉水。避免辛辣油腻及生冷食物，以免滋生湿热。

(3) 治疗期间，严格按医嘱进行内治及外治，避免性生活，必要时夫妻同时用药。对中老年妇女之阴道炎反复发作，应注意排除糖尿病。

[附] 几种常见阴道炎的鉴别

常见阴道炎的鉴别如下(表 8-1)。

表 8-1　常见阴道炎的鉴别

病　名	带下症状	伴　证	检　查
滴虫性阴道炎	灰黄色或黄白色泡沫状稀薄分泌物	外阴阴道瘙痒	阴道壁有出血点，镜下可见阴道毛滴虫及大量白细胞
念珠菌病	凝乳状或豆渣样分泌物	外阴阴道瘙痒	阴道壁有白膜不易擦去，镜检见芽胞及假菌丝
老年性阴道炎	黄水样，有时带血丝	阴道干涩、瘙痒或有灼热感	阴道黏膜薄而光滑，有出血点及小溃疡
细菌性阴道病	灰白色均质分泌物	外阴轻度瘙痒及灼热感	阴道充血不明显，镜下见线索细胞，氨臭试验阳性
淋　病	脓性分泌物，量多色黄绿	尿频、急、涩痛，外阴红肿疼痛，灼热感，可伴盆腔炎	急性宫颈炎，镜检及培养有革兰阴性双球菌
宫颈炎	或白或黄或脓性分泌物或黏稠夹血	腰痛或无症状	宫颈糜烂、息肉，或肥大

第二节　带 下 过 少

带下量明显减少，阴中干涩痒痛，甚至阴部萎缩者，称带下过少。

带下过少多见于绝经后妇女。对于此病，前人缺乏专论，在绝经前后诸证、闭经、不孕、阴痒、阴冷、阴萎等病证中有散在的论述。本病与西医学的卵巢功能早衰、绝经后卵巢功能下降、卵巢切除、盆腔放疗后，或严重卵巢炎、希恩综合征、长期使用某些药物抑制卵巢功能等导致的雌激素水平降低，而引起阴道分泌物减少相类似。

【致病机制】

生理性带下是正常女子自青春期开始在肾气充盛，脾气健运，任脉通调，带脉健固的条件下产生的。王孟英云："带下，女子生而即有，津津常润。"由于肝肾亏损，脾胃虚弱，血瘀内阻导致阴液不足，不能润泽阴道，是带下过少的主要病机。

西医学认为阴道分泌物主要来源于宫颈腺体分泌物、子宫内膜、前庭大腺分泌的黏液以及阴道黏膜的渗出物。其主要成分是脱落的阴道上皮细胞和少量白细胞，含有阴道杆菌。其排出量多少受卵巢激素的影响，带下过少主要与卵巢功能减退及雌激素水平低落有关。本病影响妇女的生育和生活质量，甚至影响性生活质量，故列专病论述。

【诊断与鉴别诊断】

一、诊断

（一）病史

有卵巢早衰、卵巢切除、盆腔放疗、产后大出血或长期使用避孕药等病史。

（二）临床表现

带下过少，甚至全无，阴道干涩痒痛，甚至阴部萎缩；或伴性欲低下，性交疼痛，烘热汗出，月经错后，经量偏少，闭经，不孕等。

（三）检查

1. 妇科检查　阴道黏膜皱襞明显减少或消失，或阴道壁菲薄充血，阴道干燥，分泌物少；或外阴、宫颈、宫体萎缩。

2. 辅助检查　阴道脱落细胞涂片提示雌激素水平低落。

血清内分泌激素测定：雌二醇(E_2)水平下降。卵巢功能低下者，伴有促卵泡激素(FSH)和促黄体激素(LH)水平显著升高；垂体功能低下者，如希恩综合征，则垂体促性腺激素与卵巢激素水平均下降。

二、鉴别诊断

许多妇科疾病都可出现带下过少，故主要是鉴别引起带下过少的各种疾病及原因。

1. 卵巢功能早衰　指妇女在40岁之前绝经，常伴有绝经期症状，E_2下降，FSH、LH升高。

2. 绝经后　正常妇女在45～54岁绝经。自然绝经后，因卵巢功能下降而出现带下过少，可伴有阴道干涩等症状。

3. 手术切除卵巢或盆腔放疗后　曾手术切除大部分卵巢或全部卵巢，或有盆腔放疗史。

4. 垂体功能低下　常见于希恩综合征。由于产后大出血、休克造成垂体前叶急性坏死，丧失正常分泌功能而引起。临床表现体质虚弱，面色苍白，毛发脱落，性欲减退，闭经，常伴畏寒、头晕、贫血等症状。内分泌检查：FSH、LH明显降低，甲状腺功能(TSH、T_3、T_4)低下，尿17-羟、17-酮皮质醇低于正常。此外，空蝶鞍综合征也可表现为带下过少，伴有溢乳、月经过少或闭经等。

5. 卵巢炎　严重的卵巢炎，尤其是自身免疫性卵巢炎，可破坏卵巢功能，使卵巢功能减退。

【因、证、辨、治】

带下过少的根本原因是精血不足。主要病机是肝肾阴虚、脾虚血少或血亏瘀阻，其中以肝肾阴虚为主。肾精亏损，精亏血少，阴液不足，不能润泽于阴道，则带下过少。治疗重在滋补肝肾阴精，佐以养血、化瘀。用药以滋润生津为主，不可肆意攻伐，或过用辛燥苦寒之品，以免伤阴，犯虚虚之戒。

一、肝肾阴虚

[病因病机]先天禀赋不足，或正值七七之年，肝肾阴虚；或房劳多产，大病久病，耗伤精血；或产后大出血，血不归经；或七情内伤，肝肾阴血暗耗；精亏血少，阴液不充，任带失养，不能滋润阴窍而致带下过少。

[临床证候]带下过少，甚至全无，阴部干涩灼痛，或伴阴痒，阴部萎缩，性交疼痛，头晕耳鸣，腰膝酸软，烘热汗出，烦热胸闷，夜寐不安，小便黄，大便干结，舌红，少苔，脉细数。

[辨证依据]

(1) 先天禀赋不足，或有多产、产后大出血病史，或正处绝经期，或在大病久病之后。

(2) 带下过少，甚至全无，阴部干涩灼痛，或伴阴痒，阴部萎缩，性交疼痛。

(3) 头晕耳鸣，腰膝酸软，烘热汗出，烦热胸闷，夜寐不安，小便黄，大便干结，舌红，少苔，脉细数。

[治疗原则]滋补肝肾，生精益血。

[方药选用]六味地黄汤(方见月经前后诸证)。

阴虚肝旺，头痛甚者，加石决明、钩藤；口苦咽干者，加黄芩、栀子；虚热甚者，加知母、黄柏、地骨皮；外阴瘙痒者，加白鲜皮、白蒺藜、防风；大便干结者，加生首乌、胡麻仁。

二、血亏瘀阻证

[病因病机]经产感寒，余血内留，新血不生；或产后大出血，血不归经，可致精血亏虚，瘀血内停，瘀阻气机经脉，精血不足且不循常道，阴津不得敷布，则导致带下过少。

[临床证候]带下过少，甚至全无，阴中干涩，阴痒，阴痛，或经行腹痛，经色暗紫，有血块，量少甚或闭经，或下腹有包块，肌肤甲错，舌暗有瘀点瘀斑，脉细涩。

[辨证依据]

(1) 有产后大出血，或经产感寒等失血、瘀血阻滞病史。

(2) 带下过少，甚至全无，阴中干涩。

(3) 经行腹痛，经色暗紫，伴有血块，量少甚或闭经，盆腔有包块，肌肤甲错，舌暗有瘀点瘀斑，脉细涩。

[治疗原则]养血活血，化瘀通络。

[方药选用]小营煎《景岳全书》加丹参、益母草、鸡血藤。

当归　白芍　熟地　山药　枸杞子　炙甘草

大便干结者，加生首乌、胡麻仁；小腹疼痛明显者，加刘寄奴、皂角刺、延胡索；下腹有包块者，加三棱、莪术。

【其他疗法】

(一) 中成药

(1) 杞菊地黄丸，每次 6 g，每日 3 次。有滋阴清热之功。用于肝肾阴虚之带下过少。

(2) 大黄䗪虫丸，每次 1 丸，每日 1 次。有活血化瘀之功。用于血瘀内结之带下过少。

(3) 承天露胶囊(胎盘胶囊)，每次 4 粒，每日 3 次。有补肾填精之功。用于肾精不足之带下过少。

(二) 激素

(1) 对绝经后妇女及卵巢早衰等妇女，可适当补充雌激素。

(2) 对希恩综合征，可用激素替代疗法。对性腺功能低下者，应给予雌孕激素序贯疗法；对肾上腺功能低下者，补充肾上腺皮质激素；对甲状腺功能低下者，补充甲状腺素片。

【转归与预后】

带下过少如属非器质性病变，给予及时、正确的治疗，预后良好。治疗不及时、不彻底，可伴发月经过少、月经稀发，甚至闭经、不孕等；如因手术切除或放疗引起的带下过少，较难取效。

【预防与调护】

(1) 及早诊断和治疗可能导致卵巢功能下降的原发病。

(2) 预防产后大出血，如发生产后大出血时，应及时输血，防止脑垂体前叶急性坏死。

(3) 盆腔良性肿瘤手术时，尽可能保留全部或大部分卵巢组织。

(4) 盆腔放疗时，尽量避免过多照射卵巢部位。

(5) 调情志，保持良好心理状态，特别是绝经期前后的妇女。

(6) 饮食均衡，适当增加豆类、奶类制品、蜂乳等食物。避免吸烟，不宜过食辛辣之品或饮酒。

【文献资料】

(一) 中医内治法的临床研究

张小玲用龙胆泻肝汤治疗细菌性阴道病 48 例。组成：龙胆草、栀子、黄芩、当归、生地、车前子、泽泻、木通、柴胡、甘草等。对照组 32 例，服替硝唑 500 mg，每日 2 次。两组总有效率分别为 91.67% 和 90.62%。杨伍凤分型治疗阴道炎 101 例，湿热下注型用苍术、黄柏、白鲜皮、薏苡仁为主方，湿重加萆薢、土茯苓；乳胀，口苦，心烦加龙胆草、栀子、柴胡；带下量多呈脓性或如米泔样加蒲公英、紫花地丁、七叶一枝花、败酱草、金银花、野菊花等。阴虚夹湿型用知母、山茱萸、黄柏、熟地、山药、茯苓、泽泻、丹皮、芡实、金樱子、败酱草、白鲜皮。连服 7 日为 1 个疗程，观察 2 个疗程。结果痊愈 64 例，显效 20 例，有效 12 例，无效 5 例，总有效率95.05%。李艳君用易黄汤加味治疗带下病 200 例，组成：白果、车前子、萆薢、白术、焦三仙、柴胡、黄柏、生山药、鸡冠花、薏苡仁等。结果：痊愈 172 例，好转 15 例，无效 13 例，有效率 93.5%。

(二) 女性生殖道炎症的内外合治与中西医结合研究

赵纯采用内外合治法治疗带下病 90 例，包括阴道炎 45 例、慢性宫颈炎 15 例、慢性附件炎 30 例。内服化湿愈带汤(苍术、茯苓、车前子、陈皮、白芍、黑荆芥、山药、黄柏、薏苡仁)，外用妇炎平胶囊，10 日为 1 个疗程，1～2 个疗程总有效率 91.1%。熊素芳等采用中药水煎剂冲洗并内服甲硝唑治疗滴虫性阴道炎 124 例，并与 96 例单纯西药组对照观察。治疗组用阴道冲洗液(蛇床子、白鲜皮、地肤子、艾叶、花椒、苦参、黄柏、苍术、野菊花、百部、黄连)冲洗外阴、阴道;对照组用1‰苯扎溴铵溶液冲洗外阴、阴道,后各放入甲硝唑栓1粒,两组均每日1次,连用7日,并同时服甲硝唑0.4 g,每日3次,共服7日。结果:1个疗程痊愈分别为116例和82例,治疗组明显高于西药组($P<0.05$)。姚力等运用中西医结合治疗细菌性阴道病98例,组成:黄柏、野菊花、川椒、蛇床子、苦参、白鲜皮、百部、明矾等水煎熏洗坐浴,每日2次,10日为1个疗程。并每日顿服2 g。设单纯中药外洗和单纯西药内服对照组各24例。结果:三组分别治愈46、16、18例,无效4、8、6例。治疗组疗效优于两个对照组($P<0.01$,$P<0.05$)。张凤婵用中西药配合治疗100例真菌性阴道炎,治疗组60例分型论治,湿热下注型服龙胆泻肝丸,阴虚夹湿型服知柏地黄丸,并用蛇床子散(蛇床子、花椒、枯矾、百部、苦参)水煎熏洗外阴。对照组40例用2%～4%碳酸氢钠溶液坐浴,两组将克霉唑栓1枚纳入阴道,7日为1个疗程。结果:痊愈44、44例,显效12、17例,有效4、5例,总有效率100%和95%。李建修等用抗霉胶囊治疗真菌性阴道炎,A组90例服抗霉胶囊(含白鲜皮、秦皮、黄柏、苦参、大叶桉、枯矾、薄荷脑),每日2粒,另外2粒纳入阴道;B组89例用抗霉胶囊,每日2粒纳入阴道;C组89例用达克宁栓,每日1粒纳入阴道。均以2周为1个疗程,用药3个疗程。结果:三组分别治愈74、37、59例,有效9、28、18例,总有效率92.2%、73.0%、86.5%。真菌转阴率A组优于B、C组($P<0.01$或0.05)。胡茅魁等内外合治带下病(滴虫性阴道炎、真菌性阴道炎、宫颈炎、慢性盆腔炎及宫颈伴阴道炎)108例。湿热下注型用生栀子、黄柏、茯苓、蒲公英、赤芍、丹皮、川牛膝、车前草、苍术;脾虚型用炙黄芪、党参、白术、生白芍、车前草、苍术、陈皮、柴胡、升麻、荆芥穗、当归、金樱子、炙甘草;肾气虚弱型用山茱萸、杜仲、巴戟天、仙灵脾、熟附子、桂枝、当归、柴胡、炙黄芪、山药、熟地、党参、蛇床子、炙甘草。并用愈带煎(苦参、白鲜皮、黄柏、生地榆、蛇床子、地肤子、枯矾)熏洗坐浴,每日2次,10日为1个疗程。结果:痊愈87例,好转15例,总有效率94.44%。陈英德等运用中西医结合治疗非特异性阴道炎108例,用止痒煎(苦参、龙胆草、生百部、狼毒、黄柏、花椒、枯矾、雄黄)熏洗外阴,每日2次。并用α-干扰素栓置入阴道后穹隆,服龙胆泻肝丸每日6 g,每日2次,7日为1个疗程。结果:痊愈84例,有效15例,无效9例,总有效率91.7%。刘国香自拟中药清阴汤外洗,配合制霉菌素外用治疗真菌性阴道炎45例,并与单纯用制霉菌素治疗的43例对照。清阴汤(土槿皮、蛇床子、黄柏、生大黄、紫花地丁、地肤子、苦参、土茯苓、明矾、硼砂、冰片等)早晚各1次,熏洗外阴,两组均用制霉菌素50万u研粉装入胶囊,每晚1粒塞入阴道,10日为1个疗程。结果:两组显效21例、11例,有效20例、18例,无效4例、14例。总有效率为91.1%和67.5%,有显著性差异($P<0.05$)。

刘锦以保妇康栓(复方莪术油栓)治疗老年性阴道炎100例,15日为1个疗程,总有效率98%,不良反应少。王建华等以杏仁油治疗宫颈糜烂108例,对照组92例用干扰素栓,隔日1次,7次为1个程。两组的治愈与总有效率分别为53.7%和98%;27.2%和76.1%。差异有显著性。

参考文献

[1] 张小玲,徐谦,姜惠中.龙胆泻肝汤治疗细菌性阴道病的临床观察.中国医药学报,1999,14(2):47

[2] 杨伍凤.内外治结合治疗阴道炎101例疗效观察.新中医,1998,30(10):22

[3] 李艳君.易黄汤加味治疗带下病200例.陕西中医,1997,18(6):246

[4] 赵纯.内外合治带下病90例疗效观察.中医药管理杂志,2006,14(7):65

[5] 熊素芳,李鸣,龙文,等.中西医结合治疗滴虫性阴道炎124例.中国中西医结合杂志,1999,19(9):566

[6] 姚力,王红梅,刘华.中西医结合治疗细菌性阴道病98例临床观察.中医药学报,1999,27(2):34

[7] 张凤婵.中西药配合治疗霉菌性阴道炎100例疗效分析.福建中医药,1999,30(4):4

[8] 李建修,陈明富.抗霉胶囊治疗霉菌性阴道炎临床观察.湖北中医杂志,1999,21(7):309

[9] 胡茅魁,何兴伟.内外合治108例带下病小结.江西中医学院学报,2000,12(4):153

[10] 陈英德,肖福忠,曹允义.中西医结合治疗非特异性阴道炎108例.现代中西医结合杂志,2001,10(10):931

[11] 刘国香.中西医结合治疗霉菌性阴道炎45例临床观察,江苏中医.1998,19(8):33

[12] 刘锦.保妇康栓治疗老年性阴道炎100例疗效观察.时珍国医国药,2006,17(7):1269

[13] 王建华,徐志荣,徐志安,等.杏仁油治疗宫颈糜烂的临床研究.江西中医药,2006,37(6):32

第九章 妊娠病

妊娠期间发生与妊娠有关的疾病，称妊娠病，又称胎前病。妊娠病不但影响孕妇的身体健康，妨碍妊娠的继续和胎儿的正常发育，甚则威胁母胎生命，因此必须重视妊娠病的预防和发病后的治疗。

常见的妊娠病有恶阻、妊娠腹痛、流产、异位妊娠、胎萎不长、胎死不下、子肿、子晕、先兆子痫、子痫、子嗽、妊娠小便淋痛、妊娠小便不通、妊娠大便难、妊娠身痒、妊娠贫血、胎位不正等。

妊娠病的病因病机应结合致病因素和妊娠期母体内环境的特殊改变来认识。常见的发病机制有四：一是阴血虚：阴血素虚，孕后血聚子宫养胎，阴血益虚，可致阴虚阳亢而发病。二是脾肾虚：脾虚则气血生化乏源，胎失所养；或肾气虚弱，胎失所系，胎元不固。三是冲气上逆：孕后经血不泻，聚于冲任、子宫以养胎，冲脉气盛隶于阳明，如胃气素虚，冲气上逆犯胃，胃失和降则呕恶。四是气滞：素多忧郁，气机不畅，腹中胎体渐大，易致气机升降失常，气滞则血瘀水停而致病。

妊娠病的诊断，首先要明确妊娠诊断。根据停经史、早孕反应、脉滑等临床表现，结合辅助检查如妊娠试验、基础体温、B超等判断是否妊娠。如需保胎可暂不做妇科检查，如病情需要也需择时做妇科检查以明确诊断，并注意与激经、闭经、癥瘕等鉴别。妊娠病的诊断，自始至终要注意胎元未殒与已殒的鉴别，注意胎儿的发育情况以及母体的健康状况，必要时注意排除畸胎等。

妊娠病的治疗原则，以胎元的正常与否为前提。胎元正常者，宜治病与安胎并举，如因母病而致胎不安者，重在治病，病去则胎自安；因胎不安而致母病者，重在安胎，胎安则病自愈。安胎之法，以补肾健脾、调理气血为主。补肾为固胎之本，健脾为益血之源，理气以通调气机，理血以养血为主或佐以清热，使脾肾健旺，气血和调，本固血充，则胎可安。如胎元不正，胎堕难留，或胎死不下，或孕妇有病不宜继续妊娠者，则宜从速下胎以益母。

妊娠期间用药原则，凡峻下、滑利、祛瘀、破血、耗气、散气以及一切有毒药品，都应慎用或禁用(参照《中药学》妊娠禁用或慎用药物)。如果病情确实需要，也可适当选用，如妊娠恶阻可选用法半夏等药物；确有瘀阻胎元时，还须在补肾安胎的基础上适当选配活血化瘀药，使瘀祛而胎安，所谓“有故无殒，亦无殒也”。但须严格掌握剂量和用药时间，“衰其大半而止”，以免动胎伤胎。

第一节 恶阻

妊娠早期出现恶心呕吐，头晕倦怠，甚或食入即吐者，称恶阻。《胎产心法》有云：“恶阻者，谓有胎气，恶心阻其饮食也。”《备急千金要方》称之为“阻病”，《经效产宝》称为“子病”，《坤元是保》称为“病食”。

恶阻多发生在妊娠6～12周，妊娠12周前后可自行消失。如在妊娠早期仅有恶心择食，头晕，或晨起偶有呕吐，为早孕反应，不属病态。临床上往往以呕吐的程度区分生理性的早孕反应还是病理性的恶阻。如孕妇恶心呕吐频繁，不能进食，影响身体健康及影响胎儿发育，必须及早调治。

西医学的妊娠剧吐可参照本病辨治。

【致病机制】

主要机制是冲气上逆，胃失和降。盖因受孕之后，经血不泻，阴血下聚以养胎，冲气偏盛，易循气街沿阳明胃经上逆犯胃。这是妊娠后的特殊生理改变。而本病发生的关键取决于孕妇的体质因素以及脏腑功能的失调。如脾胃虚弱、肝胃不和、痰湿等易致冲气上逆，胃失和降，则发为本病。临床常见的原因为脾胃虚弱、肝胃不和和气阴两虚。

呕则伤气，吐则伤阴，呕吐日久，浆水不入，气阴两虚。无阴则呕吐更剧。胃阴伤不能下润大肠，便秘日益，腑气不通，加重呕吐；肾阴伤则肝气急，肝气急，则呕吐愈甚，如此因果相于，恶性循环，出现精亏气散之恶阻重证。

西医学认为妊娠剧吐的病因迄今未明，可能主要与体内激素作用机制和精神状态的平衡失调有关。临床所见提示本病与绒毛膜促性腺激素(HCG)浓度的关系密切，如双胎妊娠或葡萄胎患者血内 HCG 浓度明显增高，而发生剧吐也显著增加。但症状的轻重，不一定和 HCG 成正比。肾上腺皮质功能降低、维生素 B_6 缺乏也被认为可能是发病的原因。此外，精神因素对妊娠剧吐的发生有着较大的关系，精神紧张可加重病情。

【诊断与鉴别诊断】

一、诊断

(一) 病史

停经史，可有早孕反应，多发生在妊娠 3 个月内。

(二) 临床表现

恶心呕吐，头晕，厌食，甚则食入即吐，或恶闻食气，不食也吐。

(三) 检查

1. 妇科检查　阴道壁及子宫颈变软，着色；子宫增大与停经月份相符，软，有饱胀感。

2. 体格检查　精神委靡，消瘦，严重者可见血压下降，体温升高，黄疸，嗜睡和昏迷。

3. 辅助检查

(1) 尿：尿妊娠试验阳性；24 小时尿量减少；病情严重者，可出现尿酮体阳性；尿中可出现蛋白和管型。

(2) 血：红细胞总数和血红蛋白升高，血细胞比容增高；钾、氯浓度降低；严重者可见肝肾受损表现，如丙氨酸氨基转移酶、血胆红素、尿素氮、肌酐等升高。

二、鉴别诊断

1. 葡萄胎　恶心呕吐较剧，阴道不规则出血，偶有水泡状胎块排出，子宫大小与停经月份不符，多较停经月份大，质软，HCG 水平明显升高，B 超显示宫腔内呈落雪状图像，而无妊娠囊、胎儿结构及胎心搏动征。

2. 妊娠合并急性胃肠炎　多有饮食不节或食物中毒史，除恶心呕吐外，常伴有上腹部或全腹阵发性疼痛，肠道受累时伴有腹泻，大便检查可见白细胞及脓细胞。

3. 孕痈(妊娠合并急性阑尾炎)　急性阑尾炎开始于脐周或中上腹部疼痛，伴有恶心呕吐，后腹痛转移到右下腹；体查见麦氏点压痛、反跳痛，伴腹肌紧张，可见体温升高和白细胞增高。

【因、证、辨、治】

恶阻证候有虚有实，虚者多因脾胃虚弱，实者多因肝胃不和，也有虚实夹杂者，如脾胃虚弱而痰湿内停。其辨证主要根据呕吐物的性状和患者的口感，结合全身情况及舌脉。口淡，呕吐清涎者，多为脾胃虚弱；口苦，呕吐酸水或苦水，多为肝胃不和；口中淡腻，呕吐痰涎，多为痰湿阻滞；口干烦渴，干呕或呕吐血性物，多为气阴两伤。

治疗原则以调气和中，降逆止呕为主，还需注意调饮食和情志，并讲究服药方法，以少量多次饮服为主。治疗时注意“中病即止”，用药须严格掌握剂量，“衰其大半而止”，以免伤胎。

一、脾胃虚弱证

[病因病机]受孕后，阴血下聚以养胎，冲脉之气较盛，冲脉隶于阳明，如脾胃素虚，或孕后因饮食、劳倦等生活因素损伤脾胃，冲气上逆则可犯胃，胃失和降，反随冲气上逆，发为妊娠恶阻。

[临床证候]妊娠早期，恶心，呕吐不食，甚则食入即吐，口淡，呕吐清涎或食物，脘腹胀闷，头晕神疲，倦怠思睡，舌淡，苔白，脉缓滑无力。

[辨证依据]

(1) 脾胃虚弱病史。

(2) 口淡，呕吐清涎或食物，神疲乏力，脘腹胀闷，纳呆。

(3) 舌淡，苔白，脉缓滑无力。

[治疗原则]健脾和胃，降逆止呕。

[方药选用]香砂六君子汤(《名医方论》)。

人参　白术　茯苓　甘草　半夏　陈皮　木香　砂仁　生姜

脾胃虚寒者，加丁香、白豆蔻；脾冷时时流涎者，加益智仁、白豆蔻；呕吐较剧者，加伏龙肝、柿蒂；呕吐不已，胃阴已伤，症见口干便秘，去木香、砂仁、茯苓，加麦冬、石斛、玉竹、沙参；如素有堕胎、小产、滑胎病史，或症见腰酸腹痛，或阴中下血者，宜去半夏，加杜仲、菟丝子、桑寄生。

二、肝胃不和证

[病因病机]孕后阴血下聚以养胎，阴血相对不足，肝体阴而用阳，肝血不足，则肝火偏旺；如平素性情急躁易怒，或孕后恚怒伤肝，肝气郁结，郁而化热，则肝火更旺。又冲脉气盛附于肝，肝脉夹胃贯膈，冲气夹肝火上逆犯胃，胃失和降，致恶心呕吐。如《女科经纶》云："妊娠呕吐属肝挟冲脉之火冲上。"

[临床证候]妊娠早期，恶心呕吐酸水或苦水，恶闻油腻，烦渴口干口苦，头胀而晕，胸满胁痛，嗳气叹息，舌淡红，苔微黄，脉弦滑。

[辨证依据]

(1) 素性急躁易怒，或孕后恚怒伤肝病史。

(2) 恶心呕吐酸水或苦水，恶闻油腻。

(3) 胸满胁痛，嗳气叹息，舌淡红，苔微黄，脉弦滑。

[治疗原则]清肝和胃，降逆止呕。

[方药选用]苏叶黄连汤(《温热经纬》)合橘皮竹茹汤(《金匮要略》)加姜半夏、枇杷叶、乌梅。

苏叶　黄连

橘皮　竹茹　大枣　人参　生姜　甘草

呕甚伤津，五心烦热，舌红口干者，加沙参、石斛、麦冬；便秘，加胡麻仁。

三、痰滞证

[病因病机]孕后经血停闭，冲气偏盛，如平素脾虚，或素体肥胖，又或孕后为饮食劳倦所伤，痰湿内停，冲气夹痰饮上逆，胃失和降，则发为恶阻。

[临床证候]妊娠早期，呕吐痰涎，口中淡腻，胸膈满闷，不思饮食，头晕目眩，心悸气短，四肢倦怠，舌淡胖，苔白腻，脉滑。

[辨证依据]

(1) 脾胃虚弱病史或素体肥胖。

(2) 呕吐痰涎，口中淡腻，胸膈满闷，不思饮食。

(3) 舌淡胖，苔白腻，脉滑。

[治疗原则]化痰除湿，降逆止呕。

[方药选用]小半夏加茯苓汤(《金匮要略》)加白术、砂仁、陈皮。

半夏　生姜　茯苓

夹热者，加竹茹；兼寒者，加干姜、丁香、白豆蔻。

四、气阴两亏证

[病因病机]呕吐不止，甚则饮食难进，或剧烈频繁呕吐，而导致阴液亏损，精气耗散，成气阴两亏证。

[临床证候]神疲乏力，形体消瘦，眼眶下陷，双目无神，严重者呕吐带血样物，发热口渴，唇舌干燥，小便少，大便秘结，舌红，苔薄黄或光剥，脉细滑数无力。

[辨证依据]

(1) 呕吐不止，或剧烈频繁呕吐。

(2) 神疲乏力，口渴，唇舌干燥，小便少，大便秘。

(3) 舌红，苔薄黄或光剥，脉细滑数无力。

[治疗原则]益气养阴，和胃止呕。

[方药选用]生脉散(《内外伤辨惑论》)合增液汤(《温病条辨》)加竹茹、芦根、乌梅。

生地　麦冬　玄参

呕吐带血样物者，加藕节、乌贼骨、乌梅炭。

此为恶阻重症，经以上治疗仍无明显好转，浆水不进，病情严重，尿酮体持续阳性，电解质紊乱者，需采用中西医结合治疗。可予生脉注射液中加5%葡萄糖溶液静滴，输液以纠正酸中毒及电解质紊乱。每日静滴葡萄糖液及葡萄糖盐水3 000 ml，加氯化钾、维生素C及维生素B_6，并根据血钾、钠、氯测定结果适量补充电解质。合并代谢性酸中毒者，应根据血二氧化碳结合力值和血气分析结果，静滴碳酸氢钠溶液，治疗2～3日多能迅速好转。

【其他疗法】

(一) 中成药

香砂六君子丸，每次6 g，每日2～3次，服至止呕为度。功能健脾和胃。用于脾胃虚弱证。

(二) 食疗

(1) 伏龙肝60 g，水煎取澄清液，放入童子鸡1只、生姜60 g(切片)，炖烂取汤徐徐服之。

(2) 灶心土500 g，加水2 000 ml，泡半日，水煎取澄清液，加入猪肾1个、盐少许，煎煮，分数次服食猪肾。

(三) 针灸

(1) 艾灸至阴，配中脘、足三里、内关。

(2) 拔罐，用穴位吸引器吸紧中脘穴后，嘱患者立即进食，食后15～20分钟放去负压，取下穴位吸引器，每次食前使用1次。

(3) 维生素B_1 100 mg分注内关(双)或止呕穴(乳突骨下缘，平耳垂后下缘处)，每日1次，可用2～3日。

（四）外治

（1）对恶阻不能进食者，用姜盐饮（生姜、食盐按 8 ∶ 1 比例捣汁制成）滴于舌面，再服中药或进食。

（2）鲜芫荽（香菜）适量，加苏叶、藿香各 3 g，陈皮、砂仁各 5 g，煎滚后倾入壶内，将壶口对准患者鼻孔，令吸其气。

（3）藿香梗、苏叶梗各 25 g，切碎末，装入布袋，佩挂胸前或置于枕边。

（4）半夏、丁香各 15 g，共为细末。生姜 30 g，捣碎，水煎取浓汁，加入细末，调成糊，取 10 cm×10 cm×1 cm 敷于脐，每日 1 次。

【转归与预后】

恶阻经及时治疗，大多可治愈，预后良好。

但也有极少数患者久治不愈或失治误治而出现电解质平衡失调所致的心肾功能损害。如出现体温升高达 38℃以上，心率每分钟超过 120 次，或出现持续黄疸，或持续蛋白尿，精神委靡不振等，应及时考虑终止妊娠。

【预防与调护】

（1）应保持乐观愉快的情绪，解除顾虑，忌忧郁恼怒，避免精神刺激。

（2）饮食宜清淡易消化，不宜进食肥甘厚腻滋补之品，以免碍胃加剧呕吐。鼓励进食，但应少食多餐。

（3）起居有常，劳逸适度，以防损伤脾胃。呕吐频繁剧烈者应静卧休息。

（4）中药宜分次饮服，采取少量缓缓饮服之法，以获药力。

（5）生姜汁 10～20 滴，和药兑服；或以生姜汁涂舌面再服药；也可取干净生姜 1 块含服后进药，或服药后再含生姜块，可有效减少呕恶。

【文献资料】

（一）病因病机

何时希认为恶阻发病乃因妊娠后血以养胎，肝木失于涵濡，以致肝体不足，肝用有余，犯于胃则见呕吐、厌食。据此提出治疗可按脾胃门、肝胆门、肺胃门、肝肾门分型，有其独到之处。罗元恺认为本病多由胃气虚弱，失于和降，反而壅滞上逆使然；又或因停经之后，肝气未能与血海之血外泄，夹冲脉之气上逆犯胃所致。刘奉五认为妊娠恶阻的病理主要是胃气不降，冲气上逆所致，且以胃虚和肝热两种类型最常见，胃虚者用安胃饮，肝热者用加味温胆汤。哈荔田认为恶阻的发生总属胃气虚弱，不能和降，如胃气强盛，能控制上逆之气则不发病，强调在治疗中除针对病因辨证施治外，特别要照顾胃气，方能收到良好效果。

综合各家所见，恶阻的发病主要与脾、胃、肝三脏腑有关，最终导致胃失和降而致呕吐，治疗也主要针对这三脏腑着手，辨证论治。

妊娠恶阻的发病与情志关系密切，情志变化可影响肝的疏泄而致恶阻。张雅萍等所做的研究发现 A 型性格孕妇易患妊娠恶阻，从病因学方面为情志致病提供了现代心理学依据，从生物、心理、社会医学模式角度来看，对恶阻的预防和治疗都有不可忽视的意义。

（二）中药治疗

据现有报道，较多医家将本病分为脾胃虚弱、肝胃不和、痰湿、气阴两虚型辨证论治，但具体方药各有不同，此处不赘。唯程运文对恶阻治痰颇有心得，其治痰法有四：燥化湿痰，适用于湿痰阻滞中脘，夹冲气上逆之恶阻，方用旋覆花汤加减；温化寒痰，适用于寒痰阻滞中脘，夹冲气上逆之恶阻，方用旋覆花汤加桂枝、丁香、白豆蔻、干姜、吴茱萸等；清化热痰，适用于热痰阻滞中脘，夹冲气上逆之恶阻，方用芩连温胆汤加减；化痰逐瘀，适用于痰瘀互结，阻滞中脘，夹冲气上逆之恶阻，方用芩连温胆汤合丹参饮加减。

除辨证论治外，尚有部分医家抓住恶阻主要病机，采用专方治疗。从临床报道看，桂枝汤、小柴胡汤、小半夏加茯苓汤是选用较多的古方，也有用温胆汤、橘皮竹茹汤、旋覆代赭汤、干姜人参半夏丸、半夏泻心汤、逍遥散等。

（三）剂型或给药途径研究

恶阻患者往往因剧吐而不能进食，难以内服中药煎剂，影响疗效，因此有医家在寻找有效的中药制剂和给药途径方面做出尝试。如高学功将紫苏梗、姜竹茹各 20 g，砂仁、黄连各 12 g，共为细末，装入胶囊，于三餐后及晚睡前服，效果满意。据此认为改用胶囊治疗妊娠呕吐，服药方便，无刺激性，胃内存留时间较长，止呕吐作用持久。陈立怀试用清开灵针剂静滴治疗恶阻。另据张丽娟摘译日本东洋医学杂志的报道，神山洋将小半夏加茯苓汤制成栓剂用于临床研究。但在剂型或给药途径的研究较少，且缺乏大样本研究，尚未能推广应用。

（四）针灸推拿治疗研究

近年来运用针灸治疗妊娠剧吐的研究日增，临床报道较多，且疗效颇佳。针刺治疗多以足三里、内关、中脘、太冲、丰隆等穴为主。艾灸法有温通血脉，引导气血运行之功，也被用于治疗妊娠剧吐。如范永军等取三阴交、关元为主穴，脾胃虚弱型加灸足三里，肝胃不和型加灸太冲，疗效显著优于纯中药治疗。药物穴位注射应用也广，多采用维生素B_1或维生素B_6，选神门、足三里等穴注射。

（五）对妊娠忌用药半夏的研究

半夏碍胎说由来久矣，孕期是否能用半夏自古至今争论颇多。现代医家对此在多方面进行了探讨。《中药大辞典》指出半夏有止吐作用，其有效成分是生物碱。

目前动物实验已经证明半夏有抗早孕的作用。夏林纳等的研究发现给孕7日的小鼠皮下注射不同剂量的半夏蛋白，随着给药剂量的增加抗生育疗效也随之增加。当剂量增加至30 mg/kg时，100%小鼠发生流产。陈蕙玲等的实验表明子宫角注射半夏蛋白也有明显的抗兔胚泡着床作用，注射500 μg，抗着床率达100%。而由中国中医药研究院中药研究所承担的国家自然基金资助的项目"中药半夏妊娠禁忌的研究"已于1990年通过鉴定。动物实验表明半夏具有显著的胚胎毒性，引起全数流产的少，多数是部分流产或出现流产先兆。半夏的毒性影响多发生在妊娠早期和前中期，后期影响较小。半夏无遗传毒性，生半夏汤剂和制半夏汤剂的胚胎毒性一致。小鼠实验提示生姜在体内能拮抗生半夏的毒性作用。

动物实验研究可供我们临床使用半夏时参考。但实际上大量的临床报道表明，治疗妊娠剧吐时使用半夏疗效佳，且没有导致流产等不良反应。目前治疗妊娠剧吐，半夏一般使用炮制品，如使用生品必须有一定临床经验，且煎煮法尤为重要。魏晓芬等从干姜人参半夏丸的组方原则、配伍、适应证及应用指征几方面探讨其治疗妊娠呕吐的中医学机制，指出半夏虽有堕胎作用，但通过合理配伍可解除其毒副作用，并观察到此方丸、散、汤3种剂型的变化对临床疗效并无影响。何绍奇介绍半夏煎足1小时，毒性成分可被破坏，而止呕作用不受影响。胡师圣认为半夏一般用4.5～5 g，严重恶阻可用25～30 g，生用为佳，但应先煎30分钟，"百沸则无毒"，同时应配伍生姜、甘草以和之。

综合各家研究可以认为目前半夏有毒已有定论，妊娠期间单独使用应慎重，如配伍生姜、甘草则无碍。如病情需要，半夏非但不是妊娠忌药，而且还是必用之品，"有故无殒，亦无殒也"。

参考文献

［1］ 张玉珍.中医妇科学.北京：中国中医药出版社，2007

［2］ 乐杰.妇产科学.北京：人民卫生出版社，2004

［3］ 乐秀珍.妇科名医证治精华.上海：上海中医药大学出版社，1995

［4］ 北京中医学院，北京中医学校.刘奉五妇科经验.北京：人民卫生出版社，1982

［5］ 朱南孙，朱荣达.朱小南妇科经验选.北京：人民卫生出版社，1981

［6］ 罗元恺.罗元恺点注妇人规.广州：广州科学技术出版社，1984

［7］ 哈荔田.哈荔田妇科医案医话选.天津：天津科学技术出版社，1984

第二节 妊娠腹痛

妊娠期因胞脉阻滞或失养，发生小腹疼痛者，称妊娠腹痛，又名胞阻，亦有称痛胎、胎痛、妊娠小腹痛者。

妊娠腹痛相当于西医学妊娠期肠道功能失调所引起的疼痛。

【致病机制】

因气郁、血瘀、血虚、虚寒等致胞脉、胞络阻滞或失养，气血运行不畅，"不通则痛"或"不荣则痛"，而发妊娠腹痛。其病位在胞脉、胞络，尚未损及胎元。如久痛不止，或疼痛剧烈，可影响到胎元，发展为胎漏、胎动不安，甚则而成堕胎、小产危重之症。

【诊断与鉴别诊断】

一、诊断

（一）病史

有停经史及早孕反应。

（二）临床表现

妊娠期出现小腹部疼痛，程度不甚，以病势较缓的小腹绵绵作痛，或冷痛不适，或隐隐作痛，或小腹连及胁肋胀痛为多见。

（三）检查

1. 妇科检查　妊娠子宫，子宫颈口闭，子宫大小与停经月份相符。腹部柔软不拒按。

2. 辅助检查　尿妊娠试验阳性。B超提示活胎。

二、鉴别诊断

本病应与能引起腹痛的其他妊娠疾病和发生于妊娠期间的内、外科性腹痛证候的疾病相鉴别。

1. 异位妊娠　输卵管妊娠未破损前也有小腹疼痛，与本病相似，可通过B超检查以鉴别。输卵管妊娠破裂或流产后，以突然出现一侧下腹部撕裂样剧痛，常伴昏厥或休克征象为特征；下腹部有压痛，反跳痛明显，以患侧为甚，内出血多时叩诊有移动性浊音；可通过B超、后穹隆穿刺等检查以鉴别。

2. 胎动不安　除小腹疼痛外，常有腰酸、小腹下坠，或阴道少量流血等症状，临证不难鉴别。

3. 妊娠合并卵巢囊肿蒂扭转　多发生于妊娠中期，以突然一侧下腹部绞痛，甚则昏厥，或伴恶心呕吐为特征。与妊娠腹痛有明显差异。询问病史，妇科检查、B超检查可为之作出鉴别。

4. 孕痈　详见妊娠恶阻。

【因、证、辨、治】

妊娠腹痛有虚有实，由血虚、虚寒、气郁、血瘀而致。辨证主要根据腹痛的性质，结合兼证及舌脉，以辨虚实。虚者多绵绵作痛，实者多为胀痛。治疗原则为“虚则补之，实则行之”，具体以调理气血为主，佐以补肾安胎。如病情发展，出现胎动不安或堕胎、小产时，则需按胎动不安或堕胎、小产处理。

一、血虚证

[病因病机]素体血虚或脾虚化源不足，孕后血聚养胎，阴血愈虚，胞脉失养，不荣则痛。如血虚气弱，血少乏于畅行，气虚帅血无力，胞脉滞迟作痛。

[临床证候]妊娠后小腹绵绵作痛，按之痛减，面色萎黄，头晕目眩，或心悸少寐，舌淡，苔薄白，脉细滑弱。

[辨证依据]

(1) 素体气血虚弱，或有子宫发育不良史。

(2) 孕期小腹绵绵作痛，喜按，头晕目眩。

(3) 舌淡，脉细滑弱。

[治疗原则]养血安胎止痛。

[方药选用]当归芍药散(《金匮要略》)加制首乌、桑寄生。

当归　芍药　川芎　茯苓　白术　泽泻

二、虚寒证

[病因病机]素体阳虚，寒从内生，或孕后复感寒邪，血为寒凝，不能温运胞脉以养胎，胞脉失于温煦，有碍气血畅行，遂致腹痛。

[临床证候]妊娠后小腹冷痛，绵绵不休，喜温喜按，面色苍白，形寒肢冷，纳少，大便溏，舌淡，苔白滑，脉沉细滑。

[辨证依据]

(1) 虚寒体质，或孕后感寒。

(2) 小腹冷痛，绵绵不休，喜温喜按，形寒肢冷，纳少，大便溏。

(3) 舌淡，苔白，脉沉细滑。

[治疗原则]暖宫止痛，养血安胎。

[方药选用]胶艾汤(《金匮要略》)加巴戟天、杜仲、补骨脂。

阿胶　艾叶　当归　川芎　白芍　干地黄　甘草

三、气郁证

[病因病机]素体忧郁，孕后血下聚养胎，肝血偏虚，肝失所养，肝气郁结；或孕后情志内伤，肝失条达，气机不畅，胞脉气血阻滞，遂致小腹疼痛。

[临床证候]妊娠后小腹胸胁胀痛，或少腹胀痛，情志抑郁，嗳气泛酸，或烦躁易怒，苔薄黄，脉弦滑。

[辨证依据]

(1) 素性抑郁，或孕后情志不畅。

(2) 小腹胸胁胀痛，或少腹胀痛，情志抑郁或烦躁易怒。

(3) 脉弦。

[治疗原则]疏肝解郁，养血安胎。

[方药选用]逍遥散(方见月经前后诸证)。

临证时，加苏梗；郁而化热者，加栀子、黄芩。

四、血瘀证

[病因病机]素有癥瘕，或因气滞，或因寒凝，瘀血内停，阻滞胞宫、胞脉，不通则痛，遂致腹痛。

[临床证候]妊娠后小腹常感隐痛不适，或有刺痛，痛处不移，或宿有癥瘕，舌暗有瘀点，脉弦滑。

[辨证依据]

(1) 宿有痼疾。

(2) 小腹隐痛不适，或刺痛，痛处不移。

(3) 舌暗有瘀点。

[治疗原则]养血活血,补肾安胎。

[方药选用]桂枝茯苓丸(《金匮要略》)合寿胎丸(《医学衷中参西录》)。

桂枝 茯苓 丹皮 芍药 桃仁

菟丝子 桑寄生 续断 阿胶

【转归与预后】

妊娠腹痛,病位在胞脉,尚未损及胎元,病势也多较轻,故经及时有效治疗后多能逐渐治愈而预后良好。如痛久不止,病势日进将损动胎元变生胎漏、胎动不安,甚至导致胎元离胞,发展为堕胎、小产。

【预防与调护】

(1) 孕期应注意避免过劳、持重、登高、剧烈运动,禁房事,保持心情舒畅。

(2) 既病之后注意适当休息,积极治疗,促使康复。

【文献资料】

《圣济总录·妊娠门》:妊娠脏腑虚弱,冒寒湿之气,邪气与正气相击,故令腹痛。病不已,则伤胞络,令胎不安。治法宜祛散寒湿,安和胎气,则痛自愈。

《傅青主女科》:妊娠少腹作疼,胎动不安,如有下堕之状,人只知带脉无力也,谁知是脾肾之亏乎!夫胞胎虽系于带脉,而带脉实关于脾肾。脾肾亏损,则带脉无力,胞胎即无以胜任矣。

《胎产新书·女科秘旨》:孕妇腹中不时作痛,或小腹重坠,名曰胎痛,宜地黄当归汤主之。如不应,加人参、白术、陈皮。如因血气,加砂仁。因中气虚下坠而作痛,则服补中益气汤。

参考文献

张玉珍.中医妇科学.北京:中国中医药出版社,2007

第三节 流 产

妊娠不足28周,胎儿体重不足1 000 g而终止者,称流产。孕12周以前终止称早期流产,孕12～28周终止称晚期流产。临床以早期流产多见。

世界卫生组织(WHO)1966年确定了自然流产的定义,认为胎儿尚不能独立生存,未使用人工方法,而自母体分离者为自然流产。以往认为是在28周以前孕终为流产,与中医学堕胎、小产的胎龄是相同的。近几年来由于产科和新生儿监护技术的发展,妊娠20周至不足28周之间流产的胎儿体重在500～1 000 g之间,有存活的可能,称有生机儿,美国等国家有提出在孕20周之前孕终为流产者。

流产中一部分属自然筛选现象,这样的自然流产确实减少了先天性畸形儿的发病率。但也有不少是正常胚胎在发育中因妊娠期母病动胎,或因胚胎禀赋不足,或病邪入侵,致胎元不固而出现先兆流产者,通过安胎治疗可获成功。如不及时治疗,则由先兆流产发展为各种流产甚至习惯性流产,给患者身心和家庭造成痛苦,应给予诊治。

根据流产经过的不同阶段和临床表现,流产可分为先兆流产、难免流产、完全流产、不全流产、稽留性流产、感染性流产以及习惯性流产。中医学也有相应的胎漏、胎动不安、胎动欲堕、堕胎、小产、胎死不下、滑胎等病名。

【致病机制】

妊娠是胚胎寄生于母体子宫内生长、发育、成熟的过程,母体与胎儿是不可分割的整体。但胎儿也不是被动地接受母体的恩赐,它既可使母体的变化以利自身的生长、发育、成熟乃至分娩,又可影响母病。故早在《诸病源候论》中就有"其母有疾以动胎"和"胎有不牢固以病母"两大类。当这些致病因素导致胎元不固时,便可发为流产。中医学"胎元"的含义有三方面,一是指胎的别称,二是指母体中培育胎儿生长的元气,三是指胎盘。也就是说胎元不固,即包括了胚胎、胎儿、胎盘的异常及母体中育胎的元气不足。导致胎元不固的病因病机多为肾虚或肾脾虚、气血虚弱、血热、血瘀等。

西医学认为流产的原因很复杂,要从胚胎、母体、父方及其他各方面的因素来分析。

1. 胚胎因素 胚胎染色体异常是流产的主要原因,夫妇双方任何一方染色体异常也可传至子代,常在孕12周前发生流产。

2. 母体因素 母体的染色体异常、体质较差、全身性疾病、内分泌失调,主要是黄体功能不足可致早期流产。甲状腺功能低下、严重的糖尿病、血糖未控制均可导致流产。生殖器的畸形、发育不全、子宫颈功能不全、子宫肌瘤、妊娠免疫调节异常,关系较大的有血型抗原、夫妇间的组织相容性抗原(HLA)、封闭抗体缺乏、自身免疫损伤,或Th1/Th2平衡失调等,均可导致流产。

3. 父方因素　染色体异常、精液不正常如精子数量不足、活力差、畸型精子多，或精菌症等，均可使孕卵发育不健而流产。

此外，外界不良因素的影响如有毒化学物、农药或放射性物质等也可导致流产。

临床上，西医报道50%以上找不到流产原因，故医生常需采用西医学的微观病因检查结合中医学的宏观病因病机分析，取长补短，综合分析其流产的原因或病因病机。

【诊断与鉴别诊断】

一、诊断

西医学认为流产有一系列经过和不同的结局。中医学对流产是以妊娠后出现阴道出血、腹痛、腰酸、小腹下坠感的轻重缓急不同作为诊断要点的。现归纳临床表现和中西医的检查，分别论述各种流产的诊断要点。

（一）先兆流产（胎漏、胎动不安）

1. 临床表现　怀孕以后，阴道出现少量下血，或时下时止，或淋漓不断，血色淡暗或淡红或鲜红，或仅少量血性物，而无腰酸腹痛下坠者，中医学称胎漏。如怀孕后腰酸，腹痛下坠，或伴有阴道少量出血者，则称胎动不安。胎漏、胎动不安为堕胎、小产的先兆，西医学称先兆流产。

2. 检查　妇科检查子宫增大与孕周相符，宫口未开，无妊娠物排出，妊娠试验阳性，B超检查宫内可有胎心及胎动，如仅在孕40日左右还未能有胎心胎动。

（二）难免流产（胎动欲堕）

1. 临床表现　多由先兆流产进一步发展而来，阴道出血增多（较月经量多），腹痛阵发性加剧，甚则腰痛如折，下坠欲堕。《妇人规》称胎动欲堕。

2. 检查　妇科检查子宫颈已扩张至2～3 cm，或胎膜已破，或胚囊突出于宫口，可诊断为难免流产，即不可避免流产。

（三）完全流产（堕胎、小产、暗产）

1. 临床表现　常由先兆流产或难免流产发展而来，在短时间内胚胎组织完全排出，阴道流血减少或停止，腹痛、腰酸下坠减轻或消失。多发生在妊娠8周内。因此时胚胎尚幼小，着床不牢，胎元不固，易从宫腔剥离而排出。完全流产还可发生在怀孕不足1个月或月经仅过期数日，精卵结合后，却不能成功地着床，或胚胎发育不良而殒堕排出。这种流产是发生在临床觉察之前，或正常预期的月经来潮前后，中医学称“暗产”。

此外，完全流产也可发生在16～24周妊娠，胎儿及胎盘易从宫腔排出。

2. 检查　妇科检查子宫颈口松或已关闭，无明显出血，子宫接近正常或略大，B超检查宫内无异常。

（四）不全流产（堕胎、小产不全）

1. 临床表现　多发生在妊娠8周以后，胎盘正在发育或已形成。常在难免流产的基础上发展，胚胎或胎儿及部分胎盘排出，整个胎盘或部分胎盘仍附着在子宫壁上，如不及时处理可影响子宫收缩以致阴道大出血甚至休克。如《诸病源候论·妊娠堕胎后血出不止候》中指出“损经脉故血不止也，泻血多者，便至烦闷至死也”，而“妊娠堕胎衣不出候”是指不全流产的证候。

2. 检查　妇科检查子宫颈口开大，或见胚胎组织物堵塞于宫口，活动性出血，子宫增大较孕月为小。

堕胎、小产之别，主要是妊娠殒堕时孕月的不同。妊娠12周内，胚胎未成形象而自然殒堕者，称堕胎；妊娠12～28周内，胎儿已成形而自然殒堕者，称小产，也称半产。堕胎、小产包括了不全流产和完全流产（图9-1）。

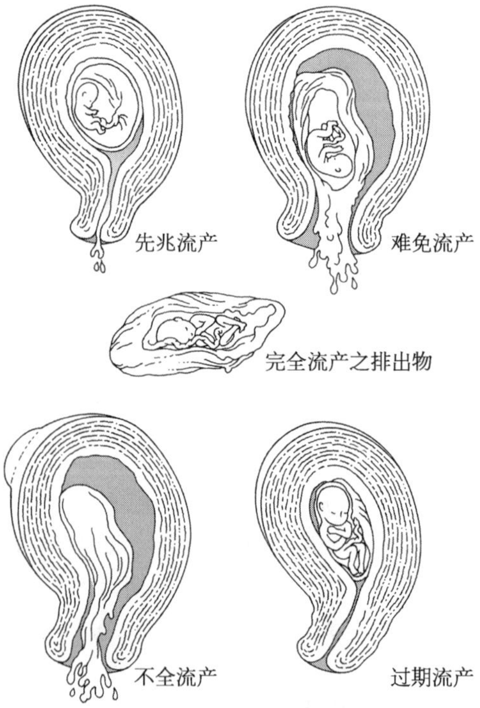

图9-1　各种流产图

（五）稽留性流产（胚死不下、胎死不下）

1. 临床表现　胚胎（或胎儿）死亡而仍稽留在宫内一段时间尚未排出，又称过期流产。孕妇多有早期先兆流产的症状，此后胚胎停止发育，或反复少量阴道出血，血色暗如咖啡、有渣、黏稠。也有临床症状不明显，经 B 超检查发现胚胎停止发育者。

2. 检查　妇科检查子宫不增大反而较孕月缩小，妊娠试验转阴性，B 超无胎心及胎动。发生在妊娠 3 个月内的过期流产，过去中医学没有命名，本书称“胚死不下”，以便区别于妊娠 3 个月后孕终的胎死不下。

以往认为胚胎（或胎儿）死亡达 2 个月以上尚未排出者，才称稽留性流产。随着科学的进步，可以根据临床症状和有关检查尽快的诊断。况且胚胎死亡日久，胎盘组织机化与宫腔粘连难剥，更有甚者还可因胎盘自溶产生凝血活酶，进入血循环，导致凝血功能障碍引起弥散性血管内凝血（DIC），而在流产时发生大出血而危及生命。故只要是确诊胚胎已死亡在宫内一段时间仍未排出者，便可诊断为稽留性流产。

（六）感染性流产

1. 临床表现　上述任何一种类型的流产都可合并感染，除流产症状外，还可有高热寒战、腹痛等感染症状。

2. 检查　腹部有明显的压痛及反跳痛，腹肌较紧张。妇科检查子宫及附件压痛明显，阴道有灼热感，可有脓性白带或败酱样血性物、有臭气；或有盆腔脓肿，白细胞明显升高和核左移。严重者可有盆腔腹膜炎、血栓性静脉炎、败血症，甚或中毒性休克等。

（七）习惯性流产（滑胎）

临床表现　自然流产连续发生 3 次或 3 次以上者，称习惯性流产，中医学称“滑胎”。近年有学者将连续流产 2 次者，称复发性自然流产（RSA）。其临床特点是屡孕屡堕，每次流产往往发生于同一妊娠月“应期而堕”。其流产过程与一般流产相同。

二、鉴别诊断

流产的主要临床症状是怀孕后出现阴道出血和腹痛。除不同类型的流产需鉴别外，还需与妊娠早期其他疾病所引起的出血、腹痛作鉴别（表9－1）。

表 9－1　流产鉴别诊断表

鉴别要点＼病名		各种流产鉴别					疾病鉴别	
		先兆流产	难免流产	完全流产	不全流产	过期流产	异位妊娠	葡萄胎
主要症状	出血	少量，淡红暗红或鲜红	增多，鲜红	少或停止	少量淋漓或大出血	无或如咖啡	点滴状褐色	不规则少量或大出血
	下腹痛	无或轻	加剧	消失	加剧或减轻	无	少腹隐痛、突发剧痛	不显或为胀痛
	组织物排出	无	无	全部	部分	无	无或有蜕膜组织	无或有葡萄状胎块
妇科检查	宫颈	未扩张	已扩张或已经破膜	已闭	已扩张或有组织物堵塞	闭或松	口闭、举摇痛	松或有葡萄状胎块堵塞
	宫体大小	与孕周相符	与孕周相符	正常或略大	较孕周小	较孕周小	较孕周小或较正常略大	与孕周不符多大于孕周
	附件	（－）	（－）	（－）	（－）	（－）	可有小包块，触痛明显	可有囊肿，不痛
辅助检查	尿妊娠试验	（＋）	（±）	（－）	（－）/（＋）	（－）/（＋）	（＋）	强（＋）
	B超	有胎心胎动	可有胎动或弱	无	部分残留妊娠组织	胚囊变形，无胎心胎动	宫内无胚胎，宫外（多在附件）有包块或孕囊	有葡萄状胎块

【因、证、辨、治】

病因病机主要是胎元不固，导致胎元不固的原因有虚有实。虚者多因肾虚或肾脾虚、气血虚弱，导致系胎、固胎、养胎之精气血亏虚，使胎元不固发为流产；实者常因血热、血瘀，而致养胎、载胎之气血失调，使胎元不固发为流产。临床以虚证或虚中夹实者多见。

流产患者大多在怀孕后出现轻重不一的阴道出血、腹痛、腰酸、小腹下坠感等症状。临证时必须动态观察四大症状和全身症状及舌脉的变化，以辨别寒热虚实和胚胎的存亡。阴道出血量少，色淡(淡暗、淡红)，质清稀者，多为虚证；阴道出血量少，色红或紫暗，质稠者，多为实证。如阴道出血量少，腹痛腰酸下坠轻微，舌淡红，脉滑者，多为先兆流产；阴道出血量多，色红，腰酸、腹痛阵发性加剧，下坠势有难留者，已为难免流产；伴有部分胚胎组织排出者，则为不全流产；如曾有先兆流产，日后再次出血色暗，脉弦或细涩，则要注意过期流产；兼有发热，腹痛加剧，并有压痛反跳痛，阴道出血有臭气者，多为感染性流产。必须定期检测尿中HCG定量、B超探查等。确定胚胎的存亡，方可言治。

治疗主要是根据流产不同阶段的状况，采用安胎或下胎两种截然不同的治则和处理。如属胚胎尚存活的先兆流产者，则以安胎为主。在辨证论治的基础上，必须顾护肾气以固胎元。

一、先兆流产

(一) 肾虚或兼脾虚证

[病因病机]父母先天肾气不足，精卵不健，或房室损伤，或久病大病伤肾，或孕后不节房事，耗损肾精，损伤肾气。胞络系于肾，肾精养胎，肾气载胎。肾虚则冲任亏损，胎失所系养，致胎元不固发为先兆流产。

[临床证候]妊娠期阴道少量流血，色淡暗如黑豆汁，或少许血性物，腰酸膝软，腹痛下坠；头晕耳鸣，小便频数，夜尿多。或有反复自然流产史，孕后又出现上述诸症。眼眶暗，面斑暗黑，或环唇淡暗，舌淡胖或淡暗，苔白，脉沉细滑，尺脉弱，或弦细滑。

[辨证依据]

(1) 先天肾气或肾脾不足和孕前孕后伤肾史。

(2) 孕后阴道出血淡暗如黑豆汁。

(3) 腰酸膝软，头晕耳鸣，夜尿多，舌淡暗，脉沉滑尺弱。

[治疗原则]补肾健脾，养血安胎。

[方药选用]寿胎丸(方见妊娠腹痛)加党参、白术、制首乌、川杜仲。

根据罗元恺的临证经验，安胎宜重用菟丝子、党参各20～30 g为主药。如阴道出血较多或时间较长者，选加仙鹤草、地榆、艾叶、鹿角霜止血安胎；大便干结难解者，去首乌，加熟地、肉苁蓉；夜尿多者，选加覆盆子、益智仁、金樱子；腹痛明显者，加香附、砂仁；偏于肾阴不足者，去白术、杜仲、益智仁，加山药、女贞子、熟地、山茱萸、龟甲。

如有反复自然流产病史或肾脾气虚下腹坠痛明显者，另炖吉林参10 g，每周2次，大补元气以安胎，并服滋肾育胎丸，每次5 g，每日2次，温开水送服。

(二) 气血虚弱证

[病因病机]母体脾胃素虚，气血生化不足，或久病失血而致气血虚弱，或多产(包括多次流产)损伤精血，思虑劳倦伤脾，或孕后脾胃虚弱，气血生化乏源，气虚不摄，血虚失养，致胎元不固导致流产。《女科经纶》引朱丹溪云："血气虚损，不足以荣养其胎，则自堕。"

[临床证候]妊娠期阴道少量出血，色淡红，质清稀，或腰酸小腹空坠，面色㿠白无华或萎黄，神疲肢倦，心悸气短，肢软乏力，或纳呆，小便溏，舌淡胖，苔白，脉细滑。

[辨证依据]

(1) 有气血生化不足及失血病史。

(2) 阴道出血量少，色淡质清稀。

(3) 神疲体倦，心悸气短，舌淡胖，苔白，脉细滑。

[治疗原则]补气养血，固肾安胎。

[方药选用]胎元饮(《景岳全书》)去当归，加菟丝子、桑寄生、阿胶。

人参　当归　杜仲　白芍　熟地　白术　陈皮　甘草

小腹空坠者，加黄芪、升麻；血虚者，加制首乌、乌豆衣；纳呆，大便溏者，去熟地、白芍，加炒麦芽、砂仁、茵陈。

(三) 血热证

[病因病机]素体阳盛血热，或阴虚内热，或七情郁结化热，或孕后感受热邪，热伤冲任，遂致胎元不固而为流产。

[临床证候]妊娠期阴道少量出血，色鲜红或深红，质稠，或腰酸腹痛，面赤心烦不安，口干咽燥，或五心烦热，大便结，小便黄，或有低热，舌红或尖边红，苔黄或少苔，脉滑数。

[辨证依据]

(1) 热盛体质，或有孕后感受热邪病史。

(2) 阴道出血，色鲜红或深红。

(3) 心烦口干，面赤心烦。舌红，苔黄，脉滑数。

[治疗原则]清热养血,滋肾安胎。

[方药选用]保阴煎(方见月经过多)。

阴虚内热者,去黄柏、熟地,加女贞子、旱莲草、山茱萸、玄参;肝郁化热,烦躁易怒,夜寝不宁者,去黄柏,加郁金、栀子、合欢皮。孕期感受热邪或暑热之邪,损伤胎元者,可参考外感热病论治;风热感冒发热,可选桑菊饮或银翘散加黄芩、蒲公英、板蓝根等以疏风解表,清热安胎。须注意治病与安胎并举。

(四)血瘀证

[病因病机]素有胞中瘀滞,如子宫肌瘤、子宫内膜异位症、盆腔炎等,孕后瘀阻胎元,或癥痼害胎;也可因受孕期跌仆闪挫或手术创伤而致气血不和,或外伤致瘀,瘀阻冲任,或伤损胞络致胎失所养,胎元不固发为先兆流产。

[临床证候]孕前有子宫肌瘤或子宫内膜异位症、附件炎、盆腔炎,或孕后有跌仆闪挫或手术创伤,阴道出血量少,色暗滞或无出血,小腹拘急而痛,腰酸下坠,或有滑胎病史,或B超提示胚胎或胎儿存活,宫腔有积血,或面色晦暗,肌肤不润,或烦躁易怒,口干不欲饮,舌有瘀点或舌暗红,脉弦滑。

[辨证依据]

(1)有癥瘕或外伤病史。

(2)阴道出血,色暗,伴腹痛。

(3)腰酸下坠,舌瘀暗,脉弦滑。

治法 益气和血,补肾活血安胎。

[方药选用]桂枝茯苓丸(方见妊娠腹痛)合寿胎丸(方见妊娠腹痛)。

如有子宫肌瘤或子宫内膜异位症,因癥痼害胎者,选加荔枝核、鸡内金、桃仁、龟甲;有附件炎、盆腔炎史,常致少腹胀痛、腰痛者,加柴胡、香附、蒲公英。

此型辨证为瘀血动胎,宜用活血化瘀安胎法,但要适当固肾安胎,活血化瘀止血药物应以失笑散等较平和的化瘀药为宜,且不能长久使用,"中病即止",定期做B超探查胚胎(胎儿)发育及宫腔积血吸收或排出情况。

二、难免流产

如先兆流产发展为难免流产时,应尽快下胎。下胎的方法要视孕月和病情而定。早期妊娠,即行清宫术;中期妊娠,流血不多,可收住院在严密观察下服中药催产,治法为活血化瘀,行气下胎,方用脱花煎(《景岳全书》)加枳壳、川朴、冬葵子、大黄,每日1～2剂。

当归 肉桂 川芎 牛膝 红花 车前子

当出现宫缩作产时,可加针灸补合谷(双),泻三阴交(双)以催产。也可用宫缩素10 u加入5%葡萄糖溶液500 ml中静滴,视宫缩情况调节滴速,待其自然排出。如出血较多,宫口开大,可做钳刮术。

三、不全流产

由于部分胎盘残留在宫腔,应立即清除宫腔内组织物。如不全流产合并阴道大出血,甚或休克时,必须在抗休克后再做清宫术,尽快排空子宫内组织物,术后服中药生化汤祛瘀生新。此外,要询问来诊前出血的情况,客观地估计出血量。如24小时内出血量超过400 ml以上者,要及时输血,以防他病。如出血不多,B超见宫内仅小部分胚胎或胎盘残留,而患者不愿意手术时,也可先服生化汤(《傅青主女科》)加益母草、丹参、赤芍等祛瘀生新,以观后效。必要时再清宫。

当归 川芎 桃仁 炮姜 炙甘草

四、完全流产

如确诊为完全流产者,可按产后调理善后。

五、稽留性流产

以清除宫内妊娠物为主,并根据孕月的大小以及有关检查决定排胎方法。如孕3个月内,即做清宫术;孕3个月后,估计胎死时间较长,则需先测定凝血功能,警惕流产时或流产后凝血机制障碍,发生大出血甚或弥散性血管内凝血(DIC)危及生命。如凝血功能正常,可选择下述方法处理:宫口松,即做钳刮术,术后注射宫缩剂和抗感染治疗;宫口紧,可于宫腔内插导尿管1根,12～18小时取出导尿管,再做钳刮术。如为中、晚期妊娠死胎,参照胎死不下论治。

六、感染性流产

应在控制感染后刮宫。如阴道大出血,在抗感染的情况下,先用卵圆钳轻轻取出宫腔内组织物,以达止血目的,待感染控制后再做刮宫术。

七、习惯性流产

治疗应以预防为主,重视孕前查因和调治及孕后早治。有习惯性流产史或有2次自然流产的患者,2次怀孕时间以间隔1年为宜。要注意对夫妇双方做有关流产病因的检查,如遗体因素(染色体等)、内分泌因素、生殖器官因素和免疫因素等,尽可能寻找出流产的原因。并要预培其损,主要是针对流产的原因和流产的并发症治疗。大多以补肾健脾，益气养血，调补冲任为主；偏于肾虚者，方用滋肾育胎丸（《罗元恺女科述要》）。

菟丝子　续断　阿胶　鹿角霜　巴戟天　杜仲　桑寄生　枸杞子　党参　白术　砂仁　熟地　人参　艾叶　制首乌

偏于气血不足者，方用泰山磐石散（《景岳全书》）。

人参　黄芪　当归　续断　黄芩　川芎　白芍　熟地　白术　炙甘草　砂仁　糯米

流产后如出现月经过少、月经后期、闭经或继发不孕，则按各病诊治，并指导最佳时受孕。

孕后早治，首先要早期诊断。准备怀孕后要自测基础体温（BBT）以观察，对月经过期不潮者测BBT以观察妊娠的可能。部分患者常有月经不调或刚停经，早期流产已在进行，对此类患者尤需尽快确诊妊娠。孕后首忌交合，并尽早按先兆流产安胎治疗，一般安胎至超过以往流产发生的孕月为宜。

结合西医的有关检查，找出流产原因时，配合病因治疗。如有报道对母子ABO血型不合所致的习惯性流产，采用养血活血，健脾益肾治法，选用当归芍药散（方见妊娠腹痛）加减，疗效颇佳。对夫妇双方或一方染色体异常者，应进行遗传咨询，按其具体情况进行优生指导；确实不宜怀孕者，劝其放弃自然妊娠，或选择人工授精（AID）、体外授精-胚胎移植（IVF－ET）。可以妊娠者孕后安胎，必要时做羊水检查，如发现畸形或有遗传性疾病也必须终止妊娠。如为宫颈功能不全，除服药外还应择时做宫颈缝扎术。滑胎患者再次怀孕达20周以上，要进行围产期保健，及时发现异常，并予处理，以保证优生优育。

【转归与预后】

流产有一个动态变化的经过，先兆流产者大多数可以在安胎后继续妊娠，至足月分娩健康婴儿。也可进一步发展为各类流产（表9－2）。

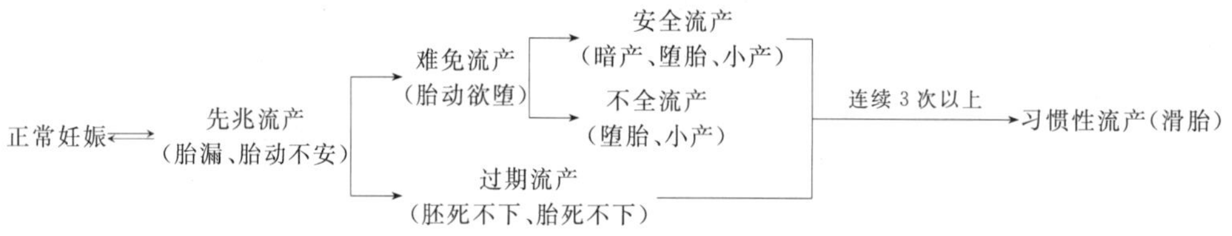

表9－2　流产发展示意图

感染性流产治疗不及时，可因宫腔粘连或两侧输卵管阻塞导致月经异常或继发不孕。

【预防与调护】

自然流产部分因胚胎因素所致，属于“自然淘汰”。但在临床上大多数的流产是母体因素所致，是可以预防和治疗的，主要是预防和消除引起流产的病因，创造良好的孕育条件，以利胚胎的正常发育。

（1）婚前检查，避免流产的潜在因素。

（2）孕前强健夫妇体质；孕后首忌交合，以免扰动胎元。

（3）有反复流产史者，宜尽早安胎。安胎尤需安心，以静养胎，乐观自信。

（4）适当休息，避免劳累。增加营养，根据早、中、晚期的妊娠特点调节饮食。

（5）进行围产期保健，提倡优生优育。

【文献资料】

中医药安胎安全效高无副作用，是中医妇科学的一大特色与优势。几千年来积累了丰富的经验，现代又有新的发展，归纳如下。

（一）继发和发扬了传统的中医安胎法

中医学认为“肾主生殖”，“胞络者系于肾”，“胎茎系于脾”，“气以载胎”，“血以养胎”。胎漏、胎动不安、滑胎的主要病机是肾虚、胎元不固，故补肾安胎法是中医传统的治法。罗元恺集各家精华和自己的经验，发展了中医安胎法。他在“先兆流产和习惯性流产的中医疗法”一文中指出：“先兆流产的治疗，除应以滋肾补肾为主外，同时必须辅以健脾而调理气血。使肾与脾、先天与后天相互支持相互促进，以巩固胎元；并适当辨别孕妇身体的寒热虚实，参照用药，效果才能显著。”他又说：“我对习惯性流产患者，一方面嘱其避孕1年，并用补肾固冲调补数月。如受孕以后，可用《医学衷中参西录》之寿胎丸加党参、白术补气健脾以护胎，或加暖宫止血之艾叶，尤佳。我认为菟丝子和党参重用是安胎之首要药物，可各用至30 g。至于黄芩、白术，若属舌红苔黄，孕妇确有热象者，配合其他养血益气药同用，则可达到安胎的目的。此又贵在医者辨证用药之周详矣。”早在1981年，我们将其防治流产的经验方“滋肾育胎丸”进行了临床验证133例，其安胎疗效高达94.35%，并于1983年获国家卫生部重大科技成果乙级奖，后又于1997年获国家教委科学技术进步三等奖。

（二）临床总结与实验室研究

全国各地大量报道了中医药安胎的经验，大多着重从辨证论治、专方选用以及疗效诸方面总结。朱金凤等以寿胎丸加味治疗先兆流产110例，临床观察有效率占96.36%，对方中各药安胎作用机制进行了实验研究分析。各地学者介绍了各自对此病的学术观点和治疗经验方药，最突出的共同点就是补肾为主，在他们的经验方中都包含了寿胎丸为基础方加减，大多取得了90%左右的疗效。特别突出的是罗元恺学术继承人，近20多年来在研制成功滋肾育胎丸的基础上又对其优化方助孕3号丸进行了肾脾虚弱型自然流产的系列研究，首创病证结合流产模型，对机制研究达到国内先进水平，2002年获得省部级多项成果奖。

（三）对安胎“子代”的追踪调查

计划生育、优生优育是我国的基本国策，中医药安胎成功率较高，但经安胎治疗的子代，出生后其智力及体格发育如何？是社会、家长和医护工作者十分关心的问题。朱金凤等追踪认为寿胎丸加味安胎成功的儿童身体健康情况均好。国风容报道了“寿胎丸治疗先兆流产和习惯性流产对娩出之婴幼儿的细胞遗传学研究”，认为寿胎丸对后代遗传物质没有明显影响。刘燕宁等作了寿胎丸加减保胎对小儿影响的研究，刘菊芳等还做了中医药防治自然流产的追踪调查30例儿童智商及体格检查情况，都表明了中医药安胎有壮母益胎的效果和对子代的安全性。

参考文献

[1] 广州中医药学院妇科教研室. 罗元恺医著选. 广州：广东科学技术出版社，1980

[2] 张玉珍，刘菊芳，罗颂平，等. 罗元恺教授经验方“滋肾育胎丸”临床总结（附150例疗效分析）. 新中医，1983，(3)增刊

[3] 朱金凤. 寿胎丸加味治疗先兆流产的临床观察及实验研究. 中西医结合杂志，1987，(7)：407

[4] 刘菊芳，张玉珍. 中医药防治自然流产的追踪调查. 新中医，1990，(4)：55

[5] 罗颂平，张玉珍，梁国珍，等. 免疫性自然流产与免疫性不孕的临床与实验研究. 中医杂志，1997，38(6)：351

[6] 罗颂平，梁国珍，张玉珍，等. 助孕3号方防治大鼠的自然流产的机制研究. 中国中西医结合杂志，2003，23(7)：522

第四节　异位妊娠

凡孕卵在子宫体腔以外着床发育，称异位妊娠，亦称宫外孕。但两者含义稍有不同，宫外孕是指在子宫以外的妊娠，如输卵管妊娠、卵巢妊娠、腹腔妊娠、阔韧带妊娠等；异位妊娠是指孕卵位于正常着床部位之外的妊娠，除上述的妊娠部位外，还可包括宫颈妊娠、间质部妊娠及子宫残角妊娠等。因此异位妊娠（图9－2）的名称含义更广。

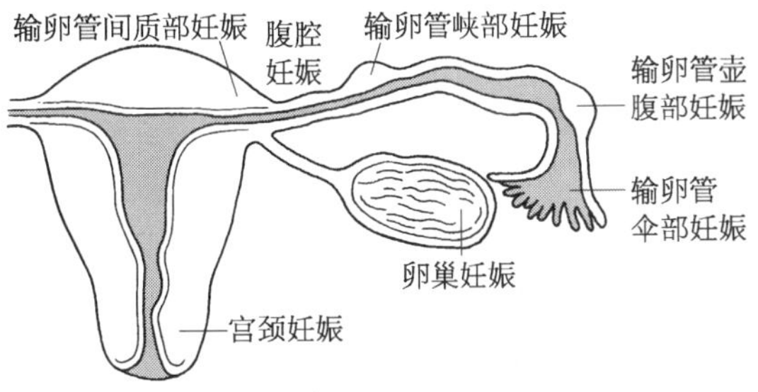

图9－2　输卵管妊娠的发生部位

异位妊娠中以输卵管妊娠最常见，占90%～95%，故本节以其为例叙述。当输卵管妊娠破裂后，可造成急性腹腔内出血，发病急，病情重，处理不当可危及生命，是妇产科常见的急腹症之一。

中医古籍中没有异位妊娠和宫外孕的病名，但在“停经腹痛”、“少腹瘀血”及“癥瘕”等病证中有类似症状的描述。

【致病机制】

发病机制与少腹宿有瘀滞，冲任不畅，或先天肾气不足等因素有关。由于孕卵未能移行子宫，在输卵管内着床发育，遂致输卵管妊娠。如素禀肾气不足，或早婚、房事不节，损伤肾气；或素体虚弱，饮食劳倦伤脾，脾气不足，气虚运血无力，血行瘀滞，以致孕卵不能及时运达胞宫，而成异位妊

娠。又如素性抑郁，或忿怒过度，气滞而致血瘀；或经期产后，余血未尽，不禁房事，或感染邪毒，以致血瘀气滞。气滞血瘀，胞脉不畅，孕卵阻滞，不能运达胞宫，而成异位妊娠。在输卵管妊娠早期的未破损期，以少腹血瘀，阻滞脉络为主。当瘀滞日久，以致胀破脉络的已破损期时，则阴血内溢于少腹，可发生少腹血瘀、气血两亏、厥脱等一系列证候。

西医学认为慢性输卵管炎是输卵管妊娠的主要原因。炎症可造成输卵管粘连、管腔狭窄、管形扭曲及管壁肌肉蠕动减弱等，妨碍孕卵的通过和顺利输送。此外，输卵管发育不良或畸形、盆腔子宫内膜异位症粘连、盆腔内肿瘤的压迫或牵引、孕卵外游及输卵管结扎后再通等，都可使孕卵的正常运行受阻或输送延迟，不能按时到达或不能到达宫腔，而在输卵管着床，形成输卵管妊娠。

输卵管妊娠时，由于管壁薄弱，管腔狭小，且不能形成完好的内膜，胚胎绒毛直接侵蚀输卵管肌层，当孕卵生长发育到一定程度时，即可发生输卵管妊娠破裂或流产(图 9－3，9－4)。输卵管妊娠破裂多发生于输卵管峡部妊娠，输卵管妊娠流产多发生于壶腹部妊娠。无论输卵管妊娠破裂或流产，由于血管开放，持续或反复的大量出血，可以形成输卵管内、盆腔或腹腔血肿，严重时引起休克，危及生命。偶尔有流产或破裂后的胚胎存活，继续在腹腔内生长发育，成为继发性腹腔妊娠。如输卵管妊娠破损后，病程较长，胚胎死亡，血块机化与周围组织粘连，可形成陈旧性宫外孕。

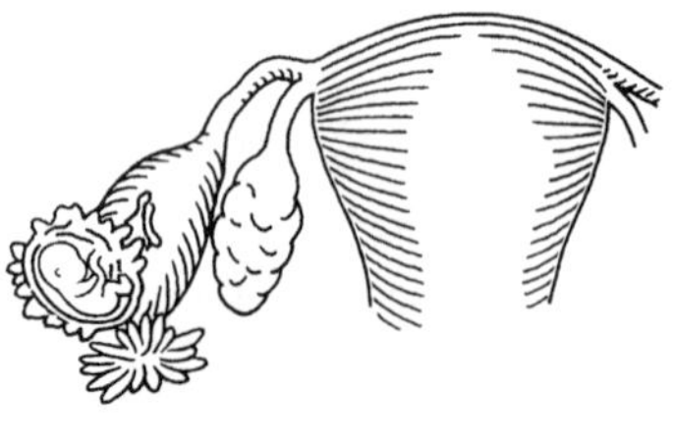

图 9－3　输卵管妊娠流产

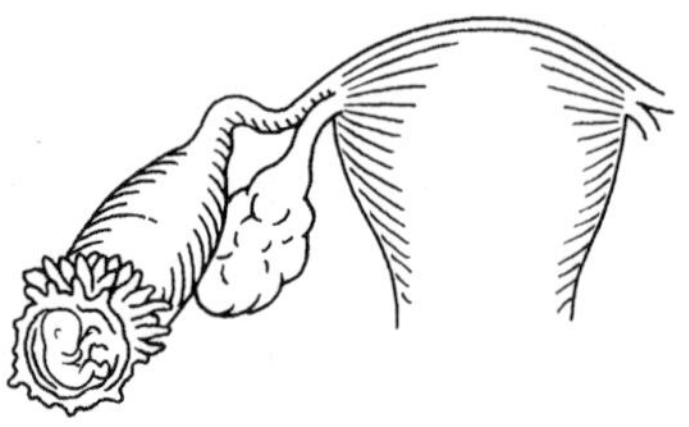

图 9－4　输卵管妊娠破裂

当输卵管妊娠时，子宫可增大变软，但增大较停经月份小；内膜出现蜕膜反应，当胚胎死亡时，蜕膜自宫腔剥离呈碎片排出而有阴道流血，有时蜕膜可完整排出，称蜕膜管型。

【诊断与鉴别诊断】

一、诊断

（一）病史

有停经史及早孕反应，但约有 20％患者无停经史。

（二）临床表现

1．**腹痛**　在早期不明显，有时可有一侧下腹隐痛；输卵管破裂时，突感一侧下腹撕裂样剧痛。

2．**阴道出血**　在胚胎死亡后阴道有不规则出血，量少，色深褐，有的可同时排出蜕膜管型或蜕膜碎片。

3．**晕厥与休克**　由腹腔内急性出血和剧烈腹痛引起，休克程度与腹腔内出血的速度及量成正比，但与阴道出血无明显关系。

（三）检查

1．**全身检查**　注意患者的神态、表情、面色。异位妊娠破损时下腹部有压痛及反跳痛，患侧更明显，但腹肌紧张不甚。内出血较多时腹胀，叩诊有移动性浊音。

2．**妇科检查**　阴道可有血污，有内出血时阴道后穹隆饱满、触痛。宫颈有明显举痛和摇摆痛。子宫稍大而软，内出血多时子宫有漂浮感。子宫一侧或后方可触及肿块，质软，边界不清，触痛明显。陈旧性宫外孕时，肿块的边界较清楚，质偏实，且不易与子宫分开。

3．实验室检查与其他检查

（1）妊娠试验多为阳性。

（2）发生破损时，血红蛋白进行性下降。

（3）内出血较多时，经后穹隆穿刺或腹腔穿刺可抽出不凝血。

（4）B 超显像宫腔空虚，宫旁见混合性包块；如妊娠囊(孕 5 周以上)及胎心搏动(孕 7 周以上)位于宫外，则有重要诊断意义。

（5）部分病例可用腹腔镜协助诊断。

二、鉴别诊断

输卵管妊娠应与宫内妊娠流产、黄体破裂、急性阑尾炎及卵巢囊肿蒂扭转等鉴别(表 9－3)。

表 9-3 输卵管妊娠的鉴别诊断

	输卵管妊娠	宫内妊娠流产	急性输卵管炎	急性阑尾炎	非妊娠期卵巢黄体破裂	卵巢囊肿蒂扭转
停经	多有	有	无	无	无	无
腹痛	破裂时突发撕裂样剧痛，自下腹一侧开始可向全腹扩散	下腹阵发性坠痛	下腹持续性疼痛	持续性疼痛，从上腹开始，转移至右下腹	下腹一侧突发性疼痛	下腹一侧突发性疼痛
阴道流血	多为量少，色暗红，可有蜕膜组织	先量少后增多，可有小血块或妊娠物排出	无	无	无或有如月经量流血	无
休克	可有，程度与外出血量不成正比	可有，程度与外出血量成正比	无	无	可有	无
体温	正常，有时稍高	正常	升高	升高	正常	稍高
盆腔检查	可有宫颈抬举痛，宫旁或子宫直肠陷凹可扪及肿块	宫口稍开，子宫增大变软	可有宫颈抬举痛，有输卵管积水时可触及肿块	直肠指检右侧高位压痛	无肿块触及，一侧附件压痛	宫颈抬举痛，卵巢肿块边缘清晰，蒂部触痛明显
白细胞计数	正常或稍高	正常	升高	升高	正常或稍高	稍高
血红蛋白	多下降	正常	正常	正常	下降	正常
后穹窿穿刺	可抽出不凝血液	阴性	可抽出渗出液或脓液	阴性	可抽出不凝血液	阴性或可抽出渗出液
β-HCG	多为阳性	多为阳性	阴性	阴性	阴性	阴性
B超	一侧附件低回声区，其内或有妊娠囊	宫内或可见妊娠囊	或可见附件增粗	子宫附件无异常	一侧附件低回声区	一侧附件低回声区，边缘清晰，有条索状蒂

【因、证、辨、治】

异位妊娠的辨证主要是“少腹血瘀”之实证或虚实夹杂证，治疗始终要施以活血化瘀。治疗时的重点是要注意随着病情的发展进行动态观察，根据病情的变化及时采取适当的治疗措施，并要在有输血、输液及手术准备的条件下才适宜进行服药治疗。

一、未破损期

指输卵管妊娠尚未破损者。

[临床证候]停经后可有早孕反应，或下腹一侧隐痛，双合诊可触及一侧附件有软性包块，可有压痛，尿妊娠试验阳性，脉弦滑。

[治疗原则]活血化瘀，消癥杀胚。

[方药选用]宫外孕Ⅱ号方（山西医学院附属第一医院）。

丹参 赤芍 桃仁 三棱 莪术

方中丹参、赤芍、桃仁活血化瘀，三棱、莪术消癥散结。

杀胚问题：输卵管妊娠尚未破损，胚胎存活，确切地杀死胚胎是非手术治疗成功的关键。有学者认为在中药中加用蜈蚣、全蝎等有杀胚作用，尚须进一步观察证实。天花粉蛋白注射液杀胚，5～7日可收到效果，但必须严格使用程序，防止过敏反应。

二、已破损期

指输卵管妊娠流产或破裂者，临床有休克证、不稳定证及包块证。

(一) 休克证

输卵管妊娠破损后引起急性大量出血，临床有休克征象者。

[临床证候]突发下腹剧痛，面色苍白，四肢厥

逆，或冷汗淋漓，恶心呕吐，血压下降或不稳定，有时烦躁不安，脉微欲绝或细数无力，并有腹部及妇科检查的体征（详见诊断）。

[治疗原则]益气固脱，活血祛瘀。

[方药选用]生脉散（方见恶阻）合宫外孕Ⅰ号方（山西医学院附属第一医院）。

丹参　赤芍　桃仁

在治疗开始时，应该立即进行吸氧、输液等措施，必要时输血，配合中药注射剂生脉注射液或参附注射液积极抢救，补足血容量，纠正休克后即加服宫外孕Ⅰ号方活血化瘀，并及早防治兼证。如四肢厥逆者，酌加附子回阳救逆；大汗淋漓不止者，酌加山茱萸敛汗涩精气；内出血未止者，酌加三七化瘀止血。

临床上对休克证患者，应以手术治疗为首选。

（二）不稳定证

输卵管妊娠破损后时间不长，病情不够稳定，有再次发生内出血可能者。

[临床证候]腹痛拒按，腹部有压痛及反跳痛，但逐渐减轻，可扪及界线不清的包块，兼有少量阴道流血，血压暂时平稳，脉细缓。

[治疗原则]活血祛瘀为主。

[方药选用]宫外孕Ⅰ号方。

兼气血两虚，心悸气短甚至者，加党参、黄芪、当归以益气养血，则气旺而血易行，以助消瘀之功。后期可加三棱、莪术消癥散结，但用药量应由少到多，逐渐增加。在此证的治疗过程中仍应严密观察病情变化，注意再次发生内出血的可能，做好抢救休克的准备。

（三）包块证

指输卵管妊娠破损时间较长，腹腔内血液已形成血肿包块者。

[临床证候]腹痛继续减轻，逐渐消失，可有下腹坠胀或便意感，阴道出血逐渐停止，腹部检查或妇科检查扪及盆腔包块，脉涩。

[治疗原则]破瘀消癥。

[方药选用]宫外孕Ⅱ号方（山西医学院附属第一医院）。

丹参　赤芍　桃仁　三棱　莪术

为加快包块吸收，可辅以消癥散（经验方）外敷。

千年健 60 g　续断 120 g　追地风 60 g　花椒 60 g　五加皮 120 g　白芷 120 g　桑寄生 120 g　艾叶 500 g　透骨草 250 g　羌活 60 g　独活 60 g　赤芍 120 g　当归尾 120 g　血竭 60 g　乳香60 g　没药 60 g

上药共末，每 250 g 为 1 份，纱布包，蒸 15 分钟，趁热外敷，每日 1～2 次，10 日为 1 个疗程。

（四）兼证的处理

最多见及最重要的兼证是腑实证，表现为腹胀便秘，胃脘不适，腹痛拒按，肠鸣音减弱或消失。

(1) 属热实者，于主方中加大黄、芒硝清热泻下。

(2) 属寒实者，用九种心痛丸（《金匮要略》）。

附子　人参　干姜　吴茱萸　狼牙　巴豆霜

(3) 寒热夹杂者，可用大黄、芒硝，佐以适量肉桂。

(4) 在疏通胃肠的同时加枳实、厚朴，以治疗或预防胃脘部胀痛。

（五）手术

输卵管妊娠确诊后，可以考虑手术治疗，手术治疗止血迅速。如有下列情况，可立即手术。

(1) 停经时间较长，疑为输卵管间质部或残角子宫妊娠。

(2) 内出血多而休克严重者。

(3) 妊娠试验持续阳性，包块继续长大，而药物治疗无效者。

(4) 愿意同时施行绝育术者。

【其他疗法】

（一）化学药物

主要适用于早期输卵管妊娠，要求保存生育能力的年轻患者。对符合下列条件者，可采用化学药物治疗：① 输卵管妊娠直径不超过 3 cm；② 输卵管妊娠未破裂或流产；③ 无明显内出血；④ 血 β－HCG＜2 000 U/L。化疗有全身用药和局部用药。全身用药常用甲氨蝶呤（MTX），其治疗机制是抑制滋养细胞增生，破坏绒毛，使胚胎组织坏死、脱落、吸收。常用剂量每日 0.4 mg/kg，5 日 1 个疗程。治疗期间应用 B 超和 β－HCG 测定，进行严密监护，并注意患者的病情变化及药物的毒副反应。如用药后 14 日，β－HCG 下降并连续 3 次阴性，腹痛缓解或消失，阴道流血减少或停止者为显效。除甲氨蝶呤外，尚有其他一些药物试用于治疗输卵管妊娠，如 5－氟脲嘧啶、放线菌素 D、天花粉注射液及米非司酮（RU486）等。局部用药可采用在 B 超引导下穿刺将药物直接注至输卵管的妊娠囊内，也可在腹腔镜直视下穿刺输卵管的妊娠囊，将药注入其中，目前常用药物仍为甲氨蝶呤。如化学药物治疗后病情无改善，甚至发生急性腹痛或输卵管破裂症状时，则应立即改做手术治疗。

（二）手术

手术方式有二，一是切除患侧输卵管；一是保留患侧输卵管手术，即保守性手术。

1. 输卵管切除术　输卵管妊娠一般采用输卵管切除术，尤其适用于内出血并发休克的急症患者。对这种急症患者应在积极纠正休克的同时，迅速打开腹腔，提出病变输卵管，用卵圆钳钳夹出血部位，暂时控制出血，并加快输血输液，待血压上升后继续手术切除输卵管，并酌情处理对侧输卵管。

输卵管间质部妊娠，应争取在破裂前手术，以避免破裂时发生威胁生命的大出血。手术应做子宫角部楔形切除及患侧输卵管切除，必要时可切除子宫。

自体输血是抢救严重内出血伴休克的有效措施之一，尤其在缺乏血源的情况下更为重要。回收腹腔内血液应符合以下条件：妊娠＜12 周、胎膜未破、出血时间＜24 小时、血液未受污染、镜下红细胞破坏率＜30％。

2. 保守性手术　适用于有生育要求的年轻妇女，特别是对侧输卵管已切除或有明显病变者。近年来由于诊断技术的提高，输卵管妊娠在流产或破裂前确诊者增多，因此可采用保守性手术。根据受精卵着床部位及输卵管病变情况选择术式，如为伞部妊娠可做挤压术将妊娠产物挤出、壶腹部妊娠可做切开术取出胚胎、峡部妊娠可做病变切除及断端吻合。采用显微外科手术可提高以后的妊娠率。保守性手术也可经腹腔镜进行。

【转归与预后】

及早作出诊断是主要的，只要诊断正确，无论手术治疗或化学药物治疗，效果皆可良好；只有在误诊或在偏僻地区、医疗技术及设备条件较差的情况下，同时遇有大量内出血者，可危及生命。过去患者死亡率可高达 5％～10％，近年来已较少发生死亡者。

【预防与调护】

（1）避免产后及流产后感染，注意卫生；积极治疗输卵管炎、盆腔炎、盆腔肿瘤等疾病。

（2）对曾有盆腔炎史、不孕史、宫内节育环史而停经者，应注意异位妊娠的发生。

（3）及早正确诊断，及时治疗，预后大多良好；对输卵管妊娠破裂或流产者应尽量清除腹腔积血，以免形成粘连。手术时应特别注意对侧输卵管是否正常，如有通而不畅的情况，再次发生输卵管妊娠的可能性就大。

（4）术后仍应积极治疗盆腔炎症。

【文献资料】

邓高丕等根据治疗 1 000 多例异位妊娠的临床体会和总结同道的经验，对早期的输卵管妊娠、输卵管妊娠破裂或流产的诊断和鉴别诊断，以及输卵管妊娠的期待治疗、非手术治疗和手术治疗的适应证、治疗方法及其预防方面提出了一套中西医的诊断和治疗策略。

梅丹红以活血祛瘀、消癥杀胎为治则，汤药、成药内服，肌注丹参注射液，外敷及保留灌肠同步进行。治疗输卵管妊娠 25 例，24 例痊愈，仅 1 例中转手术治疗。指出多途径用药是提高本病非手术治疗疗效的关键。

王建华等选择 120 例异位妊娠（死胚）患者，其中未破损期 75 例，破损期 45 例，均采用内服中药宫外孕方剂治疗。结果 115 例（95.8％）单纯用宫外孕中药方剂保守治愈，4 例（3.3％）因 β－HCG 下降不理想而同时给予甲氨蝶呤（MTX）50 mg／m^2 单次肌内注射治愈；1 例 β－HCG 正常，因合并感染未能控制而手术。异位妊娠包块完全吸收的时间为 1.1±0.5 月，β－HCG 降至正常的时间为 11.2±4.1 日。对 18 例要求生育者待治愈后行输卵管造影术，患侧输卵管通畅 16 例（88.9％），其中 9 例宫内妊娠，1 例再次异位妊娠。

参考文献

［1］ 邓高丕．何虹．何燕萍．输卵管妊娠的中西医诊疗策略．新中医，2003，35（1）：5

［2］ 梅丹红．中药综合疗法治疗宫外孕的临床疗效观察与探讨．中医杂志，1994，35（3）：165

［3］ 王建华．于载畿．白冀蓉．中药为主治疗异位妊娠的临床观察．中医杂志，1999，40（3）：158

第五节　葡萄胎

葡萄胎亦称水泡状胎块，是指妊娠后胎盘绒毛滋养细胞增生、间质水肿，而形成大小不等的水泡，水泡间相连成串，形如葡萄得名。

葡萄胎分为完全性葡萄胎和部分性葡萄胎两类。胎盘绒毛全部变为水泡状，胎盘失去摄取营养的作用，胚胎死亡被吸收，无胎儿、脐带及羊膜存在，称完全性葡萄胎；如果胎盘绒毛只有部分发生水肿、变性或血管内见有核红细胞，常有胚胎、胎儿或脐带，称不完全性葡萄胎。葡萄胎中大多数为完全性葡萄胎，且具较高的恶变率；少数为部分性葡萄胎，恶变罕见。两类葡萄胎从发病原因至临床病程都不相同。

其发生率有明显地域差异，东南亚国家葡萄胎的发生率较高，500～600 次妊娠中有 1 次葡萄胎；欧美国家较低，1 500～2 000 次妊娠中才有 1 次。可发生在生育期的任何年龄。

中医古籍中无葡萄胎之病名，古籍所论之“鬼胎”，其征象类似葡萄胎。隋代巢元方《诸病源候论》首载“鬼胎候”，指出：“夫人脏腑调和，由血气充实，风邪鬼魅不能干之。若荣卫虚损，则精神衰弱，妖魅鬼精得入于藏，状如怀娠，故曰鬼胎也。”《胎产心法》云：“鬼胎者，伪胎也……此子宫真气不全，精血虽凝，而阳虚不能化，终不成形，每至产时而下血块血胞。”明确指出鬼胎的病因病机是由于子宫真气不全，阳虚不能化。明代《景岳全书·妇人规》指出此病病因为“邪思蓄注，血随气结而不散”和“冲任滞逆，脉道壅瘀而不行”。《竹林寺女科》云：“月经不来二三月或七八月，腹大如孕，一旦血崩下血泡，内有物如虾膜子，昏迷不省人事。”形象地描写子宫排出物为“血泡”、“虾膜子”，并指出血崩可昏迷不省这种葡萄胎排出时合并大出血，甚至休克的严重症状。

【致病机制】

病机为元气不足，精血凝集，化为胎毒。虚者多因气血虚弱，邪气入胞，胎毒内结；实者多为痰、湿浊、瘀血阻滞冲任，邪与瘀结聚胞中，致胎不成实，发为鬼胎。

西医学认为发病原因不明，目前有营养不良、病毒感染、卵巢功能失调、细胞遗传异常及免疫机制失调等学说。葡萄胎的发生与营养状况、社会经济及年龄有关。年龄大于 40 岁者葡萄胎发生率比年轻妇女高 10 倍，年龄小于 20 岁也是发生完全性葡萄胎的高危因素，这两个年龄阶段妇女易有受精缺陷。部分性葡萄胎与孕妇年龄无关。此外，据文献报道其发生率东方国家高于西方国家，是西方国家的 5 倍。

【诊断与鉴别诊断】

一、诊断

（一）病史

有停经史及妊娠反应，但反应与正常宫内妊娠相比较早较剧。

（二）临床表现

1. **停经后阴道出血**　是最常见的症状，多在停经 2～4 个月（平均为孕 12 周）发生不规则流血，多为断续性少量出血，但其间可有反复多次大流血，可自然排出水泡状物，而腹痛往往不明显。流血时间长又未及时治疗者，可导致贫血及继发感染。

2. **子宫异常增大、变软**　多数患者的子宫体积大于停经月份，不少患者因触及下腹包块（胀大子宫或黄素囊肿）而就诊，但也有少数子宫和停经月份符合，甚或小于停经月份者，可能与水泡退行性变、停止发展有关。

3. **腹痛**　因葡萄胎增长迅速和子宫过度快速扩张所致，表现为阵发性下腹痛，一般不剧烈，常发生于阴道流血之前。如发生卵巢黄素囊肿扭转或破裂，则可出现急性腹痛。

4. **其他症状**　约半数患者在停经后可出现严重呕吐，较晚时可出现高血压、浮肿及蛋白尿。约 10%葡萄胎患者合并轻度甲亢，表现心动过速、皮肤温热及振颤。2%患者可出现急性呼吸窘迫。

（三）检查

1. 妇科检查

（1）子宫异常增大：为葡萄胎迅速增长及宫腔内积血所致，半数以上患者的子宫大于停经月份，子宫下段宽而软，子宫虽已超过妊娠 5 个月大小仍无胎心胎动，扪不到胎体，少数患者子宫大小可能与孕期相符或较小。因此，如子宫异常增大则有助于诊断；反之，也不能除外葡萄胎。

（2）盆腔可扪及两侧卵巢黄素囊肿：黄素囊肿大者可超过儿头，多为两侧、多房性。

2. 实验室检查与其他检查

（1）HCG 测定：HCG 的准确定量试验为诊断及随访葡萄胎的重要检验。HCG 在正常妊娠 8～10 周时达高峰，随后逐渐下降。在多胎妊娠时，HCG 量也较单胎高。葡萄胎患者 HCG 持续为高水平，可达 20 万 u/L 以上。

（2）B 超检查：宫腔内无胎儿、胎盘、羊水声像，仅见“落雪样”回声，为葡萄胎的特异性声像特征。如有出血则可见不规则液性暗区。

(3) 胎心监测：无胎心反射，只能听到一些子宫血流杂音。

(4) X线检查：腹部X线摄片见不到胎儿骨骼。

二、鉴别诊断

1. 流产　葡萄胎患者虽也常表现流产现象，但其子宫往往大于同期的妊娠，且HCG水平较高。但葡萄胎患者的子宫也有不特别增大者，则往往易与先兆流产混淆。B超有助鉴别。

2. 羊水过多　多发生在妊娠晚期，急性羊水过多症或可发生在妊娠中期，可出现呼吸困难，无阴道流血。而葡萄胎鲜有呼吸困难，但有反复阴道流血。B超检查可鉴别。

3. 子宫肌瘤合并妊娠　肌瘤合并妊娠一般无阴道流血。B超检查可以鉴别。

4. 双胎妊娠　单卵双胎并有羊水过多及先兆流产时与葡萄胎鉴别最为困难。不但临床表现两者极相似，HCG也高于正常，常导致误诊。双胎妊娠一般无阴道流血，超声检查可确诊。

【葡萄胎的清除】

本病一经确诊，即应立即清宫。由于葡萄胎子宫大而软，容易发生子宫穿孔，采用电动吸刮术，手术较安全，即使子宫增大至妊娠6个月大小，仍可使用负压吸引。1周后可再刮1次，术前应做好输血准备，术时慎防子宫穿孔。为预防感染，手术前后需使用抗生素。术时使用缩宫素可减少失血及子宫穿孔，但需在宫口扩大后给药，以防滋养细胞压入宫壁血窦，促使发生肺栓塞或转移。每次刮出物需送病理检查。

【因、证、辨、治】

主要病机是素体虚弱，七情郁结，痰、湿、热、瘀阻滞冲任，精血虽凝而终不成形。辨证要点主要根据阴道出血的特点及下水泡状物、腹大异常的主症，结合全身症状和舌苔、脉象来辨虚实。阴道出血量多，色淡，质稀者，多属虚证；阴道出血量少，色暗，质稠有块者，多属实证。治疗原则以下胎益母为总则。治疗方法以活血化瘀下胎为主，并随证加减。避免使用收敛固涩之品，以免留邪。

一般是在清宫术后辅助中药治疗。如属于侵蚀性葡萄胎，也可应用中药来减轻化疗的不良反应。

一、气血虚弱证

[病因病机]凡妇人气血充实，脏腑调和，则鬼胎无以成。如素体虚弱、气血不足，复加孕后邪气侵袭、郁思过度，气随血结而不散，冲任滞逆，胞中壅滞，胎失所养则胎不成实而变生鬼胎。

[临床证候]停经后腹大异常，腹大无胎动，阴道不规则流血，量多色淡，质稀无块，或有下腹隐痛，神疲乏力，头晕眼花，心悸失眠，面色苍白，舌淡，脉细弱。

[辨证依据]

(1) 素体虚弱、气血不足史。

(2) 停经后腹大异常，阴道不规则流血，量多色淡，质稀无块。

(3) 神疲乏力，头晕眼花，心悸失眠，面色苍白。

(4) 舌淡，脉细弱。

[治疗原则]益气养血，活血下胎。

[方药选用]救母丹(《傅青主女科》)加枳壳、牛膝。

人参　当归　川芎　益母草　赤石脂　炒芥穗

气虚甚者，加黄芪；血虚为主，加熟地、首乌；下腹痛者，加木香或香附。

二、气滞血瘀证

[病因病机]素性抑郁，肝郁气滞，血与气结，冲任不畅，瘀血结聚胞中，恶血害胎令胎元变异，发为鬼胎。

[临床证候]孕后腹大异常，或阴道不规则流血，量少不爽或量多，色紫暗有块，或见水泡状胎块，时有腹部胀痛，拒按，无胎心胎动，胸胁胀满，烦躁易怒，舌紫暗或有瘀点，脉涩或沉弦。

[辨证依据]

(1) 素性抑郁史。

(2) 孕后腹大异常，或阴道不规则流血，量少不爽或量多，色紫暗有块，或见水泡状胎块，时有腹部胀痛拒按。

(3) 胸胁胀满，烦躁易怒。

(4) 舌紫暗或有瘀点，脉涩或沉弦。

[治疗原则]理气活血，祛瘀下胎。

[方药选用]荡鬼汤(《傅青主女科》)加紫草、益母草。

人参　当归　枳壳　厚朴　桃仁　红花　丹皮　川牛膝　大黄　雷丸

气滞为主者，可用逍遥散（方见月经先后不定期）加丹参、益母草、牛膝以疏肝理气活血下胎。

三、寒湿凝结证

［病因病机］久居湿地，或贪凉饮冷，寒湿客于冲任，气血凝滞胞宫，则腹大异常；寒邪湿浊伤胎，令胎元变异，发为鬼胎。

［临床证候］孕后腹大异常，或阴道不规则流血，量少，色紫暗有块，小腹冷痛，无胎动胎心，形寒肢冷，舌苔白腻，脉沉紧。

［辨证依据］

（1）久居湿地，或贪凉饮冷

（2）孕后腹大异常，或阴道不规则流血，量少，色紫暗有块，小腹冷痛，无胎动胎心。

（3）形寒肢冷。

（4）舌苔白腻，脉沉紧。

［治疗原则］散寒除湿，逐水下胎。

［方药选用］芫花散（《妇科玉尺》）。

芫花　吴茱萸　秦艽　白僵蚕　柴胡　川乌　巴戟

小腹冷痛者，加小茴香、延胡索；阴道下血不畅，色暗有块者，加益母草、牛膝。

四、痰浊阻滞证

［病因病机］素体肥胖，或恣食厚味，或素体脾虚，肝气郁结，肝木克脾，脾失健运，聚湿成痰，痰浊内停，冲任不畅，痰浊结聚胞中，令胎元变异，发为鬼胎。

［临床证候］孕后腹大异常，或阴道下血，量少，色暗，无胎动胎心，形体肥胖，头晕胸闷，呕恶痰涎，口淡纳呆，舌淡，苔白腻，脉弦滑。

［辨证依据］

（1）素体肥胖，或恣食厚味，或素体脾虚，肝气郁结史。

（2）孕后腹大异常，或阴道下血，量少，色暗，无胎动胎心。

（3）形体肥胖，头晕胸闷，呕恶痰涎，口淡纳呆。

（4）舌淡，苔白腻，脉弦滑。

［治疗原则］化痰除湿，行气下胎。

［方药选用］平胃散（《太平惠民和剂局方》）加紫草、天花粉、芒硝、枳壳。

苍术　厚朴　陈皮　甘草

脾虚者，加党参、白术；兼寒者，加丁香、白豆蔻。

五、瘀热蕴结证

［病因病机］素体阳盛血热，或经期产后，血室正开，摄生不慎，或不禁房事，热邪乘虚而入与血相搏成瘀，瘀热蕴结胞中，发为鬼胎。

［临床证候］孕期或鬼胎排出后，阴道下血淋漓不止，或突然下血量多，有血块，下腹疼痛拒按，或发热，口干苦，大便秘，小便黄，舌暗红，苔黄，脉弦数。

［辨证依据］

（1）素体阳盛血热，或有不洁性生活史。

（2）孕期或鬼胎排出后，阴道下血淋漓不止，或突然下血量多，有血块，下腹疼痛拒按，或发热。

（3）口干苦，大便秘，小便黄。

（4）舌暗红，苔黄，脉弦数。

［治疗原则］清热解毒，凉血祛瘀。

［方药选用］解毒活血汤（《医林改错》）加紫草、益母草、虿休、穿心莲。

连翘　葛根　柴胡　枳壳　当归　赤芍　生地　红花　桃仁　甘草

【其他疗法】

（一）子宫切除术

对年龄超过40岁者，葡萄胎恶变率较年轻妇女高4～6倍，可直接切除子宫，保留附件；子宫超过孕14周大小，应考虑先吸出葡萄胎组织再切除子宫。单纯切除子宫不能防止转移的发生，只能去除病变侵入局部的危险，故目前多不采用。

（二）预防性化疗

葡萄胎为良性滋养细胞疾病，部分可继发妊娠滋养细胞肿瘤，发生局部侵犯或远处转移。在我国其发生率为14.5%。因此，对高危病例宜做预防性化疗。其化疗指征如下：① 年龄大于40岁；② 葡萄胎排出前β-HCG异常升高（>10万u/L）；③ 葡萄胎清除后，HCG持续不下降或下降后又上升者；④ 子宫明显大于停经月份；⑤ 黄素化囊肿直径>6 cm；⑥ 滋养细胞高度增生或有间变；⑦ 清除的水泡状组织物直径较小；⑧ 无随访条件者。选用5-氟尿嘧啶或放线菌素D单药化疗1个疗程。

部分性葡萄胎一般不做预防性化疗。

（三）随访

葡萄胎排出后每周查1次HCG定量，恢复正常后，首3个月仍然每周查1次，此后3个月每2周查1次，然后每月1次，持续半年，第2年起改为每6个月1次，共随访2年。

同时应注意有无异常阴道流血、咳嗽、咯血及其他转移灶症状，并做妇科检查，间隔做盆腔B型超声检查，必要时做X线胸片检查。

如果葡萄胎排出后2个月尿HCG仍阳性，或一度阴性后又阳性，或肺内出现转移阴影，应考虑恶变，立即化疗。

为避免再次发生葡萄胎或恶变，应嘱患者避孕1～2年，最好用避孕套，不宜使用宫内节育器，以免混淆子宫出血原因；含有雌激素的避孕药可能促进滋养细胞生长，也不宜使用。

【转归与预后】

完全性葡萄胎具有局部侵犯或远处转移的潜在危险，有研究证实葡萄胎排空后发生侵犯子宫或转移率分别为15%及4%，以下情况可视为高危因素：① β-HCG>10万u/L；② 子宫明显大于相应妊娠月份，黄素化囊肿直径>6 cm；③ 年龄大于40岁者。

葡萄胎清宫后HCG的消退规律对预测预后极其重要，β-HCG稳定下降，平均在清宫后9周降至不可测水平，最长不超过14周。如葡萄胎完全排空后3个月，HCG未降至正常范围，称持续性葡萄胎。其中少数患者经过一段时期可自行转为正常，但多数在不久后即可见HCG浓度上升，或出现肺或阴道转移，则可确定已发生恶变。

【预防与调护】

(1) 做到早期诊断、早期治疗。

(2) 按规定定期随访。

【文献资料】

彭勃通过对104例葡萄胎临床病理资料和流行病学资料进行调查分析，认为葡萄胎的发生可能与职业有一定的关系。葡萄胎有2%～3%可复发，其中完全性葡萄胎有2%～3%可发展成绒毛膜癌。

王伊洵认为滋养细胞恶性转化的机制是什么目前仍不明确。但像其他器官的体细胞恶变一样，涉及多步骤的分子生物学突变，如癌基因的激活，抑癌基因的灭活或突变，某些细胞因子的异常表达、端粒酶活性表达失调、细胞间黏附表达改变及细胞基质金属蛋白酶及其抑制物表达的改变等。结果导致本来精确调控的细胞增殖、分化及凋亡的平衡被破坏，细胞恶性转化。葡萄胎恶变的预测虽可借助其高危因素，但葡萄胎排空后的随访，血尿HCG监测仍是唯一可靠的发现及预示恶变的方法。由于滋养细胞在恶性转化前可能有长期甚至多年的休眠期，其间可能有正常妊娠及分娩，所以对葡萄胎后的血尿HCG监测及患者的随访也应持续多年。故对有葡萄胎史患者一旦出现症状，要注意筛查并排除恶性滋养细胞肿瘤的可能性。

张海雁、张瑜等探讨扫描电镜技术在预测良性与侵蚀性葡萄胎中的应用价值，认为扫描电镜技术可用于预测良性与侵蚀性葡萄胎。

陈建梅等对葡萄胎患者清宫化疗后再次妊娠适宜时间进行探讨，认为清宫后7～24个月妊娠者与清宫后超过24个月妊娠者母婴健康状况差异无显著性($P>0.05$)。认为葡萄胎患者治疗后，β-HCG降至正常水平，持续半年，又无异常临床表现，希望妊娠者可解除避孕措施。

参考文献

[1] 彭勃.104例葡萄胎临床病理及流行病学调查.实用预防医学，2003，10(6)：951

[2] 王伊洵.葡萄胎的恶性潜能.中国实用妇科与产科杂志，2003，19(8)：464

[3] 张海雁，张瑜，刘键，等.良性与侵蚀性葡萄胎的预测及临床应用.临床与实验病理学杂志，2003，19(6)：601

[4] 陈建梅，苗凤英，邢海燕.葡萄胎患者清宫化疗后再次妊娠适宜时间的探讨.现代妇产科进展，2002，11(2)：131

第六节 胎儿生长受限

妊娠4～5个月后，孕妇腹形与子宫增大明显小于正常妊娠月份，胎儿存活而生长迟缓者，称妊娠胎萎燥、妊娠胎不长。本病属于西医学胎儿生长受限的范畴。胎儿生长受限(FGR)的定义是指出生体重低于同孕龄同性别胎儿平均体重的2个标准差或第10百分位数，或孕37周后胎儿出生体重小于2 500 g。国内的发生率为3%～7%。其围生儿死亡率为正常胎儿的4～6倍，占我国围生儿死亡总数的42.3%。

《诸病源候论·妊娠胎萎燥候》云："胎之在胞，血气资养。若血气虚损，胞脏冷者，胎则翳燥萎伏不长。其状，儿在胎都不转动，日月虽满，亦不能生，是其候也。而胎在内痿燥，其胎多死。"指出本病的病机、证候和转归。陈自明《妇人大全良方》中对导致血气虚损的原因有了进一步的认识，认为“夫妇妊不长者，因有宿疾，或因失调，以致脏腑衰损，气血虚弱而胎不长也。”《陈素庵妇科补解》中提出孕妇情怀不畅也可致病，云：“妊娠忧郁不解，以致阴血衰耗，胎燥而萎。”《外台秘要》中记载“鲤鱼长一尺者，水渍没，纳盐如枣，煮令熟，取汁稍稍饮之……十余日辄一作此，令胎长大”，表明在唐以前已有通过长期饮食调补助气血生化以养胎的方法。张景岳认为病因不同，治疗应随机应之，提出了“宜补、宜固、宜清”等不同治法。《张氏医通》继承《诸病源候论》中“妊娠胎萎燥候”和“妊娠过年久不产候”的学术观点，指出：“胎之在胞，以气血滋养……若冷热失宜，气血损弱，则胎萎燥而不育，或过年久而不产。”

胎儿生长受限属高危妊娠之一，不仅影响胎儿的发育，也影响儿童期及青春期的体能及智慧发育，临床应引起重视。

【致病机制】

主要发病机制是气血不足，胎失所养而胎不长。《景岳全书·妇人规》云：“妊娠胎气本乎血气，胎不长者，亦惟血气不足耳”。其病因主要是气血虚弱、脾肾不足、血寒宫冷；或因母体先天禀赋虚弱，脏腑血气亏损；或孕后将养失宜，化源不足，胎失所养，遂致胎萎；也有因父气孱弱，男精不壮，胎气不实而致者。

西医学认为病因可有以下三方面。

1. 孕妇因素　主要包括① 遗传因素：如胎儿遗传性疾病，21、18 或 13 三体综合征，Turner 综合征，三倍体畸形等；② 营养因素：如孕妇偏食、妊娠剧吐、摄入蛋白质及维生素不足；③ 妊娠病理：如妊高征、多胎妊娠、前置胎盘、胎盘早剥、过期妊娠、妊娠期肝内胆汁淤积症等；④ 妊娠合并症：如心脏病、慢性高血压、肾炎、贫血等；⑤ 其他：如孕妇年龄、地区、体重、身高、吸烟、吸毒、酗酒等，以及微量元素的缺乏、宫内感染等。

2. 胎儿因素　胎儿本身发育缺陷、胎儿代谢功能紊乱、各种生长因子缺乏、胎儿宫内感染、接触放射线等。

3. 胎盘、脐带因素　胎盘异常、脐带过长过细、脐带扭转打结等。

【诊断与鉴别诊断】

一、诊断

（一）病史

有引起胎儿生长受限的高危因素，如有过先天畸形、宫内发育迟缓、死胎的不良分娩史。有吸烟、吸毒、酗酒等不良嗜好。可伴有胎漏、胎动不安史。

（二）临床表现

妊娠四五个月后，腹形与子宫明显小于正常妊娠月份。

（三）检查

1. 动态测量宫高、腹围、体重　推测胎儿大小。宫高在孕 20～34 周增长较快，平均每周增长 1 cm，孕 34 周后增长较慢，平均每周增长 0.83 cm，如连续 2～3 次都小于孕月值时应考虑本病的可能。连续检测孕妇的体重，特别在妊娠末期。正常情况下，孕末期孕妇的体重每周增长 0.5 kg，如体重不增加或增长缓慢时，也应考虑本病的可能。

2. B 超检查　常用指标有胎头双顶径、股骨长度、腹围、胸围、头围以及羊水量与胎盘成熟度。如双顶径 3 周增加≤4 mm，孕 28 周＜70 mm，孕 30 周＜75 mm，孕 32 周＜80 mm，可诊断本病。且多数出现羊水过少、胎盘老化的 B 型超声图像。

二、鉴别诊断

1. 胎死不下　两者都有宫体小于妊娠月份的特点。但胎死不下，或有胎动不安病史，或有反复阴道出血，无胎动、胎心音；胎萎不长则胎儿存活，有胎动、胎心音。

2. 羊水过少　B 超探查羊水暗区在 3 cm 以下，腹部检查羊水量少，胎儿肢体发育正常，胎动、胎心音存在；与胎萎不长的肢体发育偏小不同。B 超可协助鉴别诊断。

【因、证、辨、治】

治疗原则当求因治本，去其所病，重在补脾肾、养气血，使其精充血足，则胎有所养。在治疗过程中动态观察胎儿长养的情况，发现畸胎、死胎，则应从速下胎益母，以防变生他病。

一、气血虚弱证

[病因病机]气血乃长养胎元之本，如素体气血不足，或久患宿疾，气血暗损，或因胎漏下血日久，胎失所养，以致胎不长养。

[临床证候]妊娠 4～5 个月后，腹形和宫体增大明显小于正常妊娠月份，胎儿存活，面色萎黄或㿠白，身体羸弱，头晕心悸，少气懒言，舌淡嫩，苔少，脉稍滑细无力。

[辨证依据]

（1）素体羸弱或有宿疾。

(2) 妊娠4～5个月后，腹形和宫体增大明显小于正常妊娠月份，胎儿存活。

(3) 面色萎黄或晄白，头晕心悸，少气懒言。

(4) 舌淡嫩，苔少，脉稍滑细无力。

[治疗原则]补气益血养胎。

[方药选用]胎元饮(方见流产)。

亦可选用八珍汤(《正体类要》)。

人参 白术 茯苓 甘草 当归 白芍 川芎 熟地

血虚甚者，重用熟地，加枸杞子、首乌；兼气滞，加苏梗、砂仁；大便秘结者，加玄参、肉苁蓉。

二、脾肾不足证

[病因病机]素体脾肾不足，或孕后房事不节，伤及肾气，或劳倦过度，损伤脾气，以致精血化源不足，胎失所养，以致胎萎不长。

[临床证候]妊娠腹型明显小于妊娠月份，胎儿存活，腰膝酸软，纳少，大便溏，或形寒畏冷，手足不温，舌淡，苔白，脉沉迟。

[辨证依据]

(1) 素体脾肾不足，或孕后房事不节史。

(2) 妊娠腹型明显小于妊娠月份，胎儿存活。

(3) 腰膝酸软，纳少，大便溏，或形寒畏冷，手足不温。

(4) 舌淡，苔白，脉沉迟。

[治疗原则]健脾益肾养胎

[方药选用]寿胎丸(方见妊娠腹痛)合四君子汤(《太平惠民和剂局方》)。

人参 白术 茯苓 炙甘草

有形寒怕冷，腰腹冷痛者，加巴戟天、覆盆子。

三、血寒宫冷证

[病因病机]素体阳气不足，或孕后过食寒凉生冷，或大病久病，损伤肾阳，寒自内生，致血寒宫冷，胎失温养，以致胎萎不长。

[临床证候]妊娠腹型明显小于妊娠月份，胎儿存活，形寒怕冷，腰腹冷痛，四肢不温，舌淡，苔白，脉沉迟滑。

[辨证依据]

(1) 素体阳气不足，或孕后过食寒凉生冷，或有大病久病史。

(2) 妊娠腹型明显小于妊娠月份，胎儿存活。

(3) 形寒怕冷，腰腹冷痛，四肢不温。

(4) 舌淡，苔白，脉沉迟滑。

[治疗原则]温肾扶阳养胎。

[方药选用]长胎白术散(《叶氏女科证治》)加巴戟天、艾叶。

白术 川芎 川椒 干地黄 炒阿胶 黄芪 当归 牡蛎 茯苓

肾阳虚，腰腹冷痛明显者，加杜仲、鹿角片。

【转归与预后】

胎萎不长，经过精心调治，胎儿可继续正常发育、生长、足月分娩。如未及早诊治或调治不当，则会影响胎儿生长发育，导致过期不产，甚至死胎。本病直接影响新生儿质量，可影响后天的体能和智力。早诊断、早干预可以减少后遗症的发生。

【预防与调护】

(1) 加强卫生宣教，注意营养，减少疾病。

(2) 孕期避免接触有害毒物，禁烟酒，在医生指导下用药。

(3) 积极治疗妊娠病。

(4) 定期产前检查，及早发现，及早治疗。如发现胎儿畸形应及早终止妊娠。

【文献资料】

根据胎儿生长受限发生时间、胎儿体重及病因可分以下三类：内因性均称型、外因性不均称型和外因性均称型。内因性胎儿受累比外因性明显，均称型的胎儿比非均称型的受累严重。根据文献报道，内因性均称型占18.18%，外因性不均称型为67.27%，外因性均称型占14.55%。早期发现、早期进行临床分型对预防和治疗具有重要意义。

目前已知胎儿生长过程与许多因素有关，妊娠早期主要与基因有关，妊娠晚期则环境因素、营养因素和激素影响等显得越来越重要。虽然正常胎儿生长机制尚未完全阐明，然而许多研究表明：胰岛素、胰岛素样生长因子Ⅰ(IGF－Ⅰ)和胰岛素样生长因子Ⅱ(IGF－Ⅱ)以及肥胖基因-瘦素(leptin)参与胎儿生长和体重增加之调节。营养物质如葡萄糖、氨基酸和脂类之母婴间转运也是影响胎儿宫内生长的重要因素，同时还受到地理环境因素的影响。

张树荣等认为孕周(胎龄)和孕妇体重是两项重要的参数。B超检查、脐动脉血流速频谱图、生化测定法有助于诊断。生化测定包括尿雌三醇(E_3)值、尿雌激素/肌酐比值(E/C比值)、血清游离雌三醇(FE_3)值、血清人胎盘生乳素(HPL)值、血清缩宫素酶值、血清妊娠特异性β糖蛋白值、羊水及血清甲胎蛋白值、羊水磷酸酰甘油(AFPG)值、羊水碱性核糖核酸酶等。

陈惠池等对治疗提出以下措施：戒除不良嗜好，积极治疗母体全身性疾病，促进宫内胎儿生长发育；卧床休息；补充足够热量、蛋白质等药物治疗；供氧；适时终止妊娠。

参考文献

[1] Lin C C, Santolaya - Forgas J. Current concepts of fetal growth restriction: Part Ⅰ, causes, classificaton and pathophysiology. ObstetGynecol, 1998, 92(6): 1044

[2] Cunningham F, Norman F, Kenneth J, et al. Williams Obstetrics. 21st ed. New York: The McGraw - Hill Companies, 2001

[3] 曹泽毅. 中华妇产科学. 北京：人民卫生出版社，1999

[4] 张树荣，乐杰. 胎儿宫内发育迟缓的诊断. 中国实用妇科与产科杂志，2002，18(1)：5

[5] 陈惠池，金镇. 胎儿宫内发育迟缓的治疗. 中国实用妇科与产科杂志，2002，18(1)：13

第七节 死 胎

妊娠20周后的胎儿在子宫内死亡，称死胎。中医学称胎死不下，亦称胎死腹中、子死腹中。

早在《诸病源候论·妊娠胎死腹中候》中就有本病的记载："此或因惊动倒仆，或染温疫伤寒，邪毒入于胞脏，致令胎死。其候，当胎处冷，为胎已死矣。"《经效产宝》载有治疗方药。宋代医家已认识到胎死不下有危急之预后，《证治准绳·女科》则提出了治疗法则："大法寒者热以行之，热者凉以行之，燥者滑以润之，危急者毒药下之。"张景岳在《证治准绳·妇人规》中认识到胎死可因"胎气薄弱，不成而殒"者，并提出"当速去其胎，以救其母"。

死胎在宫腔内停留过久，能引起母体凝血功能障碍，危及母体生命。

【致病机制】

主要病机有虚实两端，虚者气血虚弱，无力运胎外出；实者瘀血、湿浊阻滞气机，碍胎排出。气血虚弱、气滞血瘀、湿浊阻滞是导致胎死不下的主要原因。

西医学认为死胎常见的原因分两类，一是外界不利因素使胎儿在宫内缺氧，二是染色体结构异常和遗传基因畸变。

1. 胎盘及脐带因素　如前置胎盘、胎盘早剥、脐带帆状附着血管前置、急性绒毛膜羊膜炎、脐带打结、脐带扭转、脐带脱垂、脐带绕颈缠体等。

2. 胎儿因素　如胎儿严重畸形，胎儿生长受限、胎儿宫内感染、遗传性疾病、母儿血型不合等。

3. 孕妇因素　如妊高征、过期妊娠、糖尿病、慢性肾炎、心血管疾病、全身和腹腔感染、各种原因引起的休克等。子宫局部因素有子宫张力过大或收缩力过强、子宫肌瘤、子宫畸形、子宫破裂等致局部缺血而影响胎盘、胎儿。

【诊断与鉴别诊断】

一、诊断

（一）病史

可有胎漏、胎动不安病史。

（二）临床表现

妊娠中晚期，孕妇可自觉胎动停止，腹部不再继续增大；如胎儿死亡时间较长，可出现口中恶臭、腰腹坠胀、阴道出血、脉涩等症。

（三）检查

1. 腹部检查　妊娠中晚期腹围缩小，宫底下降，胎动、胎心音消失。

2. 妇科检查　子宫小于妊娠月份，但宫口未开。

3. 超声检查　胎心和胎动消失是诊断死胎的可靠依据。多普勒胎心仪听不到胎心，可协助确诊。

二、鉴别诊断

主要与胎儿生长受限鉴别，要点在于鉴别胎儿是否存活，依据B超以资鉴别。

【因、证、辨、治】

死胎一经确诊，当急下胎益母。下胎之法不宜猛攻峻伐，以免损伤孕妇正气。须根据母体的强弱，审慎用药。如孕妇气血已虚，则宜先固本元，补气养血，然后再行下胎。

治疗时要根据妊娠月份、胎死时间、全身症状、舌脉和妇科检查及辅助检查的结果，综合分析，如胎死3周以上者，应做凝血功能检查，异常纠正后，方能下胎。因死胎稽留过久，易发生凝血机制障碍，导致弥散性血管内凝血，危及生命。

下死胎时，如伴有阴道突然大量出血，而死胎仍不能排尽者，则需中西医结合治疗，采用吸宫、钳刮等手术治疗。

一、气血虚弱证

[病因病机]素体虚弱，或孕后久病体虚，气血亏损，胎失所养而致胎死宫中；又因气虚失运，血虚不润，不能促胎外出。

[临床证候]妊娠中晚期，自觉胎动消失，腹部不再继续增大，小腹疼痛或有冷感，或阴道流血，色淡质稀，面色苍白，心悸气短，精神倦怠，食欲不振，或口有恶臭，舌淡，苔白，脉细涩无力。

[辨证依据]

(1) 素体虚弱，或孕后久病体虚史。

(2) 孕妇自觉胎动消失，腹部不再继续增大，小腹疼痛或有冷感，或阴道流血，色淡质稀。

(3) 面色苍白，心悸气短，精神倦怠，食欲不振。

(4) 舌淡，苔白，脉细涩无力。

[治疗原则]补益气血，活血下胎。

[方药选用]救母丹(方见葡萄胎)。

气血虚甚者，加黄芪、丹参；小腹冷痛者，加乌药、补骨脂。

二、气滞血瘀证

[病因病机]孕期跌仆外伤，或寒凝血滞，瘀阻冲任，损及胎元，胎死腹中；复因瘀血内阻，产道不利，碍胎排出。

[临床证候]妊娠中晚期，孕妇自觉胎动停止，腹部不再继续增大，小腹疼痛，或阴道流血，色紫暗有块，口气恶臭，面色青暗，口唇色青，舌紫暗，苔薄白，脉沉或弦涩。

[辨证依据]

(1) 孕期跌仆外伤，或有受寒饮冷史。

(2) 孕妇自觉胎动停止，腹部不再继续增大，小腹疼痛，或阴道流血，色紫暗有块。

(3) 口气恶臭，面色青暗，口唇色青。

(4) 舌紫暗，苔薄白，脉沉或弦涩。

[治疗原则]理气行血，祛瘀下胎。

[方药选用]脱花煎(方见流产)。

偏于气滞者，加枳壳、香附；兼气虚者，加黄芪；出血多者，加血余炭、炒蒲黄、茜草根。

三、湿浊瘀阻证

[病因病机]孕妇素体脾虚，孕后饮食劳倦伤脾，脾虚失运，湿浊内停，困阻气机，胎失其养，以致胎死；气机不畅，则死胎滞涩不下。

[临床证候]妊娠中晚期，孕妇自觉胎动停止，腹部不再继续增大，小腹疼痛或有冷感，或阴道流血，色暗滞，胸腹满闷，精神疲倦，口出秽气，舌苔厚腻，脉濡细。

[辨证依据]

(1) 孕妇素体脾虚，孕后饮食劳倦史。

(2) 妊娠中晚期，孕妇自觉胎动停止，腹部不再继续增大。

(3) 小腹疼痛或有冷感，或阴道流血，色暗滞，胸腹满闷，精神疲倦，口出秽气。

(4) 舌苔厚腻，脉濡细。

[治疗原则]运脾燥湿，活血下胎。

[方药选用]平胃散(方见葡萄胎)加芒硝。

脾虚明显者，加党参、黄芪、白术。

【转归与预后】

本病及早处理，预后大多良好。如死胎稽留宫内时间超过 3 周以上仍不能自行排出者，易发生宫内感染和弥散性血管内凝血，甚至危及产妇生命。

【预防与调护】

(1) 定期产前检查，如胎儿大小与妊娠月份不符，则密切观察，及早诊治。

(2) 孕后节房事，调情志。避免感染外邪，积极治疗对胎儿有影响的疾病。

【文献资料】

徐向荣等的临床研究显示胎儿因素是死胎的首要病因，占 39.18%，其中胎儿畸形 35 例，占死胎的 34.10%。引起胎儿畸形的病因复杂，主要分遗传因素和环境因素两大类，母体因素是发生死胎的另一个重要原因，严重的妊娠并发症可引起胎盘功能改变，最终导致胎死宫内。此外，对不明原因的羊水过少，也应提高警惕。死胎的发生与脐带长度、缠绕程度及脐带是否牵拉扭转、受压有关。

不同研究显示孕妇感染微小病毒 B_{19} 后胎儿死亡率为 6.5%～14%，但妊娠 20 周后感染者少见。妊娠中期胎儿死亡一般发生在母体感染后 3～6 周内，此时孕妇血清存在微小病毒 B_{19} 的 IgG 抗体，但病毒 DNA 已被清除。因此发生胎死宫内时，应检查微小病毒 B_{19}。

黄朝芬等用米索前列醇对死胎进行引产，临床效果明显，患者住院时间短，出血量少，清宫率低，痛苦小，患者易于接受，值得基层单位推广应用。

参考文献

[1] 徐向荣，庄亚玲．103 例死胎死因分析．浙江预防医学，2003，15(7)：42

[2] Skjoldebrand-Sparre L．微小病毒 B19 感染与妊娠晚期胎死宫内的关系．国外医学·妇产科分册，2000，107(4)：476

[3] 黄朝芬，王昌湘，尹华凤．米索前列醇用于死胎的临床观察．总装备部医学学报，2004，6(1)：59

第八节　妊娠肿胀

妊娠中晚期孕妇出现肢体面目肿胀者，称子肿，亦称妊娠肿胀。《医宗金鉴·妇科心法要诀》根据肿胀部位及程度的不同，分别有子气、子肿、皱脚、脆脚等不同名称。如在妊娠 7～8 个月以后，仅足部微肿而无其他不适，检查无异常者，是妊娠晚期常见现象，可不必治疗。

早在《金匮要略·妇人妊娠病脉证并治》已载"妊娠有水气，身重，小便不利"之疾，并用葵子茯苓散治之。《增补胎产心法·子肿子气子满论》云："所谓子肿者，面目虚浮，多因脾胃气虚或久泻所致。"《沈氏女科辑要》认为："不外有形之水病，与无形之气病而已。"对此病的病因与治疗作了探讨。

西医学的妊娠高血压病轻症及妊娠水肿可参照本病治疗。

【致病机制】

妊娠肿胀的发生与妊娠期特殊生理有密切的关系。多发生在妊娠 5～6 个月以后，此时胎体逐渐长大，升降之机括不利，如脏器本虚，胎碍脏腑，因孕重虚。因此脾肾阳虚，水湿不化，或气滞湿停为妊娠肿胀的主要机制，脾肾两脏功能失常往往互相影响或相继出现。

西医学的妊娠高血压病、营养不良性低蛋白血症以及贫血，或下腔静脉受增大子宫压迫以致血液回流受阻等可引起孕妇水肿。

【诊断与鉴别诊断】

一、诊断

（一）病史

素体脾肾虚弱，情志抑郁；严重贫血、原发性高血压、慢性肾炎、糖尿病等合并妊娠；多胎妊娠等。

（二）临床表现

浮肿，多发于妊娠 20 周后，由踝部渐漫延至小腿、大腿、外阴部、腹部，甚至全身。或体表浮肿并不明显，而每周体重增加超过 0.5 kg，或每月超过2.3 kg。

（三）检查

1．根据水肿的程度分为 4 度

Ⅰ度：（＋）小腿及足部明显浮肿，休息后不消退。

Ⅱ度：（＋＋）水肿上延至大腿与外阴部。

Ⅲ度：（＋＋＋）水肿延至外阴及腹部，肿势较前明显。

Ⅳ度：（＋＋＋＋）全身浮肿或伴有腹水。

2．尿　可有少许红、白细胞及管型。24 小时尿蛋白定量≥300 mg 为异常。

3．B 超检查　了解有无畸胎、双胎、多胎以及羊水情况。

二、鉴别诊断

1．妊娠合并慢性肾炎　孕前有急、慢性肾炎病史，孕前浮肿，孕后逐渐加重，浮肿首先发生在眼睑，24 小时蛋白尿≥0.5 g，尿中有各种管型或红、白细胞，血中尿素氮升高。

2．妊娠合并心脏病　孕前有心脏病史，通过心电图、心功能检查可确诊。

【因、证、辨、治】

临床常见脾虚、肾虚、气滞三种证候。依据肿胀部位及程度结合全身症状和舌脉辨证。水盛肿胀者，皮薄光亮，压痕明显；湿郁肿胀者，皮色不变，压痕不显。治疗大法以利水化湿为主。以"治病与安胎并举"的原则，随证加入养血安胎之品。慎用温燥、寒凉、滑利之药，以免伤胎。

一、脾虚证

[病因病机]脾气素虚，或过食生冷，内伤脾阳，或忧思劳倦伤脾，脾虚不能敷布津液反聚为湿，水湿停聚，流于四末，泛于肌肤，遂发为水肿。

[临床证候]妊娠数月，面目四肢浮肿，或遍及全身，皮薄光亮，按之凹陷不起，面色无华，神疲气短，口淡而腻，脘腹胀满，食欲不振，小便短少，大便溏薄，舌淡胖边有齿痕，苔白润或腻，脉缓滑。

[辨证依据]

(1) 脾气素虚，或过食生冷，或忧思劳倦伤脾史。

(2) 妊娠数月，面目四肢浮肿，或遍及全身，皮薄光亮，按之凹陷不起。

(3) 面色无华，神疲气短，口淡而腻，脘腹胀满，食欲不振，小便短少，大便溏薄。

(4) 舌淡胖边有齿痕，苔白润或腻，脉缓滑。

[治疗原则]健脾利水。

[方药选用]白术散(《全生指迷方》)加砂仁。

白术　茯苓　大腹皮　生姜皮　陈皮

肿胀明显者，加猪苓、泽泻、防己；胸闷而喘者，加桑白皮、厚朴、杏仁；少气懒言，神疲乏力者，加党参、黄芪。

二、肾虚证

[病因病机]素体肾虚，孕后阴血聚于下，有碍肾阳敷布，不能化气行水。且肾为胃之关，肾阳不布，则关门不利，聚水而从其类，水遂泛溢而为肿胀。

[临床证候]妊娠数月，面浮肢肿，下肢尤甚，按之没指，心悸气短，下肢逆冷，腰膝酸软，舌淡，苔白滑，脉沉迟。

[辨证依据]

(1) 素有肾阳虚弱史。

(2) 妊娠数月，面浮肢肿，下肢尤甚，按之没指。

(3) 心悸气短，下肢逆冷，腰膝酸软。

(4) 舌淡，苔白滑，脉沉迟。

[治疗原则]温阳化气，行水消肿。

[方药选用]真武汤(方见月经前后诸证)。

方中附子有毒性，用量不宜过重，6～9 g 为宜，同时应加生姜久煎以减其毒性。如腰痛甚者，加续断、桑寄生；大便溏者，加扁豆、莲子。

三、气滞证

[病因病机]素多忧郁，气机不畅，孕后胎体渐长，更碍气机升降，气滞湿郁而为肿胀。

[临床证候]妊娠 3～4 个月后，先由脚肿，渐及于腿，皮色不变，随按随起，头晕胀痛，胸闷胁胀，食少腹胀，苔薄腻，脉弦滑。

[辨证依据]

(1) 素多抑郁史。

(2) 妊娠 3～4 个月后，先由脚肿，渐及于腿，皮色不变，随按随起。

(3) 头晕胀痛。胸闷胁胀，食少腹胀。

(4) 苔薄腻，脉弦滑。

[治疗原则]理气行滞，化湿消肿。

[方药选用]天仙藤散(《校注妇人良方》)合四苓散(《丹溪心法》)。

天仙藤　香附　陈皮　甘草　乌药　生姜　木瓜　紫苏叶

茯苓　猪苓　白术　泽泻

肿势甚，腹胀纳呆者，加茯苓、白术、大腹皮；肺气壅塞，气逆面肿者，加桑白皮、杏仁、桔梗；胸胁胀痛，情志不畅者，加柴胡、佛手。

【转归与预后】

子肿往往是子痫前期症状之一，早期发现，早期治疗，对控制病情发展防止向子痫转化有重要意义。

【预防与调护】

(1) 浮肿严重者应卧床休息，下肢浮肿者平卧时宜适当抬高两腿。

(2) 注意休息与保暖，避免过度疲劳。

(3) 宜低盐或无盐饮食，少食用发酵粉与碱制的糕点。多食有利于利尿消肿的食品，如冬瓜、赤小豆、薏苡仁、扁豆、荠菜、鲤鱼、玉米、西瓜等。

(4) 保持情志舒畅，消除紧张恐惧心理。

(5) 属气滞者，可适当活动，使气血流通。

【文献资料】

20 世纪 90 年代初期，大多从脾虚水泛、脾肾阳虚、阴虚肝旺等方面阐述妊娠高血压病的发病机制，用白术、茯苓、白芍、泽泻、石决明、钩藤等健脾益气、渗湿利水、滋阴潜阳的药物治疗。如罗元恺辨治妊娠水肿，脾虚型用全生白术散加茯苓皮、砂仁、炒扁豆，同时用陈皮、生姜皮熏洗足部；肾阳虚衰型用金匮肾气丸去丹皮，加白术、陈皮；气滞型用茯苓导水汤加减。刘桂芬治疗 113 例妊高症，脾肾阳虚型用真武汤合白术散加减，气滞湿阻型用天仙藤散加减，肝肾阴虚、肝阳上亢型用杞菊地黄丸合天麻钩藤饮加减，肝风内动型用羚羊钩藤散加减。

90 年代中期以后，医生逐渐结合西医学中有关妊娠高血压病的最新研究进展，基于此病的基本病变是全身性小动脉痉挛，存在微循环障碍和血液浓缩现象，更多地从血瘀立论，使用活血或益气活血药物治疗，为中医治疗开辟了新的途径。尤昭玲用妊高症胶囊(白术、丹参、白芍、黄芩、地骨皮)治疗妊娠高血压病 36 例，临床症状、体征、平均动脉压、血浆内皮素水平、一氧化氮含量、血栓烷 B_2 与 6-酮-前列腺素 $F_{1\alpha}$ 比值、红细胞滤过指数及超氧化物歧化酶活力、血浆 MDA 含量均有改善。

虽然中医药治疗取得了一定的疗效，但大多是一般的临床观察和个人经验，甚至个案报道，由于认识不同出现了不尽统一的辨证分型，选方用药也有较大差异，缺乏较系统的研究。近10余年仅有少数医生对中医药预防妊高征做了一些探索性研究，如强调中医药的预防以降低妊高征的发病率，有望为中医药治疗妊高征开辟更为广阔的思路。

曹怀宁认为妊娠高血压病属中医学子肿范畴，采用《全生指迷方》的白术散加减，并将散剂改作汤剂治疗30例，取得满意疗效。李文红以《证治准绳》茯苓导水汤治疗子肿27例，结果治愈率为37%，好转率为48%。此外，许多医生提出子肿要注意药膳调理。

参考文献

[1] 罗元恺. 妊娠水肿与羊水过多的调治. 新中医，1993，(1)：18

[2] 刘桂芬，赵会民，张玉芬. 中西医结合治疗妊高征113例. 北京中医学院学报，1993，16(1)：41

[3] 尤昭玲，王若光，付灵梅. 补气活血法对妊高征患者血浆内皮素水平影响的研究. 中国中医药科技，1999，6(4)：247

[4] 尤昭玲，王若光，付灵梅. 补气活血法对妊高征患者静脉血一氧化氮水平影响的研究. 中国中医药科技，1999，6(4)：249

[5] 王若光，尤昭玲，付灵梅. 补气活血法对妊高征患者血浆血栓素 B2-6-酮-前列腺素水平影响的研究. 中国中医药科技，1999，6(4)：250

[6] 王若光，尤昭玲，付灵梅. 补气活血法对妊高征患者红细胞变形能力影响的研究. 中国中医药科技，1999，6(4)：251

[7] 曹怀宁，李西云. 全生白术散加减治疗"子肿". 上海中医药杂志，2000，34(9)：56

[8] 李文红. 茯苓导水汤治疗子肿27例疗效观察. 河北中医，2001，23(8)：604

第九节　妊娠心烦

妊娠期间孕妇出现烦闷不安，郁郁不乐，甚或心惊胆怯，烦躁易怒者，称妊娠心烦，古称子烦。

本病最早见于《诸病源候论·妊娠子烦候》。多见于妊娠中期，因受胎4～5个月，相火用事，或盛夏君火大行，俱能乘心肺以致烦躁。

【致病机制】

主要机制是阴虚胎热，扰乱心神。《产宝》云："夫妊娠而子烦者，是肺脏虚而热乘于心，则令心烦也。停痰积饮，在心胸之间，或冲于心，亦令烦也。若热而烦者，但热而已。若有痰饮而烦者，呕吐涎沫，恶食气，烦躁不安也。大凡妊娠之人，既停痰积饮，又寒热相杂，气郁不舒，或烦躁，或呕吐涎沫，剧则胎动不安，均为子烦也。"《沈氏女科辑要笺正》更概括地指出："子烦病因，曰痰曰火曰阴虚。"

【诊断与鉴别诊断】

一、诊断

以孕妇自觉心中烦闷不安，甚则心惊胆怯，烦躁不安为主。据"无热不成烦"之理，多伴有一些血热的全身证候和舌脉征。

二、鉴别诊断

胎气上逆　是指妊娠胸胁胀满，甚或喘急，烦躁不安；以胀满为主。妊娠心烦则以心烦为主。

【因、证、辨、治】

病因有阴虚、痰火、肝郁之异，故辨证当分虚实，审证求因。由于孕后阴血聚下以养胎，常致阴分必亏，故以阴虚子烦最常见，治疗多以养阴清热、除烦安神为主。

一、阴虚证

[病因病机]素体阴亏，孕后阴血聚以养胎，阴虚益甚而生内热，热扰心胸而烦；或肾水不足，不能上济心火，心火上炎扰及神明；或肺热乘心，致神明失守，发为子烦。

[临床证候]妊娠心中烦闷或心惊胆怯，坐卧不安，五心烦热，午后尤甚，口干咽躁，舌红，苔少或薄黄而干，脉细滑数。

[辨证依据]

(1) 有热邪扰心病史。

(2) 心烦胆怯，五心烦热。舌红，少苔，脉细滑数。

[治疗原则]养阴清热除烦。

[方药选用]

(1) 黄连阿胶汤(《伤寒论》)。

黄连　黄芩　芍药　鸡子黄　阿胶

肾阴素亏，水不济火，兼有头晕耳鸣，腰酸膝软者，加龟甲、玄参、女贞子、旱莲草、远志；心惊胆怯，坐卧不安者，加龙齿、茯神、珍珠层粉；肺阴不足，兼潮热盗汗者，加天冬、知母、百合、浮小麦。

(2) 人参麦冬散(《妇人秘科》)。

人参　麦冬　茯苓　黄芩　知母　生地　炙甘草　竹茹

二、痰火证

[病因病机]素有痰饮停滞胸中，孕后阴血养胎，因孕重虚，阴分必亏，阳气偏旺则热，痰热相搏，扰动神明，是以烦躁不安。

[临床证候]妊娠期间，心烦不安，心悸胆怯，头眩胸闷，或呕吐痰涎，或形体肥胖，倦怠纳呆，舌淡红，苔黄腻，脉滑数。

[辨证依据]

(1) 素有痰火停滞史。

(2) 心烦不安，胸闷吐涎，舌淡，苔腻，脉滑数。

[治疗原则]清热涤痰除烦。

[方药选用]温胆汤(方见月经前后诸证)。

三、肝郁化火证

[病因病机]素性抑郁，或孕后七情内伤，情志不快，肝郁气滞；孕后胎体渐大，有碍气机升降，气郁益甚而化火，肝火上逆，扰及心神，遂致子烦。

[临床证候]妊娠心烦不安易怒，目眩，口苦咽干，精神郁郁不乐，喜太息，胸胁胀痛，舌边红，苔微黄，脉弦滑数。

[辨证依据]

(1) 孕后有肝郁或七情内伤史。

(2) 心烦易怒，口苦咽干，舌边红，脉弦数。

[治疗原则]疏肝解郁，清热除烦。

[方药选用]丹栀逍遥散(方见月经先期)。

【文献资料】

子烦一证临床不多见，现代研究报道也少。何时希整理了历代妇科专著中有关子烦的代表性论述，将其归纳为各家学说、薛立斋学说、发病月数、病因的体会、情绪问题、治法 6 个方面，对继承前人的学术很有价值。哈荔田总结报道 1 例孕 7 个月子烦已发展为先兆子痫的病例，治疗亟须力挽狂澜，法拟熄风清热安神除烦。药用钩藤、白蒺藜、天麻、白薇、赤芍、丹皮、女贞子、茯苓、首乌藤、炒枣仁、天竹黄。服上方加减 9 剂而治愈。哈荔田在按语中云“子烦表现，症状多端，非只烦闷懊憹者也。至其发病原因，则沈尧封以痰、火、阴虚而蔽之，的属扼要……方中赤芍药通经活血，虽为妊娠所禁，但临床体会用于风阳上扰、气血逆上之眩晕，肢体掣动等症具有缓急舒筋，活络定搐之功，于妊娠抽搐、昏冒之子痫证每多应用，常获捷效，未见不良反应。”

参考文献

[1] 何时希. 妊娠识要. 上海：学林出版社，1985
[2] 哈荔田. 哈荔田妇科医案医话选. 天津：天津科学技术出版社，1982

第十节　妊娠咳嗽

妊娠期间咳嗽不已者，称妊娠咳嗽，又称子嗽。其发生、发展与妊娠期特殊的生理有关。由于怀孕后生理的改变，孕妇容易发生呼吸道疾病，或原有的呼吸道疾病在孕期加重，可出现慢性咳嗽。剧烈咳嗽或久咳不止，常可损伤胎气而致堕胎或小产。

《诸病源候论》中就有“妊娠咳嗽候”，认为其发生主要责之于肺，但随四时气候之变更，五脏应之，皆能令人咳。朱丹溪认为：“胎前咳嗽，由津液聚养胎元，肺失濡润，又兼痰火上炎所致。”治以润肺为主。清代张璐重视妊娠咳嗽，认为若久咳不已，则易动胎，提出“妊娠咳嗽”需以安胎为主的治疗大法。

西医学的妊娠合并上呼吸道感染、急慢性支气管炎等引起的咳嗽与本病类似。

【致病机制】

妊娠咳嗽，久咳不已，病位在肺，关系到脾。妊娠期间，由于阴虚肺燥，或脾虚痰饮犯肺，或外感风寒，致肺失宣降，气逆而上，发为妊娠咳嗽。

西医学认为妊娠晚期孕妇的横膈位置较孕早期升高 4 cm，常使孕妇感到气较促。在这种孕期生理改变的基础上，容易新感呼吸道疾病，而原有的呼吸道疾病也容易复发。

【诊断与鉴别诊断】

一、诊断

(一) 病史

素有肺气虚病史或有慢性咳嗽病史，或孕后贪凉饮冷。

(二) 临床表现

以妊娠期间咳嗽不已为主要特征。

(三) 检查

胸透与胸部 X 线摄片以排除其他器质性病变，对本病诊断有重要意义。但妊娠早期不宜做胸透与胸部 X 线摄片，避免对胎儿造成不良影响。

二、鉴别诊断

抱儿痨(妊娠合并肺结核) 孕前多有痨病史，未治愈即孕或孕后复发。除久咳不愈外，还有痨咳的症状和体征。必要时在妊娠6个月之后做胸部X线摄片及相关检查以鉴别。

【因、证、辨、治】

本病或因阴虚肺燥，或脾虚痰饮犯肺，或外感风寒，致肺失宣降而发。病因不同，症状各异。阴虚肺燥，干咳无痰，口燥咽干；脾虚痰饮犯肺，可见咳嗽痰多，胸闷气促；外感寒邪者，必见外感症状。治疗时以治病与安胎并举为原则，注意治咳照顾胎元，如有动胎之兆，应加入安胎之药；某些治咳药，如降气、豁痰、滑利等有可能碍胎的药要慎用。

一、阴虚肺燥证

[病因病机]素体阴虚，肺阴不足，孕后阴血下聚以养胎，因孕重虚，虚火上炎；或孕后感受热邪，火热之邪，灼肺伤津，肺失濡养，而致咳嗽。

[临床证候]妊娠期间，干咳少痰或痰中带血，口干咽燥，失眠盗汗，手足心热，舌红，少苔，脉细滑数。

[辨证依据]

(1) 素有阴虚肺燥病史。

(2) 干咳少痰，口干咽燥，手足心热。

(3) 舌红，少苔，脉细滑数。

[治疗原则]养阴润肺，止咳安胎。

[方药选用]百合固金汤(《医方集解》)去当归、熟地，加桑叶、阿胶、款冬花。

百合 熟地 生地 麦冬 白芍 当归 贝母 生甘草 玄参 桔梗

痰中带血者，加侧柏叶、仙鹤草、旱莲草；潮热盗汗者，加地骨皮、白薇；大便干结者，加生首乌；伴腰酸、腹坠等动胎之兆者，加续断、桑寄生、枸杞子、菟丝子。

二、痰饮犯肺证

[病因病机]素体脾胃虚弱，痰湿内生，孕后气以载胎，脾虚益甚，或孕后过食生冷伤脾，脾失运化，水湿内停，聚湿成痰，痰饮射肺，肺失宣降，而致咳嗽。

[主要证候]妊娠期间，咳嗽痰多，痰白黏稠，胸闷气促，甚至喘不得卧，神疲纳呆，苔白腻，脉濡滑。

[辨证依据]

(1) 素有脾虚痰饮病史。

(2) 咳嗽痰多，痰白黏稠，胸闷气促，神疲纳呆。

(3) 苔白腻，脉濡滑。

[治疗原则]健脾除湿，化痰止咳。

[方药选用]陈夏六君子汤(《校注妇人良方》)加苏梗、紫菀。

党参 白术 茯苓 甘草 半夏 陈皮 生姜 大枣

痰郁化火，证见咳痰不爽，痰涎黄稠，面红口干，舌红，苔黄腻，脉滑数。治宜清肺化痰，止咳安胎。方用清金降火汤(《古今医鉴》)去石膏，加桑叶、枇杷叶。

陈皮 半夏 茯苓 桔梗 枳壳 贝母 前胡 杏仁 黄芩 石膏 瓜蒌仁 甘草

三、外感风寒证

[病因病机]孕后摄生不慎，感染风寒，肺气不宣，而致咳嗽。

[主要证候]咳嗽不已，咳白痰，鼻塞流涕，头痛恶寒，舌苔薄白，脉浮滑。

[辨证依据]

(1) 素有脾虚痰饮病史。

(2) 咳嗽兼见表证。

[治疗原则]祛风散寒，宣肺止咳。

[方药选用]杏苏散(《温病条辨》)。

杏仁 苏叶 前胡 甘草 桔梗 半夏 橘皮 茯苓 枳壳 生姜 大枣

【转归与预后】

一般愈后良好。如咳嗽经久不愈，反复发作，或素体脾肾不足，或有流产甚至习惯性流产病史者，病情进一步发展会损伤胎气，导致胎漏、胎动不安甚至堕胎、小产。

【预防与调护】

(1) 秋冬季注意保暖，避免风寒；夏季要避暑，也要注意空调造成的温差，预防感冒。

(2) 调情志，保持心情愉快。

(3) 饮食以清淡为宜，禁煎炸肥腻辛辣的食品，戒烟禁酒。

参考文献

[1] 罗元恺. 实用中医妇科学. 上海：上海科学技术出版社，1994

[2] 张玉珍. 中医妇科学. 北京：中国中医药出版社，2007

第十一节 妊娠失音

妊娠晚期出现声音嘶哑，音浊不扬，甚则不能出声者，称妊娠失音，亦称子瘖、妊娠不语、哑胎。《素问·奇病论》云："人有重身九月而瘖……胞之络脉绝也。胞络者，系于肾，少阴之脉贯肾，系舌本，故不能言。"本病多发生在妊娠晚期，但也有发生在中期妊娠的报道。

【致病机制】

主要机制是肺肾阴虚。因为声音出于喉，发于舌本，肾脉循喉咙，系舌本。喉者，肺之门户，肺主声音。如素体阴虚，孕后肾水养胎，阴虚益甚，不能上承舌本而瘖；或阴虚火旺，灼伤肺阴，肺失濡润，声道燥涩，会厌机窍不利，发为妊娠失音。

【诊断与鉴别诊断】

一、诊断

临床特点是妊娠晚期因妊娠而出现声音嘶哑，甚或不能出声，据此即可诊断。必要时可做喉科检查以排除局部病变。

二、鉴别诊断

主要与孕期外感失音鉴别。后者由外邪犯肺所致，肺气不宣，故必有外感表证。

【因、证、辨、治】

本病由肺肾阴虚所致，故治以滋水清金为主。临证需结合兼证辨明肾阴虚为主抑或肺阴虚为主，随证施治。

肺肾阴虚证

[病因病机]素体阴虚，妊娠以后，肾水聚以养胎，阴液愈加亏虚，不能上润肺气所致。

[临床证候]妊娠8～9个月，声音嘶哑，音浊不扬，咽喉干涩或言语艰难，发音无力，甚则不能出声，头晕耳鸣，颧红潮热，或五心烦热，小便黄，大便干结，舌红，苔少或花剥，脉细滑。

[辨证依据]

(1) 妊娠晚期，患者可有素体阴虚史。

(2) 声音嘶哑，甚则不能出声。

[治疗原则]滋肾润肺。

[方药选用]百合固金汤(方见妊娠咳嗽)合六味地黄丸(方见经间期出血)加减。

肾阴虚者，重用六味地黄丸合生脉散(方见恶阻)；肺阴虚者，重用百合固金汤。

【预防与调护】

避免进食煎炒燥热之品，多饮开水或汤水。

第十二节 胎气上逆

妊娠中晚期，孕妇自觉胸胁胀满，气促喘急，烦躁不安，如物悬坠之状者，称胎气上逆，又称胎上迫心、子悬。

【致病机制】

主要是血气不和，以致胎气上逆所致。《沈氏女科辑要笺正》云："子悬是胎元之上迫，良由妊妇下焦气分不疏，腹壁逼窄，所以胎渐居上，而胀满疼痛乃作。"常见的病因有肝郁和脾虚，肝郁者，常因情志所伤，烦躁易怒，气机不畅而上逆。脾虚者，因思虑气结，气机不畅，上凑心胸。

【诊断与鉴别诊断】

一、诊断

凡因胎气上逆而致妊娠中晚期胸胁胀满，如物悬坠之状，甚则气促喘急，烦躁不安，便可诊断。

二、鉴别诊断

与妊娠心烦(子烦)鉴别。胎气上逆以胀满为主，子烦以心烦为主，可资鉴别。

【因、证、辨、治】

本病多由肝郁所致，也有脾虚所致者，导致气机升降失常而发。治以理气行滞为主，佐以疏肝或理脾，务使气顺而胎安。

一、肝郁证

[病因病机]恚怒伤肝，肝失条达，气机不利，复因妊娠中后期胎体渐长，有碍气机升降，两因相感，致气血不合，胎气上逆。

[临床证候]妊娠中晚期，孕妇自觉胸胁胀满，如物悬坠之状，气促喘急，心烦易怒，善叹息，坐卧不安，舌暗红，苔白，脉弦滑。

[辨证依据]

(1) 有肝郁病史或恚怒伤肝史。

(2) 胸胁胀满，气促喘急，心烦易怒，善叹息。

(3) 脉弦。

[治疗原则]疏肝扶脾，理气行滞。

[方药选用]紫苏饮(《普济本事方》)。

紫苏　陈皮　大腹皮　白芍　当归　川芎　人参　甘草

气郁化火而胎热气逆者，加栀子、丹皮、合欢花；胎气迫肺，呼吸急促者，加杏仁、瓜蒌；肾阴亏虚，水不涵木，致肝气横逆而发者，方用一贯煎（方见月经前后诸证）加紫苏、山茱萸。

二、脾虚证

[病因病机]素体脾虚，因孕重虚，或孕后思虑伤脾，思则气结，气血不合，发为胎气上逆。

[临床证候]妊娠中晚期，孕妇自觉胸胁胀满，如物悬坠之状，短气乏力，食欲不振，呼吸不畅，四肢不温，大便溏，舌淡胖，苔白或白腻，脉细缓滑。

[辨证依据]

(1) 脾虚病史。

(2) 胸胁胀满，如物悬坠之状，短气乏力，食欲不振，大便溏。

(3) 舌淡胖，苔白或白腻，脉细缓。

[治疗原则]健脾理气行滞

[方药选用]香砂六君子汤（方见恶阻）加紫苏、枳壳。

脾虚痰停胸膈，喉中痰多者，加全瓜蒌、薤白、厚朴；气虚损及阳气，兼小腹冷、四肢不温者，加台乌、高良姜、丁香。

参考文献

罗元恺. 实用中医妇科学. 上海：上海科学技术出版社，1994

第十三节　妊娠贫血

妊娠期间出现倦怠、乏力、气短、面色苍白、浮肿、食欲不振等征象，检查呈现血红蛋白或红细胞总数降低，红细胞比容下降，称妊娠贫血。

相当于西医学的妊娠合并贫血。

【致病机制】

妊娠贫血的机制有三方面，先天禀赋不足，精血亏虚；后天脾胃虚弱，生化乏源；大病失血，精血暗耗。加之妊娠后阴血下聚养胎，血为胎夺，母体精血更虚而发为本病。

【诊断与鉴别诊断】

一、诊断

（一）病史

先天不足，素体血虚史，大病或失血病史。

（二）临床表现

(1) 贫血早期症状主要为疲倦，乏力。

(2) 重度贫血可出现头晕、心悸、气短、纳呆、低热等，甚至出现下肢、面目浮肿。

(3) 面色无华、皖白，爪甲不荣。

(4) 舌淡，脉细无力。

（三）检查

血液检查是诊断本病的重要依据。如血红蛋白$<$100 g/L、红细胞$<3.5\times10^{12}$/L、血细胞比容$<$0.30，即可诊断为妊娠贫血，但应注意复查以排除差错，并进一步做血片检查，以确定属哪种贫血。

二、鉴别诊断

应与妊娠肿胀、妊娠合并心脏病鉴别。

【因、证、辨、治】

妊娠贫血，血聚养胎，血为胎夺，多为虚证。血由脏腑化生，五脏之中心主血，脾生血，肝藏血，肾藏精，精化血，所以贫血一证与心、脾、肝、肾有关。或由脏腑虚损，气血亏虚所致，或气血化源不足，或失血伤血，精血暗耗太过。治疗以补气养血为主。

一、气血两虚证

[病因病机]素体脾胃虚弱，或孕后劳倦虑过度，或饮食失节，或久病大病失养，都可损伤脾胃而导致气血不足。

[临床证候]孕后面色皖白，四肢倦怠，乏力，气短懒言，口淡纳差，或见妊娠浮肿，或腹痛下坠，舌淡胖，苔白，脉缓无力。

[辨证依据]

(1) 素体脾胃虚弱，或有大病久病史、失血病史。

(2) 面色皖白，倦怠乏力，气短懒言，或肢体浮肿，腹痛下坠。

(3) 舌淡，苔薄白，脉细。

[治疗原则]补气养血。

[方药选用]八珍汤（方见胎儿生长受限）加黄芪。

二、心脾两虚证

[病因病机]境遇不适，忧愁思虑，劳伤心脾，营血暗耗，致心脾血虚。

[临床证候]孕后面色无华，心悸怔忡，失眠多梦，头昏眼花，唇甲色淡，神疲纳呆，舌淡，苔少，脉细弱。

[辨证依据]

(1) 思虑过度史。

(2) 面色无华，唇甲色淡，心悸怔忡，失眠多梦，神疲纳呆，舌淡，苔少，脉细弱。

［治疗原则］益气补血，健脾养心。

［方药选用］归脾汤（方见月经先期）。

纳呆食少者，加谷芽、麦芽、山药；失眠者，去木香、生姜，加浮小麦、生龙骨。

三、肝肾不足证

［病因病机］素体肝肾不足，精血偏虚，孕后精血养胎，肝肾精血更虚。

［临床证候］孕后常头晕目眩，腰膝酸软，或四肢麻痹或痉挛，夜尿频数，或胎儿小于孕月，舌暗红，少苔，脉沉细尺弱。

［辨证依据］

（1）孕后头晕目眩。

（2）腰膝酸软，或胎儿小于孕月。

（3）舌暗红，少苔，脉细尺弱。

［治疗原则］滋肝补肾。

［方药选用］大补元煎（方见月经后期）加制首乌、桑寄生。

腰酸甚者，加菟丝子、杜仲；夜尿频数者，加覆盆子、桑螵蛸。

【转归与预后】

妊娠轻度贫血通过饮食调护，适当补充铁剂、叶酸以及中医辨证治疗，可维持正常妊娠。严重贫血可引起胎漏、胎动不安、胎儿宫内生长受限，甚至胎死腹中、堕胎、小产。

【预防与调护】

妊娠后应注意补充铁剂、叶酸，定期做血常规检查。对贫血患者，孕前应对是否适合怀孕进行咨询，孕后定期检查，及早治疗贫血。

饮食调护尤为重要，宜食富于营养易于消化的食物，少食肥腻辛辣生冷之品，不可偏食。孕后宜保持心情舒畅，防止过度思虑，以免损伤心脾，暗耗精血。

第十四节 妊娠眩晕

妊娠期间，孕妇自觉头晕目眩，或天旋地转，站立不稳，瞬间即止者，称妊娠眩晕，又称子晕、儿晕。朱丹溪云：“眩运乃中风之渐。”妊娠中晚期，患者如出现子晕，伴有视物模糊、恶心欲呕、头痛等，可能为子痫之先兆，需进一步做有关检查。故及时诊治妊娠眩晕是预防子痫发生的重要措施之一。

【致病机制】

《素问·至真要大论》云：“诸风掉眩，皆属于肝。”妊娠眩晕发生的机制主要是肝阳上亢、气血虚弱及痰浊壅盛所致。即前人所说的“无风不作眩”、“无虚不作眩”、“无痰不作眩”也。妊娠后，阴血聚以养胎，阴分必亏，阴不潜阳，肝阳易亢化火生风；或胎体渐大，影响气机升降，气滞湿停，化为痰浊而易上扰清窍。肝阳上亢、痰浊壅盛之子晕尤需注意预防发为子痫。至于气血虚弱的子晕，则为轻证，属临床常见。

【诊断与鉴别诊断】

一、诊断

（一）临床表现

多发生于妊娠中晚期，自觉头晕目眩，视物昏花，或兼头痛，或有浮肿。《金匮要略·妊娠病脉证并治》云：“妊娠有水气，身重，小便不利，洒淅恶寒，起即头眩。”描述了妊娠水肿兼眩晕之证，实为先兆子痫的临床表现。也有少数早孕时仅表现为突然眼前发黑，天旋地转，站立不稳，头汗出，闭目休息顷刻即醒，但仍觉头晕疲乏者。

（二）检查

1. 血压　血压正常或升高（要与基础血压相对照），孕 20 周后血压高于 140/90 mmHg。

2. 浮肿　可有下肢浮肿。

3. 尿分析、眼底检查　正常。

二、鉴别诊断

妊娠眩晕出现血压升高时，需要与孕妇原发性高血压鉴别。前者是因孕而发，孕终多能自愈；后者孕前已有高血压眩晕病史，因孕重虚，或分娩后血压仍高，眩晕尚存在。

【因、证、辨、治】

本病由阴虚脾旺、气血虚弱所致。阴虚肝旺者，头目眩晕，或头痛，面红耳赤，口干苦；脾虚肝旺者，头晕头重，胸闷泛恶，口黏多痰；气血虚弱者，头晕目眩，心悸疲乏。治疗以养血平肝为要。

一、肝阳上亢证

［病因病机］平素肝肾不足，肝为藏血之脏，体阴而用阳。肾主水，肾水能涵养肝木。素体肝肾阴不足，肝阳易亢，孕后阴血下聚养胎，阴血愈亏，阴不潜阳，肝阳上亢，风阳易动，上扰头目清窍而眩晕。

［临床证候］妊娠中后期头晕目眩，耳鸣，胸胁胀满，面红目赤，口干苦，甚则头晕头痛，神志如常，

舌红，少苔，脉弦细滑数。

[辨证依据]

(1) 素体肝肾阴不足史。

(2) 孕期突然头晕目眩。

(3) 口干苦，面赤舌红。脉弦细数。

[治疗原则]育阴潜阳。

[方药选用]杞菊地黄丸(方见月经前后诸证)加石决明、龟甲、钩藤、葛根、赤芍。

二、脾虚肝旺证

[病因病机]饮食劳倦伤脾，或素体脾虚，运化失职，水湿内停，聚湿成痰；或肺气不宣，不津不得通调，孕后胎体渐大，阻碍气机，水湿停滞化为痰浊；或肾阳虚不能化气行水，水泛而为痰浊。痰浊壅盛，清阳不升，浊阴不降，清窍失养，发为眩晕。

[临床证候]妊娠中后期头晕目眩，时发眼花目暗，头重胸闷泛恶，时吐痰涎，口淡或口黏，食欲不振，或有下肢浮肿，舌淡，苔白腻，脉缓滑。

[辨证依据]

(1) 素体脾肾阳虚史。

(2) 孕期突发眩晕。

(3) 泛恶吐涎，食欲不振，舌淡，苔白，脉缓滑。

[治疗原则]化湿祛痰。

[方药选用]半夏白术天麻汤(方见月经前后诸证)加钩藤、丹参。

三、气血虚弱证

[病因病机]素体气血虚弱，孕后气以载胎，血以养胎，因孕重虚，气血更感不足。气虚则清阳不升，血虚则脑失所养，遂致妊娠眩晕。

[临床证候]妊娠期突然头晕目眩，眼前发黑，天旋地转，站立不稳，闭目养神片刻便可缓解，继则心悸疲乏或头汗出，数日1次或日发数次，面色㿠白无华或萎黄，少寐，食欲不振，舌淡嫩，苔白，脉细弱滑。

[辨证依据]

(1) 气血虚弱史。

(2) 孕期突发头晕目眩，片刻便止。

(3) 心悸疲乏，舌淡嫩，脉细弱。

[治疗原则]补气升阳，养血益阴。

[方药选用]八珍汤(方见胎儿生长受限)加黄芪、首乌、钩藤。

并可用归脾丸(方见月经先期)补益心脾，调补气血。

【转归与预后】

妊娠眩晕一证属气血虚弱，眩晕而无血压升高者，症情较轻，预后良好。如为肝阳上亢证或脾虚肝旺所致妊娠眩晕，伴有血压升高或高血压、蛋白尿。可为先兆子痫之征，必须及早诊治。

第十五节　妊娠痫证
(子痫前期、子痫)

怀子而病痫，名子痫。子痫发作多在妊娠晚期或正值产时或新产后。孕产妇忽然眩晕倒仆，目呆头倾，两臂屈曲，两手紧握，两脚内转，即强直性抽搐，剧烈颤动，双目上视，牙关紧闭，面色青紫，约经15秒至2分钟抽搐停止，全身肌肉松弛，昏不知人，须臾醒，醒复发，甚或昏迷不醒，称子痫，又称妊娠痫证。

子痫是由子痫前期(又称先兆子痫)发展而来。子痫前期往往出现子肿、子晕，并见前驱症状如头晕、视物不清、上腹不适、胸闷呕恶、面浮肢肿等。检查可有高血压、蛋白尿、水肿等三大特征或居其二。

中医学虽无子痫前期之名，但从古医籍对妊娠痫证的症状描述及医案记录的发病经过来看，已认识到子痫前期的存在。如《坤元是保》云："眩晕冷麻，甚至昏倒仆地者为子痫。人不易识，但验其平日眼目昏乱，认白为黑，认黑为白者是也。"《杏轩医案》云："吾郡别驾向公，宅中一仆妇，重身九月，偶患头痛，医作外感治，其痛益甚，呕吐汗淋，至二鼓时，忽神迷肢掣，目吊口噤，乍作乍止……入视抽搦形状，诊脉虚弦劲急，谓曰：此子痫证也……其病初头痛者即内风欲动之征也，医家误作外风，浪投疏散，致病若此。"

子痫前期、子痫发作是一个疾病发展的不同阶段，本节合并论述。西医学过去曾称妊娠中毒症、妊娠高血压综合征，简称妊高征，现又改称妊娠期高血压疾病。子痫前期、子痫是孕产妇及围产儿死亡的主要原因，也是中西医结合研究的重要课题。

【致病机制】

主要病机是阴血不足，肝阳上亢，亢极风动，发为子痫。如孕妇肝肾或脾胃素虚，因孕重虚，阴血更为不足，肝失濡养则肝阳上亢；也有孕后七情内伤，恚怒伤肝而致肝阳上亢者。亢则阳化风动；或水不济火，心肝火盛，风助火威，风火相煽，发为子痫。或湿聚成痰，痰火交炽，蒙蔽清窍；也有火灼成瘀，瘀阻血行，脏腑失养发为子痫(图 9－5)。如此多脏受累，因果相干，证情错杂。本病以脏腑虚损、阴血不足为本，风、火、痰、瘀为标。

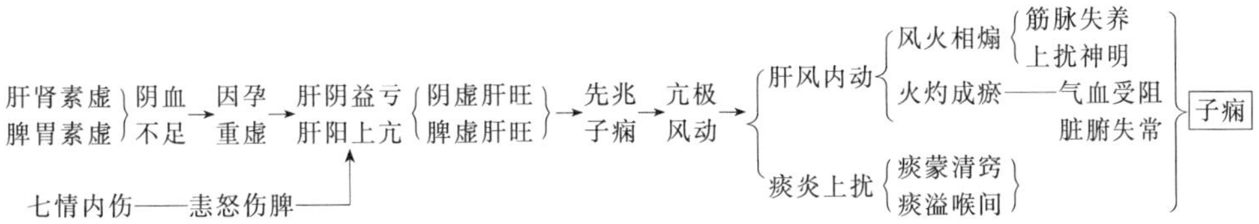

图 9－5　子痫前期、子痫病机示意图

西医学对本病机制的认识至今尚未完全阐明。国内外大部分研究集中在子痫前期-子痫的病因和发病机制。目前认为起源于胎盘病理生理改变，进一步导致全身血管内皮细胞损伤，后者引起子痫前期的一系列临床症状。子痫前期-子痫的发病机制可能与遗传易感性、免疫适应不良、胎盘缺血和氧化应激反应有关。

【诊断与鉴别诊断】

一、诊断

(一) 临床表现

子痫前期大多在子肿、子晕的基础上出现头晕头痛、视物不清、烦躁不安、胸闷呕恶等症状。

如子痫前期症状未能控制，可在产前、产时或产后发为子痫，出现全身肌肉强烈抽搐等症，严重者抽搐后一直陷入昏迷状态或抽搐反复发作。

(二) 检查

1. 血压　至少出现 2 次以上血压升高(≥140/90 mmHg)，其间隔时间≥6 小时才能确诊。血压较基础压升高 30／15 mmHg，但低于 140／90 mmHg，不作为诊断依据，须密切观察。

2. 尿蛋白　尿常规中有蛋白尿或尿蛋白含量 24 小时≥5 g。

3. 眼底检查　可直接观察到视网膜小动脉的痉挛程度。

4. 主要脏器　检查心、脑、肝、肾功能，预防衰竭。

5. 胎心音　经常听胎心音，密切观察产科进展情况，胎儿成熟时，尽快促其分娩。

二、鉴别诊断

1. 癫痫　发作时出现突然倒仆，口吐涎沫，全身抽动，颜面青紫等，与子痫相类似。但癫痫有旧病史可查，大发作时常有六畜之声，且抽搐时间不一，发作前后一如常人。而子痫发作前多有高血压、水肿、蛋白尿和其他先兆征，发作时“须臾醒，醒复发”，甚至持续昏迷。《沈氏女科辑要》云：“子痫为病……与其他癫痫发作有时，恒为终身痼疾者不同。”提出了两病的扼要鉴别。

2. 厥证　以突然昏仆、不省人事、四肢厥冷为主症，无全身强直、牙关紧闭和四肢抽搐等可作鉴别。

【因、证、辨、治】

子痫重在预防。在子肿、子晕尤在子痫前期阶段应积极治疗，防止其发展为子痫。

一、阴虚肝旺证

[病因病机]素体肝肾阴不足，阴血亏虚，孕后精血聚下以养胎，阴血益感不足。肾藏精，肝藏血，阴虚则水不涵木，血虚则肝失所养，肝阳偏亢。

[临床证候]妊娠中晚期头晕目眩，头痛头胀，耳鸣腰酸，口干咽燥，烦躁不安，手指发麻，尿少便秘，舌红有裂纹，脉弦滑数。

[辨证依据]

(1) 有阴虚肝旺史。

(2) 孕中晚期头晕目眩，头痛，烦躁，舌红，脉弦滑数。

[治疗原则]滋阴养血，平肝潜阳。

[方药选用]二至丸(方见经间期出血)合杞菊地黄丸(方见月经前后诸证)加石决明、钩藤、白芍、丹参、赤芍。

二、脾虚肝旺证

[病因病机]素体脾胃虚弱，或脾虚肝旺，水湿内停，津液不得敷布，孕后血聚养胎，肝血更亏；或胎体渐大，气机升降不利，湿从内生，阴滞经隧，泛溢肌肤四末而致眩晕、肿胀等证。

[临床证候]妊娠中晚期面目肢体浮肿，头晕目眩或头痛头麻，胸闷泛恶，纳谷不馨，神疲乏力，大

便不实,舌淡胖,脉缓滑或弦滑。

[辨证依据]

(1) 素体脾虚肝旺。

(2) 孕中晚期有眩晕、肢肿、胸闷、泛恶等全身症,舌淡胖,脉缓滑。

[治疗原则]健脾行水,平肝潜阳。

[方药选用]全生白术散(方见子肿)加石决明、白芍、钩藤、益母草、丹参、赤芍。

上述两证为子痫前期阶段。

三、肝风内动证

[病因病机]素体阴虚,孕后精血聚以养胎,肾精益亏,肝失所养,肝阳上亢;或孕后恚怒伤肝,致肝阳上亢,亢极火盛风动,阴亏于下,君火失济,心火内动,风火相煽,发为子痫。

[临床证候]妊娠后期或正值分娩时或产后1～2日,头晕头痛,视物不清,烦躁不安,颜面潮红,突发全身抽搐,牙关紧闭,甚则昏不知人,舌红或绛,苔薄黄,脉弦滑数。

[辨证依据]

(1) 素体肝肾阴虚。

(2) 头晕头痛,视物不清,抽搐,或昏不知人。

(3) 舌红或绛,苔薄黄,脉弦滑数。

[治疗原则]平肝熄风止痉。

[方药选用]羚角钩藤汤(《重订通俗伤寒论》)加赤芍、全蝎、葛根。

羚羊角　钩藤　桑叶　菊花　贝母　竹茹　生地　白芍　茯神　甘草

对昏迷不醒者,可鼻饲给药或用安宫牛黄丸(《温病条辨》)溶化灌服。

牛黄　郁金　犀角(水牛角)　黄芩　黄连　雄黄　栀子　朱砂　冰片　麝香　珍珠

四、痰火上扰证

[病因病机]素体阴虚,因孕重虚,阴虚生内热,热灼津液,炼液成痰;或脾虚湿盛,聚液成痰,痰火交炽,上扰清窍,发为子痫。

[临床证候]妊娠晚期或产时或新产后头晕头重,胸闷泛恶,忽然倒仆,全身抽搐,口噤,昏不知人,气粗痰鸣,舌红,苔黄腻,脉弦滑。

[辨证依据]

(1) 素体阴虚,或脾虚湿盛。

(2) 孕中晚期头重痰鸣,胸闷泛恶,抽搐等。

(3) 舌红,苔黄腻,脉弦滑。

[治疗原则]清热豁痰,开窍止痉。

[方药选用]

(1) 半夏白术天麻汤(方见月经前后诸证)加葛根、丹参、竹沥。

(2) 安宫牛黄丸,每次1丸,每日1次,溶化分2次灌服。

上述各证型,如出现面色暗滞,舌暗有瘀斑瘀点,则为瘀血阻滞,辨证为夹瘀证,可在原方中加当归、川芎、丹参、桃仁、赤芍等活血化瘀之品,以改善微循环。

如反复抽搐、昏迷不醒、血压低者,需中西医结合抢救。注意血液、生化、肝、肾、心、肺的检测,防止酸中毒及脏腑功能衰竭。

子痫患者常于抽搐后自然作产,且产程快,必须尽快做好分娩处理。如病情稳定,仍未作产,必要时可终止妊娠。产后仍需预防产后子痫的发生。

【其他疗法】

(一) 中成药

根据病情可分别选用安宫牛黄丸、至宝丹、紫雪丹等。

(二) 单方验方

羚羊角粉3 g,用竹沥汁送服。

(三) 针灸

抽搐者,针刺曲池、合谷、人中、承山、太冲;昏迷者,针刺人中、百会、涌泉、风池。

【转归与预后】

子痫如发展到心、脑、肝、肾功能衰竭,可致孕产妇死亡,预后不良。病后可能遗留高血压和肾脏损害,再次妊娠还会复发子痫。

对胎儿可由于胎盘病变、子宫胎盘供血不足、胎盘功能减退使胎儿过小、窘迫、早产,甚至胎死腹中。

【预防与调护】

(1) 做好计划生育,提倡一对夫妇生一个孩子。因为多产妇和年龄较大的初产妇,妊高征的发病率较高。

(2) 做好围产期保健,及时处理并发症。

(3) 及早诊治子肿、子晕病证及先兆子痫,是预防子痫的重要环节。

(4) 子痫前期必须住院严密观察病情变化,认真护理。

1) 绝对卧床休息、避免声、光刺激,进低盐饮食。

2) 每4小时测血压1次,每日做尿分析、记录出入量，做眼底检查、血液生化测定。

(5) 子痫应专人护理，单人暗室，加床档以防或抽搐发作时从床上摔下。取出活动假牙，备好卷有纱布的压舌板，抽搐时放入口中，防止唇舌咬伤。昏迷时取头低侧卧位，禁食。保持呼吸道通畅，防止吸入性肺炎。鼻饲给药，每小时测血压、脉搏、呼吸和体温，停留尿管，记出入量。

【文献资料】

子痫前期、子痫是严重威胁孕产妇及围产儿生命的危急重症，近代从病名、诊断、早期防治、中西医结合临床及实验室研究等多方面进行探讨，取得了较大的进展。

(一) 名老中医经验总结

现代名老中医专家对子肿、子晕、子痫的治疗有丰富的经验，如朱小南认为子肿病属脾阳虚弱，在发作前每有出现预兆现象，凡是妊娠后有身体怕冷、食欲不振、大便溏薄等脾胃虚弱证候，必须重视及时治疗。

罗元恺认为一般妊娠水肿治疗原则以健理脾肾为主，佐以行气利湿，可用全生白术散加减，其中白术重用。气滞者可加乌药，气虚者宜加黄芪……若属肾阳虚致小便不利而浮肿者，可用金匮肾气汤，但应按原文用桂枝，不宜用肉桂，附子用量宜轻，可用 6 g 左右，且要久煎，取其助阳而不伤胎也。

何时希认为治疗本病虽健脾渗湿并用，顺气安胎兼顾，但渗湿、顺气与安胎是有矛盾的，必须加以注意。健脾渗湿重用白术，顺气安胎首选砂仁，这两味药渗湿顺气，无碍胎之弊。此外，虽选用了茯苓、泽泻、防己、冬葵子、天仙藤等渗湿顺气之药，但重用参、芪升阳益气，以防胎气下陷。其次，在妊娠水肿患者中属妊娠中晚期或 5～6 个月以上者，一般的淡渗利水药对胎气影响不大；若妊娠初期，这类药物的应用须十分谨慎。

哈荔田认为子痫的发病机制主要是阴血不足，肝阳上亢，化火生风。《素问·生气通天论》云："阳气者，精则养神，柔则养筋。"今肝阳化风，奔逆于上，则阳气不能柔养筋脉，而致筋脉拘挛绌急，气血运行也必因而涩滞不畅；又因阴血既亏，则血液运行无力，也会导致血脉涩滞，络中血瘀，故子痫发病过程中瘀血的因素是存在的。同时由于肝气上旋，夹气血上奔于头，以致气血逆乱，冲任失调，胞宫供血不足，胎儿得不到充分滋养。此时若单纯熄风潜阳，而不予疏制血脉，导血下流，则逆上之气血即不能速反。《内经》云："气反则生，不反则死。"因此，"非惟胎妊骤下，将见气血涣散，母命亦难保全"。故对子痫的治疗，在辨证施治的基础上针对病情选用适当的活血化瘀之品，有利于舒缓筋脉，调畅血行，导血下流，调养冲任，不仅能达到"治风先治血，血行风自灭"，缓解症状的目的，而且能佐助镇肝熄风之品，有补阴益血、滋养胎儿之功。余早年也曾恪守古人"用行血消血之剂，胎必坠而祸不旋踵"之戒，对子痫未敢骤用活血化瘀之药，后应患者家属"但保大人，勿虑胎儿"的请求而试用之，竟得母子俱安，由此益感《内经》"有故无殒，亦无殒也"之论，确是信而有征……子痫一病属于阴虚阳越，气火上升的本虚标实证候，临床多见热象……子痫的治疗大法，首应着重养血熄风、滋阴潜阳，同时依据其兼夹因素的不同，素以辛散风邪、豁痰开窍、清热解毒、渗湿利尿的治法，并宜酌加活血化瘀之品，以调畅血行，舒缓筋脉。

(二) 中西医结合临床与实验室研究

湖北中医学院附属医院妇产科及黄莉萍报道用止抽散（羚羊粉、地龙、天竹黄、郁金、琥珀、胆南星。由羚羊钩藤汤与抱龙丸化裁而成）合一贯煎（生地、沙参、栀子、麦冬、川楝子、桑寄生、白芍、石决明、丹参）分别治疗 74 例及 100 例，总有效率 95.7%。血压、水肿明显改善，但蛋白尿改善不明显。同时测定 26 例肝血流图，提示为肝循环血流量减少，与肝阴不足、肝血虚损之证有关。与西药组对照，提示止抽散综合治疗方案降压消肿效果明显优于西药组。并对 62 例单次服止抽散后连续观察血压，发现 15 分钟后血压开始下降，2 小时平均下降 27/17 mmHg。经动物实验结果证实止抽散能延长水合氯醛及戊巴比妥钠的睡眠时间，对氯丙嗪中枢抑制有协同作用，给药 1 小时血压平均下降为原血压水平的 22.23%，维持 2～3 小时后逐渐恢复，对呼吸无影响，无急慢性毒性作用。并将方中有镇静作用的天竹黄、胆南星析方研究，结果各组对戊巴比妥钠、氯丙嗪均无协同作用，经 24 小时尿 E_3 测定，证实止抽散能提高 E_3 水平，13 例低值中有 11 例好转，证实止抽散具有镇静降压作用，其作用的产生是各种药物相加的效果，并能改善胎盘功能，提高婴儿质量。

杨赛梅等报道了"中西医结合治疗妊娠中毒症 117 例"，他们对中医中药控制症状较为满意，对降压、退肿、蛋白尿治疗有一定疗效。未发现对胎动有影响，尿 E_3 值上升，子宫增长正常，妊毒症合并胎儿宫内生长受阻改善。提示中医中药辨证论治，初步观察能改善胎儿-胎盘功能，从而降低妊毒症的围产儿死亡率。

郭天玲等报道了用当归芍药散治疗妊娠高血压综合征。通过对 92 例妊高征的治疗，发现古方当归芍药散对控制轻、中度患者的血压和预防子痫的发生具有与西药相似的疗效，对孕妇和胎儿发育无不良影响，提示此方对防治轻、中度妊娠高血压综合征是一个安全有效的处方。并认为对脾虚肝郁型的妊高征更为有效，此外还进行了实验室作用机制的探讨。认为本方具有活血养血作用，能调整自主神经功能，增加管壁通透性。具有解痉降压，增加子宫胎盘灌注量，从而使血液黏度下降。

（三）活血化瘀法的研究

张雅清报道妊高征患者气滞、阴血不足、瘀血三者在发病中互为因果，瘀血尤为重要。这与微循环障碍，血液浓缩，胎盘局部血循障碍的观点是一致的，因此瘀血对本病的发生发展有一定影响，所以用活血化瘀为主加减治疗，即丹参、赤芍、葛根、玄参、牛膝等。如以水肿为主，加猪苓、大腹皮以理气行水；高血压为主，加钩藤、石决明以平肝潜阳，清热熄风；肝风内动出现昏迷抽搐者，则用羚羊角、竹沥。治疗妊高征 40 例，其中中度 21 例，轻度 3 例，先兆子痫 16 例，治愈 12 例，好转 27 例，1 例无效，无 1 例抽搐。症状改善率 97.5%，水肿减轻 84%，血压下降 70%。

王淑雯测定了活血化瘀药（当归、川芎、芍药、丹参、益母草、桃仁、红花、牛膝）治疗的 21 例妊高征患者的血浆中前列腺素和血栓烷，结果重度患者 T/P 比值比正常孕妇上升，有的高达 7 倍，有显著意义。可能由于血管壁的器质性病变一时难以恢复，T/P 比值也一时难以恢复平衡。用活血化瘀中药组 T/P 比值均恢复至正常和晚期孕妇水平，与硫酸镁及中西药结合组三者疗效相仿。实验证实当归、丹参、川芎的提取物川芎嗪、丹参酮、阿魏酸对血小板凝集和释放反应有明显抑制作用。故活血化瘀方药很可能是有效的抗血小板凝聚药物，减少对前列环素 I_2（PGI_2）合成的抑制。由于研究 PG 类代谢及其与妊高征发生发展的关系，有助于对妊高征机制阐明和病变严重程度的估计。活血化瘀中药的作用和探讨特异性抑制血栓烷 A_2（TXA_2）合成酶的药物，减少 TXA_2 的合成，寻找刺激 PGI_2 合成和抗血小板凝聚药物，对预防、治疗、疗效评价、开辟新的途径有重要意义。血浆中前列腺素、血栓烷 A_2 及两者比值与妊高征发生发展的关系，用于预测病情、母婴预后、提示治疗和提供评价疗效的客观指标。

（四）气功疗法的作用机制研究

妊高征的基本病理是微循环障碍，甲皱微循环的检测可作为监测妊高征病情变化的手段。周美蓉报道用气功疗法，以放松功为主，治疗妊高征 60 例，总有效率 90%，与药物组对照有显著意义。经研究证实放松功能解除孕妇紧张情绪，肌肉放松，微血管扩张而改善微循环，增加全身血流量；提高脏器功能。同时由于改善了胎盘的血氧供应，雌二醇上升，改善了胎儿宫内的氧供，提高妊高征的治疗效果及胎儿的质量。

（五）中医辨证分型与病情预测

王淑雯根据中医辨证将妊高征发病阶段归纳为脾肾阳虚水肿（妊娠水肿）→肝肾阴虚（妊娠高血压）→阴虚肝旺（妊娠高血压、先兆子痫）→阴虚阳亢（先兆子痫）→肝风内动（子痫）这样一个规律，藉以论述辨证分型与妊高征发病阶段性的关系。高晓哲等分析 457 例孕妇辨证分型，发现孕早期以肝阴虚演变妊高征的发生率较高，发生率为 65.9%；孕早期表现为肝阴虚、肝肾阴虚、脾虚肝旺者有较高的演变成妊高征的趋势，脾虚肝旺发生率最高占 61.1%；孕晚期上述 3 型的发生率继续增高，为 57.1%～75%，以脾虚肝旺最高。说明孕早期证型的表现已有某些先兆出现，孕中期表现明显，孕晚期继续发展，证型特点更为突出。而且中医证型临床表现的出现可早于妊高征临床发病时间，约有 92.5%的患者提早 1～14 日出现，可作为预测妊高征发生的可能性，补充了平均动脉压测定、翻身试验、血管紧张素敏感试验、甲皱微循环监测手段，是一种简便、安全、有效的方法。因此掌握辨证分型在妊高征各期的发病规律，对孕早期肝阴虚及孕中期肝阴虚、肝肾阴虚、脾虚肝旺的患者作重点监护，并根据不同阶段证型的分布及妊高征的发病规律采用辨证论治、遣方用药，及时纠正及治疗，防患于未然，预防妊高征的发生发展都是很有裨益的。

参考文献

［1］ 朱南孙，朱达荣. 朱小南妇科经验选. 北京：人民卫生出版社，1981

[2] 罗元恺.罗元恺论医集.北京：人民卫生出版社，1990
[3] 陈少春，吕直.何子淮女科经验集.杭州：浙江科学技术出版社，1982
[4] 孙平抚.孙朗川妇科经验.福州：福建科学技术出版社，1988
[5] 何时希.妊娠识要.上海：学林出版社，1985
[6] 董建华.中国现代名中医医案精华(一).北京：北京出版社，1990
[7] 田映碧.中西药物治疗妊娠高血压综合征的疗效分析：中西医结合杂志，1988，(4)：213
[8] 哈荔田.哈荔田妇科医案医话选.天津：天津科学技术出版社，1992

第十六节　妊娠期肝内胆汁淤积症

妊娠期肝内胆汁淤积症是妊娠期特有的并发症，是以妊娠中晚期出现瘙痒、黄疸，或伴肝功能损害、高胆酸血症为特征的产科疾病。有家族多发倾向，约占分娩总数的2%～3%。可引起流产、早产、死产、胎儿宫内窘迫、产后出血等，严重影响母婴健康，属于高危妊娠。

妊娠期肝内胆汁淤积症发病率在各个国家及种族有很大差异。多发生于妊娠中、晚期，也可于妊娠12周前发病。患者的年龄，有报道为21～36岁之间。有统计于第1胎发病者占88.4%，因我国计划生育，提倡只生一胎，故第2胎以上比例相对减少。但在个案报道中，多系再次妊娠复发的病例。

中医学中无此病名，散见于“妊娠黄疸”、“妊娠身痒”、“胎死腹中”等病证。

【致病机制】

主要与湿热、血虚、营卫不调有关。多由风、湿、热、虫邪客于肌肤，气血不和；或湿热熏蒸肝胆，影响肝胆疏泄，胆液外溢浸渍肌肤；也可因孕后血虚生风化燥，肌肤失养所致。

西医学认为病因尚不清楚，可能与雌激素水平增高、肝脏中酶的异常引起胆红素代谢异常、免疫功能的改变、遗传及环境等因素有关。

妊娠期血中雌激素水平增高，导致肝细胞分泌的异常，为肝内胆汁淤积的产生提供了基础。而雌激素水平增高又可抑制毛细血管的 Na^+-K^+-ATP酶系统，致胆汁在毛细胆管的排泄发生障碍，使血中胆红素升高，皮肤出现黄疸。雌激素可增加毛细胆管的通透性，使胆汁中水分向血中反向外渗，导致胆汁减少，胆汁黏稠度增加，胆酸排泄受阻，形成胆栓，引起肝内胆汁郁积及血中胆酸浓度明显增高。胆酸积存于皮下，刺激皮肤感觉神经末梢引起瘙痒。

【诊断与鉴别诊断】

一、诊断

（一）临床表现

妊娠期皮肤瘙痒，部分患者可出现黄疸，可伴有轻度消化道症状。瘙痒往往为首发症状，一般出现在手掌、脚趾，然后延伸至小腿、大腿、上臂、背部、胸部和腹部，也可以涉及面部、颈部和耳郭。大约80%患者瘙痒发生在妊娠30周后，少数可出现在妊娠早期。瘙痒多在分娩后1～2日内迅速消失，少数持续至产后1周左右。20%～50%的患者有轻度黄疸，极个别与瘙痒同时出现，分娩后数日黄疸可消退。严重瘙痒可引起失眠和情绪改变，有倦怠、乏力、消化不良，偶有恶心、呕吐及临床症状不明显的脂肪痢。

（二）检查

1. 全身检查　无急性或慢性肝病体征，可有小蜘蛛痣和肝脏肿大，质软，可有轻压痛，有时可扪及肝的边缘，部分胆囊容积增大。皮肤常见抓痕。

2. 产科检查　注意胎儿宫内缺氧情况(胎动、胎心、羊水的改变)。

3. 实验室检查　血清胆酸浓度显著升高或伴肝功能丙氨酸氨基转移酶(ALT)轻、中度升高，有黄疸者血清总胆红素、1分钟胆红素增高。

其症状、体征及生化异常在产后迅速消失或恢复正常。

二、鉴别诊断

妊娠期风疹　风疹是一种风疹病毒引起的全身发疹性疾病，多发于冬春季节。发病前，一般只有轻微发热、喷嚏、流涕、咳嗽、咽痛、饮食欠佳等症状，1～2日后即身发淡红色小斑丘疹，首先出现在脸面、颈项，迅速分散至躯干、四肢及全身，但不累及手掌及足底。稍有痒感。2日内身热消退，3～4日后红疹全消，而无脱屑。

【因、证、辨、治】

治疗以滋阴养血、疏风止痒、清热利湿、退黄安胎为治则，根据不同证型有所偏重，以瘙痒为主，黄疸轻或不明显者以滋阴养血、疏风止痒为主，佐以清热利湿、退黄安胎；对因湿热内蕴引起黄疸明显者，则应以清热利湿、退黄为主，佐以养血安胎之品。

遣方用药应注意滋补养血不要过于滋腻，适量加理气行滞之品，以免阻滞气机，加重黄疸。利湿不要过于滑利逐水，以免伤胎，并酌情给予养血、补肾安胎之品。

一、湿热证

[病因病机]素体脾虚，孕后气机受阻，脾不健运，水湿滞留，又因孕后血下聚养胎，阴血偏虚，阳气偏亢，使湿从热化，致湿热为患，湿热熏蒸肝胆，影响肝胆疏泄，以致胆液不循常道，外溢浸渍肌肤而成本病。

[临床证候]妊娠后皮肤瘙痒，或身目俱黄，黄色鲜明，口干口苦，胃纳欠佳，小便短少，大便秘结，苔黄腻，脉滑数。

[辨证依据]

(1) 妊娠后皮肤瘙痒，或身目俱黄，黄色鲜明。

(2) 口干口苦。

(3) 苔黄腻，脉滑数。

[治疗原则]清热健脾，利湿退黄。

[方药选用]茵陈蒿汤(《伤寒论》)合五苓散(《伤寒论》)加减。

茵陈蒿　栀子　大黄

桂枝　白术　茯苓　猪苓　泽泻

二、血虚风燥证

[病因病机]素体血虚，孕后阴血下聚以养胎元，更感阴血不足。血虚不能营养肌肤，肤失濡润，化燥生风，风胜则痒。

[临床证候]妊娠后皮肤瘙痒，无疹，日轻夜重，或劳累后加重，甚则剧痒难忍，坐卧不安，烦躁失眠，舌淡，苔白，脉细滑弦。

[辨证依据]

(1) 有血虚史

(2) 皮肤瘙痒。

(3) 烦躁失眠。

(4) 舌淡，苔白，脉细滑弦。

[治疗原则]养血祛风，滋养肝肾。

[选用方药]当归地黄饮子(《证治准绳》)合二至丸(方见经间期出血)。

当归　川芎　白芍　生地　防风　荆芥　黄芪　甘草　白蒺藜　首乌

【转归与预后】

本病可引起流产、早产、死产、胎儿宫内窘迫、产后出血等症，严重影响母婴健康，已被列入高危妊娠，要及时治疗。

【预防与调护】

(1) 定期产前检查，及早治疗。

(2) 饮食忌辛辣厚味，加强营养。

【文献资料】

(一) 病因

1. 与雌激素在肝内代谢有关　其间接证据有：妊娠期肝内胆汁淤积症(ICP)恰在生理性雌激素水平最高的妊娠晚期发生，双胎妊娠时 ICP 的发生率是单胎妊娠的 5 倍，应用雌孕激素合成的避孕药可发生类似 ICP 的胆汁淤积，应用避孕药且有 ICP 病史的妇女，再妊娠 ICP 发生率会更高。目前缺乏直接证据证明雌激素及其代谢产物与 ICP 的关系。当测定 ICP 患者与正常孕妇血、尿中雌激素及其代谢产物浓度水平时，发现两者无明显差异，提示 ICP 是肝脏对妊娠期生理性增加的雌激素代谢过强引起的。

2. 遗传因素　1993 年曾有报道一家庭 6 代中有 5 代出现 ICP，伴胆石症，张艳辉等认为这种表现一致、完全外显及母婴直接传递的特性，符合门德尔优势遗传规律，但不排除 X 伴性遗传。此外，ICP 的发生率在智利印第安后裔中最高，其次是智利白种人，而这些白种人在某种程度上与印第安人有一定的混合。

3. 环境因素　Laatikainen 等报道在芬兰 ICP 发生率冬季高于夏季，这种季节性在瑞典、智利也可看到，单用遗传因素解释是困难的。

(二) 中医治疗的研究

沈仲理认为胎儿渐大阻碍气机条达，升降失司，使湿热上不得以汗解，下不得以溺而泻所至。阳黄当清热利湿，疏泻肝胆，通下利尿，祛邪而安正保胎，故提出以龙胆泻肝汤加减。王志群等认为机体脾肾不足，湿重热盛，胎毒邪热与水湿交蒸，胆失疏泻，胆汁外溢所致。提出用妊娠淤胆方治疗，方药组成：田基黄、徐长卿、白鲜皮、鬼见羽、半夏、生地、谷芽、川断、黄芩、白术、茵陈、栀子。结果患者症状明显改善，对降低甘胆酸值及肝功能值有明显作用。张文家等认为其基本病机为肝淤。素体不足，孕后月经闭止，胞宫内实，冲脉气盛，而至肝气郁结，故罹患此症；肝郁而至肝失疏泄，水湿不行，郁而化热，而见黄疸，肝与胆相表里，肝失疏泄，胆汁溢于肌肤而见瘙痒。运用抗胆淤汤（茵陈、柴胡、黄芩、制大黄、地肤子）治疗 ICP 195 例，有效率达85.12%。刘淑余以胆淤合剂（当归、柴胡、茯苓、泽泻、黄芩、栀子、陈皮、白芍）治疗 16 例后，身痒、黄疸症状消失，且无 1 例产后出血。陈子愚等用保产无忧散加减方联合茵栀黄注射液治疗 68 例，结果分娩结局、实验室指标与对照组比较差异有显著性（$P<0105\%$）。

参考文献

［1］ 刘金珠. 妊娠期肝内胆汁淤积症的研究进展. 宁夏医学杂志，1996，18(2)：124

［2］ 戴仲英，侯丽蓉. 妊娠期肝内胆汁淤积症. 实用妇产科杂志，1987，3(5)：283

［3］ 柯丽娜，胡章和，曹来英. 妊娠期肝内胆汁淤积症的诊治进展. 浙江临床医学，2001，3(2)：93

［4］ 王志群，胡娅莉. 妊娠胆淤方治疗妊娠期肝内胆汁淤积症的临床观察. 江苏中医，2000，21(9)：15

［5］ 张文家，谢穗，章一涓，等. 抗胆淤汤治疗妊娠肝内胆汁淤积症 195 例. 安徽中医学院学报，2001，20(1)：5

［6］ 刘淑余，谈珍瑜. 胆郁合剂治疗妊娠肝内胆汁淤积症. 上海中医药，1990，(7)：928

［7］ 陈玲，王捃，王丽英. 健脾退黄汤治疗妊娠肝内胆汁淤积症 32 例. 四川中医，1999，17(6)：40

第十七节 母胎血型不合

母胎血型不合是由于妊娠期间孕妇与胎儿之间，因血型不合而产生的同族血型免疫性疾病。临床常见的类型有 ABO 母胎血型不合及 Rh 母胎血型不合，其发病机制基本相同，临床可表现为流产、死胎、新生儿溶血、新生儿早发性黄疸、心力衰竭或核黄疸后遗症。

中医学没有母胎血型不合的病名，根据其临床表现，可归属胎漏、胎动不安、堕胎、小产、滑胎、胎黄等范畴。

【致病机制】

病因病机主要是胎气不和，瘀热内结，阻滞冲任，胞胎失养。如素体脾虚，孕后饮食不节，胎气不和，失于运化，水湿内留，久而蕴成湿热，气机阻滞，胎失所养。瘀热、湿热蕴积胞中，酿成胎毒，以致胎元不固而发生胎动不安，甚至堕胎、小产、死胎、滑胎等。

西医学对本病的认识如下。

胎儿从父亲和母亲各接受一半基因成分，因此可能与其母亲有不同的血型。在妊娠期可有少许的绒毛破坏，妊娠高血压、前置胎盘、胎盘早剥、外倒转术、腹部外伤、羊水穿刺、取胎儿血及取绒毛可能会加重这种损伤，胎儿红细胞可进入母体，分娩过程中强烈的子宫收缩，绒毛受到破坏，母体血窦开放，使得胎儿血液进入母体，发生经胎盘母儿间出血（TPH）。缺乏某种胎儿血型抗原的母体被此抗原致敏后产生相应的抗体，孕妇的血型特异性抗体有通过胎盘进入胎儿血液循环，与胎儿红细胞发生免疫反应，使红细胞凝集破坏，引起胎儿、新生儿溶血性疾病（HDFN）。

ABO 血型不合约 99%发生于母亲 O 型胎儿为 A 或 B 型的妊娠中。50%可以在第 1 胎发病，这是因为 A、B 抗原存在于自然界的食物、植物、细菌中，O 型血孕妇可以在孕前接触这些抗原而致敏，妊娠后 IgG 抗体进入胎儿体内而致病。ABO 血型不合的发生率高，但发生 HDFN 者只有 10%，并且多数新生儿溶血病的症状也较轻。

Rh 血型不合所致 HDFN 发生在母亲 Rh 阴性而胎儿 Rh 阳性者。第 1 次怀有 Rh 阳性胎儿时，胎儿 Rh 阳性红细胞可能进入母体循环中，引起较弱的原发性免疫反应。当第 2 次妊娠后，母体再次接触 Rh 阳性抗原时，其主要记忆 B 细胞迅速反应而产生 IgG 抗体（通常仅需几日）。母体的 IgG 通过胎盘进入胎儿循环，与胎儿红细胞结合而导致红细胞破坏。绝大多数 Rh 血型不合所致的 HDFN 不在第 1 胎发病，极少数初次妊娠会产生 Rh－IgG 抗体的妇女可能是自身在子宫内已被致敏或曾接受过输血的缘故。

【诊断与鉴别诊断】

一、诊断

（一）病史

孕妇有分娩过黄疸或水肿新生儿史，或有流产、早产、胎死宫内史，或孕前曾接受输血。夫妇之间 ABO 或(和)Rh 血型不合。

1. ABO 血型不合　如妻子血型为 O 型，丈夫血型为 A、B 或 AB 者为多见；偶见于妻子为 A 或 B 型，丈夫为 B 或 A 或 AB；还有少数罕见的母儿血型不合如 MN 血型等。

2. Rh 血型不合　妻子为 Rh 阴性，丈夫为 Rh

阳性为多见，极少数妻子虽然是Rh阳性即D阳性，但还存在Rh系统其他少见因子不合如E、C的不合，需要做CcDEe抗体的测定，以便确定血型不合的类型。

（二）检查

1. 血型抗体的测定

（1）ABO血型不合：检查母体的免疫抗体，即抗A或抗B抗体。免疫抗A或抗B抗体滴度达到1∶64，可疑胎儿溶血；抗体滴度达到1∶512，胎儿有溶血。但是ABO血型不合，母亲免疫抗A或抗B抗体滴度的高低不一定与胎儿溶血程度成正比，还应该做间接抗人球蛋白试验，必要时做羊水ΔOD450检查。

（2）Rh血型不合：首先做间接抗人球蛋白试验（Coombs Test），阳性者再做抗D抗体滴度的测定，抗D抗体滴度自1∶2即有意义。如抗D滴度达到1∶16，胎儿溶血情况加重，需要做羊水检查，以便进一步确定胎儿溶血严重程度。Rh血型不合的抗D滴度与胎儿溶血程度成正比，与胎儿水肿死亡危险也有关。

（3）血型抗体检查时间：孕前、初诊以后每隔2～4周检查1次，ABO血型不合的胎儿溶血程度比Rh血型不合者轻，孕周愈短，胎儿溶血也愈轻。可根据血型不合的类型、孕周、其他监测胎儿溶血指征以及既往孕产史，适当掌握检查血清抗体的时间间隔。

2. 羊水ΔOD450（光密度）的测定　当孕妇血清血型抗体达到一定高度时，如Rh血型不合之抗D抗体达到1∶16，则需做羊水穿刺。B超检查发现胎儿水肿，无论哪种血型不合都应考虑做羊水穿刺。正常羊水呈无色透明，或混有少许乳白色胎脂。胎儿溶血后羊水变黄，溶血程度愈重羊水胆红素愈高，羊水愈黄。应用分光光度计，通过观察羊水在光密度为450 nm处（ΔOD450）的值计算，确定胎儿溶血度。任何时候ΔOD450值在Ⅰ区，说明胎儿无溶血或轻度溶血，在Ⅱ区提示中度溶血，羊水ΔOD450值进入Ⅲ区提示胎儿溶血严重，有死亡危险，需要立即处理。

3. B超检查　2～4周检查1次，必要时每周1次。胎儿水肿表现是皮肤厚，严重时出现腹水、胸水，四肢展开，腹围大，肺脏小，肝脾大。胎盘增厚且大，也有水肿表现。B超可以进行胎盘定位，协助确定羊水穿刺点，发现及排除其他胎儿畸形。

4. 电子胎心监护　妊娠30周起进行。如出现正弦波形，说明胎儿贫血缺氧。

5. 脐带血管穿刺　在进行脐血管换血或输血时，取样检查胎儿血型、Rh因子、血红蛋白、胆红素，监测溶血度和检查治疗效果。属于有创检查，具有一定风险。

6. 新生儿出生后溶血症诊断和溶血程度的监测

（1）体检：有溶血症的新生儿皮肤苍白，迅速出现黄疸，容易发生窒息，心率快，呼吸急促，继之口周青紫，心力衰竭，全身皮肤水肿，肝脾肿大，腹水。如胎儿期未发生水肿，生后迅速出现黄疸，并且进展迅速，多数在24～48小时内达高峰。

（2）脐带血：检查血型、Rh因子、胆红素、直接coombs test。此外，对ABO血型不合者，尚需做脐血清游离抗体和红细胞释放抗体试验，以便确定免疫抗A或（和）抗B抗体滴度；Rh血型不合时，检查脐血清抗D抗体滴度。

（3）外周血：血红蛋白、红细胞比容、网织及有核红细胞计数。

（4）胆红素随查：48小时内密切观察新生儿胆红素变化，如果间接胆红素达到340 μmol/L，则有换血指征。

二、鉴别诊断

1. 胎儿水肿　除母儿血型不合外，遗传性血液系统溶血性疾病也可造成胎儿水肿、心衰，但母血coombs应为阴性。还有原因不明非免疫性水肿儿，通过夫妇血型及孕妇coombs化验加以排除。

2. 新生儿黄疸　注意排除其他可能致新生儿黄疸的原因。溶血症的新生儿黄疸进展快，发生早，严重者出生时即有贫血及肝脾大，一系列化验检查可确定新生儿溶血症。

【因、证、辨、治】

多采取产前预防治疗及产后补救治疗两个阶段，产前预防治疗多采用益气养血、补肾安胎之法；产后补救治疗则以清热利湿、活血化瘀之法为主。

一、肾虚证

[病因病机]母儿血型不合，冲任受损；加之因先天禀赋不足，或房劳多产，孕后房事不节而伤肾。

肾精不足，冲任亏损，不能养胎；肾冲任不固，不能固胎，以致本病。

［临床证候］因母儿血型不合有多次流产、早产、死胎史，平素腰膝酸软，头晕耳鸣，小便频数，孕后诸症加重，舌淡，苔白，脉沉弱。

［辨证依据］

(1) 母儿血型不合史。

(2) 平素腰膝酸软，头晕耳鸣，小便频数，孕后诸症加重。

(3) 舌淡，苔白，脉沉弱。

［治疗原则］益肾和营，固冲安胎。

［方药选用］归肾丸(方见月经先期)。

在孕期有阴道流血，伴腰酸腹痛者，加续断、白芍；腰膝酸软，头晕耳鸣，手足心热者，加女贞子、旱莲草。

二、气血虚弱证

［病因病机］母儿血型不合，损及冲任，加之母体素体虚弱，或因饮食劳倦、忧思过度损伤脾胃，以致气血化源不足，冲任亏虚，血海不充，不能养胎，而发生堕胎、小产、滑胎等。

［临床证候］因母儿血型不合患者有多次自然流产、早产、死胎史，平素面色萎黄，头晕心悸，气短懒言，倦怠无力，孕后诸症加重，舌淡，苔白，脉细无力。

［辨证依据］

(1) 因母儿血型不合有多次流产、早产、死胎史。

(2) 平素面色萎黄，气短懒言，倦怠无力，孕后诸症加重。

(3) 舌淡，苔白，脉细无力。

［治疗原则］益气养血，调补冲任。

［方药选用］胎元饮(方见流产)。

孕后腰膝酸软，阴道下血，腹痛者，去当归，加桑寄生、续断、阿胶、炒艾叶；食少，大便溏，苔白腻者，加砂仁、山药。

三、湿热证

［病因病机］母儿血型不合，影响冲任功能，加之孕后外感湿热；或因脾虚生湿，郁久化热；或因饮食不节，酿生湿热。湿热蕴阻，冲任更伤，胎失所养，而发生堕胎、小产、滑胎。

［临床证候］因母儿血型不合有多次流产、早产、死胎、新生儿黄疸史，平素带多色黄，孕后脘腹痞闷，口苦，下腹部时有隐痛，小便黄赤，舌苔黄腻，脉滑数。

［辨证依据］

(1) 因母儿血型不合有多次流产、早产、死胎、新生儿黄疸史。

(2) 孕后脘腹痞闷，口苦，下腹部时有隐痛，小便黄赤。

(3) 舌苔黄腻，脉滑数。

［治疗原则］清热利湿，养血安胎。

［方药选用］茵陈蒿汤(方见妊娠期肝内胆汁郁积症)加味。

临床可加黄芪、党参、白术、白芍、当归、续断等以益气养血，补肾安胎。

此外，作为产后补救治疗，对新生儿脐血中 IgG 抗体含量较高者，生后即可服加减茵陈蒿汤。对已发生新生儿溶血症的患儿进行辨证用药，常见类型有湿热胎黄、瘀血胎黄、寒湿胎黄等，详见《儿科学》。

【其他治疗】

西医主要在出生后对新生儿治疗，考虑到宫内治疗的风险性、有效性以及花费效益比，对严重胎儿进行母儿的治疗，如对胎儿输血、换血，母亲换血浆以及 γ 球蛋白治疗。

(一) 孕前治疗

ABO 血型不合，妊娠前做免疫抗 A 或免疫抗 B 抗体检查，如果抗体滴度≥1∶64，应进行治疗或观察，直至免疫抗 A 或抗 B 抗体滴度下降<1∶64，再开始妊娠。

(二) 胎儿治疗

胎儿宫内输血或换血　胎儿宫内输血有两条途径，即胎儿腹腔内输血和脐静脉输血。宫内输血或换血指征：水肿儿，羊水 ΔOD450 在第三区，胎儿尚未成熟，出生后尚不能成活。

(三) 终止妊娠时间和方式

根据病史，母亲血清抗 D 滴度，羊水 ΔOD450 的趋势。轻度：不超过预产期，无其他剖宫产指征可以阴道分娩，产程中胎心监护；重度：宫内输血，维持妊娠 32～33 周，有条件的医院可以更早终止妊娠，检测羊水胎肺成熟度，给予地塞米松促胎肺成熟，剖宫产。

(四) 妊娠期母亲的治疗

1. **药物**　铁剂、叶酸、维生素 E、维生素 C、维生素 B_{12}。

2. **血浆置换**　置换出带有血型抗体的血清，每周 110～115 L。

【转归与预后】

本病轻者经过精心治疗，预后好。严重者发生胎儿贫血、水肿、胎死宫内、流产。发生新生儿溶血的围产儿死亡率高，即使存活下来也会因核黄疸后遗症而致残率高。

【预防与调护】

（1）母亲预防注射：Rh 母儿血型不合母亲，间接 coombs test 阴性，分别于妊娠 28 周、34 周、产后 72 小时内，肌注抗 D 免疫球蛋白 300 μg。如果经济条件不允许，应于产后注射 1 次，羊水穿刺、流产、早产后也应注射抗 D 免疫球蛋白，以便保护母亲和下一次妊娠。

（2）中药预培其损。

（3）早诊断，早治疗。

【文献资料】

许钧采用清热利湿、活血化瘀法治疗由于免疫因素所致流产中最常见的母胎血型不合，保胎成功率达 94.7%。程雁等认为本病以脾肾两虚为本，湿瘀蕴结为标。脾虚运化失利，湿浊不化或内蕴化热，与血搏结，冲任失和，肾虚冲任亏损，胎失系养，故胎漏、胎动不安等。拟健脾益肾，清热利湿。并提出治疗本病关键在于：① 早期诊断：对习惯性流产、原因不明的早产、死胎或新生儿溶血症者，再次妊娠前应先检测免疫抗体，如抗体效价高于正常应早期治疗。② 定期检查：有母儿血型不合史者，一经确诊妊娠，即应测定抗体效价。早期发现有利于早期治疗，在胎儿尚未受累时将抗体效价降至正常，以保证胎儿的正常发育。此外，当临床症状改善、抗体效价降至正常时，可用黄芪、黄芩、茵陈、甘草泡茶代饮，直至分娩，方能获得满意疗效。

刘润侠对已发生新生儿溶血症的患儿辨证用药，常见类型有：① 湿热胎黄：占绝大数，起病较急，黄疸呈橘黄或金色，伴发热或烦躁，肝脾肿大或抽搐，舌红，苔黄，指纹紫。治以清热利湿，方用茵陈、栀子、车前子、黄芩、黄连、茯苓、泽泻、大黄。② 瘀血胎黄：多见新生儿黄疸有腹胀，肝脾肿大。起病较缓或黄疸持续时间较久，或有面色晦暗、出血等，舌紫暗，指纹瘀滞。治以活血化瘀，方用血府逐瘀汤加减（柴胡、当归、赤芍、茵陈、茯苓、白术、枳壳、川芎、红花、党参），便秘体健者加大黄。③ 寒湿胎黄：多见于黄疸持续较久或病情危重者，皮肤色泽暗黄，精神差，四肢不温，便溏，舌苔白腻，指纹淡隐。治以温脾化湿，方用茯苓、车前子、茵陈、人参、白术、干姜、炙甘草。

中国医学科学院首都医院的钱美伦等对预防新生儿溶血症的 11 味常用中药，包括活血化瘀药益母草、当归、川芎、白芍、木香等，清热利湿药茵陈、栀子、大黄、黄芩、黄连、甘草等进行动物实验研究。实验证明上述药物对免疫性 IgG 抗体有抑制作用，益母草的作用尤为显著，这类药物对免疫性抗体生成细胞也有抑制作用。并进一步做血凝抑制试验及凝集素吸收抑制试验，初步认为大黄、黄芩、益母草、茵陈、木香、白芍所含 A、B 血型物质（是一种半抗原，可中和抗体）成分较高，其中大黄不但对 ABO 新生儿溶血症的免疫性抗体抑制作用显著，而且对 Rh 新生儿溶血症的抗 D 抗体有抑制作用。

参考文献

[1] Rodeck C H, Whittle M J. Fetal medicine basic science and clinical practice. London: Churchill Livingstone, 1999

[2] 李笑天. 母儿血型不合的类型及其特点. 中国实用妇科与产科杂志，2001，17(10)：577

[3] 王谢桐. 母儿血型不合的病理生理. 中国实用妇科与产重新考虑杂志，2001，17(10)：578

[4] 刘润侠. 母儿血型不合的中医中药治疗. 中国实用妇科与产重新考虑杂志，2001，17(10)：588

[5] 程雁，郭冀萍. 从湿瘀论治母儿血型不合 35 例. 湖北中医杂志，2002，24(11)：38

[6] 牛建昭. 现代中西医妇科学. 北京：中国科学技术出版社，1996

[7] 钱美伦，姜梅. 预防治疗新生儿溶血病中药的实验研究. 中华妇产科杂志，1984，19(4)：207

第十八节　妊娠小便淋痛

妊娠期间出现尿频、尿急、淋漓涩痛等症状者，称妊娠小便淋痛，亦称子淋。本病首见于《金匮要略·妇人妊娠脉证并治》，曰："妊娠小便难，饮食如故，当归贝母苦参丸主之。"

妊娠合并泌尿系感染属本病范畴。

【致病机制】

主要机制为膀胱积热，气化失常所致。由于素体阴虚，孕后阴血下聚以养胎，虚热亢盛；或素体阳盛；或孕后过用温补辛燥之品；或感受热邪，热迫膀胱，气化失常，水道不利。

【诊断与鉴别诊断】

一、诊断

（一）病史

孕前可有尿频、尿急、淋漓涩痛的病史，或孕期不洁性交史。

（二）临床表现

妊娠期间出现尿频、尿急、淋漓涩痛。

（三）检查

1. 全身检查及妇科检查　无异常发现。

2. 辅助检查　尿常规检查白细胞升高，中段尿培养细菌数可增多。

二、鉴别诊断

转胞　妊娠小便不通，称转胞。由于小便不通的程度不尽相同，可出现排尿困难或淋漓而下之症，与子淋相类。但遗尿无尿痛灼热感。

【因、证、辨、治】

子淋一病，多因于热，然有虚实之别。实热者，小便艰涩而不利，尿道灼热而痛，小便短赤；虚热者，小便淋沥不爽，溺后尿道刺痛不适，尿量如常，色淡黄。治疗子淋以清润安胎为主，使膀胱气化如常而不伤胎元，慎用苦寒滑利之品。

一、阴虚内热证

[病因病机]素体阴虚，孕后阴血下聚养胎，阴精益亏，虚火内生，移热膀胱，灼伤津液，气化不行，水道不利，发为子淋。

[临床证候]妊娠数月，小便频数，淋漓灼痛，量少，色深黄，形体消瘦，两颧潮红，午后潮热，手足心热，心烦不寐，大便不畅，舌红，少苔，脉细滑数。

[辨证依据]

(1) 素体阴虚。

(2) 孕后小便频数，淋漓灼痛，午后潮热。

(3) 舌红，少苔，脉细滑数。

[治疗原则]滋阴清热，泻火通淋。

[方药选用]知柏地黄丸（方见月经后期）加麦冬、五味子、车前草。

二、膀胱湿热证

[病因病机]摄生不洁，湿热蕴结，灼伤膀胱津液，则小便淋漓涩痛。

[临床证候]妊娠期间突感小便黄短赤，艰涩不利，灼热刺痛，面色垢黄，口干不多引饮，胸闷食少，舌红，苔黄腻，脉滑数。

[辨证依据]

(1) 素体湿热，或孕后阴户外感湿热之邪。

(2) 小便黄短赤，刺痛，口干不多引饮。

(3) 舌红，苔黄腻，脉滑数。

[治疗原则]清热利湿通淋。

[方药选用]加味五淋散(《医宗金鉴》)。

黑栀子　赤茯苓　当归　白芍　黄芩　甘草梢　生地　泽泻　车前子　木通　滑石

其中滑石一味，因其性滑利，易动胎气；木通苦寒通利，但量大有可能损害肾功，临证需慎用。

三、心火偏亢证

[病因病机]素体阳盛，或过食辛热助阳，孕后血养胎元，阴不济阳，心火偏亢，移热小肠，传入膀胱，灼伤津液，则为子淋。

[临床证候]妊娠期间突然出现尿频、尿急、尿痛，尿道灼热，小便短赤，小腹拘急，面赤心烦，口干渴，或口舌生疮，舌尖红或舌尖边溃疡，苔黄而干，脉细滑数。

[辨证依据]

(1) 素体阳盛，或孕后过食辛热

(2) 尿频、尿急、尿痛，尿道灼热，小便短赤。

(3) 面赤心烦，口干渴，或口舌生疮。

(4) 舌尖红或舌尖边溃疡，苔黄而干，脉细滑数。

[治疗原则]清心泻火通淋。

[方药选用]导赤散（方见月经前后诸证）加玄参、麦冬。

尿道热痛甚者，加栀子、连翘、蒲公英、大蓟、小蓟；心烦，口舌生疮、溃烂甚者，加黄芩、栀子、黄连、莲子心；热甚伤津，口干渴者，加石斛、天冬、北沙参、玉竹、天花粉。

【转归与预后】

本病预后良好。

【预防与调护】

(1) 孕期注意阴部卫生，尤需节制性生活，预防湿热秽浊之邪上犯膀胱。

(2) 多饮开水，有发热者在治疗时要卧床休息。

(3) 饮食宜清淡，不食煎炒燥热辛辣之品。

【文献资料】

梅明友用琥珀通淋汤（琥珀、黄芩、生黄芪、蒲公英、生地、白花蛇舌草、生白术、黄柏、车前草、泽泻、炒栀子、生甘草）治疗各种类型的子淋 42 例，尿血明显者加白茅根，阴虚症状明显者加沙参、麦冬，白带质黏如豆腐渣状者加土茯苓，白带质黏如泡沫状者加苦参。认为因妊娠后赖阴血以养胎，临床以热与虚兼见为多。琥珀性味甘平，功能散瘀止血，利水通淋，无伤胎之弊，无论是否兼见尿血琥珀必用。

储婷婷认为本病应尽量做到早期诊断，早期治疗，慎用西药抗生素，以免对母体及胎儿造成危害。对心火偏亢者，治以泻火通淋法，药用生地、麦冬、黄芩、淡竹叶、炒知母、炒黄柏、太子参、木通、黛灯心、黄连、桑寄生，宜清心火同时加补肾益气安胎之品。对湿热下注者，治以清热通淋法，药用炒知母、炒黄柏、生栀子、瞿麦、苦参、地榆炭、泽泻、车前子、木通、桑寄生、白花蛇舌草，用上述清热通淋药物制成尿感冲剂，每次 20 g，每日 3 次，88 例妊娠期合并尿路感染的观察，治疗 7～15 日，治愈率 96%。

舒珊用《沈氏妇科辑要笺正》子淋汤加味治疗。基本方：黑栀子、白芍、黄芩、泽泻、车前草、甘草梢、生地、木通、桑寄生、白花蛇舌草。

参考文献

［1］ 梅明友．琥珀通淋汤治疗“子淋”．上海中医药杂志，2000，(9)：29

［2］ 储婷婷．子淋中医证治．黑龙江中医药，2001，(6)：58

［3］ 舒珊．加味子淋汤治疗子淋 36 例临床观察．河南中医，2003，23(3)：24

第十九节　妊娠小便不通

妊娠期间小便不通，甚至小腹胀急疼痛，心烦不得卧，称妊娠小便不通，又名转胞或胞转。大多发生在妊娠晚期或临产时。

本病首见于《金匮要略·妇人杂病脉证并治》，曰：“妇人病饮食如故，烦热不得卧，而反倚息者，何也？师曰：此名转胞，不得溺也，以胞系了戾，故致此病，但利小便则愈，宜肾气丸主之。”此条原文虽寥寥数语，但却清晰地勾勒出转胞病证的脉因证治。小便不通为转胞的主要表现，而胞系了戾为其病因病机。其后，历代医家对转胞的证治有颇多不同见解。

西医学称妊娠合并尿潴留。

【致病机制】

主要是胎气下坠，压迫膀胱，水道不利，小便不得出。《素问·灵兰秘典论》云：“膀胱者，州都之官，津液藏焉，气化则能出矣。”如素体中气不足，或肾气虚弱，孕后无力举胎、载胎，胎压膀胱，州都气化失常，则发为妊娠小便不通。

西医学认为妊娠合并尿潴留可由各种原因所致，如增大的子宫压迫膀胱等。

【诊断与鉴别诊断】

一、诊断

（一）临床表现

妊娠期小便不通，甚至小腹胀急疼痛，坐卧不宁。

（二）检查

1. 产科检查　小腹部有压痛。

2. 辅助检查　导尿后小便分析基本无异常。

二、鉴别诊断

与子淋鉴别。

【因、证、辨、治】

本病多为本虚标实证。治疗以补气升提或温肾化气为主，稍佐以淡渗利水之品，不宜妄用通利，以免损伤胎元。应急时可辅以导尿。

一、气虚证

［病因病机］孕妇素体虚弱，中气不足，胎体渐大，因孕重虚，无力举胎，胎重下压，小便不得出。

［临床证候］妊娠期间小便不通，或淋漓点滴而无尿，小腹胀急而疼痛，坐卧不安，面色皖白，神疲，头重眩晕，气短懒言，大便不爽，舌淡，苔薄白，脉细滑略缓。

［辨证依据］

(1) 有中气不足史。

(2) 妊娠期间，小便不通。

(3) 面色皖白，神疲气短。

(4) 舌淡，苔薄白，脉细滑略缓。

［治疗原则］补气升提举胎。

［方药选用］益气导溺汤(《中医妇科治疗学》)。

党参　白术　升麻　扁豆　茯苓　桔梗　乌药　桂枝　通草

二、肾虚证

［病因病机］素体肾虚，或孕后不节房事伤肾，胞系于肾，则肾虚益甚，系胞无力，胎压膀胱；或肾虚不能化气行水，遂致小便不通。

［临床证候］妊娠小便癃闭不通，或小便频不畅，尿道无刺痛，小腹胀满而痛，坐卧不安，腰酸膝软，畏寒肢冷，舌淡，苔白润，脉沉滑无力。

[辨证依据]

(1) 素体肾虚,或孕后有不节房事史。

(2) 妊娠小便癃闭,小腹胀痛。

(3) 腰酸膝软。

(4) 舌淡,苔白润,脉沉滑无力。

[治疗原则]温肾扶阳,化气行水。

[方药选用]肾气丸(《金匮要略》)去丹皮。

干地黄　山药　山茱萸　泽泻　茯苓　丹皮　桂枝　附子

附子被列为妊娠禁忌药,用时宜久煎,用量宜轻,并加生姜以制其毒,以免有伤胎之弊。丹皮泻火伤阳,故去之。加黄芪、党参、白术以脾肾双补。

【其他疗法】

(一) 针灸

主穴取关元、曲骨、中极、膀胱俞(双),配穴取足三里(双)、三阴交(双)、大椎,强刺激,留针15～20分钟,每隔1～2分钟捻转1次,须得气。关元可艾炙。

(二) 外治

(1) 热敷：用热毛巾或葱头带须炒热,外敷下腹部,对温化行水有一定作用。

(2) 导尿：在无菌操作下导尿,必要时留置导尿管。

【转归与预后】

治疗及时,预后较佳。如失治误治,病邪乘虚而入而变生他症。临产时小便不通,胀大的膀胱可影响胎儿下降而致难产。

【预防与调护】

(1) 用热水熏洗外阴,用温开水冲洗尿道外口周围诱导排尿。

(2) 下腹部正中放置热水袋,刺激膀胱肌收缩。

【文献资料】

王渭川认为转胞之候多与气虚而滞有关,若在妊娠中期,中药宜慎;已近分娩期,以益气化滞通络无所顾虑矣。何子淮认为转胞的病因是气虚下陷和气虚兼水气不化,故治法宜采取"虚则补之"、"气虚宜掣引之"和"病在下取之上"的原则。但此病又有标本之分,缓急之别……"用标本兼顾法,在补中益气汤中少佐利水渗湿之味,着重补气举陷以治本,配合化气利水以治标。常用补气升提药如炙黄芪、党参、当归、柴胡、升麻、羌活、陈皮、枳壳,加通下渗利之茯苓、泽泻、川芎等可取得较好疗效"。

谢建华报道转胞验案3则：瘀血阻滞治拟攻逐瘀血、化气利水,下瘀血汤合猪苓汤加减。肺气郁痹治当开郁降气、通利小便,五磨饮子合五苓散。寒凝胞脉治拟散寒除湿、温阳利水,拟方四逆汤合真武汤。均取得满意疗效。

李翠英等用春泽汤加味治疗转胞38例,并与西医常规治疗32例进行对照观察。药物组成：人参、炒白术、泽泻、猪苓、茯苓、桂枝、阿胶、桔梗、升麻、台乌药、巴戟天。水煎服,每日1剂,7日为1个疗程。结果总有效率94.73%,明显优于对照组。

参考文献

[1] 王渭川.王渭川妇科治疗经验.成都：四川人民出版社,1981

[2] 何子淮.何子淮女科经验集.杭州：浙江科学技术出版社,1982

[3] 谢建华.转胞验案三则.四川中医,2000,18(10)：36

[4] 李翠英,李艳红.春泽汤加味治疗转胞38例.河北中医,2004,26(6)：944

第二十节　妊娠大便难

妊娠期间大便秘结不通,或欲便而艰涩不畅者,称妊娠大便难,或称妊娠大便不通、妊娠大便秘不通。

【致病机制】

病机主要是大肠传导受阻,因大肠为传导之官,化物出焉。其受阻的原因有虚有实,虚者多为孕妇血虚津亏或气虚不运;实者则为大肠燥热,热灼津液所致。

西医学认为妊娠后胎盘产生的大量孕激素,使胃肠道平滑肌张力减低,活动减弱,胃酸较低,胃肠蠕动减弱,故孕妇常有腹胀或便秘。

【诊断】

(一) 临床表现

凡妊娠期出现大便秘结不通或艰涩难解者。尤其是孕前已有习惯性便秘或有严重痔疮者,孕后更易出现大便难。

(二) 检查

如合并有便血时,需请痔科做肛门检查,了解有无痔疮或肛裂。

【因、证、辨、治】

大肠传导受阻多因血虚津亏、大肠燥热和脾肺气虚所致。因孕后阴血养胎,阴分必亏,故因血虚津亏而致者最多见。治疗以润肠通降为主，苦寒滑利之剂须慎用，以免犯胎。

一、血虚津亏证

［病因病机］素体血虚，孕后阴血养胎，因孕重虚，阴血更为不足，血虚则津液亦涸，"无水行舟"，肠道干涩，故大便秘结不通。

［临床证候］妊娠期大便秘结不通，多日不解；或欲大便而努责不下，面色无华，时觉头昏眼花，心悸，口干心烦，形体多瘦；或孕前有习惯性便秘史，孕后加重。舌淡或舌红，少苔，脉细滑。

［辨证依据］

（1）有素体阴虚血少史。

（2）大便干结难解。

（3）头晕眼花，心悸，舌淡，少苔，脉细滑。

［治疗原则］养血滋阴，润肠通便。

［方药选用］四物汤（《太平惠民和剂局方》）合增液汤（方见恶阻）加木香。

当归　川芎　白芍　地黄

偏于血虚者，加生首乌、黑芝麻、桑椹子；偏于阴虚者，加玉竹、肉苁蓉、蜂蜜。

二、大肠燥热证

［病因病机］素有肠胃积热，或孕后过食辛热助阳之品，热灼伤津，肠遭干燥，大便硬结难解。

［临床证候］妊娠期大便秘结，几日不解，或努责难下，大便秘结如羊屎成粒状，极臭难闻，肛门热感，或兼便血，下腹胀满，面赤口臭，小便短黄，或有身热，舌红，苔黄燥，脉滑数。

［辨证依据］

（1）有孕期过食辛热或素有肠胃燥热病史。

（2）大便燥结难解而臭。

（3）面赤，小便短黄，舌红，苔黄燥，脉滑数。

［治疗原则］清热润肠通便。

［方药选用］润燥汤（《胎产心法》）加生地。

阿胶　黄芩　麻仁　芝麻　当归　苏梗　防风

三、脾肺气虚证

［病因病机］肺与大肠相表里，肺气虚，则大肠传送糟粕乏力，脾气虚则中气不足，努责无力，发为妊娠大便难。

［临床证候］妊娠期间大便难，临厕努责无力，挣则汗出气短，便后疲乏，肢倦懒言，大便多不硬或略硬，纳差腹胀，舌淡，苔薄白，脉细滑无力。

［辨证依据］

（1）肺脾气虚史。

（2）大便难，临厕努责乏力。

（3）疲乏气短，舌淡，苔白，脉细弱。

［治疗原则］益气润肠通便。

［方药选用］黄芪汤（《金匮翼》）合四君子汤（方见胎儿生长受限）加当归、熟地、枳实。

黄芪　陈皮　火麻仁　白蜜

黄芪、白术、熟地宜重用，尤其白术可用至30～60 g。据报道，大剂量白术（每剂60 g）对气虚便秘有良好的通便作用，能使干燥坚硬的大便变润变软，容易排出，不引起腹泻。使用白术作通便药时，可根据辨证适当配合凉润或辛通之品，则效果更佳。

【其他疗法】

（一）单方验方

（1）术地汤　白术60 g，生地30 g，枳实10 g。第1次以水600 ml煎取250 ml，第2次以水500 ml煎取250 ml，混和，分2次温服。用于气虚证习惯性便秘及孕妇大便秘结。

（2）蜂蜜30 g，凉开水冲服。

（二）外治

开塞露或甘油栓纳入肛中。

【转归与预后】

便秘日久，肠道气机阻滞，可有腹胀痛，脘闷嗳气，食欲减退，或腹痛欲呕。浊阴不降，清阳不升，还会引起头晕胀痛，烦躁易怒失眠，不利于安胎。大便干燥，损伤肛门，可导致肛裂、痔疮，排便过度努挣可诱发脱肛、疝气。

【预防与调护】

妊娠大便难，临床尤多见于滑胎患者在保胎期间。除上述诸病因外，还因患者长时间卧床及饮食结构有关，也与患者害怕大便时努挣有关。预防之法，首先在于消除病因，尤其膳食结构要合理，避免煎炒燥热之品，多食粗粮及多纤维的蔬菜、水果，多饮开水及汤水。适当增加活动。养成定期登厕排便的习惯。

第二十一节　妊娠身痒

妊娠期间孕妇出现与妊娠有关的皮肤瘙痒而无损于胎儿者，称妊娠身痒。

中医古籍中没有此病的论述。

西医学所称的妊娠期合并皮肤病内容较丰富，有一些病如风疹、妊娠疱疹、疱疹样脓胞病等严重威胁孕妇及胚胎（胎儿）的生命，或严重致畸，不属本节讨论的范围，对一些发生在妊娠期，但预后良好的皮肤病，以及因妊娠而出现的全身性皮肤瘙痒，可根据中医妇科学和中医皮肤科学的理论辨证论治。

【致病机制】

痒是因风、湿、热、虫之邪客于皮肤肌表，引起皮肉间气血不和而成；或由于血虚生风化燥，肌肤失濡养所致。痒是皮肤病中一种自觉症状，诸痒属虚、属风、属火，热甚则痛，热微则痒。

妊娠身痒的发生多由于素体血虚，孕后阴血聚以养胎，血虚益甚，血虚生风化燥，肌肤失养；或孕后冲任不调，冲为血海，任主胞胎，冲任不调，营卫不充，肌肤失养而作痒。也有素体阳盛，血分蕴热，孕后血聚养胎，阴血不足，风热之邪乘虚而入，客于肌表，伤及营血，营卫不和发为身痒；或风热之邪久恋，郁于肌腠，外不得透达，内不得疏泄，也可身痒日久不愈。

【诊断与鉴别诊断】

一、诊断

主要根据病史，可有身痒的自觉症状和他觉症状进行诊断。

（一）临床表现

妊娠期特别是妊娠中晚期，全身皮肤瘙痒，腹壁皮肤及大腿内侧尤甚，常抓破皮肤，皮肤干燥，脱屑作痒，或可见红疹或隆起之风团，数小时消退后又可再发。急性者1周左右停止发作，慢性者反复发作。此即中医学风隐疹、风瘙隐疹，俗称风疹块。西医学称荨麻疹，为常见的瘙痒性皮肤病。

部分可表现为阵发性瘙痒，夜间尤甚，难以遏止，往往因搔抓太过至皮破血流，皮肤留下抓痕、血痂、色素沉着等继发皮损，中医学称皮肤瘙痒病。西医学称妊娠瘙痒症。

（二）检查

局部详细的检查皮损情况，以便作鉴别诊断。

二、鉴别诊断

主要是与引起胎儿畸形的一类皮肤病作鉴别，以指导治疗方法。

1. 风疹　古称“瘾疹”。是风疹病毒引起的全身发疹性疾病，多发于冬春季节。发病前，一般只有轻微发热、喷嚏、流涕、咳嗽、咽痛、饮食欠佳等症状。典型体征是耳后和枕骨下淋巴结肿大，稍有压痛。通常在1～2日后即身发淡红色小斑丘疹，首先出现在脸面、颈项，迅速布散至躯干、四肢以及全身，但不累及手掌足底。皮疹开始孤立，后则融合，稍有痒感。2日内身热消退，3～4日后红疹全消而无脱屑。与中医学风疹块病名容易混淆，但病因和预后完全不同。

2. 妊娠疱疹　是一种与妊娠有密切关系的皮肤病，常在妊娠期第1次出现，产褥期消失，再次妊娠又复发，且发病更早，症状加重。有20%发生在产褥期。产后4～16周发疹渐渐消失，但个别也有迟至产后8个月才消失者。严重者皮损发作前数日可有不适、发热畏寒、皮肤瘙痒和烧灼感等前驱症状。皮疹常出现在躯干的前表面及肢体，头面部很少，很少累及黏膜。皮疹开始为红色荨麻疹样斑块，扁豆大小直至手掌大小，然后在红斑基底之上及其邻近出现疱疹，或环形分布的小水泡，往往相互融合，形成紧密的大水疱。

3. 疱疹样脓疱病　是妊娠期最严重的皮肤病，在炎性红斑的基底上，不经过结节或水疱阶段，直接出现脓疱，脓疱成行或环状排列，从谷粒至扁豆大小，在旧的病灶边缘又重新发生新的脓疱，脓瘢融合形成痂皮，痂皮剥脱即显出潮湿、红色发亮表皮，即湿疣性病损，最后上皮形成有深度色素沉着而痊愈。单独病损可相互融合，形成大面积皮肤病变，呈花环状或地图样，在其周围又有新的密集成群的脓疱形成。

【因、证、辨、治】

妊娠身痒既要审证求因，又要结合西医检查辨病，两者有机结合，稳妥处理。既不能盲目治病安胎，又不能“谈虎色变”而盲目下胎，要区别对待。对胎儿有影响或致畸的皮肤病应建议孕妇下胎治病，无损于胎儿的身痒或皮肤病则可治病安胎。

妊娠身痒多因血虚、风热、营卫不调所致。皮肤干燥，脱屑作痒，疹色淡红者，多为血虚；皮肤干燥，抓破血溢，发于腹部、大腿内侧者，多为营卫不调；遍体作痒，皮肤隐疹色红灼热者，多为风热。血虚者，治以养血为主，佐以滋肾养阴；风热者，治以疏风清热，佐以养血安胎；营卫不调者，治宜调和营卫。

一、血虚证

［病因病机］素体血虚，孕后阴血下聚以养胎元，更感阴血不足。血虚不能营养肌肤，肌肤失润，

化燥生风，风胜则痒。

[临床证候]妊娠期皮肤瘙痒，无疹或有疹，疹色淡红，日轻夜甚，或劳累后加重；也有全身剧痒难忍，坐卧不安，抓破皮肤流血而无原发皮损者，面色㿠白，心悸怔忡，或烦躁失眠。舌淡，苔白，脉细滑弦。

[辨证依据]

(1) 有血虚史。

(2) 皮肤瘙痒，疹色淡红。

(3) 心悸怔忡，或烦躁失眠，舌淡，脉弦细滑。

[治疗原则]养血祛风，滋养肝肾。

[方药选用]

(1) 当归地黄饮子(方见妊娠期肝内胆汁郁积症)合二至丸方见(经间期出血)。

有风团者，去当归，加乌豆衣、徐长卿、地肤子、浮萍；烦躁不安，夜间尤甚者，加龙骨、山茱萸、桑椹子。

(2) 当归补血汤(方见月经前后诸证)加荆芥、乌梅、甘草。

二、风热证

[病因病机]孕妇素体阳盛，血分蕴热，孕后血聚养胎，阴血不足，风热之邪乘虚侵入肌表，发为身痒。也有因孕妇禀赋关系，食鱼腥虾蟹海味等而致过敏反应。

[临床证候]妊娠期全身皮肤瘙痒，出现大小形状不一的风团块，上半身尤甚，疹块色红，剧痒，遇热则痒增，得冷则减，局部有灼热感，或兼咽喉肿痛，头痛。也可无原发皮疹而周身作痒，以背部及上身为甚者。如因食鱼腥虾蟹所致的过敏反应，还可兼脘腹胀满，或大便泄泻，食欲不振等。舌红，苔黄，脉浮滑数。

[辨证依据]

(1) 有风热史。

(2) 疹块色红而灼热。

(3) 或兼咽喉肿痛，头痛等全身证候，舌红，苔黄，脉浮滑数。

[治疗原则]疏风清热，养血安胎。

[方药选用]消风散(方见月经前后诸证)去木通、石膏，加桑叶、龙骨、牡蛎。

风胜者，加薄荷、浮萍；热盛者，去当归，加黄芩、丹皮；属食物过敏者，加紫苏、莱菔子、茵陈。

三、营卫不调证

[病因病机]素体冲任虚弱，或孕后冲任损伤，因孕重虚，冲为血海，任主胞胎，冲任不调，营卫不和，肌肤失养发为身痒。

[临床证候]孕后身痒，多为妊娠中、晚期，腹壁皮肤及大腿内侧剧痒难忍，抓破血溢有皮损，也有腰骶为甚者，皮肤多干燥，或夜间、劳累后瘙痒更甚，腰酸，夜尿多，眼眶暗，舌淡暗，苔白，脉细滑尺弱。

[辨证依据]

(1) 有冲任虚损史。

(2) 以腹部、大腿内侧、腰骶剧痒为主。

(3) 或兼腰酸，夜尿多，舌淡暗，苔白，脉细滑。

[治疗原则]调补冲任。

[方药选用]四物汤(方见妊娠大便难)合二仙汤(《中医方剂临床手册》)。

仙茅　仙灵脾　巴戟天　知母　黄柏　当归

瘙痒较剧，头晕耳鸣者，加首乌、白蒺藜、乌豆衣；夜尿多者，去知母、黄柏，加山茱萸、覆盆子、女贞子、旱莲草。

【文献资料】

裘笑梅报道治愈 1 例妊娠皮肤瘙痒。患者妊娠 7 个月，肌肤瘙痒已近半月，无皮疹，平素易患感冒。治用清肺祛风，益气固表，以标本两顾。处方：荆芥、防风、地肤子、紫草(后下)、北沙参、孩儿参、玉竹、桑寄生、桑白皮，知母、白鲜皮，6 剂治愈。

参考文献

[1] 浙江省中医院，浙江中医学院. 裘笑梅妇科临床经验选. 杭州：浙江科学技术出版社，1984

[2] 苏应宽. 实用产科学. 济南：山东科学技术出版社，1979

第二十二节　妊娠肠痈

妊娠期间合并肠痈，称妊娠肠痈，又称孕痈、妊娠腹痈。《外科正宗》云：“成痈者，壅也，为阳，属六腑毒腾于外，其发爆而所患浮浅，因病原于阳分中。盖阳气轻清浮而高起，故易肿、易脓、易腐、易敛。”因此，孕痈可使胚胎(胎儿)受腹内痈毒脓腐之邪侵袭；又由于妊娠的关系，使肠痈的发生发展变化不同于平常。故孕痈是妊娠期之急重证。

西医学称妊娠合并急性阑尾炎。国内文献报道其发病率为 0.1%～2.9%，发病年龄多为 20～30 岁，以妊娠中期及经产妇多见。由于孕期子宫增大，阑尾的位置随之改变，症状和体征与非孕期不尽相同。一方面阑尾易穿孔，导致腹膜炎，另一方面易导致流产和早产，必须及时诊治。

【致病机制】

孕妇寒温不适、饮食不节、劳力过度，或七情内伤，以致脾虚气滞，运化失职，糟粕留滞，血气蕴结，化热为毒，蓄积成痈。或孕妇原有慢性阑尾炎，孕后加重而发作。

由于增大的妊娠子宫使大网膜不能包围病灶，易使炎症扩散，阑尾易穿孔导致弥漫性腹膜炎，或发生膈下脓肿。细菌、毒素可引起流产、早产或死胎。

【诊断与鉴别诊断】

一、诊断

（一）临床表现

以腹痛为主，开始在脐周或中上腹部疼痛，伴有恶心呕吐，随后腹痛转移到右下腹，并有明显的触痛，或伴发热等。

（二）检查

孕痈的检查有其不同于非孕期的特点，阑尾炎的特有体征有改变，如阑尾位置改变，随孕月而升高，阑尾压痛点不明显、不固定，部位升高，甚或可达胆囊区，孕妇腹壁松弛，腹部体征不明显，有时后腰部压痛反较明显。还需检查白细胞及胎儿的存活情况。

二、鉴别诊断

与流产、异位妊娠鉴别。

【因、证、辨、治】

妊娠期急性阑尾炎重在早期诊断，必要时应及时手术治疗，避免病情迅速发展，引起严重不良后果。

中医药治疗阑尾炎有丰富的经验，但需做好动态观察，以便及时采取相应措施。

一、未成脓证

[临床证候]孕痈初起，绕脐疼痛，随后转至右下腹疼痛为甚，拒按，痛引前后二阴，口渴便秘，恶心呕吐，发热恶寒，舌红，苔黄腻，脉弦滑数。

[治疗原则]清热化瘀。

[方药选用]

（1）牡丹皮汤（《罗元恺论医集》）加白花蛇舌草。

丹皮　冬瓜仁　败酱草　瓜蒌仁　蒲公英　太子参　枳实　车前草

（2）复元通气散（《医宗金鉴》）加白花蛇舌草、赤芍、败酱草。

青皮　陈皮　瓜蒌仁　穿山甲　连翘　甘草　金银花

（3）双柏散（广州中医药大学一附院制剂）。

侧柏叶　黄柏　大黄　泽兰　薄荷

上药用蛋清调匀，局部外敷。

二、脓已成证

[临床证候]孕痈腹痛剧烈，腹痛压痛反跳痛明显，腹肌紧张，高热恶寒持续不退，烦渴欲饮，面红目赤，唇干口臭，呕吐不食，大便秘，小便赤或频数似淋，白细胞明显升高，舌红绛而干，苔黄厚干燥或黄厚腻，脉弦洪数。

[治疗原则]通里攻下，清热解毒。

[方药选用]排脓散（《外科正宗》）加白花蛇舌草、败酱草、赤芍。

黄芪　当归　金银花　白芷　防风　穿山甲　川芎　瓜蒌仁

病情较重者应及时手术治疗，术后再以中药治病与安胎。

【转归与预后】

由于症状与体征不够典型，孕痈的诊断比较困难。当病情迅速发展，可引起流产、早产和死胎。据文献报道，孕中期发病，预后较差；分娩前后及产褥早期发病，预后更差。必须当机立断，及时处理，以降低孕产妇死亡率。

第二十三节　胎位不正

妊娠32周以后，胎儿在子宫腔内先露部分不是头部而是其他部分者，称胎位不正。是导致难产的主要原因之一。

西医学所说的胎位异常，除上述情况外还包括了胎头位置不正常，如持续性枕后位、面位、额位、高直位等。

妊娠32周后，随着胎儿的增大，胎位也逐渐固定下来。此时的胎位由于头部大且重，重心向下，常呈倒挂形，即臀部在上，头部朝下，母儿双方的脊柱常互相错开，胎背在前，胸部在后，胎儿双手交叉于胸前，两腿盘曲，头俯曲，故枕部最低。这种头朝下而俯曲背向前四肢盘曲的位置，称枕前位，是正常的胎位，约占90%。

异常胎位最常见的是臀位，胎势恰与正常头位相反。其围产儿死亡率较头位高 1.5～2.5 倍，故纠正胎位可直接减少围产儿的死亡率。本节仅论述臀位。

【致病机制】

孕妇腹壁过度松弛，或羊水过多，使胎儿在宫腔中自由活动，易发生臀位；子宫畸形，畸形胎儿多呈臀位；前置胎盘、骨盆肿瘤、骨盆狭窄可影响胎头入盆，也易发生臀位。此外，初产妇腹壁过紧，羊水过少，也可影响胎儿的自然回转而形成臀位。

从艾灸至阴穴能纠正胎位的确切效果来推论，肾阳（气）虚在异常胎位形成的病理过程中可能有很重要的意义。

【诊断】

1. 腹部触诊　多数经腹部触珍可确诊。可在宫底部触到圆而硬有浮球感的胎头。在耻骨联合上方可触及圆而软，形状不规则，活动度不大的臀部。臀先露入盆较晚。

2. 如不能确诊时，可做下列检查：① B 超或 X 线检查。② 肛诊及阴道检查，临产时可做，通过检查确定分娩方式。

【治疗】

1. 艾灸　用艾卷悬灸至阴穴（双），每次 20 分钟，每日 2 次，7 日为 1 个疗程。每次艾灸前后需检查胎位，听胎心音，并作记录。疗程末转成头位者为成功，反之则为失败。疗程结束后，每周检查 1 次，一直观察到分娩结束。

2. 保产无忧散（《傅青主女科》）　当归、川芎、白芍、炙黄芪、厚朴、羌活、菟丝子、川贝、枳壳、艾叶、甘草、荆芥穗、生姜，水煎服。每日 1 剂，清晨空腹服，3～7 日为 1 个疗程。可以促进气血活动，使经络通畅，胎儿活动增强，自然纠正胎位。

【文献资料】

早在 20 世纪 50～60 年代，俞寿亲根据中医古书记载艾灸至阴穴可纠正胎位的方法治疗 82 例，成功率 86.59%。其后又总结了广州市 11 个单位灸至阴穴矫正臀位、横位初步报告，共 1 213 例，成功 973 例（80.2%）。此后，各地进行了大量的研究，尤其突出的是江西省成立了“艾灸矫正胎位研究协作组”，对以下 6 个课题进行了多年的研究：① 艾灸矫正胎位成功率与胎儿自转率的对比观察。② 对影响艾灸矫正胎位疗效有关因素的探讨。③ 艾灸对孕妇某些生理活动及内分泌功能的影响。④ 从孕妇的辨证分型及血中游离皮质醇含量的改变探讨肾阳在艾灸矫正胎位的作用。⑤ 艾灸及针刺至阴穴对家兔子宫、胃运动和动脉血压的影响。⑥ 狗子宫、胃和膀胱对艾灸和针刺至阴穴的反应及其传出途径分析。各课题都取得了很好的资料，如经研究提示肾阳（气）虚在异常胎位形成的病理过程中可能有很重要的意义，并发现艾灸至阴穴可使母体尿中 17 -羟及 17 -酮类固醇排出量增加，从而推论可能与艾灸矫正胎位的作用机制有一定联系。将肾阳虚 85.44% 与气阴两虚型 76.92% 的矫正成功率进行比较，也有显著性差异。由此也可看出艾灸至阴穴能调整肾（阳）气，对胎位不正的矫正起到推动作用。江西省艾灸矫正胎位的研究成果，于 1987 年获得国家卫生部重大科技成果甲级奖。

此外，中药保产无忧散（汤剂）转胎也取得了很好的疗效。如无锡市第三人民医院妇产科用本方矫正胎位不正 270 例，其中药物依古炮制并空腹服者 75 例，成功率 89.33%，药物未经炮制也未空腹服药者 195 例，成功率 86.15%；初产妇服本方的有效率 85.71%，经产妇 87.5%，并认为服药剂数与疗效不成正比。

参考文献

[1] 俞寿亲. 胎位异常灸至阴穴. 浙江中医杂志，1959，(12)：48

[2] 江西省艾灸矫正胎位研究协作组. 艾灸至阴穴矫正胎位的临床观察及原理探讨. 中医杂志，1979，(8)：9

第十章 产后病

产妇在新产后至产褥期中所发生与分娩或产褥有关的疾病，称产后病。新产后即指产后 7 日以内。产褥期是指产妇在胎儿、胎盘娩出后，至生殖器官完全恢复到妊娠前状态的一段时间，通常是 6 周。中医学对产后的认识有“弥月为期”、“百日为度”一说，“弥月”即指小满月，俗称坐月子。“百日”指大满月，即产后 100 日。所以中医学说的产后是指产后 100 日。

历代医家把产后常见病和危重病概括为“三病”、“三冲”、“三急”等。汉代张仲景《金匮要略》有“妇人产后病脉证并治”专篇论述，并指出新产妇人有“三病”：病痉、病郁冒、病大便难。产后“三冲”是指败血上冲，冲心、冲肺、冲胃，此乃产后危重证。《张氏医通》云：“冲心者十难救一，冲胃者五死五生，冲肺者十全一二。”产后“三急”是指呕吐、盗汗、泄泻，并指出三者并见必危。此外，还有产后血晕、产后痉病、产后腹痛、产后发热、产后恶露不绝、产后盗汗、产后缺乳等常见病。

产后病的特点是多虚、多瘀。因产时用力出汗、产伤或失血过多，产妇元气受损，气血不足，百脉空虚，致产后多虚。新产后胞宫内的余血浊液倘排除不畅，或有胞衣残留，或稍有不慎感染邪毒，邪滞胞宫，必与瘀结，致瘀血内阻，又易致产后多瘀。而产后病的病因病机可归纳为 3 个方面。一是产时出汗失血，冲任受损，亡血伤津；二是宫内瘀血内阻，旧血不去，新血不得归经；三是外感六淫或饮食、劳倦、情志所伤，导致营卫不调、气血不和、脏腑功能受损而致产后诸病。

产后病的诊断除根据就诊时的证候运用四诊八纲外，还应根据产后病的特点进行产后“三审”：先审小腹痛与不痛，以辨有无恶露停滞；次审大便通与不通，以验津液的盛衰；再审乳汁行与不行和饮食多少，以察胃气的强弱。同时还应了解产时情况如产程时间、分娩方式、出血多少、有无产伤等，必要时还要结合孕期的病史如子淋、子晕、子悬等进行综合分析。

产后病的治疗，应根据产后多虚多瘀的特殊生理病理状况，本着“勿拘于产后，也勿忘于产后”的原则。针对病情，虚则宜补，实则宜攻，寒则宜温，热则宜清。但在选方用药上必须照顾气血，行气无过耗散，消导必兼扶脾；寒证不必过于温燥，热证不宜过用寒凉；同时还应注意产后气血亏损，百脉空虚的特点，俗称“产前一盆火，产后一团冰”，产后往往不耐寒凉，宜适当温养。产后病的这些治疗原则和用药特点在产后血瘀证主方生化汤中得到充分的体现。

产后的调护也是非常重要，产后元气亏损，营卫不固，稍有感触；或生活失慎，易感受外邪，而致产后诸病。犯时微若秋毫，感病重于山峦。民间有“月子的病难治”一说。《备急千金要方》有云：“产后之病难治于余病也。”因而要适寒温，节饮食，和情志，禁房事，注意外阴和乳房卫生及恶露情况。有产伤及时修复，避免邪毒感染。

第一节　产后血晕

产妇分娩后，突然头昏眼花，不能坐起，或心胸满闷，恶心呕吐，痰涌气急，心烦不安，甚则口噤神昏，不省人事，称产后血晕，亦称产后血逆。本病是产科的急、危、重证，应引起足够的重视。

本病首见于《诸病源候论》，有“产后血逆闷候”，指出其发生有“去血过多”或“下血很少”的区别。《丹溪心法》认为是虚火载血上行。《景岳全书》指出本病本质是虚。《金匮今释》则指出本病有虚实之分。综观历代医家的观点，本病发生有去血过多或去血过少的不同。其病机为产后失血过多，血不上荣于脑；或产后瘀血内阻，当下不下，败血上攻所致。根据虚实不同，治疗各异。

【致病机制】

本病有虚实两证，虚脱和实闭。虚脱多因产后出血过多，阴血暴亡，以致营阴下夺，孤阳上冒，心神失宁。实闭则因出血过少，用力过度，恶露、瘀血内停，血瘀气逆，上扰心神。但临床以虚脱证更多见。

西医学认为产后出血、羊水栓塞是新产后发生晕厥、休克的主要原因。由于胎盘滞留、产道损伤、子宫收缩乏力或凝血功能障碍等因素可导致产后出血，可迅速发生出血性休克。在分娩过程中羊水进入母体血循环引起肺栓塞、弥散性血管内凝血、休克，是极严重的产科并发症。产后出血和羊水栓塞都是产妇死亡的重要原因。

【诊断与鉴别诊断】

一、诊断

（一）病史

素体气血虚弱，产程过长，有产伤、产后出血过多，或合并高血压、血小板减少，或前置胎盘、胎盘早剥等。

（二）临床表现

多发生在产后数小时，突然头昏眼花，不能坐起，或心胸满闷，恶心呕吐，痰涌气急，心烦不安，甚至昏厥口噤，不省人事，阴道流血量多，或量不多但持续时间长。

（三）检查

胎儿娩出24小时内阴道流血量超过500 ml，血压下降，甚至测不到血压。检查胎盘、胎膜是否完整，子宫收缩情况，宫内有无积血，软产道有无损伤。

二、鉴别诊断

1. 产后癫痫　原有癫痫病史，适逢产后发作，症见抽搐，痰鸣声独特，口吐白沫，颜面青紫。脑电图可协助诊断。

2. 产后中暑　本病发生在盛夏炎热之时，产妇突然晕闷，或昏不知人，常伴身热气粗，但分娩时无大出血史，恶露也无停滞现象。

3. 产后痉证　产后有产伤及感染史，突然四肢抽搐，颈项强直，甚至口噤，角弓反张。

4. 产后郁冒　是由产后亡血伤津，又复感寒邪所致。症见头晕目眩，郁闷不舒，呕不能食，大便反坚，但头汗出。产后郁冒症状轻，而产后血晕为产后急重证。

5. 产后子痫　有妊娠高血压或曾有妊娠子痫病史，产后突然昏迷，抽搐，血压高。

【因、证、辨、治】

产后血晕有虚实两证，虚证是产后失血过多，气随血脱，心神失养；实证是恶露不下，瘀血阻滞，血瘀气逆，上扰心神。但临床虚证居多。辨证主要是根据出血多少以及兼证、舌脉，分辨脱证与闭证。如产后失血过多，面色苍白，心悸烦闷，渐至昏厥，表现为眼闭口干手撒肢冷，属血虚气脱证；分娩后恶露当下不下，面色紫暗，心腹胀痛，神昏口噤，双手握拳，属血瘀气闭证。治疗以救脱开闭为主。因本病属产科的急重症，如患者处于昏迷状态，应本着“急者治其标”，首先要抢救使其苏醒，再辨证治疗。虚者大补气血，实者活血化瘀。如属产后大出血所致，必须查明出血原因，尽快对症止血，控制病情进一步发展。

一、血虚气脱证

[病因病机]产妇素体气血不足，复因产时出血过多，致营阴下夺，气随血耗，血不养心，神不守舍。

[临床证候]产后出血过多，突然昏晕，面色苍白，心悸愦闷，渐至昏不知人，四肢厥冷，冷汗淋漓，手撒眼闭口开，舌淡，少苔或无苔，脉微欲绝或浮大而虚。

[辨证依据]

(1) 素体气血不足，产时或产后有出血过多史。

(2) 突然头昏目眩，不能坐起，或口噤神昏，不省人事。

(3) 心悸愦闷，面白肢冷，汗出手撒，眼闭口开，舌淡，少苔或无苔，脉微欲绝或浮大而虚。

[治疗原则]益气固脱

[方药选用]独参汤（《十药神书》）。

人参

阴道出血多者，加阿胶、煅龙骨、煅牡蛎、龟版、炮姜，也可加益母草、贯众增强子宫收缩。

兼神昏，汗出肢冷，急宜回阳救逆，方用参附汤（《校注妇人良方》）。

人参　附子

二、血瘀气闭证

[病因病机]产后体虚，复感寒邪，血为寒凝，恶露当下不下，血瘀气逆，并走于上，上扰心神。

［临床证候］产后恶露当下不下，阴道出血量少，小腹疼痛拒按，心下满闷，痰涌气急，进而不省人事，两手握拳，牙关紧闭，舌紫暗，苔少，脉细涩。

［辨证依据］

（1）产后感受寒邪，恶露排除不畅。

（2）神昏口噤，心下满闷，不省人事。

（3）恶露量少，小腹阵痛拒按，痰涌气急，两手握拳，牙关紧闭，唇舌紫暗，脉涩。

［治疗原则］活血化瘀。

［方药选用］夺命散（《妇人大全良方》）。

没药 血竭

小腹空坠，气短乏力者，加党参、黄芪、白术；小腹刺痛，恶露气臭，属瘀热并重者，加金银花、败酱草；大便秘结者，加大黄、枳壳；小腹胀痛者，加香附、郁金、川楝子；胸闷痰涌者，加半夏、陈皮；偏寒，小腹冷痛者，加炮姜、片姜黄。

【中西医结合急救处理】

产后血晕是产科的危急重症之一，如治疗不及时，可危及产妇的生命。

中医急诊处理，可灌服独参汤，静滴参附注射液或参麦注射液；同时针刺涌泉、足三里、人中等穴，配内关、合谷；灸百会。

西医治疗首先抗休克，吸氧，补充血容量，升压，纠正酸中毒，同时找出产后出血过多的原因，如子宫收缩乏力、胎物残留、软产道损伤、剖宫产伤口裂开等，针对病因治疗。

【其他疗法】

（一）单方验方

（1）铁器烧红淬醋熏鼻，促其苏醒。

（2）烧干漆，让产妇闻其烟味，促其苏醒。

（二）食疗

用米醋煮韭菜，滚三五次，乘热倒入壶中，使壶中热气熏产妇鼻孔。

（三）针灸

（1）针刺人中、涌泉、眉心，强刺激以促使其苏醒。

（2）重灸气海、关元，可回阳救逆。

（四）外治

（1）血竭 0.5 g 填入脐孔中，再用人参、当归研细末用黄酒调成糊，覆盖固定，2～4 小时换药 1 次。用于血瘀型。

（2）葱白根、蜂蜜适量，捣烂敷脐中。用于血晕神昏，不省人事。

【转归与预后】

本病多由产后大出血所致，由于起病快，发展迅速，是产科危急重证。如产后仔细观察，处理及时，迅速有效控制出血，预后良好。否则，抢救不及时瞬息间可危及产妇生命。本病仍是产妇死亡的主要原因。

【预防与调护】

（1）做好孕期保健，妊娠期对可能发生产后出血的疾病及时治疗。对高危产妇应住院待产。

（2）正确处理好分娩的 3 个产程，防止滞产。观察出血量、子宫收缩情况，有无胎盘胎膜残留，有无软产道损伤。

（3）如产妇出血量多，有休克先兆症状，应采取头低足高位，保暖，给氧，迅速止血或补充血容量。

【文献资料】

孙晋英自拟参芪龙枣汤治疗血虚气脱型产后血晕。方中人参、黄芪、白术、升麻补气升阳；龙骨、炒枣仁宁神敛阴潜阳；川芎、木香活血行气，使诸药补而不滞；甘草缓急调和诸药。全方共奏大补气血，养血活血，柔肝熄风，宁神固脱之效。失血可补，气脱可固，虚风可平，失荣之脑得以充盈，则血晕可止也。

林强等自拟麒麟桂红饮治疗产后血晕。方药组成：血竭 2 g，肉桂 9 g，红花 9 g，益母草 60 g，人参 30 g。每日 1 剂，水煎 2 次，共取汁 300 ml，分 2 次服。如患者不省人事，可鼻饲给药。治疗关键在于补气，使气旺血生，“有形之血不能速生，无形之气所当急固”，人参对血虚、气不摄血的出血证，能益气摄血，复脉生津固脱。吴鹤皋在《名医方论》中指出“有形之血液不能自生，生于无形之气故也”，故重用人参在补元气，以裕生血之源。《内经》云：“离经之血，即为瘀血，瘀血不去，新血难安。”唐容川在《血证论》中也指出：“失血何根，瘀血即其根也。”“瘀血不去，新血断无生理。”“故凡血证，总以去瘀为要。”故对产后血晕的治疗，不论是由于出血过多引起的，还是由瘀血内停引起的，其治疗当以活血化瘀为主。血竭又名麒麟竭，既具有活血化瘀作用又具有很好的止血作用，无论对产后瘀滞还是出血量多引起的产后血晕都有很好的治疗作用。肉桂性热，补火助阳、散寒止痛、温经通脉，配入补气养血药中，有温运阳气、鼓舞气血生长的功效。红花活血祛瘀，通调经脉，主治产后瘀滞腹痛。《开宝本草》云：“红花主产后血晕，腹内恶血不尽。”益母草苦泄辛散，主入血分，善于活血祛瘀调经，为妇科经产要药，故有益母之名，用于血滞经闭、痛经、经行不畅、产后瘀滞腹痛、恶露不尽。诸药合用，共奏益气固脱，活血化瘀止血之效，故收效满意。

参考文献

［1］ 孙晋英，孙晋超，孙中朝．参芪龙枣汤治疗产后血晕18例．江苏中医，2000，21(10)：27

［2］ 林强，冷孙琴．麒麟桂红饮治疗产后血晕80例．江苏中医药，2003，24(1)：27

第二节　产后痉证

新产后或产褥期中突然出现项背强直，四肢抽搐，甚则口噤，角弓反张，称产后痉证，又称产后痉风，俗称产后惊风，属新产后"三病"之一。

本病首见于《金匮要略》。隋代《诸病源候论》指出本病"因产伤动血脉，脏腑虚竭……复感寒湿，寒搏于筋则发痉"。《备急千金要方》认为因产后"血气俱虚"、"大经空虚，风寒乘虚而渐入也"。《女科撮要》也认为"实由亡血过多，筋无所养而致"。《景岳全书》强调本病"乃阴血大亏证也"，是"元气亏极，血液枯败"之故。《女科经纶》引缪仲淳对本病的论述，因"去血过多，阴血暴虚，阴虚生内热，热极生风，故外现风证"。其实阴血不足，无以养筋所致。《温病条辨》则认为"产后亡血，病久致痉……"综合历代医家的论述，产后痉证主要是产后亡血伤津，筋脉失养，以虚证居多。如因产创伤，感染邪毒而痉者，应属产后破伤风。

【致病机制】

病机是因产后亡血伤津，心肝血虚，筋脉失养；或因产后正气虚弱，分娩创伤，伤口不洁，感染邪毒，邪毒直窜脏腑筋脉，经脉挛急而发痉。

西医学认为产后破伤风是由于产伤感染了破伤风杆菌，由破伤风毒素侵入脊髓或延髓引起。而产后手足搐搦证是因为产后一过性脑缺血或颈动脉供血不足，以及出汗过多，体内氯化物丢失过多，电解质平衡失调，或哺乳期摄取营养不足，血钙降低等各种原因导致抽搐。

【诊断与鉴别诊断】

一、诊断

（一）病史

有产时失血过多或产伤感染病史。

（二）临床表现

发生在新产后和产褥期内，证见四肢抽搐，项背强直，甚至牙关紧闭，角弓反张。

（三）检查

局部有产创病灶。

二、鉴别诊断

1．**产后子痫**　多发生在产后24小时内，以抽搐昏迷为主，无角弓反张现象，多有产前子痫病史，常有高血压、水肿、蛋白尿，在产后反复发作。

2．**癫痫发作**　原有癫痫病史，症状是突然倒仆，抽搐，神志不清，口吐白沫，移时苏醒如常人，无角弓反张。

3．**产后中风**　产褥期间突然昏仆，不省人事，口眼歪斜，语言不利，或出现半身不遂，而无项背强直和角弓反张。

4．**产后高热抽搐**　产后体温升高超过38℃以上，甚至达到或超过40℃。高热程度与抽搐成正比，可伴有腹痛和恶露异常。

5．**癔病性抽搐**　有癔病史或精神创伤，发作时神志清醒，无全身肌肉持续性强直。

【因、证、辨、治】

病因有虚实两种，虚者产后亡血伤津，阴血亏损，筋脉失养；实者因产创伤感染邪毒。病因不同，证候各异。因失血伤津或汗出过多，筋脉失养而致痉者，手足抽搐，项背强直较轻，而伴有面色苍白，舌淡，脉虚弱等血虚证；因产伤感染邪毒，内窜筋脉而致，必见四肢抽搐，项背强直，牙关紧闭，角弓反张，面呈苦笑。

治疗以熄风止痉，控制抽搐为主。因于虚者，滋阴养血，柔肝熄风。感染邪毒者，宜解毒镇痉，理血祛风，中西医结合积极抢救。临证用药必须照顾产后亡血伤津的特点，注意养血，遵循"治风先治血，血行风自灭"的古训。

一、阴血亏虚证

［病因病机］因产失血过多，亡血伤津，或素体血虚，因孕致虚复因产失血，致阴液耗损，筋脉失养，血虚生风，肝风内动。

［临床证候］产褥期中突然项背强直，四肢抽搐，面色苍白或萎黄，舌淡，少苔，脉细弱。

［辨证依据］

（1）素体血虚，或有产后失血过多病史。

（2）突然项背强直，四肢抽搐。

(3) 面色苍白或萎黄,舌淡,少苔,脉细弱。

[治疗原则]滋阴养血,柔肝熄风。

[方药选用]三甲复脉汤(《温病条辨》)加天麻、钩藤、石菖蒲。

白芍　阿胶　龟版　鳖甲　牡蛎　麦冬　干地黄　炙甘草　麻仁

出汗多者,加五味子、浮小麦、麻黄根;出血多,面色苍白者,加党参、黄芪、制首乌、贯仲炭、旱莲草、阿胶;喉中痰鸣者,加制半夏、竹沥、生姜;小便失禁者,加益智仁、补骨脂、桑螵蛸;抽搐停止后,可用八珍汤、人参养营汤调理善后。

二、感染邪毒证

[病因病机]多因助产不慎,创伤处理不当,伤口不洁,邪毒乘虚而入,内窜经络。

[临床证候]新产后恶寒发热,项背强痛,四肢抽搐,牙关紧闭,面呈苦笑,甚至项背强直,角弓反张,舌暗红,苔薄黄,脉弦紧。

[辨证依据]

(1) 有局部创伤史。

(2) 产后恶寒发热,牙关紧闭,抽搐,苦笑,项背强直,角弓反张。

(3) 舌暗红,脉弦紧。

[治疗原则]解毒镇痉,理血祛风。

[方药选用]玉真散(《外科正宗》)加荆芥穗。

白芷　南星　天麻　羌活　防风　白附子　热童便调服。

痰涎壅盛,口噤不语者,加炒远志、竹沥,姜汁、天竹黄;腹满胀痛,大便干结者,加大黄、枳实;热盛神昏者,与紫雪丹同服。

【中西医结合急救处理】

产后破伤风,用破伤风抗毒血清 5 万~10 万 u 加入 5%葡萄糖溶液或生理盐水 500~1 000 ml 静滴(先做皮试),如创伤病灶已彻底清除,全身症状较轻,仅用 1 次即可。如病灶仍存在,全身症状较重,可每日肌注 1 万~2 万 u,连用 2~4 日。在处理伤口的同时镇静解痉,用氯丙嗪 25~50 mg 肌注,或苯巴比妥 0.5~1 mg 肌注。控制感染,可用青霉素 800 万 u 或氨苄青霉素 4 g 加入 10%葡萄糖溶液 500 ml 静滴(先做皮试)。

【其他疗法】

(一) 单方验方

(1) 鲜红蓖麻根 120~240 g,加水 1 000 ml 煎至 200 ml,顿服。

(2) 撮风散(《证治准绳》):全蝎尾,蜈蚣,僵蚕,钩藤,朱砂,麝香,水煎服。

(二) 针灸

针刺大椎、风府、合谷、百会、阳陵泉、承山、筋缩、人中、足三里,强刺激泻法。

因水电解质平衡失调而致手足搐搦者,应根据血中 K^+、Na^+、Ca^{2+}、Cl^- 等检验结果,及时纠正电解质紊乱。

【转归与预后】

属虚证,阴血亏虚所致者,病情较轻,经过及时治疗与调理多可痊愈。如属感染邪毒所致,为产后破伤风,俗称蓐风,起病急,发展快,病情危急,死亡率高,预后不佳。

【预防与调护】

(1) 采取新法接生,严格消毒,无菌操作。

(2) 正确及时处理产伤,对已污染的伤口要彻底扩创,用 3%过氧化氢或 1∶5 000 高锰酸钾液冲洗。

(3) 早期预防性使用破伤风抗毒素。

(4) 素体阴血不足或产时失血过多,注意培补精血。

(5) 患者隔离于安静、弱光病室,避免声、光、风,震动刺激。

(6) 专人护理,注意口腔卫生,保持呼吸道通畅。

(7) 定时翻身,防止褥疮及其他并发症。

【文献资料】

近年来,产后痉症的报道极少,且多系个案介绍。陈声玉报道 1 例产后破伤风,因乳房肿块溃破,敷不洁之草药,以致毒邪内蕴生风,经脉拘急,予以安宫牛黄丸合九味羌活汤治愈。夏治平在"医案二则"中列举了 1 例产后痉病验案,用愈风散合生化汤加减,以祛风止痉、活血通瘀而治愈。叶益平在"产后急证治例"中也记载了 1 例产后发痉验案,用四物汤合玉真散加减,养血祛风,解毒止痉,而获佳效。

赵德鹏等提出以祛风定痉为主,用五虎追风散(蝉蜕 20 g,天南星 6 g,天麻 6 g,全蝎 7 g,炒僵虫 7 条),抽搐加重时加蜈蚣 1 条、地龙 9 g,水煎,每日 1 剂分 2 次服。晚期以祛风解毒镇静为主,方用:木瓜 9 g,吴茱萸 9 g,防风 9 g,天麻 9 g,僵虫 9 g,全蝎

9 g，制南星 9 g，白蒺藜 9 g，藁本 6 g，桂枝 6 g，朱砂 6 g，雄黄 6 g，共研末加猪胆汁成丸，每次 6 g，每日 3 次，开水冲服；同时用蜈蚣 2 条，焙黄研末，开水吞服。

参考文献

[1] 陈声玉. 产后破伤风. 浙江中医学院学报，1980，(5)：67

[2] 夏治平. 医案二则. 广西中医药，1981，(2)：36

[3] 叶益平. 产后急证治例. 浙江中医学院学报，1988，(4)：34

[4] 赵德鹏，张庆忠，钱桂荣，等. 中西医治疗破伤风 472 例临床分析. 菏泽医专学报，1996，(3)：81

第三节　产 后 腹 痛

产妇分娩后发生与产褥有关，以小腹疼痛为主证的病症，称产后腹痛。胎儿、胎盘娩出后，由于子宫收缩、复旧，常有阵发性的腹痛，称儿枕痛。持续 3～5 日可自行消失。西医学称宫缩痛。如腹痛程度加重，不能忍受，或虽然腹痛不重，但绵绵不断，未能自行缓解，影响产后子宫复旧者，属产后腹痛。

产后腹痛首见于《金匮要略》。在《金匮要略·产后病脉证并治》中，张仲景本着治病求本辨证论治的原则，对产后虚寒性的腹痛，用温补的当归生姜羊肉汤；对产后气滞血瘀的腹痛，则用破气行血的枳实芍药散；对产后瘀血不下的腹痛，则用攻坚破积的下瘀血汤；对瘀血内阻又兼阳明腑实证，则用大承气汤主之。同一产后腹痛，张仲景并不泥于产后之虚，而是审证求因，治以攻、补、温、消四法。《诸病源侯论》分析产后腹痛，责之于脏虚，胞脉间有余血或宿夹风寒。《妇人大全良方》论产后腹痛，或因外感五邪，内伤六淫，或瘀血壅滞所致，当审其因治之。《傅青主女科》专设生化汤治产后血瘀腹痛。

【致病机制】

病因病机自《金匮要略》论述后，历代医家结合产后病特点逐步将其病因归纳为血虚、血瘀两端。素体血虚，又因产时失血、胞脉失养不荣而痛；或产时耗气，气随血耗，又可因血少气弱，气虚不能运血，致血行迟缓，虚滞而痛。或因产后胎膜残留，或产时离经之血停滞胞宫，或因产后受寒饮冷，或情志伤肝，都可导致瘀血停滞，不通则痛。

【诊断与鉴别诊断】

一、诊断

（一）病史

经产妇，素体气血不足，或有产时出血过多病史。

（二）临床表现

产后 1 周小腹阵发性疼痛仍未消失，或时间虽未超过 1 周，但小腹阵痛剧烈，难以忍受，或伴有恶露的变化。

（三）检查

触诊下腹部有硬块，实验室检查无异常。

二、鉴别诊断

1. 产后伤食　多有伤食史，疼痛在胃脘部，以胀痛为主，有恶心感，或伴大便异常，恶露一般无变化。

2. 产褥感染　除腹痛外常伴恶寒发热，腹痛拒按，恶露臭秽，血象高等。

3. 产后痢　产后腹痛窘迫，里急后重，赤白脓血便，大便检查有大量红白细胞、巨噬细胞。

【因、证、辨、治】

产后腹痛当根据腹痛的性质、程度以及恶露色、质、气味，并结合全身症状、舌脉来辨其寒热虚实。小腹隐痛，柔软喜按，恶露量少，色淡，多属血虚；如腹痛且胀，有块拒按，恶露量少，色暗，多属血瘀。治疗重在调养气血，以使气血畅通，虚则补而调之，实则通而调之。同时结合产后多虚多瘀的特点，补虚不宜过于滋腻，以免碍邪；祛瘀不宜过于攻伐，以防伤正。要遵循补中有调，通中有调，切不可使气机壅滞。

一、血虚证

[病因病机]素体血虚，或产时产后耗伤气血，冲任损伤，胞脉失养，不荣则痛；或血少气弱，运血无力，血行不畅，迟滞作痛。

[临床证候]产后小腹绵绵作痛，喜温喜按，恶露量少，色淡质稀，头晕心悸，大便干燥，舌淡，苔薄白，脉虚细。

[辨证依据]

（1）素体血虚，或产后有大出血史。

（2）产后小腹隐痛喜按，腹软。

（3）恶露量少，色淡质稀，头昏心悸，大便干燥，舌淡，苔薄白，脉虚细。

（4）血红蛋白低于正常值。

[治疗原则]补血益气。

[方药选用]肠宁汤(《傅青主女科》)。

当归　熟地　阿胶　人参　山药　续断　麦冬　肉桂

伴小腹坠胀,血虚兼气滞者,加川楝子、枳壳、乌药;大便燥结者,去肉桂,加柏子仁、肉苁蓉、生首乌;小腹冷痛者,加吴茱萸、小茴香、炮姜;恶露不畅,腹痛剧烈者,加延胡索、没药、桃仁、益母草。

血虚夹寒者,症见面色苍白,腹痛得热则减,手足发凉,脉细而迟。治宜养血散寒,方用当归建中汤(《千金翼方》)或当归生姜羊肉汤(《金匮要略》)。

当归　桂枝　芍药　甘草　生姜　大枣　饴糖

当归　生姜　羊肉

二、血瘀证

[病因病机]产后血室正开,寒邪乘机而入,血为寒凝;或情志不畅,肝郁气滞,气滞血瘀;或恶露当下不下,瘀血阻于冲任、胞脉而致腹痛。

[临床证候]素体阳虚,产后小腹疼痛拒按,得热稍减,恶露量少,滞涩不畅,色紫暗有块,或胸胁胀痛,面色青白,四肢不温,舌暗,苔白滑,脉沉紧或弦涩。

[辨证依据]

(1) 素体阳虚,产后受寒、饮冷,或有情伤病史。

(2) 小腹疼痛拒按,得热稍减。

(3) 恶露量少,滞涩不畅,色紫暗有块,或胸胁胀痛,面色青白,四肢不温,舌暗,苔白滑,脉沉紧或弦涩。

[治疗原则]活血祛瘀,散寒止痛。

[方药选用]生化汤(方见流产)加益母草。

小腹冷痛如绞者,加小茴香、吴茱萸;腹痛甚,恶露不畅,块下痛减者,加炒蒲黄、五灵脂;腹痛且胀,胸胁胀痛者,加香附、柴胡、枳壳、郁金;郁久化热,伴口干心烦者,加丹皮、赤芍。

瘀血复感邪毒,宜清热解毒、凉血化瘀,方用银翘红酱解毒汤(《中医妇科临床手册》)。

金银花　连翘　红藤　败酱草　丹皮　栀子　赤芍　桃仁　薏苡仁　延胡索　川楝子

【其他疗法】

(一) 单方验方

(1) 干姜粉 1.5 g,红糖 25 g,开水冲服。用于虚寒证。

(2) 生山楂 30 g,红糖 30 g,生姜 3 片,水煎顿服。用于血瘀证。

(3) 参芪鸡:人参 6 g,黄芪 30 g,子母鸡 1 只,炖汤。用于血虚证。

(4) 红花酒:红花 30 g,白酒 200 ml 煎至一半,每次 30 g。用于血瘀证。

(二) 针灸

(1) 取足三里、三阴交、关元、气海,针刺加灸行补法。用于血虚证。

(2) 取中极、归来、地机、中冲,泻法。用于血瘀证。

(三) 推拿

(1) 双手拇指按脾俞、膈俞、肾俞,仰卧,点按中极、中脘。用于血虚证。

(2) 双手拇指点按肝俞,仰卧,施以搓点强手法,双点章门,点按中极、中脘,提拿足三阴。用于血瘀证。

(四) 外治

粗盐 250 g,炒热布包,外敷下腹部。用于血瘀证。

【转归与预后】

本病为产后常见病,只要治疗及时,预后良好。

【预防与调护】

(1) 做好计划生育,避免人流堕胎多产。注意产褥期卫生,保持外阴部卫生,预防感染。避风寒,调情志,保持心情舒畅。

(2) 产后要注意子宫收缩情况、宫底高度、阴道出血情况及腹痛情况,子宫收缩不好可按摩子宫和用宫缩剂。

(3) 产后饮食宜忌生冷,多食高蛋白食物,注意营养。

【文献资料】

徐广益等用生化汤加减治疗产后腹痛,方用:当归 15 g,川芎 9 g,桃仁 9 g,炮姜 6 g,炙甘草 6 g。血瘀腹痛者,加失笑散、益母草;血虚腹痛者,加人参或党参、熟地、川断;寒凝腹痛者,加艾叶、红糖、益母草,去川芎。每日 1 剂,水煎 2 遍,早晚分服。结果服 2 剂后痊愈 11 例,服 4 剂痊愈 10 例,服 6 剂痊愈 49 例,余 2 例服药 6 剂后腹痛缓解,后又复发,改其他方法治疗。治愈率 97.2%。

史爱国等总结了史怀春治疗产后腹痛的验案。史怀春认为产后腹痛不宜使用攻下,未免有以偏概全之嫌,1 例产后腹痛属阳明里实证,法当攻下。程门雪在《金匮篇解·产后篇》中云:"产后腹痛……

虚中夹实，则朴、枳、硝、黄亦可合补药用。仲景治产后便坚，用大承气汤者有二方，虽非常法，聊备一格，非绝对不可用也。当以证为辨，痞满坚拒按作痛方可用之。”治当宽中行滞。处方：大黄 10 g(后下)，玄参、厚朴、枳实各 15 g，芒硝 6 g(另研冲服)，生地 30 g，水煎候温，从胃管内注入。案例二证见少腹隐痛乃因产后失血过多，冲任空虚，胞脉失养所致，治拟养血益气，用经方当归生姜羊肉汤加味。处方：炒白芍 30 g，当归、麦冬各 12 g，生姜、党参各 15 g，羊肉 500 g。炖服。1 剂腹痛大减，2 剂后腹痛消失。方中当归养血活血，合白芍、麦冬养血滋阴；羊肉为血肉有情之品，既补血又补气；生姜温中，党参益气补中，有“阳生阴长”之意。药证相符，故获捷效。案例三证见少腹痛拒按，按之有块，恶露量少色暗，有血块，舌暗，脉沉涩。治拟活血化瘀。处方：当归尾 12 g，延胡索、蒲黄、五灵脂、牛膝、桃仁、红花各 10 g，桂心 6 g，益母草 15 g。1 剂，水煎服。翌日排出许多血块，腹痛渐减。再进 1 剂，恶露减少，腹痛消失。方中当归、桃仁、红花养血活血；延胡索行气活血化瘀止痛；蒲黄、五灵脂活血止痛；益母草补虚逐瘀，为产后要药；牛膝走而能补，引血下行；少佐桂心温通经脉，以利气血运行。全方共奏养血活血，祛瘀止痛之功，使邪去而正自安。予八珍汤 5 剂以善其后。案例四则病因产后气血不足，胞脉空虚，寒邪乘虚入侵，气血凝滞，故而少腹冷痛。形寒肢冷、舌暗、脉沉紧是寒邪侵袭，阳气不宣之征象，治拟养血温经、散寒通络。处方：当归 12 g，炮姜 6 g，益母草、炒白芍各 15 g，桂心、炙甘草各 10 g，红糖 1 匙(汤成纳入)。水煎服，1 剂后腹痛缓解，2 剂后诸症消失。方药针对产后气血骤虚的特殊体质，选用温而不燥兼以养阴之品，收到桴鼓之效。

参考文献

[1] 徐广益，王焕龙，刘景荣. 生化汤加减治疗产后腹痛 72 例. 中西医结合实用临床急救，1997，4(4)：180

[2] 史爱国，苏荣华. 史怀春治疗产后腹痛经案举隅. 山西中医，1996，12(6)：1

第四节　产后恶露不绝

产后血性恶露持续 10 日以上仍淋漓不尽，称产后恶露不绝，亦称产后恶露不尽、产后恶露不止。胎儿、胎盘娩出后，宫内残留的余血浊液经阴道排出，称恶露。正常恶露初为红色，继而逐渐成淡红色，后为浆液样分泌物。血性和浆液性恶露在产后 3 周完全排除干净。西医学所说的晚期产后出血中的子宫复旧不全类似产后恶露不绝。

“恶露不尽”一词，首见于《金匮要略》，类名于《诸病源候论》，而由《妇人大全良方》更名为“恶露不绝”，以后在《备急千金要方》、《景岳全书・妇人规》、《傅青主女科》等著作中有论述。综合历代医家的观点，均从产伤冲任，因虚不能固摄，瘀血内阻，血不归经，热扰冲任，迫血妄行等阐述其病因病机。治疗选用补虚、祛瘀、凉血等方药调治。选方用药照顾产后多瘀多虚的特点。本病虽以阴道流血不止为主症，但治疗不能专于固涩止血，以免造成败血内聚，后患无穷。

【致病机制】

发病机制主要是气血运行失常，冲任失于固摄所致。恶露乃血所化生，源于血海，出于胞中，气血调和，则恶露排出量、期有度。引起气血失调主要是虚、热、瘀等因素影响冲任。虚者，多因产时耗伤正气，或产后操劳，损伤脾胃，气虚不能摄血。瘀者，或因产后血室正开，寒邪乘虚而入，血为寒凝；或产后情志抑郁，气机不畅，气滞血瘀；或胞衣、胎膜残留，瘀阻冲任，都可致败血不去，新血不能归经。热者，因素体阴虚，产时伤血致阴虚火旺，或情志化火，或过服辛热之品，致热扰冲任，迫血妄行，致恶露不绝。

西医学的产后子宫复旧不全、胎盘或胎膜残留或继发感染，都可导致晚期产后出血。

【诊断与鉴别诊断】

一、诊断

(一) 病史

素体虚弱，产时大出血，或产前、产时、产后操劳过度，或产后感热受寒，或有七情内伤病史。

(二) 临床表现

产后 10 日血性恶露仍淋漓不尽，或伴色、质、味异常，伴不同程度腹痛及全身症状。

(三) 检查

体温正常，妇科检查子宫偏大、软，或有压痛，血常规可显示贫血或炎性改变。

二、鉴别诊断

1. 产后血崩　两者可发生在产后，以阴道流血为主证。产后血崩的特点是突然大量出血，量多如崩；恶露不绝则主要是淋漓不尽，量不甚多。

2. 产后滋养细胞肿瘤　继发于妊娠后，除阴道出血外还有转移症状、咯血等，子宫增大，两侧卵巢黄素化囊肿，血 HCG 持续阳性，诊断性刮宫加病理检查可确诊，CT 检查可发现转移病灶。

【因、证、辨、治】

辨证主要是根据恶露的量、色、质、气味，结合腹痛情况以及全身症状、舌脉，辨其寒热虚实。恶露量多，色淡，质稀，无臭味，小腹空坠，为气虚；恶露量多，色鲜红或紫红，质黏腻，有臭味，小腹疼痛，为血热；恶露量少，淋漓不尽，或时多时少，色暗有块，伴腹痛拒按，为血瘀。

治疗以调理冲任为主，本着"虚者补之，实者行之，热者清之"的原则。临证用药照顾产后多瘀多虚的特点，虽属虚证勿补摄太过，以防留瘀；虽属瘀证勿攻破太过，以免动血伤血；是热证虽宜凉血，但勿苦寒太过，以免伤正。总之，补虚不留瘀，祛瘀不伤正，达到脏腑功能功能正常，气血调和，止血固冲的效果。如恶露量多或经久不止，应排除继发于妊娠以后的滋养细胞肿瘤或其他病变。

一、气虚证

［病因病机］素体虚弱，或产时失血耗气，或产后劳倦伤脾，致正气不足，冲任不固，子宫收缩乏力，血失统摄，致恶露不绝。

［临床证候］产后恶露过期不止，量多或淋漓不尽，色淡红，质清稀，无臭味，小腹空坠，倦怠乏力，面色㿠白，舌淡，脉细缓。

［辨证依据］

（1）素体虚弱，或产前、产时、产后操劳过度，或产时出血过多。

（2）恶露过期不止，量多，色淡红，质清稀，无臭味。

（3）小腹空坠，倦怠乏力，面色㿠白，舌淡，脉细缓。

［治疗原则］补气摄血，固涩冲任。

［方药选用］补中益气汤（方见月经先期）加鹿角霜、艾叶炭。

气虚夹瘀，症见块下痛减者，加益母草、炒蒲黄、三七末；心血不足，症见气短乏力，心悸者，加五味子、龙眼肉、阿胶；肝肾不足，症见腰膝酸软，头昏耳鸣者，加桑寄生、川断、杜仲、菟丝子。

二、血热证

［病因病机］素体阴虚，又产时失血伤津，营阴重耗，阴虚生内热；或产后过食辛辣，感受热邪，或情志所伤，肝郁化火，致热扰冲任，造成恶露不绝。

［临床证候］恶露过期不止，量较多，色深红，质黏稠，气臭秽，面色潮红，口干咽燥，心烦易怒，大便干，小便赤，舌红，脉虚细而数。

［辨证依据］

（1）素体阴虚，产时失血过多，或过食辛辣，外感热邪，或有情志所伤病史。

（2）恶露量多，色深红，质黏稠有臭味。

（3）面色潮红，口干咽燥，心烦易怒，大便干，小便赤，舌红，脉虚细而数。

［治疗原则］养阴清热止血。

［方药选用］保阴煎（方见月经过多）加阿胶、旱莲草、乌贼骨。

兼湿热，症见恶露臭秽，下腹疼痛，舌苔黄腻者，加败酱草、生薏苡仁、土茯苓；肝郁化热，症见两胁胀痛，口苦心烦者，加丹皮、炒栀子、川楝子；阴虚阳亢，症见五心发热，腰酸耳鸣者，加女贞子、旱莲草、地骨皮。

三、血瘀证

［病因病机］产后血室正开，寒邪乘虚而入，血为寒凝；或七情所伤，气滞血瘀；或产时耗气，气虚运血无力，余血留滞，可致瘀血不去，新血不能归经，而致恶露不绝。

［临床证候］产后恶露淋漓不畅，量少，色紫暗有块，小腹疼痛拒按，舌紫暗或有瘀点，脉弦涩或沉而有力。

［辨证依据］

（1）有产后感寒，或有情志所伤，或产时产后劳伤耗气病史。

（2）恶露量少，色紫暗有块，小腹痛拒按。

（3）舌紫暗有瘀点，脉弦涩或沉而有力。

［治疗原则］化瘀止血。

［方药选用］生化汤（方见流产）加益母草、炒蒲黄。

胸胁乳房胀痛，精神抑郁者，加柴胡、郁金、香附；神倦气短者，加黄芪、党参；小腹冷痛者，加吴茱萸、艾叶；恶露臭秽者，加红藤、败酱草、贯众。

【其他疗法】

（一）食疗

（1）山楂 30 g，红糖 30 g，水煎服。用于血瘀证。

(2) 益母草、黑木耳各 10 g,白糖 50 g,水煎服。用于血热证。

(3) 黄芪、当归、糯米、红糖,煮粥。用于气虚证。

(二) 针灸

(1) 取气海、关元、足三里、三阴交,补法。功能益气缩宫。用于气虚证。

(2) 取石门、气海、地机、三阴交、维胞,泻法。功能活血化瘀,养血行血。用于血瘀证。

(3) 取血海、太冲、气海、肝腧,泻法。功能清热凉血。用于血热证。

【转归与预后】

本病是产后常见病、多发病。人流、药流后出血也可参照本病治疗。治疗得当,预后良好;如治疗不及时,不仅耗伤阴血,损伤正气,还会发生宫内感染;如恶露经久不止,治疗后仍不愈,应排除滋养细胞肿瘤的可能。

【预防与调护】

要提倡新法接生,严格无菌操作。第 3 产程时检查胎盘、胎膜是否完整,如发现不全应立即清理宫腔。产褥期内保持外阴清洁,勤换月经垫,禁止盆浴,禁止性生活。产后要加强护理,避风寒,注意保暖。调节情志,加强营养,不食辛辣寒凉食物。

【文献资料】

案例:陈某,女,成年,已婚,1963 年 5 月 7 日初诊。

自本年 3 月底足月初产后,至今 4 旬,恶露未尽,量不多,色淡红,有时有紫色小血块,并从产后起腰酸痛,周身按之痛,下半身尤甚,有时左少腹痛,左腰至大腿上三分之一处有静脉曲张,食欲欠佳,大便溏,小便黄,睡眠尚可,面色不泽,脉上盛下不足,右关弦迟,左关弦大,寸尺俱沉涩,舌淡红无苔。由产后调理失宜,以致营卫不和,气血紊乱,恶露不化。治宜调营卫,和血消瘀。

处方:桂枝一钱五分,白芍二钱,茯苓三钱,炒丹皮一钱,桃仁一钱(去皮),炮姜八分,大枣四枚。服 5 剂。

16 日复诊:服药后恶露已尽,少腹及腰腿痛消失,食欲好转,二便正常,脉沉弦微数,舌淡无苔,瘀滞已消。宜气血双补。十全大补丸 40 丸,每日早晚各服 1 丸。服后已恢复正常。(《蒲辅周医案》)

第五节　产后大便难

产后饮食如常,大便干燥,或数日不解,解时艰涩疼痛,难以解出者,称产后大便难,亦称产后大便不通、产后大便秘涩,属新产"三病"之一。西医学称产后便秘。

本病首见于《金匮要略·妇人产后病脉证治》,云:"新产妇人有三病,一者病痉,二者病郁冒,三者病大便难。"并概括指出"亡津液,胃燥,故大便难"。《诸病源候论》专列"产后大便不通候",指出其病因乃因热而致,云:"肠胃本夹于热,因产时水血俱下,津液竭燥,肠胃否涩,热结肠胃。"《校注妇人良方》对其病病因病机和不同证型的治疗方法有较全面的论述:"若去血过多用十全大补,血虚火燥用加味四物,气血俱虚用八珍汤。"《证治准绳·女科》特别指出"大黄似难轻用"。《女科经纶》将其病因归为"内伤津液"、"血虚火燥"。综观历代医家的观点,认为产后大便难是因产时失血伤津或阴虚,肠胃结热所致。

【致病机制】

产前气血不足,又因产阴血骤虚,津液亏耗,肠道失于濡养,无水行舟而致肠燥便秘,是本病的主要机制。又有因产出血,气随血耗,气虚失运,传送无力,大肠蠕动迟滞而致排便不畅。

西医学认为产褥期卧床时间过长,活动较少,肠道蠕动减少,加之饮食习惯不良,多食辛辣,少食蔬菜、水果,或因产后会阴伤口疼痛而不敢解大便,而引起便秘。

【诊断与鉴别诊断】

一、诊断

(一) 病史

素体气血亏虚,或有便秘病史。

(二) 临床表现

产后大便困难排之不畅,或数日不解,或干燥疼痛难以解出者,饮食正常。

(三) 检查

肛门局部无异常表现。

二、鉴别诊断

注意与其他病变引起的便秘区别,如痔疮、肛裂等。孕前有痔疮、肛裂病史者,平素已有症状,孕后和产后症状加重,局部检查可确诊。

【因、证、辨、治】

主要病机是血虚津亏，肠道失润。因产失血，血水俱下；或产后多汗，汗出伤阴，阴液亏耗不能濡润肠道，大便燥结而致便秘。或因素体虚弱，产时气随血耗，气虚大肠传导无力，不能运行大便而致便秘。或阴虚生内热，火盛灼津，阴亏液少，肠道失润，大便艰涩难解。本病以大便坚硬与否、腹部有无胀满，结合舌脉辨证。根据气血亏虚的偏颇，内热程度随证变通。因本病以虚证居多，不可妄投苦寒通下之品，以免重伤阴液，损伤中气。《证治准绳·女科》继南宋陈无择后再次提出"大黄似难轻用"，正寓此义。

一、血虚津亏证

[病因病机]素体血虚，津液不足，复因产失血耗液；或产后体虚多汗，亡血伤津，肠道失于濡润，无水行舟则大便干结难解。

[临床证候]产后大便干结，或数日不解，一般腹无疼痛，饮食正常，面色萎黄，头昏心悸，舌淡红，苔薄，脉细弱。

[辨证依据]

(1) 素体血虚，产后失血过多，或出汗过多。

(2) 大便干结，或数日不解。

(3) 面色萎黄，头昏心悸，口干渴饮，舌淡红，苔薄，脉细弱。

[治疗原则]养血益精，润肠通便。

[方药选用]益血润肠丸(《类证活人书》)加生首乌。

熟地　当归　阿胶珠　杏仁　火麻仁　肉苁蓉　橘红　苏子　炒枳壳　荆芥

汗出气短，精神倦怠，脉虚细者，去荆芥，加党参、黄芪；口干咽燥，舌红少津，脉细数者，加桑椹子、枸杞子。

二、气虚失运证

[病因病机]素体虚弱，产程过长耗气，或失血过多，气随血耗，致气虚大肠道传导无力，大便运行困难而致大便难。

[临床证候]产后大便数日不解，或时有便意，临厕努责乏力，大便不坚硬，气短乏力，多汗，疲劳，舌淡，苔薄白，脉虚缓。

[辨证依据]

(1) 素体虚弱，产程过长，或产后失血耗气。

(2) 大便数日不解，虽有便意，临厕努责乏力，大便不坚硬。

(3) 气短乏力，多汗，疲劳，舌淡，苔薄白，脉虚缓。

[治疗原则]益气养血，润肠助运。

[方药选用]黄芪汤(方见妊娠大便难)加郁李仁、全瓜蒌、当归。

临厕努责费力，气虚下陷者，加升麻、党参、柴胡；下腹胀满者，加木香、枳壳、厚朴；气短自汗者，加五味子、浮小麦、党参；心悸失眠，心血不足者，加柏子仁、枣仁、生首乌。

三、阴虚火燥证

[病因病机]素体阴虚内热，因产失血伤津，阴虚火旺，肠液被灼，肠道干涩而致大便坚结难解。

[临床证候]产后大便数日不解，解时艰涩难下，颧赤咽干，五心烦热，脘中痞满，腹部胀痛，小便黄，舌红，苔薄黄，脉细数。

[辨证依据]

(1) 素体阴虚火旺，或喜食辛辣之品。

(2) 大便数日不解，解时艰涩难下，腹部胀痛。

(3) 颧赤咽干，五心烦热，脘中痞满，腹部胀痛，小便黄，舌红，苔薄黄，脉细数。

[治疗原则]滋阴清热，润肠通便。

[方药选用]两地汤(方见月经先期)合麻子仁丸(《经效产宝》)。

麻子仁　枳壳　人参　大黄

口干咽燥，苔薄黄少津者，加全瓜蒌、玉竹、石斛；汗出心悸者，加麦冬、五味子；胃胀闷不适者，加鸡内金、佛手。

【其他疗法】

(一) 单方验方

(1) 番泻叶 3 g，泡水，空腹服。

(2) 生首乌 30 g，水煎服。

(二) 食疗

(1) 蜂蜜 50～100 g，开水冲化，顿服。

(2) 香油 30 g，白糖 5 g，开水搅匀，顿服。

(3) 黑芝麻、胡桃、松子仁研碎，加白糖、蜂蜜适量，服食。

(4) 首乌 30 g，粳米 30～60 g，煮粥食。

(三) 针灸按摩

(1) 针刺大肠俞、足三里、内关、天枢，刺激便意。

(2) 双手指按迎香 5～10 分钟，可促使肠蠕动加快。

（四）外治

（1）开塞露1支，塞肛门。

（2）肥皂水100 ml，灌肠。

【转归与预后】

本病是产后常见病之一，只要辨证准确，用药得当，同时保持心情舒畅，适当运动，饮食合理，预后良好。如不及时治疗，任由病情发展，产后大便努争难下，久之可导致阴挺、肛裂、痔疮等疾。

【预防与调护】

（1）产后宜及早下床活动，以促进肠蠕动。

（2）养成定时排便的习惯，没有便意也应按时如厕。

（3）养成良好的饮食习惯，不食辛辣炙煿之品，注意补充水分，多食粗纤维食物以及蔬菜水果之类。

【文献资料】

郭冬冬等认为病因失血汗多，津液重伤，大肠失于濡润所致，用养血复阴、濡润肠道法治疗产后大便难，治疗需顾及津液，养血复阴，濡润肠道。方用：砂仁12 g，熟地200 g，加水250 ml，文火煎30分钟，取150 ml顿服，每日1剂。肾藏精，肝藏血，精血生，肠道得润，大便可通，但熟地性黏腻，有腻胃碍脾之弊，加砂仁以理气和胃健脾，两药合用共奏润肠通道之功。

朱秀荣治疗产后便秘52例，用食盐15 g加凉开水200 ml，于清晨空腹1次服完，效果十分显著。一般1次即愈，未愈者于次晨再服，很少超过3日愈者。食盐为涌吐药，因其性寒味咸，咸可软坚，寒则能下并能生津，《本经疏证》云："盐之入口，能令人津液升。"故临证用于便秘者，每多奏效，并无任何副反应，实为治疗便秘之圣药也。

参考文献

［1］ 郭冬冬，王广超．砂熟二味汤治疗产后大便258例．新中医，2002，34(1)：49

［2］ 朱秀荣．产后大便难圣药——食盐．时珍国药研究，1997，8(3)：3

第六节　产后发热

产褥期内以发热为主证，并伴有其他症状者，称产后发热。产后1～2日内，由于产时耗血伤津，气随血耗，正气虚弱，阳无所附，阳浮于外，而有轻微的发热，一般不伴有其他症状。如发热持续不退，或寒战高热，属产后发热。本病起病急，病情重，可危及产妇生命，至今仍是产妇死亡的主要原因之一。

产后发热的记载最早见于《金匮要略》，指出"中风发热"是由"产后正气大虚，复感风寒，虚阳上越"所致，分列竹叶汤与阳旦汤治之。《产育宝庆集》则认为本病乃"产后血虚，恶露未消，气为败血凝滞，营卫不调，阴阳相乘，憎寒发热"。《证治要诀》论产后发热病因时指出"恶血未下者，腹痛而发热"。《景岳全书》进一步阐述产后发热"有风寒外感而热者，有邪火内盛而热者，有水亏阴虚而热者，有因产劳倦虚烦而热者，有去血过多头晕闷乱烦热者"。《医宗金鉴》则认为"产后发热之故非止一端"。可因外感、瘀血、血虚等多种原因所致。从历代医家的论述可见，产后发热与产后正气不足而感受外邪，或失血阴虚，或恶露停滞等有关。

【致病机制】

本病发生与产后多虚多瘀的生理特点有关。主要是产后体虚复感外邪，营卫失调所致。产时耗血伤气，正气大亏，百节空虚，不耐寒凉，稍有不慎，极易感受外邪，外感风寒、风热、暑热之邪，甚或邪毒直犯胞中，形成邪毒感染。亦可因恶露当下不下，瘀血内结发热，或因阴血暴亡，阳无所附而发热等。其中以邪毒直犯胞中病情最重，应予以重视。

西医学的产褥感染属产后发热范畴。产褥感染是分娩及产褥期细菌进入产道发生的炎症过程。多因产前和产时发生感染，引起局部和全身的反应，以发热为主要临床表现，亦称产褥热。其发生与产前营养不良、贫血、孕期卫生不良（尤其是妊娠后期性交、生殖道感染）、胎膜早破、临产时多次阴道检查、破膜时间过长、滞产、分娩期宫腔操作过多、产道损伤、胎盘胎膜残留、产后出血等因素有关。引起产褥感染的病原体包括需氧菌和厌氧菌，最常见的进入途径为蜕膜，以胎盘附着处多见。首先引起子宫内膜炎，如子宫感染未得到控制可经静脉或淋巴扩散，引起血栓性静脉炎及腹膜炎、宫旁组织炎，进一步形成盆腔脓肿、菌血症等。

【诊断与鉴别诊断】

一、诊断

（一）病史

素体虚弱，孕晚期和产后不禁房事，胎膜早破，产程延长，产时失血过多，产道损伤，产创护理不洁，产后起居不慎感受风寒或暑热等。

（二）临床表现

新产后或产褥期中以发热为主证。高热不退，或寒战高热，或寒热往来，或低热绵绵，常伴有恶露的变化及小腹疼痛等证。

（三）检查

1. 体温　体温升高，如属产褥感染体温多在38℃以上。

2. 妇科检查　生殖器官局部感染体征，外阴、阴道、宫颈红肿热痛，子宫压痛，两侧附件增厚压痛，或触及肿块，恶露臭秽，或软产道损伤，局部可见红肿化脓。

3. 辅助检查　白细胞和中性粒细胞升高，血沉升高，血培养及阴道宫颈分泌物培养可发现致病菌，超声检查可对盆腔积液、炎性包块、盆腔脓肿作出诊断。

二、鉴别诊断

1. 乳痈　西医学的急性乳腺炎，体温升高，甚至高热，伴乳房局部红肿疼痛，甚至溃破化脓。如果产后3～4日出现低热，称蒸乳发热，可不治自愈。

2. 产后淋证　发热伴尿频、尿急、尿痛，小便检查异常，属西医学产褥期泌尿系统感染。

3. 产后肠痈　肠痈即阑尾炎。除发热外有典型临床症状，腹痛，麦氏点压痛、反跳痛，伴恶心呕吐。

4. 产后痢疾　发热伴里急后重，脓血便，肛门燥热感，大便常规异常。西医学称产后痢。

【因、证、辨、治】

产后发热主要是产后体虚，复感外邪，正邪交争，营卫失调所致。本病证有虚实，虚者多因阴血骤虚，阳无所附，虚阳外越而致虚热；实者多因感受邪毒或外感寒热、暑邪以及瘀血所致。

辨证主要依据发热特点，结合恶露的量、色、质、气味以及腹痛情况、舌脉辨证。寒战高热，为邪毒感染；寒热时作，乍寒乍热，为瘀血发热；低热绵绵，为血虚发热；恶寒发热，多为外感；恶寒重发热轻，为外感风寒；发热重，恶寒轻，为外感风热；如发热，面赤，多汗，正值夏季，为中暑发热。

治疗应以调气血和营卫为主。感染邪毒宜清热解毒，凉血化瘀。根据产后多虚多瘀的特点，遵循勿忘于产后也勿拘于产后的原则。实证既不可过于发汗或攻里，虚证也不可片面强调补虚。邪毒感染病情危重者，应中西医结合治疗。

一、感染邪毒证

[病因病机]产时用力、产伤、失血，产妇正气虚弱，复因接生不顺，消毒不严，或因产后外阴护理不洁，邪毒直犯胞中，正邪交争而发热。

[临床证候]产后寒战高热或高热不退，小腹疼痛拒按，恶露或多或少，色紫暗如败酱，秽臭，心烦口渴，小便黄，大便结，舌红，苔黄，脉数无力。

[辨证依据]

（1）分娩时间长，用力太过，产创出血，接生不顺，消毒不严，或产后外阴护理不洁，产后过早房事，总之有邪毒感染史。

（2）寒战高热，或高热不退。

（3）小腹疼痛拒按，恶露色暗或多或少，秽臭，心烦口渴，小便黄，大便结，舌红，苔黄，脉数无力。

[治疗原则]清热解毒，凉血化瘀。

[方药选用]五味消毒饮（方见带下过多）合失笑散（方见月经过多）加丹皮、赤芍、鱼腥草、益母草。

高热不退，腹痛拒按，大便不通，为热毒与瘀血互结于肠道之阳明腑实证。治宜清热泻下逐瘀。方用大黄牡丹皮汤（《金匮要略》）加败酱草、红藤。

大黄　丹皮　桃仁　冬瓜仁　芒硝

高热不退，斑疹隐隐，舌红绛，脉弦而数，乃邪毒内传，热入营血。治宜清营解毒，凉血养阴。方用清营汤（《温病条辨》）加败酱草、益母草、紫地丁。

玄参　生地　麦冬　金银花　连翘　竹叶　丹参　黄连　犀角（水牛角）

高热持续不退，神昏谵语，甚至昏迷不醒，面色苍白，四肢厥冷，脉微而数，乃邪毒逆传心包。治宜清心热，养阴液及芳香开窍。方用清营汤送服安宫牛黄丸（方见妊娠痫证）或紫雪丹（《太平惠民和剂局方》）。

石膏　寒水石　磁石　滑石　犀角（水牛角）　羚羊角　沉香　玄参　青木香　升麻　丁香　硝石　麝香　朱砂　炙甘草　朴硝

病情发展到此阶段，病情险恶，相当于细菌性败血症及中毒性休克阶段，当中西医结合救治与护理。在使用抗生素时，应根据宫腔分泌物培养、血培养的结果选择药物。在未得到细菌培养结果之前，可先使用广谱抗生素。临床常见混合性感染，所以最好联合使用抗生素。如恶露过多，可应用麦角新碱以促进子宫收缩。如应用广谱抗生素治疗48小时后仍持续发热，可考虑厌氧菌感染或脓肿可能。如全身抵抗力差，可多次少量输新鲜血。对腹膜炎患者，可适当补充液体和电解质。对外阴阴道局部感染，可根据情况做热敷、引流。对盆腔脓肿，可根据部位做经腹或经阴道引流术。

二、外感发热证

[病因病机]产后体虚，腠理疏松，卫外不固，摄生不慎，外感风热或风寒之邪；或盛夏暑热当令，复感暑热之邪，营卫不和而致发热。

（一）外感风寒证

[临床证候]产后恶寒发热，无汗，头痛，身痛，鼻塞流清涕，咳嗽，痰清，舌淡，苔薄，脉浮紧。

[辨证依据]

(1) 产后起居不慎，感受风寒病史。

(2) 恶寒重，发热轻。

(3) 无汗，头痛，身痛，鼻塞流清涕，咳嗽，痰清，舌淡，苔薄，脉浮紧。

[治疗原则]养血祛风解表。

[方药选用]荆防四物汤(《医宗金鉴》)加苏叶。

荆芥　防风　川芎　当归　芍药　地黄

头痛甚者，加白芷、藁本；身痛，关节痛者，加羌活、秦艽、桑枝；恶露不畅者，加桃仁、益母草、炒蒲黄。

（二）外感风热证

[临床证候]产后发热微恶寒，头痛，咳嗽，口渴汗出，舌边尖红，苔薄白，脉浮数。

[辨证依据]

(1) 有产后起居不慎，感受外邪病史。

(2) 发热微恶寒。

(3) 头痛，咳嗽，口渴汗出，舌边尖红，苔薄白，脉浮数。

[治疗原则]辛凉解毒、疏风清热。

[方药选用]银翘散(《温病条辨》)。

金银花　连翘　竹叶　荆芥穗　牛蒡子　薄荷　桔梗　淡豆豉　甘草　芦根

咳嗽痰黄，不易咳出者，加浙贝母、炙枇杷、瓜蒌皮、黄芩；口干咽燥者，加芦根、北沙参、天花粉；咽喉肿痛者，加板蓝根、山豆根、丹皮、玄参。

（三）外感暑热证

[临床证候]产后正值炎热酷暑，身热多汗，口渴，心烦，倦怠少气，舌红少津，脉虚数。

[辨证依据]

(1) 有明显的季节性，正值炎热酷暑，有感受暑热史。

(2) 身热多汗。

(3) 口渴，心烦，倦怠少气，舌红少津，脉虚数。

[治疗原则]清暑益气，养阴生津。

[方药选用]清暑益气汤(《温热经纬》)。

西洋参　石斛　麦冬　黄连　竹叶　苏梗　知母　生甘草　粳米　西瓜翠衣

兼暑湿，胸闷呕恶，苔腻者，加藿香、佩兰、滑石、通草。

三、瘀血发热证

[病因病机]产后恶露排出不畅，瘀血内阻，经脉闭塞，营卫不通，阴阳失调而发热。

[临床证候]产后乍寒乍热，恶露不下或下之甚少，色紫暗有块，小腹疼痛拒按，口干不欲饮，舌紫暗或有瘀点，脉弦涩。

[辨证依据]

(1) 产后恶露甚少或全无，排出不畅。

(2) 产后乍寒乍热。

(3) 恶露量少，色紫暗，小腹疼痛拒按，口干不欲饮，舌紫暗或有瘀点，脉弦涩。

[治疗原则]活血祛瘀。

[方药选用]生化汤(方见流产)加丹参、丹皮、益母草。

小腹痛甚者，加炒蒲黄、五灵脂、延胡索；瘀久化热，恶露有气味者，加连翘、败酱草、蚤休、马齿苋。

合并太阳表证，寒热往来，口苦咽干，上方合小柴胡汤(《伤寒论》)。

柴胡　黄芩　人参　半夏　炙甘草　生姜　大枣

四、血虚发热证

[病因病机]素体血虚，产后失血伤阴，阴血骤虚，阳无所附，虚阳外浮而致发热。

[临床证候]产后低热绵绵，或日晡发热，自汗，头晕目眩，心悸失眠，面色萎黄，恶露量少，色淡质稀，小腹绵绵作痛，舌淡，苔薄，脉虚细。

[辨证依据]

(1) 素体血虚，有产后失血过多病史。

(2) 低热绵绵，或日晡发热。

(3) 头晕目眩，心悸失眠，面色萎黄，恶露量少，色淡质稀，小腹绵绵作痛，舌淡，苔薄，脉虚细。

[治疗原则]补血益气、养阴清热。

[方药选用]加味一阴煎(《景岳全书》)加黄芪、太子参。

生地　熟地　白芍　知母　麦冬　地骨皮　甘草

发热多汗者，加浮小麦、煅龙牡、五味子；心悸失眠者，加酸枣仁、夜交藤、柏子仁；午后潮热颧红者，加黄柏、鳖甲；大便干结，加生首乌、当归、全瓜蒌。

【其他疗法】

（一）中成药

（1）六神丸，每次 10～15 粒，每日 3 次。用于邪热火毒证初起。

（2）牛黄清心丸，每次 1 粒，每日 2 次。用于邪热火毒证中期。

（二）单方验方

（1）退热饮（《中医妇科验方集》）：生山楂、生地各 12 g，川芎 8 g，益母草 15 g，红花 9 g，酒黄芩 8 g，童尿为引。用于产后因瘀发热。

（2）马宝璋验方（《全国中医妇科集锦》）：人黄 20 g（后下），芒硝 15 g（冲服），丹皮 15 g，丹参 20 g，冬瓜仁 15 g，枳壳 20 g，厚朴 15 g，金银花 15 g，连翘 20 g，黄柏 25 g，香附 15 g，莱菔子 15 g。用于感染邪毒、火热产后发热。

（三）食疗

（1）清宫粥：莲子心 10 g，竹叶卷心 30 根，麦冬 10 g，水牛角 10 g，糯米 100 g。先将前 3 味水煎取汁，再加糯米同煮为稀粥，将水牛角研末调入和匀。用于感染热毒证之早、中期。

（2）冬瓜苡米绿豆粥（《百病饮食自疗》）：冬瓜 250 g，薏苡仁 300 g，绿豆 60 g，鲜荷叶适量，藿香叶少许。藿香叶水煎取汁备用。冬瓜、薏苡仁、绿豆煮粥，将熟时入荷叶、藿香叶汁适量。用于外感暑热证产后发热。

（3）双花饮：金银花、山楂、菊花各 30 g，蜂蜜 15～30 g。前 3 味水煎取汁一碗，再兑入蜂蜜和匀。用于外感风热证产后发热。

（四）针灸

（1）取关元、中极、血海、合谷、太冲、涌泉，泻法。用于感染邪毒型。

（2）取曲池、合谷、气海、足三里、太溪，泻法。用于外感暑热。

【转归与预后】

产后发热之血虚、血瘀、外感诸症，治疗及时，调护得当，预后良好。

感染邪毒之产后发热的证候表现和传变规律与西医的产褥感染相似，是产科危、急、重症，也是产妇死亡的原因之一。由于产后的特殊生理，一旦发生感染，可迅速传变，变证颇多。治疗及时，炎症得到有效控制，预后尚好；如治疗不及时，或由于抵抗力低下，症状不典型而延误治疗，病情加重，可危及生命，预后不良，即便抢救成功也可能留下盆腔粘连等后遗症。

【预防与调护】

（1）加强孕期保健，加强营养，纠正贫血，积极治疗感染性疾病，妊娠晚期及初产后避免性生活，避免不必要的阴道检查，胎膜早破者尤其应注意预防。

（2）产程中严格无菌操作，避免产道损伤及产后出血，有产伤者及时缝合。剖宫产、产后出血、产后清宫、胎膜早破、人工剥离胎盘者，应预防性使用抗生素，以防患于未然。

（3）产后注意保暖，保持室内空气清新，避免着凉或中暑。

（4）保持外阴清洁，取半卧位，有利于恶露排出或炎性渗出物局限；发热期间多饮水，给予流质或半流质饮食，配合物理降温。

【文献资料】

近年来对本病的临床报道主要侧重于某方为主随证加减治疗的经验。黄祚菊报道用加味补中益气汤治疗产后发热 37 例，多由脏腑亏虚，虚阳亢奋导致，治宜益气温中、补虚退热。加味补中益气汤由红参 8 g（另炖），黄芪 30 g，白术、归身、柴胡、青蒿（后下）、白薇、山楂、红枣各 10 g，陈皮、炙甘草各 5 g。有血瘀者，加川芎、益母草；外感者，加桔梗；便溏者，加茯苓、扁豆花。37 例中，治愈 32 例，有效 4 例，无效 1 例，总有效率 97.3%。

赵英明用小柴胡汤合生化汤治疗产后发热 28 例。认为妇人产后气血骤虚，瘀血未尽，胞宫空虚，气血不畅，不胜外邪，邪气侵犯人体易入里化热，与瘀血相搏，正邪相争故发热恶寒。肝主藏血，胞宫瘀滞，肝之经脉不利，少阳胆火上冲，见口干口苦，治以小柴胡汤补气和胃，和解清热；以生化汤活血化瘀，温经止痛。两方合用则补益气血，活血化瘀，和解清热，匡扶正气以驱邪，辅以清热解毒之品，共奏良效。本组患者服药 12 小时退热 9 例，24 小时退热 15 例，48 小时退热 4 例。

张惺荣用清化汤治疗产后发热 112 例。认为“瘀”、“虚”是产后发热的病理基础，其他类型的发热往往有“瘀”、“虚”之表现。治宜清热化湿，凉血化瘀。自拟清化汤：艾叶 5 g，薏苡仁 30 g，柴胡、泽兰、枳壳、桃仁各 10 g，青蒿、地骨皮各 20 g。感染邪毒者，加白花蛇舌草、生大黄、败酱草；血瘀重者，加丹参、益母草；外感者，加荆芥、防风、藿香；血虚者，加黄芪、当归、炒白术。112 例中痊愈 98 例，好转 10 例，无效 4 例。

龙淑芝用五积散化裁治疗产后发热 13 例。所有病例伴头痛身疼，恶寒无汗，脉浮紧有力，以此为辨证要点。其病机多为气血损伤，运行受阻，风寒邪毒与气血搏结于内，治宜解表温里。基本方用五积散化裁：麻黄、桂枝、桔梗各 10 g，茯苓、白芷各 15 g，当归、芍药、陈皮、枳壳、川芎、生姜各 12 g，黄芪 30 g，甘草 5 g。气虚去枳壳、陈皮，加党参、白术；腹痛去麻黄、茯苓，加延胡索，倍芍药；咳嗽去桂枝、生姜，加炙紫菀、炙冬花。结果治愈 12 例，无效 1 例，服药最少 1 剂，最多 3 剂。产后发热，无论是以一方为主随证加减，还是以传统辨证论治治疗，当宗《医宗金鉴》"产后发热之故，非止一端……感受风寒，则为外感发热；若恶露不去，瘀血停留，则为瘀血发热；若去血过多，阴血不足，则为血虚发热"。

参考文献

［1］ 黄祚菊．加味补中益气汤治疗产后发热 37 例．实用中医药杂志，2001，17(10)：12

［2］ 赵英明．小柴胡合生化汤治疗产后发热．天津中医，2002，(9)：6

［3］ 张惺荣．清化汤治疗产后发热 112 例．四川中医，2000，(18)：7

［4］ 龙淑芝．五积散化裁治疗产后发热 13 例．四川中医，2000，(18)：3

第七节　产后小便淋痛

产后出现尿频、尿急、淋漓涩痛等症状，称产后小便淋痛，俗称产后淋。本病属西医学产后泌尿道感染。如分娩时，因胎儿压迫膀胱，常会产后排尿困难，点滴而下，但无疼痛。一般在产后 6～8 小时后可恢复正常，不作病论。

《诸病源候论》指出本病病因是"因产虚损，而热气客胞内"。《经效产宝》突出了"产后多虚"的特点，论述产后诸淋的证治。《妇人大全良方》也以虚、热立论，云："产后诸淋，因热客于脬，虚则频数，热则涩痛。"《三因极一病证方论》指出治产后淋"当去血"，体现了产后多瘀的病理特点。《女科指要》指出："产后冲任虚热，膀胱气不施化，故小便涩痛，滴漏难出，谓之溺淋。"综观历代医家的观点，产后淋的病因主要是虚、瘀、热，其病变部位在肾、膀胱，为其辨证论治奠定了基础。

【致病机制】

主要病机是膀胱气化失司，水道不利。由于本病发生在产后，病变部位在肾与膀胱，病因主要是虚、热。多为肾阴亏虚，湿热蕴结，肝郁气滞，可导致膀胱气化不利，而造成产后小便淋痛。

本病即西医的产后泌尿系统感染，主要包括尿道炎、膀胱炎，严重的还有肾盂肾炎。妇女尿道短而直，尿道口与阴道口、肛门距离很近，易于交叉感染，产后体质较虚，抵抗力低下，加之分娩时胎儿对膀胱的压迫，容易导致排尿不畅和尿液潴留，如合并细菌感染常易导致本病发生。

【诊断与鉴别诊断】

一、诊断

（一）病史

产后尿潴留，多次导尿，分娩时失血或产后七情所伤史。

（二）临床表现

以尿频、尿急、淋漓涩痛为主要症状。尿频，即小便次数明显增多，尿量不多，甚则点滴即解；尿急，有尿意就要立即排解，但尿量并不多。淋漓，即总有尿解不尽的感觉，点滴而下；涩痛，指排尿不畅及尿时有疼痛感。产后尿频、急、淋漓涩痛同时存在，即可诊断为产后小便淋痛。

（三）检查

尿常规可见白细胞、脓细胞，甚则见红细胞。

二、鉴别诊断

1. 产后小便不通　小便点滴不畅，甚至闭塞不通，但无尿痛感，每日排出尿量明显低于正常。其小便排出困难，点滴不畅，与小便淋痛相似。以其有无尿痛为其鉴别要点。

2. 尿血　以小便带血，甚至肉眼血尿为其特征，多无疼痛。

3. 尿浊　小便浑浊，色白如泔浆，但小便时无疼痛涩滞感。

【因、证、辨、治】

本病因湿热蕴结膀胱，或肾阴亏虚和肝郁气滞导致膀胱气化失职而发。以产后尿频、尿急、淋漓涩痛为主症。辨证主要根据全身症状，并参舌脉的变化。

治疗以利尿通淋为主。临床以热证居多，故治以清热利湿为常法。但要根据产后多虚多瘀的特点，辨清虚实，实则清利，虚则补益。在遣方用药方面，清热不宜过于苦寒，除湿不宜过用通利，补虚不忘祛瘀，勿犯虚虚实实之戒。

一、湿热蕴结证

[病因病机]产后血室正开，胞脉空虚，如外阴不洁，湿热之邪趁虚侵袭下焦，内犯膀胱；或因产后过食肥甘厚味，酿生湿热；或因脾虚湿聚，积湿生热；或因肝经湿热下注，流于膀胱，气化失司，水道不利而发为产后小便淋痛。

[临床证候]产后尿频、尿急、尿痛，淋漓短涩，有灼热感，小便黄赤或浑浊，口干渴而不欲饮，舌红，苔黄腻，脉滑数。

[辨证依据]

(1) 产后尿潴留，有多次导尿史，或产后恶露不绝，或有外阴伤口愈合不良史。

(2) 尿频、尿急，小便短涩黄赤，灼热刺痛。

(3) 口干不欲饮，舌红，苔黄腻，脉滑数。

[治疗原则]清热除湿，利尿通淋。

[方药选用]八正散(《太平惠民和剂局方》)去大黄。

车前子　瞿麦　萹蓄　滑石　栀子　木通　大黄　灯心草　炙甘草

小便红赤，则热伤脉络，加白茅根、荠菜、小蓟；小便浑浊者，加萆薢、菖蒲；心烦者，加莲心、淡竹叶；脾虚湿阻，脘闷腹胀者，加厚朴、佩兰、藿香、半夏。

二、肾阴亏虚证

[病因病机]素体阴虚，复因产时出血伤阴，肾阴不足，阴虚火旺，热灼膀胱，津液不足，气化不利。

[临床证候]产后尿频、尿急，淋漓不畅，灼热疼痛，小便量少，色黄，伴腰膝酸软，头晕耳鸣，手足心热，舌红，少苔，脉细数。

[辨证依据]

(1) 素体阴虚，多产房劳，或产后出血病史。

(2) 尿频、尿急，淋漓不畅，灼热疼痛。

(3) 小便量少，色深，腰膝酸软，头晕耳鸣，手足心热，舌红，少苔，脉细数。

[治疗原则]滋肾养阴，利尿通淋。

[方药选用]化阴煎(《景岳全书》)。

生地　熟地　牛膝　猪苓　泽泻　黄柏　知母　绿豆　龙胆草　车前子

虚火内盛，伴潮热者，加地骨皮、白薇、玄参；尿中带血者，加白茅根、生地、旱莲草；头晕耳鸣，心烦失眠者，加白芍、枸杞子、浮小麦；口渴引饮，舌红少津者，加麦冬、天花粉、石斛。

三、肝郁气滞证

[病因病机]素体肝旺，复因产时失血，阴血不足，肝失所养；或产后七情所伤，肝郁气滞，郁久化热，移热膀胱，气化失司而致小便淋痛。

[临床证候]产后尿频、尿急，淋漓涩痛，或小便红赤，伴情志抑郁，或心烦易怒，胸胁胀痛，小腹胀满，大便结，口干而苦，舌红，苔黄，脉弦数。

[辨证依据]

(1) 素体肝旺，或产后出血多，或有产后情志所伤病史。

(2) 尿频、尿急，淋漓涩痛，或小便红赤。

(3) 情志抑郁，或心烦易怒，胸胁胀痛，小腹胀满，大便结，口干而苦，舌红，苔黄，脉弦数。

[治疗原则]疏肝解郁，利尿通淋。

[方药选用]沉香散(《医宗必读》)。

沉香　石韦　滑石　当归　王不留行　瞿麦　冬葵子　赤芍　白术　炙甘草

小腹胀痛，胸胁胀闷者，加青皮、枳壳；小腹疼痛，恶露不畅，色暗有块者，加益母草、桃仁、川牛膝。

【其他疗法】

(一) 中成药

滋肾丸，用于肾阴亏虚证。

(二) 单方验方

(1) 车前子 30 g，水煎服。用于湿热证。

(2) 金钱草 30 g，水煎服。用于湿热证。

(3) 糯稻根须 30 g，水煎服。用于肾阴亏虚证。

(4) 丝瓜络 60 g，水煎，加蜜糖适量。用于肝郁证。

(三) 针灸

取中极、气海、阴陵泉、三阴交、太溪。

【转归与预后】

淋证的预后往往与病情轻重有关，病初起，病情较轻，则预后良好；病程长，病情重，或失治误治，可留下慢性隐患，甚或影响肾功能。

【预防与调护】

(1) 注意产褥期卫生，保持外阴清洁，鼓励产妇及时排空膀胱。外阴有伤口不要怕疼痛而忍尿。

(2) 积极治疗产后尿潴留，如要导尿须严格按照无菌操作。

(3) 鼓励产妇多饮水，饮食清淡，慎食辛辣厚味之品。

(4) 注意休息，暂禁房事。

【文献资料】

张小娜用加味白头翁汤(白头翁 30 g，黄连 10 g，黄柏 15 g，猪苓 20 g，车前子 20 g)治疗本病。湿热甚者，加萆薢 15 g，石菖蒲 10 g，金钱草 30 g；肝郁气滞者，加川楝子 10 g，香附 15 g；血尿者，加大小蓟各 15 g，生地 15 g；高热者，加大青叶 3 g，石膏 30 g；低热者，加地骨皮 20 g，青蒿 10 g。每日 1 剂，3～4 剂为 1 个疗程。治疗 3 个疗程观察，总有效率 95.83％。

参考文献

张小娜. 加味白头翁汤治疗产后尿路感染 192 例. 实用中医药杂志，1997，(5)：18

第八节　产后小便不通

新产后产妇排尿困难，点滴而下，甚至闭塞不通，小腹胀急疼痛，称产后小便不通，亦称产后癃闭。多发生在产后 3 日内，也可发生在产褥期中，以膀胱内有尿潴留为其特征，故必伴有小腹胀急疼痛。

本病始见于《诸病源候论》，指出产后小便不通是“因产动气，气冲于胞，胞转屈辟”及“小肠本夹于热，因产水血俱下，津液竭燥，胞内热结”。《校注妇人良方》以通气散(陈皮、苏叶、枳壳、木通)治疗产后小便不通。以方测证，此乃气滞尿闭。《沈氏女科辑要》认为产后小便不通的病机是“气虚不能升举”所致。张山雷对此进一步解释为“中州清阳之气下陷，反致膀胱窒塞不通，即所谓州都气化不行者”。

【致病机制】

病机是膀胱气化功能失职。经云：“膀胱者，州都之官，津液存焉，气化则能出矣。”小便通畅有赖于膀胱的气化作用，而膀胱气化功能正常，有赖于三焦的气化和肺、脾、肾的协调。人体水液代谢，上焦肺，通调水道；中焦脾，运化水湿；下焦肾，化气行水。如三脏功能失调，三焦气化失司，可发生癃闭。

【诊断与鉴别诊断】

一、诊断

(一) 病史

产程过长，有手术产史，有外阴伤口及尿道周围组织损伤、水肿、疼痛史，有分娩过度紧张、劳累病史。

(二) 临床表现

产后排尿困难，小便点滴而下，或闭塞不通，小腹胀急疼痛。

(三) 检查

下腹部膨隆，膀胱充盈触痛。尿常规正常。

二、鉴别诊断

1. 产后小便淋痛　以尿频、尿急、尿痛为特征，每日排出的尿量正常，尿常规有红细胞和白细胞。而产后小便不通无尿痛，尿量明显少于正常。

2. 肾功能衰竭的尿少或无尿　其特征是无尿可排，腹软而无胀急疼痛感，是肾功能不全所致尿液生成障碍。而产后小便不通是有尿液但排出困难，故有小腹胀急疼痛。

【因、证、辨、治】

主要病机是膀胱气化不利。以小便不通，小腹胀急疼痛为主症。临床以虚证居多，本虚而标实。证似实，而本质是气虚不能化气行水。辨证主要根据兼症与舌脉。

产后小便不通以膀胱内有尿液潴留，小便排出受阻为特征，故治疗以“通利小便”为主，补气温阳，化气行水以助膀胱气化正常。但补虚之时应佐以通利之品，以促尿液排出。

一、肺脾气虚证

[病因病机]素体虚弱，肺脾气虚，复因产时耗气伤血，或新产后忧思劳累过度，使肺脾气更虚，不能通调水道，运化水湿，膀胱气化不及而致产后小便不通。

[临床证候]产后小便不通，欲解不下，小腹胀急疼痛，倦怠乏力，少气懒言，面色少华，舌淡胖大边有齿痕，脉缓弱。

[辨证依据]

(1) 素体虚弱，肺脾气虚，有产程过长、产时失血过多病史。

(2) 产后排尿困难，小便不通或欲解不下，小腹胀急疼痛。

(3) 倦怠乏力,少气懒言,面色少华,舌淡胖大边有齿痕,脉缓弱。

[治疗原则]补气升清,化气行水。

[方药选用]补中益气汤(方见月经先期)去升麻,加桔梗、茯苓、通草。

多汗,烦渴咽干者,加生地、五味子、葛根;腰膝酸软者,加杜仲、巴戟天;精神抑郁,两胁胀痛,小腹胀甚者,加柴胡、郁金、乌药、枳壳、滑石;小便点滴涩痛,小便带血者,加琥珀、蒲黄、益母草。

二、肾虚证

[病因病机]素体肾虚,又因产时损伤肾气,肾阳不足,膀胱失于温煦,不能化气行水,尿液内停而不得出。

[临床证候]产后小便不通,小腹胀满而痛,面色晦暗,腰膝酸软,舌淡,苔薄白,脉沉迟。

[辨证依据]

(1) 素体肾虚,又因产时损伤肾气,多有难产病史。

(2) 小便不通,小腹胀满而痛。

(3) 面色晦暗,腰膝酸软,舌淡,苔薄白,脉沉迟。

[治疗原则]补气温阳,化气行水。

[方药选用]济生肾气丸(《济生方》)。

熟地　山药　山茱萸　丹皮　茯苓　桂枝　泽泻　附子　牛膝　车前子

腰痛甚者,加杜仲、桑寄生、巴戟天;小腹胀满下坠者,加黄芪、白术、升麻;头晕耳鸣,心悸失眠者,加鹿角胶、菟丝子、阿胶;腹胀连及两胁胀痛,加厚朴、香附、川楝子、莱菔子。

【其他疗法】

(一) 单方验方

生黄芪 120 g,甘草梢 24 g,水煎代茶饮。用于气虚证。

(二) 针灸

(1) 取三阴交、阴陵泉、足三里、气海、膻中,补法并用灸法。用于肺脾气虚证。

(2) 取中极、关元、肾俞、膀胱俞、太溪,补法并用灸法。用于肾虚证。

(3) 推拿关元穴。

(三) 外治

(1) 粗盐 50 g,炒热,加麝香 0.15 g,填脐中,外用葱白 5~6 根(去粗皮)作一束,切如半指厚,置盐上,用艾灸,使热气入腹难忍为止。

(2) 粗盐 500 g,炒热,用布包熨下腹部。

(3) 荆芥 15 g,紫苏 15 g,艾叶 15 g,香葱 5 根,水煎取液熏洗外阴。

(4) 生葱白 250 g(切碎),樟脑粉 0.2 g,混合捣成糊状,贴敷脐及膀胱区。

(四) 中西医结合处理

(1) 穴位注射:新斯的明 0.25 mg,取气海、足三里(双)穴位注射。

(2) 导尿:严格无菌操作,留置导尿管,定时开放。

(3) 膀胱穿刺:在耻骨联合上 1~2 cm 处进行膀胱穿刺,抽出尿液以缓解症状。

【转归与预后】

预后良好,经过及时治疗可以痊愈。如治疗无效,应尽快采取措施,以免膀胱过度膨胀或病程拖延,使膀胱肌失去收缩能力而留下后遗症。

【预防与调护】

(1) 做好产前检查,消除产妇的紧张心理,正确处理好各个产程,避免难产的发生。

(2) 产后注意休息,加强营养,多饮水。产后 4~6 小时内鼓励产妇解小便,尽早起床活动。

(3) 排尿困难,可用温开水冲洗外阴及尿道口,听滴水声,诱导排尿,或按摩腹部。

(4) 注意产褥期卫生,避免外邪入侵而加重病情。

【文献资料】

关华芳报道先用心理疗法解除患者排尿时的思想顾虑,再热敷小腹部膀胱区,水声诱导排尿,肌注新斯的明等方法,如无效再改用以下几种方法:① 指压穴位法:用右手拇指垂直按压患者的中极穴(脐下 4 指),先轻后重,渐进下压,鼓励患者放松自行排小便,一般 5 分钟左右即可排尿。在充盈的膀胱底高度逐渐下降过程中,术者手指可放松,离开患者腹部数秒钟,让膀胱回缩,反复按压直至排完小便为止。② 穴位注射法:患者取平卧位,常规局部消毒,用 6 号或 6.5 号针头,吸取 0.5 mg 新斯的明,取曲骨穴(耻骨联合上缘中点处)垂直进针,患者感到有酸、麻、胀感时,注入药物。③ 中药内服法:用补气通用饮加味,药用:黄芪 30 g,党参15 g,茯苓 15 g,麦冬 10 g,通草 10 g,当归 10 g,益母草 30 g,桃仁 6 g,甘草 6 g,临床可根据不同临床表现加减用药。

马天丽用中药外敷法治疗。白芥子 5 g，研末，纱布包裹，置神阙穴，胶布固定后热敷约 30 分钟，每日 2～3 次。白芥子辛温，性善走散，具有利气通络宣肺的作用。神阙为任脉穴位，有络脉通于膀胱。此法可达到通窍、通络、利水的目的。小便通后，宜用温补肺脾肾之剂善其后，以治其本。

江华鸣用按摩法治疗。患者取平卧位，做提肛动作，术者以患者肚脐为中心，顺时针方向按摩腹部，由轻到重，可配合震颤手法，5～10 分钟，再点气海、关元、中极、水道、归来、三阴交等穴，8～10 分钟。

魏宝玉用灸法治疗。取肾俞、膀胱俞、三阴交、神阙、中极、气海等穴，艾条悬灸，每穴 5～10 分钟，以皮肤红晕而不起泡即可。治愈 37 例，显效 35 例，好转 13 例，无效 2 例，总有效率 97.6%。

参考文献

[1] 关华芳．中西医结合治疗产后尿潴留．现代中医药，2002，(3)：22

[2] 马天丽．白芥子外敷治疗产后小便不通 29 例疗效观察．甘肃中医，2000，(5)：47

[3] 江华鸣．按摩配合中药治疗产后小便不通 36 例．陕西中医，1997，18(6)：270

[4] 魏宝玉．灸法治疗产后小便不通 87 例．湖北中医杂志，1995，17(2)：42

第九节　产后自汗盗汗

产妇产后出现涔涔汗出，持续不止，动辄益甚者，称产后自汗。如寐中汗出湿衣，醒来自止者，称产后盗汗。属产后“三急”之一。

新产后气血俱虚，阴阳失调，腠理疏松，卫外不固，故汗出较平时偏多。数日后气血渐增，营卫自调而缓解，属正常生理现象。

产后自汗首见于《诸病源候论》，有“产后汗出不止候”，其病机是“阴气虚弱不复者，则汗出不止”。《妇人大全良方》指出：“产后虚汗不止，诸由阳气频虚，腠理不密而津液委泄也。”用麻黄根汤、止汗散、人参汤等治疗。《校注妇人良方》认为产后自汗、盗汗可用补血兼益阳气之法治疗。《女科玉尺》在论及产后汗出时指出：“心主血，又汗为心液，故血耗而病汗也。”《女科辑要》强调产后“汗出不止，属气血两虚”。《傅青主女科》在产后篇中进一步指出：“自汗阳亏，盗汗阴虚……惟兼气血而调治之乃为得耳。”综合历代医家的论述，产后自汗、盗汗多与气虚、血虚有关，治疗以益气、补血、敛汗为主。

【致病机制】

汗证是由于阴阳失调，腠理不固，津液外泄所致。人体汗液为人体阴液的一种，与血液有密切的关系，所谓“血汗同源”，古有“失血者不可发汗”一说。产后亡血伤阴，元气耗散，气虚则卫阳不足，表虚失固而自汗；伤血则阴虚内热，浮阳不敛，迫津外溢而盗汗。

【诊断与鉴别诊断】

一、诊断

（一）病史

素体虚弱，或素阴虚内热之体，又有产时出血多、产程过长等病史。

（二）临床表现

产后自汗，表现为产褥期汗出过多，或静时汗出不止，动则愈甚；或但头汗出，至颈而流者，甚则面如水洗；或虽汗出不多，但持续多日不止。产后盗汗，睡则周身汗出，醒则自止。

二、鉴别诊断

1．产后中暑　两者可见产后多汗，但产后中暑发病有明显的季节性，炎热酷暑，并伴高热，神昏，嗜睡，甚至抽搐；产后自汗无季节性，无高热及神昏症状。

2．产后郁冒　虽头汗出，但伴脉微弱，呕不能食，大便反坚等；产后自汗则无此症。

【因、证、辨、治】

产后自汗盗汗是由产后耗气伤血，亡血伤津所致。或气虚，或阴虚内热，均属虚证。自汗盗汗虽都是汗证，但属两种不同的病，临床表现不同，病机不同。自汗是产后汗多，动则加剧；盗汗是睡着时出汗，醒后汗止。产后自汗属气虚，因气虚卫阳不固，腠理疏松，阴不敛阳，津液外泄所致；产后盗汗属阴虚，阴虚生内热，寐时阳乘阴分，热迫津液外泄而致。

产后自汗盗汗的治疗原则以补虚敛汗为主。气虚自汗者以益气固表止汗，阴虚盗汗者养阴潜阳敛汗，但要注意气血生化和阴阳互根的特点，使阴阳平衡，营卫调和，腠理固密，则汗出自止。

一、气虚产后自汗证

[病因病机]素体虚弱，复因产时耗气失血，气虚尤甚，卫阳不固腠理不密，以致阳不敛阴，阴津外泄而自汗出。

[临床证候]产后涔涔汗出，持续不止，动则更甚，时或恶风，面色萎黄，气短懒言，倦怠乏力，舌淡，苔白，脉虚弱。

[辨证依据]

(1) 素体虚弱，复因产时耗气失血，或有产程过长史、难产史。

(2) 产后涔涔汗出，持续不止，动则更甚。

(3) 时或恶风，面色萎黄，气短懒言，倦怠乏力，舌淡，苔白，脉虚弱。

[治疗原则]益气固表，和营止汗。

[方药选用]黄芪汤(《济阴纲目》)加麻黄根。

黄芪　白术　防风　熟地　煅牡蛎　茯苓　麦冬　甘草　大枣

恶风者，加桂枝；食少便溏者，加党参、山药；手足厥冷者，加炮姜、附子、人参。

二、阴虚产后盗汗证

[病因病机]素体阴虚，复因产时失血过多，或因产后恶露过多，日久不止，致阴血更虚，阴虚生内热，睡时阳乘阴分，热迫津液外泄而致产后盗汗，醒时阳气卫外，腠理充固而汗出自止。

[临床证候]产后寐中汗出，甚则周身如浴湿衣，醒时汗止，但头昏耳鸣，口干咽燥，面色潮红，或五心烦热，腰膝酸软，舌红，少苔，脉细数。

[辨证依据]

(1) 素体阴虚，复因产程不顺出血过多，或有恶露不绝病史。

(2) 产后寐中汗出，醒时汗止。

(3) 头昏耳鸣，口干咽燥，面色潮红，或五心烦热，腰膝酸软，舌红，少苔，脉细数。

[治疗原则]益气养阴，生津敛汗。

[方药选用]生脉散(方见恶阻)加煅牡蛎、浮小麦、山茱萸。

口燥咽干者，加石斛、玉竹；五心烦热者，加白薇、地骨皮、栀子；阴血亏虚引起缺乳，大便干结者，加天花粉、生首乌。

由于产后自汗盗汗以腠理不固，津液外泄为共同机制，因而在辨证的基础上酌情选择一些固涩止汗的药是必要的，如麻黄根、浮小麦、糯稻根、五味子、乌梅、牡蛎等。

【其他疗法】

(一) 单方验方

(1) 小麦、牡蛎等分，炒黄研末，每日 6 g，用肉汤调服。

(2) 山茱萸、生山药各 30 g，水煎服，每日 1 次。

(3) 人参 5 g，麦冬 6 g，五味子 5 g，梨汁、西瓜汁、白糖各适量。人参、麦冬、五味子水煎取汁，与梨汁、西瓜汁、白糖搅匀，代茶饮。用于阴虚盗汗。

(二) 针灸

取大椎、合谷、肾俞、脾俞、足三里、复溜，补法加灸。

(三) 外治

(1) 牡蛎粉适量扑身。

(2) 五倍子 1.5 g，研粉，用酒调，敷脐部，每日 1 次，连敷 3 日。

(3) 麦冬、艾叶各 30 g，五味子 50 g，黄柏 40 g，水煎煮 1 桶，沐浴全身。用于阴虚盗汗。

(4) 龙骨、牡蛎、赤石脂共研粉末，用绢布包扑于身上，以止自汗。

【转归与预后】

产后自汗盗汗及时调治可以治愈。产后汗出不止，病情严重，要预防亡阴亡阳的病变。自汗盗汗持续日久，重伤津液，可以引发产后痉病。

【预防与调护】

产后汗出之时，腠理空虚，易感受外邪，故当避风寒，以防感冒。汗出之后，宜及时擦干，更换内衣。要鼓励患者多喝糖盐开水，卧床休息，避免过冷过热的刺激。饮食忌椒、姜、葱、蒜等辛辣发散之品。

【文献资料】

陈汉阳指出产后自汗多因产妇分娩时耗气伤阴，气阴两虚，卫阳不固，津液外溢而汗出。用玉屏风散加味治疗，药物组成：黄芪 30 g，防风、白术各 10 g，荞麦、浮小麦各 15 g，麻黄根、五味子各 6 g。阳虚甚者，重用黄芪，加桂枝 8 g，大枣 3 枚；阴虚甚者，加太子参 20 g，白芍 15 g；惊悸失眠者，加龙骨、牡蛎、炒枣仁各 15 g。每日 1 剂，水煎分 2 次服，10 日为 1 个疗程。总有效率 96.9%。

陶志成认为自汗盗汗是阴阳偏胜偏虚，营卫失和，津液外泄所致。用益气养阴固表法治疗，药物组成：黄芪、浮小麦、生龙牡各 30 g，防风 3 g，生白术 12 g，五味子 10 g，瘪桃干 15 g，山药 18 g。阳虚自汗者，加附子 10 g；阴虚盗汗者，加生熟地各20 g，麦冬 12 g；营卫不和者，加桂枝 6 g，生姜 2 片，红枣 10 g。水煎服，每日 1 剂，10 日为 1 个疗程。

庞庚扬等以敷脐法治疗盗汗。牡蛎、朱砂、五倍子等药共研末备用。睡前洗净神阙穴并擦干，取药末用温开水调匀，敷神阙，外贴胶布，次日换药 1 次，隔 2 日取下。胡从富运用针灸治疗盗汗，取复溜(双)、通里(双)穴，补复溜泻通里，每日 1 次，每次 30 分钟。

参考文献

[1] 陈汉阳. 玉屏风散加味治疗产后自汗 32 例. 实用中医药杂志，2001，17(7)：19

[2] 陶志成. 中药治疗产后自汗盗汗症 124 例. 陕西中医，2001，22(11)：645

[3] 庞庚扬，庞士龙，庞晓芹. 止汗散敷脐治疗盗汗 35 例. 中国民间疗法，1996，(4)：34

[4] 胡从富. 针刺治疗盗汗 53 例. 湖北中医杂志，1994，(6)：35

第十节　产后身痛

产褥期内出现肢体关节酸楚、麻木、重着、疼痛，称产后身痛，亦称产后遍身疼痛、产后痹证。根据疼痛的部位不同，分别称产后关节痛、产后腰痛、产后足跟痛，俗称产后风。

西医学的产后多发性肌炎、坐骨神经痛、产后血栓性静脉炎可参照本病治疗。

《经效产宝》指出其病因为“产后动血气，风邪乘之”。《产育保庆集》指出“产后通身疼痛”乃“因产后百节开张，血脉流走，遇气弱则经络分肉之间血多留滞，累日不散，则骨节不利，筋脉引急。故腰背不得转侧，手足不能动摇，不能屈伸。”《校注妇人良方》指出产后遍身疼痛，有“血瘀滞”与“血虚”的不同，并指出手按而痛甚者，是血瘀滞也；若按而痛稍缓，此是血虚也。《女科经纶》在论及产后遍身疼痛时强调“去血过多，虚而风寒袭之，亦为疼痛”。《医宗金鉴》概括本病病因除血虚、血瘀外还有外感，指出“荣血不足，或风寒外客，必有表证……”《沈氏女科辑要笺正》进一步指出产后通身疼痛“多血虚，宜滋养，或有风寒湿三气杂至之痹，则养血为主，稍参宣络，不可峻投风药”。

【致病机制】

本病的发生与产后特殊生理有关，产后气血亏损，百节空虚，经络失养；或产后失血耗气，腠理疏松、卫外不固，如此时起居不慎，风寒之邪乘虚而入，致使气血运行不畅而导致全身痛。或因产伤及冲任，累及到肾，腰为肾府，肾主下肢，肾虚肾府失养，故腰膝酸软，足跟痛。此外，产后多瘀，瘀阻经脉也致身痛。

【诊断与鉴别诊断】

一、诊断

(一) 病史

素体气血虚弱，肾气不足，产时、产后出血过多，或产后起居不慎，感受风寒湿邪病史。

(二) 临床表现

产褥期内出现肢体关节酸楚、疼痛、麻木、重着。本病多发生在春秋严寒季节。

二、鉴别诊断

1. 痿证　两者的症状都在肢体关节，产后身痛以肢体关节疼痛、重着、屈伸不利为特点，有时也兼肢体麻木不仁或肿胀，但无瘫痪的表现。痿证以肢体痿弱不用、肌内瘦削为特征，肢体关节一般不痛。

2. 痹证　素有风湿病或类风湿病史，产后关节疼痛加重，但风湿病多有关节红肿、环形红斑；类风湿则多有关节变形。产后身痛发生在产褥期，主要症状是肢体关节酸楚、疼痛、麻木、重着，一般无关节的红肿或变形。

【因、证、辨、治】

因气血运行不畅，经脉痹阻，致肢体关节疼痛。证有虚实，虚者多因血虚、肾虚，经脉失养不荣则痛；实者多因外感、血瘀，经脉瘀阻，不通则痛。本病以肢体关节疼痛为主证，辨证主要根据疼痛的部位、性质，结合舌脉及兼证，辨其虚实与证型。

治疗以养血活血，通络止痛为主。养血佐以活血理气通络，标本兼治，祛邪又当养血补虚，以防伤正气。本病发生在产后，气血俱虚，与一般痹证不同，虽有外感也应以调理气血为主。正如《沈氏女科辑要笺正》所云：“此证多血虚，宜滋养，或有风寒湿三气杂至之痹，则养血为主，稍参宣络，不可峻投风药。”用药时应特别注意。

一、血虚证

[病因病机]素体血虚，或产时、产后出血过多，致百节空虚，经脉关节失养，以致肢体麻木、酸楚、

疼痛。或因血虚气弱，运血无力，迟滞而痛。

[临床证候]产褥期中，遍身关节疼痛，肢体酸楚、麻木，面色萎黄，头晕心悸，舌淡，少苔，脉细弱。

[辨证依据]

(1) 素体血虚，或有产时、产后失血过多病史。

(2) 产褥期遍身关节疼痛，肢体酸楚、麻木。

(3) 面色萎黄，头晕心悸，舌淡，少苔，脉细弱。

[治疗原则]养血益气，温经通络。

[方药选用]黄芪桂枝五物汤(《金匮要略》)加当归、鸡血藤。

黄芪　桂枝　白芍　生姜　大枣

上肢痛者，加桑枝；下肢痛者，加川牛膝；肢体麻木重着者，加生薏苡仁、苍术、茯苓皮；胸胁胀痛者，加郁金、丹参、合欢皮；腰痛者，加鹿角霜、杜仲、桑寄生；头晕眼花心悸者，加枸杞子、龙眼肉、制首乌、阿胶。

二、外感证

[病因病机]产后气血俱伤，百节空虚，腠理疏松，卫外不固，如生活起居不慎，风寒湿邪乘虚而入，留着经脉关节，使气血运行不畅，瘀滞作痛。

[临床证候]产褥期肢体关节疼痛，屈伸不利，或痛处游走不定，或疼痛剧烈如针刺，或关节肿胀、麻木、重着，步履艰难，伴怕冷恶风，初起恶寒发热，头痛，舌淡，苔白，脉浮紧或细缓。

[辨证依据]

(1) 产褥期有起居不慎，受风寒湿邪病史。

(2) 产褥期肢体关节疼痛，屈伸不利，或痛无定处，游走不定，或疼痛剧烈如针刺，或肢体关节肿胀、麻木、重着，步履艰难。

(3) 怕冷恶风，初起恶寒发热，头痛，舌淡，苔白，脉浮紧或细缓。

[治疗原则]养血祛风，散寒除湿。

[方药选用]独活寄生汤(《千金方》)。

独活　桑寄生　秦艽　防风　细辛　白芍　川芎　干地黄　杜仲　牛膝　茯苓　甘草　桂心　当归　人参

临床常用桂枝易桂心，取其温经通络之效。肢体重着麻木者，加苍术、木瓜、生薏苡仁、防己；疼痛剧烈如刺锥，经脉青紫者，加红花、桃仁、姜黄；关节肢体疼痛，屈伸不利者，加海风藤、伸筋草、舒筋草、威灵仙；风甚者，加羌活；寒甚者，加制草乌；关节肿痛，发热，口渴，心烦，脉滑数，为风寒化热，宜加银花藤、黄柏、石膏、知母。

三、肾虚证

[病因病机]素体肾虚，又因产伤累及到肾，腰为肾之府，肾主下肢，足跟由肾经所过，肾虚则经脉失养，故腰膝痛、身痛、足跟痛。

[临床证候]产后身痛，以腰膝关节疼痛为主，或足跟痛，伴头晕耳鸣，夜尿多，舌淡暗，苔薄白，脉沉细。

[辨证依据]

(1) 素体肾虚，又因产伤肾气。

(2) 腰膝关节疼痛，足跟痛。

(3) 头晕耳鸣，夜尿多，舌淡暗，苔薄白，脉沉细。

[治疗原则]补肾强腰，养血壮骨，

[方药选用]养荣壮肾汤(《叶氏女科证治》)加秦艽、熟地。

当归　川芎　独活　肉桂　续断　杜仲　桑寄生　防风　生姜

腰痛甚者，加狗脊；兼外感风寒者，加细辛。

四、血瘀证

[病因病机]产后余血未净，瘀滞经脉，或因难产手术留瘀，或因寒因热，致血行不畅，瘀阻经脉关节而致疼痛。

[临床证候]产后身痛，下肢尤甚，四肢关节屈伸不利，按之痛甚，皮肤轻度紫暗，小腹疼痛，恶露不畅，或淋漓不尽，色暗有块，舌暗红，苔薄白，脉细弦或涩。

[辨证依据]

(1) 有恶露不畅或恶露不绝，或产后感受寒邪，或产后热病，或难产手术病史。

(2) 产后身痛以下肢尤甚，肢体关节屈伸不利，按之痛甚。

(3) 小腹疼痛，恶露不畅或恶露不绝，色暗有块，舌暗红，苔薄白，脉细弦或涩。

[治疗原则]养血活血，化瘀通络。

[方药选用]身痛逐瘀汤(方见月经前后诸证)。

痛甚者，加苏木；痛处冷感明显者，加细辛、姜黄；肢体麻木重着者，加天南星、苍术、白芥子；恶露量少，色暗有块，伴小腹疼痛者，合生化汤。

【其他疗法】

(一) 中成药

(1) 健步虎潜丸，每次4～5 g，每日2次。

(2) 人参再造丸，每次1丸，每日1次。

（二）单方验方

（1）豨签草 60 g，老鹳草 30 g，水煎服。

（2）补骨脂 60 g，狗肉适量，炖服。

（3）豨桐片，每次 4～6 片，每日 3 次。

（三）针灸推拿

（1）取脾俞、阴陵泉、足三里、膈俞，如肾虚加命门、关元，血瘀加血海、气海，外感加风池、曲池。针刺或艾灸。

（2）取肩俞、曲池、合谷、外关、腰阳关、环跳，推拿按摩。

【转归与预后】

预后与病情轻重、治疗是否及时有关。如治疗及时，可以治愈。如失治误治，病情缠绵不愈，经脉气血瘀滞，关节肿胀不消，屈伸不利，引起肌肉失养，可致痿痹。

【预防与调护】

注意产褥期卫生和产后调护，产后要避免受凉，特别是寒冷、潮湿的环境，起居有规律，冷暖适宜，尤其是气候转变之时避免外邪侵入。饮食要加强营养，忌生冷。积极纠正妊娠期贫血，同时加强体格锻炼。

【文献资料】

张淑华以益气养血、养血祛风和补肾壮骨三法治疗产后身痛。益气养血，温经通络用黄芪桂枝五物汤加味：黄芪、桂枝、白芍、生姜、大枣、党参、当归、秦艽、鸡血藤。方中当归、白芍、鸡血藤养血活血通络；黄芪、党参益气以助血运行；秦艽祛风；桂枝温经通络；生姜、大枣调和营卫。养血祛风，散寒除湿用独活寄生汤加味：独活、桑寄生、秦艽、防风、细辛、当归、川芎、白芍、熟地、杜仲、人参、茯苓、黄芪、甘草、肉桂。方中四物汤养血和血；人参、茯苓、黄芪、甘草益气扶脾；独活、桑寄生、秦艽、防风祛风除湿；牛膝、杜仲补益肝肾，强筋壮骨；细辛搜风散寒；肉桂温经止痛。如风胜加羌活；寒邪重加草乌头；湿邪偏重加薏苡仁、木瓜除湿通络；腹痛加红花、益母草活血化瘀止痛。补肾强腰，壮筋骨用养荣壮肾汤加熟地：当归、川芎、独活、肉桂、防风、杜仲、川续断、桑寄生、生姜。方中川芎、当归养血活血；生姜、肉桂温经散寒；防风、独活祛风胜湿；杜仲、川续断、桑寄生补肾强腰壮筋骨；加熟地滋肾填精补血。

肖立成以中药熏蒸治疗产后身痛 96 例。药物组成：海风藤、寻骨风、透骨草、伸筋草、生薏苡仁各 30 g，白芷、桂枝各 15 g。使用前先将上药置于高压锅内，加水足量，加热至沸腾，药物蒸汽就循管道进入密封的熏蒸舱内，待舱内温度达 40～45℃时，熏蒸至患者全身出汗为度，每日 1 次。10 日为 1 个疗程，间隔 2～3 日再开始下一疗程。其作用机制有以下两方面：首先是借药液轻清氤氲之气，施布于皮肤、孔窍、腧穴等部位，直透腠理，进入经脉血络，使药力能够直达病所，迅速发挥其功效。方中海风藤、络石藤、寻骨风、透骨草、伸筋草祛风通络、舒筋活血，生薏苡仁化湿除痹，桂枝温经散寒，白芷则取其辛香走窜之力，共奏祛邪通络，调畅气血之功。其次，通过高温熏蒸发汗，每能使风寒湿邪透表而解。故中药熏蒸不失为治疗产后身痛的较好方法。

何开仁以傣药熏蒸治疗产后身痛 140 例。采傣族民间草药，秋冬季采收，晒干备用。常用药物：牙勒干（血满草）、摆管底（蔓荆子叶）、小五爪金龙（五爪金龙）、黑勒龙（大血藤）、民楞（姜黄）、帕莫楞（九里光）、黑多吗（鸡矢藤）、帕冷（香菜）、板尖（野藿香）。将配好的药物装入药袋，扎紧袋口放入煮药锅中，煮沸，患者穿上治疗衣坐入熏蒸器内进行熏蒸治疗，温度控制在 38～42℃，熏蒸 20～30 分钟。每日 1 次，3 次为 1 个疗程。

刘胜等用隔姜灸治疗产后身痛 58 例。取大椎、风池（双）、肾俞（双），四肢关节麻木疼痛者取局部阿是穴，加毫针。姜片切成厚 0.3 cm，直径约 3.5 cm，放于主穴上，每穴各灸 9 柱，15 日为 1 个疗程。产后气血俱虚，风寒湿之气乘虚而入，姜具有温通血脉、散寒除湿之功，取肾俞温肾壮阳；督脉为阳脉之海，大椎为督脉要穴，与风门相配，可温经疏风散寒，共奏补益祛邪之功。

参考文献

［1］ 张淑华. 中医辨证治疗产后身痛的体会. 河北中医，2001，23(10)：776

［2］ 肖立成. 中药熏蒸治疗产后身痛 96 例. 中国民间疗法，2002，10(10)：18

［3］ 何开仁. 傣药熏蒸治疗产后身痛 140 例疗效观察. 中国民族民间医药杂志，2002，(5)：284

［4］ 刘胜，牛京权. 隔姜灸治疗产后身痛 58 例. 陕西中医，1996，17(12)：552

第十一节 产后缺乳

产后乳汁甚少或全无，称缺乳，亦称产后乳汁不行、产后乳汁不足。缺乳多发生在产后2～3日至半个月内，也可发生在整个哺乳期。临床以产后之初缺乳最多见。在正常情况下，新产后即有乳汁的分泌，产后半小时便可开始哺乳。但由于多种原因，使产后无乳汁分泌，或虽有乳汁分泌但量甚少，以及乳汁排出受阻，从而不能满足婴儿的需要，则为缺乳。

我国妇女有产后哺乳的良好传统，因此历代医家都非常重视缺乳。早在《诸病源候论》就有"产后乳无汁候"，指出是"即产则血水俱下，津液暴竭，经血不足"之故。《三因极一病证方论》指出产后有气血盛而乳脉壅闭不行者，也有血少气弱乳脉涩而不行者，虚当补之，盛则疏之。《妇人大全良方》称为"产后乳少或止"，提出"乳汁乃气血所化"，"乳汁资于冲任"，"若元气虚弱，则乳汁短少"；"若早产无乳，此内亡津液"。《儒门事亲》指出："妇人有本生无乳者，不治。或因啼哭悲怒郁结，气溢闭塞，以致乳脉不行。"说明七情所伤，肝气郁结也可导致乳脉不畅，以致缺乳。《傅青主女科》指出"乳全赖气之力，以行血而化之也，治法宜补气以生血"。对肝气郁结者，治宜"大舒其肝木之气"。在治疗上提出新的见解，主张疏肝以通乳，但提出以补为通，所创制的方剂至今仍为临床常用。

【致病机制】

缺乳有虚实两证，虚者脾胃虚弱，气血不足，乳汁之源，无乳可下；实者肝气郁结，乳汁运行受阻，而缺乳。

西医学认为乳汁分泌与乳腺发育、胎盘功能及全身情况有密切关系。如垂体功能低下，孕期胎盘功能不全，促性腺激素、促肾上腺皮质激素、生长激素以及雌孕激素分泌不足，影响乳腺发育。可能导致产后乳汁分泌不足。此外，产后营养不良、精神紧张，可影响丘脑下部，致使垂体前叶催乳激素分泌减少，因而乳汁不分泌或分泌减少。产妇哺乳不当，也可造成乳汁分泌不足。

【诊断与鉴别诊断】

一、诊断

（一）病史

素体脾胃虚弱，或情志抑郁，或哺乳期间为情志所伤，或产后失于调理饮食不节，或产后恶露量多，恶露不绝，或产后有寒战高热病史。

（二）临床表现

产后乳汁甚少或全无，不能满足婴儿的需要。

（三）检查

主要检查有无乳头凹陷，乳头皲裂所造成的哺乳困难而致乳汁壅积不通。

二、鉴别诊断

乳痈初起多有恶寒发热，乳房红、肿、热、痛。本病多由乳汁壅滞不通，郁而化脓成痈。可由实证缺乳进一步发展而成。

【因、证、辨、治】

产后缺乳有虚实两证，虚者，气血虚弱，乳汁化生不足，无乳可下；实者，肝郁气滞，乳汁排出障碍。主要根据乳房有无胀痛，乳汁稠稀，以及兼证、舌脉辨其虚实。乳房柔软，乳汁清稀属虚；乳房胀痛，乳汁浓稠属实。治疗以调理气血，通络下乳为主。虚者，补益气血，同时佐以滋液之品，以增乳汁之化源；实者，疏肝解郁，佐以补血之品，以调肝之郁结。但是无论虚实，均宜佐以通络下乳之品，以助乳汁的运行。

一、气血虚弱证

［病因病机］素体虚弱，生化之源不足，复因分娩失血耗气，或产后忧愁伤脾，或操劳过度，以致气血亏虚，不能化生乳汁，因而乳汁甚少或全无。

［临床证候］产后乳汁甚少，甚至全无，乳汁清稀，乳房柔软无胀感，面色少华，神疲乏力，食欲不振，或头晕心悸，舌红，苔少，脉虚细。

［辨证依据］

（1）素体虚弱，或有产后出血过多，或有恶露不绝病史。

（2）乳汁甚少或全无，乳汁清稀，乳房柔软无胀感。

（3）面色少华，神疲乏力，食欲不振，或头晕心悸，舌淡红，苔少，脉虚细。

［治疗原则］补气养血，通络下乳。

［方药选用］通乳丹（《傅青主女科》）。

人参　黄芪　当归　麦冬　木通　桔梗　七孔猪蹄

猪蹄乃血肉有情之品，功能补益滋养通乳，乃发乳之良品。如食欲不振，大便溏泻者，加茯苓、白术、炒扁豆；头晕心悸，加阿胶、白芍、生首乌；肾气不足，腰膝酸软，加紫河车、鹿胶、巴戟天、熟地。

二、肝郁气滞证

［病因病机］素性抑郁，产时失血，肝失所养，肝气更郁；或产后伤于情志，肝气失于条达，肝气不舒，脉络郁滞，乳汁运行受阻而致。

［临床证候］产后乳汁甚少或全无，乳汁浓稠，乳房胀硬疼痛，情志抑郁，胸胁胃脘胀满，食欲不振，舌质正常，苔黄厚，脉弦。

［辨证依据］

（1）素性抑郁，或产后伤于七情。

（2）产后乳汁甚少或全无，乳房胀硬疼痛。

（3）胸胁胃脘胀满，苔黄厚，脉弦。

［治疗原则］疏肝解郁，通络下乳。

［方药选用］下乳涌泉散（《清太医院配方》）加木馒头。

当归　川芎　花粉　白芍　生地　柴胡　青皮　通草　桔梗　白芷　炮甲珠　王不留行　漏芦　甘草

木馒头，又称奶母，性味甘平，功能通乳活血消肿，治乳汁不下，为通乳之要药。乳房胀痛甚，加橘络、丝瓜络、香附、全瓜蒌；身微热，乳房有热感，舌红，脉弦数，加蒲公英、白蒺藜、赤芍、炒黄芩。

【其他疗法】

（一）单方验方

（1）鹿角粉，每次 4.5 g，每日 2 次。

（2）催乳散：穿山甲 5 g 研末，维生素 E 200 mg。每日 3 次，10 日为 1 个疗程。

（3）养血生乳口服液。功能补肾健脾，益气养血，通络下乳。用于虚证缺乳。

（4）通草 200 g，猪蹄 2 只，同炖，去通草食猪蹄饮汤。

（二）针灸

取膻中、乳根、少泽、天宗、合谷穴。血虚者，加肝俞、膈俞；气滞者，加内关、期门。

【转归与预后】

产后缺乳无论虚实，疗效较好。但乳汁多少，往往与饮食、恶露情况有关。有时要通过调理脾胃，治疗恶露以通乳。如治疗不及时，肝郁气滞证进一步发展，乳积化热成脓，可发展为乳痈。

【预防与调护】

（1）注重孕期的乳房护理，有乳头凹陷，应经常把乳头往外拉，用肥皂擦洗乳头，防止乳头皲裂，以免哺乳困难。

（2）乳汁由血所化生，要纠正孕期贫血，防止产后大出血，同时加强营养，多食高蛋白、高能量食物及新鲜蔬菜。多喝汤水，饮食宜淡，不宜咸，咸则伤血。

（3）注意休息，保证充足睡眠，调节情志，保持心情愉快，使气血调和。

（4）注意恶露情况，如恶露量多及恶露不绝，必耗血，影响乳汁的分泌，应先治疗恶露。

（5）产后 24 小时母婴同室，早接触、早吸吮以促进乳汁分泌。采取正确的哺乳姿势，每次喂乳后，将多余乳汁挤出。定时哺乳，哺乳期间衣着应宽松。

【文献资料】

现代中医药对缺乳的研究，不仅看乳汁量是否增多，还着重探讨中药制剂对产妇乳汁中营养成分、微量元素的影响，与子宫复旧、恶露情况、产后出血、剖宫产术与产后缺乳发生的关系，以及中药对催乳素的影响。

胡国华根据导师哈荔田的经验，认为产后瘀阻胞宫、恶露异常也是缺乳原因之一，并就产后恶露不绝与缺乳的相关性进行临床病因学调研。结果表明经阴道产和剖宫产在不同年龄组中，乳汁多少与恶露净否有非常显著的相关性，表明产后恶露不绝影响乳汁的分泌。现代医学证实宫内压力的正常变化是产后泌乳的必要条件，产后蜕膜剥离不全或陈旧性血块、胎盘残留等瘀结子宫，不仅造成恶露不绝，也可致宫腔内压力异常，从而抑制乳汁分泌。

哈孝廉进一步阐述剖宫产与缺乳的关系，由于种种原因，剖宫产率上升，达 37.5%，产后恶露不绝与分娩方式有关，而剖宫产恶露不绝率为 79.6%，而缺乳的发生率随恶露不绝增加而上升。因而对剖宫产后缺乳进行预防性治疗尤为重要，旨在促进子宫复旧，防止恶露不绝，达到增进乳汁分泌作用。

张金燕等对缺乳患者中药治疗后的乳汁成分进行分析，并设立对照组，发现中药治疗组在增加了乳汁分泌的同时，也改善了乳汁中的营养成分，如蛋白质、脂肪、赖氨酸及微量元素锌等的含量均增加。治疗前两组泌乳素水平无显著性差异。治疗后 1 日、5 日，中药组泌乳素水平显著性提高，表明中药有促进垂体泌乳素分泌的作用。

李晓燕等提出本病以气血亏虚型为主。主方组成：太子参 15 g，黄芪 15 g，茯苓、白术、当归、川芎、天花粉、桔梗各 12 g，白芍、路路通、通草、陈皮各 6 g，王不留行、炒穿山甲各 9 g。痰浊壅盛者，加半夏；恶露未尽者，加益母草。

柴广慧等用针灸治疗本病，取膻中、乳根、少泽，气血亏虚加足三里，肝气郁滞加太冲。手法：少泽点刺放血，余穴依证之虚实分施捻转补泻手法，得气后留针 30 分钟，每日 1 次，3 次为 1 个疗程。

梁兆松等以药食并用治疗产后缺乳。气血两亏证：羊肉 250 g，当归 30 g，黄芪 60 g，生姜 5 片，葱白 5 根。将羊肉洗净切片，当归、黄芪用纱布包，与生姜、葱白用文火煨煮至羊肉熟，放盐调味，食肉饮汤，每日 1 次，连用 3～5 日。乳汁即可畅通。肝郁气滞证：猪蹄 2 只，通草 20 g，皂角刺 15 g，青皮 15 g，葱白 5 根。将猪蹄洗净，通草、皂刺、青皮用纱布包，加葱白一同炖至猪蹄熟透，食猪蹄饮汤，1 日内食完，连用 4 日。

参考文献

[1] 胡国华.产后恶露不绝对乳汁分泌影响的临床调研.天津中医学院学报，1993，(4)：20

[2] 哈孝廉.康宫丸防止剖宫产术后无乳症的临床观察.中国医药学报，1994，(9)：25

[3] 张金燕.增乳膏对乳母泌乳量的影响.福建中医药，1995，(1)：13

[4] 张玉芬.益百康冲剂对产后出血与乳汁分泌的影响.中西医结合杂志，1994，(1)：44

[5] 刘晓萍.产妇乐合剂治疗产后缺乳 400 例.北京中医，1995，(2)：19

[6] 李晓燕，刘文凤，白莹.辨证分型治疗产后缺乳.云南中医中药杂志，2002，23(2)：18

[7] 柴广慧，刘淑芹.针药结合治疗产后缺乳 120 例.四川中医，1999，17(10)：39

[8] 梁兆松，贾洪斐.缺乳的饮食调养.药膳食疗，2002，(1)：16

第十二节 产后乳汁自出

产后或产褥期中，乳汁不经婴儿的吸吮而自然流出者，称产后乳汁自出，亦称产后乳汁自涌、漏乳等。如产妇体质健壮，气血充足，乳房胀满，乳汁由满而溢，或到哺乳时候未及时哺乳，乳汁溢出，不属病态，不需治疗。

乳汁自出始见于《诸病源候论》，云："经血盛者，则津液有余。"描述了生理性的乳汁自溢。《经效产宝》有"产后乳汁自出"病证，论及病因"身虚所致"，宜服补药止之。《妇人大全良方》进一步指出"产后乳汁自出"乃胃气虚。《校注妇人良方》更进一步指出本病除气血俱虚外，还有肝经血热、肝经怒火或肝脾郁怒。《景岳全书》指出乳汁自出乃因胃气不固，更强调当分"有火无火而治之"。

综观历代医家论述，乳汁自出的病因有胃气虚、气血俱虚、胃气不固以及肝经郁火等，并强调当分有火无火而辨证施治。对因乳多自溢，乳房胀痛者，各医家均重视当温熨以散之。

【致病机制】

乳房属胃，乳头属肝，乳汁由气血所化生，其生化和蓄溢正常与否与月经的调节同理，受脾胃运化和肝气疏泄的影响。凡气虚不能固摄，或肝火内炽，迫乳外溢，则乳汁自出。

西医学认为本病发生多由于功能障碍，或受精神因素影响。

【诊断与鉴别诊断】

一、诊断

（一）病史

素体脾胃虚弱，产后失血耗气，或平素情志抑郁，产后有情志所伤病史。

（二）临床表现

哺乳期内不在哺乳时间，乳汁未经婴儿吸吮而自然流出。乳汁往往不足以喂养婴儿。

（三）检查

两乳头或一侧乳头有乳汁点滴而下，渗湿衣衫，乳房或松软或胀痛。

二、鉴别诊断

1. **生理性溢乳** 产妇体质健壮，乳汁充足，由满而溢，或已到哺乳时间而未及时哺乳，或断乳之时溢乳，不伴有其他症状。

2. **乳泣** 妊娠期间乳汁自然溢出，发生在产前而非产后。

3. **闭经泌乳综合征** 非妊娠、分娩后而有乳汁的分泌，量比较少，挤压乳头才有乳汁流出，往往伴月经过少、闭经、不孕症。

【因、证、辨、治】

产后乳汁自出有虚实两证，虚者气血虚弱，阳明胃气不固；实者肝经郁热，疏泄失常迫乳外溢。辨证主要根据乳汁的量、色、质以及乳房柔软或胀痛的情况，并结合全身症状和舌脉。治疗以敛乳为主。虚者以补气为主，养血为辅，但补血不宜过于滋腻，以防伤胃碍脾。实热者清而敛之，同时宜加强营养，保持心情舒畅,以便有利于乳汁生化与蓄溢。

一、气血虚弱证

[病因病机]素体脾胃虚弱,又因产时失血耗气,或产后饮食不节,劳倦忧思伤脾,致脾气虚弱,中气不足,乳房属阳明胃经,胃虚不固,可致摄纳无权,乳汁自出,甚或随化随出。

[临床证候]产后乳汁自出,量少,质清稀,乳房柔软,无胀满感,兼面色少华,神疲气短,舌淡,苔薄,脉细弱。

[辨证依据]

(1) 素体脾胃虚弱,或产后伤食,或劳倦思虑过度病史。

(2) 产后乳汁未经婴儿吸吮而自然流出,量少,质清稀,乳房柔软,不痛不胀。

(3) 面色少华,神疲气短,舌淡,苔薄,脉细弱。

[治疗原则]补气养血,固摄敛乳。

[方药选用]八珍汤(方见胎儿生长受限)去川芎,加黄芪、五味子、芡实。

乳汁溢出多者,加煅牡蛎;大便溏薄者,加扁豆、肉豆蔻。

二、肝经郁热证

[病因病机]素性抑郁,或产后情志不遂,郁而化热,或怒气伤肝,肝火亢盛,乳头属厥阴肝经,火热内盛,肝疏泄太过,热迫乳溢而自出。

[临床证候]产后乳汁自出,量少,质浓稠,乳房胀痛,情志抑郁或烦躁易怒,大便秘,小便黄,舌红,苔薄黄,脉弦数。

[辨证依据]

(1) 素体抑郁,或产后郁怒伤肝病史。

(2) 乳汁自出,量少,质浓稠,乳房胀痛。

(3) 情志抑郁,或烦躁易怒,大便秘,小便黄,舌红,苔薄黄,脉弦数。

[治疗原则]疏肝解郁,清热敛乳。

[方药选用]丹栀逍遥散(方见月经先期)去生姜、薄荷,加生地、夏枯草、生牡蛎。

乳房胀痛有块者,加蒲公英、连翘、瓜蒌;五心烦热,舌红少津者,加生地、麦冬、五味子;乳房红肿热痛,身热者,应按乳痈处理。

【其他疗法】

(一) 中成药

(1) 补中益气丸,每次 6 g,每日 3 次。用于气血虚弱证。

(2) 八珍丸,每次 6 g,每日 3 次。用于气血虚弱证。

(3) 丹栀逍遥丸,每次 6 g,每日 3 次。用于肝经郁热证。

(二) 单方验方

(1) 黄芪 20 g,五味子 10 g,水煎服。用于气血虚弱证。

(2) 生黄芪、防风各 15 g,白芷 6 g,水煎服。用于气血虚弱证。

(3) 山楂 10 g,神曲 10 g,红糖适量,水煎服。用于肝经郁热证。

(三) 针灸

取膻中、气海、少泽、乳根、膈俞、行间。

【转归与预后】

预后良好。及时治疗,加强营养,多可恢复。如治疗不及时,肝经郁热证病情进一步发展可变成乳痈;如形成脓肿,则需切开引流,同时回乳。

【预防与调护】

预防主要是在孕期,要加强营养,纠正贫血,劳逸适宜,调节情志,保持心情舒畅。产后要营养充足,避免过劳,勿使情绪过度紧张。哺乳结束后,宜将多余的乳汁挤出,衣着宽松舒适。

乳汁自出较严重者,可适当节制饮食,控制饮水量,必要时不直接哺乳。

[附] 回　乳

哺乳期以 8 个月左右为宜。如果由于某种原因需要断乳,如哺乳超过了 8 个月,或因产妇体质虚弱,或因患病不适宜哺乳等,可进行回乳。

1. 减少哺乳次数 乳汁不多的妇女,可以逐渐减少哺乳的次数,乳汁分泌可逐渐减少或停止。

2. 中药回乳

(1) 炒麦芽 60～120 g,水煎代茶饮。

(2) 芒硝 120 g,装入布袋,排空乳汁后敷于乳部并扎紧,待湿后更换之。

(3) 免怀散:红花、赤芍、当归尾、川牛膝,加炒麦芽 30～60 g。每日 1 剂,水煎服。

3. 西药回乳

(1) 己烯雌酚 5 mg,内服,每日 3 次;或苯甲雌二醇 2 mg,肌注,每日 2 次。

(2) 溴隐亭 2.5 mg，每日 2 次，连用 2 周。

(3) 维生素 B_6 200～600 mg，可较长时间服。

第十三节　产后抑郁症

产后抑郁是以产妇在分娩后出现以情绪低落、精神抑郁为主要症状的病症，是产褥期精神综合征中最常见的一种类型。临床表现为疲乏，爱哭，孤僻，失眠，厌世悲观，有犯罪感等。一般在产后 1 周开始出现症状，产后 4～6 周逐渐明显，平均持续 6～8 周，甚则长达数年。如不及时诊治，产妇可出现自杀倾向，甚或伤害婴儿，影响夫妻关系和家庭关系，应予以重视，早期发现，及时治疗。西医学称产褥期抑郁症。

本病古代中医学尚无专论，根据其临床症状当属产后情志异常、脏躁等。有关病因病机、症状、辨证及治疗等散见于历代医籍"产后惊悸恍惚"、"产后不语"、"产后乍见鬼神"的相关论述中。

隋代《诸病源候论》载有"产后风虚瘀狂候"。宋代《妇人大全良方》分列有"产后癫狂"、"产后狂言谵语如有神灵"、"产后不语"、"产后乍见鬼神"等方论，并指出："产后虚弱，败血停积，闭于心窍，神志不能明了。"《陈素庵妇科补解》进一步提出病因及脉证特点，"产后发狂，其故有三：有因气虚心神失守；有因败血冲心；有因惊恐，遂致心神颠倒。其脉左寸浮而大，外症昏不知人，或歌呼骂詈，持刀杀人……总以安神养血为主。"明代《万氏女科》对本病的病因和证治有较详尽的描述："心主血，血去太多，心神恍惚，睡眠不安，言语失度，如见鬼神……茯苓散主之。"又云："产后虚弱，败血停积，闭于心窍，神志不能明了，故多昏愦。又心气通于舌，心气闭则舌强不语也。七珍散主之。"《证治准绳》也有"产后心神恍惚，言事失度，睡卧不安"的描述。清代对其病因、症状、治疗有更详尽的记载，如《医宗金鉴·妇科心法要诀》云："产后血虚，心气不守，神志怯弱，故令惊悸恍惚不宁也。宜用茯神散……若因忧愁思虑，伤心脾者，宜归脾汤加朱砂、龙齿治之。"《陈素庵妇科补解》云："产后恍惚，由心血虚而惶惶无定也。心在方寸之中，有神守焉，失血则神不守舍，故恍惚无主，似惊非惊，似悸非悸，欲安而忽烦，欲静而反忧，甚或头旋目眩，坐卧不安，夜则更加，饥则尤剧，宜天王补心丹。"进一步完善了本病的辨证论治。

【致病机制】

主要病机是血不养心，神明失守。本病发生在产后，与产褥生理和病理有关。产后多虚多瘀，产时失血耗气，血不养心，则心神失养；或素性抑郁，产后血虚，肝木失养，血不舍魄，则神不守舍；或忧思过度，伤及心脾，则心神不守，此乃虚证病机。产后瘀血不去，败血上冲于心；或产后元气亏虚，再因劳倦伤气，气虚血滞，留而成瘀，瘀血上扰，神明失守。

西医学认为病因复杂，主要有内分泌因素、遗传因素、心理因素及社会因素等。① 内分泌因素：产后体内激素水平的急剧变化是产后抑郁症发生的生物学基础。产妇分娩后血清甲状腺素水平变化显著，甲状腺功能降低可能为产后抑郁症的发病因素之一；产妇分娩后孕激素、雌激素的急剧变化也是产后抑郁症的发病因素之一。此外，内啡肽及单胺类递质如 5－羟色胺（5－HT）及多巴胺（DA）的合成、释放、再摄取或代谢障碍可导致抑郁症的发生。② 遗传因素：遗传是抑郁症产生的因素之一，但其遗传传递方式迄今尚不十分清楚。遗传物质发生病理性改变，如染色体数和结构异常以及基因突变等可致病。③ 心理因素：产后抑郁症多发生于以自我为中心、神经质、情绪不稳定、固执、认真、保守、社交能力不良、内向性格等个性特点的人群。产时、产后的并发症、难产、滞产、手术产等可导致躯体和心理的应激增强，造成心理的不平衡，进而促进抑郁症的发生。④ 社会因素：不良的分娩结局如死胎、死产、畸形儿及产妇、家庭对婴儿性别的反感等，是产后抑郁症的诱发因素。孕期应激压力越大，孕期发生不良事件越多，患产后抑郁症的可能性越大。

【诊断与鉴别诊断】

一、诊断

（一）病史

产时或产后失血过多，产后忧愁思虑，过度劳倦，或素性抑郁，肝气郁结，以及既往有精神病史、难产史。

（二）临床表现

在产后 1 周开始出现情绪低落，精神抑郁，伤心落泪，悲观厌世，失眠多梦，易感疲乏无力，或内疚、焦虑、易怒，或默默不语等症状，产后 4～6 周症状逐渐明显。严重者处事能力低下，不能照料婴儿，甚至有伤婴或杀婴行为。

（三）检查

可有轻度贫血，或各项检查指标正常。

二、鉴别诊断

1. 产后抑郁综合征　是产褥早期最常见的精神障碍，又称产后轻度抑郁、第三天抑郁症、泌乳忧郁综合征、轻度产后烦躁、产后哭泣和产后心绪不良。其临床表现主要为不明原因的阵发性哭泣和抑郁状态，但不伴有感觉障碍，以产后 3 日内发病最多，又称“产后三日闷”。病程短，病情轻，无需药物治疗，但需心理开导。如病情进一步恶化，也可发展为产后抑郁。

2. 产后抑郁性精神病　属精神病学范畴，有精神分裂症状如迫害妄想和幻听、躁狂和抑郁等。是产后抑郁的发展变化，需采用精神病治疗方法。

【因、证、辨、治】

产后抑郁症的病位在心、肝、脾。辨证主要根据全身症状及舌脉，应重视产后多虚、多瘀及气血变化的特点，辨明虚实以及在气在血，分而治之。产后情绪低落，抑郁焦虑，悲伤欲哭，不能自制，心神不安，失眠多梦，气短懒言，舌淡，脉细者，多属虚。产后忧郁寡欢，默默不语，神志恍惚，坐卧不宁，舌暗有瘀斑，苔薄，脉弦或涩，属实。

治疗以调和气血、安神定志为主，同时配合心理治疗。尤其须细心观察早期情志异常的改变，以防病情加重。

一、血虚气弱证

[病因病机]素体虚弱，产时失血耗气，阴血亏虚，血不养心，心神失养。

[临床证候]产后焦虑，伤心，流泪，失眠，食欲减退，性欲减低，疲乏，恶露量少，色淡，质清稀，气短懒言，面色苍白，头晕，心悸，昏困，唇舌淡，苔少或无苔，脉细弱无力或细数。

[诊断依据]

(1) 素体虚弱，产时失血耗气。

(2) 产后焦虑，伤心，流泪，失眠。

(3) 舌淡，苔少或无苔，脉细弱无力或细数。

[治疗原则]补血益气，养心安神。

[方药选用]茯神散(《普济本事方》)。

茯神　熟地　白芍　川芎　当归　茯苓　桔梗　远志　人参

二、心脾两虚证

[病因病机]产后失血过多，思虑太过，所思不遂，心血暗耗，心失所养，神明不守而致。

[临床证候]产后焦虑，忧郁，心神不宁，喜悲伤欲哭，情绪低落，失眠多梦，健忘，精神委靡，神疲乏力，面色萎黄，纳少，大便溏，脘闷腹胀，舌淡，苔薄白，脉细弱。

[诊断依据]

(1) 产后失血过多，思虑太过。

(2) 产后焦虑，忧郁，心神不宁，喜悲伤欲哭，情绪低落，失眠多梦，精神委靡。

(3) 舌淡，苔薄白，脉细弱。

[治疗原则]健脾益气，养心安神。

[方药选用]归脾汤或养心汤。

(1) 归脾汤(方见月经先期)。

(2) 养心汤(《胎产心法》)。

人参　黄芪　当归　川芎　茯苓　远志　柏子仁　酸枣仁　五味子　肉桂　甘草

三、瘀血内阻证

[病因病机]产后元气亏虚，复因劳倦耗气，气虚血滞；或情志所伤，气滞血瘀，或胞宫败血停滞，瘀血上攻，闭于心窍，神明失常。

[临床证候]产后抑郁寡欢，默默不语，失眠多梦，神志恍惚，恶露淋漓日久，色紫暗有块，面色晦暗，心前区憋闷刺痛，舌暗有瘀斑，苔白，脉弦或涩。

[诊断依据]

(1) 产后元气亏虚，复因劳倦，或情志所伤。

(2) 产后抑郁寡欢，默默不语，失眠多梦，神志恍惚。

(3) 舌暗有瘀斑，苔白，脉弦或涩。

[治疗原则]活血逐瘀，镇静安神。

[方药选用]调经散(《太平惠民和剂局方》)或芎归泻心汤(《普济方》)加朱砂、石菖蒲。

当归　肉桂　没药　琥珀　赤芍　白芍　细辛　麝香

当归　川芎　延胡索　蒲黄　牡丹皮　桂心　五灵脂(包)冲服

四、肝气郁结证

[病因病机]素性忧郁，胆怯心虚，产后复因情志所伤，或产后血虚，肝木失养，血不舍魂，魂不守舍。

[临床证候]产后心情抑郁，心神不安，夜不入寐，或噩梦纷纭，惊恐易醒，恶露量或多或少，色紫暗有块，胸闷纳呆，善太息，苔薄，脉弦。

[诊断依据]

(1) 素性忧郁，产后复因情志所伤，或产后血虚。

(2) 产后心情抑郁，心神不安，夜不入寐，或噩梦纷纭，惊恐易醒。

(3) 苔薄，脉弦。

[治疗原则]疏肝解郁，镇静安神。

[方药选用]逍遥散(方见月经前后诸证)加夜交藤、合欢皮、磁石、柏子仁。

【其他疗法】

心理治疗

了解患者的心理状态和个性特征，设身处地为患者着想，循循善诱，缓解精神压力。建立良好、融洽的家庭环境氛围，给予患者足够的社会支持和重视，配合使用其他心理治疗方法。

【转归与预后】

本病初起，经过药物及心理治疗，预后良好。但再次妊娠约有20%复发率，其第2代的认知能力可能受一定的影响。如治不及时，产妇可出现自杀倾向或杀害婴儿，影响夫妻关系及整个家庭。

【预防与调护】

一、预防

(1) 重视围产期及产褥期的心理保健和心理护理，产前检查时应了解产妇的性格情况，有无精神病家族史和抑郁症表现等。

(2) 对具有发生抑郁症高危因素的产妇给予足够的重视，帮助调解家庭的婆媳、夫妻关系，缓解孕妇对分娩的恐惧害怕心理，减轻产后的应激压力。

二、护理

(1) 产后保证充足的睡眠、休息，避免过劳和过重的心理负担，教会患者处理情绪问题的技巧。

(2) 了解患者的心理状态和个性特征，做好思想工作。

(3) 接受药物治疗的产妇应停止母乳哺养。

【文献资料】

近年来，本症越来越引起人们的重视，引起临床医生的关注，研究报道逐年增多。目前国内外对产后抑郁症尚无特异的实验室指标和统一的诊断标准，多依据各种症状自评量表，表格由患者自行填写，以相应的评分结果作出判定。常用的测评产后抑郁症的量表有爱丁堡产后抑郁量表(EPDS)、Zung抑郁自评量表(SDS)和抑郁状态问卷(DSI)、医院焦虑抑郁量表(HAD)和汉密尔顿抑郁量表(HAMD)。较常用的诊断标准是1994年美国精神病学会在《精神疾病的诊断与统计手册》(DSM－IV)中制定的“产褥期抑郁症的诊断标准”。

诊断标准(根据DSM－IV)：在产后4周内出现下列症状中的5条或5条以上，但至少有1条为情绪抑郁或缺乏兴趣或愉悦：① 情绪抑郁；② 对全部或多数活动明显地缺乏兴趣或愉悦；③ 体重显著下降或增加；④ 失眠或睡眠过度；⑤ 精神运动性兴奋或阻滞；⑥ 疲劳或乏力；⑦ 遇事皆感毫无意义或有自罪感；⑧ 思维力减退或注意力涣散；⑨ 反复出现死亡的想法。

赵雷萍将87例产后抑郁症(DSM－IV标准)患者随机分为观察组(氟西汀联用柴胡疏肝散治疗，45例)和对照组(单用氟西汀治疗，42例)治疗4周，分别于用药2周、4周末用HAMD量表评估疗效，用副作用量表(TESS)评估副作用，并做统计分析。结果：观察组有效率(HAMD减分率＞50%)84.4%，对照组59.5%，两者差异有显著性($x^2=6.754$，$P<0.05$)，且观察组见效较快，副作用较少。对照组比观察组多见恶心、食欲下降、焦虑不安、睡眠障碍且程度较为严重，较多的需要临床处理，提示柴胡疏肝散与氟西汀联用于治疗产后抑郁症，柴胡疏肝散可以提高氟西汀的疗效，减少氟西汀的副作用。

参考文献

[1] 崔才三，隋京美. 产后抑郁症病因、诊断及防治的研究进展. 现代妇产科进展，2005，14(4)：320

[2] 赵雷萍，林汉. 氟西汀联用柴胡疏肝散加味治疗产后抑郁症. 辽宁中医杂志，2006，33(5)：586

第十一章
子宫内膜异位症与子宫腺肌病

第一节　子宫内膜异位症

子宫内膜异位症（简称内异症）是指具有生长功能的子宫内膜组织，出现在子宫腔被覆黏膜以外的部位（不包括在子宫肌层）而引起的病症。因其病变绝大多数出现在盆腔内的器官或组织，如卵巢、子宫、膀胱、直肠、子宫韧带或盆腔的腹膜面，故临床称盆腔子宫内膜异位症。内异症也有发生在盆腔以外部位，如脐、膀胱、气管、肺、胃等，分别称脐内异症、膀胱内异症……但较少见。本病多发生于25～45岁生育年龄妇女。绝经后或两侧卵巢切除后，异位内膜组织可萎缩吸收，妊娠或抑制卵巢功能的药物可阻止此病的发展，故内异症是一种激素依赖性疾病。

Roktansky于1860年首次发现本病，至20世纪20年代开始逐渐受到医学界的重视，通过住院患者手术中发现的内异症而报告的医院发病率为0.8%～50.1%，20世纪70年代以后，由于腹腔镜的临床应用，使内异症的诊断水平得到提高，由其他指征而进行腹腔镜检查的内异症发生率有报道为1.3%～52.9%。近年来随着人们对本病认识的提高以及诊断方法的改进，内异症的发病率有逐年上升的趋势，但无症状内异症的存在以及内异症常合并盆腔炎症、子宫肌瘤、子宫腺肌病等，容易掩盖了内异症的诊断，估计内异症的临床发病率应较报道的数字为高。

由于本病发生的原因尚未清晰，所以至今仍未有很满意的治疗方法，虽然有过内异症自然消退的文献报道，但根据临床观察的结果，目前所有的治疗方法大多数只能使患者的症状缓解，难以得到根治，因此本病遂成为妇科难治之症。

中医学没有内异症相对应的病名，但其临床表现可属于痛经、月经失调、不孕和癥瘕等范畴。

【致病机制】

中医学对内异症的病机研究认为，随经血流溢及种植入盆腔或盆腔以外的子宫内膜可认为是“离经之血”，离经之血即是瘀血，瘀血留滞少腹，蓄之坚牢，当瘀血阻凝冲任气血运行，则出现《医林改错》所描述的病证“少腹积块疼痛，有积块不疼痛，或疼痛而无积块，或少腹满痛”和《血证论》指出的“瘀血或壅而成熟，或变成痨，或结为癥，或刺痛”。这些描述与内异症的经痛、性交痛、慢性盆腔疼痛、盆腔痛性结节、卵巢巧克力囊肿、经行发热、经行头痛等临床表现相似，因此离经之血所形成的瘀血被认为是内异症的重要发病机制。

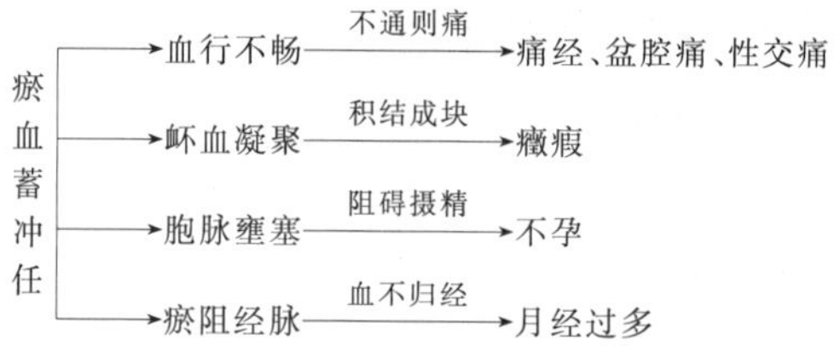

图 11-1　内异症的中医病机

西医学对内异症的发病机制至今仍未清晰了解，对内膜异位转移和生长发展的机制最早期主要有两种学说。一是经血将子宫内膜经输卵管送入盆腔种植，如卵巢、盆腔腹膜等，当种植部位和子宫内膜具有继续生长的条件，就有可能发生内异症，剖宫手术后继发的腹壁切口内异症、盆腔腹膜面的内异症都可以用这一学说加以解释；或子宫内膜经淋巴或静脉在盆腔或盆腔以外播散种植，如肺、皮肤等；二是异位内膜可能由具有高度化生潜能的卵巢表面上皮或盆腔腹膜上皮化生而来。除上述理论外，研究还认为在免疫功能失调和亚临床腹膜炎症的背景下，可发生异位内膜病灶。亦有研究指出内异症的发生可能受多因素遗传的影响。

近10余年来，内异症的基础研究更加深入和广泛，在病因学上提出一些新的理论，如“内膜细胞决定论”研究表明，只有在位内膜细胞发生、生长、分化异常的背景下，溢流入盆腔或向盆腔外播散才能发生异位生长。也有研究表明，子宫内膜基底层存在具有无限增殖潜能和多能分化能力的干/祖细胞，当这些具有增殖和分化潜能的干细胞逆流入盆腔，也可发生异位生长。这些理论将有利于临床诊断方法的创新和治疗方法的探索。

异位子宫内膜获得生存的机会以后，它和在位子宫内膜一样，接受来自机体的生殖内分泌的影响，发生内膜细胞和间质的增生-出血-再增生-再出血的周期性变化，最终在机体的不同部位形成内异症病灶。最常见为卵巢内膜异位囊肿（又称卵巢巧克力囊肿），约80%患者病变累及一侧卵巢，两侧卵巢累及者约占50%，囊肿可以为单个或多个，其特点是囊内充满巧克力浆样浓稠的液体，多数与子宫或盆腔组织发生粘连。盆腔腹膜的异位内膜病灶则表现为紫红色、火焰样，或白色、无色透明的、形态多样的结节，或颗粒状病灶。内异症多伴有盆腔组织器官程度不一的粘连，常使子宫后倾后屈、固定、输卵管扭曲粘连等盆腔组织结构的异常改变。此外，内异症患者盆腔内异位内膜病灶的病理生长和发展过程中，激活了盆腔局部免疫系统并引起了一系列效应，研究表明内异症患者盆腔液中巨噬细胞的数量增多并且活性显著增高，活化了的巨噬细胞分泌干扰生殖活动的细胞因子，如白细胞介素-1通过激活淋巴细胞介导免疫和炎症反应，干扰下丘脑-垂体-卵巢功能，导致内分泌功能紊乱；白细胞介素-6调节芳香化酶活性影响卵巢激素的合成和分泌；前列腺素分泌的升高，导致生殖障碍和痛经等。上述有关盆腔组织结构的改变和生殖功能的异常，导致月经失调、不孕、痛经、慢性盆腔痛等症状和盆腔包块的产生。

近代进行了不少有关瘀血致内异症的机制研究，大多数运用中西医结合研究血瘀证的方法，采用甲皱微循环、血液流变学、子宫动脉血流动力学和血凝谱测定等方法。研究结果表明内异症患者的血液呈现浓、黏、凝、聚的特征，有研究更指出重度内异症的血凝状态比中、轻度内异症更高。前列腺素在体液中含量的高低与生殖活动有着密切的关系。研究表明内异症患者的痛经、经行头痛、不孕和月经不调与前列腺素的合成和分泌异常有关。β-内啡肽是一种神经内分泌激素，血清β-内啡肽水平与痛阈的高低相关，有研究结果提示有盆腔疼痛及痛经的内异症患者的血浆β-内啡肽水平较正常妇女降低。

近年来，随着细胞生物学、分子生物学、酶学等技术发展，不少细胞因子如血管内皮生长因子、白细胞介素、细胞色素P450等也引入内异症发病机制的研究，有研究显示内异症的发生、发展以及一系列的病理变化与上述细胞因子、酶有相关性，不少中药治疗内异症的机制研究也试图运用这些新科学技术进行更深层的研究，并已取得一些成绩，随着研究的深入各学科间的合作日益加强，相信内异症的研究将会取得更大的进展。

【诊断与鉴别诊断】

一、诊断

（一）病史

痛经史、不孕史、剖宫手术史、分娩时会阴创伤或手术史。

（二）临床表现

1. **继发性和渐进性痛经**　痛经发生在经前1～2日，月经首日达到顶峰，部分患者疼痛可放射至腰骶部、肛门或会阴部，表现为肛门坠胀、里急后重感、疼痛可随月经量减少而减轻以至消失。亦有少数患者无痛经。

2. **下腹痛和性交不适**　下腹疼痛多发生在下腹深部，也有两侧少腹部疼痛，非经时表现为固定部位的隐痛，行径时疼痛明显加剧。

3. **月经失调**　多表现为月经先期、经量多或经期延长。

4. **不孕**　约40%内异症患者并发不孕。

5. **其他**　卵巢异位内膜囊肿破裂时，可引起急性腹痛；腹壁切口、脐、外阴等处内异症病灶可有渐进性的周期性疼痛；相应部位可扪及包块；肺、膀胱直肠等部位的内异症可出现周期性的咳血、尿血以及便血等相关症状。

（三）检查

1. **全身检查**　可无特殊体征。或在脐或剖宫术后腹壁切口瘢痕处可触及逐渐增大的硬结，行经期压痛明显。

2. **妇科检查**　子宫多呈后倾后屈位，与其周围组织粘连，盆腔内或阴道直肠膈有触痛性结节，或子宫旁有不活动的囊性包块；有时在子宫颈外口、阴道穹隆部有紫红色结节。

3. 辅助检查

(1) 超声波检查：对卵巢子宫内膜异位囊肿和直肠阴道膈内异症的诊断有帮助。

(2) CT 及 MRI 检查：本方法与超声波检查的临床意义基本相同，但检查费用较高。

(3) 血清卵巢癌细胞表面抗原(CA125)水平测定：中、重度内异症患者 CA125 可能升高。临床研究表明卵巢恶性肿瘤 CA125 显著增高，子宫肌瘤和盆腔炎症患者的 CA125 也会高于正常，因此 CA125 仅可作为诊断内异症的参考。但内异症患者治疗后 CA125 水平下降，病变复发时 CA125 大都回升，因此有学者建议 CA125 可用于内异症治疗效果和病情复发的监测。

(4) 腹腔镜检查：是目前诊断内异症的最佳方法，尤其是对"不明原因"的腹痛或不育者。本检查通过腹腔镜直接观察，可发现盆腔内各种类型的病灶，同时又可在直视下对可疑病变取活组织做病理检查和进行临床分期。

二、鉴别诊断

1. 卵巢恶性肿瘤　囊性或混合性的卵巢恶性肿瘤有时易与卵巢内膜异位囊肿混淆，应做血沉、CA125、碱性磷酸酶或其他相关肿瘤指标测定，并结合影像学检查进行初步筛选，有恶性肿瘤可疑或包块发展迅速，伴有腹痛腹胀者，腹腔镜或剖腹探查可鉴别。

2. 子宫腺肌病　本病与内异症均有渐进性痛经，但两者疼痛发生的时间有不同，前者除痛在行经期间，尚可发生在经行期甚至月经停止后的一段时间，妇科检查子宫呈均匀增大；后者痛经多发在经前 1～2 日和行经初期，经量减少疼痛也随之减轻、停止，子宫大小正常。影像学和腹腔镜检查可鉴别。但注意本病有时与内异症同时存在。

3. 盆腔炎　盆腔炎症多有盆腔疼痛和盆腔粘连的临床表现，与内异症相似，但前者子宫旁组织多呈条索状增粗或片状增厚并有压痛，但无明显触痛的盆腔结节，既往有盆腔感染史，抗炎治疗有效。腹腔镜检查可鉴别。

【临床分期】

为评估疾病的严重程度、选择治疗方案、比较和评价不同疗法的疗效，可进行内异症的临床分期。内异症的分期法颇多，现多采用 1985 年美国生育学会(AFS)提出的"修正子宫内膜异位症分期法"。此分期法需经腹腔镜检查或剖腹探查确诊，并要求详细观察和记录内膜异位病灶的部位、数目、大小、深度和粘连程度，最后进行评分。

表 11－1　子宫内膜异位症的分期(修正的 AFS 分期法)

	病灶大小			粘连范围			
	1 cm	1～3 cm	>3 cm		<1/3 包入	1/3～2/3 包入	>2/3 包入
腹膜							
	1 cm	1～3 cm	>3 cm		<1/3 包入	1/3～2/3 包入	>2/3 包入
浅	1	2	4				
深	2	4	6				
卵巢							
右浅	1	2	4	薄膜	1	2	4
右深	4	16	20	致密	4	8	16
左浅	1	2	4	薄膜	1	2	4
左深	4	16	20	致密	4	8	16
输卵管							
右				薄膜	1	2	4
				致密	4	8	16
左				薄膜	1	2	4
				致密	4	8	16
直肠子宫陷凹					部分	全部	
闭塞					4	40	

(1) 若输卵管伞全部包入应改为 16 分。
(2) 此分期法将内膜异位症分 4 期，Ⅰ期(微型)：1～5 分；Ⅱ期(轻型)：6～15 分；Ⅲ期(中期)：16～40 分；Ⅳ期(重型)：>40 分。

【因、证、辨、治】

内异症以瘀为主要的病因，根据临床研究结果显示内异症常见证候有气滞血瘀、瘀热互结、痰瘀互结、寒凝血瘀、气虚血瘀和肾虚血瘀等。治疗应遵照"必伏其所主而先其所因"的原则，在活血化瘀的基础上兼理气、凉血、化痰除湿、温阳、补气或补肾之法。由于瘀血致病变化多端，瘀血壅阻经脉可令脉道不畅不通，也可致血无法循经而妄行，变生内异症诸多证候，因此选药组方时宜注意以下原则：活血化瘀不动血，散结消瘀不破血，调经止血不敛涩，通调经脉以助孕，补血慎用益精药，益气少用壅补剂，务使祛邪不伤正，扶正不留瘀。此外，根据经期和非经期的不同生理、病理变化，结合内异症患者的主要病症采用周期用药，标本兼治。

一、气滞血瘀证

[病因病机]工作、生活过度紧张或精神创伤，恼怒抑郁，致气行不顺，气逆则血逆，经血逆流泛于脉外；或剖宫手术，伤损脑脉脑络，血溢脉外，离经之血蓄而成瘀，阻碍气血运行，气滞血瘀遂成内异症。

[临床证候]经前或经行期，小腹胀痛，经色紫暗有块，经行不畅，量或多或少，或月经期延长，经前乳房胀痛，胸胁胀满，烦躁易怒，舌暗红有瘀点或瘀斑，脉弦。

[辨证依据]

(1) 有精神创伤史、子宫手术史。

(2) 经前或经行小腹胀痛，经色紫暗有块；经前乳房胀痛，经行之后逐渐消失。

(3) 胸胁胀满，烦躁易怒以经前尤甚，舌暗红有瘀点或瘀斑。

[治疗原则]活血化瘀，理气调经。

[方药选用]膈下逐瘀汤(方见闭经)去当归、川芎。

有卵巢子宫内膜异位囊肿者，加皂角刺、山慈姑；有月经延长者，去红花、桃仁，加蒲黄、三七、茜草；胸胁胀满甚者，加柴胡、白芍；盆腔痛性结节者，加莪术、三棱、土鳖虫。

二、痰瘀互结证

[病因病机]素体痰盛或素体脾虚，劳力或运动过度，损伤脾气，水湿运化失调，痰湿结聚阻于胞脉胞络，气血受阻滞而成瘀，痰瘀结互遂成内异症。

[临床证候]经前或经期小腹疼痛，或无痛经，经期或提前或错后，经色暗红，质黏稠，经期延长，不孕，盆腔包块，胸闷纳呆，或有泄泻，舌胖或有齿痕有瘀点，苔厚腻，脉滑。

[辨证依据]

(1) 有过劳史。

(2) 经前或经期小腹疼痛，或无痛经，月经或早或迟，或经期延长，色暗红，不孕，盆腔有包块。

(3) 胸闷纳呆，或有泄泻，舌胖或有齿痕有瘀点，苔厚腻，脉滑。

[治疗原则]活血化瘀，消痰散结。

[方药选用]三棱煎(《妇人大全良方》)。

三棱　莪术　青橘皮　制半夏　麦芽

痛经甚者，加乌药、延胡索；月经先后不定期者，加柴胡、白芍、香附；经期长者，加蒲黄、茜草；卵巢子宫内膜异位囊肿者，加皂角刺、山慈菇、土鳖。

三、瘀热互结证

[病因病机]过食厚味辛辣之品或温补之剂，热积于内；或素体阳盛，阳盛则热，血被热灼成瘀，瘀热互结伤损胞脉、胞络，遂成内异症。

[临床证候]经前或经行期间小腹灼热疼痛，经色红有血块，量增多，或行经时间延长，非经时小腹隐痛不适，经行发热，阴道干涩，性交疼痛，口干咽痛，心烦失眠，小便黄，大便干结，舌红，苔黄，脉弦数。

[辨证依据]

(1) 有饮食不节史。

(2) 经行小腹灼热疼痛，经色红有血块，非经时小腹痛，性交疼痛，经行发热。

(3) 口干咽痛，心烦失眠，小便黄，大便结，舌红，苔黄，脉弦数。

[治疗原则]清热凉血，化瘀调经。

[方药选用]血府逐瘀汤(方见月经前后诸证)去当归、川芎。

月经量多或经期长者，去红花，加地榆、槐花、蒲黄；经行头痛者，加葛根、天麻、蔓荆子；经行发热者，加水牛角、知母、制大黄；卵巢内膜异位囊肿者，加海藻、夏枯草；经痛甚者，加延胡索、三七；咽痛口干者，加玄参、天花粉、麦冬；大便干结者，加制大黄、火麻仁。

四、寒凝血瘀证

[病因病机]过食生冷寒凉之品，寒积于内；或素体阳虚，阳虚生内寒；或经产之时，不慎为寒邪内侵，血为寒凝成瘀，寒瘀互结，伤损胞脉胞络，遂成内异症。

[临床证候]经前、经时小腹冷痛，得热则痛减，经行不畅，色暗红有血块，非经时小腹冷痛不适，性交疼痛，不孕，白带清稀，形寒肢冷，小便清长，大便溏薄，舌暗红有瘀点瘀斑，苔白，脉沉紧。

[辨证依据]

(1) 有饮食不节史或经产受寒史。

(2) 经前、经时小腹冷痛，得热则痛减，经色暗红有血块，白带清稀，不孕。

(3) 形寒肢冷，小便清长，大便溏薄，舌暗红有瘀点瘀斑，苔白，脉沉紧。

[治疗原则]温阳化瘀，散结调经。

[方药选用]少腹逐瘀汤(方见痛经)。

大便溏薄者,去当归,加白术、茯苓;白带多者,加海螵蛸、樗白皮、艾叶;卵巢子宫内膜异位囊肿者,加三棱、莪术、土鳖。

五、气虚血瘀证

[病因病机]素体虚弱,或久病之后耗伤气分,气虚无力运血令血行不畅成瘀,瘀血损伤胞脉胞络,遂成内异症。

[临床证候]经期小腹疼痛,喜揉喜按,经色淡红,质稀薄,量多或经期长,面色㿠白,唇色淡白,神疲气短,小腹下坠,舌淡红,苔薄白,脉细弱。

[辨证依据]

(1) 病程较长,或有慢性病史。

(2) 经期小腹疼痛,喜揉喜按,经色淡红,质稀薄。

(3) 面色㿠白,唇色淡白,神倦气短,舌淡红,苔薄白,脉细弱。

[治疗原则]补气活血,化瘀调经。

[方药选用]理冲汤(《医学衷中参西录》)。

黄芪　党参　白术　山药　天花粉　知母　三棱　莪术　鸡内金

痛经明显者,加乌药、木香;经量多,或经期长者,加三七、海螵蛸、艾叶。

六、肾虚血瘀证

[病因病机]素体肾虚,房劳、坠胎、小产或产难损伤肾气,或久病缠绵,伤及肾气,肾气虚弱,不能温运胞脉胞络气血,血滞成瘀,遂成内异症。

[临床证候]经期小腹疼痛,喜热喜按,经色暗红,质稀薄,量增多或经期长,不孕,面色暗,眼眶黑,头晕耳鸣,腰酸下坠,夜尿多,大便溏,舌淡红,苔薄白,脉沉细尺弱。

[辨证依据]

(1) 有难产、坠胎小产史或慢性病史。

(2) 经期小腹疼痛,喜热喜按,经色暗红,质稀薄,不孕。

(3) 面色暗,眼眶黑,头晕耳鸣,腰酸下坠,夜尿多,大便溏,舌淡红,苔薄白,脉沉细尺弱。

[治疗原则]补肾益气,化瘀调经。

[方药选用]归肾丸(方见月经先期)合桂枝茯苓丸(方见妊娠腹痛)。

行经时痛经明显者,加小茴香、乌药、木香;月经量多或经期长者,去当归、赤芍,加续断、蒲黄、三七;腰酸下坠甚者,去丹皮,加黄芪、升麻;大便溏薄者,去熟地、当归、桃仁,加白术、补骨脂。

【其他疗法】

(一) 中成药

(1) 桂枝茯苓胶囊,每次3粒,每日3次,开水送服,3个月为1个疗程,经期停服。用于各种证型的内异症。

(2) 血府逐瘀口服液,每次1瓶,每日2～3次,开水送服,3个月为1个疗程,经期停服。用于瘀热互结的内异症。

(3) 散结镇痛胶囊,每次3粒,每日3次,开水送服,3个月为1个疗程,经期停服。用于各种证型的内异证。

(二) 外治

三棱15 g,莪术10 g,蒲黄15 g,五灵脂10 g,延胡索15 g,血竭10 g,赤芍15 g,加水1 000 ml浓煎成100 ml,保留灌肠,每日1次,3个月1个疗程,经期暂停。用于各种证型的内异症。

(三) 西药

1. 避孕药

(1) 醋酸炔诺酮,每次5 mg,每日1次,连服6个月。

(2) 醋酸甲羟孕酮避孕针,每次150 ml,肌注,每月1次,连续6个月。

2. 达那唑,每日200 mg,每日2～3次,月经第1日开始服,连续22日,连续6个月经周期。

3. 孕三烯酮,每次2.5 mg,每日1次,月经第1日开始服,连续22日,连续6个月经周期。

4. 促性腺激素释放激素激动剂

(1) 亮丙瑞林,每日3.75 mg,每隔28日1次,皮下注射,共3～6次。

(2) 戈舍瑞林,每日3.6 mg,每隔28日1次,皮下注射,共3～6次。

以上药物可出现一些副作用,如避孕药可发生阴道不规则滴血,乳房胀,体重增加;达那唑可发生肝酵素升高;促性腺激素释放激素可发生潮热、阴道干燥、性欲减退及骨质丢失等绝经症状。

(四) 手术

卵巢子宫内膜异位囊肿切除术,适用于囊肿破裂或囊肿直径大于5 cm,特别是迫切希望生育者;盆腔异位内膜病灶清除或破坏手术,适用于药物治疗后症状不缓解,局部病变加剧或生育功能仍未恢复者。以上两种手术能保留生育功能,但复发率可达40%左右。

盆腔内病灶清除及子宫切除术，保留一侧卵巢或部分卵巢，适用于45岁以下且无生育要求的重症者，此术式术后复发率约5%。

子宫、两侧附件切除及盆腔内病灶清除术，适用于45岁以上的重症者。术后不予雌激素补充治疗者，几乎不复发。

【转归与预后】

内异症虽然是一种进展性疾病和有远处转移的恶性行为，但大多数预后良好。也有发生恶变的病例报道，但未见恶变率的报道。内异症恶变多见于卵巢子宫内膜异位囊肿，其次是阴道、直肠膈内异症。

【预防与调护】

(1) 防止经血倒流。经期不做盆腔检查，如有必要应避免重力挤压子宫。如有阴道横隔、无孔处女膜、宫颈闭锁、宫颈管粘连等引起经血潴留的情况，应及时手术治疗，以免经血逆流入腹腔。

(2) 做好避孕措施，避免人工流产手术操作所引起的内异症。

(3) 月经来潮前禁止做各种输卵管通畅试验，以免将宫内膜推入腹腔。

(4) 避免进入宫腔的经腹手术将子宫内膜带到子宫、腹壁切口上及播种在腹腔而引起内异症。

【文献资料】

罗元恺通过长期的临床研究认为气滞血瘀是内异症的重要病机，采用益母草、土鳖虫、桃仁、蒲黄、五灵脂等中药制成罗氏内异方口服液。王俊玲运用此方治疗内异症24例，并与达那唑对照治疗16例，两组疗效比较，总有效率无显著性差异，两组治疗后盆腔疼痛症状均明显改善，包块缩小，但中药对月经不调和不孕的改善明显优于西药组。在症状和体征改善的同时，两组治疗后血清CA125和子宫内膜抗体(EMAB)水平较治疗前明显下降，两组治疗前全血黏度、血浆比黏度、血沉、还原黏度、红细胞聚集指数、血沉、方程K值6项指标均高于正常值，经治疗后中药组6项指标均有下降，血浆比黏度、血沉、还原黏度、红细胞聚集指数有所下降，而全血黏度反有所升高；可见达那唑在改善血液流变学指数方面不如罗氏内异方。动物实验结果提示此方有改善微循环、抗抑抗原抗体反应，调节机体免疫力功能的作用，其疗效与达那唑相当，但无达那唑的副作用。杨洪艳等通过大鼠实验性子宫内膜异位症模型，从子宫内膜的超微结构水平上探讨罗氏内异方治疗内异症的机制，并与西药丹那唑的实验结果对照，结果中西药组异位内膜的组织形态有不同程度的凋亡细胞形态改变，其中以罗氏内异方组的变化最显著，罗氏内异方可能通过调节体内生物活性物质，加速异位内膜的凋亡而取得疗效。

常暖用韩冰以化瘀软坚之莪术、三棱、鳖甲、穿山甲、血竭与化痰散结之皂角刺、海藻、薏苡仁等药物组方的妇痛宁胶囊，治疗内异症54例，总有效率90.7%，痛经有效率93.2%，卵巢囊肿、盆腔包块、盆腔结节缩小，有效率分别为84.8%、85.7%和91.2%，8例并发不孕者有4例妊娠，占50%。动物实验表明妇痛宁在一定程度上影响异位内膜上皮细胞的代谢活动和分泌功能，使异位内膜上皮细胞萎缩，而对在位内膜无明显影响。

参考文献

[1] 马敏珠.血府逐瘀汤治疗子宫内膜异位症83例.上海中医药杂志，1993，(2)：16

[2] 王宁.温肾化瘀对子宫内膜异位症所致不孕和流产的免疫性治疗.江苏中医，1994，15(1)：13

[3] 陈晓平，陈旦平.补阳还五汤治疗子宫内膜异位症的临床观察.中国中西医结合杂志，1995，15(11)：667

[4] 王俊玲，罗元恺.罗氏内异方治疗子宫内膜异位症的临床观察.中国中西医结合杂志，1997，17(4)：238

[5] 常暖，韩冰.妇痛宁治疗子宫内膜异位症临床与实验研究.中医杂志，1997，38(8)：488

[6] 张尤优，杨关通.桂枝茯苓丸加味治疗子宫内膜异位症38例.上海中医药杂志，1996，(6)：32

[7] 黄洁明，欧阳惠卿，许丽绵，等.子宫内膜异位症本质探讨及罗氏内异方对其血管内环境的影响.河南中医，2006，26(10)：123

第二节　子宫腺肌病

当子宫内膜腺体及间质侵入子宫肌层时，称子宫腺肌病。以往称内在性子宫内膜异位症，而将非子宫肌层的子宫内膜异位症称外在性子宫内膜异位症以示区别。

子宫腺肌病多发生于40岁以上经产妇，约15%患者同时合并子宫内膜异位症，约半数患者合并子宫肌瘤。子宫腺肌病又常合并子宫内膜增生过长。

中医学没有子宫腺肌病的相应病名，依据其临床表现，可属于痛经、月经过多、经期延长和癥瘕、不孕等范畴。

【致病机制】

中医学认为侵入子宫肌层的子宫内膜，在子宫外肌壁间所发生的出血，属"离经之血"，亦即瘀血，瘀蓄子宫，气血运行失调则产生痛经、经血妄行诸证，癥瘕、不孕也由此而生。

异位种植在子宫肌层的子宫内膜，受卵巢激素的作用发生周期性增生和出血，在子宫肌壁间形成弥漫性分布的微囊腔；又刺激出血周围的子宫肌纤维增生，形成了弥漫型的子宫肌层病灶；少数异位子宫内膜在肌层中呈局限性生长，形成结节或团块，称子宫腺肌瘤，是局限型的子宫肌层病灶。弥漫型和局限型的子宫腺肌病的病理发展的结果，使子宫体积增大变硬，并产生一系列临床症状。

西医学认为多次妊娠和分娩对子宫壁的创伤和慢性子宫内膜炎可能是导致子宫腺肌病的原因之一，此外还与子宫肌层受高水平雌激素刺激有关。

【诊断与鉴别诊断】

一、诊断

（一）病史

有盆腔炎史、宫腔内手术史，或多胎妊娠分娩史。

（二）临床表现

1. 继发性和渐进性痛经。

2. 月经量增多、经期延长。

（三）检查

1. 妇科检查　子宫均匀性增大或有局限性结节隆起，质硬而有压痛，经期尤为明显。

2. 辅助检查

（1）超声波检查：对弥漫型子宫腺肌病的诊断有帮助。

（2）CT 及 MRI 检查：临床意义与超声检查相同。

（3）腹腔镜检查：对盆腔子宫内膜异位症及子宫肌瘤的鉴别诊断有帮助。

二、鉴别诊断

1. 盆腔子宫内膜异位症　本病与内异症都有进行性痛经，但两者痛经发生的时间不同可资鉴别；本病的子宫增大有压痛与内异症的子宫大小正常、无压痛也有助鉴别诊断，超声波、腹腔镜检查可作为辅助鉴别诊断手段。

2. 子宫肌瘤　结节型子宫腺肌病与子宫肌瘤的子宫体积都增大，并且质硬或子宫有结节状突起。但子宫腺肌病的子宫体有压痛，尤其是在经期；而子宫肌瘤大多数情况下是没有压痛的。超声波或腹腔镜检查有助鉴别诊断。

【因、证、辨、治】

子宫腺肌病以瘀为主要病机，其证候以血瘀证为基础，结合患者的体质、感受病邪的不同而有气滞血瘀、寒凝血瘀、瘀热互结、气虚血或肾虚血瘀等证候，治疗以活血化瘀为基本原则，再佐以理气、温阳、清热、益气和补肾等。具体用药可参考盆腔子宫内膜异位症。经药物治疗效果不佳、长期剧烈痛经的患者，可做子宫切除术。

【转归与预后】

子宫腺肌病有恶变的报道，但未有大样本的临床研究报告，并且以绝经后的子宫腺肌病发生恶变的报道为多。

第十二章
多囊卵巢综合征

多囊卵巢综合征(PCOS)是一种发病多因性、临床表现多态性的综合征。1935 年首先由 Stein 和 Leventhal 报道,故称之为 Stein-Leventhal 综合征,自 20 世纪 60 年代起改称 PCOS。以高雄激素、高黄体生成激素、高胰岛素及胰岛素抵抗(IR)等为其内分泌学特征,以闭经或月经稀少或功血、卵巢多囊改变、不孕、多毛、肥胖及黑棘皮征为其临床表现。PCOS 是青春期和育龄期妇女最常见的内分泌紊乱性疾病之一,是生育期妇女月经紊乱最常见的原因,其发病的高峰年龄段为 20～30 岁,育龄期妇女发病率为 3.5%～7.5%。

近 10 年来随着对多囊卵巢综合征研究的深入,人们对其的认识也逐步深入,但仍存在着不少无法解释的问题,期待着我们去不断探索和研究,目前仍然是妇科的疑难病症和研究的热点。

中医学无多囊卵巢综合征的病名,根据其临床表现属于闭经、月经后期、崩漏、不孕等范畴。根据妇科检查有卵巢增大的特点,又可属于癥瘕范畴。

【致病机制】

中医学根据多囊卵巢综合征的临床特点,认为其主要病机是肾-天癸-冲任-胞宫之间生克制化关系失调,而肾虚又是主要因素。肾虚天癸迟至,脾虚内生痰湿,阻塞冲任,胞脉不畅,血行瘀滞,致月经停闭、稀发、量少或紊乱。常见证型有肾虚、痰湿、气滞血瘀、肝经湿热。

1. **肾虚**　禀赋素弱,先天不足,天癸迟至;或年少多病,阴阳失衡;或房劳过度,冲任受损,冲任不盛,血海不盈,而致月经后期,量少,甚至经闭而难以受孕。

2. **痰湿**　形体丰满,脂膜壅塞胞宫脉络;或脾虚不能运化水湿,痰湿内蕴,经络阻滞,冲任不通,湿痰流饮困阻血海,月经不行或量少、稀发,甚至不孕。

3. **气滞血瘀**　情志内伤,肝气郁结,气滞血瘀,致冲任、胞脉阻塞而月经不行,或经行量少、稀发、不孕。

4. **肝经湿热**　肝郁伤脾,脾虚失于运化,湿由内生;肝郁化热,湿热互结,下注冲任,经脉气机受阻,月经不行而带下量多、不孕。

多囊卵巢综合征的确切病因迄今尚不清楚,西医病因学说有如下几种。

1. **肾上腺因素**　部分 PCOS 起源于青春前期的肾上腺疾病,即肾上腺网状带分泌过多的雄激素。约在性腺发育的前 2 年,肾上腺即开始分泌脱氢表雄酮(DHEA)、硫酸脱氢表雄酮(DHEA－S)和雄烯二酮。在性腺外转化为雌酮,反馈性引起 GnRH 和 Gn 释放节律的紊乱,促进 LH 释放,降低 FSH 水平,使 LH / FSH 比值升高,继发引起卵巢雄激素生成增多,导致高雄激素血症。然而激活肾上腺皮质网状带的具体机制尚不清楚。

2. **细胞色素 P450c17a 调节失常**　Rosenfield 等认为细胞色素 P450c17a 的调节失常可诱发 PCOS。细胞色素 P450c17a 酶是卵巢和肾上腺合成雄激素的关键酶,包括 17a－羟化酶和 c17、20－碳链酶两部分。17－羟孕酮是形成皮质醇的重要前体。肾上腺内所含的 P450c17a 形成的 17－酮类固醇趋向于经$\triangle^5$ 途径,导致 DHEA 多于雄烯二酮。大多数 PCOS 对 GnRH 激动剂的反应,表现为 17－羟孕酮、雄烯二酮和雌酮分泌的增多,提示卵巢泡膜细胞和间质细胞含有雄激素合成酶 P450c17a 功能的亢进。至于 P450c17a 的亢进是由于 2 个腺体的内在因素,或是从肾上腺异常功能开始而延及卵巢,尚不完全清楚。

3. **胰岛素样生长因子的异常**　在青春期的正常性发育过程中,常见抗胰岛素现象,表现为胰岛素、胰岛素样生长因子(IGF－1)和 GH 的增多。卵巢有胰岛素受体，胰岛素直接刺激卵巢间质细胞生成过多的雄激素。IGF－1增多，刺激LH受体的表达，加强LH诱导雄激素合成，导致雄激素在卵巢聚集，使卵泡不能发育成熟，排卵障碍，形成多囊卵巢综合征；血中性激素结合蛋白(SHBG)和IGF结合蛋白3(IGFBP－3)的减少，使IGF－1活性相对增高，再与LH协同作用于卵泡膜细胞，促进雄激素的产生，此种情况多见于肥胖的PCOS患者。肾上腺分泌过多的雄激素又引起腺体外雌激素的形成，从而在青春期增强了垂体对内在的GnRH的敏感度，这两种变化的协同作用，增强了促性腺激素对卵巢的影响。

4. 肥胖　瘦素(leptin)是一种脂肪源性的肽类激素，由白色脂肪合成，是肥胖基因的编码产物，主要表达于脂肪细胞，卵巢也有瘦素受体mRNA的表达。瘦素可通过神经生殖系统调节卵巢功能，也可直接作用于卵巢，也可作用于胰岛β细胞，抑制胰岛素的分泌。PCOS患者无论肥胖与否，其血清瘦素浓度显著高于相同体重指数的正常排卵周期妇女。胰岛素可以刺激脂肪组织产生瘦素，肥胖成人对瘦素敏感降低，血中瘦素水平较正常人升高，存在瘦素抵抗现象。PCOS的高胰岛素血症可能是导致血清瘦素水平增高的原因，PCOS患者存在瘦素抵抗现象，高水平的瘦素可减弱卵泡细胞对FSH刺激的敏感性，导致卵泡发育成熟障碍，形成多囊卵巢。

5. 下丘脑-垂体功能异常　情绪波动、营养失调、激素刺激等都可导致下丘脑-垂体功能异常，GnRH和Gn的分泌或释放失去正常节律及周期性，LH/FSH比值增高，雄激素分泌过多，卵巢被膜纤维化增厚，卵泡发育及排卵障碍，卵巢增大呈多囊性改变，并发生不同程度的男性化。

6. 遗传因素　部分PCOS患者存在家族聚集性，主要以常染色体显性方式遗传。

【诊断与鉴别诊断】

一、诊断

(一) 病史

初潮后月经稀发或稀少，甚或闭经，或不规则阴道流血、不孕等，月经初潮前后即有多毛现象，或初潮前即有体重超重的趋势。

(二) 临床表现

1. 月经失调　主要表现闭经，多数为继发性闭经，闭经前常有月经稀发或过少；也可表现为闭经与崩漏交替出现。

2. 不孕　占不孕的0.6%～4.3%。多伴有黄体功能不足，即使怀孕也容易流产。

3. 多毛　多发生在青春期前后，表现为毛发增多增粗，阴毛呈男性化分布，乳晕周围、脐下腹中线、口角上唇等部位有毛发。

4. 痤疮　部分患者皮脂腺分泌过盛，出现较严重的痤疮，可伴有油脂性脱发。

5. 肥胖　为一重要特征，多始于青春期前后，但其脂肪分布及体态并无特异性。

6. 远期合并症

(1) 肿瘤：持续的、无周期性的、相对偏高的雌激素水平和升高的E_1与E_1/E_2比值对子宫内膜的刺激，又无孕激素抵抗，使子宫内膜癌和乳腺癌发病率增加。

(2) 心血管疾病：脂代谢紊乱，易引起动脉粥样硬化，导致冠心病、高血压等。

(3) 糖尿病：胰岛素抵抗状态和高胰岛素血症、肥胖，易发展为隐性糖尿病或糖尿病。

(三) 检查

1. 全身检查　常在颈背部、腋下和腹股沟等处皮肤出现灰褐色色素沉着，呈对称性，轻抚软如天鹅绒，又称黑棘皮症。

2. 妇科检查　阴毛较长而浓密，可布及肛周、下腹部及腹中线，子宫体大小正常，两侧或单侧卵巢增大，较正常卵巢大1～3倍，呈圆形或椭圆形，但包膜厚，质坚韧。也有少数患者卵巢并不增大。

3. 辅助检查

(1) 基础体温测定：表现为单相，月经周期后半期体温无升高。

(2) 超声检查：双卵巢增大，包膜回声增强，间质丰富。卵巢皮质内有各级未成熟卵泡形成的小的无回声区，多位于边缘，使卵巢声像呈“轮辐状”，小卵泡多者也可散在分布于卵巢内，无成熟卵泡可见，连续监测也未见主导卵泡发育及排卵迹象。子宫可略小于正常，子宫内膜增厚或回声异常。超声多普勒可见卵巢基质血流明显增加。

(3) 诊断性刮宫：于月经前数日或月经来潮6小时内做诊断性刮宫，子宫内膜呈增生期或增生过长，无分泌期变化。年龄＞35岁的患者应常规做诊断性刮宫，以早期发现子宫内膜不典型增生或子宫内膜癌。

(4) 激素测定：① FSH、LH测定：血清LH

水平升高，无周期性排卵前峰值出现。FSH 正常或偏低，LH/FSH≥2，如 LH/FSH≥3 以上更有助于诊断。以 GnRH 刺激后 LH 反应亢进，FSH 反应偏低。② 血清睾酮、双氢睾酮、雄烯二酮水平升高，SHBG 水平下降。部分患者表现为血清总雄激素水平不高但血清游离睾酮升高，脱氢表雄酮或硫酸脱氢表雄酮正常或轻度升高。③ 尿 17-酮皮质类固醇可轻度升高，提示肾上腺功能亢进。④ 雌二醇正常或稍升高，无周期性改变，无排卵前后升高现象，E_1/E_2 比值>1。⑤ PRL 可轻度升高。⑥ 肥胖患者，应测定空腹血糖及内服葡萄糖耐量试验(OGTT)，空腹胰岛素水平(正常<20 μg/ml)及葡萄糖负荷后血清胰岛素最高浓度(正常<150 μg/ml)。

(5) 孕激素试验：因有一定的雌激素水平，孕激素试验为阳性。

(6) 腹腔镜检查：可见卵巢增大，包膜增厚，表面光滑，呈灰白色，有新生血管。包膜下显露多个卵泡，但无排卵征象(排卵孔、血体或黄体)。腹腔镜下取卵巢组织送病理检查，诊断即可确定。在诊断的同时可做腹腔镜治疗。

根据病史及临床表现，结合必要的辅助检查，可对本病初步作出诊断。目前对其诊断标准仍有不同意见。2003 年欧洲人类生殖协会和美国生殖医学协会共同推荐的诊断标准如下。

(1) 临床出现持续无排卵或偶发排卵。

(2) 临床和(或)生化指标提示存在高雄激素血症，并排除其他可能导致高雄激素的因素。

(3) 卵巢呈多囊样改变。

符合上述 3 项中的 2 项者可诊断。

二、鉴别诊断

1. 卵泡膜细胞增殖症　其病理变化为卵巢皮质有一群卵泡膜细胞增生。临床和内分泌征象与 PCOS 相仿但更严重，本病患者比 PCOS 更肥胖，男性化更明显，睾酮水平也高于 PCOS，可高达 5.2～6.9 nmol/L，而硫酸脱氢表雄酮正常。

2. 卵巢男性化肿瘤　如睾丸母细胞瘤、门细胞瘤、肾上腺残迹肿瘤都可产生大量雄激素，但当血清睾酮值>6.9 nmol/L 时即应排除此种类型肿瘤。男性化肿瘤多为单侧性、实性肿瘤，进行性增大明显，可做 B 超、CT 或 MRI 定位。

3. 肾上腺皮质增生或肿瘤　肾上腺分泌大量皮质醇和雄激素，有肥胖、多毛、月经紊乱等表现，超声检查见卵巢呈多囊性变化，同时有肾上腺皮质功能紊乱的临床表现，肾上腺皮质增生者尿 17-酮皮质类固醇、17-羟皮质类固醇明显增高，对 ACTH 兴奋试验反应亢进，地塞米松抑制试验抑制率≤0.70，肾上腺皮质肿瘤患者则对这两项试验反应都不明显。

【因、证、辨、治】

本病内因为肝、脾、肾三脏功能失调，外因湿邪侵袭为主，内外因互为因果作用于机体而致，故临床以虚实夹杂证多见。辨证主要根据体胖、多毛、卵巢增大、包膜增厚的症状及体征特点，临床常配合涤痰软坚、化瘀破癥之品治疗。

一、肾虚证

[病因病机]先天不足，禀赋素弱，或年少多病，阴阳失衡，身体发育障碍，天癸迟至，冲任不盛，血海不盈，而致月经后期，量少，甚至经闭而难以受孕。

[临床证候]头晕耳鸣，腰膝疲软，乏力怕冷，大便溏薄，或带下量少，阴中干涩，婚后日久不孕，月经初潮迟至、后期，量少，色淡质稀，渐至停闭，偶有崩漏不止，或经期延长，舌淡，苔薄，脉沉细。

[辨证依据]

(1) 先天不足，禀赋素弱，或年少多病。

(2) 头晕耳鸣，腰膝疲软，月经初潮迟至、后期，量少，色淡质稀，渐至停闭，偶有崩漏不止，或经期延长。

(3) 舌淡，苔薄，脉沉细。

[治疗原则]补肾调经。

[方药选用]右归丸(《景岳全书》)。

附子　肉桂　熟地　山茱萸　山药　当归　枸杞子　杜仲　菟丝子　鹿角胶

阴精不足，或阴阳两虚者，恐其辛热助阳伤阴，去肉桂、熟附子，加旱莲草、女贞子；兼有痰湿阻滞脉络，月经不行者，加半夏、陈皮、贝母、香附；兼血滞者，加桃仁、丹参、卷柏。

二、痰湿证

[病因病机]形体丰满，脂膜壅塞胞宫脉络，经络阻滞，冲任不通，湿痰流饮困阻血海，月经不行或量少，稀发，甚至不孕。

[临床证候]形体丰满肥胖，多毛，头晕胸闷，喉间多痰，四肢倦怠，疲乏无力，月经后期，量少，甚则停闭，带下量多，婚久不孕，舌体胖大，色淡，苔厚

腻，脉沉滑。

［辨证依据］

（1）有情志内伤或饮食劳倦史。

（2）形体丰满肥胖，多毛，头晕胸闷，喉间多痰，四肢倦怠，月经后期，量少，甚则停闭，带下量多，婚久不孕。

（3）舌体胖大，色淡，苔厚腻，脉沉滑。

［治疗原则］化痰除湿，通络调经。

［方药选用］苍附导痰丸（《叶天士女科诊治秘方》）。

苍术　香附　陈皮　半夏　茯苓　甘草　枳壳　胆星　生姜　神曲

顽痰闭塞，月经不行者，加浙贝母、海藻、石菖蒲；痰湿已化，血滞不行者，加川芎、当归；脾虚痰湿不化者，加白术、党参；胸膈满闷者，加郁金、薤白。

三、气滞血瘀证

［病因病机］情志内伤，肝气郁结，气滞血行受阻；或经行、产后调摄不慎，六淫、房室所伤，邪气与余血相结，瘀阻冲任，致冲任、胞脉阻塞而月经不行，或经行量少、稀发、不孕。

［临床证候］精神抑郁，心烦易怒，小腹胀满拒按，或胸胁满痛，乳房胀痛，月经后期量少，经行有块，甚则经闭不孕，舌暗红有瘀点瘀斑，脉沉弦涩。

［辨证依据］

（1）有情志内伤史。

（2）心烦易怒，小腹胀满拒按，乳房胀痛，月经后期量少，经行有块，甚则经闭不孕。

（3）舌暗红有瘀点瘀斑，脉沉弦涩。

［治疗原则］行气活血，祛瘀通经。

［方药选用］膈下逐瘀汤（方见闭经）。

月经不行者，加牛膝、卷柏、泽兰、大黄；小腹凉，四末不温者，加肉桂、巴戟天、仙灵脾。

四、肝经湿热证

［病因病机］肝郁伤脾，脾虚失于运化，湿由内生；肝郁化热，湿热互结，下注冲任；或感受湿热之邪，经脉气机受阻，月经不行而带下量多、不孕。

［临床证候］形盛体壮，毛发浓密，面部痤疮，经前胸胁乳房胀痛，肢体肿胀，大便秘结，小便黄，带下量多，阴痒，月经稀发，量少，甚则经闭不行，或月经紊乱，崩漏淋漓，舌红，苔黄厚，脉沉弦或弦数。

［辨证依据］

（1）有情志内伤史。

（2）形盛体壮，毛发浓密，面部痤疮，经前胸胁乳房胀痛，肢体肿胀，带下量多，阴痒，月经稀发，量少，甚则经闭不行，或月经紊乱。

（3）舌红，苔黄厚，脉沉弦或弦数。

［治疗原则］清热利湿，疏肝调经。

［方药选用］龙胆泻肝汤（方见带下过多）。

大便秘结者，加大黄；溢乳者，加炒麦芽；胸胁满痛者，加郁金、枳壳；月经不行者，加山楂、丹皮。肝气郁结，肝火内盛，月经不行，无明显湿邪，用清肝达郁汤（方见月经先期）。

【其他疗法】

（一）一般治疗

肥胖者加强锻炼和限制高糖、高脂饮食以减轻体重，因脂肪堆积过多会加剧高胰岛素和高雄激素的程度，也是导致无排卵的重要因素之一。

（二）针灸

1. 针刺促排卵　月经第 14 日开始针刺关元、中极、子宫、三阴交，每日 1 次，共 3 次，每次留针 30 分钟，平补平泻；或用电刺激 30 分钟。

2. 艾灸　取关元、中极、足三里、三阴交，每次 2～3 穴，每穴灸 5～7 壮，7 次为 1 个疗程。

3. 穴位注射　取气海、关元、肾俞、脾俞、三阴交、足三里、太溪，用维生素 B_1 或当归注射液，每穴注入 0.2～0.5 ml，每次 3～4 穴，隔日 1 次。

4. 耳针　取肾、肾上腺、内分泌、卵巢、神门，埋针、埋豆，每次 4～5 穴，每周 2～3 次。

（三）西药

1. 抗雄激素

（1）去氧孕烯片，每次 1 片，每日 1 次，连服 21 日，停药 7 日后重复用药，共 3～6 个月。

（2）复方醋酸氯羟甲烯孕酮，于出血第 5 日起，每日 1 片，连服 21 日，停药 7 日后重复用药，共 3～6 个月经周期。

（3）螺内酯片，每次 20 mg，每日 3 次，疗程 6～9 个月。出现月经不规则者可与内服避孕药联合应用。

（4）促性腺激素释放激素激动剂（GnRH－a）：曲普瑞林 3.75 mg，周期第 2 日肌注，每 28 日 1 次，共 6 个月。

（5）糖皮质类固醇：地塞米松 0.25 mg，每日 1 次，连用 15 日，疗程 3 个月。

2. 纠正肥胖、减少胰岛素抵抗现象

二甲双胍，每次 0.5 mg，每日 3 次，疗程 3～6 个月。

3. 诱发排卵

(1) 枸橼酸氯米芬(CC),在子宫出血第 3～5 日起每日 50 mg,共 5 日。

(2) 人绝经期促性腺激素(HMG)75 u,肌注,在月经周期或撤退性出血第 2～3 日起,每日 1 次,连续监测至优势卵泡直径 18～20 mm,再给予绒毛膜促性腺激素(HCG)5 000～10 000 u,肌注,48～72 小时后 B 超监测有无排卵。也可使用 FSH、基因重组 FSH 等制剂。

由于多囊卵巢综合征患者诱发排卵时较易并发卵巢过度刺激综合征,必须加强预防措施:① HMG－HCG 不作为 PCOS 患者促排卵的首选方案。② 多个卵泡达到成熟期或卵巢直径＞6 cm 时,不应加用 HCG。

(四) 手术

在药物治疗无效的情况下,可做腹腔镜下的电灼术、多点穿刺术或激光打孔术。

【文献资料】

多囊卵巢综合征是常见的一种生殖功能障碍性疾病,目前西医治疗尚无满意的治疗方法,中医药治疗 PCOS 致不孕疗效明确,尤其是中西医结合在本病治疗中有极大的优势,治疗前景广阔。

1. **中药周期治疗** 袁雄芳根据月经周期不同时期肾的阴阳变化规律,结合多囊卵巢综合征病理变化特点,进行分期用药,即在药物行经经净后,作为人工假设月经周期开始,以补肾为主,促进卵泡发育成熟,卵泡成熟后继用活血化瘀促使其排卵,其后补肾促进黄体发育,再以活血调经,促使月经来潮。经 1～3 个疗程治疗,治愈 26 例(68.4%),有效 7 例(18.4%),总有效率 86.8%,提示中医周期疗法对治疗多囊卵巢综合征有较好疗效。

2. **中西医结合治疗** 黎小斌用李丽芸验方导痰种子方联合氯米芬治疗该病,并与单用氯米芬进行比较,结果加用中药组疗效显著好于单纯西药治疗。

3. **针药结合** 蔡恒等用内服补肾化痰、活血散结中药,结合针灸疗法治疗多囊卵巢综合征,观察治疗前后患者月经情况、基础体温、性激素水平、排卵及妊娠率等指标,并进行比较。结果月经紊乱明显改善,基础体温双相率 61%(22/36),与治疗前比较,$P<0.01$,FSH、LH、睾酮(T)、LH/FSH 比值均有显著改变(均 $P<0.01$),妊娠 20 例(55.5%)。结果显示中药针灸结合治疗多囊卵巢综合征有良好疗效。

4. **实验研究** 郝琦蓉等运用放免法测定多囊平治疗前后血睾酮(T)、胰岛素(INS)、内服糖耐量实验(OGTT)中胰岛素曲线下面积及血瘦素水平的变化;连续阴道涂片观察各组大鼠排卵情况。结果多囊平胶囊使 PCO 大鼠血 T、瘦素均明显下降,并且 OGTT 实验中曲线下面积减小,用药后体重明显降低。多囊平组 3 只大鼠恢复排卵。结论:多囊平胶囊可用于临床治疗高雄激素血症。说明在多囊卵巢综合征高雄激素形成中除 INS 作用外,尚有其他关键因素作用。多囊平在中枢及外周协调发挥作用调整能量失衡和性腺功能,进一步体现了中医药的整体治疗作用。孙斐等采用 α－32P 标记瘦素受体(OB－R)及神经肽 Y(NPY)寡核苷酸探针原位杂交、放射自显影技术结合图像分析,观察中药治疗前后下丘脑弓状核(AR)2 种物质 mRNA 的表达变化。结果:ASR 中 ARC 的 NPY 基因表达水平明显增加($P<0.01$),OB－R 基因表达水平明显降低($P<0.01$),ASR 呈肥胖、无排卵状态。用中药天癸方治疗后,NPY 基因表达下降,OB－R 基因表达上升至正常大鼠水平。结论:ASR 肥胖及无排卵可能与 NPYmRNA 过度表达、OB－RmRNA 数目异常有关,中药可调节 NPY 和 OB－RmRNA 表达而发挥减肥及促排卵作用。

参考文献

[1] 于传鑫,李颂弦. 实用妇科内分泌学. 上海:复旦大学出版社,2004

[2] Schoyer K D, Liu H C, Witkin S, et al. Serum insulin-like growth factor I (IGF－1) and IGF-binding protein 3(IGFBP－3) in IVF patients with polycystic ovary syndrome: correlations with outcome. Fertil Steril, 2007, 88(1): 139

[3] 袁雄芳. 中医周期疗法治疗多囊卵巢综合征 38 例. 福建中医药,2003,34(2):22

[4] 黎小斌,李丽芸. 导痰种子方联合氯米芬治疗多囊卵巢综合征. 实用医学杂志,2000,16(4):330

[5] 蔡恒,钟志国,陈雪松. 中药针灸结合治疗多囊卵巢综合征合并不孕的临床观察. 四川中医,2006,24(7):73

[6] 郝琦蓉,张引华. 多囊平胶囊治疗多囊卵巢综合征的实验研究. 山西医科大学学报,2003,34(5):447

[7] 孙斐,俞瑾,张利能,等. 中药天癸方对雄激素致不孕大鼠下丘脑 Leptin 受体及神经肽 Y mRNA 的影响. 中国中西医结合杂志,2000,20(5):362

第十三章

高催乳素血症

高催乳素血症是各种原因导致的血清催乳素水平异常升高，达 25 μg/L(1.14 nmol/L)以上，以闭经、溢乳、无排卵和不孕为临床特征的综合征。育龄期妇女发生率为 0.4%。

在古医籍中虽无高催乳素血症的病名，但对溢乳症有病案记载。如清代《王旭高医案》云："……乳房属胃，乳汁血之所化，无孩子而乳房膨胀，亦下乳汁，非血之有余，乃不循其道为月水，反随肝气上入乳房，变为乳汁……"本案记录了非孕期、产后的溢乳症，并指出溢乳是血不循常道为月经，而反随肝气上入乳房为乳汁的病机。根据其临床表现，属于月经后期、月经过少、闭经、乳泣、不孕等范畴。

【致病机制】

病因多端，病机复杂。乳房属阳明胃经，乳头属厥阴肝经，经血、乳汁同源于脾胃，其满、溢有赖于肝气条达，疏泄有度；肾为月经之本，然而月经的调节又取决于肝，肝藏血主疏泄。常见的病因病机为肝郁气滞，或肝郁化火，肝火上升；肝肾不足，冲任失养，封藏失职；或脾虚痰阻，统摄无权，气血逆乱。

1. **肝郁气滞**　情志抑郁或愤怒伤肝，以致疏泄失常，气血逆乱，血不循常道下注血海为月经，反随肝气上逆乳房变为乳汁，导致乳汁外溢，月经稀少、闭经或不孕。

2. **肝肾不足**　禀赋虚弱，肝肾不足，冲任失养，血海空虚，导致月经稀少、闭经，甚则不孕；肝肾亏虚，肝失所养，疏泄失职则致气血逆乱，随肝气上逆乳房而致溢乳。

3. **脾虚痰阻**　素体肥胖，或恣食高粱厚味，或饮食失节，或思虑劳倦，损伤脾胃，脾虚痰湿内生，痰阻气机，经脉受阻，冲任失调而致月经后期、闭经，甚则不孕；脾虚不能摄血归经，气血逆乱，不得下注冲任，上逆乳房化为乳汁，导致乳汁外溢。

西医学病因包括下丘脑与垂体疾患、胸部疾患、全身疾患、药物因素和特发性因素等

1. **下丘脑疾患**　颅咽管瘤、炎症、外伤、放疗等影响下丘脑的催乳素抑制因子分泌和传递都可引起催乳素升高。

2. **垂体疾患**　占 1/3～1/2。最常见的原因是垂体肿瘤，按直径分为微腺瘤(小于 1 cm)和大腺瘤。还有空蝶鞍综合征、垂体腺细胞增生等都可致垂体分泌过量的催乳素。

3. **药物因素**　长期使用氯丙嗪、利舍平、甲基多巴、吗啡、避孕药、甲氧氯普胺等。

4. **其他疾患**　原发性甲状腺功能减退、肾功能衰竭、多囊卵巢综合征、肾上腺瘤、肝硬化、胸壁外伤或手术等。

5. **特发性高催乳素血症**　无明确原因。此类患者数年后可能发展为垂体微腺瘤。

【诊断】

(一) 病史

月经不调、手术、慢性疾病、长期使用药物等。

(二) 临床表现

1. **泌乳**　非妊娠期，或产后停止哺乳 6 个月后，出现溢乳或挤压乳头有分泌物，但泌乳者约 30%不伴催乳素升高。

2. **月经异常**　可表现为月经频发或月经稀发或闭经，后者称闭经-溢乳综合征，但有些患者仅有闭经而无溢乳。

3. **头痛与视觉障碍**　垂体微腺瘤一般无明显症状；大腺瘤可引起头痛、头胀、眼花、呕吐等症状，压迫视交叉，可出现视野缺损。

4. **不孕和性功能改变**　可导致黄体功能不全，甚至无排卵。低雌激素状态可影响性欲。

（三）检查

1. 全身检查　注意有无甲状腺肿大及肢端肥大的体征；详细检查两侧乳房，用手从乳房周围向乳头方向挤压，观察有无乳汁分泌。泌乳常呈乳白色或水样，显微镜下可见脂肪球。

2. 妇科检查　阴道黏膜萎缩变薄、分泌物减少，子宫萎缩变小。

3. 辅助检查

(1) 血清 PRL：以上午 10～11 时空腹采血测定，最能反映其真实水平。育龄非孕妇女，至少 2 次测定值>1.36 nmol/L，方能诊断。

(2) 垂体、卵巢功能检查：促卵泡激素及促黄体激素处于正常低限或低于正常水平，雌二醇水平偏低，基础体温呈单相型或黄体功能不足。

(3) 甲状腺、肾上腺功能检查：可有甲状腺功能低下，脱氢表雄酮、雄烯二酮升高。

(4) PRL 兴奋或抑制试验：氯丙嗪兴奋试验或促甲状腺素释放激素(TRH)兴奋试验可了解下丘脑-垂体的储备能力，PRL 明显增高者提示下丘脑-垂体功能失调。

(5) 影像学检查：头颅 CT 检查诊断巨腺瘤和微腺瘤的准确率分别达 95%和 80%～90%，高分辨率者可发现直径 3 mm 的微腺瘤。MRI 诊断垂体瘤的准确率与 CT 相仿。

(6) 视野检查：有助确定垂体肿瘤的部位和大小。

【因、证、辨、治】

一、肝气郁结证

[病因病机]情志内伤，肝气郁结，疏泄失常，冲任失调，气血逆乱，经血不循常道而上入乳房，化为乳汁而外溢。

[临床证候]闭经或月经稀少，乳汁自溢或挤压而出，精神抑郁，喜叹息，胸胁、乳房胀满疼痛，或少腹胀痛，舌苔薄白，脉弦。

[辨证依据]

(1) 有情志内伤史。

(2) 闭经或月经稀少，乳汁自溢或挤压而出，精神抑郁，喜叹息，胸胁、乳房胀满疼痛，或少腹胀痛。

(3) 舌苔薄白，脉弦。

[治疗原则]疏肝解郁，理气调经。

[方药选用]柴胡疏肝散(方见月经过少)加莪术、牛膝、麦芽。

乳房胀痛有结块者，加青皮、夏枯草、荔枝核、橘核。肝郁化火，心烦易怒，口渴咽干者，用丹栀逍遥散(方见月经先期)以清肝泻热。

二、肝肾亏损证

[病因病机]素体肝肾不足，水不涵木，肝失疏泄，气血逆乱，血化为乳而上溢；冲任失养，胞宫不能按时满盈而经闭。

[临床证候]月经稀发或闭经，溢乳，不孕，头晕耳鸣，精神不振，腰酸膝软，舌红，苔少，脉细。

[辨证依据]

(1) 素体虚弱，肝肾不足。

(2) 月经稀发或闭经，溢乳，不孕，头晕耳鸣，精神不振，腰酸膝软。

(3) 舌红，苔少，脉细。

[治疗原则]滋养肝肾，养血调经。

[方药选用]归肾丸(方见月经先期)加鸡血藤、首乌、麦芽。

五心烦热，咽干口燥者，去当归、熟地、杜仲，加生地、女贞子、旱莲草、龟版、地骨皮。

三、脾虚痰阻证

[病因病机]脾虚水湿运化失职，聚而成痰，脂膏壅积，痰阻经络，气机不畅，冲任失调。

[临床证候]形体肥胖，月经稀发或闭经，不孕，乳汁自出或挤压而出，胸闷腹胀，纳呆，大便溏，舌淡胖，苔薄白或白腻，脉滑或缓滑。

[辨证依据]

(1) 素体脾虚，或有饮食劳倦史。

(2) 形体肥胖，月经稀发或闭经，不孕，乳汁自出或挤压而出，胸闷腹胀，纳呆，大便溏。

(3) 舌淡胖，苔薄白或白腻，脉滑或缓滑。

[治疗原则]健脾燥湿，豁痰调经。

[方药选用]苍附导痰丸(方见多囊卵巢综合征)加石菖蒲、白术、麦芽。

闭经者，加川芎、当归、鸡血藤。

【其他疗法】

（一）单方

(1) 生麦芽 30～60 g，泡茶饮服，3 个月为 1 个疗程。

(2) 生山楂 50 g，炒麦芽 30 g，水煎代茶饮。

（二）针灸

取百会、气海、天枢、足三里、大赫、血海、膻中，平补平泻，留针 20 分钟。

（三）西药

1. 一般治疗　治疗必须针对发病原因制定治

疗方案。对甲状腺功能低下者，给予甲状腺素治疗；由于药物引起的高催乳素血症，应立即停止用药，药物不能停用时宜用人工周期疗法，防止生殖器官萎缩。

2. 西药　治疗药物有溴隐停、培高利特、麦角苄酯、溴隐亭 SRO、溴隐停 LA 等。最常用的是溴隐停，是特异性的催乳素抑制剂，既可用于垂体腺瘤，又可用于特发性高催乳素血症。

单纯的高催乳素血症

(1) 持续服药：溴隐停常用剂量为每日 2.5～7.5 mg，分次餐中服，每次 2.5 mg。开始剂量宜小，每次 1.25 mg，每日 2 次；3～7 日后增为每次 2.5 mg，每日 2～3 次，连服 3～6 个月或更长时间。副反应有恶心、头痛、头晕、乏力、便秘等。不能内服者，可阴道后穹隆纳药，每日 2.5 mg。用药 1 周后血 PRL 即下降，2 周后常无乳汁挤出，4 周后闭经患者可以出现月经(95%)与排卵(90.5%)；治疗后的妊娠率达 75%～100%。

(2) 间断服药：每次 2.5 mg，每日 2 次，3 周后停用。月经来潮日重复另一疗程；间断服药 4 个疗程仍未见月经周期恢复或无排卵者，改用持续服药疗法。

高催乳素血症伴发垂体腺瘤

应用溴隐停治疗垂体腺瘤的适应证有：① 有微小肿瘤而希望生育者；② 肿瘤有浸润难以手术治疗者；③ 肿瘤切除后血中 PRL 水平不下降者。

(1) 持续服药：溴隐停每次 2.5 mg，每日 3～4 次，视催乳素水平及视野检查而调整。排卵率达 60%～100%，可在 2～6 个月内妊娠，微腺瘤妊娠率可达 70.3%，大腺瘤妊娠率达 37.5%。治疗 1 年内应避孕，尤其大腺瘤；1 年后重复 CT 扫描，如肿瘤消失或缩小则可妊娠。

(2) CV205－502：为多巴胺激动剂，非麦角衍生物，对垂体泌乳素瘤有效，开始剂量每日 75 μg，逐渐增至每日 100 μg，以后根据血 PRL 水平，维持原量或逐渐增至每日 800 μg。

(四) 手术

垂体腺瘤手术切除的目的是缩小瘤体、恢复正常视力及脑神经与垂体前叶的功能。手术方法是经蝶窦显微切除肿瘤。对微腺瘤的治愈率可达 70%～75%；有学者主张对巨腺瘤最好在术前用溴隐停治疗一段时间，待肿瘤缩小后再做手术，可改善手术的效果；术后残余瘤也常须进行药物治疗。

(五) 放射治疗

如 γ-刀、X-刀等。

【文献资料】

溴隐亭是目前国内外治疗高催乳素血症的首选药。有的患者由于溴隐亭的副作用而不能耐受。目前中医药治疗高催乳素血症在临床与基础研究方面取得了一定的进展。

罗元恺认为临床上闭经-溢乳综合征可分为两大类型，一为脾肾阳虚型，一为肝郁脾虚型。前者体形肥胖，面色较苍白，月经停闭，乳房不胀，挤压有乳汁溢出，乳汁多少浓淡不定，易觉疲倦或头晕，舌淡胖，苔白润，脉沉细。治宜温补肾脾阳气，用肾气丸加白术、炒麦芽(可用至 100 g 左右)。后者平素肝气郁结，脾气不运，形体不胖或消瘦，除闭经和溢乳外，如时间延长，可见生殖器官萎缩，卵巢功能低落，伴精神抑郁、食欲不振、睡眠不佳、多梦，舌暗红，脉沉弦。治宜疏肝解郁健脾，用逍遥散加郁金、素馨花、鸡内金、生麦芽(用量 100 g 左右)、生薏苡仁等。

贾金英用舒肝敛乳方(熟地、当归、白芍、柴胡、郁金、茯苓、白术、泽兰、仙灵脾、枳壳、生麦芽)，结果表明当催乳素在 25～50 ng/ml 时，此方与溴隐亭治疗后，有效率和排卵率(即显效率)接近。

罗雪冰用消癖汤(玄参、夏枯草、猫爪草、白芍、莪术、柴胡、青皮、炒麦芽、生牡蛎等)治疗，每次 1 袋，每日 2 次，饭后服，连服 1 个月为 1 个疗程，共观察 3 个疗程，总有效率 94.19%。

梁楚京采用针灸治疗闭经溢乳综合征 20 例，取期门、公孙、足临泣为主要止乳穴，归来、关元为通经局部穴，结合全身辨证配穴，针法以留针、间歇捻转为主，辨证选择电针、艾灸和梅花针等，总有效率 80%，降低 HPRL 显效率 41.67%。

李爱英利用垂体移植引起大鼠高泌乳素血症，结果提示高泌乳素血症可影响促性腺激素的分泌，其作用与性激素有关。张思佳等观察仙甲冲剂对实验性 HPRL 的药理作用后发现，仙甲冲剂能明显对抗甲氧氯普胺所致大鼠 PRL 的升高，作用与溴隐亭相似且作用持久。

参考文献

[1] 李诵弦，于传鑫. 实用妇科内分泌学. 上海：上海医科大学出版社，1997

[2] 牛建昭. 现代中西医妇科学. 北京：中国科学技术出

版社，1996
［3］罗颂平，张玉珍. 罗元恺女科述要. 广州：广东高等教育出版社，1993
［4］贾金英. 舒肝敛乳方治疗高泌乳素血症 46 例疗效观察. 山东中医杂志，2000，19(2)：80
［5］罗雪冰. 消癖汤治疗高泌乳素血症 216 例. 上海中医杂志，2004，38(10)：36
［6］梁楚京. 针灸治疗闭经-溢乳综合征的临床观察. 广州中医学院学报，1991，8(2，3)：201
［7］李爱英. 高泌乳素血症对大鼠黄体生成素分泌的影响. 河北中西医结合杂志，1997，6(5)：698
［8］张思佳，何春娜，乔乐士，等. 仙甲冲剂对实验性 HPRL 的药理作用. 中国优生与遗传杂志，2000，8(4)：52

第十四章
卵巢早衰

卵巢早衰是指在40岁之前月经停闭,伴见围绝经期症状群,具有高促性腺激素和低雌激素特征的一种妇科疑难病,又称早期绝经。正常妇女的绝经年龄是45～55岁之间。1967年,Moraes-Ruehsen和Jones将40岁前自然绝经称卵巢早衰(POF)。以往认为卵巢早衰由于卵巢功能衰竭,卵泡耗竭是不可逆的。近几年中西医学者在研究中发现卵巢早衰治疗虽极为棘手,但并非都不可逆。卵巢早衰给患者心身和家庭带来极大的痛苦,成为当今生殖医学和生殖健康研究的热点和难点之一。卵巢早衰应以预防为主,早诊断早治疗,防复发。

中医学无卵巢早衰病名,根据其临床表现,可归属于月经过少、月经后期、年未老经水断、闭经、不孕等病证中。但《内经》已记载了早衰之病,《素问·阴阳应象大论》云:"帝曰:调此二者奈何?岐伯曰:能知七损八益,则二者可调,不知用此,则早衰之节也。年四十而阴气自半也,起居衰也。""二者",王冰注为血气、精气,张景岳认为指阴阳偏胜。"阴气自半"是指肾气精气四十之时,出现升阳之气与降阴之气各半。阳胜阴则强,阴胜阳则衰,阴阳各半,早衰已现。在这里明确提出了早衰,并以40岁为界,阴气自半为病因病机。早衰应包括男女的全身性提前衰老,未老先衰。中医学的妇女早衰应属于西医学的卵巢早衰。《内经》提出的"年四十而阴气自半"的早衰,与西医学卵巢早衰指40岁之前的月经停闭,可以互相参照来研究。

《素问·上古天真论》"女子七岁,肾气盛,齿更发长;二七而天癸至,任脉通,太冲脉盛,月事以时下,故有子……七七任脉虚,太冲脉衰少,天癸竭,地道不通,故形坏而无子也",阐明了月经的产生与调节以肾为主导,并界定"七七"为绝经之期。《内经》对妇科病证的论述以经闭最多,可见对之重视。如《素问·腹中论》云:"病名血枯,此得之年少之时有所大脱血,若醉入房中,气竭肝伤,故月事衰少不来也",并出现了妇科历史上第1首方——四乌鲗骨一藘茹丸治疗血枯经闭。

宋代对经水早断已有认识,《圣济总录·妇人血气门》云:"治妇人经水三年不通,牛膝大黄散方。"《妇人大全良方》云:"若经候微少,渐渐不通,手足骨肉烦疼,日渐羸瘦,渐生潮热,其脉微数。此由阴虚血弱,阳往乘之,少水不能灭盛水,火逼水涸,亡津液。当养血益阴,慎无以毒药通之,宜柏子仁丸、泽兰汤。"月经由少渐闭,手足骨肉烦疼,渐生潮热,颇符合卵巢早衰的发病经过。《陈素庵妇科补解》指出:"天癸七七数尽则绝。经云:冲脉衰,天癸绝,地道不通,故形坏而无子也。若四十左右先期断绝,非血虚即血滞,不可作血枯、血闭治之。"并提出相应方药。清代《傅青主女科》云:"经云:'女子七七而天癸绝。'有年未至七七而经水先断者,人以为血枯经闭也,谁知是心肝脾之气郁乎……且经原非血也,乃天一之水,出自肾中……然则经水早断,似乎肾水衰涸……盖以肾水之生,原不由于心肝脾,而肾水之化,实有关于心肝脾……倘心肝脾有一经之郁,则其气不能入于肾中,肾之气即郁而不宣矣……矧肾之本虚,又何能盈满而经水外泄耶……治法必须散心肝脾之郁,而大补其肾水,仍大补其心肝脾之气,则精溢而经水自通矣,方用益经汤。"傅氏此论对中医药治疗卵巢早衰颇有指导价值。

综上所述,《内经》指的"早衰"、"年四十而阴气自半",陈素庵所说的"经水不当绝而绝"、"四十左右先期断绝"和傅青主提出的"年未老而经水断"、"经水早断",不但表明中医学对西医学卵巢早衰的类似认识源远流长,而且其病名实质"年未老经水断"、"经水早断"与"卵巢早衰"的病名实质相一致,而且阐发了主要病因病机,出具了有研究价值的方药。

【致病机制】

月经的产生是脏腑、天癸、气血、经络协调作用于胞宫的生理现象，在脏腑中尤以肾肝脾关系最密切，其中肾在月经产生中起主导作用。《妇人大全良方》又指出“妇人以血为基本”。早衰机制源于《内经》，后世有所发展，主要为“亏虚说”和“瘀滞说”，而以亏虚说为主，包括了阴阳虚衰、脏器亏虚、精气神亏耗，属虚劳范畴。从中医理论探讨卵巢早衰的病因病机，目前未有统一的认识，常见病因病机有肝肾阴虚血瘀、脾肾阳虚血瘀和血枯瘀阻之异，往往是脏腑、天癸、气血、冲任、胞宫先后受病，互为因果。其病机本质是肾脾亏虚，肝郁血瘀，是肾-天癸-冲任-胞宫轴的功能早衰。

由于病多虚损，日久难复，阴损及阳，阳损及阴，脏腑相生相克，脏腑、气血、经络互相联系又互相影响。更由于未老先衰，情绪低落，悲观、抑郁、焦虑、恐惧，对生活失去信心而多兼肝郁表现。超声多普勒观察到普遍存在子宫及卵巢血流稀少、阻力升高，可以佐证“妇人以血为基本”的生理和卵巢早衰存在血枯、血瘀的病机。

西医学对卵巢早衰病因的认识目前未完全清楚，认为主要有如下几种因素。

1. **遗传因素**　有家族史占10%。姐妹或祖孙三代可共有POF或早绝经。

2. **自身免疫性因素**　5%～30%的POF患者有自身免疫性疾病，如甲状腺炎、类风湿关节炎、系统性红斑狼疮等。产生抗卵巢抗体，加速细胞凋亡和卵泡闭锁。

3. **先天性酶缺乏**　17-羟化酶及17,20碳链裂解酶等甾体激素合成关键酶的缺乏，导致性激素合成障碍，性激素水平低下，产生高促性腺血症，多表现为原发性闭经，或月经初潮后卵巢内卵泡闭锁，出现早衰。

4. **环境因素**　大剂量或长时间接触放射线可破坏卵巢，导致早衰。化疗药物如烷化剂、环磷酰胺、白消安、氮芥、多柔比星、长春新碱、顺铂等可不同程度的影响卵巢导致POF。抗风湿药、抗类风湿药如雷公藤、火把花根也可能导致POF。

5. **促性腺激素作用障碍**　促性腺激素FSH、LH受体缺陷，有学者将其命名为卵巢抵抗综合征或卵巢不敏感综合征。

6. **感染因素**　青春期患流行性腮腺炎可合并病毒性卵巢炎，某些盆腔感染如严重的结核、化脓性盆腔炎、淋菌感染也可导致POF。

7. **心理因素**　生活中发生重大事件，遇到强烈的情绪打击也可导致POF。

许多研究表明POF的发生与多种社会学指标，如低社会经济地位、高等文化教育程度、过大的精神压力等有一定程度的相关性。

【诊断】

诊断标准是40岁以前出现至少4个月以上停经，2次或以上血清FSH≥40 u/L(2次间隔1个月以上)，E_2<73.2 pmol/L。

（一）病史

了解月经初潮年龄，月经的期、量、色、质的变化，停经时间，免疫性疾病史及用药情况，家族史等。

（二）临床表现

1. **月经失调**　仅有10%～20%在月经正常来潮间突然出现闭经，多数表现为月经稀发、经期缩短、经量减少而逐渐闭经。或周期缩短、周期紊乱后经断。

2. **不孕或不育**　部分患者可因不孕或不育就诊而被发现卵巢早衰，有原发不孕和继发不孕，或反复流产，少数患者在1次或数次人工流产后闭经而被诊为卵巢早衰。

3. **围绝经期症候群和绝经后症状**　绝经前后或月经失调时，伴见潮热、自汗、失眠、抑郁、心悸、紧张、乏力、焦虑、烦躁易怒、阴道干涩、性欲降低，甚至性交困难、性交痛、骨关节痛、骨质疏松等。

（三）检查

1. **妇科检查**　外阴阴道萎缩，黏膜苍白、变薄、点状流血等老年性萎缩阴道炎改变。

2. **性激素测定**　FSH和LH持续在40 u/L以上，E_2<73.2 pmol/L。

3. **B超检查**　子宫和卵巢缩小，子宫内膜变薄，子宫、卵巢在彩超下显示血流稀少，阻力升高，严重者几乎无血流。

4. **腹腔镜检查**　卵巢体积缩小、皱缩，很难见到发育中的卵泡和排卵孔。

【因、证、辨、治】

本病以肾虚为主，多脏受累，脏腑、气血、经络同病。主要有肝肾阴虚血瘀、脾肾阳虚血瘀、血枯瘀阻等证候，其中以肝肾阴虚血瘀最多见。卵巢早衰以虚证或虚中夹实者为主。故不论病程长短，都要以补为通，因势利导。《景岳全书·妇人规》指出："枯竭者，因冲任之亏败，源断其流也。凡妇女病损，至旬月半载之后，则未有不闭经者……欲其不枯，无如养营；欲以通之，无如充之。但使雪消则春水自来，血盈则经脉自至，源泉滚滚，又孰有能阻之者？"治疗卵巢早衰常以3个月为1个疗程。大多可先见绝经症状的改善，当潮热和阴道干涩症状消除时，常可自然来经。对有生育要求者，来经后加强调经促排卵的治疗和B超监测卵泡发育，或复查内分泌改善情况，把握可能怀孕的时机。

一、肝肾阴虚血瘀证

[病因病机]先天肝肾不足，或房劳多产伤肾耗精，或久病及肾。肝肾乙癸同源，精血互生，肝肾亏虚则精血匮乏，经血乏源，肾虚与血瘀互为因果，导致冲任亏虚，天癸早竭则经水早断。如《医学正传》云："月水全借肾水施化，肾水既乏，则经血日以干涸。"

[临床证候]经来涩少点滴即净，色暗红或鲜红；或月经停闭数月不行，或月经紊乱渐至经断或突然经断，或婚久不孕不育，偶发或频发潮热汗出，失眠多梦，头晕心悸，腰酸背痛膝软，关节疼痛，白带少，甚或阴中干涩，性欲减退，性交痛或困难，或尿道灼热，神疲健忘，形容渐憔悴，舌稍红，苔少，脉弦细或略数。

[辨证依据]

(1) 先天肝肾不足或后天损伤肝肾病史。

(2) 月经涩少，或月经停闭数月或突然经断。

(3) 潮热汗出，阴中干涩，舌红，苔少，脉弦细或略数。

[治疗原则]滋养肝肾，养血活血。

[方药选用]归肾丸(方见月经先期)合大补元煎(方见痛经)合益经汤(《傅青主女科》)加减。

熟地　菟丝子　枸杞子　山药　当归　白芍　丹参　玉竹　仙灵脾　柴胡　杜仲　党参

肾虚腰膝酸痛，头晕耳鸣，性欲减退者，加骨碎补、肉苁蓉、巴戟天；抑郁、情绪低落或烦躁易怒者，加郁金、合欢花、百合、香附；神疲乏力，心悸失眠者，加麦冬、首乌、女贞子、黄芪；在服药后有经兆者，可试服桃红四物汤(方见月经过多)加葛根、牛膝活血通经。

二、脾肾阳虚血瘀证

[病因病机]脾肾阳气素虚，或房劳多产伤肾，饮食失宜，劳倦思虑过度伤脾。肾脾阳虚生化失常或气化失常，则气血生化乏源，虚滞不通；或气血失于温煦，血行滞涩而为血瘀。肾脾阳虚血瘀，先后天不足导致精血匮乏，冲任亏损，则天癸早衰，胞宫失养则经水早断。如《兰宝秘藏》云："妇人脾胃久虚，或形羸气血俱衰，而致经水断绝不行。"

[临床证候]月经稀发或稀少，色淡暗，质清稀；或月经停闭数月不来，或突然经断，或婚久不孕不育，面目虚浮，时有烘热汗出，或形寒怕冷，面色晦黄，眼眶暗，环唇淡暗，舌淡胖，边有齿痕，脉沉细。

[辨证依据]

(1) 先天肾脾不足，或饮食劳倦思虑过度伤脾史。

(2) 月经稀发渐闭经，或突然经断不来，经色淡暗。

(3) 面目浮肿，面色晦黄，眼眶暗，环唇淡暗，舌淡胖，脉沉细。

[治疗原则]补肾健脾，养血活血。

[方药选用]肾气丸(方见妊娠小便不通)合八珍汤(方见胎儿生长受限)。

三、血枯瘀阻证

[病因病机]素体阴血不足，或产时产后亡血；或久病大病伤阴，阴血涸竭。又因久虚成瘀，血枯瘀阻，任虚冲衰，天癸早竭，胞宫失养则经水早断。《兰室秘藏》云："夫经者，血脉津液所化，津液既绝……血海枯竭，病名血枯经绝。"

[临床证候]月经数月不行，或突然停闭不来，或产后大病失血后，或反复人工流产后突然经断，面色萎黄，形容憔悴，神疲乏力，头晕心悸，脱发或枯黄，四肢酸楚，关节痛，皮肤干燥感觉异常，舌淡，苔白，脉沉细涩。

[辨证依据]

(1) 有失血亡血伤津病史

(2) 月经稀发，量少，渐至停经，或突然在产后、流产后经断不行。

(3) 面色萎黄，形容憔悴，舌淡，苔白，脉沉细涩。

[治疗原则]滋阴养血，活血调经。

[方药选用]人参鳖甲汤(《妇人大全良方》)加紫河车。

人参　桂心　当归　桑寄生　白茯苓　白芍　桃仁　熟地　甘草　麦冬　川断　牛膝　鳖甲　黄芪

【其他疗法】

（一）中成药

（1）龟鹿补肾胶囊，每次3粒，每日3次。也可配服六味地黄丸。用于肝肾阴虚血瘀证。

（2）滋肾育胎丸，每次5 g，每日3次。用于脾肾阳虚血瘀证。

（3）金匮肾气片，每次4片，每日3次。用于脾肾阳虚血瘀证。

（4）胎宝素胶囊，每次2粒，每日3次。用于各种证型者。

（二）西药

（1）雌、孕激素补充治疗：年轻而无生育要求，期望建立规律性撤退性出血形成"月经"，改善绝经期症状，常用雌、孕激素序贯疗法。

（2）促排卵治疗：有生育要求者，在雌、孕激素补充治疗的基础上慎重使用促排卵治疗。但排卵率不高，促排卵可增加卵细胞耗损，使用不当可加重病情。

（3）自身免疫性疾病的治疗

【转归与预后】

本病属于卵巢性闭经，治疗十分辣手，效果不理想，且易反复。西医用激素治疗有一定效果又存在一定风险。中医药从整体出发从根本上振衰起废，调经助孕，有一定的效果，但疗程长，服药麻烦，也不易坚持。治疗目的主要是：① 消除绝经期症状；② 改善性功能，防止阴道萎缩，促进子宫发育，消除阴道干涩；③ 期望生育者，可用女性性激素负反馈作用，抑制FSH和LH，同时可减少卵细胞耗损，增强卵泡对性激素的敏感性。

【预防与调护】

（一）预防

卵巢早衰一旦发生，无论中医西医的治疗都是相当困难的。卵巢早衰大多有危险因素存在，通常有发病的先兆，病程长而进展缓慢。也有突然发病者，必须重视未病先防、病后防变，愈后防复的"三级预防"。

1. 未病先防

（1）重视高危因素的追踪：中西医学关于卵巢早衰的病因已有一定的认识，对前所述的相关病因的存在，就必须警惕有卵巢早衰的风险，定期检查。

（2）重视月经改变为线索：当临床出现年龄在40岁以前月经稀发、过少，或频发、紊乱，或停闭数月，甚至突然经断，更要警惕卵巢早衰的可能。

（3）中年保健，再振根基：人到中年，对家庭事业负有重任的中年妇女，在竞争激烈的今天，更增加了身心压力。中年是事业上波，生理功能下波的交汇。如《景岳全书·中兴论》明确指出："人到中年左右，当大为修理一番，则再振根基。"提出重视固本培根，调和肾中阴阳，节欲以防衰，并重视健运阳明后天的中年保健学术见解，颇有临床价值。

2. 病后早治，阻断病势　临床观察表明，卵巢早衰的病程长短与疗效存在密切的关系，早诊断早治疗效果较好；久病难复，多年甚至10多年的早衰病史，疗效较差，或许治疗后仅有精神好转的感觉。故强调病从浅治，尽快逆转，可望治愈。

3. 病愈防复，维持治疗　卵巢早衰好转或治愈后，仍然要防止复发。治愈后患者完全停药，或怀孕后药流，均可很快或在几个月内复发，再治难上加难。此病如同内科的一些慢性病，愈后仍要巩固调理不能停药，要维持治疗。同时要重视饮食调补。《内经》云："因其衰而彰之，形不足者，温之以气，精不足者，补之以味。"补肾益精的血肉有情之品或人参、鹿茸、雪蛤，可根据各人的病情适当选用。

（二）预测

"未病先防"已含预测之意。对于上述三方面的情况作为临床基础做卵巢功能的检查。一般认为卵泡早期测定血清FSH≥20 u/L，诊为卵巢储备功能不足，可能已经步入卵巢早衰的进程中。有学者对300余例月经紊乱的妇女做腹腔镜检查后发现，卵巢体积小于2 cm×1.5 cm×1 cm时或少见发育卵泡者，血FSH已经开始升高，卵巢功能将在2年内衰竭。此期及时进行防治，可争取早期治疗时机，提高疗效，增加生育机会。

参考文献

[1] 郎景和. 女性生殖健康与疾病. 郑州：郑州大学出版社，2002

[2] 程泾. 妇科疑难病——现代中医诊断与治疗. 北京：人民卫生出版社，2003

[3] 王世阆. 卵巢疾病. 北京：人民卫生出版社，2004

[4] 陈秀芳. 辨证治疗卵巢早衰22例. 四川中医，2000，(1)：35

[5] 温鸿雁.卵巢早衰的中西医研究近况.中医药研究，2001,(6)：49
[6] 朱玲，罗颂平.卵巢早衰的病因病机及其证治.中医药学刊，2003,(1)：143
[7] 张玉珍.试论中医药防治卵巢早衰的思路与方法.中医杂志，2005增刊
[8] 史云，张玉珍.补肾健脾，调肝活血法治疗卵巢早衰临床观察.中医药学刊，2006,(6)：1174

第十五章 女性生殖系统炎症

女性生殖系统炎症包括外阴炎、前庭大腺炎、阴道炎、宫颈炎和盆腔炎性疾病等。

生殖系统炎症是妇女常见疾病，各年龄层次可发生，以育龄期较常见。女性生殖道的解剖与生理特点使其具有比较完善的自然防御功能，对感染有防御能力。如大阴唇的自然合拢可以遮盖阴道口，阴道前后壁紧贴，减少外源病原体的入侵。正常阴道内有需氧菌及厌氧菌寄居，在雌激素、乳酸杆菌的作用下形成微生态平衡。阴道上皮细胞在雌激素影响下增生变厚并富含糖原，寄生在阴道内的阴道杆菌（乳酸杆菌）分解糖原产生乳酸，使阴道酸碱度（pH）保持在4～5，使适应碱性环境的病原体的繁殖受到抑制，称为阴道自净作用；乳酸杆菌尚能直接产生过氧化氢（H_2O_2）及其他抗微生物因子，可抑制或杀灭其他致病细菌。宫颈内口紧闭，宫颈管黏膜为高柱状上皮所覆盖，分泌大量黏液形成胶冻状黏液栓，是上行性感染的机械屏障。黏液栓含有溶菌酶，可抑制细菌侵入子宫内膜。育龄妇女的子宫内膜周期性剥脱，也是消除宫腔感染的有利条件。输卵管、子宫内膜和宫颈的分泌液都含有乳铁蛋白和溶菌酶，可以清除少量进入的病原体。

阴道、宫颈和输卵管具备黏膜免疫系统，通过分泌型IgA抗体可以清除外源性病原体，发挥局部免疫调节作用。

如果自然防御功能被破坏，或免疫功能下降，内源性菌群发生变化，外源病原体侵入，均可导致炎症发生。

第一节 外阴炎

外阴炎是指外阴皮肤或黏膜发生炎症变化，如肿胀、充血、糜烂或灼热、疼痛等病证的统称，包括非特异性外阴炎、特异性外阴炎、接触性外阴炎等。

本病相当于中医学阴痒、阴疮、阴痈等范畴。《诸病源候论·妇人杂病诸候》云："妇人阴痒，是虫食所为。三虫九虫在肠胃之间，因脏虚虫动作，食于阴，其虫作势，微则痒，重者乃痛。"又云："肾荣于阴器，肾气虚……为风邪所乘，邪客腠理，而正气不泄，邪正相干，在于皮肤故痒。"宋代陈言在《三因极一病证方论》中论述阴疮的证候及病机云："或痛或痒，如虫行状，淋露脓汁，阴蚀几尽，皆由心神烦郁，胃气虚弱，致气血留滞。"明代张三锡在《医学准绳六要》中主张"阴中痒，亦是肝家湿热，泻肝汤妙"，同时又指出"瘦人燥痒属阴虚"。《景岳全书·妇人规》总结："妇人阴中生疮，多湿热下注，或七情郁火，或纵情敷药，中于热毒。"

【致病机制】

发病机制有虚实两端，实证多由摄生不洁，湿毒内侵，或嗜食肥甘厚味酒酪辛热之品，湿热之邪稽留于肝经，或肝木侮脾土，脾虚生湿，肝经郁热夹脾湿下注于外阴；虚证多由病久耗伤精血，阴血不足，阴户失养，化燥生风所致。

西医学认为外阴炎有特异性和非特异性感染两种。特异性如念珠菌、滴虫感染为主；非特异性如葡萄球菌、大肠杆菌感染等。临床以非特异性感染多见。此外，外阴炎还可继发于其他局部及全身疾病，如宫颈炎、宫颈癌、阴道炎等病证的分泌物刺激，或经血、恶露过多过久刺激，或糖尿病患者尿糖的理化性物质刺激，或医源性药物过度刺激作用，或外阴局部营养不良、维生素缺乏等都可导致外阴炎。

【诊断与鉴别诊断】

一、诊断

（一）病史

可有皮肤破损史。或有阴道炎、宫颈炎、盆腔炎病史，或有糖尿病病史。

（二）临床表现

1. 急性炎症　外阴灼热瘙痒、疼痛，外阴有糜烂、溃疡时，则有脓性分泌物，或有阴道分泌物增多，并伴尿痛、性交痛等症。

2. 慢性炎症　外阴瘙痒不适，可伴尿痛、性交痛等。

（三）检查

1. 妇科检查　急性炎症可见外阴、大小阴唇、阴蒂肿胀充血，严重时可有糜烂、溃疡、湿疹等。慢性炎症可见外阴皮肤增厚、粗糙、皲裂。

2. 辅助检查　外阴分泌物涂片或培养可有细菌、假丝酵母菌、滴虫等病原体生长。

二、鉴别诊断

贝赫切特病（旧称白塞病）即眼-口-生殖器综合征，外阴溃疡可发生于大小阴唇、子宫颈、阴道，并可见于阴股皱襞、肛门、会阴等部位，常伴有口腔黏膜溃疡、眼炎，病程缓慢，时间长，反复发作。与外阴炎仅发生于外阴皮肤、黏膜者不同。

【因、证、辨、治】

主要病因为湿热下注或浸渍外阴，故治疗以清热利湿为主，根据“治外必本诸内”的原则，采用内服外治，整体与局部相结合施治。并应查找原因，针对病因进行治疗。

一、湿热下注证

[病因病机]肝脉下络阴器，肝气郁结，积郁化热，肝木侮脾土，脾虚生湿，肝经郁热夹脾湿下注外阴；或久居湿地，湿邪内侵，或脾失健运，水湿内生，蕴湿化热，湿热互结，下注外阴；或嗜食肥甘厚味酒酪辛热之品，湿热之邪稽留于肝经。

[临床证候]外阴肿胀瘙痒，灼热疼痛，充血或糜烂、溃疡，局部分泌物增多，带下色黄质稠，有秽臭，烦躁易怒，口干口苦，小便黄，大便秘，苔黄腻，脉弦数。

[辨证依据]

(1) 素体肝郁脾虚。

(2) 外阴瘙痒，灼热疼痛，红肿或溃疡，小便黄，大便秘。

(3) 苔黄腻，脉弦数。

[治疗原则]清肝利湿。

[方药选用]龙胆泻肝汤（方见带下过多）。

二、湿毒浸渍证

[病因病机]素体正气不足，摄生不洁，湿毒内侵；或搔抓破溃，或经期房事不慎，湿毒内侵，浸渍外阴所致。

[临床证候]外阴疼痛、肿胀、充血、溃疡，分泌物多，色黄呈脓水，小便黄，大便秘，或带多色黄，舌红，苔黄糙，脉数。

[辨证依据]

(1) 有皮肤破损史。

(2) 外阴疼痛、红肿、溃疡，渗流脓水，小便黄，大便秘等。

(3) 舌红，苔黄糙，脉数。

[治疗原则]清热解毒。

[方药选用]五味消毒饮（方见带下过多）加土茯苓、蚤休、薏苡仁、萆薢。

三、阴虚血燥证

[病因病机]素体肝肾阴虚，精血不足；或年老体衰，肝肾亏损；或多产房劳，精血暗耗，血虚化燥生风，肌肤失养。

[临床证候]阴部皮肤粗糙、增厚，瘙痒或疼痛不适，伴头晕耳鸣，双目干涩，五心烦热，口干咽燥，舌红绛，苔少，脉细数无力。

[辨证依据]

(1) 素体肝肾阴虚。

(2) 阴部皮肤粗糙、增厚，瘙痒或疼痛不适。

(3) 舌红绛，苔少，脉细数无力。

[治疗原则]滋阴清热，养血润燥。

[方药选用]四物汤（方见妊娠大便难）合杞菊地黄汤（方见月经先后无定期）加鸡血藤、制首乌、桑椹子、白蒺藜。

【其他疗法】

外治

(1) 石膏、寒水石、野菊花，水煎外洗，每日1～2次。

(2) 荆芥穗、蛇床子各30 g，水煎坐浴，每日1～2次。

(3) 锡类散或青黛散外涂外阴局部溃疡处，每日1～3次。

(4) 黄柏末30 g，鸡蛋清适量，调匀后涂擦患处。

(5) 用1∶5 000高锰酸钾溶液冲洗外阴，擦干后涂以磺胺软膏或抗生素软膏如金霉素软膏、四环素软膏。形成慢性皮炎时用丙酸倍氯美松乳膏外涂，每日1～2次。

急性外阴炎可用紫外线、超短波、微波治疗；亚急性、慢性外阴炎可用超短波、微波、红外线治疗。

【预防与调护】

（1）保持外阴清洁干燥，避免搔抓引起皮肤破损。

（2）衣着宜松软舒适，尤其是经期、产后，宜穿棉质内裤，不宜使用紧身、化纤内衣。

（3）注意卫生用具与内裤的消毒。

（4）念珠菌或滴虫性外阴炎，夫妇双方应同时治疗，避免交叉感染。

【文献资料】

李琼用《傅青主女科》的易黄汤治疗妇女白带阴痒，并加强护理，效果颇好。内服方：易黄汤加减（山药、芡实、黄柏、车前子、白果、猪苓、苍术、土茯苓等），每日1剂，水煎服。护理与冲洗方：地肤、龙胆、苦参、生大黄、黄柏、苍术、蛇床子、荆芥，水煎2 000 ml乘热熏洗，洗时用注射器抽药水冲涤阴道，每日1～2次。88例病例，治愈72例，好转8例，无效8例，总有效率90.9%，多数1～2个疗程治愈，最长3个疗程，平均12日。

参考文献

李琼. 带下阴痒的治疗体会. 中国民族民间医药杂志，2002，(2)：93

第二节　前庭大腺炎

前庭大腺炎是指病原体侵入前庭大腺而引起炎症。炎症多发生在生育年龄的妇女，幼女及老年人少见，与腺体分泌功能有关。病原菌多为葡萄球菌、链球菌及肠球菌的混合感染，沙眼衣原体及淋病双球菌也是引起前庭大腺发炎的致病菌。

本病相当于中医学的阴疮。

【致病机制】

多因经行产后，忽视卫生，或房事不洁，热毒之邪入侵阴户；或情志所伤，心肝火旺，下灼阴户，热盛肉腐；或阴户破损，感染湿热邪毒，蕴积于下，伏于肝经，与血气相搏，郁结成疮；或过食辛辣油腻等刺激食物，导致湿热互结，下注阴户。

西医学认为前庭大腺因解剖部位的关系在性交、分娩、月经血等污染外阴时，病原体由腺管开口侵入腺体引起感染。急性炎症时，病原体首先侵犯腺管，腺管呈急性化脓性炎症，腺管开口因肿胀或炎症渗出物积聚阻塞，脓液不能外流，积存而形成脓肿。当急性前庭大腺炎消退后，脓液被吸收而形成囊肿。前庭大腺囊肿可继发感染形成脓肿反复发作。

【诊断】

（一）病史

可有不洁性交史，或不洁水源接触史。

（二）临床表现

急性期外阴一侧疼痛、肿胀，甚至发生排尿痛，不能走路，成脓时疼痛加重，活动受限，常伴有发热等全身症状。

（三）检查

1. 妇科检查　可见一侧大阴唇下1/3处红肿，触之有硬结，皮肤发热，压痛明显。脓肿形成时见局部红肿，肿块可增大如鸡蛋大或鸭蛋大小，触之有波动感，并有明显触痛，由于脓腔内压力增大，使表面皮肤变薄，脓肿可自行破溃流出脓液。

2. 实验室检查　急性期白细胞升高；前庭大腺分泌物培养，有助确定致病菌。

【因、证、辨、治】

本病属于热毒证。

[病因病机]因经行产后忽视卫生，或房事不洁，热毒之邪入侵阴户；或阴户破损，感染湿热邪毒，蕴积于下，伏于肝经，与血气相搏，郁结成疮。

[临床证候]初期阴户一侧或两侧忽然肿胀疼痛，行动艰难，或肿处高起，形如蚕茧，不易消退，3～5日便欲成脓，并可自行溃破，或溃后脓多臭秽而稠，伴恶寒发热，口干口苦，纳差，大便秘结，小便涩痛，舌苔黄腻，脉滑数。

[辨证依据]

（1）可有外阴不洁史。

（2）阴户一侧或两侧忽然肿胀疼痛，或成脓，或脓肿自行溃破。

（3）恶寒发热，口干食少，大便秘结，小便涩痛，舌苔黄腻，脉滑数。

[治疗原则]清热解毒，活血化瘀。

[方药选用]五味消毒饮（方见带下过多）合仙方活命饮（《校注妇人良方》）加减。

穿山甲　皂角刺　天花粉　贝母　冬瓜仁　白芷

阴部红肿甚者，加丹皮、赤芍；高热者，加水牛角、白花蛇舌草；脓已溃破，去皂角刺、穿山甲，加败酱草、蒲公英。

【其他疗法】

（一）外治

（1）连翘 15 g，金银花 15 g，野菊花 20 g，紫花地丁 15 g，黄柏 20 g，玄参 15 g，水煎熏洗，坐浴时药液温度与皮肤相适，每日 1～2 次，每次 15～20 分钟。

（2）石膏 30 g，寒水石 30 g，野菊花 30 g，水煎熏洗外阴，每日 1～2 次，每次 15～20 分钟。

（3）新鲜蒲公英 60 g，捣烂敷患处。

（4）金黄散，浓茶调敷患处，每日 3 次。用于红肿未溃脓时。

（5）冰硼散，扑患处，每日 2 次。

（二）手术

（1）前庭大腺脓肿切开引流术：在小阴唇内侧，脓肿下方做一长约 2 cm 的切口，排出脓液，用 1/5 000的呋喃西林溶液冲洗囊腔后，脓腔放置胶片引流。

前庭大腺脓肿单纯切开引流只能暂时缓解症状，切口闭合后，仍可形成囊肿或反复感染。

（2）前庭大腺脓肿切开引流并造口术：手术同上，脓腔冲洗后，将囊壁与相邻的黏膜间断缝合，脓腔放置胶片引流。此术式既解决了引流问题，又保留了前庭大腺功能，目前多选用。

【转归与预后】

当急性前庭大腺炎消退后，脓液被吸收可形成囊肿。及时治疗，预后良好。

【预防与调护】

急性期宜卧床休息；注意外阴部的卫生，特别是经期产后尤应保持外阴局部的卫生。注意调畅情志，避免精神过度紧张。多食含有丰富维生素的水果，忌食辛辣刺激之品。

[附] 前庭大腺囊肿

前庭大腺囊肿是由于前庭大腺腺液排出受阻而积聚于管腔，引起腺体囊性扩张而致。前庭大腺囊肿合并感染时，可转为前庭大腺脓肿，而脓肿经药物治疗炎症消退后，又可因脓液被吸收而转变为囊肿。反复感染可使囊肿增大。

本病属于中医学阴肿范畴。

【致病机制】

多因情志不舒，肝气郁结，或因寒邪内侵，滞于肝脉，可致气血运行不畅，瘀滞于局部；或平素阳虚，气血失畅，与痰湿凝结成块。

西医学认为前庭大腺导管因细菌感染发生炎症而阻塞，分泌物不能排出而潴留其中，以致腺体囊性扩张，形成潴留性囊肿。或由于前庭大腺急性炎症消退后，脓液被吸收，液体逐渐转清而形成。分娩时阴道及会阴外侧裂伤，形成瘢痕或不正确的会阴侧切导致前庭大腺导管损伤，使前庭大腺管口闭塞，分泌物潴留，也可导致前庭大腺囊肿。此外，先天性前庭大腺导管狭窄，或分泌物黏稠，前庭大腺液排出不畅，同样能导致囊肿形成。

【诊断与鉴别诊断】

一、诊断

（一）病史

可有前庭大腺炎病史。

（二）临床表现

囊肿小且无感染，患者多无自觉不适，只是感觉一侧阴唇较另一侧肿大；囊肿较大者可有外阴坠胀感或性交不适。囊肿可存在很长时间，发展缓慢，持续数年不增大。

（三）检查

妇科检查　可见一侧或两侧大阴唇下 1/3 处肿胀，囊肿呈椭圆形，大小不等，无触痛。

二、鉴别诊断

大阴唇疝　亦为阴唇部位的囊性包块，但疝与腹股沟环相连，扪之软，境界不清，平卧或用手指推移可以消失；向下屏气时肿块胀大，咳嗽时可触到肿块冲击感，包块也可在过度用力时突然出现。

【因、证、辨、治】

一、气滞证

[病因病机]多因素性抑郁，情志不舒，肝气郁结，气血运行不畅，瘀滞于局部。

[临床证候]外阴部包块，按之柔软，推之可移，有坠胀感，或两胁胀痛，心烦易怒，舌质正常或紫暗，苔薄，脉弦。

[辨证依据]

（1）素性抑郁，有情志不舒史。

（2）外阴部包块，按之柔软，推之可移，有坠胀感。

（3）两胁胀痛，心烦易怒，舌质正常或紫暗，苔薄，脉弦。

［治疗原则］疏肝理气，活血散结。

［方药选用］逍遥散（方见闭经）加川楝子、郁金、橘核。

二、寒凝证

［病因病机］多因生活调摄不当，寒邪内侵，滞于肝脉，凝滞气血，气血运行不畅，瘀滞于局部；或平素阳虚，气血失畅，与痰湿凝结成块。

［临床证候］外阴部包块，按之柔软，推之可移，有坠胀感，或小便清长，大便溏薄，舌淡暗，苔薄白，脉沉迟。

［辨证依据］

（1）可有感受寒邪病史，或素体阳虚。

（2）外阴部包块，按之柔软，推之可移，有坠胀感。

（3）小便清长，大便溏薄，舌淡暗，苔薄白，脉沉迟。

［治疗原则］温经散寒，活血行滞。

［方药选用］阳和汤（《外科全生集》）加艾叶、青皮、川芎。

熟地　白芥子　鹿角胶　肉桂　姜炭　麻黄　生甘草

【其他疗法】

（一）外治

（1）苦参、黄柏、蛇床子、艾叶、白鲜皮、桃仁、路路通、白矾各 15 g。前 7 味药加水适量煎 30 分钟，取药液 1 000 ml，趁热加白矾于药液中，令溶，再加食醋 10 ml，每日熏洗 2 次。

（2）金黄膏外敷。

（二）手术

（1）囊肿剥出术：用于囊肿较小，无感染，移动性较好者，或囊肿多次复发，治疗效果不佳者。由于前庭大腺周围血管丰富，术中可能出血较多，腺体剥出后死腔如闭合不良则易出血、感染等；如囊肿较大延伸到尿道附近，剥离时易误伤尿道，且全腺体切除后其功能丧失，阴道口周围出现干涩感等弊端，故目前已少用。

（2）囊肿造口术：用于囊肿较大，且反复急性发作者。由于囊肿造口术方法简单，损伤小，且术后能保留腺体功能，故目前已逐渐取代了囊肿剥出术。

近年来采用 CO_2 激光做囊肿造口术则效果更好。其优点为手术无出血，无需缝合，术后无需使用抗生素，且局部无瘢痕形成，并可保留腺体功能。

【文献资料】

李萍娟采用中西药配合 CO_2 激光治疗前庭大腺炎。对 60 例前庭大腺炎急性期患者，内服中药清热利湿、解毒消瘀剂（炒黄柏、泽泻、萆解、金银花、连翘、穿山甲、皂角刺、贝母、蒲公英等），外敷金黄散；对慢性期及部分急性期患者给予 CO_2 激光治疗。结果急性期中药治愈 20 例，加用 CO_2 激光治愈 5 例，好转 35 例。慢性期 CO_2 激光治疗治愈 35 例。提示中药配合 CO_2 激光治疗前庭大腺炎，安全简便，疗效确切。

宋丽等对 45 例前庭大腺脓肿患者做穿刺冲洗治疗，其中初次发病 21 例，反复发作 2 次或 2 次以上 24 例。方法：用无菌针头在脓肿最薄处或最低处穿刺，抽净脓汁，固定针头，另换一无菌注射器抽取甲硝唑液或庆大霉素液注入脓腔，反复注入抽出，直至抽出液肉眼观察为清亮液为止。治疗期间可服甲硝唑，同时用 1∶5 000 高锰酸钾或洁尔阴等坐浴。4 日治愈者 18 例，1 周治愈者 23 例，2 周治愈者 4 例。提示采用穿刺冲洗前庭大腺脓肿具有以下优点：① 方法简便易行，安全可靠，能较快缓解局部疼痛。② 无创面，不易污染。③ 痛苦小，术中无出血，无需缝合，局部无瘢痕形成，并可保留腺体功能，不需用抗生素。④ 疗程短，治愈率高，节省开支。

参考文献

［1］ 李萍娟. 中西药配合 CO_2 激光治疗前庭大腺炎 60 例. Chinese Journal of the Practical Chinese with Modem Medicine，2006，(19)：2434

［2］ 宋丽，宋霞，张桂荣. 穿刺冲洗法治疗前庭大腺脓肿. 中华临床新医学. 2005，5(3)：200

第三节　阴 道 炎

病原体侵入阴道，使阴道黏膜产生炎症，分泌物量、色、质异常，称阴道炎。是生殖道炎症中最常见的疾病，各年龄可发生，常因经期不卫生或不洁性生活所致。常见的有滴虫性阴道炎、外阴阴道念珠菌病、细菌性阴道病。

中医学无阴道炎之病名，根据其临床表现，属于带下病、阴痒、阴痛等范畴。

中医学认为阴道炎的发生机制主要有内伤和外邪两类，内伤是由于脾虚肾亏，气化失司，水湿运化无权，湿浊流注下焦，损伤任带二脉，使任脉不固带脉失约而成。外邪因经期、性生活、如厕不洁，湿毒之邪内侵，直接损伤带脉而致；或因肝经郁热，肝旺侮土，脾虚失运，水湿内停，肝热夹脾湿下注，损伤任带二脉所致。

西医学认为多因体质虚弱，抵抗力下降，或体内激素水平发生变化，或流产、刮宫、经阴道手术、腐蚀性药物损伤，以及恶露、经血、白带的刺激，阴道酸碱度的改变，使人体正常生理性防御机制破坏，潜在的致病菌迅速增殖，外界病原体如细菌、滴虫、假丝酵母菌等侵入阴道所致。

滴虫性阴道炎

因感染阴道毛滴虫而引起的阴道炎症，称滴虫性阴道炎，是妇女常见病。滴虫不仅寄居于阴道，有时也可侵入尿道或尿道旁腺甚至膀胱、肾盂而发病。滴虫能消耗或吞噬阴道上皮细胞内的糖原，抑制乳酸的生成，改变阴道酸碱度，破坏防御机制，促进继发性的细菌感染。有些患者感染滴虫而无炎症反应的，称带虫者。

【致病机制】

本病是湿、虫为患，有外因和内因两种。外因是由于如厕、性交、内衣裤不洁，湿热、湿毒之邪侵袭，带脉失约，流注下焦所致。内因是脾肾两虚，水湿温运无权，湿浊内生，积久生虫；或肝经积郁，郁久化热，侮土生湿，湿热互结，积久生虫所致。

西医学认为阴道毛滴虫的感染传播方式有三：① 直接经性交传播；② 间接经公共浴池、浴盆、浴巾、游泳池、厕所、衣物等途径传播；③ 医源性传播，经受污染的器械及敷料传播。

【诊断】

（一）病史

有不洁接触史。

（二）临床表现

阴道分泌物增多呈灰黄色泡沫状，有臭味，有时呈脓性液体或黄白色稀薄分泌物，分泌物流出阴道产生外阴刺激症状，如瘙痒、灼热、疼痛、性交痛等，严重时出现血性分泌物。

（三）检查

1. 妇科检查　阴道黏膜充血、红肿、触痛，严重者有散在的出血斑点，后穹隆分泌物多，呈灰黄色、黄白色稀薄泡沫状，或黄绿色脓性分泌物。

2. 实验室检查　阴道分泌物悬滴涂片，镜下见阴道毛滴虫即可诊断。滴虫培养可提高检出率。

【因、证、辨、治】

本病属湿、虫为患，损伤任带。临床以湿热证居多，也有虚实夹杂者，乃本虚而标实。治法以祛湿为主。如症状明显者，宜配合外治。

一、湿热下注证

[病因病机]素有脾虚肝郁，脾虚则运化失司，水湿内聚，肝郁化热，湿热互结，流注下焦；或因妇科检查、手术等器械消毒不严，或公共场所不注意个人卫生，或游泳、性交等途径感染所致。

[临床证候]带下增多，色白或色黄，呈泡沫状或呈脓性，甚或杂有赤带，外阴瘙痒，心烦失眠，小便短赤涩痛，大便秘结，舌苔薄腻，脉弦。

[辨证依据]

(1) 素体脾虚肝郁，或有不洁接触史。

(2) 带下增多，色黄，或杂有血色，呈泡沫状，外阴瘙痒。

(3) 心烦失眠，小便短赤涩痛，大便秘结，舌苔薄腻，脉弦。

[治疗原则]清热利湿，杀虫止痒。

[方药选用]龙胆泻肝汤(方见带下过多)。

痒甚者，加苦参、百部、蛇床子；小便短赤、涩痛者，加车前子、泽泻；大便干结者，加大黄。

二、肾虚湿胜证

[病因病机]禀赋不足，脾肾亏损，水湿不化，蕴而化热，流注下焦。

[临床证候]带下增多，色黄白呈泡沫状，外阴瘙痒，腰脊酸楚，神疲乏力，舌淡暗，苔薄腻，脉细弱。

[辨证依据]

(1) 素体不足，或病后虚弱。

(2) 带下增多，色白或黄白相间，外阴瘙痒。

(3) 腰脊酸楚，神疲乏力，舌淡暗，苔薄腻，脉细弱。

[治疗原则]补肾健脾，清热利湿。

[方药选用]肾气丸(方见卵巢早衰)合萆薢渗湿汤(《疡科心得集》)加减。

萆薢　薏苡仁　黄柏　茯苓　丹皮　泽泻　通草　滑石　山药

【其他疗法】

（一）外治

（1）鹤虱、苦参、威灵仙、当归、蛇床子、狼毒，水煎熏洗外阴。

（2）蛇花汤（蛇床子、花椒、黄柏、白矾、苦参）水煎熏洗外阴或冲洗阴道。

（3）狼毒汤加减方（狼毒、蛇床子、地肤子、金银花、黄柏、冰片、枯矾）水煎熏洗外阴。

（4）灭滴洗剂（苦参、百部、蛇床子、地肤子、石榴皮、黄柏、紫槿皮、枯矾）水煎熏洗外阴。

（5）凤仙全草，水煎熏洗外阴。

（6）洁尔阴洗剂，每次 30 ml 水稀释，坐浴 20～30 分钟，每日 1～2 次，7 日为 1 个疗程。

（7）苦黄散（苦参、黄连、黄柏、百部、苍术等份，研细末混合）棉球塞阴道，每日 1 次，6 次为 1 个疗程。

（二）西药

甲硝唑或替硝唑 400 mg，每日 2 次，连服 7 日；或 2 g 单次顿服。妊娠期慎用。

【转归与预后】

经积极治疗，预后良好。如反复感染，阴道分泌物增多，阴道酸碱度改变，且滴虫能吞噬精子，可影响受孕。

【预防与调护】

（1）积极消灭传染源，禁止滴虫患者或带虫者进入游泳池；不要出租游泳衣裤和浴巾。浴盆、浴巾要注意消毒。医疗卫生单位要做好医疗器械的彻底消毒，以防交叉感染。

（2）尽量避免使用公共浴盆、浴巾，使用坐式公共厕所时应加隔离垫，不宜直接在浴池坐卧。

（3）患者夫妇应同时治疗。

【文献资料】

张文静等将滴虫性阴道炎患者 114 例，随机分为观察组和对照组各 57 例。观察组以甲硝唑注射液、蔗糖和中药制成的栓剂阴道上药，每日 2 次，配偶以甲硝唑注射液和中药配制的洗液外用冲洗。对照组服甲硝唑每次 200 mg，每日 3 次，夫妇同用；局部以 1/5 000 的高锰酸钾溶液冲洗外阴后纳入甲硝唑 1 片，每日 1 次。结果观察组疗效显著高于对照组（$P<0.01$），提示采用中药制剂治疗滴虫性阴道炎，能保护阴道的微生态平衡，取得较好的临床效果。

赵青将 60 例滴虫性阴道炎患者随机分成两组，试验组全部给予乳杆菌活菌胶囊（定君生）治疗，对照组给予甲硝唑治疗。结果两组治疗前 pH 及清洁度明显高于治疗后。应用甲硝唑与乳杆菌制剂在第 4 日、1 个月时其治愈率及总有效率基本相同，差异无显著性，在 3 个月、半年时其治愈率及总有效率差异有显著性。试验结果表明应用乳杆菌后阴道炎症状、体征消失，滴虫大部分消失，少数患者使用乳杆菌 1 个疗程效果不满意，继续使用 1 个疗程后，滴虫全部消失，乳杆菌对滴虫性阴道炎有比较好的治疗作用。用药前后阴道乳杆菌数量明显增多，阴道 pH 明显降低。因此乳杆菌对阴道内酸性环境有重要的调节作用。外源性乳杆菌具有增强阴道酸性环境的生态效应，其造成的酸性环境对滴虫具有明显的拮抗作用。

参考文献

［1］张文静，梁宪红．中药制剂对滴虫性阴道炎治疗的观察．中国微生态学杂志，2005，8(4)：293

［2］赵青，金桂华．乳杆菌活菌胶囊治疗滴虫性阴道炎的观察与分析．中华现代妇产科学杂志，2005，2(10)：937

外阴阴道假丝酵母菌病

念珠菌感染所致的阴道炎症，称外阴阴道念珠菌病（VVC），过去称霉菌性阴道炎、念珠菌性阴道炎等，是妇科常见病。念珠菌为条件致病菌，约10%非孕妇女及 30%孕妇阴道中有此菌寄生，并不引起症状。当阴道内糖原增加、酸度增高、局部细胞免疫力下降，适合念珠菌的繁殖，则可引起炎症。

【致病机制】

由外因、内因两种因素所致，外因是寒湿外袭，阻滞带脉，带脉失约，流注下焦所致；内因是脾肾两虚，水湿运化气化失职，湿浊内留，蕴而生虫所致。

西医学认为念珠菌的传播途径有三：① 自身传染：口腔、肠道与阴道黏膜的假丝酵母菌可互相传染；② 直接传播：通过性交传播；③ 间接传染：使用不清洁的卫生纸垫，使用念珠菌患者用过的毛巾、浴盆、坐厕、浴池、甚至坐椅而被传染。此外，当阴道分泌物增多，酸性增强时，念珠菌易生长繁殖而发生炎症，故孕妇、糖尿病及接受大量雌激素治疗的患者易发病；或长期应用抗生素，引起阴道内环境改变，影响微生物之间的互相抑制关系，可使念珠菌生长繁殖，引起感染而致病。

【诊断】

（一）病史

可有糖尿病病史，或长期服用避孕药、大量服用雌激素史，或长期使用抗生素或肾上腺皮质激素史。

（二）临床表现

外阴瘙痒、灼痛，严重时坐卧不宁，异常痛苦，白带增多，色白质稠如豆渣状，还可有尿频、尿急、尿痛及性交痛等症状。

（三）检查

1. 妇科检查　外阴抓痕或有溃疡；阴道黏膜水肿、充血，小阴唇内侧及阴道黏膜附有白色膜状物；阴道分泌物增多，白色黏稠、凝乳状或豆腐渣样。

2. 辅助检查　阴道分泌物检查见念珠菌丝或孢子，必要时做培养。

由念珠菌感染引起的散发病例，属于单纯性假丝酵母菌病；由于糖尿病、妊娠或长期应用药物而导致免疫力低下，复发性的念珠菌病例，临床表现为重度，通常由非念珠菌所致，属于复杂性假丝酵母菌病。

【因、证、辨、治】

一、湿虫滋生证

[病因病机]素体脾虚湿盛，积久化热，流注下焦，损伤任带，湿热蕴积生虫；或外阴不洁，或久居湿地，湿、虫滋生所致。

[临床证候]白带增多，色白如凝乳状或豆渣状，臭秽，甚或带下夹有血丝，阴部瘙痒，甚则奇痒难忍，灼热疼痛，胸闷心烦，口干，小便赤，舌淡体胖有齿印，苔黄腻，脉滑数。

[辨证依据]

（1）素体脾虚湿盛，或久居寒湿之地。

（2）带下色白如凝乳状，外阴瘙痒。

（3）胸闷心烦，口干，小便赤，舌淡体胖有齿印，苔黄腻，脉滑数。

[治疗原则]清热利湿，杀虫止痒。

[方药选用]萆薢渗湿汤（方见滴虫性阴道炎）加减。

二、湿毒内蕴证

[病因病机]忽视卫生，用具不洁，感染湿虫；或久居湿地，虫邪直中阴器；或素体情志抑郁，郁久化热，肝气犯脾，脾虚湿盛，湿热互结，流注下焦，损伤任带。

[临床证候]阴部瘙痒灼痛，带下量多，色白质稠如豆渣样，口苦咽干，心烦不宁，大便秘结，或小便涩痛，舌红，苔黄腻，脉弦数。

[辨证依据]

（1）素体肝郁脾虚，或感染湿虫病史。

（2）阴部瘙痒灼痛，带下量多，色白质稠如豆渣样。

（3）口苦咽干，心烦不宁，大便秘结，或小便涩痛，舌红，苔黄腻，脉弦数。

[治疗原则]利湿解毒，杀虫止痒。

[方药选用]止带方（方见带下过多）加白鲜皮、蚤休。

三、肾虚湿阻证

[病因病机]素体虚弱，或久病体虚，肾气不足，肾阳虚弱，封藏失职，带脉失约，任脉不固，湿浊内侵，流注下焦。

[临床证候]带下增多，色白如豆渣状，外阴瘙痒，腰脊酸楚，面色㿠白，神疲乏力，舌淡，苔薄白，脉细弱。

[辨证依据]

（1）素体肾阳虚衰，或有久病史。

（2）带下色白如豆渣状，外阴瘙痒。

（3）腰脊酸楚，面色㿠白，乏力，舌淡，苔薄白，脉细弱。

[治疗原则]温肾燥湿，固束带脉。

[方药选用]温肾除霉汤（《新编妇人大全良方》）。

补骨脂　仙灵脾　熟附子　地黄　山茱萸　党参　白术　桑螵蛸　苦参　黄柏

痒甚者，加蛇床子、白鲜皮；腰痛者，加菟丝子、金樱子。

【其他疗法】

（一）外治

（1）虎杖根水煎熏洗外阴。

（2）紫马洗剂：紫花地丁、马鞭草，水煎熏洗外阴。

（3）二妙虎参煎剂：苍术、银花、百部、黄柏、花椒、明矾、虎杖根、苦参、蛇床子、地肤子、白鲜皮，水煎熏洗外阴。

（4）土槿皮散：木槿皮 15 g，龙胆草 10 g，苦参 10 g，黄柏 10 g，花椒 6 g，冰片 2 g（后溶入），水煎外洗，每日2～4次。

(5) 苦参、土茯苓、生百部、白鲜皮、地肤子、土槿皮、花椒、龙胆草、明矾，水煎，用棉球蘸后塞阴道，每日1次，10次为1个疗程。

(6) 蛇床子30 g，花椒15 g，明矾10 g(冲)，百部30 g，苦参30 g，蒲公英30 g，银花藤30 g，用清水4 000～5 000 ml煎煮45分钟，取药液坐浴20～30分钟，或阴道灌洗，每日1～2次，5～7日为1个疗程。

(7) 大蒜30 g，水煎坐浴或冲洗阴道。

(8) 马鞭草30 g，水煎，待温，坐浴，每日1次，5～7次为1个疗程。

(二) 西药

(1) 局部用药：咪康唑栓剂，200 mg，每晚1粒，阴道纳药，连用7日；或1 200 mg，单次使用。

(2) 全身用药：氟康唑150 mg，顿服；或伊曲康唑200 mg，每日1次，连用3～5日。

复杂性念珠菌病局部用药应延长至7～14日，内服药物首次用氟康唑150 mg，72小时加服1次。真菌学检查阴性后开始维持治疗，氟康唑150 mg，每周1次，共6个月。

妊娠合并念珠菌病禁服唑类药物，可选用咪康唑栓剂7日疗法。

【转归与预后】

本病经规范治疗，预后良好。复杂性念珠菌病需积极治疗原发病，配合西药抗真菌药物治疗，并适当延长治疗时间，定期复查。如反复感染，阴道酸碱度改变，可导致不孕。

【预防与调护】

(1) 保持卫生习惯，勤换洗内裤，保持外阴清洁干燥，避免搔抓。内裤、浴巾等应以日光曝晒，避免使用公用浴巾、浴盆。

(2) 消除诱因，积极治疗糖尿病等。注意医疗器械的消毒，防止交叉感染。勿滥用抗生素，在长期大量使用抗生素、肾上腺皮质激素、雌激素时，应注意预防本病的发生。

(3) 夫妇同治，治疗期间禁止性生活。规范彻底治疗本病。

【文献资料】

黄健等采用中西医结合治疗念珠菌阴道炎，60例随机分为治疗组和对照组。对照组单用达克宁栓阴道塞药，治疗组在达克宁栓外用的基础上服中药汤剂完带汤，治疗1周后观察疗效，1个月后随访复发情况。结果治疗组痊愈率50%，有效率93.3%，复发率12.1%；对照组痊愈率30%，有效率80%，复发率34.8%。治疗组与对照组的近期疗效与远期疗效有显著性差异($P<0.05$)，用完带汤化裁合西药治疗外阴阴道念珠菌病较单纯使用西药有明显优势。中西结合治疗本病既能有效治疗局部症状，同时可显著改善患者伴随的脾虚不适症状，且复发率低，疗效稳定性强，体现了中医药辨证论治疾病的优越性。

参考文献

黄健，李凌. 中西医结合治疗外阴阴道假丝酵母菌病的临床观察. 中华临床医学研究杂志，2006，12(9)：1244

细菌性阴道病

细菌性阴道病是一种混合性细菌感染所致的阴道炎。由于对病原体有不同的认识，以往曾使用不同的病名，如嗜血杆菌阴道炎、棒状杆菌阴道炎和非特异性阴道炎等。1983年开始，国外文献将非特异性阴道炎改称为细菌性阴道病。细菌性阴道病多见于育龄期妇女。

本病属于中医学带下病、阴痒范畴。

【致病机制】

主要机制是湿热或湿浊下注，损伤任带二脉，使带脉不约，任脉不固而致。主要病因与湿邪有关，即外感湿邪及湿邪内留。

外湿可由经期涉水淋雨，感受湿邪；或产后胞脉空虚，外湿内侵，浸渍胞宫；或因手术不慎、洗浴用具不洁、卫生习惯不好等，致湿热、湿毒之邪乘虚而入。而内湿与脾、肾、肝关系密切。脾虚运化失职，水湿内停于下焦，损伤任带二脉；或肾阳虚，命门火衰，不能温煦脾土，脾失健运，水湿内停伤于任带；或肝气郁结，郁而化热，或肝气犯脾，脾虚湿盛，湿热互结，流注下焦，损及任带二脉，约固无力而致。

西医学认为本病是正常寄生阴道内的细菌生态平衡(菌群)失调。由于阴道内乳酸杆菌减少而其他细菌大量繁殖，主要有加德纳菌、动弯杆菌等厌氧菌，部分合并支原体感染，其中以厌氧菌居多。厌氧菌繁殖的同时可产生胺类物质，碱化阴道，使阴道分泌物多并有臭味。

本病可以通过性接触传播。与患病妇女有过性接触的男性伴侣的尿道中约90%可以找到加德纳阴道杆菌。反之，与男性尿道培养阳性者有性接触的女方有79%患细菌性阴道病。男性带菌者一般没有症状。本病还可以通过间接接触传播，如共用毛巾、浴盆，使用公共厕所的坐厕，医源性传播等。

【诊断】

（一）病史

可有阴道损伤，阴道分泌物长期增多，过度的阴道冲洗，长期子宫出血等病史，或身体虚弱，个人卫生习惯不良。

（二）临床表现

阴道分泌物增多，或有腥臭味，或伴有轻度的外阴瘙痒或灼热感，也可伴有尿频、尿痛等尿道刺激症状。

（三）检查

1. 妇科检查　阴道黏膜充血，白带增多呈灰白色，稀薄，黏度很低。

2. 辅助检查

(1) 阴道pH>4.5(阴道pH多为5.0～5.5)。

(2) 氨臭味试验阳性：取阴道分泌物少许置玻片上，加入10%氢氧化钾溶液1～2滴，如产生烂鱼样腥臭气味即为阳性。

(3) 线索细胞阳性：取阴道分泌物少许置于玻片上，加入1滴生理盐水混合，置于高倍显微镜下见到20%以上的线索细胞。线索细胞即阴道脱落的表层细胞，其细胞边缘黏附大量颗粒状物即加德纳菌，细胞边缘不清。

(4) 阴道分泌物革兰染色涂片、微生物快速检测等可协助诊断。

凡具备以下4项中之3项者，即可诊断为细菌性阴道病。① 阴道分泌物匀质、稀薄；② 阴道pH>4.5；③ 氨臭味试验阳性；④ 线索细胞阳性。

【因、证、辨、治】

以祛湿为主，湿热下注者，治以清利湿热；脾虚湿困者，治以健脾除湿。

一、湿热下注证

[病因病机]经期产后，胞脉空虚，忽视卫生，或房事不禁，感染湿热邪气；或素性抑郁，肝失条达，郁而化火，肝旺侮脾，脾虚生湿，肝热夹脾湿下注，损伤任带而发病。

[临床证候]带下量多如米泔，或黄绿如脓，臭气难闻，阴部瘙痒灼痛，口苦咽干，心烦不宁，大便不爽，或小便涩痛，舌红，苔黄腻，脉弦数或滑数。

[辨证依据]

(1) 忽视卫生，或房事不禁，或肝旺脾虚。

(2) 带下量多如米泔，或黄绿如脓，臭气难闻，阴部瘙痒灼痛。

(3) 口苦咽干，心烦不宁，大便不爽，或小便涩痛，舌红，苔黄腻，脉弦数或滑数。

[治疗原则]清热，除湿，止痒。

[方药选用]止带方(方见带下过多)。

二、脾虚湿困证

[病因病机]素体脾虚，或饮食不节，劳倦过度，损伤脾气，运化失常，湿浊内生，流于下焦，损伤任带二脉，带脉失约，任脉不固而发病。

[临床证候]带下量多，色白如涕如唾，绵绵不断，其气腥臭，阴部坠胀或瘙痒，精神疲倦，四肢不温，食欲不振，大便溏薄，舌淡润边有齿痕，苔白滑，脉虚缓。

[辨证依据]

(1) 素体脾虚，或饮食、劳倦损伤脾气。

(2) 带下量多，色白如涕如唾，绵绵不断，其气腥臭，阴部坠胀或瘙痒。

(3) 精神疲倦，四肢不温，食欲不振，大便溏薄，舌淡润边有齿痕，苔白滑，脉虚缓。

[治疗原则]健脾益气，升阳除湿。

[方药选用]完带汤(方见带下过多)。

【其他疗法】

（一）外治

(1) 苦参30 g，百部30 g，黄柏30 g，蒲公英30 g，银花藤30 g，寮刁竹30 g，蛇床子30 g，地肤子30 g，加水4 000～5 000 ml煎45分钟，取药液坐浴20～30分钟，每日1次，7日为1个疗程。

(2) 蛇床子15 g，水煎灌洗阴道，每日1次，7日为1个疗程。

(3) 藿香30 g，佩兰30 g，水煎坐浴，每日1次，7日为1个疗程。

(4) 复方黄柏液10 ml，加水至100 ml，冲洗阴道，每日1～2次，7日为1个疗程。

(5) 妇宁栓，每晚睡前将栓剂1枚纳入阴道，7日为1个疗程。

(6) 博性康药膜，每次2张塞入阴道，每日2次，7日为1个疗程。

（二）西药

选用甲硝唑 400 mg，或克林霉素 300 mg，每日 2 次，连服 7 日。

【预防与调护】

（1）注意个人卫生，保持外阴清洁干燥，每日清洗外阴，换洗内裤。

（2）注意保护阴道，少用或不用对阴道有刺激的药物及冲洗。

（3）治疗期间禁止性生活，夫妻双方需要同时治疗。

（4）勿过度劳累，调畅情志。

（5）注意饮食营养，忌辛辣刺激性食物。

【文献资料】

李春光采用中药洗液治疗细菌性阴道病。112 例患者用青虎液（毛冬青、虎杖、蛇床子、地肤子、苦参）20 ml 冲洗阴道，每日 1 次，7 日为 1 个疗程。病程长病情重者可治疗 10 日，停药后 3～7 日复查。治疗期间禁止性生活，避免任何途径的抗生素治疗。112 例治愈 48 例，显效 30 例，有效 22 例，无效 12 例。此中药洗剂对细菌性阴道病患者的带下异常（量、色、质、味）及阴道不适（瘙痒、灼热、疼痛）有良好的改善作用，无论病情轻、中、重，病程长与短，BV 检验之阳性程度（＋、＋＋、＋＋＋），均可见明显疗效，且疗程短，改善症状快。

李广霞应用热淋清颗粒治疗细菌性阴道病（简称 BV）50 例，同时与甲硝唑泡腾片治疗的 50 例作比较，取得了较满意的效果。A 组冲服热淋清颗粒每次 2 包，每日 2 次，7 日为 1 个疗程；B 组甲硝唑泡腾片阴道给药，每次 200 mg，每日 1 次，6 日为 1 个疗程。两组在治疗 1 周后随访，A 组痊愈 35 例，好转 9 例，总有效率 88.0％；B 组痊愈 30 例，好转 11 例，总有效率 80.0％。热淋清颗粒组痊愈率及总有效率高于甲硝唑泡腾片组，且用药期间未发现毒副作用，服用方便，易被患者接受。

温百端对妇科门诊就诊的 1 280 例患者检查白带，在 490 例外阴阴道感染的患者中，发现细菌性阴道病患者 141 例，占 28.78％。对 141 例阴道分泌物找到线索细胞患者做胺试验检查，132 例阳性，占 93.62％。给 BV 患者服甲硝唑 0.2 g，每日 3 次，连用 3 日。盐酸环丙沙星栓 1 片纳入阴道，每日 1 次，连用 4 日。1 周和 2 周后各复查 1 次，治愈率 100％。结论：BV 患者在妇科门诊患者中占有较大的比例，其诊断主要靠找线索细胞及胺试验检查，两者相结合，诊断符合率达 93.62％。甲硝唑有抑菌作用，并可消除厌氧环境，使之利于乳酸杆菌的生长，有助于 BV 患者重建正常阴道内环境，不良反应轻。曼舒林是第 3 代喹诺酮类抗生素，有抑制细菌 DNA 螺旋酶、破坏细菌细胞膜、阻断复制导致其死亡的作用。两者联合应用，治疗效果好，疗程短，不良反应小。

参考文献

［1］ 李春光，张红. 中药洗液治疗细菌性阴道病 112 例总结. 中国社区医师，2006，(17)：75

［2］ 李广霞，张延爽. 热淋清颗粒与甲硝唑泡腾片治疗细菌性阴道病疗效比较. 中国乡村医药杂志，2006，13(5)：55

［3］ 温百端，刘晓. 细菌性阴道病的发病率及治疗的探讨. 重庆医学，2006，35(13)：1206

第四节 宫 颈 炎

宫颈炎症是妇科常见病之一，包括宫颈阴道部炎症和宫颈管黏膜炎症。正常情况下，宫颈具有免疫防御功能，是阻止病原体进入上生殖道的重要防线。但宫颈容易受到性交、分娩和宫腔手术操作的损伤，因此在性活跃期易发生感染，成为育龄妇女的常见病。

宫颈炎有急性与慢性之分，急性宫颈炎多发生于产褥感染、感染性流产，或与尿道炎、膀胱炎、阴道炎、子宫内膜炎并存。慢性宫颈炎可由急性期转变而来，或因经期、性生活不洁引起，临床最多见，约占已婚妇女半数以上，如得不到及时治疗，可引起上生殖道炎症，部分患者还可能发生宫颈上皮内瘤样变及宫颈癌。因此积极预防和治疗宫颈炎，对维护妇女健康，预防宫颈癌有重要意义。

宫颈炎因其以带下增多、色质气味异常改变为临床主要症状，故属中医学带下病范畴。

【致病机制】

主要病机为任脉不固，带脉失约，胞脉气血失和。急性者多为湿热或热毒偏盛之实证。而慢性者表现为湿热之邪邪势不盛，但子门气血壅滞。湿阻气滞血瘀则见宫颈肥大；血络瘀滞，邪瘀致腐则见宫颈糜烂；瘀积结聚则见宫颈息肉；湿阻痰凝则见囊泡等病变。

（一）致病因素

1. 机械性刺激或损伤　已婚妇女约半数以上患宫颈炎，与性生活有一定关系；此外，分娩、流产、手术、不洁性交等致宫颈损伤也是宫颈炎的主要原因。

2. 病原体感染　主要为葡萄球菌、链球菌、大肠杆菌及厌氧菌、淋病双球菌、沙眼衣原体、疱疹病毒、人乳头状瘤病毒等，还可继发于滴虫性、念珠菌性阴道炎。

3. 化学物质刺激　如应用高浓度酸性或碱性溶液冲洗阴道，或放置腐蚀性较强的药物片栓剂，也可造成炎症。

（二）病理

急性宫颈炎的病理变化：宫颈鳞状上皮脱落，内膜腺体分泌亢进，间质内及腺体周围有大量中性白细胞浸润，鳞状上皮的基底膜为中性白细胞浸润，重度者中性白细胞可侵入表层内，组织水肿、血管扩张充血。

急性感染期如未积极治疗，可形成慢性宫颈炎而发生以下几种病理变化。

1. 宫颈柱状上皮异位（宫颈糜烂）　由于炎症刺激，宫颈被覆的正常复层鳞状上皮细胞逐渐脱落，为柱状上皮细胞所代替，因柱状上皮下的毛细血管显露，使炎症区呈鲜红色，故称宫颈糜烂，糜烂面边界与周围的正常鳞状上皮有清楚的界限。目前，西方国家的教科书已不再采用宫颈糜烂之术语，而改称宫颈柱状上皮异位，认为是宫颈生理变化之一。我国大多数教科书和学术论文仍沿用宫颈糜烂这一术语，把生理性改变称为假性糜烂。炎性宫颈糜烂在临床上分三型：① 单纯型：即炎症初期，糜烂面平坦，实为单层柱状上皮；② 颗粒型：因宫颈腺上皮和间质增生致使糜烂面凹凸不平，呈颗粒状；③ 乳头型：腺上皮和间质进一步增生，表面凹凸更显著，形成乳头状突起。此外，女性新生儿由于受母体雌激素的影响，颈管柱状上皮下移到子宫颈外口，如果这种改变继续存在，则为先天性糜烂。未婚女性有先天性宫颈糜烂的占 15%～20%，先天性宫颈糜烂的组织可由鳞状上皮化生而自愈，也可以由于感染而继发炎症。

2. 宫颈肥大　由于慢性炎症刺激，宫颈组织充血水肿、腺体和间质增生，使宫颈呈不同程度的肥大，表面多光滑或伴有糜烂。最后由于纤维结缔组织增生，使宫颈硬度增加。

3. 宫颈息肉　慢性炎症刺激，颈管黏膜局部增生向宫颈外口突出形成单个或多个带蒂的小肉芽样组织，质软脆，易出血，其恶变率为 0.2%～0.4%。

4. 宫颈腺体囊肿　在宫颈糜烂愈合过程中，新生的鳞状上皮覆盖宫颈腺管口或伸入腺管，将腺管口阻塞。腺体分泌物引流受阻、潴留形成腺体囊肿，略突出于宫颈表面，内含黄白色液体。临床检查可见宫颈表面有大小不等的青白色囊泡，微突起于宫颈表面，小的如米粒，大的直径可超过 1 cm。囊肿可单发，也可以多发，表面光滑。

5. 慢性宫颈管炎　炎症局限于宫颈管黏膜及其下面的组织，宫颈阴道部外观光滑，仅见颈管口充血水肿，或有脓性分泌物堵塞。

【诊断与鉴别诊断】

一、诊断

（一）病史

常有分娩、流产及妇产科手术损伤史，或经期不卫生、不洁性生活史等。

（二）临床表现

宫颈炎主要症状是白带增多，由于病原体、炎症的范围及病程不同，白带的量、质、色及气味也不同，可呈乳白色黏液状或淡黄色脓性，如息肉形成时易有血性白带或性交后出血。宫颈炎急性阶段多伴有腰骶疼痛及小腹坠胀疼痛，经期、性交时疼痛加重。部分慢性宫颈炎患者也可出现类似症状。此外，宫颈炎尚可并发不孕、盆腔炎，因而出现相应的症状。

（三）检查

1. 妇科检查　急性宫颈炎可见宫颈充血、肿胀，有脓性白带从宫颈口流出，量多，严重者宫颈表面上皮剥脱、坏死、溃疡。慢性宫颈炎可见子宫颈有不同程度的糜烂、肥大，有时质硬，有时可见息肉、裂伤、外翻及宫颈腺囊肿，触诊有时感到宫颈质地较硬，宫颈糜烂或宫颈息肉可有接触性出血。

2. 辅助检查

(1) 阴道分泌物做涂片检查：查找病原体。应做淋病奈瑟菌和衣原体检查。

(2) 宫颈细胞学检查：是防癌普查的重要措施。方法有宫颈刮片、宫颈管吸片和薄层液基细胞学检查，目前多采取以 TBS 分类法的 TCT 检查。可及时发现宫颈上皮内瘤样变和宫颈癌。

(3) 阴道镜检查：宫颈细胞学检查结果为ASC-US、ASC-H的患者应进一步做阴道镜检查，以排除CIN或宫颈癌。

(4) 宫颈活体组织病理检查：为确诊宫颈鳞状上皮内瘤样变最可靠的方法。

(5) 宫颈管分泌物细菌培养及药物敏感试验：可明确病原体并指导用药。

二、鉴别诊断

1. 宫颈上皮内瘤样病变(CIN) 是与宫颈浸润癌密切相关的一组癌前病变，它反映宫颈癌发生发展中的连续过程。根据异型性细胞占据宫颈上皮层内的范围及细胞的异型性，CIN分为3级。CIN病史和症状无特异性，妇科检查肉眼观与慢性宫颈炎不易鉴别。对生育年龄的妇女，在作出慢性宫颈炎的诊断之前要先排除CIN。通过宫颈细胞学检查、阴道镜、宫颈活检病理学检查，诊断CIN并不困难。

(1) 宫颈细胞学检查：为最简单的宫颈鳞状上皮内瘤变的辅助检查方法，可发现早期病变。生育年龄的妇女应定期做宫颈刮片或刷片细胞学检查，每1～2年1次。如发现异常细胞(TBS中ASC及其以上，或巴氏染色Ⅲ级及Ⅲ级以上)，可做阴道镜检查，进一步明确诊断。

(2) 阴道镜检查：应注意宫颈移行带区内无血管的醋酸白色上皮、点状血管、异形血管。在上述病变区域活检，可以提高诊断的准确性。对细胞学阳性阴道镜阴性的病例，应刮取宫颈管内组织(ECC)或用宫颈管(brush)刷取材做病理学检查，排除颈管型CIN。

(3) 宫颈活组织检查：为确诊CIN最可靠的方法。任何肉眼可见病灶均应做单点或多点活检。如无明显病灶，可选择宫颈移行带区约3点、6点、9点、12点处活检，或在碘试验不染色区取材，提高确诊率。活检最好在阴道镜引导下进行，可以提高检出率。

2. 子宫颈癌 宫颈接触性出血或血性白带，或见宫颈有乳头状突起。宫颈赘生物为扁平或水滴样红色质软，通过活体组织病理检查即可确诊。

3. 黏膜下子宫肌瘤 黏膜下子宫肌瘤向子宫黏膜面突出子宫腔，蒂长时则在宫缩后可将肿瘤排出宫颈外，悬于阴道内。一般有蒂连在宫腔，手指压之较硬较圆，通过病理检查可确诊。

【因、证、辨、治】

一、脾气虚弱

[病因病机]素体脾虚，或饮食失节，或劳倦过度，损伤脾气；或肾气虚弱，火不生土，脾虚则运化失职，水湿内停，流注下焦，损伤任带，以致发病。

[临床证候]带下量多，色白或淡黄，质黏稠，无臭气，绵绵不断，或面色㿠白，精神倦怠，食欲不振，大便溏泻，舌淡胖边有齿痕，苔白或腻，脉缓弱。

[辨证依据]

(1) 素体脾虚，或饮食不节史。

(2) 带下量多，色白或淡黄，质黏稠，无臭气，绵绵不断。

(3) 舌淡胖边有齿痕，苔白或腻，脉缓弱。

[治疗原则]健脾益气，除湿止带。

[方药选用]完带汤(方见带下过多)。

气虚重者，加黄芪；纳呆者，加砂仁、厚朴；带下日久，加芡实、金樱子、乌贼骨、白果；脾虚及肾者，加续断、杜仲、菟丝子。

二、湿热蕴结

[病因病机]脾虚湿盛，湿郁化热，或郁怒伤肝，肝木侮脾，肝热脾湿，以致湿热下注，蕴结胞脉，而发病；亦有经行产后，血室正开，忽视卫生，摄生不慎，或妇科手术损伤，或不洁房事，都可导致湿热之邪直犯胞脉而发病。

[临床证候]带下量多，色黄质稠，或为赤带，或赤白相兼，有臭气，口苦口腻，脘闷少食，或伴小腹疼痛，大便溏而不爽，小便短黄，舌红，苔黄腻，脉滑数或弦数。

[辨证依据]

(1) 素体湿热体质，或经行产后，摄生不慎，或妇科手术损伤，或不洁房事史。

(2) 带下量多，色黄质稠，或为赤带，或赤白相兼，有臭气。

(3) 舌红，苔黄腻，脉滑数或弦数。

[治疗原则]清热利湿止带。

[方药选用]止带方(方见带下过多)。

三、湿毒内蕴

[病因病机]经期产后摄生不慎，或妇科手术损伤，或房事不洁，感染邪毒、病虫，侵犯子门；或内蕴湿热，遏久成毒，与气血搏结，气血壅滞于子门，化腐化脓而发病。

[临床证候]宫颈充血、水肿甚，带下量多，色黄

绿如脓，或赤白相兼，其气臭秽，阴部肿痛、灼热，小腹坠胀，腰骶酸痛，心烦口渴，或小腹疼痛，发热，大便干结，小便短赤，舌红，苔黄或黄腻，脉滑数。

[辨证依据]

(1) 经期产后摄生不慎，或妇科手术损伤，或房事不洁，感染邪毒、病虫等病史。

(2) 宫颈充血、水肿甚，带下量多，色黄绿如脓，或赤白相兼，其气臭秽，阴部肿痛、灼热。

(3) 舌红，苔黄或黄腻，脉滑数。

[治疗原则]清热解毒，除湿止带。

[方药选用]五味消毒饮(方见带下过多)加白花蛇舌草、椿根皮、皂角刺。

腰骶酸痛，带下恶臭难闻者，加半枝莲、穿心莲、鱼腥草；小便淋痛，兼有白浊者，加土牛膝、虎杖、甘草梢。

【其他疗法】

(一) 外治

(1) 先用 1‰苯扎溴铵洗净宫颈，将双料喉风散喷布患处，每日 1 次，连用 10 日。

(2) 保妇康泡沫剂，喷布宫颈糜烂处，每日 1 次，连用 10 日。

(3) 宫颈炎康栓，置放于阴道穹隆部，隔日 1 次，20 日为 1 个疗程。

(4) 妇炎灵，每次 2 粒，塞入阴道深部，每日 1 次。

(5) 博性康药膜，每晚 2 片，塞入阴道。10 日为 1 个疗程。

(6) 外用溃疡散，每日 1 支，喷布宫颈糜烂处，连用 20 日。

(7) 消糜栓，置放于阴道深部宫颈处，隔日 1 次，8 日为 1 个疗程。

(二) 物理治疗

激光疗法、冷冻治疗、红外线凝结疗法、微波疗法、宫颈火烫疗法等可以选择应用，其原理是将宫颈糜烂面单层柱状上皮破坏，使其坏死脱落后，为新生的复层鳞状上皮覆盖。如为未产妇，不推荐使用。治疗时间在月经干净后 3～7 日内，术后 2 个月禁止性生活和盆浴。

(三) 手术

(1) 用于宫颈肥大，糜烂面深广，上述治疗无效，或宫颈细胞学检查提示非典型增生，或可疑早期宫颈癌者，可考虑做宫颈锥形切除术，并送病理检查；子宫颈陈旧性撕裂及外翻者，可做宫颈修补术。

(2) 对小的宫颈腺囊肿，无临床症状可不予处理；如囊肿较大，可用针刺破，使囊液排出即可，或用微波、激光治疗。

(3) 对子宫颈息肉，用止血钳自其根部夹住旋转拧掉，将息肉送病理学检查。对大的息肉或蒂粗者，摘除后可在断端电灼或用重铬酸钾烧灼止血，也可用缝扎法以防止出血。

【转归与预后】

(1) 宫颈炎的急性期治疗不彻底，可转变为慢性宫颈炎。

(2) 慢性宫颈炎经久不愈，可能导致不孕；也有发生癌变的危险。

(3) 宫颈息肉摘除后，仍有可能复发。

(4) 经药物治疗与物理治疗无效，或有宫颈肥大，或糜烂面深而广，且累及宫颈管者，可考虑做宫颈锥切术，如合并有子宫疾病需要手术者，应将全子宫切除，以免发生宫颈癌变。

【预防与调护】

(1) 注意卫生，保持外阴清洁，防止病原菌侵入。房事有度，注意性卫生，配偶要注意清除包皮垢。

(2) 实行计划生育，采取避孕措施，尽量避免多次人流对宫颈的机械性损伤。同时妇科手术操作要严格无菌，动作轻柔，防止医源性的感染、损伤。分娩时宫颈裂伤应及时缝合，并使用抗生素。

(3) 注意经期、流产期及产褥期卫生，经期、产后应严禁性交、盆浴，避免致病菌乘虚而入。经期应停止局部用药，用药期间禁止房事。

(4) 定期做妇科检查，发现宫颈炎症予以积极治疗。

(5) 注意锻炼身体，适当注意营养卫生，保障身心健康。

(6) 饮食有节，忌食辛辣及油腻之品，以免湿热缠绵难去，病情反复。

【文献资料】

子宫颈炎的物理疗法如电熨、冷冻、激光治疗具有很好的效果，中医药治疗主要采用天然药物，也具有明显优势，特别是外治诸法，疗效确切，简便价廉安全，临床应用广泛。

李英用云南白药外敷治疗宫颈糜烂 65 例，效果满意。在月经干净后 3～5 日开始治疗，先用 1‰苯扎溴铵棉球擦洗阴道内分泌物，根据糜烂面积大小以带尾棉球蘸云南白药粉敷糜烂面，24 小时后患者自行取出，隔日1次，7次为1个疗程，必要时可在下次月经干净后重复第2疗程。治疗期间禁用其他药物，暂停性生活。

北京天坛医院妇产科用黄芪加干扰素和单独用干扰素治疗宫颈糜烂164例，对其临床疗效和对单纯疱疹病毒的分离率进行比较，结果表明黄芪与干扰素联合应用的显效率60.7%，而单纯干扰素组31.8%，两组相比 $P<0.01$。而加倍量的干扰素组59.3%。黄芪加干扰素组在治疗后病毒分离阳性率由30.4%下降到3.8%；而单纯干扰素组则由33%下降到10%。由此推论，黄芪自身能诱生干扰素和促进寄居在宫颈糜烂部位上的病毒(包括单纯疱疹病毒、乳头状瘤病毒群、巨细胞病毒)诱生干扰素，从而加强了干扰素系统的抗病毒作用。同时黄芪本身具有抗病毒作用，又能通过促进自然杀伤细胞(NK)的活性提高免疫功能而使病灶加快修复。黄芪具有托疮生肌的功能，能促使宫颈糜烂，起到了抗病毒、抗肿瘤及调节免疫功能的作用。

金琳等将376例慢性宫颈炎患者随机分为宫颈电环切除＋术后保妇康栓组(联合组)190例及单纯宫颈电环切除术组(对照组)186例，比较两组治愈时间及术后并发症等情况。结果联合组治愈时间明显缩短($P<0.01$)，术后创面感染、宫颈管肉芽再生结节发生率明显减少($P<0.01$，$P<0.05$)。联合组在排液量与时间上明显少于和短于对照组。结论：保妇康栓联合宫颈电环切除术治疗慢性宫颈炎效果好，副反应小，并发症少。

参考文献

[1] 李英．云南白药治疗宫颈糜烂65例观察．实用中医药杂志，1999，15(5)：32

[2] 张玉珍．新编中医妇科学．北京：人民卫生出版社，2001

[3] 金琳，黄琴，裴焕昌．保妇康栓与宫颈电环切除术联合治疗慢性宫颈炎190例疗效观察．中华医学研究杂志，2006，6(5)：555

[4] 罗颂平，邓高丕，许丽绵，等．中西医妇产科治疗学．北京：人民军医出版社，2008

第五节　盆 腔 炎

盆腔炎，又称盆腔炎性疾病(PID)，是指女性内生殖器官及其周围结缔组织的炎症，主要包括子宫内膜炎、输卵管炎、输卵管卵巢炎、盆腔腹膜炎等。盆腔炎是生育期妇女的常见病。盆腔的炎症可局限于一个部位，也可同时累及几个部位，最常见的是输卵管炎及输卵管卵巢炎。急性盆腔炎发病急，病情重，甚者可引起弥漫性腹膜炎、败血症、感染性休克而危及生命。如急性盆腔炎未得到及时有效的治疗，可由于盆腔粘连、输卵管阻塞而导致不孕、输卵管妊娠、炎症反复发作等，严重影响妇女的生活质量。

中医古籍中无盆腔炎病名，但根据其发病特点可属于癥瘕、带下病、热入血室、经病疼痛、妇人腹痛、不孕等范畴。《金匮要略・妇人杂病脉证并治》云："妇人中风七八日，续来寒热，发作有时，经水适断者，此为热入血室，其血必结，故使如疟状，发作有时。"此症状的描述，与盆腔炎的临床症状相似。《校注妇人良方・调经门》云："妇人月水不断，淋漓腹痛，或因劳损气血而伤冲任，或因经行合阴阳，以致外邪客于胞内，滞于血海故也"。《景岳全书・妇人规》云："瘀血留滞作癥，惟妇人有之，其证则或由经期，或由产后，凡内伤生冷，或外受风寒，或恚怒伤肝，气逆而血留……总由血动之时，余血未净，而一有所逆，则留滞日积，而渐以成癥矣。"这些论述与盆腔炎的发病相似。《傅青主女科》云："黑带者，乃火热之极也……其症必腹中疼痛，小便时如刀刺，口中必热渴……是火结于下而不炎于上也，治法惟以泄火为主，火热退而湿自除矣。"《医宗金鉴》指出："五色带下，皆从湿化。若少腹胀痛，污水绵绵，属湿热者，宜用导水丸。"

中医学认为盆腔炎的主要发病机制为湿、热、瘀交结，积蓄于胞宫，阻滞胞脉、胞络，以致冲、任、带脉功能失常。由于经期或产后调摄失当，手术时消毒不严，湿热、湿毒之邪乘虚而入，与气血相结，蕴积胞宫、胞脉、胞络，湿热邪毒蕴结日久，影响气血运行；或因久病情志抑郁，肝郁气滞，血行不畅，以致气滞血瘀；或邪毒留恋血分，与血相博结，瘀血阻滞胞络，积而成癥，甚或素有宿疾，日久不愈，瘀血凝滞，着而不去成癥。

西医学认为盆腔炎是由于产褥期、流产后感染，或因宫腔、盆腔手术等原因，影响生殖道自然防御机制，致病菌从外阴、阴道、子宫颈、子宫体的创伤处，经淋巴系统、血液循环系统，或沿生殖器黏膜上行蔓延，或由邻近器官感染后，直接蔓延生殖道所致。引起盆腔生殖系统炎症的病原体种类复杂，常见有葡萄球菌、链球菌、大肠杆菌、厌氧菌、结核菌，还有衣原体、支原体以及性传播性病原体如淋菌等。人工流产后、放环后、产后、流产后、经期盆浴、经期性交、手术操作等为高危因素，都为上行感染所致。

急性盆腔炎

女性内生殖器官（包括子宫、卵巢、输卵管、盆腔结缔组织、盆腔腹膜等）的急性炎症，称急性盆腔炎。临床特征与中医学的热入血室较相似。根据其发病部位的不同，可有急性子宫内膜炎、急性子宫肌炎、急性输卵管炎、输卵管积脓、输卵管卵巢脓肿、急性盆腔结缔组织炎、急性盆腔腹膜炎。严重时导致败血症及脓毒血症，引起中毒性休克，危及生命。

【诊断与鉴别诊断】

一、诊断

（一）病史

可有经期性交，产褥期感染，宫腔、宫颈、盆腔手术史，或盆腔炎症反复发作病史等。

（二）临床表现

急性病容，寒战高热，腹痛拒按，黄带增多，似脓秽臭，腰脊酸痛，头痛纳减，月经期发病可出现月经过多，经期延长；伴腹膜炎时可有恶心呕吐，腹胀腹泻；炎性肿块形成时可有局部压迫刺激症状，或有尿频、尿痛，排便困难，里急后重等症。

（三）检查

1. 妇科检查　阴道黏膜充血，黄色脓性分泌物增多；宫颈充血水肿，明显举痛，后穹隆明显触痛，宫体正常大小或略大，有压痛，或活动受限；子宫两侧压痛明显，如为单纯输卵管炎，可扪及增粗的输卵管，压痛明显；如为输卵管积脓或输卵管卵巢脓肿，则可扪及包块，且压痛明显，不活动；有宫旁结缔组织炎时，可扪及宫旁一侧或两侧片状增厚，或两侧宫骶韧带水肿增粗，触痛明显；伴有腹膜炎时，可有下腹压痛、反跳痛、腹肌紧张等腹膜刺激症状。

2. 实验室检查　血常规检查白细胞明显增多，中性粒细胞升高；红细胞沉降率升高；血培养或宫腔分泌物培养可找到致病菌。

3. 其他检查　阴道后穹隆部饱满并明显触痛时，后穹隆穿刺可抽出脓液，经培养可找到致病菌。B超检查可显示子宫直肠陷窝积液，或盆腔炎性包块。腹腔镜检查可见子宫、输卵管表面充血水肿，脓性渗出，或粘连包裹病灶，或脓肿形成。

盆腔炎的诊断标准（表 15－1）：基本标准为诊断 PID 所必需；附加标准可增加诊断特异性；特异标准基本可诊断 PID，但除 B 超外，均为有创检查，或费用较高，特异标准仅适用于一些有选择的病例。

表 15－1　盆腔炎的诊断标准（2002 年美国 CDC 诊断标准）

基本标准（minimum criteria）
宫体压痛，附件区压痛或
宫颈触痛
附加标准（additional criteria）
体温超过 38.3℃（口表）
宫颈或阴道异常黏液脓性分泌物
阴道分泌物生理盐水涂片见到白细胞
实验室证实的宫颈淋病奈瑟菌或衣原体阳性
红细胞沉降率升高
C－反应蛋白升高
特异标准（specific criteria）
子宫内膜活检实子宫内膜炎
引导超声或磁共检查显示充满液体的增粗输卵管，伴或不伴有盆腔积液、输卵管卵巢肿块
腹腔镜检查发现输卵管炎

二、鉴别诊断

1. 急性阑尾炎　发热，转移性右下腹疼痛。麦氏点压痛、反跳痛。B 超显示子宫及附件区无异常声像。

2. 异位妊娠　多有停经史，下腹部突然撕裂样剧痛，自下腹一侧开始向全腹扩散，可有不规则阴道出血。妇科检查：后穹隆饱胀，宫颈有抬举痛和摇摆痛，子宫大小正常，患侧附件可扪及包块，压痛明显。尿 HCG 阳性或弱阳性，血红蛋白下降，后穹隆穿刺可抽出不凝固血液。

3. 卵巢囊肿蒂扭转　下腹一侧突然发作疼痛，疼痛与体位改变有关，或伴有胃肠道症状，无阴道出血，体温稍高，妇科检查有宫颈举痛，一侧宫旁包块，边界清晰，蒂部触痛明显，B 超显示附件有包块。

4. 黄体破裂　下腹一侧突发性疼痛，无发热，阴道分泌物无异常，妇科检查未触及盆腔肿块，一侧附件压痛。外周血白细胞正常，血红蛋白可下降，后穹隆穿刺可抽出不凝血。

【因、证、辨、治】

急性盆腔炎发病急，病情重，病势凶险。病因以热毒为主，兼有湿、瘀，故临证以清热解毒为主，祛湿化瘀为辅。急性盆腔炎治疗必须及时彻底，常需中西医结合治疗，以免贻误治疗时机，引起严重后果，或迁延不愈转为慢性盆腔炎，导致不孕或异位妊娠等。

一、热毒壅盛证

[病因病机]经期、产褥、流产后、手术感染湿热邪毒，蕴积下焦所致，损伤冲任带脉。

[临床证候]高热恶寒，甚或寒战，下腹部疼痛拒按，带下量多，色黄，或赤白兼杂，质黏稠，如脓血，气味臭秽，或月经量多或淋漓不净，咽干口苦，大便秘结，小便短赤，舌红，苔黄厚或黄腻，脉滑数。

[妇科检查]子宫略大有压痛，或两侧附件水肿、压痛，或增厚有条索状增粗，或有炎性包块，触痛明显，甚或全腹压痛、反跳痛，壮热持续不退，腹痛拒按时则有盆腔脓肿可能。

[辨证依据]

(1) 有经期、产褥、手术感染史。

(2) 高热恶寒，腹痛拒按，大便秘结，小便短赤，带下色黄质稠、秽臭。

(3) 苔黄厚或黄腻，脉滑数。

(4) 妇科检查有急性炎症体征。

[治疗原则]清热解毒，活血化瘀。

[方药选用]

(1) 黄连解毒汤(《外台秘要》)加生地、丹皮、乳香、没药。

黄芩　黄连　黄柏　栀子

带下多而秽臭者，加车前草、生薏苡仁、椿根皮；月经量多，经期延长者，加生地、地榆、大蓟；大便干结，加金银花；盆腔有包块者，加冬瓜仁、败酱草、丹参；腹胀甚者，加厚朴，大腹皮。

(2) 银翘红酱解毒汤(方见产后腹痛)。

高热汗出，下腹痛未减或加重，烦躁，斑疹隐隐，舌红绛，苔黄燥，脉弦细而数，为邪已入营分。宜清营解毒，凉血养阴。方用清营汤(方见产后发热)加败酱草、蒲公英。

恶寒者，加荆芥、牛蒡子；便秘者，加大黄；腹胀者，加枳实；阴竭阳脱，面色苍白者，加吉林参、生脉饮。

神昏谵语者，加服牛黄清心丸(《痘疹世医心法》)或紫雪丹(方见产后发热)。

牛黄　朱砂　黄连　黄芩　栀子　郁金

二、湿热内结证

[病因病机]经期、产褥期、流产后、手术后湿热入侵，气血阻滞，湿热与血互结，积于下焦，久则成癥。

[临床证候]发热恶寒，或高热虽减，低热起伏，下腹胀坠疼痛拒按，或灼热感，带下量多，色黄质稠，有臭气，纳差食少，口干，大便不爽或便秘，小便频急涩痛，舌红，苔黄腻，脉弦数。

[妇科检查]子宫体略大或有压痛，两侧或一侧附件增厚、压痛，或可扪及炎性包块，压痛、触痛明显。

[辨证依据]

(1) 有经期、产褥、手术感染史。

(2) 发热恶寒，或低热起伏，腹坠胀痛拒按，小便频急涩痛，大便秘。

(3) 妇科检查为附件增厚，可扪及肿块，压痛、触痛明显。

(4) 舌苔黄腻，脉弦数。

[治疗原则]清热利湿，活血止痛。

[方药选用]仙方活命饮(方见前庭大腺炎)加薏苡仁、冬瓜子。

腹痛甚者，加红藤、徐长卿；白带多者，加黄柏、椿根皮；腹胀者，加厚朴、枳实；大便干结者，加大黄、桃仁；有包块者，加皂角刺、三棱、莪术。

【其他疗法】

(一) 食疗

(1) 皂角刺大枣粥：皂角刺、大枣，水煎煮 30 分钟，取药液加粳米煮粥，分食。

(2) 桃仁赤芍粥：桃仁、赤芍、薏苡仁，加清水适量，煮成粥，调入红糖煮沸即可食，每日 1 剂。

(二) 外治

(1) 清开灵注射液 30 ml，加入 5%葡萄糖注射液 500 ml，静滴，每日 1 次，7～10 日为 1 个疗程。

(2) 醒脑静注射液 20 ml，加入 5%葡萄糖注射液 500 ml，静滴，每日 1 次，7～10 日为 1 个疗程。

(3) 20%复方毛冬青灌肠液 100 ml，保留灌肠，每日 1 次，10 次为 1 个疗程。

(4) 康宁汤：紫花地丁、蒲公英、败酱草、白花蛇舌草、苦参，浓煎 100 ml，保留灌肠，每日 1 次，10 次为 1 个疗程。

(三) 手术

盆腔脓肿形成，保守治疗无效，或脓肿破裂，可做附件脓肿切除术或后穹隆切开引流术。

【转归与预后】

急性盆腔炎经及时有效的治疗，多可在短期内治愈。失治误治，病势加重，可发展为盆腹膜炎、败血症、休克，甚至危及生命；如迁延失治，多转为慢性盆腔炎。

【预防与调护】

(1) 坚持经期产后及流产后的卫生保健。

(2) 严格掌握妇产科手术指征，术前认真消毒，无菌操作，术后做好护理，预防感染。

(3) 急性盆腔炎者应卧床休息，半坐卧位，有利于炎症局限。要彻底治愈，防止转为慢性而反复发作。

(4) 饮食清淡，忌辛辣燥热之品。

(5) 增强体质，提高机体抗病能力。

【文献资料】

急性盆腔炎由于病情急重，目前多采用中西医结合治疗，也有采用中药制剂综合治疗，如静脉滴注、内服、灌肠、外敷等。

朱燕春应用大黄牡丹汤治疗急性盆腔炎。药物组成：制大黄、丹皮、桃仁、赤芍、白芍各 10 g，红藤 30 g，忍冬藤 20 g，败酱草、酒延胡索、川楝子、丹参各 15 g，生甘草 5 g。腹胀较甚者，加制香附、青皮；腹痛较甚者，加乳香、没药；有包块者，加三棱、莪术；偏热重者，加金银花、连翘；偏湿重者，加车前子、茯苓、薏苡仁。全方具有泻热排毒，祛瘀排脓，散结理气止痛之效。每日 1 剂，5 日为 1 个疗程。服药期间避免进食辛辣刺激之品。高热在 38.5℃ 以上者，前 3 日给予青霉素 400 万 u 加入 5% 葡萄糖氯化钠注射液静滴、0.5% 甲硝唑 100 ml 静滴，每日 2 次。结果治疗 56 例，用 3 个疗程，痊愈 48 例，显效 7 例，好转 1 例。

王跃芹用中药综合治疗急性盆腔炎。方法：① 中药静滴：双黄连注射液 60 ml 加入 5% 葡萄糖注射液 500 ml，2～2.5 小时滴完。② 内服中药：苍术、败酱草各 30 g，黄柏、川木通、牛膝、延胡索、红花、甘草各 10 g，薏苡仁 35 g。随症加减，水煎服，每日 1 剂。③ 中药灌肠：枳壳、红藤各 15 g，厚朴、丹皮、三棱、莪术、牛膝各 10 g，败酱草 30 g，大黄 5 g，王不留行 20 g，水煎取液 100 ml，每晚保留灌肠 1 次。④ 中药外敷：大蒜 3 头，芒硝 5 g，共杵成泥，加大黄粉 5 g，和匀敷脐下痛处，每日 1 次，每次 1 小时，6 日为 1 个疗程。结果 80 例患者，2 周内治愈 68 例，显效 8 例，有效 4 例。

吕智敏等用妇科千金片联合抗生素治疗急性盆腔炎。方法：治疗组 53 例，31 例用青霉素 400 万 u，静滴，每日 2 次；17 例用头孢呋辛 1.5 g，静注，每日 2 次。5 例用头孢曲松与甲硝唑联用：头孢三嗪 2 g，静注，每日 2 次，连用 5～7 日；甲硝唑 250 ml 静滴，每日 1 次，连用 3～5 日。同时都内服妇科千金片，每次 6 片，每日 3 次，连服 15 日。结果基本治愈 48 例，好转 5 例。认为本病在抗生素治疗下有明显改善，加妇科千金片治疗效果更加显著，还可能减少抗生素的用量。

俞晓云将急性盆腔炎患者按是否伴有炎性包块分为两组，每组分别给予单纯抗生素治疗和抗生素加中药灌肠治疗，对治愈率和住院时间进行对比分析。结果无炎性包块组两种治疗方法的痊愈率、住院日无显著差异($P>0.05$)；有炎性包块组中西医结合治疗则明显优于单纯西药治疗($P<0.05$)。认为急性盆腔炎无炎性包块时仅抗生素治疗即可，而伴有炎性包块时需加用中药综合治疗，以提高疗效。

参考文献

[1] 朱燕春. 大黄牡丹汤治疗急性盆腔炎. 中国中医急症，2001，10(4)：189

[2] 王跃芹. 中药综合治疗急性盆腔炎 80 例. 河北中医，1999，21(3)：150

[3] 吕智敏，王琳，杨秀风. 妇科千金片联合抗生素治疗急性盆腔炎 53 例观察. 湖南中医杂志，1999，15(2)：38

[4] 俞晓云. 急性盆腔炎 285 例保守治疗分析. 浙江中西医结合杂志，2001，11(5)：280

盆腔炎性疾病后遗症

盆腔炎性疾病后遗症是盆腔炎性疾病的遗留病变，以往称慢性盆腔炎，主要表现为组织破坏、广泛粘连、增生及瘢痕形成。常为急性盆腔炎未能彻底治疗或患者体质较差，病程迁延所致，但也有无急性盆腔炎症病史，初始即表现为慢性炎性病变者。盆腔炎性疾病后遗症较为顽固，当机体抵抗力低下时，可急性发作。根据发病部位及病理不同，可分为慢性输卵管炎与输卵管积水、输卵管卵巢炎及输卵管卵巢囊肿、慢性盆腔结缔组织炎等，可单一或复合发病。本病属中医学痛经、带下病、癥瘕、不孕等范畴。

【诊断与鉴别诊断】

一、诊断

(一) 病史

有盆腔炎反复发作史，或产褥期、手术等感染史，或有产后、流产后、经期性生活史等诱因，有邻近器官的炎症病变，也可无明显的急性炎症过程。

（二）临床表现

反复下腹疼痛，肛门坠胀，腰骶酸痛，或低热，白带增多，常在劳累后、性生活后、月经前后发作或加剧，倦怠乏力，或月经失调、不孕、异位妊娠。当抵抗力下降时，可再次发生急性炎症。

（三）检查

1. 妇科检查　如为子宫内膜炎，子宫增大、压痛；如为输卵管炎，则在子宫一侧或两侧可扪及呈条索状增粗的输卵管，并有轻压痛；如为输卵管积水或输卵管卵巢囊肿，则在盆腔一侧或两侧扪及囊性肿物，活动多受限；如为盆腔结缔组织炎时，子宫常呈后倾后屈，活动受限或粘连固定，子宫一侧或两侧有片状增厚、压痛，宫骶韧带增粗、变硬，有压痛。

2. B超检查　可有附件区包块，边界不清、实质不均的暗区，内有较密的光点，有输卵管积水时为液性暗区。

3. 子宫输卵管造影　输卵管部分或完全阻塞，输卵管与周围粘连扭曲，输卵管积水时远端呈气囊状扩张。结核性盆腔炎可见钙化阴影，输卵管粗细不匀，成串珠状，形态僵直。

4. 腹腔镜　可见盆腔内有炎性病变及粘连。

二、鉴别诊断

1. 子宫内膜异位症　痛经进行性加剧，体征可与慢性盆腔炎相似，妇科检查可在宫体后壁、宫骶韧带处扪及触痛性结节；或在子宫一侧或两侧扪及囊性肿块，腹腔镜检查可确诊。

2. 盆腔瘀血综合征　症状与盆腔炎相似，长期慢性下腹痛，但妇科检查可无异常，或可见宫颈呈紫色，有举痛，宫旁有压痛，但无增厚或包块，超声多普勒和腹腔镜检查可鉴别。

3. 卵巢囊肿　输卵管积水或输卵管卵巢囊肿除有盆腔炎病史外，肿块呈腊肠形，囊壁较薄，周围有粘连；而卵巢囊肿以圆形或椭圆形较多，周围无粘连，活动自如。

【因、证、辨、治】

由湿热、湿毒之邪乘虚入侵，与气血互结，蕴积胞脉、胞络，气血瘀滞，或肝经积郁，气滞血瘀，不通为痛，久则内结成癥。本病缠绵难愈，重伤正气，故临床常见寒热错综、虚实夹杂之证，以湿热瘀阻、寒凝瘀滞、气滞血瘀、肝郁脾虚、肝肾不足等证型多见。治疗除内服药外，还可结合保留灌肠、中药热敷、理疗等方法，以提高疗效。

一、湿热瘀结证

[病因病机]湿热之邪内侵，余邪未尽，正气未复，气血受阻，湿热瘀血互结，缠绵日久不愈。

[临床证侯]低热起伏，少腹隐痛或腹痛拒按，带下增多，色黄黏稠或有秽气，小便赤，大便秘，口干欲饮，舌暗，苔黄腻，脉弦数。

[辨证依据]

(1) 可有经期、产后感受湿热、邪毒病史，或有房事不洁史，或有宫腔手术操作史。

(2) 少腹疼痛，低热起伏，白带色黄，小便赤，大便秘等。

(3) 妇科检查有子宫压痛，活动差，附件增厚、压痛，或有肿块。

(4) 舌暗，苔黄腻，脉弦数。

[治疗原则]清热利湿，祛瘀散结。

[方药选用]银甲丸(《中医妇科临床手册》)。

金银花　鳖甲　连翘　升麻　红藤　蒲公英　紫花地丁　生蒲黄　椿根皮　大青叶　茵陈　桔梗　琥珀末

发热者，加柴胡、黄芩；带下量多者，加生薏苡仁、车前草；大便干结者，加冬瓜仁、大黄。

二、寒湿凝滞证

[病因病机]经期产后，血室正开，寒湿之邪乘虚侵袭，与胞宫内余血浊液相结，凝结瘀滞，血行不畅。

[临床证候]少腹冷痛，得温则舒，或坠胀疼痛，月经后期，量少色暗有块，白带增多，舌淡略胖，苔白腻，脉沉迟。

[辨证依据]

(1) 可有经期产后感受寒湿，或有房事不洁史，或素体阳虚。

(2) 少腹坠胀冷痛，得温则舒，白带增多。

(3) 妇科检查有子宫压痛，活动差，附件增厚、压痛，或有肿块。

(4) 舌淡略胖，苔白腻，脉沉迟。

[治疗原则]温经散寒，活血祛瘀。

[方药选用]少腹逐瘀汤(方见痛经)。

少腹冷痛甚者，加艾叶、乌药、吴茱萸；白带增多者，加白术、扁豆、芡实；炎性肿块者，加皂角刺、三棱、莪术；腰骶痛者，加桑寄生、续断、牛膝；久病体虚乏力者，加党参、黄芪。

三、气滞血瘀证

[病因病机]因病致郁，七情所伤，肝气郁结，气机不畅，气滞血瘀；或外感湿热之邪，余毒未清，滞留于冲任胞宫，气机不畅，瘀血内停，脉络不通。

[临床证候]少腹胀痛、刺痛，白带增多，经行腹痛，瘀下量多，瘀块排出则痛减，经前乳房胀痛，情志抑郁，舌暗有瘀点或瘀斑，苔薄，脉弦涩。

[辨证依据]

(1) 平素情志抑郁，少腹或可扪有包块。

(2) 少腹胀痛或刺痛，经前乳房胀痛等。

(3) 妇科检查有子宫压痛，活动差，附件增厚、压痛，或有肿块。

(4) 舌暗有瘀点或瘀斑，苔薄，脉沉弦。

[治疗原则]调气活血，消癥散结。

[方药选用]血府逐瘀汤(方见崩漏)。

腹痛较甚者，加蒲黄、五灵脂；低热者，加败酱草、红藤、蒲公英；带下量多者，加薏苡仁、白芷；月经量多者，加生地榆、三七；有癥块者，加皂角刺、三棱、莪术；胸胁乳房胀痛者，加青皮、郁金、川楝子；大便秘结者，加大黄、槟榔。

四、脾虚瘀浊证

[病因病机]素体脾虚，或过服苦寒攻伐之品，损伤脾气，运化失职，水湿内停，或久病正气内伤，气虚则血行不畅，瘀血停聚，湿浊与瘀血互结，滞于下焦，损伤冲任、带脉而致病。

[临床证候]少腹疼痛，隐隐而作，缠绵不休，带下增多，色白黏稠，大便溏薄，精神疲倦，四肢乏力，食欲不振，有时低热，舌淡暗，苔薄白，脉细缓。

[辨证依据]

(1) 素体虚弱，久病史。

(2) 少腹疼痛，缠绵不休，带下增多，大便溏薄，神疲乏力。

(3) 妇科检查有子宫压痛，活动差，附件增厚、压痛，或有肿块。

(4) 舌淡暗，苔薄白，脉细缓。

[治疗原则]健脾化浊，活血祛瘀。

[方药选用]香砂六君子丸(方见恶阻)合桂枝茯苓丸(方见妊娠腹痛)。

经期小腹胀痛明显者，加乌药、延胡索；经量过多者，经期去桂枝、赤芍，加蒲黄、茜草根；带下量多者，加苍术、车前草；腰酸者，加桑寄生、川断；有癥块者，加皂角刺、穿山甲、三棱、莪术。

五、肾虚瘀滞证

[病因病机]湿热，寒湿之邪外袭，气血阻滞，积于下焦，病久伤肾，肾气亏损，虚实夹杂之证。

[临床证侯]少腹疼痛，绵绵不休，白带增多，腰脊酸楚，头晕目眩，神疲乏力，舌暗或有瘀点，苔薄，脉沉细。

[辨证依据]

(1) 素体虚弱，或有久病史。

(2) 少腹疼痛，日久不愈，腰脊酸楚，头晕目眩，白带增多。

(3) 妇科检查有子宫压痛，活动差，附件增厚、压痛，或有肿块。

(4) 舌暗或有瘀点，苔薄，脉沉细。

[治疗原则]补益肝肾，活血祛瘀。

[方药选用]左归丸(方见崩漏)加丹参、当归、白芍、甘草、鸡血藤。

腰酸痛甚者，加狗脊、桑寄生、乌药；兼气虚者，加党参、黄芪；白带多者，加芡实、莲子肉、薏苡仁、牡蛎。

六、阴虚血热证

[病因病机]素体阴亏，湿热之邪内侵，邪热重伤阴液，阴虚则生内热所致。

[临床证候]少腹坠痛、疼痛，午后潮热，盗汗，手足心热，月经量少，甚或闭经，或月经失调，舌红，苔少或薄黄，脉细数。

[辨证依据]

(1) 素体阴虚内热。

(2) 少腹坠痛，午后潮热，盗汗，手足心热。

(3) 妇科检查有子宫压痛，活动差，附件增厚、压痛，或有肿块。

(4) 舌红，苔少或薄黄，脉细数。

[治疗原则]养阴清热，活血止痛。

[方药选用]慢盆方(经验方)。

地黄　龟版　鳖甲　丹皮　青蒿　丹参　百部　玄参　白芍　地骨皮　野菊花

【其他疗法】

(一) 中成药

(1) 妇乐冲剂，每次 2 包，冲服，每日 2 次，连服 1～3 个月。

(2) 金刚藤糖浆，每次 20 ml，每日 2 次，连服1～3 个月。

(3) 妇科千金片，每次 4 片，每日 3 次，连服1～3个月。

(4) 妇炎康(当归、丹参、赤芍、延胡索、川楝子、三棱、莪术、山药、芡实、土茯苓、香附。上药以蜜泛丸,每丸10 g),每次1丸,每日3次,连服30日。

(二) 食疗

(1) 佛手玫瑰花煎:佛手12 g,玫瑰花10 g,败酱草40 g,加水300 ml,水煎取汁,加入红糖适量,每日分2次服。

(2) 桃仁赤芍粥:桃仁10 g,赤芍12 g,薏苡仁50 g,加水适量,煮成粥,调入红糖煮沸食,每日1剂。

(3) 当归川芎地榆煎:当归12 g,川芎12 g,生地榆10 g,加水适量,煮20分钟,取汁调入红糖煮沸饮服。分2～3次服,每日1剂,连服5～7日为1个疗程。

(4) 生地黄鸡:生地250 g,乌鸡1只,饴糖150 g。将鸡去毛,肠肚洗净切细,将生地与饴糖和匀,纳鸡腹中,隔水蒸熟,不用盐醋等调料。

(三) 针灸

(1) 体针:主穴取中极、关元、气海,配穴取八髎、三阴交、阴陵泉、气海、子宫、中极。

(2) 耳针:取子宫、卵巢、内分泌、肾上腺、盆腔、交感穴,可用磁粒或王不留子敷贴并按压。

(3) 隔姜艾灸法:主穴取气海、中极、归来,配穴取大肠俞、次髎。用艾绒做成直径1.5 cm,高1.8 cm,重约800 mg的圆柱置于0.4 cm厚的鲜姜片上(姜片置于穴位上)点燃灸之,每穴灸3壮,每壮6～7分钟。

(4) 穴位敷贴:炮姜、红花、肉桂、白芥子、麻黄、胆南星、生半夏、生附子、红娘子、红芽大戟、香油。上药用香油炸枯去渣后,加入章丹即成膏油,再加入麝香、藤黄,摊成膏药,大膏药每张6 g,小膏药每张3 g,外敷。用时膏药微火温化后贴穴位。腰痛为主者,贴命门、肾俞、气海俞、阳关俞;腹痛为主者,贴归来、水道;腰骶痛为主者,贴关元俞、膀胱俞、上髎、次髎;炎性包块者,则用大膏药敷贴于局部皮肤上。夏天每日1次,冬天每2日1次,连用12次为1个疗程。

(四) 外治

(1) 双黄连注射液20 ml,加入5%葡萄糖注射液500 ml,静滴,每日1次,7～10日为1个疗程。

(2) 丹参注射液20 ml,加入5%葡萄糖注射液500 ml,静滴,每日1次,7～10日为1个疗程。

(3) 胎盘组织液4 ml,肌注,隔日1次,7次为1个疗程。

(4) 20%复方毛冬青注射液100 ml,保留灌肠,每日1次,10日为1个疗程。

(5) 紫花地丁、野菊花、鸭跖草、鱼腥草、蒲公英。水浓煎100 ml,保留灌肠,每日1次,10次为1个疗程。

(6) 康妇消炎栓,每次1粒,每日1次,纳肛内。

(7) 双柏散(侧柏叶、大黄、黄柏、薄荷、泽兰)水蜜200 g,外敷下腹痛,每日1～2次,7日为1个疗程。

(8) 妇炎散:大黄、姜黄、败酱草、丹参、赤芍、乳香、延胡索、羌活、独活、千年健、透骨草。上药切细末,温水加酒,调成糊状,敷下腹,每日2次,每次30～60分钟,连敷10日。

(9) 乌头、艾叶、鸡血藤、防风、五加皮、红花、白芷、川椒、羌活、独活、皂角刺、透骨草、千年健。上药切细末,布包隔水蒸,热敷少腹,每日1～2次。

(10) 1%黄连素或复方丹参注射液,用纸吸透药液,置消毒布垫上,放在外阴,连接电离子导入治疗仪阳极,用无药的湿布垫放在腰骶部,连接阴极,每次20～30分钟,每日1次,10次为1个疗程。经期停用。

(五) 物理治疗

温热的良性刺激可促进盆腔局部血液循环,改善组织的营养状态,提高新陈代谢,有利于炎症的吸收和消散。常用的有离子透入、短波、超短波、蜡疗等。

(六) 手术

经长期非手术治疗无效而症状明显,或反复急性发作者,或已形成较大炎性包块者,可采用手术治疗。手术以彻底治愈为原则,避免遗留病灶有再复发的机会,可做一侧附件或两侧附件切除术。对年轻妇女应尽量保留卵巢功能,对有生育要求的输卵管积水者可做输卵管造口术,对无生育要求者可做患侧输卵管切除术。

【转归与预后】

盆腔炎性疾病后遗症经积极有效的治疗,大多可好转或治愈。未愈者常伴有疲劳、周身不适等症状,对患者生活质量有一定影响,也易于再次感染而发生急性盆腔炎。如影响输卵管通畅者,可导致不孕或异位妊娠。

【预防与调护】

(1) 注重经期、产后及流产后的卫生保健。

(2) 解除患者的思想顾虑，保持心情舒畅，鼓励患者树立战胜疾病的信心。

(3) 注意劳逸结合，加强体育锻炼，适当增加营养，增强体质，提高抗病能力。

(4) 积极彻底治疗急性盆腔炎，以防转化为慢性。

【文献资料】

盆腔炎发病率居高不下，其诱发因素甚多。冀萍等对 144 例慢性盆腔炎进行病因分析，认为慢性盆腔炎主要因流产(含人工流产)所致，其次是产后感染、月经不洁、手术、带环等。

高慧等认为经期、产后血室正开之时，摄生不慎，阴户不洁，或劳倦过度，或房事不洁，或手术损伤，寒、湿、热、毒邪可乘虚侵入胞宫，与气血相搏，导致盆腔瘀血而发病。尚红发现盆腔炎者全血比黏度、血浆比黏度和血浆纤维蛋白原均大于正常，其黏度增加反映血液黏滞致血流减慢，末梢循环障碍的一个体现。这是瘀血机制所在。而通过治疗后以上指标均接近和恢复正常。也有报道采用活血行水法治疗输卵管积水，取得较好疗效。实验证明此法有促进局部血液循环和炎症吸收作用。李华等用妇科康蜜丸治疗本病总有效率达 94.9%，实验显示其作用为抑制毛细血管通透性的增强，抗渗出和抑制结缔组织增生，增加纤维蛋白溶解酶活性等作用有密切关系。

李灵芝等通过对选用苯酸胶浆致大鼠子宫内膜炎进行实验研究，观察新制易黄丸治疗慢性盆腔炎的药理作用，结果提示此药具有改变血液流变学，改善微循环，促进炎性病灶消退的作用。刘之椰等观察了具有理气化瘀、活血通络作用的四逆散加味方对家兔输卵管炎症的影响，实验结果表明此方具有消除积水，松解粘连的作用，还具有减少炎症细胞的浸润，抑制纤维组织增生的作用，此外还可改善输卵管局部微循环。马宝璋等做了炎克宁冲剂对大鼠慢性盆腔炎局部免疫功能调节作用的实验性研究后发现，炎克宁冲剂能抑制炎细胞浸润，减少纤维结缔组织增生，促进组织结构恢复，调整局部免疫功能，可恢复体液局部免疫、细胞免疫(CD4 / CD8 比值)功能。

参考文献

[1] 冀萍，公元贞. 慢性盆腔炎 144 例中西医治疗对比观察. 中医杂志. 1993,34(11): 680

[2] 高慧. 中药盆炎康胶囊治疗慢性盆腔炎的临床研究. 承德医学院学报，1996,13(4): 307

[3] 朱文仙. 清热祛湿汤保留灌肠治疗慢性盆腔炎 136 例. 实用中医药杂志，1997,(3): 10

[4] 尚红. 盆腔炎致病因子的研究进展. 辽宁医学杂志，2000,(1): 6

[5] 李灵芝. 新制易黄丸对大鼠子宫内膜炎学业流变血等的实验研究. 河北中医药学报，1999,(2): 1

[6] 刘之椰，许哲. 四逆散加味方治疗输卵管炎性阻塞疗效机制探讨. 中日友好医院学报，1996,10(1): 33

[7] 马宝璋，王树林，方凤奇，等. 炎克宁冲剂对大鼠慢性盆腔炎局部免疫功能的调节作用. 中国中医药科技，2000,7(1): 20

第六节 生殖器结核

由结核杆菌引起的女性生殖器炎症称为生殖器结核，又称结核性盆腔炎。多发生于 20～40 岁妇女，也可见于绝经后的老年妇女。以输卵管及子宫内膜结核最多见。

生殖器结核常为继发性、下行性感染，且绝大多数患者都有原发性结核病灶，腹腔结核占原发病灶 50%以上，其次是肺结核、结核性胸膜炎，也可偶发自肾、骨、关节结核。经血传播，由腹腔直接蔓延的也不少，淋巴传播少见，因性传染的则更少。盆腔结核的首犯部位是输卵管，临床发生率为90%～100%，继而蔓延至子宫内膜、卵巢，很少累及子宫颈，而阴道、外阴结核更属罕见，发病率仅为 1%～2%。发生在生殖器官各部位的结核，其表现和后果均有不同。

本病属中医学痨瘵之一种，根据其不同病理阶段的临床表现，分见于血枯经闭、崩漏、月经不调、癥瘕、不孕、虚劳等有关疾病中。

【致病机制】

主要是由于素禀薄弱，或起居不慎，忧思恼怒，房事不节，劳倦过度，耗伤阴血，损伤元气，日久不复，则痨虫乘虚袭人而为害。痨虫为患，内耗精血，导致阴虚内热，或气血虚弱，或肾阳虚衰，或久而致瘀，致胞脉闭阻。

西医学认为生殖器结核是全身结核的一个表现，常继发于身体其他部位结核如肺结核、肠结核、腹膜结核、肠系膜淋巴的结核病灶，也可继发于骨结核或泌尿系统结核。以血行传播最多见，上行感染者极为罕见。青春期时正值生殖器发育，血供丰富，结核菌借血行传播，使生殖器受累，首先是输卵管，然后逐渐蔓延至子宫内膜及卵巢。由腹腔内腹膜或肠道、膀胱结核直接蔓延，以及淋巴道传播、性交传播均较少见。一般文献报道输卵管是最多受侵犯部位，占 90%～100%，而子宫内膜受累者为 60%～80%。

【诊断与鉴别诊断】

一、诊断

（一）病史

可有肺结核病史，或有肺结核家族史。

（二）临床表现

因其病程发展缓慢，不少患者可无症状，有的以不孕为唯一症状，表现如下。

1. 月经失调　早期因子宫内膜充血及溃疡，可有月经过多、经期延长或不规则阴道出血。多数患者就诊时患病已久，子宫内膜遭受不同程度的破坏，而表现为月经稀少，继而发生闭经。

2. 下腹坠痛　由于盆腔炎症及粘连，有40%～50%患者有不同程度的下腹坠痛，在体力活动或性交时加重，经期时因盆腔充血也加重。当输卵管或卵巢结核有继发性化脓性感染或形成脓肿时，腹痛剧烈并可伴有发热。

3. 不孕　由于输卵管黏膜破坏与粘连，常使管腔阻塞；或由于输卵管周围粘连，输卵管僵硬、蠕动受限，影响受精卵的输送；子宫内膜受到不同程度的破坏，使子宫腔粘连变形、缩小，不宜于孕卵的种植，故绝大多数患者表现为不孕。国外有资料显示生殖器结核患者中约有 85%为原发性不孕。

4. 白带增多　患结核性子宫内膜炎、结核性盆腔炎或结核性宫颈炎时，可使分泌物增多，呈脓性或脓血性。

5. 午后微热，周身倦乏等全身症状。

（三）检查

1. 妇科检查　多无明显的体征和自觉症状。较严重的患者如有腹膜结核，检查时腹部有柔韧感或柔雪感，或有腹水征，形成包裹性积液时，可扪及囊性肿块，边界不清，不活动，表面因有肠管粘连，叩诊为浊音。子宫往往因周围有粘连而活动受限。如宫旁组织受累，在子宫两侧可扪及大小不等及形状不规则的肿块，质硬、表面不平感，呈结节状或乳头状突起，或可扪及钙化结节。

2. 子宫内膜病理检查　经前 1 周或月经来潮 12 小时内做刮宫术，在诊刮前后 1 周，应每日肌注链霉素 0.75 g，以预防刮宫引起结核病灶扩散。

3. X 线检查　胸部 X 线平片可提示肺结核，但许多患者在发现生殖器结核时，其原发病灶往往已经痊愈。盆腔 X 线平片检查，发现孤立的钙化点，提示曾有盆腔淋巴结核病灶。

4. 子宫输卵管碘油造影　可见子宫腔呈不同形态和不同程度狭窄或畸形，边缘呈锯齿状；输卵管管腔多处变窄，呈典型串珠状，或管腔细小而僵硬；盆腔有散在钙化灶；如碘油进入子宫一侧或两侧的静脉丛，应考虑有子宫内膜结核的可能。子宫输卵管碘油造影前后应使用链霉素及异烟肼等抗结核药物，以免将输卵管腔中的干酪样物质及结核菌带到腹腔。

5. 腹腔镜检查　对诊断早期盆腔结核，较其他方法更有价值，可直接观察盆腔情况，并可取腹水作结核菌培养，或取活体组织作病理检查。但盆腔结核可引起盆腔器官的广泛粘连，故而腹腔镜检查有损伤肠管的危险，必须十分注意。

6. 结核菌培养　月经血或刮出的子宫内膜做结核菌培养或动物接种，但培养阳性率不高，急性活动期可能高些。动物接种则需时较长，作为常规检查法不易做到。

7. 其他检查

（1）血常规：白细胞计数不高，分类中淋巴细胞可增高，不同于化脓性盆腔炎。

（2）红细胞沉降率：活动期升高，但血沉正常不能排除结核病变。

（3）结核菌素试验：如为阳性说明体内曾有结核感染；年轻女性如为强阳性说明目前仍有活动性病灶，但不能说明病灶部位；如为阴性表示未有过结核感染。

二、鉴别诊断

1. 盆腔炎（非特异性）　慢性盆腔炎多有分娩、流产、急性盆腔炎的病史，月经量较多，闭经极少见；而生殖器结核多数不孕，月经量明显减少甚至闭经，盆腔检查有时可扪及包块。

2. 子宫内膜异位症　子宫内膜异位症常表现为渐进性痛经、月经过多，盆腔有粘连、增厚及痛性结节等。通过诊断性刮宫及子宫输卵管碘油造影可帮助诊断。

3. 子宫颈癌 宫颈结核可有乳头状增生或溃疡，与宫颈癌不易鉴别，做宫颈刮片及宫颈活检可鉴别。

【因、证、辨、治】

一、阴虚内热证

[病因病机]痨虫为患，与血相结，内耗精血，营阴亏损，内热由生，热灼阴血，血海焦枯；或久而致瘀，阻滞冲任胞脉，瘀久成癥，并可致胞脉闭阻。

[临床证候]下腹隐痛，经期加重，五心烦热，或骨蒸劳热，或午后潮热，或经行发热，月经量少，色鲜红，甚则经闭不行；或经期延长，或漏下不止，或下腹结块，婚久不孕，或颧红面赤，口燥咽干，夜寐盗汗，舌红，苔少，脉细数无力。

[辨证依据]

(1) 可有肺结核病史，或不孕病史。

(2) 下腹隐痛，经期加重，五心烦热，或骨蒸劳热，或午后潮热，或经行发热，月经量少，色鲜红，甚则经闭不行；或经期延长，或漏下不止，或下腹结块，婚久不孕。

(3) 颧红面赤，口燥咽干，夜寐盗汗，舌红，苔少，脉细数无力。

[治疗原则]养阴清热杀虫。

[方药选用]秦艽鳖甲散(方见闭经)。

二、气血虚弱证

[病因病机]脾胃素弱，或饮食劳倦，思虑过度，损伤脾气，气血化源不足；或大病久病，久患虫疾痨瘵，耗伤阴血，以致冲任气血虚少，血海空虚，而致月经停闭。

[临床证候]下腹隐痛，经后加重，月经后期，或月经量少，或点滴即止，色淡质稀，甚或停闭不行，婚久不孕，面色萎黄，头晕乏力，心悸怔忡，饮食不振，大便溏泻，舌淡，苔薄白，脉细弱。

[辨证依据]

(1) 脾胃虚弱，可有肺结核病史，或不孕病史。

(2) 下腹隐痛，经后加重，月经后期，或月经量少，或点滴即止，色淡质稀，甚或停闭不行，婚久不孕。

(3) 面色萎黄，头晕乏力，心悸怔忡，饮食不振，大便溏泻，舌淡，苔薄白，脉细弱。

[治疗原则]益气养血。

[方药选用]人参养荣汤(方见月经后期)。

三、肾阳虚衰证

[病因病机]痨瘵日久，阴精亏耗，阳气无以化生，最终可转化为肾阳虚衰，命火衰微，胞宫失于温煦，而致阳虚内寒，宫寒不孕。

[临床证候]小腹冷痛，腰膝酸冷，喜温喜按，肢冷畏寒，月经量少，色淡暗，质稀，甚至闭经，食欲不振，大便溏薄，小便清长，或夜尿频多，婚久不孕，或小腹结块，舌淡，苔白，脉沉迟。

[辨证依据]

(1) 肾阳不足，或有肺结核病史，或不孕病史。

(2) 小腹冷痛，腰膝酸冷，喜温喜按，肢冷畏寒，月经量少，色淡暗，质稀，甚至闭经。

(3) 食欲不振，大便溏薄，小便清长，或夜尿频多，婚久不孕，或小腹结块，舌淡，苔白，脉沉迟。

[治疗原则]温补肾阳，散寒通滞。

[方药选用]阳和汤(方见前庭大腺炎)。

【其他疗法】

(一) 中成药

(1) 大补阴丸，每次 1 丸，每日 2～3 次，温盐水或温开水送服。用于阴虚内热证。

(2) 乌鸡白凤丸，每次 1 丸，每日 2 次。用于气血虚弱证。

(3) 十全大补丸，每次 1 丸，每日 2 次。用于气血虚弱证。

(4) 复方阿胶浆，每次 10 ml，每日 2 次。用于气血虚弱证。

(5) 河车大造丸，每次 1 丸，每日 2 次。用于肾阳虚衰证。

(二) 单方验方

(1) 覆盆子(酒炒)12 g，杜仲(盐炒)9 g，水煎加红糖服，每日 3 次。于经前 1 周开始服，连服半个月。下次经前再按同法服半个月。

(2) 丁香、硫黄各 1 g，研细末，放入蛋内(蛋先开一小孔)，湿纸封口，蒸熟。空腹时食蛋，食后喝米酒少许，每日 1 次，连食 3～5 日。

(三) 食疗

(1) 百合鸭(《食疗进补养生大观》)：新鲜百合 300 g，母鸭 1 只，黄酒、白糖、细盐适量。将鸭洗净，百合洗净放入鸭肚内，淋上黄酒、细盐，用线将鸭身扎牢，旺火隔水蒸至鸭肉酥烂，饭前空腹食，每次 1 小碗，每日 2 次。用于阴虚火旺型。

(2) 山药粥(《疾病饮食疗法》)：生山药 30 g，生薏苡仁 30 g，白萝卜(切片)150 g，水 1 000 ml，共煮粥，每日 1 次服食。用于盆腔有粘连的结核病。

(3) 乌鸡汤(《饮膳正要》)：雄乌骨鸡 500 g，陈皮 6 g，良姜 3 g，胡椒 6 g，苹果 2 个，葱、醋、酱适量。

加水 2 000 ml，以葱醋酱炖熟，饮汤食肉，每日 1 次，前连服 3 个月。用于气血虚弱型。

（4）荸荠炖海蜇（《中华食物疗法大全》）：荸荠 40 个，海蜇头 120 g（漂洗尽盐），加水 2 000 ml，煮至熟烂，连汤服食，4 日 1 次。用于盆腔包块或粘连型。

（四）西药

抗结核治疗对女性生殖器结核 90%有效。近年采用利福平、异烟肼、乙胺丁醇、链霉素及吡嗪酰胺等抗结核药物联合治疗。

（五）手术

生殖器结核主要为保守疗法，一旦诊断成立，首先给予抗结核药物治疗 12～18 个月，此时如治疗效果不理想则可考虑手术治疗。

【转归与预后】

结核是一种慢性消耗性疾病，且具有复发性倾向。盆腔结核造成输卵管不通，用输卵管复通手术治疗无效。所以导致生殖器结核患者绝大多数不孕，少数可发生异位妊娠。

对病灶广泛的重度结核，妊娠后由于发热及营养不良，易致结核菌通过血源播散，在胎盘内形成结核病灶，破坏绒毛，进入胎体，可引起流产，流产的发生率约为无结核感染的孕妇的 10 倍。

【预防与调护】

（1）加强防痨宣教，预防肺结核是预防生殖器结核的一个重要前提，对儿童应普遍做卡介苗接种，对青春期少女结核菌素试验阴性者应做结核菌苗接种。

（2）生殖器结核多为继发性感染，而肺结核常为原发病灶，积极治疗肺结核、淋巴结核和肠结核，以防止结核病扩散至内生殖器。

（3）在结核活动期内，应卧床休息，注意避孕，不宜妊娠。盆腔结核禁止使用理疗。病变受到控制后，可进行适当的活动及体力锻炼。待病情稳定后 5 年或以上时，才可考虑妊娠。

（4）注意营养，增加富于维生素的食物，保持精神舒畅，保证充分的睡眠，注意全身健康状况的改善。

【文献资料】

袁美荣等采用红藤汤煎剂直肠灌肠结合西药治疗盆腔结核 38 例，并与 5 个月前以单纯西药治疗 38 例作对照。治疗组用红藤汤，药用：红藤 30 g，败酱草 30 g，蒲公英 30 g，紫花地丁 30 g，当归 10 g，赤芍 10 g，黄柏 20 g，桃仁 10 g，三棱 10 g，莪术 10 g。每日 1 剂，水煎灌肠。同时配合服用异烟肼每日 0.4 g，利福平每日 0.45 g，吡嗪酰胺每日 1.5 g，乙胺丁醇每日 1.0 g 或对氨基水杨酸钠每日 8 g。对照组除中药灌肠外，与治疗组相同，治疗 1 个月观察疗效。结果治疗组显效 25 例，有效 11 例，无效 2 例，总有效率 94.74%；对照组显效 13 例。有效 14 例，无效 11 例，总有效率 71.05%。两组比较，总有效率有显著差异（$T=10.38$，$P<0.01$）。可见红藤汤煎有抗痨、抗炎、止痛的作用，可用于盆腔结核的治疗。

参考文献

袁美荣，段慧萍. 中西医结合治疗盆腔结核 38 例. 山西中医，2002，18(3)：30

第十六章
不孕症

育龄妇女婚后未避孕，有正常性生活，男方生殖功能正常，同居2年而未受孕者，称不孕症。其中从未妊娠者，称原发性不孕，古称全不产；曾妊娠而后又2年以上不孕者，称继发性不孕，古称断绪。

不孕症病名最早见于《素问·骨空论》，"督脉者……此生病……其女子不孕"。《山海经》称"无子"；《千金方》称"全不产"、"断绪"。历代医家对不孕症的论述，散见于"求嗣"、"种子"、"嗣育"等篇章中。

不孕症有绝对不孕和相对不孕之分，绝对不孕是指经过各种治疗措施仍不能怀孕者，见于夫妇一方或双方先天性或后天性解剖上的缺陷，无法矫治者，如生殖器缺如或畸形等，即明代万全《广嗣纪要》所载的5种不宜："一曰螺，阴户外纹如螺蛳样，旋入内；二曰纹，阴户小如著头大，只可通溺，难交合，名曰石女；三曰鼓，花头绷急似无孔；四曰角，花头尖削似角；五曰脉，或经脉未及十四而先来，或十五十六而始至，或不调或全无。此五种无花之器，不能配合太阳，焉能结仙胎也哉。"螺、纹、鼓、角等4种属于生殖器畸形所致的不孕。相对性不孕是指经过治疗可获得妊娠，这类不孕症是本章主要论述的内容。

【致病机制】

不孕症的原因十分复杂，与男女双方均有关，导致女性不孕的原因有肾虚、肝郁、痰湿、血瘀等。肾主生殖，"胞络系于肾"，"肾者主蛰，封藏之本，精之处也"，故肾虚是不孕症的重要原因。由于脏腑、经络之间的生克制化，寒、湿、痰、热之邪的相互影响及转化，临床上有多种病因，产生不同的证候，这些病因导致肾和冲任的病变，不能摄精受孕而致病。陈士铎《石室秘录》认为女子不孕症有十病，为胞宫寒、脾胃寒、带脉急、肝气郁、痰气盛、相火旺、肾水衰、任督病、膀胱气化不利、气血虚。又云："任督之间有疝瘕之症，则外多障碍，胞胎缩入于疝瘕之内，往往精不能施。"前者以功能性多见，如失调、排卵功能障碍等；后者以器质性疾病多见，如子宫内膜异位症、子宫肌瘤等。陈士铎同时认为："男子不能生子有六病，为精寒、气衰、痰多、相火盛、精少、气郁。"

西医学认为受孕是一个复杂的生理过程，包括正常精子、卵子的发育、成熟、运行，精卵结合，孕卵的着床、生长等，其中任何一个环节发生障碍都可导致不孕。据调查统计，不孕的总发生率10%～15%，其中男方因素占25%～40%，女方因素占40%～55%，男女双方因素约20%，不明原因约10%。

一、女方因素

主要概括为排卵障碍性不孕、输卵管阻塞性不孕、免疫性不孕和心因性不孕。

（一）排卵障碍

排卵是生育的必要条件，下丘脑-垂体-卵巢性腺轴上任何一个环节的功能性或器质性异常都可影响排卵，其主要表现为无排卵或黄体不健两类。

1. **无排卵**　导致不孕症约占29%，如先天性卵巢发育不良、卵巢早衰、希恩综合征、多囊卵巢综合征、闭经-溢乳综合征、高催乳素血症、未破裂滤泡黄素化综合征，还有甲状腺、肾上腺皮质功能失调导致的不排卵等。

2. **黄体不健**　是由于黄体生成激素分泌受到干扰，影响黄体的合成和孕酮的分泌，导致黄体分泌孕酮不足或黄体过早萎缩，子宫内膜分泌反应不良影响受精卵着床。多见于经前期综合征、月经失调或多囊卵巢综合征，促排卵治疗后，即使妊娠也较易流产。

（二）输卵管因素

输卵管具有拾卵、运送精子、运送受精卵到宫腔的功能，也是精卵结合的场所。任何影响输卵管功能的病变都可导致不孕，如输卵管发育不良、过长、过细或缺如；输卵管炎症、粘连或阻塞；还有子宫内膜异位症、盆腔炎症等引起输卵管的迂曲或影响其蠕动；腹腔液中前列腺素分泌量的异常、比例失调等，影响输卵管的正常功能。

（三）免疫因素

原因不明的不孕症大多为免疫因素所致，主要有精子同种免疫及卵透明带自身免疫产生抗体，影响精子活力或阻止精子穿透卵子而影响受孕。此外，针对血管内皮磷脂成分的自身抗体也可影响胚泡的着床。

（四）心理因素

生育是大多数夫妇和家庭的重要需求，由于盼子心切而引起的焦虑、紧张可影响神经-内分泌功能而影响受孕；而久不受孕，又使妇女产生心理挫折，引起抑郁、悲伤。两者互为因果，往往使不孕的原因更加复杂、治疗愈加困难。

二、男方因素

男方因素主要是精子发生障碍和输送障碍，包括睾丸发育不良、隐睾、精索静脉曲张、睾丸炎等引起的少精症、无精症，或精子异常；输精管阻塞、创伤或先天缺如导致精子输送障碍；勃起障碍、不射精、逆行射精等性功能异常导致的排精障碍；自身免疫反应产生精子抗体引起精子凝集、影响精子活力等。

三、男女双方因素

男女双方均存在一些影响孕育的因素，如缺乏性知识，或情绪焦虑、精神紧张等心理障碍，导致性生活不够协调；男方生殖道炎症影响精浆免疫抑制成分，从而使女方产生抗精子抗体等。

上述因素可单一存在，也常多因素复合作用而造成不孕。

【诊断】

一、女方检查与诊断

（一）病史

询问夫妇双方的个人史及既往史，注意了解月经和婚育史、性生活情况、避孕情况、同居与否，有无生殖道炎症、腮腺炎、结核等。根据结婚或产后、流产后2年，男方生殖功能正常，未采取避孕措施而未怀孕，即可诊断。

（二）临床表现

常伴有月经失调、闭经、痛经、溢乳、乳房胀痛或下腹疼痛等，也可无临床症状。

（三）检查

1. **全身检查**　了解营养及第二性发育情况，尤其是乳房的发育、毛发和脂肪的分布、体重指数等情况，并要排除导致不孕的其他疾病，如甲状腺、垂体、肾上腺疾病。

2. **妇科检查**　了解生殖道包括外阴、处女膜、阴道、宫颈、子宫及盆腔有无畸形、炎症、肿瘤等。尤其是盆腔炎常可导致输卵管不通畅，甚至梗阻、积水而不孕。

3. **卵巢功能检查**　主要了解排卵功能、黄体功能和卵巢储备能力。通过基础体温、宫颈黏液评分、内分泌激素测定、B超监测卵泡发育与排卵、子宫内膜活检等方法了解排卵功能。

4. **输卵管通畅试验**　通常做输卵管通液作为初步的筛查。对有盆腔炎病史或流产后不孕者，可做子宫输卵管造影以了解输卵管通畅程度和盆腔粘连状况。或在腹腔镜下做美蓝液输卵管通液。

5. **影像学检查**　超声检查可发现子宫、卵巢、输卵管的器质性病变，观察卵泡的数目、发育情况、排卵以及子宫内膜厚度等。超声多普勒（彩色B超）可观察卵巢与子宫的血流情况。MRI有助于子宫肌瘤和子宫腺肌病的鉴别。

6. **免疫学检查**　检测血清、宫颈黏液的抗精子抗体、抗心磷脂抗体、抗透明带抗体等可发现影响怀孕的免疫学因素。还可以通过性交后试验、精液与宫颈黏液相合试验、精子穿透性试验等判断免疫因素对精子的影响。

7. **腹腔镜与宫腔镜检查**

（1）腹腔镜：主要针对输卵管因素、腹腔因素。在腹腔镜下直视盆腔、子宫、输卵管、卵巢状况，藉以了解内生殖器有无器质性疾病及输卵管通畅情况与盆腔粘连、内异症、积水等，并同时做相应手术。

（2）宫腔镜：直视下检查宫腔内情况，对内膜息肉、增生、黏膜下子宫肌瘤、宫腔粘连、子宫纵隔等进行诊断，并可做相应手术，常与腹腔镜同时进行。

8. **其他检查**

（1）阴道分泌物镜检或培养，可诊断滴虫、假丝酵母菌、支原体、衣原体感染等。

（2）宫颈细胞涂片、阴道镜检查可排除宫颈疾患。

（3）染色体检查对于原发性闭经或卵巢早衰患者的诊断有一定的帮助。

二、男方检查与诊断

1. 全身检查　了解营养、第二性征及影响生育的慢性疾病如结核等情况。

2. 外生殖器检查　了解发育及功能状况。

3. 精液检查　了解其生精功能，评价精子数量及活动能力。WHO 在 1999 年建议的精液参考标准是：射精量≥2.0 ml，精子密度≥20×10^6/ml，总精子数≥40×10^6，活精≥50%，其中（a+b 级）≥50%，严格形态学分析标准的正常形态精子≥15%，白细胞<1×10^6/ml。如精子数量<20×10^6/ml则为少精症；（a+b 级）<50%或 a 级<25%则为弱精症；正常形态精子<15%为畸形精症；精液常规检查无精子为无精症。

不孕症往往是男女双方综合因素影响的结果，必须有计划有步骤地做检查，通过对男女双方全面的检查了解，找出原因，有的放矢地治疗是诊治不孕症的关键。临床上应首先排除男方因素，同时了解女方排卵功能及输卵管通畅情况，检查双方免疫因素，根据先简后繁的原则逐步检查，明确诊断不孕的原因。

年龄在 30 岁以上的妇女，倘未避孕 1 年而未怀孕，应对夫妇双方做系统检查。如婚龄≥35 岁的妇女，半年未能怀孕并有迫切的生育要求，也应做检查和诊治。

第一节　排卵障碍性不孕

排卵障碍是不孕症较常见的因素，多伴月经不调或闭经、崩漏，往往是生殖内分泌疾病的综合表现。

【诊断】

一、无排卵

（一）病史

注意月经初潮年龄以及周期、经期和经量的情况，多数有月经稀发、周期紊乱、经量减少，甚或闭经、阴道不规则流血等病史。如属于继发性不孕，应注意有无产后出血、哺乳期过长等情况。如曾经避孕，要了解避孕方法，尤其是有无长期使用避孕药。如有子宫内膜异位症、子宫肌瘤等病史，要询问既往的治疗方法，如药物抑制排卵、介入治疗、手术治疗等都可能影响卵巢功能。

（二）临床表现

多数有月经的异常，包括月经后期、先期、先后无定期、月经过少、过多、闭经、崩漏等，也可以表现为月经基本正常但无排卵。

（三）检查

1. 基础体温　多数为单相型。滤泡黄素化未破裂综合征可表现为不典型双相。

2. 宫颈黏液　少或黏稠，不出现蛋清样的黏液，涂片未出现羊齿叶状结晶。

3. 生殖内分泌激素　月经周期 2～5 日测定早卵泡期基础值，如 FSH 升高表明卵巢储备能力下降；如 FSH≥40 IU/ml，伴 E_2 低水平，表明卵巢功能衰退；如基础 LH/FSH≥2，T 升高，考虑为多囊卵巢综合征；PRL 升高则属于高催乳素血症，应进一步检查是否垂体疾病。

4. 排卵监测　B 超连续监测卵泡发育、成熟和排卵。优势卵泡直径应达到 18 mm 以上，并有排卵的声像表现。如 LH 高峰后 2 日卵泡仍持续生长，而后逐渐缩小，应考虑为卵泡黄素化不破裂；如两侧卵巢均有超过 10 个直径在 10 mm 以下的小卵泡，应考虑为多囊卵巢综合征。

二、黄体不健

（一）病史

多数有月经频发、经期延长等病史，或有复发性流产史。

（二）临床表现

可有月经先期、月经过少或过多、经期延长，也可表现为月经后期，或周期、经期正常。

（三）检查

1. 基础体温　高温相持续时间<12 日，或体温上升幅度<0.3℃，或在高温相体温波动。黄体中期孕酮<31.8 mmol/L。

2. 激素测定　黄体中期血清 E_2、P 水平偏低。

3. 子宫内膜组织学检查　黄体中期子宫内膜呈分泌期腺体分泌不足，或较正常落后 2 日以上。

【因、证、辨、治】

排卵障碍的病机主要是冲任损伤。多由肾虚、痰湿内阻、肝经郁火（或湿热）、肝气郁结（或肝郁肾虚）导致冲任损伤，胞宫功能失常，不能摄精成孕。治疗以调理冲任为大法，具体治法应根据辨证施以补肾益精，养血调经；或燥湿涤痰，活血调经；或清肝泄火，涤痰软坚；或疏肝解郁，养血调经；或补肾疏肝。通过调理冲任，调养胞宫以促排卵健黄体。

一、肾虚证

［病因病机］肾为先天之本，元气之根，肾藏精主生殖；任主胞胎，任脉系于肾。禀赋不足，肾气亏损，或房事不节，久病伤肾，肾气暗耗，冲任虚衰，胞脉失养，不能摄精成孕；肾阳不足，命门火衰，冲任失于温煦，宫寒不孕；肾阴不足，精血亏损，胞失滋润，甚或阴虚火旺，血海蕴热，冲任失调而致不孕。

［临床证候］婚久不孕，月经初潮推迟，或经行紊乱或先后不定，量少色淡，或月经稀发，或闭经，腰脊酸痛，头晕目眩，神疲乏力，耳鸣，眼眶暗黑，舌淡红，苔薄白，脉细软。偏于阳虚则形寒肢冷，四肢欠温，少腹寒冷，或小便频，大便溏，舌淡胖，苔薄白，脉细软；偏于阴虚则兼咽干口燥，五心烦热，大便干结，舌红，苔薄或少苔，脉细数。基础体温呈单相，或虽双相但黄体不健，多见于子宫发育不良、排卵功能障碍的多囊卵巢综合征、卵巢发育不全、卵巢早衰、月经失调、月经稀发、闭经等病证。

［辨证依据］

(1) 先天肾气不足，冲任亏损病史。

(2) 婚久不孕，月经失调，月经稀发，闭经，腰脊酸痛，头晕目眩，耳鸣乏力，眼眶暗黑。

(3) 舌淡红，苔薄白，脉细软。

［治疗原则］补肾益精，养血调经。

［方药选用］

(1) 归肾丸（方见月经先期）合五子衍宗丸（《摄生众妙方》）。

菟丝子　覆盆子　五味子　枸杞子　车前子

偏于阳虚者，合右归丸（方见崩漏）；偏于阴虚者，合左归丸（方见崩漏）；子宫发育不良者，加紫河车、海马、龟甲等血肉有情之品，合当归、茺蔚子补肾活血以促排卵和助子宫发育。

(2) 毓麟珠（《景岳全书》）去川椒，加仙灵脾。

人参　白术　茯苓　白芍　川芎　炙甘草　当归　熟地　菟丝子　杜仲　鹿角霜　川椒

二、痰湿内阻证

［病因病机］寒湿外侵，困扰脾胃，劳倦内伤，或脾虚气弱，水湿内聚，蕴而化痰，或肾虚气化失司，痰湿内生，流注下焦，滞于冲任，壅阻胞宫，不能摄精成孕。

［临床证候］不孕，月经失调，稀发或稀少，甚则闭经，形体渐胖，肢体多毛，面色皖白，胸闷纳减，喉中多痰，嗜睡乏力，头晕目眩，白带增多，大便不实，脉濡滑，舌淡略胖，苔白腻。多见于多囊卵巢综合征。

［辨证依据］

(1) 体胖痰多。

(2) 不孕，月经稀发或稀少，甚则闭经，肢体多毛，嗜睡乏力。

(3) 舌淡胖，苔白腻，脉濡滑。

［治疗原则］燥湿涤痰，活血调经。

［方药选用］苍附导痰丸（方见闭经）加当归、川芎或黄芪、仙灵脾。

肾虚腰酸者，加熟地、山茱萸、川断、菟丝子、仙茅、巴戟天；多毛者，加玉竹、黄精、首乌；卵巢增大者，加皂角刺、浙贝母；嗜睡乏力者，加礞石、石菖蒲；形寒怕冷者，加熟附片、肉桂。

三、肝经郁火（或湿热）证

［病因病机］素体肝火偏旺，或过食辛辣燥热助阳之品，或情志不遂，肝郁化火，火灼阴伤，冲任失调不能摄精成孕。

［临床证候］月经稀发或稀少，或闭经，或经行频发，经来难净，毛发浓密，面赤唇红，面部痤疮，性急易烦易怒，口干喜饮，大便干结，小便黄，舌尖边红，苔黄，脉弦数。

［辨证依据］

(1) 素体肝旺，或情志内伤史。

(2) 月经稀发或稀少，或闭经，或经行频发。

(3) 毛发浓密，面赤唇红，面部痤疮，性急易烦易怒，口干喜饮，大便干结，小便黄。

(4) 舌尖边红，苔黄，脉弦数。

［治疗原则］清肝泻火，涤痰软坚。

［方药选用］

(1) 丹栀逍遥散（方见月经先期）选加浙贝母、皂角刺、夏枯草、郁金。

(2) 龙胆泻肝汤（方见带下过多）。

四、肝郁证

［病因病机］女子以血为本，肝主藏血，喜疏泄条达，冲脉隶属于肝，司血海，为机体调节气血的枢纽。肝血不足，冲任失养，或七情所伤，情志抑郁，暴怒伤肝，疏泄失常，气血不和，冲任不能相资而不孕。

［临床证候］婚久不孕，月经失调，先后不定，经量不多，或经行不畅，经前乳房胀痛，胸胁胀痛，或

有溢乳，少腹胀痛，情志抑郁，多思善太息，舌暗红，苔薄白或微黄，脉弦。多见于经前期综合征、溢乳-闭经综合征、高催乳素血症、黄体不健等病证。

［辨证依据］

（1）平素精神抑郁，或有情志创伤史。

（2）不孕，经前乳房胀痛，或胁肋少腹胀痛，月经不调，闭经，或溢乳。

（3）舌暗红，苔薄或薄微黄，脉弦。

［治疗原则］疏肝解郁，养血调经。

［方药选用］开郁种玉汤（《傅青主女科》）加合欢皮、柴胡。

白芍　香附　当归　白术　丹皮　茯苓　天花粉

肝郁及肾，子病及母，发展为肝郁肾虚，可致开合失司，排卵功能障碍，尤多见黄体不健，治宜补肾疏肝调经，方选定经汤（《傅青主女科》）。

菟丝子　白芍　当归　熟地　山药　白茯苓　炒芥穗　柴胡

【其他疗法】

（1）促排卵汤（《罗元恺论医集》）：菟丝子　巴戟天　仙灵脾　当归　党参　炙甘草　枸杞子　熟附子　熟地

罗元恺认为“检查如属无排卵者，多属以肾阳虚为主，而兼肾阴不足，治以温肾为主而兼滋阴，可于经净后服促排卵汤约 12 剂，以促进其排卵”。

（2）以调补肝肾为主的中药周期疗法，用于肝肾两虚之闭经。

第 1 阶段：滋补肝肾，养血调经方：菟丝子、党参、枸杞子、黄精、山茱萸、桑寄生、当归、白芍、川芎。从假设的月经第 1 日开始服，共 7 日。

第 2 阶段：补肾助阳方：上方加仙灵脾、锁阳、巴戟天、阳起石、肉苁蓉。月经第 8 日开始服，共 7 日。

第 3 阶段：补肾疏肝理气方：上方加柴胡、香附、郁金、佛手。月经第 15 日开始服，共 7 日。

第 4 阶段：通经活血方：当归、赤芍、川芎、丹参、鸡血藤、益母草、泽兰、牛膝。月经第 22 日开始服，共服 7 日。

（3）以“补肾-活血化瘀-补肾-活血调经”立法的中药周期疗法，用于肾虚夹瘀证。

1）肾阳衰惫，冲任虚损型

促卵泡汤：仙茅、仙灵脾、当归、山药、菟丝子、巴戟天、肉苁蓉、熟地。

促排卵汤：当归、丹参、茺蔚子、桃仁、红花、鸡血藤、续断、香附、桂枝。

促黄体汤：阿胶、龟版、当归、熟地、首乌、菟丝子、续断、山药。

活血调经汤：当归、熟地、丹参、赤芍、泽兰、川芎、香附、茺蔚子。

2）肾阴不足，冲任郁热型

促卵泡汤：女贞子、旱莲草、丹参、山药、菟丝子、熟地、肉苁蓉、首乌。

促排卵汤：丹参、赤芍、泽兰、熟地、枸杞子、桃仁、红花、薏苡仁、香附。

促黄体汤：丹参、赤芍、泽兰、熟地、枸杞子、熟地、首乌、肉苁蓉、菟丝子。

活血通经汤：丹参、赤芍、泽兰、熟地、茯苓、茺蔚子、当归、香附。

子宫发育不良者，加小剂量雌激素周期治疗。

用于排卵功能障碍、黄体功能不佳患者。

【文献资料】

（一）补肾药作用机制探讨

李超荆等通过对排卵障碍性不孕症的研究，认为排卵障碍离不开调整肾的阴阳，中医“肾主生殖”的理论与排卵机制之间有着内在的联系，并运用中西医结合的理论和观点，采用中药调整肾的阴阳、补肾化痰、清肝滋肾三法来诱发排卵，排卵率达 80%。实验证实补肾中药能增强下丘脑-垂体-卵巢性腺轴的功能，巴戟天、菟丝子、肉苁蓉等补肾中药能增加垂体、卵巢、子宫的重量，提高垂体对下丘脑黄体生成激素释放激素（LH－RH）的反应，分泌更多的黄体生成激素（LH），又能提高卵巢 HCG/LH 受体功能，从而改善了内在的神经-内分泌调节功能。川断、菟丝子具有雌激素样活性，可使去卵巢的小鼠阴道上皮角化，子宫重量增加，证实补肾是诱发排卵的基础。桃仁、红花合用能明显增加大鼠卵巢-子宫静脉血中前列腺素（PGF2α）含量能诱发发育成熟的卵泡排卵，这是在中药补肾使卵泡成熟的基础上，再施以活血化瘀药物激发排卵的原理。符式硅的实验研究补肾阴药对去势鼠具有雌激素样反应，用壮肾阳药能使兔卵泡活跃，用补气养血、健脾益胃药能使黄体期基础体温上升，孕二醇升高，证实中药对卵泡发育和排卵调节是有作用的。华启夫等报道实验研究证实肾阳虚者生长卵泡数比对照组明显减少，用右归丸后的生长卵泡数与对照组无显著差异，说明肾阳虚可抑制生长卵泡发育，使用右归丸有促使初级卵泡生长发育的作用，故右归丸有促排卵作用，为治疗不孕症提供依据。

（二）针刺促排卵的作用机制研究

俞瑾等经临床研究针刺促排卵的作用，发现经过针刺后阴道脱落上皮细胞的伊红指数有双向变化，伊红指数中等水平者或虽低水平但经针刺后上升者排卵率较高，证明垂体-卵巢有一定功能者针刺后排卵效果好。动物实验也证明针刺家兔可诱发卵巢滤泡发育成熟，甚至排卵。针刺后皮肤温度上升者和血β-内啡肽类物质高而针刺后可下降者并存者，排卵率显著增高，据此认为针刺作用可能是针刺穴位的刺激向中枢传递，通过对边缘系统脑内诸核团的影响，改变了一些不正常量的神经递质，内阿片肽类物质状态，并影响了下丘脑-垂体功能而使垂体前叶对促性腺激素的分泌趋于正常，也就调节了下丘脑-垂体-卵巢性腺轴功能而发生排卵。余运初通过实验发现针刺后血中黄体生成激素及孕酮(P)含量升高，针刺 2～6 小时后出现 LH 高峰，证实针刺可以激发排卵，其机制是通过下丘脑、垂体神经内分泌调节系统，引起 LH 高峰，导致排卵。

（三）中药成方对性腺轴的影响

李炳如、徐晋勋等对单味中药及中药成方的药理作用进行研究，发现单味菟丝子、肉苁蓉、巴戟天、仙茅、仙灵脾能使子宫、卵巢、垂体增重，使卵巢 HCG/LH 受体数目增加，提高垂体的兴奋性和反应性。党参、黄芪、当归、丹参、川芎、菟丝子、仙茅、仙灵脾、紫河车、蛇床子等单味中药含有较高的微量元素锌，有改善性腺功能的作用，应用含锌量较高的补肾药能提高 LH 与 P 的分泌，有健全黄体的功能，故对黄体不健、习惯性流产有防治作用。

促黄体汤（肉苁蓉、菟丝子、杜仲、山药、莲子、益智仁、紫石英）能诱发排卵后的家兔黄体对 HCG 的刺激反应迅速而强烈，使 P 分泌量增加，分泌高峰提前，使垂体前叶重量增加，实验证实本方能促进 LH 合成分泌增加，促进 P 分泌，提高和延长 P 分泌高峰。

参考文献

[1] 中国中西医结合学会妇产科专业委员会第三届学术会议修订.不孕症的中西医结合诊疗标准.中西医结合杂志，1991，(6)：376

[2] 林至君.简化中药人工周期三联法治疗排卵功能障碍不孕症的临床观察.中西医结合杂志，1986，(12)：717

[3] 李超荆.中药针刺诱发排卵.中西医结合杂志，1985，(4)：198

[4] 俞瑾.谈针刺促排卵.中西医结合杂志，1985，(4)：200

[5] 余运初.关于针刺和中药促排卵机理的研究.中西医结合杂志，1985，(4)：201

[6] 李炳如.补肾药对下丘脑-垂体-卵巢性腺轴功能影响.中西医结合杂志，1984，(7)：63

[7] 徐晋勋.促卵泡汤女性激素样作用的观察.中医杂志，1982，(1)：65

[8] 华启夫.右归丸治疗肾阳虚不孕症实验研究.陕西中医，1990，(1)：39

[9] 张玉珍.罗氏调经种子丸治疗肾虚肝郁型黄体不健的临床研究.广州中医药大学学报，2006，(6)：457

第二节 输卵管性不孕

输卵管性不孕多因管腔粘连而导致机械性阻塞，或因盆腔粘连导致迂曲，或影响输卵管的蠕动功能和伞端的拾卵功能，使卵子无法与精子会合所致。输卵管因素引起的不孕症占女性不孕的 1/3。临床多见于慢性输卵管炎导致输卵管阻塞、输卵管结核、子宫内膜异位症或盆腔手术后输卵管粘连，以及输卵管发育不全等。

【诊断】

（一）病史

可有盆腔炎、结核病史，或有人工流产术、清宫术等宫腔操作史，或有痛经。

（二）临床表现

可有下腹疼痛，或腰骶疼痛，或肛门坠胀痛，在经行前后、劳累或性交后加重。或有带下异常、月经不调、痛经等。也有少数患者除不孕外，并无任何自觉症状。

（三）检查

1. 妇科检查　部分患者有子宫抬举痛、摇摆痛；子宫固定，或有压痛；附件可增粗、增厚，或有包块，并有压痛；或子宫直肠陷窝及宫骶韧带触及痛性结节。

2. 输卵管通畅试验　子宫输卵管造影或输卵管通液，或腹腔镜下输卵管通液检查，显示输卵管阻塞，或通而不畅，或迂曲、积液等。

【因、证、辨、治】

输卵管阻塞的形成主要是瘀血阻滞，脉络闭阻不通，使两精不能相搏而致不孕。血瘀的形成，可因经期产后摄生不慎，感受寒邪，血遇寒凝而成瘀；或感受热邪，血受热灼而成瘀；或情志抑郁，肝气郁结，气滞血瘀；或先天禀赋不足，房劳多产伤肾气，气虚运血无力而成瘀；或因手术创伤，直接损伤胞宫、胞脉，使气血失和，聚而成瘀。由于病程较长，往往虚实夹杂。需根据月经、带下的情况，结合全身症状与舌脉辨证。

治疗大法以活血通络为主，可辅以外治，必要时配合手术治疗。

一、气滞血瘀证

[病因病机]精神抑郁，肝郁气结，疏泄失常，胞络不通，血行不畅，冲任不能相资，以致不孕。

[临床证候]继发不孕，或婚久不孕，平时少腹胀痛或刺痛，月经先后不定期，经行不畅，经色紫暗夹血块，经前乳房胀痛，心烦易怒，精神抑郁，舌紫暗或有瘀斑瘀点，苔薄白，脉弦细。

[辨证依据]

(1) 素性抑郁。

(2) 继发不孕或婚久不孕，月经先后不定期，少腹、乳房胀痛。

(3) 心烦易怒，精神抑郁，舌紫暗或有瘀斑瘀点，苔薄白，脉弦细。

[治疗原则]理气疏肝，化瘀通络。

[方药选用]膈下逐瘀汤(方见痛经)加路路通。

心烦易怒者，加郁金、合欢皮。

二、寒凝瘀滞证

[病因病机]经期产后或流产后摄生不慎，感受寒邪，血遇寒凝而成瘀，瘀血阻滞冲任，精血不能相汇，以致不孕。

[临床证候]继发不孕或婚久不孕，月经后期量少，色暗，有血块，带下量多质稀，少腹冷痛，得温则舒，大便溏薄，小便清长，舌淡，苔薄白，脉沉细或沉滑。

[辨证依据]

(1) 经行产后摄生不慎，感受寒邪。

(2) 继发不孕或婚久不孕，月经后期量少，色暗，有血块，少腹冷痛。

(3) 带下量多质稀，大便溏薄，小便清长，舌淡，苔薄白，脉沉细或沉滑。

[治疗原则]温经散寒，祛瘀通络。

[方药选用]少腹逐瘀汤(方见痛经)加鸡血藤、地鳖虫。

下腹冷痛者，加紫石英、乌药；带下量多者，加芡实、补骨脂。

三、湿热瘀阻证

[病因病机]经行产后，摄生不慎，感受湿热邪气，湿热蕴结，或血受热灼而成瘀，瘀血阻滞，冲任不能相资，以致不孕。

[临床证候]婚久不孕，月经先期，或经期延长，量多质稠，色鲜红或紫红，夹有血块，带下量多色黄，少腹疼痛，经行尤甚，面红身热，口苦咽干，大便干结，小便短赤，舌红，苔薄黄或黄腻，脉弦数或滑数。

[辨证依据]

(1) 经行产后摄生不慎，房劳不洁。

(2) 继发不孕或婚久不孕，月经先期，或经期延长，量多质稠，有血块，少腹疼痛。

(3) 带下量多色黄，口苦咽干，大便干结，小便短赤，舌红，苔薄黄或黄腻，脉弦数或滑数。

[治疗原则]清热祛湿，活血调经。

[方药选用]解毒活血汤(方见葡萄胎)加败酱草、薏苡仁、泽泻、皂角刺。

腹痛明显者，加川楝子、延胡索；大便干结者，加枳实、大黄。

四、肾虚血瘀证

[病因病机]先天禀赋不足，或堕胎小产、房劳不节损伤肾气，气虚运血无力而成瘀，瘀血阻滞，精血不能相汇，以致不孕。

[临床证候]继发不孕，或婚久不孕，月经量多或淋漓不净，色淡暗，有血块，神疲乏力，腰膝酸软，面色晦暗，头晕目眩，时有少腹隐痛，舌淡，苔薄白，脉沉细。

[辨证依据]

(1) 先天禀赋不足，或多次堕胎小产，房劳不节。

(2) 继发不孕或婚久不孕，月经量多或淋漓不净，色淡暗，有血块，时有少腹隐痛。

(3) 腰膝酸软，面色晦暗，头晕目眩，舌淡，苔薄白，脉沉细。

[治疗原则]补肾益气，活血祛瘀。

[方药选用]宽带汤(《傅青主女科》)加炮山甲、鸡血藤。

巴戟天　补骨脂　白术　人参　麦冬　熟地　杜仲　肉苁蓉　白芍　当归　五味子　莲子

月经量多或淋漓不净者，加川断、鹿角霜；头晕目眩者，加制首乌、枸杞子。

【其他疗法】

（一）中成药

（1）桂枝茯苓胶囊，每次3粒，每日3次，经期停服。用于瘀血阻滞、寒湿凝滞者。

（2）大黄䗪虫胶囊，每次4粒，每日3次。经期停服。用于瘀血阻滞者。

（3）经带宁胶囊，每次3片，每日3次。用于湿热瘀阻者。

（二）外治

可采用中药保留灌肠、中药外敷、中药离子导入等方法（参见慢性盆腔炎）。

（1）复方丹参注射液20 ml，加入5%葡萄糖注射液500 ml，静滴，7～10日为1个疗程。

（2）清开灵注射液30 ml，加入5%葡萄糖注射液500 ml，静滴，每日1次，7～10日为1个疗程。

（三）西医治疗

（1）物理治疗：超短波、透热、离子透入等物理疗法，以促进局部血液循环，消除水肿，缓解组织粘连。

（2）输卵管内注药：用透明质酸酶1 500 u、庆大霉素8万u、地塞米松5 mg，加入生理盐水20 ml，在150 mmHg压力下，以每分钟1 ml的速度经输卵管通液器缓慢注入。能减轻局部充血、水肿，抑制纤维组织形成，溶解或软化粘连，达到闭塞部位通畅的目的。于月经干净后2～3日开始，每周2次，连用2～3个周期。

（3）放射介入：在X线荧光屏下，将导管或微导丝经宫颈插入至输卵管阻塞部位做扩通。用于输卵管近端阻塞。

（4）腹腔镜手术：腹腔镜下做盆腔粘连松解，输卵管伞端造口；对散在的内膜异位灶做电凝。

（5）宫腹腔镜联合手术：对输卵管近端阻塞，在宫腹腔镜直视下做介入术及盆腔粘连松解术。

（6）显微外科手术：针对输卵管不同部位的阻塞，做输卵管伞端周围粘连分离术及造口术、输卵管端端吻合术、输卵管子宫植入术等。

（7）宫腔配子移植：将成熟卵子与经获能处理的精液及适量培养液用导管送入宫腔深部，即直接将配子移植在宫腔内受精、着床。

（8）体外受精与胚胎移植（IVF－ET）：即试管婴儿。将卵子和精子取出体外，在体外培养系统中受精，发育成胚胎后，将优质胚胎移植入宫腔内，让其种植、着床。

【预防与调护】

（1）注意经期卫生，严禁经期性生活，以防盆腔感染。

（2）应重视婚前教育，避免婚前妊娠，做好新婚夫妇的避孕指导及计划生育宣传工作，减少人工流产率。

（3）积极预防和早期治疗人工流产及分娩所致的生殖道感染。人工流产术前应严格检查生殖道分泌物的清洁度，术中应严格执行无菌操作，术后常规预防性应用抗生素。如有盆腔感染，则应及时彻底治疗，以降低输卵管阻塞继发不孕症的发生。

【文献资料】

（一）输卵管炎症是输卵管性不孕的主要原因

输卵管性不孕占不孕因素的30%～40%，已成为不孕原因的首位。除先天性因素外，输卵管阻塞都是由炎症和盆腔粘连引起，常见于经期性生活、分娩、流产、宫腔内手术及异物残留后，细菌经子宫颈或子宫内膜创面侵入机体，导致输卵管间质部炎症，进而发展为输卵管积水或结节性峡部输卵管炎而致不孕。

过去认为与不孕有关的感染其病原体主要是淋球菌和结核菌，近年来沙眼衣原体（CT）和支原体（主要是解脲支原体，UU）感染呈上升趋势。因其临床症状隐匿，易造成蔓延，形成盆腔炎。盆腔炎是输卵管病变的一个主要原因，而输卵管病变是不孕症的一个主要原因，因而CT和UU感染已成为输卵管阻塞的主要致病因素。CT感染对女性生殖能力的影响已得到一致认同。CT感染损伤颈管上皮，引起颈管黏液的屏障作用丧失，上行引起子宫内膜炎和输卵管炎。此外，CT热休克蛋白（CHSP60）是一种免疫靶，可引起迟发性变态反应和自身免疫反应而致输卵管慢性炎症而不孕。UU主要侵犯人体黏膜细胞，引起泌尿生殖道感染，由于其感染病程隐匿，临床表现轻或无症状，以致感染反复迁延呈进行性或不可逆的病理变化而致慢性生殖系统炎症病变。有关CT感染导致输卵管性不孕的机制报道较多，随着生殖免疫学的发展，感染与抗生殖抗体的相关性研究已成热点。梁占光等报道CT引起输卵管损伤涉及体液免疫、细胞免疫及其他因素。李海燕的研究发现无症状输卵管CT感染可使输卵管液中TNF-α和IL-6升高，其中TNF-α与输卵管损伤程度有关，TNF-α越高，损伤越重。

（二）输卵管性不孕的危险因素

程玲等认为生殖器结核、阑尾炎、宫内节育器(IUD)避孕及人流是盆腔炎的诱因。人工流产不仅与输卵管阻塞的发生有关，而且流产次数与输卵管阻塞的发生成正比，人工流产致输卵管阻塞的原因主要是人流手术致人体抵抗力下降，宫颈黏液栓消失，多次人工流产增加了生殖道局部的感染与损伤，从而增加了病原微生物上行感染致输卵管粘连、阻塞的机会。阑尾手术史是输卵管性不孕的病因之一，特别是有阑尾穿孔引起盆腔腹膜炎者，对生育的影响更为不利。宫内节育器与发生盆腔炎之间的关系尚未有定论，但有较多的流行病学研究指出使用IUD较不使用者盆腔炎的相关危险性提高2.5～7.3倍。盆腔结核绝大多数首先感染输卵管，在我国绝大多数盆腔结核患者是因为不孕就诊而被发现，特别是原发性不孕。彭丽珊等指出相较其他类型输卵管炎症，结核性输卵管炎对输卵管的损害最严重，且多为两侧性、不可逆的改变，引起输卵管完全阻塞率高达84.78%。

（三）输卵管阻塞性不孕的病因病机及治疗

近年来输卵管阻塞性不孕的临床研究报道较多，绝大多数认为输卵管阻塞性不孕的根本因素在于“瘀”，以活血化瘀为治疗大法。来冬青认为输卵管阻塞主要由炎症引起，属少腹血瘀，治拟活血行滞、化瘀通络，自拟甲虫散(穿山甲、蜈蚣、水蛭、延胡索、皂角刺)，研细末装入胶囊内服治疗，取得满意疗效。胡元明等以活血化瘀、清热利湿法组方，内服方选用蒲公英、败酱草、大红藤、皂角刺、穿山甲、桃仁、红花、路路通、甘草；外敷方为白花蛇舌草、皂角刺、乳香、没药、透骨消、羌活、红花、独活，用纱布包扎，放入蒸锅内蒸30分钟后敷下腹两侧。王淑英等采用自拟通络助孕汤(桃仁、红花、当归、川芎、赤芍、黄芪、党参、香附、皂角刺、炮山甲)加减内服，同时配合康妇消炎栓(苦参、紫花地丁、蒲公英、紫草、芦荟等)肛塞，内外合治，疗效满意。

中西医结合治疗输卵管阻塞性不孕是比较理想的方案。管淑彩等使用自制化瘀促孕胶囊(桃仁、红花、鸡血藤、当归等15味)内服，联合西药宫腔输卵管注药法。徐艳兰采用平时内服由少腹逐瘀汤合二陈汤组成的中药，月经第1～7日静滴或肌注抗生素，月经干净3～7日宫腔注药相结合的方法治疗。高锦清对西药组单用输卵管内注射药液；中西医组以化瘀消积为主、攻补兼施中药内服，以清热解毒、理气活血、散结止痛中药外敷，配合输卵管内注射药液。魏芸以西药组静滴氧氟沙星+甲硝唑，配合宫腔输卵管注药；中西药组宫腔输卵管注药(同西药组)，配合中药外敷(大黄、丹皮、桃仁、冬瓜仁、侧柏叶、黄柏、泽兰、薄荷、芒硝)及中药灌肠(丹参、赤芍、三棱、莪术、乳香、没药、王不留行、败酱草、红藤、炮山甲)治疗。结果表明中西医结合治疗效果明显优于单纯西医或单纯中医治疗，可能与以活血化瘀为主的中药可改善盆腔血液循环，增加局部血供，起到抗组织增生、抗纤维化、抗炎等作用，并用宫腔输卵管加压通液，可冲化输卵管腔黏液栓，分离、松解粘连组织，药物直达病所，达到消除局部炎症，增强、巩固疗效的作用有关。

夏桂成认为慢性输卵管炎的治疗须注意扶正，补肾调周法是常用之法，应按照月经周期中四期特点论治。在长期的扶正治疗中，又须“扶正祛邪，改邪归正”。慢性炎症之邪是指正气的部分是长期与邪抗争中转化之邪。由于病证时间长，病情顽固，邪气入侵后，长期在盆腔稽留，与正气相对抗、相影响，逐渐使正气改变，转化为邪。即细胞变态、变质成为有害细胞，组织变形，纤维结缔组织增生明显，甚至出现硬化。通过扶正，让变形细胞重新改变过来，让变形的组织重新恢复起来，使纤维结缔组织增生减轻，硬化变形的组织软化，即所谓“改邪归正”，具体有滋阴养血、温中助阳、活血化瘀三法。

参考文献

[1] 曹泽毅.中华妇产科学.北京：人民卫生出版社.1999
[2] 杨洁，石宇，余琳，等.沙眼衣原体、解脲支原体感染致输卵管阻塞的临床分析.热带医学杂志，2006，6(9)：1032
[3] 程玲，彭平，陆华.盆腔炎导致输卵管性不孕的危险性评价.现代中西医结合杂志，2005，14(23)：3169
[4] 程泾.妇科疑难病现代中医诊断与治疗.北京：人民卫生出版社，2003

［5］ 夏桂成．中医妇科理论与实践．北京：人民卫生出版社，2003
［6］ 张玉珍．新编中医妇科学．北京：人民卫生出版社，2001
［7］ 肖承宗，贺稚平．现代中医妇科治疗学．北京：人民卫生出版社，2004

第三节　免疫性不孕

女性卵巢功能正常、输卵管通畅，配偶精液正常而未受孕者，以往归于原因不明性不孕症。近20年来，对生殖免疫调节的研究发现与不孕相关的免疫学因素主要为抗精子抗体（ASAb）、抗透明带抗体（抗卵巢抗体）等。在原因不明性不孕症中相当大的部分属于免疫性不孕。

【诊断】

根据中国中西医结合学会妇产科专业委员会1991年制定的女性不孕症诊疗标准，凡符合不孕症的诊断，临床及各项检查除外排卵功能障碍、子宫内膜异位症、输卵管炎、子宫腺肌病、宫腔粘连等引起的不孕，血清或宫颈黏液ASAb阳性，或抗透明带抗体阳性，则可确诊为免疫性不孕。此外，性交后试验每高倍视野下宫颈黏液中有力前进的精子<5个；精子-宫颈黏液接触试验见与宫颈黏液接触面的精子不活动或活动迟缓，可作为参考指标。

（一）病史

应详细询问，了解有无经期性交、盆腔炎、宫颈炎病史，或配偶有生殖道炎症病史。

（二）临床表现

可有月经异常，带下异常，腰骶疼痛，或性交后出血。部分患者除不孕外，并无症状。

（三）检查

1. 妇科检查　部分患者有宫颈糜烂、息肉，接触性出血；子宫固定，抬举痛；两侧附件增厚或输卵管增粗、压痛等。

2. 实验室检查　凡是符合不孕症诊断的患者，在常规检查后未发现异常，已排除排卵障碍、输卵管阻塞、男性精液异常等情况，应做免疫学检查以了解有无免疫学因素存在。

(1) ASAb测定：可采用酶联免疫法（ELISA）、免疫珠试验（IBT）、混合抗球蛋白试验（Mar test）、精子制动试验（SIT）等方法检测血清、宫颈黏液或男性精浆的ASAb。目前多数医院采用ELISA法，并可以测定Ig类型，血清中主要是IgG和IgM，宫颈黏液或男性精浆中主要是IgG和IgA。

(2) 抗卵巢抗体（AOAb）测定：采用ELISA法检测。但敏感度不高，未能定量，仅可作临床诊断的参考。

(3) 性交后试验：排卵期性交后2～8小时取宫颈黏液涂片，每高倍视野下有20个活动精子属于正常。如活动精子<5个，则提示局部有免疫异常。

(4) 精子-宫颈黏液接触试验：排卵期取宫颈黏液和配偶精液，分别置一滴于玻片，镜下观察，如在宫颈黏液接触面的精子不活动或活动迟缓，提示有免疫异常。

如宫颈有炎症，或黏液黏稠，或白带常规检查有白细胞等均不宜进行性交后试验或精子-宫颈黏液接触试验。

【因、证、辨、治】

抗精子抗体是引起免疫性不孕的最常见的原因。女性ASAb的产生主要与免疫反应的个体差异、配偶精液中缺乏免疫抑制因子、生殖道感染及在生殖道黏膜损伤的情况下性交有关。ASAb可引起精子凝集，降低精子的活动能力。IgA类ASAb能使精子呈现"震颤现象"，从而抑制精子穿透宫颈黏液，并可能干扰精子获能，影响顶体酶的释放，阻碍顶体反应的发生。

抗卵巢/透明带抗体干扰生育的机制可能是封闭透明带上的精子受体，干扰精子与透明带的结合，影响精子穿透透明带；并使透明带变硬而影响着床。

免疫性不孕的辨证主要根据症状与舌脉，对没有明显症状的患者可根据月经、带下的表现进行辨证。

一、邪瘀内结证

[病因病机]经期、产后血室正开，如不节房事，引致邪毒内侵，损伤血络，瘀毒内阻，冲任不畅，精不循常道，变为精邪，与血搏结，凝聚成瘀，阻滞冲任；或素有带下病，湿热蕴结，流注于肝经、冲任，使冲任不得相资，胎孕难成。

[临床证候]婚后不孕，或下腹胀坠，或腰骶酸痛，或带下量多，色黄质稠，或交接出血，口干，大便不爽或便秘，舌红，苔黄或腻，脉弦数。

[辨证依据]

(1) 有经期、产后不节房事,或宫颈炎、盆腔感染史。

(2) 下腹胀坠,或腰骶酸痛,或带下量多,色黄质稠,或交接出血,口干,大便不爽或便秘。

(3) 舌红,苔黄或腻,脉弦数。

[治疗原则]清热活血。

[方药选用]龙胆泻肝汤(方见带下过多)加丹皮、地骨皮。

日久伤阴,肝阴不足,虚火亢盛,心烦失眠,渴不欲饮者,去当归,加沙参、旱莲草、白芍、郁金。

二、阴虚夹瘀证

[病因病机]素体虚弱,或情志抑郁,五志化火,肾精耗损,冲任不充,胞脉失养,阴虚内热,灼伤精血,瘀热内结,使精不循常道,与瘀热相搏结,冲任不能相资,难以孕育。

[临床证候]月经先期,或经期延长,量少,色鲜红或紫暗,有小血块,口干咽燥,心烦失眠,舌边尖红,苔少,脉细数。

[辨证依据]

(1) 素体阴虚,或情志抑郁。

(2) 月经先期,或经期延长,量少,色鲜红或紫暗,有小血块,口干咽燥,心烦失眠。

(3) 舌边尖红,苔少,脉细数。

[治疗原则]滋阴降火,佐以活血。

[方药选用]知柏地黄丸(方见月经后期)加丹参、郁金、甘草。

月经量少,经行不畅者,加益母草、桃仁;大便秘结者,加玄参、生地、桃仁。

肝肾阴虚,而瘀热不甚,治宜滋养肝肾,用五子衍宗丸(《证治准绳》)。

菟丝子　覆盆子　五味子　枸杞子　车前子

三、脾虚夹湿证

[病因病机]素体脾虚,或脾肾气虚,水湿内蕴;或房事不节,湿邪乘虚而入,邪与血相搏结,形成湿浊、痰瘀,阻于冲任,不能摄精成孕。

[临床证候]月经量多,色淡暗,或经期延长,或腹痛隐隐,带下增多,色白黏稠,大便溏薄,神疲乏力,舌淡暗,苔薄白,脉细缓。

[辨证依据]

(1) 素体虚弱。

(2) 月经量多,色淡暗,或经期延长,或腹痛隐隐,带下增多,色白黏稠,大便溏薄,神疲乏力。

(3) 舌淡暗,苔薄白,脉细缓。

[治疗原则]升阳化湿,佐以活血。

[方药选用]助阳抑抗汤(经验方)。

黄芪　党参　鹿角片　丹参　赤芍　白芍　茯苓　川芎　山楂

【其他疗法】

(一) 外治

(1) 复方黄柏液:将浸透药液的带线棉球置于宫颈处,保留6~8小时后自行拉出,每日1次,连续10日为1个疗程,经期停用。用于邪瘀内结证,合并宫颈炎者。

(2) 博性康药膜:每次1片,纳入阴道,连续10日为1个疗程,经期停用。用于邪瘀内结证,合并宫颈炎者。

(二) 隔绝疗法

性交时使用避孕套,避免精子抗原再次进入其免疫系统,使抗体效价逐渐下降。6个月为1个疗程。用于ASAb阳性者。

(三) 西医治疗

1. 西药　主要是免疫抑制剂治疗。常用皮质激素类,有中剂量、小剂量疗法以及局部用药法。

(1) 中剂量疗法:脱氢可的松每日40~60 mg,内服,每3~4日减少10 mg,减至每日5 mg,再维持3~5日后停药。

(2) 小剂量疗法:地塞米松每日2~3 mg,内服9~13周,再经过7周的逐渐减量后停药。或用强的松5 mg,每日3次,于排卵前内服14日。

(3) 局部用药:泼尼松每日10 mg,阴道用药3~6个月,经期停用。用于宫颈黏液ASAb阳性者。

2. 辅助生育技术　可采取宫腔内人工授精(IUI)或体外受精-胚胎移植(IVF-ET)。

【预防与调护】

(1) 避免经期、产后、宫腔手术后性生活。

(2) 积极治疗宫颈炎、盆腔炎等生殖道感染,尤其是沙眼衣原体、支原体引起的感染。

(3) 男性生殖道感染时应避免性交或使用避孕套。

【文献资料】

(一) 抗精子免疫性不孕

精子具有抗原性。在人精液中可测出30多种抗原成分,包括精子膜抗原、顶体抗原、精子核抗原等。精子对于男性而言属于自身抗原。男性的血睾屏障和曲细精管基底层的屏障作用使精子在发育过程中与免疫系统完全隔绝;精浆中存在有一些免疫抑制因子和酶,使女性的免疫系统对精子无法产生免疫应答。女性的阴道具有黏膜免疫系统,精子进入阴道后,仅有少于5%的精子能够进入宫腔,其余的在阴道黏膜表面被清除,使精子无法接触女性的免疫系统。因此虽然性交可被视为一个反复注入抗原的过程,但在正常情况下,女性生殖系统的免疫防御机制使其不会产生 ASAb。

当男性的血睾屏障遭到破坏(如手术、外伤等),精子暴露于自身免疫系统,巨噬细胞在生殖道吞噬消化精子细胞,其携带的精子抗原启动免疫系统就会产生 ASAb。输精管结扎后,50%~60%的受术者可产生高浓度的 ASAb,并持续数年。

女性的阴道和子宫颈在炎症、损伤等情况下,局部非特异性免疫反应增强,巨噬细胞进入生殖道吞噬消化精子细胞,其携带的精子抗原启动淋巴细胞,同时生殖道黏膜渗透性改变,增强精子抗原的吸收,且感染因子可能增强了机体对精子抗原的免疫反应,致生殖道局部及血清中出现 ASAb。子宫颈黏液内含有高浓度的 ASAb(以 IgA 为主),影响精子在女性生殖道的运行。

吴爱武等报道精液培养 UU 阳性的不育患者中血清 ASAb 阳性占 26.32%,而阴道分泌物 UU 培养阳性者血清 ASAb 阳性占 40.91%,两者与正常对照组比较有显著差异,说明生殖道感染是造成自身免疫和同种免疫的重要原因之一。秦进喜等指出人在有子宫内膜炎或生殖道异常情况下性交,一旦被精液抗原致敏后,即使以后在女性生殖道恢复正常时性交,也可引起所谓“二次免疫反应”,使女性体内不断地产生 ASAb。ASAb 既可同时存在于血清和生殖道分泌物之中,又可单独存在于血清或生殖道分泌物之中。姚亦德在检测 150 例不孕妇女宫颈黏液和血清的 ASAb 时发现,宫颈黏液 ASAb 阳性者 58 例,血清 ASAb 阳性 30 例,其中两者均阳性 20 例,总阳性率为 38.7%。从阴道到输卵管的黏膜均有浆细胞存在,并能产生 IgA;而血中的 ASAb 又可进一步提高生殖道局部的抗体效价,最终由于生殖道局部的 ASAb 而影响受孕。

在生殖道黏膜损伤时(经期、子宫出血、子宫内膜炎)性交,则增加精子及其抗原进入血液并与免疫活细胞接触的机会,产生 ASAb。此外,如果精子进入口腔或直肠(口交或肛交),由于口腔、直肠黏膜较薄而易受损伤,黏膜下的郎罕细胞有巨噬细胞的功能,能将精子抗原传入体内而产生免疫反应,也是女性产生 ASAb 的原因之一。此外,某些助孕技术如直接腹腔内人工授精可导致大量精子进入腹腔,被腹腔中的巨噬细胞吞噬后将精子抗原传递至盆腔淋巴内的辅助性 T 淋巴细胞,从而引发抗精子的免疫反应,使血清中出现暂时性的 ASAb 升高。

(二) 抗卵巢/透明带免疫性不孕

人类卵巢中卵泡的发育始于胚胎时期。不同于男性生殖腺到青春期才开始有生精作用,女性新生儿出生时卵巢已有 15 万~50 万个卵泡。但原始卵泡(又称始基卵泡)中的卵母细胞也是从青春期才能逐渐发育为成熟卵泡,正常女性生育期的每个周期中仅有数个卵泡发育成熟,其中只有 1 个卵泡发生排卵。包裹在卵细胞表面的凝胶层为卵透明带,是卵子的保护层,具有特异性的抗原成分。由于透明带在胚胎期尚未形成,免疫系统未能对其建立起免疫耐受。青春期后,女性排卵后的卵细胞透明带或卵巢内闭锁卵泡的微量透明带物质,可成为自身抗原。

生殖道的炎症、手术损伤等可使透明带暴露于自身免疫系统,引起自身免疫反应。透明带抗体可能是导致不孕或卵巢早衰的免疫性因素。此外,卵巢颗粒细胞和卵泡膜细胞也有特异性抗原存在,一些自身免疫病患者可产生针对卵巢的特异性抗体,导致自身免疫性卵巢炎,轻者引起不孕,甚者可导致卵巢早衰。

(三) 中医治疗研究进展

中医中药的治疗通过整体性的调节作用,既可提高被减弱的免疫稳定功能,又可消除有害的自身或同种免疫反应。

大量的临床观察和实验研究表明活血化瘀中药对体液免疫和细胞免疫有一定抑制作用,并对免疫性疾病有较好的疗效,如鸡血藤、丹参、红花等对已沉积的抗原抗体复合物有促进吸收的作用;益母草、穿山甲、水蛭、虻虫可抑制抗原抗体反应所致的病理损害;丹参、田七、郁金能消除血液中过剩的抗原,防止免疫复合物的产生;红花、川芎、丹皮、王不留行、芍药、桑枝等可提高人体淋巴细胞的转化率,增强细胞免疫功能;活血化瘀法的去瘀生新作用与免疫系统的自身稳定作用有相似之处,对自身免疫性疾病有普遍的治疗意义。

清热解毒药，如大黄、黄芩、白花蛇舌草、龙胆草等具有抑制免疫反应的作用。防风、防己、秦艽、威灵仙等有抗过敏、消炎、抑制过敏介质的释放和调节血管通透性的作用。甘草、田七、徐长卿等有激素样作用，能刺激垂体-肾上腺皮质系统并增强其作用，因而可抑制免疫反应。

滋阴凉血药，如生地、丹皮、女贞子、旱莲草、麦冬、玄参等可抑制免疫功能亢进，对抗变态反应性病变。熟地、首乌、山茱萸、枸杞子、丹参、牛膝、桃仁、炙鳖甲、丹皮、仙茅、仙灵脾、鹿角霜、紫河车、巴戟天、女贞子等通过调节下丘脑-垂体-性腺轴的功能而增强睾丸的生精功能，并通过促进微循环来消除覆盖在精子膜上的抗体，从而达到治疗免疫性不育的目的。

根据不同证候，免疫性不孕的治疗也不拘一法，在遣方用药时可参照中药的免疫药理，适当选用具有抑制抗体生成的药物。

李大金等用知柏地黄丸治疗 ASAb 和(或)透明带抗体阳性的免疫性不孕妇女 32 例，结果有 26 例抗体转为阴性，8 例获得妊娠，其妊娠均发生在抗体转阴后 1～9 个月。

姚石安等治疗免疫性不孕合并子宫内膜炎、输卵管炎或有人工流产史者，用知柏地黄汤加味(知母、黄柏、生地、玄参、田七、丹参、丹皮、泽泻、山药等)；肾虚瘀阻者用还精煎加减(菟丝子、首乌、当归、熟地、锁阳、丹参、熟地、丹皮、红花、石楠叶等)治疗。

罗颂平等以滋肾活血的助孕 1 号丸(菟丝子、女贞子、甘草、桃仁、当归等)治疗肾阴虚型免疫性不孕，经临床观察和动物实验对于消除 ASAb 和抑制抗体生成有确切的疗效。

夏桂成用滋阴抑抗汤(炒当归、赤芍、白芍、山药、山茱萸、甘草、钩藤、丹皮、地黄)与助阳抑抗汤(黄芪、党参、鹿角片、丹参、赤白芍、茯苓、川芎、山楂)交替使用，辨证加减。炎症者多兼有湿热血瘀，加败酱草、薏苡仁、五灵脂等。治疗免疫性不孕 50 例，服药 3 个月经周期为 1 个疗程。结果 ASAb 转阴 19 例，占 38%；妊娠 17 例，占 34%，合计有效率 72%。他认为免疫性不孕与阴阳消长的月节律有关，因而主张依据月经周期中阴生阳长及其转化的特定时期，在辨证论治的基础上，提高阴阳消长的水平，从而增强机体免疫功能的调节能力。从经后期到排卵期前，为阴长阶段，是滋阴养血的重要时期，宜用滋阴抑抗汤；经间排卵期，重阴转阳，精化气，宜在滋阴养血药中加助阳药及行气调血之品，促进排卵及受孕；排卵后，基础体温上升，阳长开始，渐至重阳，宜用助阳抑抗汤。

对合并生殖道炎症如宫颈糜烂、息肉、子宫内膜炎、输卵管炎的患者，应积极治疗炎症。应做衣原体、支原体和其他病原体检测，采取有针对性的治疗。

参考文献

[1] 中国中西医结合学会妇产科专业委员会第三届学术会议. 子宫内膜异位症、妊娠高血压综合征及女性不孕症的中西医结合诊疗标准. 中西医结合杂志，1991，11(6)：376

[2] 吴爱武. 溶脲脲原体感染与血清抗精子抗体的相关性研究. 生殖与避孕，1995，15(5)：363

[3] 秦进喜. 抗精子抗体与不孕. 国外医学・计划生育分册，1990，(3)：146

[4] 姚亦德. 不孕妇女宫颈黏液和血清抗精子抗体测定. 南通医学院学报，1994，14(4)：596

[5] 李大金. 滋阴降火中药治疗免疫性不孕. 中国中西医结合杂志，1995，15(1)：3

[6] 姚石安. 女性免疫性不孕证治有什么特点？中医杂志，1993，34(7)：436

[7] 罗颂平，梁国珍，张玉珍，等. 助孕 1 号、2 号丸治疗血清抗精子抗体阳性患者的临床研究. 新中医，1996，(8)：46

[8] 梁国珍，罗颂平. 助孕 1 号、2 号方对 SD 鼠血清抗精子抗体的影响. 中国免疫学杂志，1994，10(1)：44

[9] 夏桂成. 辨治妇女免疫性不孕 50 例. 中国医药学报，1990，5(6)：42

第四节 心因性不孕

在不孕夫妇中，有 10%～15%经各种临床及病理检查不能确定病因，社会心理因素在其发病及病程演变中起着重要的作用，则属于心因性不孕，具有可缓解和复发倾向。不孕患者存在着复杂的心理威胁和情绪紧张。不孕可导致精神情绪变化，反过来精神情绪的变化又影响受孕，如得不到心理治疗，不能控制自身感受和情感，则将进一步影响治疗的效果。

中医学认为女子的情绪状态与生育有很大的关系，《大生要旨》云："种子求嗣"，必须"毋伤于思虑，毋耗其心神，毋意弛于外而内虚，毋志伤于内而外驳……"《景岳全书·妇人规》也云："产育由于血气，血气由于情怀，情怀不畅则冲任不充，冲任不充则胎孕不受。"《济阴纲目·求子门》云："凡妇人无子，多因七情内伤，致使血衰气盛，经水不调……不能受孕。"陈修园在《女科要旨》云："妇人无子，皆由经水不调者，皆由内有七情之伤……"指出心理失调，肝气郁结，情志不达，冲任失和，则不能摄精成孕。《傅青主女科》云，"盖子母相依，郁必不喜，喜必不郁也。其郁而不能成胎者，以肝木不舒，必下克脾土而致塞……则胞胎之门必闭，精即到门，亦不得其门而入矣。"说明情绪不佳可致生殖功能紊乱，影响受精而致不孕。

【诊断】

（一）病史

详细询问病史，尤其注意社会生活因素、家庭、婚姻、性生活、有无精神刺激、环境变迁及其他原因。精神情绪稳定性以及涉及自主神经系统功能失调的某些陈诉，如肩酸、便秘、头重、潮红、蚁行感和皮肤症状等。

（二）临床表现

婚后多年不孕夫妇，常无明显症状，经系统检查，双方未发现器质性病变及生殖功能异常的，应详细询问，并用心理量表做生活事件的调查，可有下面临床心理特征。

1. **焦虑心理**　不孕早期常紧张不安，消极焦虑。

2. **耻辱心理**　因不能生子女感到自卑无能，被歧视耻笑，心情烦闷、抑郁、悲伤，羞于见人。

3. **绝望心理**　对不孕的检查而未得出异常的诊断结果时，患者常有挫折感、失落感，或有绝望之念。

4. **性功能障碍**　由于不孕，患者往往自认为在社交和性方面都是缺乏吸引力的、孤立无援的，所以常出现性欲下降、性反应能力和性快感降低等性功能障碍。

5. **假孕体验**　主要在暗示性强或病症性格者中多见。可有妊娠反应、停经、腹部隆起，甚至自感胎动等，临床检查均正常。

（三）检查

1. **不孕症专科检查**　生殖器官、排卵功能、输卵管、免疫功能等无异常。

2. **心理学试验**　包括精神分析及脑电图、皮肤电阻反应以及指尖容积波形测定等其他检查。

3. **自主神经系统功能检查**　包括眼球压迫试验、颈动脉压迫试验、自主神经张力测定以及肾上腺素、Mecholyl（乙酰胆碱前体，拟副交感神经剂及血管舒张剂）等药物试验。

【因、证、辨、治】

心因性不孕的发病因素十分复杂，社会因素、心理因素与生物学因素往往交织在一起，共同起作用。社会压力、工作挫折、家庭关系紧张等生活事件对心身疾病起激发作用；人格特征、情绪状态和童年精神创伤等内在因素可影响患者对外部不良刺激的反应，从而导致心身障碍。

中医学认为情志与脏腑关系密切，情感活动是以五脏精气作为物质基础的。肝主疏泄，脾为气血生化之源，肾主生殖。抑郁忿怒，肝气郁结，疏泄失常，气血不和，冲任不能相资，以致不孕。反过来，婚久不孕的过度忧郁又往往是导致肝的疏泄功能失常，而加重不孕。忧思不解，损伤脾气，脾虚血少，血海不充，可致月经不调，乃至不孕。惊恐过度，肾气虚损，冲任失养，不成摄精成孕，而导致不孕。此外，肝郁日久，血行不畅，瘀血阻滞，两精不能结合，以致不孕。

一、肝气郁结证

[病因病机]抑郁忿怒，肝郁气结，疏泄失常，气血不和，冲任不能相资，以致不孕。

[临床证候]经期先后不定，经来少腹胀痛，经行不畅，量少色暗，有小血块，经前乳房胀痛，胸胁不舒，精神抑郁，或烦躁易怒，舌质正常或暗红，苔薄白，脉弦。

[辨证依据]

(1) 素性抑郁。

(2) 经期先后不定，经来少腹、乳房胀痛。

(3) 精神抑郁，或烦躁易怒，舌质正常或暗红，苔薄白，脉弦。

[治疗原则]舒肝解郁，调经助孕。

[方药选用]开郁种玉汤（方见排卵障碍性不孕）。

二、脾虚血少证

[病因病机]忧思不解，损伤脾气，气血生化乏源，血海不充，可致闭经、崩漏、月经不调等，乃至不孕。

[临床证候]神疲乏力，食欲不佳，食后腹胀，

月经不调，量或多或少，色淡质薄，带下量多，少腹下坠，头晕心悸，面色萎黄，四肢不温，大便溏薄，面目浮肿，下肢水肿，舌淡边有齿痕，苔薄白，脉虚弱。

［辨证依据］

（1）忧思不解病史，或有闭经、崩漏、月经不调等病史。

（2）月经不调，量或多或少，色淡质薄，带下量多。

（3）纳呆神疲，面色萎黄，舌淡边有齿痕，苔薄白，脉虚弱。

［治疗原则］益气补血，健脾助孕。

［方药选用］归脾汤（方见月经先期）。

三、肾气不足证

［病因病机］悲伤、惊恐过度，肾气虚损，冲任失养，不成摄精成孕，而导致不孕。

［临床证候］月经后期，量少色淡，质稀，或月经稀发、闭经，面色晦暗，腰酸腿软，性欲淡漠，头晕耳鸣，精神疲倦，小便清长，大便不实，舌淡，苔白，脉沉细或沉迟。

［辨证依据］

（1）惊恐过度病史，或有崩漏、闭经病史。

（2）月经后期，量少色淡，质稀，或月经稀发、闭经。

（3）面色晦暗，腰酸腿软，性欲淡漠，头晕耳鸣，精神疲倦，舌淡，苔白，脉沉细或沉迟。

［治疗原则］补肾益气，调经助孕。

［方药选用］毓麟珠（方见排卵障碍性不孕）加紫河车、丹参、香附。

四、瘀血阻滞证

［病因病机］肝郁日久，血行不畅，瘀血阻滞胞脉，两精不能结合，以致不孕。

［临床证候］月经后期，量少或多，色紫黑，有血块，经行不畅，或少腹疼痛，经时加重拒按，舌紫暗或有瘀点，脉细弦。

［辨证依据］

（1）素性抑郁，情怀不畅病史。

（2）月经后期，量少或多，色紫黑，有血块，经行不畅，或少腹疼痛，经时加重拒按。

（3）舌紫暗或有瘀点，脉细弦。

［治疗原则］活血化瘀，调经助孕。

［方药选用］少腹逐瘀汤（方见痛经）。

【其他疗法】

（一）针灸

（1）肾虚证取关元、气海、三阴交、足三里、肾俞，隔日1次。

（2）脾虚血少证取任脉、中极、关元、冲脉、大赫、三阴交、血海、脾俞，在行经第1日即埋针。有促排卵作用。

（3）瘀血阻滞证取关元、归来、水道、曲骨、三阴交、外陵，隔日1次。

（4）耳针取屏间、卵巢、子宫、肝、肾，每次2～4穴，每日1次，10日为1个疗程。

（二）心理治疗

心因性不孕涉及了人与社会，人与人，以及疾病和患者之间的关系，从调节心理和躯体的平衡入手，从身心两方面治疗，从而达到整体治疗的目的。

（1）建立良好医患关系：不孕妇女身心蒙受着极大的痛苦，表现为心情烦躁、焦虑、心神不定等。医院的环境、人际关系及作息时间都与家里不同，需要医生细心了解患者的心理活动和病情。在治疗中应同情和关怀患者，建立和谐、融洽的医患关系。仔细倾听她们的意见，给她们讲解性知识，预测排卵期。指导她们性交次数应适度，保持愉快情绪，消除因情绪引起的性功能障碍。

（2）夫妻同治：不孕是夫妇双方的问题，应对双方进行诊治。当夫妇一同就诊时，他们的焦虑可能会少些。医生和不孕夫妇一起讨论他们的期望，讲解有关疾病的发生、发展、经过和治疗前景，指导他们学会自我消除紧张状态，自我松弛，对待人生、对待婚姻和生育要有正确的态度，使他们在精神上得到安慰和情绪上的稳定。

（3）小组治疗：医生可与多名不孕夫妇共同讨论有关不孕的知识，并回答他们的各种疑问，鼓励他们之间相互交流各自的感受和治疗过程，减轻精神压力，帮助他们逐渐打破恶性心理循环。同时还应告诉他们做好心理准备，以便完成各项检查和治疗，以及可能的治疗失败。

（4）必要时给予暗示疗法、音乐疗法、催眠疗法、气功疗法及辅助用药，以调节心态，化解困境，减轻或消除各种心理症状。如在心情烦躁、忧郁时，可以欣赏优美抒情的轻音乐或喜爱的戏曲唱段，以消除紧张的情绪。也可以看戏、跳舞，到花丛中漫步或旅游等，改善生活环境，暂时忘掉生活中的烦恼。还可以做气功、打太极拳以及按摩等活动，以放松肌肉，缓解紧张的情绪，对神经内分泌紊乱所致的不孕颇有裨益。

（三）辅助用药

对处于应激状态以及自主神经系统功能失调的妇女，给予精神安定、镇静剂及自主神经阻断剂等有一定疗效，可于排卵期前后酌情服用精神安定、镇静药。

【预防与调护】

(1) 培养健全的人格，增强心理应激的承受力和抗病能力。

(2) 提供精神文明，讲社会公德，培养良好的人际关系，减少和缓解心理冲突，提高应激能力，以适应社会发展的需要。

(3) 提高对心身健康的认识，增强心理素质，积极锻炼身体，增强机体免疫力。以理智应付突发事件，锻炼和提高心理应激的承受能力，避免心因性不孕的发生。

(4) 加强体质和健康锻炼，加强营养，积极治疗全身慢性病灶。

【文献资料】

社会心理因素通过中枢神经系统、内分泌系统及免疫系统起中介作用而导致不孕。① 通过神经系统起作用：当人们由于心理紧张而产生应激状态时，产生的情绪变化以冲动的形式通过大脑皮层影响交感和副交感神经的功能。自主神经兴奋性的改变可引起输卵管痉挛，拾卵发生障碍及影响卵子在输卵管内的运输；子宫的自主神经兴奋性的变化可影响受精卵的种植率。② 通过神经内分泌系统起作用：心理创伤可导致儿茶酚胺的浓度改变，使促性腺激素(GnRH)分泌紊乱，结果导致排卵障碍。精神因素影响着中枢神经系统中多巴胺的浓度，认为 LH 的浓度降低是由多巴胺活性增高所致。慢性和急性精神紧张均可使催乳素浓度增高，高催乳素抑制 GnRH 分泌；卵泡液内高催乳素抑制正常卵泡的甾体激素合成，因而引起不孕。在精神紧张状态下所分泌的糖皮质激素释放因子通过对中枢的作用而抑制 LH 的释放。③ 通过免疫系统起作用：实验研究证明应激还可影响到免疫功能而导致不孕。

程风先等应用症状自评量表(SCL－90)对不育妇女进行测评，结果表明不育组 SCL－90 得分明显高于对照组，其主要症状为抑郁、焦虑、敌对等。不育妇女的心理健康状况受社会支持的影响，不育妇女中农妇心理健康状况较城市妇女差。徐苓等对夫妇进行心理咨询调查，结果显示 80.0%以上的夫妇承受着不育所致的各种心理压力，最普遍的心情是不甘认可。男方对这种精神压力的自我调节能力明显优于女方。农民和文化水平较低的不育夫妇心理压力更大。约 30.0%的妇女表示不育检查和治疗过程本身也带来一定的精神紧张和心理负担。不育使 12.0%～15.0%的夫妇性生活受到影响。提出对要求治疗的不育夫妇除药物治疗外，精神上的同情理解及心理支持是不可忽视的。

宋爱琴等采用症状自评量表、Eysenck 个性问卷、社会支持评定量表和一般情况问卷对 86 名不育妇女进行调查，结果显示不育妇女的心理状况与其年龄、职业、文化程度、婚龄、不育年限、性生活满意程度及对待不育的态度等因素密切相关；心理状况的部分因子与就诊次数及就诊费用相关；心理状况也与不育妇女的个性及所得到的社会支持相关。陆亚文等采用不育妇女问卷、90 项症状清单、焦虑自评量表、Hamilton 抑郁量表及 Eysenck 个性问卷，对不育妇女的精神状况及个性进行测评，结果显示不育妇女中 83.8%感到有精神压力，她们比对照组精神症状多，焦虑频度高，抑郁程度重；并有神经质和偏于内向的个性缺陷；情绪缺陷是不孕妇女求治的心理问题，部分人有自杀念头。影响最大的心理社会因素依次为① 神经质；② 生育观；③ 不育年限。提示矫正人格缺陷，加强社会宣传，改善生育观，是心理干预的重点。

各种环境改变或精神因素可能成为闭经的原因而致不孕，此类患者的尿中 17－酮类固醇和 17－羟类固醇值增高，而尿中促性腺激素值减低或正常。有时促性腺激素特别是促黄体激素(LH)分泌减少，患者可表现为无排卵性月经、稀发排卵。有学者对闭经患者给予 Mecholyl(一种似副交感神经剂及血管舒张剂)做试验，发现 226 例无排卵闭经中有异常反应者占 7.5%；52 例原发闭经者则与尿中促性腺激素值关系不大；而在交感神经反应性减低的患者中，尿 17－酮类固醇值增高者较多。估计 ACTH 分泌亢进可能与此型的自主神经系统功能失调有关。由此提出对闭经妇女应做各种心理学检查，一般认为有神经症倾向者为正常对照组的 2 倍，情绪不稳定以及对环境不适应者为正常对照组的 3 倍。

张韶珍等对34名不孕妇女和10例正常育龄妇女进行问卷调查，并测定其血浆β-内啡肽（β-EP）水平，结果显示不孕妇女有明显升高的焦虑、抑郁、烦恼，其心理压力因职业不同而有差异，不孕妇女血浆β-EP水平显著高于对照组。

张建伟等综述了心因性不孕的病因与治疗，认为紧张、抑郁等不良情绪和心理因素可通过内分泌-自主神经系统-性腺激素，引起停经、输卵管挛缩、宫颈黏液分泌异常等而导致不孕。其治疗包括精神心理治疗、中西药物治疗、生育指导，其中传统中医学有着非常丰富的心身医学思想，其一贯重视整体观念，强调辨证论治，认为补肾宁心为首选治则。

高月平认为不排卵大多与心因性因素有关，情绪可以通过下丘脑-垂体-卵巢轴，影响生育，破坏体内正常的内分泌环境，使神经介质如多巴胺、去甲肾上腺素等代谢紊乱，促性腺激素等内分泌异常，使排卵受到抑制，肝主疏泄具有调畅气机的功能，在氤氲"的候"之时，阴阳消长转化之机，卵子的排出有赖于肝的疏泄。所以在经间期都需在补肾调经的前提下，加入疏肝解郁、行气活血之品以促进排卵。

罗元恺认为精神因素可影响生殖功能，故不孕患者除药物调治外，兼辅以心理上的开导及设法获得舒适的环境是非常重要的。女子除调经外，最忌精神忧郁及思想紧张，愈是念子心切，却愈难孕育，必须心情舒畅，泰然处之，情意欢乐，才易成孕。故精神心理的调摄，极为重要。

健康的心理状态与受孕是彼此相依的，健全的心理状态则有利于肝气的条达，气血的流畅，并有益于胎儿的着床。一旦情志过激和抑郁，导致心理紧张，则可影响肝气的条达，气血的流畅，日久瘀阻胞脉胞络，而致不孕。因此保持情绪稳定，减轻心理压力，避免过度心理紧张，常处于无忧无虑的自我调节的平稳状态，是防止不孕发生的重要前提。

参考文献

[1] 程凤先，贾全芬，憧岚. 不育妇女心理健康状况测评. 健康心理学杂志，2000，8(1)：69

[2] 徐苓，柯惠新，何方方. 不育夫妇的心理状态分析. 中华妇产科杂志，1994，29(4)：232

[3] 宋爱琴，王焕起，赵瑞兰. 不育妇女心理状况的相关性研究. 医学与社会，1997，10(3)：42

[4] 陆亚文，杨玲玲，卢光，等. 不育妇女精神状况与个性的探讨. 中华妇产科杂志，1995，30(1)：34

[5] 陆亚文，杨玲玲，卢光，等. 不育妇女心理状况与应付方式研究. 中国心理卫生杂志，1996，10(4)：169

[6] 张韶珍，曹缵孙，陈晓燕. 不孕妇女的心理状况及血浆β-内啡肽水平. 中国心理卫生杂志，1998，12(4)：231

[7] 张建伟，连方. 心因性不孕症与中医妇科心身整体观. 江苏中医药，2002，23(1)：5

[8] 高月平. 疏肝解郁法治疗肝郁型不孕症机理浅探. 中医药学，2004，22(1)：22

[9] 罗丽兰. 不孕与不育. 北京：人民卫生出版社，1998

[10] 张钢纲. 不孕不育症独特秘方绝招. 北京：中国医药科技出版社，1996

[11] 牛忻群. 心理失衡也会导致不孕. 大众中医药，1995，(3)：29

[12] 程泾. 实用中西医结合不孕不育诊疗学. 北京：中国中医药出版社，2000

第十七章
前阴疾病

前阴疾病是指发生在外阴、阴道的疾病，包括阴痒、阴疮、阴痛、阴挺等。导致阴痒、阴痛的原因很多，属于生殖系统炎症所致者，已在第十五章阐述。本章仅介绍外阴上皮内非瘤样病变和盆底功能障碍性疾病(阴挺)。

第一节　外阴上皮内非瘤样病变

外阴上皮内非瘤样病变是指外阴部皮肤和黏膜组织发生变性及色素改变的慢性疾病，又称外阴色素减退疾病。因病变部位皮肤和黏膜多呈白色，故又称外阴白色病变。以往曾称外阴白斑，认为是癌前期病变，随着研究的深入，渐渐改变了这一观点。1975 年国际外阴病研究协会将此病命名为慢性外阴营养不良，但迄今未发现病变部位有明确的血管神经营养失调，因而 1987 年国际外阴疾病研究协会与国际妇科病理学家又共同讨论，建议废止慢性外阴营养不良的术语，以皮肤和黏膜上皮内非瘤样病变替代之，并根据其病理特征分为外阴鳞状上皮细胞增生、硬化性苔癣及其他皮肤病。

其临床特点是外阴奇痒难忍、灼热疼痛，阴蒂阴唇萎缩，甚则粘连，性交困难等，目前尚无理想的治疗手段，严重影响妇女心身健康。

中医古籍中无此病名，但根据其症状及体征表现，可属阴痒、阴疮、阴痛等范畴。这些病证的论述首见于《金匮要略·妇人杂病脉证并治》。以后历代中医妇科及中医外科书籍如《诸病源候论》称："阴门痒"、"阴䘌"。《济阴纲目》云："妇人阴痒者……微则为痒，重者乃痛。"《外科正宗》、《疡医大全》也有论述，不少内服外治的方药至今仍应用于临床，可作为诊治此病的借鉴。

【致病机制】

本病表现在皮肤黏膜，其根在脏腑气血的虚损，是肝、脾、肾三脏功能失常所致。前阴为厥阴肝经循行的部位，肝为风木之脏，主藏血及疏泄，脾司生化气血，主肌肉，肾藏精，开窍于二阴。《诸病源候论》云："肾荣于阴器，肾气虚，则为风邪所乘，邪客腠理，而正气不泄，邪正相干，在于皮肤故痒。"《女科经纶》云："肝经血少，津液枯竭，致气血不能荣运，则壅郁生湿，湿生热，热生浊是也。"可见肝、脾、肾三脏功能紊乱，则生化乏源，精血不充，气血失和，外阴失于濡养，血虚则营燥，血虚生风，是以外阴瘙痒干燥，灼热疼痛，为病之本。一旦正虚邪侵，或湿毒内袭，或肝经郁热，外阴破溃，湿热下注，为病之标。不注意个人卫生、劳累过度、房事不节、外阴局部过度刺激等，常为本病发生的诱因。

西医学对其病因尚不清楚。鳞状上皮细胞增生以往称增生性营养不良，目前尚无确切证据表明慢性损伤、过敏、局部营养失调或代谢紊乱是导致此病的直接原因，但外阴局部皮肤长期处于潮湿状态和阴道排出物的刺激等因素可能与其发病有关。

外阴硬化性苔癣有家族性发病的报道，有报道患者 HLA－B40 抗原的阳性率较高，故认为此病与 HLA－B40 有关。也有发现患者可合并斑秃、白癜风、甲状腺功能亢进或减退等自身免疫性疾病，说明此病与自身免疫有关。此病好发于成年女性，患者血中二氢睾酮水平明显低于正常同龄妇女，且当对患处皮肤采用睾酮进行局部治疗时往往有效，因而提示患者血中睾酮水平低下可能为发病原因之一。

在增生型和混合型中若发现有非典型增生，则有继发癌变的可能。

【诊断与鉴别诊断】

一、诊断

（一）病史

可有反复的阴道炎病史，或有白癜风、甲状腺功能亢进或减退等病史。

（二）临床表现

外阴瘙痒，灼热疼痛，溃烂渗液，性交困难，或尿痛，尿频，失眠等。

（三）检查

1. 妇科检查

（1）鳞状上皮细胞增生：外阴大阴唇，阴唇间沟、阴蒂包皮和后联合处皮肤粗糙、肥厚，颜色减退，呈暗红或粉红色，并有界限清晰的白色斑块，或表面有鳞屑、湿疹样改变。多见于50岁以前的中年妇女。一般无萎缩或粘连。

（2）外阴硬化性苔癣：外阴皮肤、黏膜及肛门周围皮肤变薄失去弹性，干燥易皲裂，色素减退或变白，阴蒂萎缩且与其包皮粘连，小阴唇平坦萎缩，逐渐与大阴唇内侧融合以致完全消失。晚期皮肤菲薄皱缩似卷烟纸，阴道口挛缩狭窄以致性交困难。可见于任何年龄，但以40岁左右妇女发病率最高。

（3）硬化性苔癣合并鳞状上皮细胞增生（混合型）：增生型与萎缩型外阴局部体征并见。

2. **辅助检查**　活体组织病理检查是确定增生型、萎缩型、混合型，或是否存在不典型增生或癌变的唯一确诊方法。

鳞状上皮增生，如出现溃疡长期不愈，特别是有结节隆起时，应警惕局部癌变的可能，应及早活检确诊。活检应在皲裂、溃疡、隆起、硬结或粗糙处进行，并应选择不同部位多点取材。

二、鉴别诊断

外阴鳞状上皮增生需与外阴白癜风、外阴白化病、外阴炎相鉴别；外阴硬化性苔癣需与老年生理性萎缩相鉴别。

1. **外阴白癜风**　除外阴皮肤发白外，全身其他部位也可伴发白癜风。发白区界限分明，表面光滑润泽，质地完全正常，且无任何自觉症状。

2. **外阴白化病**　为全身性遗传性疾病，仅外阴局部发病为外阴白化病，无自觉症状，也不致癌，不必治疗。

3. **外阴炎**　各种慢性外阴病变如糖尿病性外阴炎、念珠菌性外阴炎、外阴擦伤、湿疣等长期刺激，可使外阴表皮过度角化，经渗出物浸渍，角化表皮常脱屑而呈白色。此类患者多有局部瘙痒、灼热、疼痛、带下增多等自觉症状。

4. **老年生理性萎缩**　仅见于老年妇女，其外阴部皮肤的萎缩情况与身体其他部位皮肤相同，表现为外阴组织包括皮肤各层及皮下脂肪层萎缩，因而大阴唇变平，小阴唇退化，但患者无任何自觉症状。

【因、证、辨、治】

本病可分虚实两端，虚者有因脏阴亏虚，或由阳虚内寒，或血虚失荣化燥，乃至冲任虚损，阴部失于濡养或温煦所致；实者可因肝郁伐脾，肝热脾湿，湿热浸渍，冲任受损，阴部为湿热阻遏，因而出现此病证。根据局部所见，结合兼证，外阴皮肤呈灰白色，薄脆干燥，或增厚粗糙，外阴萎缩，弹力下降者，或溃疡经久不愈者属虚；局部皮色发白，粗糙增厚，周围肤色发红，溃烂流黄水或带浊多者为实。

[治疗原则]虚者补之，实者泻之。方法上应内服外治并举，采用补益肝肾、养荣润燥、祛风止痒、清热利湿为主的治则，辅以其他外治法。

一、肝肾不足证

[病因病机]肾藏精，肝藏血，乙癸同源，肾开窍于二阴，肝脉绕阴器。素体虚弱，或久病失养，或多产房劳，或失血过多，重耗精血，肝肾亏损，外阴失于滋养。

[临床证候]外阴干燥瘙痒，烧灼疼痛，性交困难，头晕目眩，双目干涩，腰膝酸楚，耳鸣乏力，外阴局部皮肤黏膜变薄变脆，弹性减弱或丧失，色素减退或消失，阴蒂及小阴唇萎缩平坦，甚或粘连，舌红，苔薄，脉细软。病理活检多见为硬化苔癣型。

[辨证依据]

（1）素体肝肾亏损，有久病、失血病史。

（2）外阴局部萎缩性改变，伴头晕目眩，腰膝酸楚，耳鸣。

（3）病理活检多见硬化苔癣型。

（4）舌红，苔薄，脉细软。

[治疗原则]补益肝肾，养荣润燥。

[方药选用]

（1）左归丸（方见崩漏）合二至丸（方见经间期出血）。

头晕目眩者，加当归、白芍、川芎、钩藤；外阴黏膜弹性减退，性交困难者，加仙灵脾、菟丝子、仙茅、肉苁蓉；大便干结者，加玄参、麦冬、首乌；阴户烧灼疼痛者，加知母、黄柏。

（2）杞菊地黄丸（方见月经先后无定期）。

二、肝郁气滞证

［病因病机］情志所伤，性情抑郁，肝失疏泄，气机不畅，气血失和，化燥生风。

［临床证候］外阴瘙痒干燥，灼热疼痛，性情抑郁，经前乳房胀痛，胸闷嗳气，两胁胀痛，外阴局部皮肤粗糙肥厚，或皲裂、脱屑、溃疡，或色素减退，可发生在大小阴唇间或波及阴蒂会阴处，舌苔薄，脉细弦。病理活检多见于增生型改变。

［辨证依据］

（1）有情志创伤史。

（2）外阴局部呈增生型改变，伴情志抑郁，乳房胀痛等。

（3）病理活检为增生型改变。

（4）舌苔薄，脉细弦。

［治疗原则］疏肝解郁，养血祛风。

［方药选用］

（1）黑逍遥散（《太平惠民和剂局方》）。

地黄　柴胡　当归　白芍　白术　茯苓　甘草　生姜　薄荷

肝阴不足，咽干口燥，头晕目眩者，加枸杞子、麦冬、北沙参；肝郁化热，心烦易怒者，加丹皮、黑栀子、郁金；胸胁乳房胀痛者，加橘核、丝瓜络、川楝子。

（2）清肝引经汤（方见月经前后诸证）。

三、心脾两虚证

［病因病机］素体虚弱，久病失养，脾虚气弱，心血不足，气血两亏，外阴络脉失养。

［临床证候］外阴干燥瘙痒，头晕目眩，心悸怔忡，夜寝梦扰，面色萎黄，气短乏力，外阴局部皮肤黏膜变薄，色素减退，脱屑皲裂，或阴唇阴蒂萎缩粘连，或局部增厚，舌淡胖，苔薄，脉细弱。病理活检多见于萎缩型改变，也可见增生型。

［辨证依据］

（1）素体脾虚气弱，或久病史。

（2）外阴呈萎缩型改变，或可见增生型，伴头晕目眩，面色萎黄，心悸怔忡。

（3）病理活检多见萎缩型，少数见增生型。

（4）舌淡胖，苔薄，脉细弱。

［治疗原则］益气养血，润燥止痒。

［方药选用］

（1）归脾汤（方见月经先期）。

脱屑皲裂者，加桃仁、红花、穿山甲、鳖甲；阴蒂、阴唇萎缩者，加菟丝子、肉苁蓉、制首乌。

（2）人参养荣汤（方见月经后期）。

四、脾肾阳虚证

［病因病机］素体虚弱，肾阳不足，脾失温煦，阳气不得敷布，外阴络脉失养。

［临床证候］外阴瘙痒，腰脊酸楚，尿频尿多，四肢欠温，形寒畏冷，面浮肢肿，纳差，大便溏，外阴局部皮肤黏膜变薄变脆，色素减退，弹性减弱，阴蒂阴唇萎缩平坦，甚或粘连，舌淡胖，苔薄白或薄润，脉沉细无力。病理活检多见萎缩型改变。

［辨证依据］

（1）素体脾肾阳虚。

（2）外阴局部呈萎缩型改变，伴腰酸怕冷，面浮肢肿，大便溏，尿频。

（3）病理活检多呈萎缩型改变。

（4）舌淡胖，苔薄白或薄润，脉沉细无力。

［治疗原则］温补肝肾，祛风止痒。

［方药选用］

（1）右归丸（方见崩漏）。

外阴瘙痒者，加荆芥、防风、地肤子；阴蒂、阴唇萎缩者，加仙茅、仙灵脾、肉苁蓉。

（2）二仙汤（方见妊娠身痒）。

五、湿热下注证

［病因病机］肝经郁热，脾运失职，蕴湿化热，或湿毒内袭，流注下焦，浸渍外阴所致。

［临床证候］外阴瘙痒，烧灼疼痛，或破损溃疡，渗流黄水，白带增多，色黄气秽，胸闷烦躁，口苦口干，小便赤，大便秘，外阴局部皮肤黏膜粗糙肥厚，或变薄变脆，破损溃疡，红肿疼痛，渗流脓水，舌边尖红，苔黄腻，脉弦数。病理活检可见萎缩型、增生型或混合型，伴有感染炎症。

［辨证依据］

（1）素体肝郁脾虚。外阴瘙痒灼痛，局部破损溃疡，渗流黄水，伴口苦口干，小便赤，大便秘。

（2）病理活检为外阴营养不良，伴有感染炎症改变。

（3）舌边尖红，苔黄腻，脉弦数。

［治疗原则］清热凉血，利湿止痒。

［方药选用］

（1）龙胆泻肝汤（方见带下过多）。

局部红肿，渗流黄水者，加蚤休、土茯苓、连翘、大黄、丹皮；黄带增多者，加椿根皮、薏苡仁、车前草。

(2) 止带方(方见带下过多)。

【其他疗法】

(一) 针灸

(1) 用DR1-Ⅰ型电热针仪,针刺局部,电流量55～110 mA,留针30分钟。

(2) 体针取会阴、曲骨、中极,隔日1次,15次为1个疗程,增生型浅刺,萎缩型深刺。

(3) 耳针取神门、外生殖区、皮质下区、内分泌区。

(4) 艾灸足三里、三阴交、外阴局部。

(5) 穴位注射取肾俞、阴廉及脾俞、坐骨点,两组交替,每次每穴1～2 ml丹参注射液。也可配合针刺肾俞、横骨、三阴交、蠡沟。萎缩型,加脾俞、血海;瘙痒,加阴廉、坐骨点。

(二) 外治

(1) 中药外洗一方(《中医妇科治疗大成》):地肤子15 g,蛇床子15 g,白鲜皮15 g,苦参15 g,鹿衔草15 g,仙灵脾15 g,月石15 g。水煎去渣,熏洗坐浴,每日2次。用于湿热蕴结证。

(2) 中药外洗二方(《中医妇科治疗大成》):当归20 g,川芎10 g,生地20 g,白芍20 g,首乌20 g,防风20 g,补骨脂20 g。水煎去渣,熏洗坐浴,每日2次。用于肝肾亏损证。

(3) 当归、苦参、蛇床子、菟丝子、地肤子、苍耳子、白蒺藜、补骨脂、紫荆皮、仙灵脾、皂角刺,水煎取液湿敷外阴。

(4) 消斑膏1号:由补骨脂、生狼毒、仙灵脾、白鲜皮、蛇床子、徐长卿、薄荷组成。用乙醇浸出液,回收浓缩后,制成霜剂。用于外阴无破溃皲裂者。

(5) 消斑膏2号:1号方去薄荷加0.1%泼尼松粉。用于1号消斑膏过敏者。

(6) 消斑膏3号:1号方去狼毒、薄荷,加白花蛇舌草、七枝黄花。用于局部有感染、破溃、皲裂者。

(7) 消斑膏4号:1号方去薄荷,加丙酸睾丸酮做成0.2%的霜剂。用于外阴萎缩粘连者。

(8) 治白膏1号:由血竭、马齿苋、生蒲黄、章丹、延胡索、枯矾组成,制成软膏。用于外阴白色病损无破溃者。

(9) 治白膏2号:由血竭、生蒲黄、章丹、蛤粉、白芷、铜绿组成,制成软膏。用于应用1号膏症状好转,或有反应者局部痛痒及皲裂破溃者。

(10) 珍珠散:珍珠、青黛、雄黄各30 g,黄柏9 g,儿茶6 g,冰片0.5 g,共研细末,外搽。治疗阴痒,皮肤破溃者。

(11) 60%乙醇500 ml,浸泡射干100 g,1周后用,湿敷外阴。

(12) 当归注射液2 ml,维生素B_{12} 1 000 μg,2%普鲁卡因4 ml,地塞米松注射液4 mg,混匀分别在阴蒂注入药液1/4量,然后将针头转向两侧小阴唇,各注药液1/4量,余1/4量注入阴道后联合,每周1次。

(三) 西药

局部激素治疗用于控制局部阴痒。

(1) 外阴鳞状上皮增生:常用0.025%氟轻松软膏、0.01%曲安奈德软膏、1%～2%氢化可的松软膏或霜剂等制剂,涂擦局部,每日3～4次。

(2) 外阴硬化性苔癣:丙酸睾丸酮200 mg加入10 g凡士林油膏或软膏配制成2%制剂涂擦患部,擦后稍予按摩,每日3～4次,连续治疗3～6个月。瘙痒严重者,加入1%或2.5%氢化可的松软膏混合涂擦。如出现男性化副作用明显时,改用黄体酮油剂100 mg加入30 g凡士林软膏或油膏。凡瘙痒顽固表面用药无效者,用曲安奈德混悬液皮下注射。

幼女可采用1%氢化可的松软膏或用黄体酮油剂100 mg加入30 g凡士林软膏或油膏中,涂擦局部。

(四) 激光

采用CO_2激光或氦氖激光治疗,破坏深达2 mm的皮肤层即可消失异常上皮组织和破坏真皮层内神经末梢,从而阻断瘙痒和搔抓所引起的恶性循环。激光治疗有手术精确,操作简易,破坏性较小,愈合后瘢痕组织较少的优点,但远期复发率在50%左右。

(五) 手术

由于外阴鳞状上皮增生发生癌变的机会仅5%左右,且术后患者约50%发生远期复发,故手术治疗仅适应于已有恶变或恶变可能者;或长期药物治疗无效者。如病灶局限,可考虑做单纯病灶切除。病变范围较广,多需做单纯外阴切除术。由于术后形成瘢痕,常导致术后性交痛,故有主张手术时同时做皮片移植以减少瘢痕挛缩。术后应定期随访,远期复发率在50%左右。

【转归与预后】

(1) 通过药物治疗可以使异常细胞逆转而恢复正常，其转变的过程可由病变组织增厚部分脱屑，逐渐出现斑点状或弥漫状色素沉着，萎缩组织逐渐生长直到痊愈。病理活检也可见明显改善，即使不典型增生组织细胞也有可逆性的。

(2) 密切随访，尤其是不典型增生型的患者，必须早期发现，积极治疗，密切随访是预防癌变的关键。

【预防与调护】

(1) 积极治疗阴道炎、盆腔炎、子宫颈炎等，以避免外阴部经常受白带浸渍而发生炎症。

(2) 持外阴皮肤清洁干燥，避免用手抓搔等刺激，避免刺激性药物及肥皂的刺激。

(3) 衣着宽大，穿棉织内衣裤，勤换内裤。

(4) 避免食用辛辣食物及过敏食物，多食蔬菜，保持大便通畅。

(5) 保持精神情绪乐观，避免一切不良精神刺激，注意足够的睡眠和丰富的营养。

【文献资料】

朱桂芹等用激光治疗外阴白色病变 86 例，其中经氦氖激光局部和穴位照射 1 个疗程痊愈的 35 例，占 407%，多属病变面积小发病时间在 1 年以内的患者。经 2 个疗程治愈的 51 例，占 59 3%，多属病变面积大发病多在 1 年以上的患者。采用 CO_2 激光手术配合 He－Ne 激光局部照射治疗，愈合后局部为色素沉着，瘙痒消失，有效率达 100%，随访 2～5 年未见复发，并且时间越长色素沉着愈明显，愈正常。

王兰玉等用具有清热解毒、燥湿利湿、活血通脉作用的苦白洗剂(苦参 15 g，白鲜皮 15 g，蛇床子 10 g，当归 10 g，红花 10 g，枯矾 10 g，地肤子 10 g，冰片 3 g)外洗后，患处涂达克宁、丙酸睾丸酮、维生素 AD 滴剂混合霜，每日 2 次，再用红外线灯照射 15 分钟。20 日为 1 个疗程，1 个疗程治愈率 29.85%，5 个疗程治愈率 91.04%。

李红梅等用白斑Ⅰ号膏(珍珠、紫草、黄连、黄柏、青黛、秦皮、白及、儿茶、白花蛇舌草)外涂患处，配合中药洗方Ⅰ号(白花蛇舌草、连翘、蒲公英、大青叶、紫花地丁、金银花、鹤虱、儿茶。用于外阴白色病变增生型并发炎症、溃疡者)、中药洗方Ⅱ号(荆芥、防风、白蒺藜、黄柏、百部、紫草、明矾、月石。用于外阴白色病变萎缩角化、瘙痒尤重者)、中药洗方Ⅲ号(白蒺藜、白头翁、覆盆子、首乌、防风。用于外阴白色病变脱色者)，坐浴外洗，每日 2 次，14 日为 1 个疗程。治疗本病 112 例，其中临床治愈 34 例，显效 59 例，有效 17 例，无效 2 例，总有效率 98.2%。

参考文献

［1］ 朱桂芹，李炳侠．激光治疗外阴白色病变 86 例疗效观察．激光杂志，1997，18(5)：61

［2］ 王兰玉，吴文设．中西医结合治疗继发性外阴白斑 67 例．中华实用中西医杂志，2001，10(2)：12

［3］ 李红梅，褚维娅，刘国才．白斑Ⅰ号膏治疗外阴白色病变 112 例．中医药研究，2000，(3)：35

第二节 阴 挺

子宫从正常位置沿阴道下降，子宫颈外口达坐骨棘以下水平，甚则子宫全部脱出于阴道口外，或阴道前后壁膨出，统称为阴挺，或称阴挺下脱。前者为子宫脱垂，后者为阴道壁膨出。中医古籍又称“阴脱”、“阴颓”、“阴蕈”、“阴菌”、“阴痔”、“产肠不收”等。是妇科常见病，常与产时损伤、产后调护不当等因素有关。

阴挺病证首见于《诸病源候论·妇人杂病诸候四》，曰：“胞络伤损，子脏虚冷，气下冲则令阴挺出，谓之下脱。亦有因产而用力偃气而阴下脱者。诊其少阴脉浮动，浮则为虚，动则为悸，故令脱也。”巢元方总结正气内虚，临产损伤致阴挺的病因病机为后世医家所认同，也与西医学的认识基本一致。《景岳全书·妇人规》描述阴挺的临床特征：“妇人阴中突出如菌如芝，或挺出数寸，谓之阴挺。”提出“当以升补元气，固涩真阴为主”。至今不失为中医治疗阴挺的指导原则。历代医家对本病病因病机、辨证、治则及方药的论述，至今仍有较大的临床指导价值。

【致病机制】

病机以脾虚肾亏为主。产伤未复，中气不足，升提无权，带脉失约；年老体衰，肾气虚弱，冲任不固，系胞无力，导致子宫升提摄纳失司，此为虚证。脾肾亏损，湿浊内蕴，流注下焦，或体虚湿毒内侵，冲任、带脉失束，此为本虚标实证。

西医学认为子宫主要依靠盆底组织及附着于子宫的 4 对韧带，特别是主韧带的维持，使子宫在盆腔内处于正常的前倾位置。如盆底支持组织损伤，韧带松弛，则子宫失去支持而沿阴道方向下降，导致子宫脱垂。影响盆底组织及韧带损伤的原因有妊娠分娩损伤、长期腹压增加、盆底组织发育不良或退行性变。

【诊断与鉴别诊断】

一、诊断

（一）病史

有分娩损伤、产程过长、产后过早负重劳动、产后调护不当等病史，或有慢性咳嗽、便秘，或盆腔内巨大肿瘤等增加腹压的病史。

（二）临床表现

外阴及阴户坠胀，自觉有物自阴道脱出，在站立过久、劳累或下蹲、负重后症状加重，经休息后或可好转，尿频或大小便困难，甚则须用手将膨出的阴道脱出物上托后，方能得以大小便。长期摩擦可导致宫颈溃疡，甚至出血。溃疡继发感染时，有脓性分泌物渗出。

（三）检查

妇科检查子宫正常大小，子宫颈外口位于坐骨棘水平以下，或阴道前后壁膨出，两侧附件无异常。

以患者平卧用力向下屏气时子宫下降的最低点为分度标准，将子宫脱垂的程度分为3度。

Ⅰ度(轻型)：宫颈外口距处女膜缘＜4 cm，未达处女膜缘；重型：宫颈外口已达处女膜缘，未超出该缘，检查时在阴道口可见到宫颈。

Ⅱ度(轻型)：宫颈已脱出阴道口外，宫体仍在阴道内；重型：宫颈和部分宫体已脱出阴道口外。

Ⅲ度：宫颈及宫体全部脱出于阴道口外。

二、鉴别诊断

1. 阴道壁囊肿　壁薄，呈囊性，界限清楚，位置固定不变，不能移动。

2. 子宫颈延长　单纯子宫颈延长者可见于未产妇，前后阴道壁不脱出，前后穹隆部很高，子宫体仍在盆腔内。用子宫探针探测宫颈外口至宫颈内口的距离，即可确诊。

3. 子宫黏膜下肌瘤或宫颈肌瘤　为鲜红色球状块物，质硬，表面找不到宫颈口，但在其周围或一侧可扪及被扩张变薄的宫颈边缘。

【因、证、辨、治】

本病因体虚或产伤而致，属于虚证。虚者补之、陷者举之、脱者固之为其治疗原则。或补中气，或补肾气，佐以升提。病久体虚受邪，湿毒内侵，或湿热下注为虚中夹实，治疗以清热除湿治其标，热清湿去，仍以补气扶正固其本。

一、中气下陷证

[病因病机]素体虚弱，脾虚气陷，或劳倦伤脾，或分娩损伤，或努责太甚，产后失养，过早负重劳动，或长期咳嗽，长期从事下蹲劳动等，导致脾气虚弱，中气下陷所致。

[临床证候]子宫下垂，或见阴道前后壁膨出，劳累后加剧，伴头晕目眩，气短乏力，少腹及阴户坠胀，白带清稀，小便频或尿后余沥，或大便不畅，舌淡胖边有齿痕，苔薄白，脉细软无力。

[辨证依据]

(1) 素体虚弱，产伤史，产后过早劳动史，慢性咳嗽病史。

(2) 子宫脱垂，或见阴道前后壁膨出，伴头晕乏力，少腹坠胀，气短。

(3) 舌淡胖边有齿痕，脉细软无力。

[治疗原则]补气升提。

[方药选用]

(1) 补中益气汤(方见月经先期)加枳壳、诃子肉。

形寒怕冷者，加附子、肉桂；白带增多者，加扁豆、山药、莲子肉。

(2) 回阳升陷汤(《医学衷中参西录》)。

黄芪　桂枝　当归　干姜　炙甘草

二、肾虚不摄证

[病因病机]禀赋不足，肾亏气弱；或年高体弱，肾气虚衰；或房室劳倦，重伤肾气，封藏失职，冲任不固，带脉失约，摄纳无权所致。

[临床证候]子宫脱垂，或见阴道前后壁膨出，腰脊酸楚，头晕目眩，尿频尿多，舌淡，苔薄白，脉沉细无力。

[辨证依据]

(1) 素体肾虚，有房劳多产史、产伤史、产后过早操劳史。

(2) 子宫脱垂，或见阴道前后壁膨出，腰脊酸楚等。

(3) 舌淡，苔薄白，脉沉细无力。

[治疗原则]益气补肾。

[方药选用]

(1) 内补丸(方见带下过多)加升麻、柴胡、党参、枳壳。

尿频尿多者，加缩泉丸（《校注妇人良方》）。

益智仁 山药 乌药

（2）举元煎（方见月经过多）合肾气丸（方见卵巢早衰）。

三、湿热下注证

［病因病机］气虚脾弱，或肾气亏损，邪气乘虚而入；或外阴调护不当，湿毒外袭，湿热流注下焦所致。

［临床证候］子宫脱垂，或见阴道前后膨出，表面红肿、疼痛，甚或溃疡渗液，色黄秽臭，舌略红，苔黄腻，脉弦数。

［辨证依据］

（1）素体脾虚，有产后劳动过度及护理不当史。

（2）子宫脱垂，阴道前后壁膨出，局部红肿、疼痛、溃疡、渗液，色黄气秽。

（3）舌略红，苔黄腻，脉弦数。

［治疗原则］清热利湿。

［方药选用］龙胆泻肝汤（方见带下过多）合五味消毒饮（方见带下过多）。

【其他疗法】

（一）单方验方

（1）鸡蛋1个，在蛋壳上开一小口，将升麻9 g研细末放入鸡蛋内搅匀，用白纸封口，蒸熟服食，每日1次。

（2）枳实乌梅散：枳实、乌梅等分研细末，每次5～8 g，每日2次。

（二）外治

（1）核桃皮水煎外洗。有较强的促进子宫肌肉收缩和收敛作用，并有祛湿杀虫之功。

（2）枳壳100 g，水煎熏洗，每日1次。用于子宫脱垂无溃损者。

（3）丹参15 g，五倍子9 g，诃子9 g，水煎熏洗，每日1次。用于子宫脱垂无溃损者。

（4）鲜马齿苋100 g，蒲公英50 g，枯矾10 g，水煎温洗。用于黄水淋漓者。

（三）针灸

取子宫、三阴交、维胞、百会、气海、足三里，补法。腹部穴位可用长针，百会可采用隔附片灸法。

（四）子宫托

常用的为塑料制的环状及喇叭形子宫托，放入阴道内将子宫上托，早放晚取，月经期、妊娠期停放。现已较少使用。用于Ⅰ～Ⅱ度子宫脱垂。

（五）手术

保守治疗效果不理想者，可采用手术治疗。按患者子宫脱垂的程度、年龄、对生育的要求等选用相应的术式。

【转归与预后】

轻度子宫脱垂者，坚持中医药治疗，注意卫生保健，病情可好转或治愈。子宫脱垂较重者，尤其是合并阴道前后壁膨出者，药物治疗效果不佳，随着年龄的增长，子宫脱出常加重，易伴有小便失禁，影响身心健康。

【预防与调护】

（1）采用新法接生，如会阴裂伤者应及时修补。

（2）注重产后保健，新产后应多卧床休息，避免过早操劳，尤其是久站、负重及下蹲等。

（3）老年妇女有慢性咳嗽或习惯性便秘者，要积极治疗。

（4）老年妇女应多食蔬菜水果，保持大便通畅。多做缩肛运动，提高盆底肌肉张力。

（5）患者应注意外阴清洁，防止继发感染。

【文献资料】

对轻、中度子宫脱垂者，中药治疗有一定疗效。刘克龙用乌头汤加川芎、生地、黄芩治疗，获得较好疗效。陈珍治自拟固脱汤（党参、炙黄芪、菟丝子、绿升麻、鹿角片、全当归、熟地、春柴胡、赤石脂、炒枳壳、川黄柏、土茯苓），每日1剂，3煎，早、中、晚饭前服，同时配合三子汤（蛇床子、五倍子、五味子）水煎熏洗，总有效率96%。

房爱民等共收治阴挺患者30例，年龄35～65岁，其中脱垂Ⅰ度14例，Ⅱ度12例，Ⅲ度4例。方法：取生猪大肠一段约30 cm，将党参30 g灌入肠内，两端用麻绳扎紧，入锅内加水适量（浸没大肠即可），文火煎煮1小时，取大肠连同党参，早晚分服，每日1剂。结果Ⅰ度者3～5剂即愈，Ⅱ度者10余剂可愈，Ⅲ度者数10剂便愈。30例中有效28例，无效2例，有效率93.3%。

近年有报道以针灸为主，或穴位注射，或中药与针灸联合治疗。彭明华用温补脾肾、益气升阳法，取肾俞、次髎、环中、百会与提托穴、气海、关元、太溪、足三里、三阴交、公孙，两组穴位交替使用，每日1次，10次为1个疗程，疗程间休息5日，需治疗2～4个疗程。傅强用复方黄芪注射液（当归、黄芪、升麻)穴位注射治疗子宫脱垂,主穴取维胞(提托)、子宫,配穴取足三里、三阴交、曲骨、中极、次髎等,主穴和配穴每次各取1对,交替注射,总有效率82.9%。孙彦民用生黄芪、全当归、知母、柴胡、乳香、没药、川芎,每日1剂,水煎分2次服;另服复方阿胶浆10 ml,每日3次;配合针刺百会、长强、三阴交、子宫、气海等穴治疗子宫脱垂,效果较单纯口服中药治疗为好。胡大文认为温针治疗既发挥了艾灸温络散寒、回阳固脱的作用,也发挥了子宫穴的独特疗效,配百会、气海、三阴交、足三里益气升阳,固摄胞宫;或配关元、照海、大赫以补益肾气。同时气虚型子宫脱垂予内服中药补中益气汤,肾虚型予大补元煎,总有效率96.83%。

参考文献

[1] 刘克龙.加味乌头汤治疗子宫脱垂76例.湖北中医杂志,2001,23(12):30
[2] 陈珍治.固脱汤配合三子汤熏洗治疗阴挺下脱100例疗效观察.云南中医中药杂志,2001,22(1):18
[3] 房爱民,王明建,高大硕.验方治阴挺30例.时珍国药研究,1997,8(2):180
[4] 彭明华.针灸治疗子宫脱垂68例.上海针灸杂志,2001,20(5):9
[5] 傅强.复方黄芪注射液穴位注射治疗子宫脱垂82例.河南中医,2001,21(4):53
[6] 孙彦民.升肝舒郁汤配合针刺治疗子宫脱垂.中国民间疗法,2000,8(12):25
[7] 胡大文.温针加中药治疗子宫脱垂63例临床观察.山西中医,2002,18(1):36

第十八章
女性性传播疾病

性病是世界范围内流行的主要经性行为或类似性行为传播的传染病，是人类最古老的疾病之一。在中国古代称之为“花柳病”，认为是“寻花问柳”之病。按传统的概念，性病只包括淋病、梅毒、软下疳、性病淋巴肉芽肿和腹股沟肉芽肿等5种，称“经典”性病。随着时代的变迁和社会的发展，其范围已扩大为8类20多种疾病。1975年世界卫生组织(WHO)常任理事会通过决议：凡是以性行为作为主要传播途径以及可经性行为传播的疾病，统称为性传播疾病(STD)。1999年WHO建议将性传播疾病改为性传播感染(STIs)。本章讨论女性性传播疾病中最常见的淋病、梅毒、尖锐湿疣、生殖器疱疹、沙眼衣原体感染、巨细胞病毒感染、艾滋病等，其中，淋病、梅毒和艾滋病被列为乙类传染病。

中医药学在性病防治方面，蕴藏着丰富的经验。从史料看，较早医治花柳病的是华佗。在《华佗神医秘传》手抄本中，经考证有15种治花柳病的处方，而且记载了前阴溃烂脱落、鼻柱将落等症状。“即已脱落者，亦能重生”，可见华佗治疗性病技术高超。《诸病源候论·花瘘候》指出：“初生如饭粒，破则血出，出恶肉有根，肉出反散如花，诸恶疮久不瘥者亦然。”元代薛继洪所著《岭南卫生方》记载了治梅毒疮方，且方中用轻粉治疗。《霉疮秘录》是我国第一部论述梅毒最完善的专著。自16世纪后我国许多医书所记载“杨梅疮”、“霉疮”、“广疮”、“翻花疮”、“疳疮”、“恶疮”等与性病的临床表现十分相似。

性传播疾病应以预防为主，其发生和传播多与性滥交有关。1949年中华人民共和国成立后，政府采取了一系列措施消除性病。1964年在北京召开的一次有几十个国家和地区的专家学者参加的国际性科学讨论会上，我国性病专家胡传揆教授郑重宣布：中国已基本消灭性病。此举受到举世瞩目和赞扬。近20年来，随着经济的发展和观念的变迁，全球化进程以及大量的人口流动，东方与西方性观念的撞击，信仰与道德的缺失等因素，使本已在我国销声匿迹的性病再次死灰复燃。尤其是被称为“20世纪超级瘟疫”——艾滋病的出现，重新引起医学界与全社会对性传播疾病的再认识和高度重视。防治性病以预防为关键，首先必须提高自身道德修养和防范意识。性病问题是既医学问题，又是社会问题，研究性病防治对策，加强社会综合治理，是关系世界人类健康的重大课题。

第一节 淋 病

女性淋病是女性性传播疾病中最常见的一种，是由淋病奈瑟菌引起泌尿生殖系统化脓性感染。成人淋病几乎全部是由性交途径经黏膜传播，然后在黏膜细胞内繁殖，破坏黏膜细胞造成化脓性感染，潜伏期为3～5日。幼儿淋病主要通过间接传染。患淋病的妇女70%～80%早期无症状，直到出现严重并发症，如盆腔炎、不孕或分娩感染淋病的新生儿时才被发现。

中医学没有淋病病名的记载，但其症状与精浊、膏淋、毒淋、带下病等所描述的症状相类似，如《金匮要略·消渴小便利淋病脉证并治》云：“淋之为病，小便如粟状，小腹弦急，痛引脐中。”

【致病机制】

主要发病机制是性乱感染邪毒，脏腑功能失常，以致湿毒下注或热毒内蕴，久而正气内伤而致。肝脉循阴器，抵小腹，肝经湿热，注于下焦，或复感秽浊毒邪，湿热毒蕴结于阴器，或脾肾亏虚，毒邪内侵，从而导致冲任受损。

西医学认为是由于感染淋病奈瑟菌而致。人类对此菌有易感性，是此菌的唯一天然宿主，淋菌绝大多数通过性交经黏膜传播(少部分通过带菌的衣服、毛巾、浴盆等间接传播),表面有菌毛,易侵犯女性宫颈的柱状上皮,也可以波及尿道、尿道旁腺、前庭大腺,在上皮细胞内引起炎症,使上皮细胞坏死脱落,白细胞增多,脓液形成,如病情继续发展,可引起子宫内膜炎或盆腔炎、盆腔脓肿、腹膜炎等。淋病反复发作,使结缔组织增生、纤维化,形成瘢痕,可引起尿道狭窄、输卵管阻塞,造成不孕或宫外孕。新生儿可因分娩时通过患淋病母亲的产道而被传染。

【诊断与鉴别诊断】

一、诊断

(一) 病史

性伴侣有淋病史,或近期内有不洁性交史,或其他途径的间接感染史。

(二) 临床表现

1. 急性淋病　典型的症状往往在性交后2～3日出现,急性期首先侵犯尿道、宫颈,表现为尿道口、前庭大腺充血、疼痛,宫颈充血,白带增多呈脓性,外阴瘙痒、烧灼感。如累及宫腔、输卵管,则月经增多,腰腹疼痛,腹股沟淋巴结肿大,甚至发生盆腔腹膜炎。全身症状有发热寒战、食欲不振、疲劳、头痛等。

2. 慢性淋病　急性淋病未治疗或治疗不彻底可转化为慢性淋病,其症状与非淋菌性生殖道感染的慢性期几无差别,可有腰骶酸痛、下腹隐痛等,也可引起不孕或宫外孕。

3. 新生儿及幼女淋病

新生儿淋菌性眼病:新生儿通过患有淋病的母亲产道时感染,在出生后2～3日出现眼睑肿胀、眼结膜充血,有脓性分泌物,一旦延误治疗,可导致失明。

幼女淋菌性外阴阴道炎:为间接传染所致。症状为外阴皮肤及黏膜红肿,阴道口黏膜红肿,有脓性分泌物流出。由于分泌物刺激,肛门周围皮肤发生红肿、糜烂。

(三) 检查

1. 全身检查　播散性淋病可出现水疱或脓疱等皮损。

2. 妇科检查　尿道口可挤出脓性分泌物;阴道有黄色分泌物,宫颈充血或糜烂,宫口有脓性分泌物。引起盆腔感染则有相应的盆腔体征。

3. 辅助检查　淋病奈瑟菌是呈肾形的革兰阴性双球菌。取阴道或尿道分泌物涂片,革兰染色后镜检有快速简单的优点,如涂片发现白细胞外淋球菌,则为可疑淋病或慢性淋病;只有发现白细胞内淋球菌,才能诊断为淋病。白细胞酯酶(LE)检测法、免疫学方法:包括免疫酶试验(ELA)和直接荧光抗体(DFA)染色等,核酸杂交技术、核酸扩增技术,包括聚合酶链反应(PCR)和连接酶链反应(LCR)等是实验室诊断的常用方法。此外,血常规检查可见白细胞升高,尤以中性升高为主;尿分析可见有大量的白细胞或脓细胞。

二、鉴别诊断

通过实验室检查与非淋菌性尿道炎或阴道炎、阴道念珠菌病、滴虫性阴道炎等鉴别。

【因、证、辨、治】

一、湿热下注证

[临床证候]突然尿频、尿急、尿痛、尿道灼热,尿道口红肿,有黄色脓液从尿道口外溢,重者伴发热恶寒,口干,大便秘结,舌红,苔黄腻,脉弦数。

[治疗原则]清热利湿,解毒通淋。

[方药选用]八正散(方见产后小便淋痛)。

二、湿毒蕴结证

[临床证候]带下量多,黄稠如脓,有异臭,下腹胀痛,腰痛,宫颈充血有脓液流出,触痛明显,或有前庭大腺肿痛、流脓,舌红,苔厚腻,脉滑。

[治疗原则]利湿化浊,解毒止痛。

[方药选用]萆薢分清饮(《医学心语》)加金银花、连翘、乌药、土茯苓、赤芍。

川萆薢　黄柏　石菖蒲　茯苓　白术　莲子心　丹参　车前子

三、脾肾虚弱夹毒证

[临床证候]病程迁延日久,会阴或少腹部胀痛,腰酸腿软,失眠多梦,食少纳呆,性欲冷淡,小便淋沥不尽,晨尿滴白,时有絮状物排出,尿线变细,酒后及疲劳后易发,舌淡暗,苔白,脉沉细。

[治疗原则]健脾益肾,解毒化浊。

[方药选用]知柏地黄汤(方见月经后期)加蒲公英、茵陈、白花蛇舌草、狗脊、白术。

四、毒入营血证

[临床证候]头痛发热,面目浮肿,下腹痛,四肢关节痛,心悸烦闷,小便灼热、涩痛、短赤,舌红绛,苔黄,脉滑数。

[治疗原则]清热解毒,凉血护阴。

［方药选用］犀角地黄汤（方见月经前后诸证）加白茅根、石斛、天花粉、石韦、车前子。

【其他疗法】

西药

治疗原则为尽早彻底治疗，遵循及时、足量、规则用药原则。淋菌对很多抗生素敏感，但目前耐药菌株日益增多。淋病常并发衣原体感染，需同时治疗衣原体感染。淋病患者常因种种原因不能坚持治疗，因此尽量选用一次能彻底治好的药物。

治疗期间禁止性生活及游泳，禁止与幼儿特别是女孩同床同浴，注意个人用品的隔离消毒。急性期注意饮食清淡。局部可用1/5 000高锰酸钾液或安尔碘稀释液清洗外阴或阴道低压冲洗。

1. 无合并症淋病　首选头孢曲松，次选环丙沙星，再选阿奇霉素。同时内服多西环素1周（针对衣原体感染），并注意性伴侣的检查和治疗。① 头孢曲松125 mg或250 mg，肌注1次（对梅毒也有效）。② 头孢克肟400 mg，顿服。③ 环丙沙星500 mg，顿服；氧氟沙星400 mg，顿服。④ 阿奇霉素1 g或2 g，顿服。⑤ 大观霉素2 g，肌注1次（已有耐药，头孢类与喹诺酮类均不敏感时使用）。⑥ 左氧氟沙星0.2 g，每日2次，共7日。

2. 有合并症淋病　淋菌性盆腔炎首选药物为头孢西丁或克林霉素，同时用多西环素。治疗后的随诊殊为重要，如无改善或加重，应重新考虑盆腔炎的诊断是否确定，而非增加或更换抗生素。如发生卵巢输卵管脓肿，应手术治疗；有宫内节育器者，应在治疗开始后取出，对性伴侣也应检查及治疗。

住院患者的第1方案：头孢西丁2 g，每6小时1次，或头孢替坦2 g，每12小时1次，静注，加多西环素100 mg，静注或内服，每12小时1次。第2方案：克林霉素900 mg，每8小时静注，或450 mg内服，每日4次，共14日。上述治疗持续到临床病情改善，再继续用多西环素100 mg，每日2次，共14日。

门诊患者的第1方案：头孢西丁2 g，肌注1次，加丙磺舒1 g顿服；或头孢曲松250 mg肌注，或其他第3代头孢菌素类多西环素100 mg，每日2次，共14日。第2方案：氯氟沙星400 mg，每日2次，共14日，加克林霉素500 mg，每日2次，共14日。

新生儿淋病首选头孢菌素类药，如菌必治静注或肌注，共7日。对新生儿眼炎治疗主要也是全身用药，局部用生理盐水或眼药水（硝酸银眼药水）清洁即可。

【转归与预后】

淋病在急性期能得到及时治疗并给予足量的药物，可以很快缓解症状而治愈。如急性期得不到及时治疗，可进入慢性期且经常反复发作，最终导致输卵管闭塞而不孕。

【调护与预防】

（1）洁身自爱，防止性乱。

（2）对所有与患者在1个月内有过性交者，应做预防性治疗。

（3）随时消毒损害部位排出物及污染物，并避免与之接触。

（4）讲究个人卫生，做好浴室、游泳池等公共场所的卫生管理。

第二节　梅　　毒

梅毒是由梅毒螺旋体引起的侵犯多系统的慢性性传播疾病，可累及全身各器官，产生各种症状，还能通过胎盘传染给胎儿，引起流产、早产、死产或先天梅毒。

早期梅毒主要侵犯皮肤黏膜，表现为硬下疳和皮肤梅毒疹。病变的皮肤和黏膜含有大量梅毒螺旋体，是后天梅毒的主要传染源，主要通过性交传染。晚期梅毒除侵犯皮肤黏膜外，还可侵犯全身各组织及器官，特别易侵犯心血管及神经系统，造成劳动力丧失甚至死亡。梅毒是严重危害人类健康的性传播疾病。我国本无梅毒传播，大约于15世纪的明代中后期，由于开通与外国通商贸易，梅毒由外国人带入中国，并首先传播于沿海地区。中医学称之为霉疮、广疮、杨梅疮、梅花疮、时疮、秽疮等。《外科正宗》指出："因其形类杨梅耳。"我国第一部梅毒专著《霉疮秘录》对梅毒的传染与遗传、临床表现、治疗及预防等方面有详细的描述。

【致病机制】

发病乃因不洁性交或接触被污染的衣物，或禀受父母之霉疮毒气，使疫毒邪气内侵，蕴热化火，内伤脏腑，外攻肌肤所致。主要是通过精化传染（性交传染）、气化传染（间接传染）和母体遗传三方面。

西医学认为发病原因及传播途径如下。

（一）传播途径

1. 性接触传播　是主要的传播途径，占95%。早期梅毒的传染性很强，在皮肤和黏膜表面有大量的梅毒螺旋体，在性接触过程中通过极微小的损伤而传染。随着时间的增加传染性变小，感染4年以上的晚期梅毒，性接触一般无传染性。

2. 胎传　孕妇可以通过胎盘将梅毒传染给胎儿，发生在妊娠4～6个月后。孕妇患梅毒的病程越短，胎传机会越大。未经治疗的晚期梅毒妇女，性接触的传染性降低，但如妊娠仍可传给胎儿。

3. 输血　供血者携带梅毒螺旋体，可传染受血者，输血后不发生一期梅毒，直接患二期梅毒。

4. 间接接触传染　梅毒患者，尤其是早期梅毒患者的皮肤黏膜及其分泌物中含有大量梅毒螺旋体，其衣物常被污染成为传染源。共同使用或接触患者未经消毒的内衣裤、被褥、毛巾、烟嘴、剃刀、浴盆、便器、餐具、茶杯等均有可能传染。

5. 医源性感染　在检查、诊断或治疗梅毒患者过程中，被污染的医疗器械、床、被单等，未经严格消毒，可传染给其他使用者；也有因职业性接触，如医生、助产士、护士、检验人员在处理梅毒患者的标本时，防护或消毒不严而导致自身被传染。

6. 产道传染　新生儿常在头部或肩部擦伤处发生硬下疳，是经产道娩出时损伤被传染，与胎传梅毒有别。

（二）病因病理

德国原虫学家Schaudinnh和梅毒学家Hoffmann在1905年发现梅毒的病原体是苍白螺旋体。梅毒螺旋体属于厌氧菌，在人体内可长久存在，在体外潮湿环境下可生存数小时，干燥、日光照射、肥皂水及一般消毒水，均易使其死亡。梅毒螺旋体经皮肤黏膜破损处侵入人体后，在侵入部位繁殖，引起局部炎症浸润，继而进入淋巴管、血循环而传播全身。免疫系统可消灭部分螺旋体，使损害缓慢减退，成为潜伏期梅毒。当免疫力下降时，螺旋体数量又会增多，成为有症状梅毒，活动期与潜伏期交替，累及全身多处脏器，形成各种梅毒性病变。

【诊断与鉴别诊断】

一、诊断

（一）病史

患者有不洁性交史，或密切接触梅毒患者，或用过梅毒患者污染的用具。

（二）病程与分期

根据传染途径的不同而分为获得性梅毒（后天梅毒）与胎传梅毒（先天梅毒），根据感染期不同分为早期梅毒和晚期梅毒，根据临床症状之有无分为症状性梅毒和潜伏梅毒。

梅毒螺旋体侵入人体后经过2～4周潜伏期，不产生任何症状。其后在原侵入处发生炎症反应，形成硬结，继而表面糜烂或形成浅表溃疡，即梅毒初疮，硬下疳，属一期梅毒。硬下疳发生后，经过6～8周，出现低热，淋巴结肿大，皮肤黏膜、骨骼及眼部损害，几乎所有组织器官均受累，属二期梅毒。可不经治疗在1个多月内症状消退，再次进入潜伏状态，为二期潜伏梅毒（隐性梅毒）。当免疫力降低时，可再次复发，称二期复发梅毒，在感染后1年内可反复发作数次。包括潜伏期、一期梅毒、二期梅毒，又称早期梅毒。病程2年以上为晚期梅毒，包括三期梅毒和晚期潜伏梅毒。

感染了梅毒螺旋体的胎儿出生后在2岁内发生症状者称早发性胎传梅毒，又称早期先天梅毒。2岁以后才发病的称迟发性胎传梅毒，又称晚期先天梅毒。

（三）临床表现

1. 后天梅毒

（1）早期梅毒：感染1年以内者，传染性大。

一期梅毒：表现为局部硬下疳。90%发生在外生殖器如大小阴唇、阴唇系带，也可发生于宫颈，也可见于唇、咽、舌、乳房、手指等处。一般只出现1个，其形态、大小及硬度常因部位、时间长短、有无继发感染以及有否治疗而异。开始时为暗红色浸润斑或小结节，很快中央软化，出现浅表性溃疡，圆形或椭圆形，直径1～2 cm，边缘整齐，略隆起，呈肉红色糜烂面，有少量渗出物，内含大量梅毒螺旋体。溃烂底部有软骨样硬感，不痛也不痒。经3～8周可自然消退，经治疗可迅速消退。硬下疳发生后一侧或两侧淋巴结相继肿大，质地硬但不粘连，表面皮肤也无潮红，无浸润，不化脓，不破溃。

二期梅毒：发生在感染后7～10周或硬下疳出现后6～8周。出现全身症状，主要为二期梅毒疹和全身淋巴结肿大，偶亦侵犯骨骼、感觉器官及神经等。皮肤黏膜损害可发生于80%～95%的患者。常见的皮损有：① 各种皮疹：包括斑疹（玫瑰疹）、丘疹、斑丘疹、丘疹鳞屑、毛囊疹、脓疱疹、结节疹、溃疡疹等，沿胸、腹、背、臀向心性分布。特点是间歇性发疹，新旧皮疹同时并存，分布全身。持续3～4周或2～3个月，发疹期血清反应多呈强阳性，全身淋巴结肿大。② 扁平湿疣：多发于生殖器部位和肛门周围，为大小不等的扁平隆起，表面糜烂并有细粒状的赘生物，稍高出皮面，界限清楚。③ 黏膜斑：多见于口腔，也可发生于阴道。呈圆形，灰白色，直径 0.2～2 cm，有红肿及浅糜烂，渗出物凝结其表面。还有全身淋巴结肿大、脱发、骨与关节损害、眼睛红肿疼痛和畏光流泪，甚至引起脑膜炎、颅神经麻痹、脑血管梅毒及脑膜血管梅毒等。

此期的特点是皮疹(多样性)，血清学试验阳性，主观症状少，客观表现多，传染性强。如不治疗，则成为潜伏梅毒，会传染胎儿。

(2) 晚期梅毒：也称三期梅毒，病程 2 年以上，因早期梅毒未加治疗或治疗不充分。此期传染性虽小，但属于永久性损害，可形成严重的组织缺损，导致残废，甚至危及生命。皮肤黏膜梅毒表现为结节性梅毒疹、树胶肿、近关节结节；愈合后留有萎缩性瘢痕。骨梅毒表现为骨膜炎、骨髓炎、关节炎、腱鞘炎等。眼梅毒表现为虹膜炎、虹膜睫状体炎、视网膜炎、角膜炎等。晚期心血管梅毒要经过15～30年后才出现，表现为主动脉炎、主动脉瓣关闭不全、主动脉瘤、冠状动脉狭窄或阻塞、心肌树胶肿等。神经梅毒包括梅毒脑膜炎、脑血管梅毒、麻痹性痴呆、脊髓痨、视神经萎缩等。心血管梅毒和神经梅毒发生率约 10%，但可以致命。晚期潜伏梅毒无症状，不传染性伴侣，但可胎盘传播，10% 会传染胎儿。

2. 胎传梅毒(先天梅毒)　2 岁前发病为早期先天梅毒，超过 2 岁发病为晚期先天梅毒。

(1) 早期先天梅毒：新生儿(胎儿)血清滴度比母体高 4 倍，或做腰穿诊断。新生儿皮肤松弛，多皱纹，发育差，生长慢，营养不良，消瘦，皮肤可呈多种表现，如斑疹、斑丘疹、水疱、大疱、脓疱、皲裂、甲损害等，损害黏膜可有鼻炎、喉炎、黏膜斑等。还可引起骨损害、肝脾肿大等内脏损害、神经系统损害。

(2) 晚期先天梅毒：可表现为早期症状所留永久性标记，如桑椹齿、胡氏齿、前额圆凸、马鞍鼻、口腔周围皮肤放射状瘢痕、胸锁关节骨质肥厚等。已无活动性，或具有活动性损害所致的临床症状，包括实质性角膜炎、神经性耳聋、脑脊液异常、肝脾肿大、鼻或腭树胶肿、关节积水、关节炎及皮肤黏膜损害。

(四) 检查

1. 全身检查　早期梅毒患者可检查到局部附近淋巴结肿大，晚期患者全身浅表淋巴结肿大，质如橡皮，不融合，不与组织粘连，无触痛，不破溃。皮肤表面也无炎症。

2. 妇科检查　外阴、阴道口、阴道、宫颈或可发现糜烂或溃疡，触之有硬结，无触痛。

3. 辅助检查　常用的有病原体检查和梅毒血清学检查。

(1) 病原体检查：取硬下疳或二期皮肤黏膜梅毒疹表面的分泌物，或局部肿大的淋巴结抽出液做涂片，直接在暗视野显微镜检查，发现病原体为阳性。

(2) 梅毒血清学检查：非梅毒螺旋体抗原血清试验和梅毒螺旋体抗原血清试验。前者对梅毒的诊断、疗效判断有重要意义，后者敏感性、特异性较高，可用于梅毒的确诊。

(3) 梅毒确诊试验(TPHA)：检出阳性可确诊。

二、鉴别诊断

外阴梅毒皮损需与外阴癌、眼-口-生殖器综合征的外阴溃疡、结核性溃疡等鉴别。梅毒性宫颈病变需与宫颈癌、淋病性宫颈炎、宫颈结核等鉴别。主要根据病史、实验室检查及组织学检查进行鉴别。

【因、证、辨、治】

一、湿热下注证

[临床证候]起病较急，患处发红肿胀，灼热疼痛，或轻度糜烂，或发热恶寒，小便艰涩，舌红，苔腻，脉滑数。

[治疗原则]清热利湿解毒。

[方药选用]龙胆泻肝汤(方见带下过多)。

二、毒热内蕴证

[临床证候]大小阴唇溃烂成疮，脓汁臊臭，局部红紫或有灼痛，行走不便，小便淋涩热痛，大便秘结，心烦口干，舌红，苔黄，脉弦数。

[治疗方法]泻火解毒。

[方药选用]黄连解毒汤(方见急性盆腔炎)合五味消毒饮(方见带下过多)。

三、血热蕴毒证

[临床证候]全身皮肤红疹、丘疹，色如玫瑰，不痛不痒，或有脓疱，口舌生疮，口渴喜饮，大便秘结。舌绛红，苔黄，脉滑。

[治疗原则]清热凉血解毒。

[方药选用]清血搜毒丸(经验方)。

血竭　木香　青木香　丁香　儿茶　黄柏　金银花　水牛角

四、毒伏筋骨型

[临床证候]杨梅结毒，筋骨疼痛，关节僵硬，行走不便，肌肉瘦削，舌暗红，苔黄，脉涩。

[治疗原则]解毒活血，通络止痛。

[方药选用]萆薢汤(《外科正宗》)合搜风解毒汤(《医宗金鉴》)。

萆薢　苦参　防风　首乌　威灵仙　当归　白芷　苍术　黄柏　羌活　胡麻　石菖蒲　川椒　龟版　红花　甘草

土茯苓　金银花　白鲜皮　薏苡仁　防风　木通　木瓜　皂荚子

五、瘀毒内阻型

[临床证候]霉疮毒气蕴结日久，外侵皮肤，内伤脏腑。树胶肿样损害无定处，疮面凹陷，边缘整齐，长年难愈。发于口鼻者，可形成唇缺、鼻塌、硬腭穿孔与鼻腔相通，并可侵及骨与关节和脏腑，甚至危及生命。舌暗，脉涩。

[治疗原则]解毒消瘀。

[方药选用]化毒饮(经验方)。

大黄　穿山甲　当归尾　僵蚕　蜈蚣

六、肝肾亏损型

[临床证候]杨梅结毒，久治不愈，两足萎弱，筋骨疼痛，肌肤麻木，排尿困难，或失禁遗尿，头晕目眩，心慌心悸，舌红，苔少，脉沉细。

[治疗原则]滋补肝肾，填髓熄风。

[方药选用]地黄饮子(《宣明论方》)。

熟地　巴戟天　山茱萸　石斛　肉苁蓉　五味子　肉桂　麦冬　炮附子　石菖蒲　远志　生姜　大枣　薄荷　茯苓

七、心脾两虚型

[临床证候]杨梅结毒，心悸不安，怔忡，失眠健忘，头晕目眩，唇甲淡白，面色苍白，神疲乏力，气短自汗，舌淡，苔薄白，脉细缓无力或结代。

[治疗原则]调补气血，补益心脾。

[方药选用]归脾汤(方见月经先期)合炙甘草汤(《伤寒论》)。

炙甘草　人参　桂枝　麦冬　麻子仁　阿胶　生地　大枣　生姜

【其他疗法】

西药

治疗应以早期、正规、足量为原则。目前世界各国以青霉素为主药。

1. 早期梅毒　① 苄星青霉素 240 万 u，肌注，每周 1 次，共 2～3 周(可预防先天梅毒)。② 青霉素过敏者，改用红霉素 0.5 g，每日 4 次，共 15 日。

2. 潜伏梅毒　苄星青霉素 240 万 u，肌注，每周 1 次，共 2～3 周。

3. 妊娠期　① 苄星青霉素 240 万 u，肌注，每周 1 次，共 3 周。如青霉素过敏，可考虑脱敏疗法。② 用红霉素治疗者(疗法同非孕期)，新生儿按先天梅毒治疗。

4. 胎传梅毒　① 青霉素按每千克体重每日 5 万 u，肌注或静滴，每日 2 次，共 10 日。② 腰穿阳性者，青霉素按每千克体重每日 10 万～15 万 u，肌注或静滴，每日 3 次，共 10 日。

【复查与随访】

早期梅毒经适当的治疗症状可消退，血清反应转阴性；而晚期梅毒虽可治愈症状，但血清反应不一定转阴性，且多数遗留永久性损害。治疗结束后应随访观察 2～3 年。

(1) 早期梅毒治疗后 1 年内，每 3 个月做 1 次临床及血清学检查，第 2 年每半年 1 次，以后每年 1 次，以观察疗效和是否存在传染性的转归。

(2) 病程长的患者治疗后，应在治疗 2 年内，每半年做临床和血清学、脑脊液和心电图检查 1 次，以后 1 年 1 次。

【预防】

(1) 洁身自爱，防止性乱。

(2) 患者未治愈前应禁止性生活。

(3) 婚前检查如发现一方有梅毒，未治愈前不能结婚。

(4) 患者传染物应及时消毒，避免与开放性病灶排出物及其污染物接触。

(5) 对所有与确诊为早期梅毒患者的密切接触者，可予预防性治疗和检查。

第三节　尖锐湿疣

生殖器尖锐湿疣是常见的性传播疾病之一，发病率仅次于淋病。其病原体是人乳头瘤病毒(HPV)，约有 70 余个亚型，人类是唯一的宿主。HPV 感染潜伏期 2 周～8 个月，平均 3 个月。性交为主要传播途径，但也有少部分为非性接触传播，新生儿可经 HPV 感染的产道而被传染。发生部位以外阴部(阴唇后联合、小阴唇内侧等)最常见,其次是宫颈、阴道。湿疣一词起源于希腊,早在罗马时代就被认为是同性恋引起的原始性病,直到1954年美国才将生殖器疣确定为性传播疾病。

中医古籍早在《灵枢・经脉》已有"虚则生疣"的记载。《诸病源候论》云:"疣目者……相连肌里,粗强于肉,谓之疣";《外科正宗》称"疣"为"筋箭",指出"枯筋箭……初起如赤豆下,枯点微高,日久破裂,出筋头"。中医学称为疣,属于阴痒、阴疮范畴。由于肛门、生殖器的疣状如菜花样,民间称菜花疮。

【致病机制】

本病是由于气血失和、脏腑功能失调,加之房事不洁,感受秽浊之邪,蕴积于下,凝聚肌肤而成。常见证型有肝经湿热、瘀毒凝结、脾虚毒聚。

西医学认为人乳头瘤病毒属于细胞核内DNA复制病毒,其中HPV-6、11、16、18型是引起生殖道湿疣的常见类型,6、11型主要见于尖锐湿疣;16、18型与宫颈癌等生殖道恶性肿瘤有关。HPV感染的危险因素有过早性行为、多个性伴侣、免疫力低下、吸烟等,易感因素还有糖尿病等。生殖道疣可自身接种和传播,常与淋病、梅毒、滴虫、念珠菌病、衣原体感染等并存。

主要传播途径是经性交直接传播,女性感染者的性伴侣中约47%有尖锐湿疣,10%为亚临床感染。也可通过污染的物品间接传播。患者妊娠后,可通过胎盘传播胎儿,或在分娩过程中,胎儿经过患尖锐湿疣的产道时感染。儿童尖锐湿疣,多是通过与患者密切接触而感染。

【诊断与鉴别诊断】

一、诊断

(一)病史

有不洁性交史,潜伏期1～8个月。

(二)临床表现

症状常不明显,可有瘙痒、灼痛或出血,或阴道分泌物增多。病灶初起为小的淡红色尖型丘疹,后增大增多,呈单个或融合成团块,大小不等,表面为短小密集乳头的菜花状或鸡冠状赘生物,一簇簇隆起于皮肤黏膜上,根部有蒂,表面暗红或污灰色,触之易出血,分泌物有臭味。病程长者,疣体可融合成片,增大成巨型。尖锐湿疣可癌变。

(三)检查

1. 妇科检查　外阴、阴道或宫颈散在或重叠生长的乳头样、菜花样或鸡冠样赘生物。

2. 辅助检查　病理检查、阴道镜检查、脱落细胞能发现诊断临床感染,对亚临床感染及潜伏期则需DNA杂交试验或与PCR扩增技术。

二、鉴别诊断

与假性湿疣(女性尖锐湿疣样皮疹)、扁平湿疣(二期梅毒疹)、生殖器肿瘤等鉴别。

【因、证、辨、治】

一、肝经湿热证

[临床证候]阴户瘙痒不适,疣体潮湿红润,带下增多,黄稠或赤白相兼,或交接出血,口干口苦,大便干结,小便黄,舌红,苔黄腻,脉弦数。

[治疗原则]清利肝胆湿热,解毒散结。

[方药选用]龙胆泻肝汤(方见带下过多)加板蓝根、蒲公英、薏苡仁。

二、瘀毒凝结证

[临床证候]疣体增大坚硬,日久不愈,皮色暗红或紫黑,呈菜花状或鸡冠状,有恶臭分泌物,自觉症状轻或无,舌淡紫,脉涩。

[治疗原则]活血化瘀,软坚散结。

[方药选用]桃红四物汤(方见月经过多)加板蓝根、夏枯草、露蜂房、紫草、牡蛎。

三、脾虚毒聚证

[临床证候]尖锐湿疣反复发作,屡治屡发,神疲乏力,面色㿠白,少气纳呆,大便溏,小便清长,白带多而清稀,舌淡白,脉沉细。

[治疗原则]健脾除湿,解毒散结。

[方药选用]除湿胃苓汤(《医宗金鉴》)去木通、肉桂,加白花蛇舌草、黄柏、马齿苋。

苍术　厚朴　陈皮　猪苓　泽泻　赤茯苓
白术　滑石　防风　栀子　木通　肉桂　生甘草

【其他疗法】

(一)西药

1. 局部用药　1%酞丁安涂擦,每日3～5次,共4～6周;或25%足叶草脂酊,每周1次,共3～4周;50%三氯醋酸、干扰素-2b等也可选用。

2. 全身用药(可配合外治)　阿昔洛韦0.2 g,每日5次,共7～14日;伐昔洛韦0.3 g,每日2次,共7～14日。其他如左旋咪唑、α-干扰素也可使用。

（二）手术

手术切除。

（三）物理治疗

可选激光、冷冻、电灼、微波。

妊娠期采用物理治疗时，应注意预防其他感染。对早中期妊娠且症状严重者，应终止妊娠并给予药物和物理治疗。对晚期妊娠且要求生育者，予以物理治疗，并可适量慎用外治药。

【治疗注意】

(1) 湿疣较多时，需分期治疗，先治疗大的(母疣)。

(2) 妊娠期患者禁用药物治疗(包括局部和全身用药)。

(3) 局部涂药时注意保护正常组织，用足叶草脂者，每次用量<1 ml，并在涂药后1～4小时内用清水冲洗涂药处。

(4) 物理治疗的深度要达到7 mm，边缘超出疣体5 mm。宫颈湿疣以物理治疗效果较好。

【预防与调护】

(1) 避免不洁性行为与性滥交，注意卫生，公共浴池、便器及用品应严格消毒。

(2) 如出现可疑症状或体征要及时到医院诊治，一旦确诊，夫妻双方要同时接受系统治疗，治疗期间禁止性生活。

(3) 本病在3～6个月内易复发，易重复感染。可用中药调理，增强抵抗力。

【文献资料】

由于本病的复发率高，近年来对HPV的研究转移到宿主一方。认为免疫缺陷尤以细胞免疫功能异常者感染HPV的机会大大增加，提示宿主的细胞免疫状态是影响PHV发生与转归的重要基础之一；HPV的亚临床感染和再感染也是复发的重要原因之一。其感染是多灶性和多中心性，且可引起多重STD感染。

中西医治疗尖锐湿疣的方法很多，但复发率高，至今未有特效的治法。最有效的方法仍然是破坏性的局部治疗，如手术或局部物理治疗，常用的方法有激光、电灼、冷冻或局部上药等。在提高治愈率、降低复发率方面，除使用干扰素外，中医治疗有一定的特色与优势，报道较多。中医药治疗HPV的方法很多，疗效满意，常用中药有板蓝根、大青叶、紫草、蒲公英、白花蛇舌草、马齿苋、连翘、金银花、黄柏、苦参、薏苡仁、桃仁、红花、三棱、莪术、土茯苓等。从现代药理研究分析，这些药物多有抗病毒、抗肿瘤、抗炎、提高和调节人体免疫功能的作用。

第四节　生殖器疱疹

生殖器疱疹是由单纯疱疹病毒(HSV)感染引起的性传播疾病。生殖器疱疹在女性多见，易引起生殖器溃疡，易复发，并与宫颈癌关系密切。多数由性接触直接传播，以青年女性居多，孕妇感染单纯疱疹病毒Ⅱ型可以垂直传播给胎儿。

本病属于中医学阴疮范畴。

【致病机制】

本病由于素多抑郁，肝气郁结，日久化火；或素体阳盛、阴虚，内热炽盛；邪毒外侵，邪热结于阴器，发于肌肤，甚则湿热、火毒灼盛，内攻脏腑，热毒内蕴，灼伤阴液，以致肝肾阴虚。

西医学认为单纯疱疹病毒是嗜神经病毒，经破损的皮肤黏膜进入角质形成细胞，在细胞内复制，细胞肿胀、变性、坏死，产生皮肤损害。感染细胞可与未感染细胞融合，形成多核巨细胞。人类是HSV唯一宿主。HSV有2个血清型，HSV-1和HSV-2可致人类感染。HSV-1引起者占10%～30%，主要引起上身皮肤、黏膜或器官疱疹，极少感染胎儿，称口型或上半身型；HSV-2引起者占70%～90%，主要引起生殖器(阴唇、阴蒂、宫颈等)、肛门及腰以下的皮肤疱疹，称生殖器型。潜伏期3～14日。HSV在50～52℃中很快灭活，0.5%甲醛可灭活，但在干燥的高温下生命力强。

【诊断与鉴别诊断】

一、诊断

（一）病史

不洁性交史，或性伴侣有单纯疱疹病毒感染史。

（二）临床表现

(1) 原发性生殖器疱疹：初起为外阴小丘疹，渐成小水疱，破溃后成为小溃疡，伴疼痛，发热，淋巴结肿大、压痛，出现神经根炎、脊髓炎症状。较重者可侵犯宫颈。

(2) 复发性生殖器疱疹：常在首次发病后1～4个月内复发，尤其在免疫力下降时。多在原部位复发，但症状明显减轻，可伴发热，情绪波动，消化不良等。多次复发者，症状更轻。

(3) 孕妇感染可导致流产、早产、死产：新生儿感染多在出生后2～12日出现多器官感染症状，死亡率达50%～60%，或出现神经系统或眼疾的后遗症，但皮肤仅有少量小水泡。

(4) 疱疹性肝炎。

(三) 检查

通过实验室检查，可检测HSV-1型IgM、HSV-2型IgM以及HSV-DNA-PCR等。

(1) 疱疹液涂片：多核细胞内出现包涵体，阳性率30%。

(2) 免疫荧光抗体检测：刮取疱疹溃疡创面液涂于特制玻片上，用无水乙醇固定5分钟，用HSV的单克隆抗体荧光标记的快速诊断，特异性高达90%。

(3) 疱疹病毒培养：水疱期取液培养，阳性率80%～90%。

二、鉴别诊断

主要与外阴疖肿、外阴湿疹等鉴别。

【因、证、辨、治】

一、肝胆湿热证

[临床证候]阴户水疱簇集，糜烂、渗出或溃疡，灼热疼痛，或有瘙痒，口干口苦，烦躁易怒，小便黄赤，大便干结，舌红，苔黄腻，脉弦滑。

[治疗原则]清利肝胆湿热。

[方药选用]龙胆泻肝汤(方见带下过多)加板蓝根、马齿苋、白花蛇舌草。

二、热毒内蕴证

[临床证候]高热，头痛，心烦，口干，前阴涩痛，带下黄稠如脓，气味腥臭，尿道、阴唇或宫颈潮红、糜烂，小便不利，大便难解，肛门周围感觉消失，舌红，苔黄腻，脉弦数。

[治疗原则]清热解毒凉血。

[方药选用]五味消毒饮(方见带下过多)合黄连解毒汤(方见急性盆腔炎)加丹皮、生地。

三、肝肾阴虚证

[临床证候]阴户疱疹反复发作，水疱较小、干涸，腰膝酸软，肢体烦疼，五心烦热，渴不欲饮，失眠多梦，小便短赤，舌红，少苔，脉细数。

[治疗原则]滋养肝肾，育阴清热。

[方药选用]知柏地黄丸(方见月经后期)加板蓝根、虎杖。

【其他疗法】

西医治疗

1. 局部治疗

(1) 保持局部清洁、干燥，不宜挤破水疱。

(2) 局部涂3%无环鸟苷软膏、疱疹净眼水。疼痛时可用5%盐酸利多卡因软膏。

(3) 局部合并感染，可加用抗生素软膏或内服抗生素。

2. 全身用药　首选伐昔洛韦0.3 g，每日2次，共14日；或阿昔洛韦0.2 g，每日5次，共14日，病情严重者用5 mg/kg，静滴，每8小时1次，用5～7日。也可用阿糖胞苷、阿糖腺苷5′-1磷酸盐、α-干扰素等。

3. 妊娠合并生殖器疱疹　妊娠早期和中期患生殖器疱疹的孕妇宜终止妊娠。如妊娠晚期发病，应密切检查，从孕34周起每周做宫颈分泌物病毒培养，连续3次阴性可考虑阴道分娩，但原则上宜考虑剖宫产。孕妇可否用阿昔洛韦尚存争议。

【预防与调护】

(1) 注意生殖卫生，避免性乱。

(2) 如出现可疑症状或体征要及时到医院诊治，一旦确诊，性伴侣要同时接受系统治疗，治疗期间禁止性生活。

(3) 本病在3～6个月内易复发，易重复感染，治疗后随访半年。

第五节　巨细胞病毒感染

由巨细胞病毒(CMV)引起的全身感染性疾病，近年已被列入性传播疾病。巨细胞病毒是疱疹病毒的重要成员，感染的特征性病变为感染细胞增大，细胞核和细胞质内分别出现嗜酸性和嗜碱性包涵体。巨细胞病毒具有潜伏活动的生物学特征，多为潜伏感染。妊娠期感染常引起新生儿出生缺陷，甚至死亡。

由于巨细胞病毒感染常无明显的临床症状，容易被忽略。孕妇感染可导致流产或胚胎发育异常，应引起重视。

【传播途径】

成人主要通过性交传播。母婴垂直传播也是其重要传播途径，包括宫内感染、产道感染和出生后感染。

【诊断】

（一）病史

有不洁性接触史。

（二）临床表现

巨细胞病毒感染多为隐性感染，无明显症状和体征，长时间呈带病毒状态，可经唾液、尿液、乳汁、宫颈分泌物排出巨细胞病毒。少数出现低热、疲乏无力、头痛、肌肉关节酸痛、白带增多、颈部淋巴结肿大、多发神经炎等。如为原发性巨细胞病毒感染，引起胎儿先天异常的发病率高且严重。

（三）检查

由于临床表现无特异性，诊断有赖于病原学和血清学诊断，常用的方法如下。

(1) 酶联免疫吸附试验检测血清巨细胞病毒抗体 IgM、IgG。

(2) 孕妇宫颈脱落细胞或尿液涂片经 Giemsa 染色后，在光镜下检测脱落细胞核内嗜酸性和嗜碱性颗粒，见到巨大的细胞包涵体，这种细胞称猫头鹰眼细胞，具有诊断价值。

(3) PCR 或 DNA 分子杂交技术检测巨细胞病毒 DNA。

【其他疗法】

（一）非孕期处理

可用阿昔洛韦、伐昔洛韦、阿糖胞苷、阿糖腺苷等治疗。

（二）孕产妇处理

抗病毒药对妊娠期巨细胞病毒感染并无实际应用价值。

(1) 妊娠早期确诊为巨细胞病毒感染，宜终止妊娠，或在妊娠 20 周时取羊水或脐静脉血检查特异性抗体 IgM，如为阳性应终止妊娠，以免出生先天缺陷儿。

(2) 在妊娠晚期感染巨细胞病毒或从宫颈管分离出病毒，无需特殊处理，妊娠至足月后可经阴道分娩，因胎儿可能已在宫内感染巨细胞病毒。

(3) 乳汁中检测出巨细胞病毒的产妇，应停止哺乳。

第六节　沙眼衣原体感染

泌尿生殖道沙眼衣原体感染被公认为性传播疾病，是国家卫生部要求严格控制的性传播疾病之一。沙眼衣原体(CT)是引起女性生殖道感染最常见的病原体之一。在美国每年约有 400 万新的沙眼衣原体感染病例，在我国的各种性传播疾病高危妇女中，沙眼衣原体感染的发病率逐年上升，可达 40%～50%，已成为最常见的性传播疾病。沙眼衣原体感染可导致不孕、流产、死胎等。

沙眼衣原体感染引起的泌尿生殖道炎症，属于中医学淋证、白浊范畴，主要由宿娼恋色或感受秽浊之邪而致病。

【致病机制】

外感秽浊湿热之邪，由前阴窍口入侵，阻滞于膀胱，局部气血运行不畅，湿热熏蒸，精败肉腐，气化失施所致；湿热秽浊之邪久恋，湿热耗伤正气，久病及肾，导致肾阴亏虚，肾失温煦，瘀结内阻，病程日久，则成由实致虚，虚实夹杂之证。其病位在膀胱和肾，病机主要为湿热蕴结下焦，导致膀胱运化不利。《景岳全书·淋浊》指出："淋之初病，无不由乎热剧。"同时也提出了"淋久不治，有中气下陷，命门不固之说"，说明淋证初起多属湿热蕴结膀胱，如病延日久，热郁伤阴，湿遏阳气，或阴伤及气，则可导致脾肾两虚，膀胱气化无权，导致病证的由实转虚。

西医学认为泌尿生殖道沙眼衣原体感染以性传播为主，也可以通过手、眼或污染的衣物等间接传染。衣原体只感染黏膜上皮及移行上皮，不向深层侵犯。先在杯状细胞或柱状上皮细胞内繁殖，然后在单核巨噬细胞系统内繁殖。衣原体在细胞内，既可以逃避宿主的免疫防御，同时由于在细胞内的作用抑制了宿主细胞代谢，溶解破坏细胞并导致溶酶体释放，代谢产物的细胞毒作用可引起变态反应和免疫反应。人体感染衣原体后，可获得特异性免疫，但免疫力不强，且为时短暂，因此常造成持续感染、隐性感染或反复感染。

【诊断与鉴别诊断】

一、诊断

（一）病史

有不洁性交史、配偶感染史，或接触污染器具史，好发于中青年性旺盛时期。

（二）临床表现

潜伏期 1～3 周，多以宫颈为中心扩散到其他部位。

1. 黏液脓性宫颈炎　女性衣原体感染的主要

部位是宫颈。常见症状为白带增多，呈脓性或白色黏液状，有异味；可有异常的阴道出血（如性交后出血），阴部瘙痒等。主要体征是宫颈充血、水肿、肥大性滤泡外观，有黏液脓性分泌物。70%宫颈炎患者沙眼衣原体培养呈阳性；也有22%衣原体阳性的妇女，其宫颈外观正常。

2. 尿道炎　可出现尿道灼热、尿频、尿急、尿痛、尿道刺痒及排尿困难等急性感染症状。

3. 前庭大腺炎　可为慢性无症状感染，渐致腺管闭塞形成囊肿；或为急性化脓性感染。

4. 盆腔炎　上行感染可致子宫内膜炎、输卵管炎，表现为下腹痛，阴道不规则出血，阴道分泌物增加，可引起盆腔粘连，甚至异位妊娠和不孕。

（三）检查

病原体检测为确诊的依据。标本采集常用泌尿生殖道拭子或刷片，拭子取材时，棉拭子应插进宫颈管内1～2 cm，并旋转数秒后取出；刷片需先清洁宫颈鳞状上皮与柱状上皮结合部，用细胞刷收集宫颈细胞的数量比棉拭子多，敏感性高。

衣原体检测方法以培养法最具特异性和敏感性，敏感性为80%～85%，特异性为95%，阳性即确诊。细胞学检查是以Giemsa染色查包涵体，简便快速，但敏感性仅40%，目前已不推荐采用。用酶联免疫吸附法或单克隆抗体免疫荧光直接涂片法检测宫颈管上皮细胞内的衣原体抗原，敏感性为60%～80%。聚合酶链式反应（PCR）检测敏感性高，但须防止污染而致假阳性。

二、鉴别诊断

1. 淋菌性尿道炎　淋病感染潜伏期较短，2～3日症状较明显，阴道及尿道分泌物量多，呈脓性，尿道刺激征明显，分泌物涂片或培养有淋球菌。但两者常并发感染。

2. 滴虫感染　症状类似。病原体检查确诊。

【因、证、辨、治】

一、下焦湿热证

[临床证候]小便混浊如脂，尿频尿急，尿道刺痒灼热，小便赤，口干心烦，大便秘结，舌红，苔腻，脉数。

[治疗原则]清热利湿，解毒化浊。

[方药选用]导赤散（方见月经前后诸证）加大黄、滑石、车前草、金银花。

二、脾肾虚湿蕴证

[临床证候]小便淋沥不已，时作时止，遇劳即发，但不甚赤涩，神疲肢倦，舌淡，脉虚弱。

[治疗原则]健脾益肾，分清化浊。

[方药选用]萆薢分清饮（方见淋病）加减。

【其他疗法】

西药

首选阿奇霉素，可同时对淋菌、解脲支原体、梅毒螺旋体有效。应同时治疗性伴侣。妊娠期治疗首选羟氨苄青霉素、氨苄青霉素、红霉素。新生儿沙眼衣原体结合膜炎应用红霉素治疗。

1. 非孕期治疗方案　① 阿奇霉素500 mg，每日2次，共7日。② 多西环素100 mg，每日2次，共7日。③ 米诺环素100 mg，每日2次，共10日。首次量加倍。④ 氧氟沙星200 mg或300 mg，每日2次，共7日。⑤ 左氧氟沙星0.2 g，每日2次，共7日。

2. 妊娠期治疗方案　① 羟氨苄青霉素500 mg，每日4次，共7日。② 红霉素500 mg，每日4次，共7日。③ 克林霉素450 mg，每日4次，共14日。

性伴侣用多西环素100 mg，每日2次，共7日。

3. 新生儿治疗方案　① 红霉素眼药水，外用。② 红霉素每千克体重每日40 mg，共14日（可预防肺炎）。

【预防与调护】

（1）避免不洁性生活。

（2）注意各种洗浴用具的卫生消毒。

（3）治疗要及时，用药要规范；治疗后一定要做细菌学检查，以防止疾病迁延、复发。

（4）性伴侣同时接受治疗。

[附]弓形虫病

弓形虫病是一种人畜共患寄生虫病，也是一种常见的胎儿宫内感染性疾病。弓形虫病的病原体是刚地弓形虫，在人体内仅有滋养体和包囊。

【致病机制】

分先天感染和后天感染两类。先天感染由母胎垂直传播，孕妇患急性弓形虫病，垂直传播的可能性较大,发生在妊娠早期者,多引起流产;在妊娠中期以后,弓形虫滋养体可经形成病灶的胎盘感染胎儿,引起先天性弓形虫病。后天感染主要由接触带弓形虫的动物而致,如家庭宠物、野生动物等。多为隐性感染。

【诊断】

本病往往症状轻微或不典型,主要根据病原体及其抗体的检测进行诊断。包括弓形虫 DNA、弓形虫 IgG、IgM 型抗体等。

孕妇应于妊娠早期做酶联免疫吸附试验,检测弓形虫 IgM,阴性者在妊娠中、晚期复查。如弓形虫 IgG、IgM 为阴性,提示未感染过弓形虫,对弓形虫无免疫力,应严密监测。如仅弓形虫 IgM 阳性,提示为弓形虫急性感染,发生在妊娠早期应终止妊娠,发生在妊娠中、晚期应在分娩时检测新生儿脐血清弓形虫 IgM,确定有无宫内感染。如仅弓形虫 IgG 阳性,提示孕妇曾有弓形虫感染史并已产生免疫力。近年还借助 PCR 技术检测孕妇血清及新生儿脐血清弓形虫 DNA。此外,眼底检查有无视网膜脉络膜炎和新生儿头部 X 线摄片有无脑内钙化,有助于确诊。

弓形虫病无论是先天还是后天感染,多为隐性感染。

先天感染分隐性型和显性型。隐性型又称无症状型、潜伏型,临床较多见。在出生后第 2～7 个月发生视网膜脉络膜炎,眼及中枢神经系统症状有时可延迟数年之后,甚至到成年始发病。显性型又称激症型,临床较少见,病情较严重,常伴有中枢神经系统症状,表现为典型的先天性弓形虫病。有视网膜脉络膜炎、脑内钙化、脑积水三大临床表现,为全身感染性疾病。其中局限型主要是颈前和枕部淋巴结肿大,常伴有低热、无力、咽痛等;全身型可见高热、斑丘疹、淋巴结炎、头痛、呕吐、腹泻等。几乎均遗留视网膜脉络膜炎、脑内钙化、脑积水、神经发育迟缓、肌肉僵直及麻痹等后遗症。

后天感染者多数无症状,或症状轻微,少数有症状者呈症状多样化。急性感染主要表现为淋巴结炎,淋巴结肿大,有压痛。慢性常表现为视网膜脉络膜炎。

孕期感染弓形虫可增加妊娠并发症,如流产、早产、死胎、妊娠高血压疾病、胎膜早破等,产后也可增加子宫收缩乏力、产后出血以及新生儿窒息等的发生率。

【其他疗法】

在妊娠期间确诊,应选用乙酰螺旋霉素,每次 0.5 g,每日 4 次,连服 2 周为 1 个疗程,间歇 2 周可再重复 1 个疗程,有报道确能降低先天性弓形虫病的发病率。

患弓形虫病孕妇分娩的新生儿,即使外观正常,也应给予乙酰螺旋霉素治疗,每次 30 mg,每日 4 次,连服 1 周。

【预防与调护】

为预防先天性弓形虫病的发生,在妊娠前后应避免接触家畜、宠物等,对有动物接触史的孕妇,在妊娠早、中、晚期分别检测弓形虫 IgM,以便及早发现弓形虫急性感染病例,及时终止妊娠或及早给予足量药物治疗。

第七节　艾 滋 病

由人免疫缺陷病毒(HIV)感染而引起的获得性免疫缺陷综合征(AIDS),又称艾滋病。人免疫缺陷病毒可引起 T 淋巴细胞损害,导致持续性免疫缺陷,继而发生多系统、多器官机会性感染和肿瘤等,临床表现多样,死亡率高。目前仍无法治愈,但已有抗病毒疗法出现,被认为是一种慢性可控性疾病。

1981 年在美国报道首例,1982 年正式命名为艾滋病,是一种新型的性传播疾病。HIV 属逆转录 RNA 病毒,有 HIV－1、HIV－2 两型,引起流行的是 HIV－1,HIV－2 仅在西非局部流行。

中医古籍中尚无艾滋病之名,但根据其传播方式、流行情况、发病特点、临床表现以及预后转归等方面来看,与某些病症如瘟疫、虚劳、阴阳易等有相类似之处。早在《内经》时代,古人对烈性传染病已有所认识。如《素问·刺法论》云:“五疫之至,皆相染易,无问大小,病状相似。”清代以吴又可为代表的一代温病学家,开创了温疫学说,建立了温疫病辨证治疗体系。他在《温疫论》中指出:“疫者,感天地之疠气……此气之来,无论老少强弱,触之者即病……其所客,内不在脏腑,外不在经络,舍于夹脊之内,去表不远,附近于胃,乃表里之分界,是为半表半里,即《针经》所谓横连膜原是也。”杨栗山《伤寒温疫条辨》云:“所谓得天地之杂气,邪热内郁,由血分发出气分者是也。"所创制的达原饮、升降散、清瘟败毒饮等是治疗温疫浊毒的良方。此外，在本病发生发展过程中，疫毒对命门、三焦元气的损伤，导致一派元气亏损、精气不足的虚损表现，如进行性消瘦、气短乏力、自汗盗汗、纳少腹泻、发脱齿落、脉虚弱等。至于虚劳，早在《内经》中已有论述，如《素问·玉机真脏论》记载："大骨枯槁，大肉陷下，胸中气满，喘息不便，内痛引肩项，身热，脱肉破䐃……动作益衰。"《金匮要略》虚劳篇中也记载了各种虚损见证：脉虚、面色薄、面色白、喘悸、气短、羸瘦、瘦削不能行、目眩发脱、马刀挟瘿、盗汗、下利清谷、少腹弦急、腹满、食不化、精自出等。历代医家对虚损或虚劳的证治积累了大量经验，如人参养荣丸、保元汤、补中益气汤、六味地黄丸、金匮肾气丸、左归丸、右归丸、龟鹿二仙胶等各种补益气血、滋阴壮阳、补肾填精等抗虚损之剂流传至今。

本病可归属于中医学瘟疫、虚损或虚劳范畴，系由疫毒外侵所致的进行性五脏元气虚损，进而正虚邪盛，终致五脏俱衰、命元败亡的病证。

【致病机制】

病因病机主要有两方面，一为疫毒感染，直中脏腑；一为内伤，脏腑气血亏损，正气不足。感染疫毒是发病的先决条件，而正气虚弱则与发病缓急及病情轻重有关。多因房事不节，甚或滥交、口交、肛交等不正常之交媾，耗伤真气，而致肾不藏精，脏腑亏虚。艾滋病疫毒则通过精液、唾液、血液等，乘虚而入，伏于营血、经络，内攻于脏腑，外发于肌肤。日久则多脏功能失调，痰饮内蕴，瘀血积聚，痰饮和瘀血既是艾滋病脏腑气血功能失调的病理产物，又进而导致痰核、瘰疬及癥瘕恶证，以致杂症并见，虚实相兼，正气衰亡。

西医学对本病的认识如下。

人免疫缺陷病毒是1986年由国际艾滋病病毒命名委员会命名。HIV病毒颗粒直径约100 nm，是一个有双层类脂质包膜的球形多面体。HIV的复制是通过病毒体附着于T淋巴细胞表面的CD4受体，其遗传物质RNA进入靶细胞内，在逆转录酶的作用下合成DNA，并整合到宿主细胞的染色体，整合的病毒DNA即可在细胞内复制，形成完整的病毒体释放出细胞外，可呈潜伏感染状态，随细胞分裂而进入子代细胞。感染初期，HIV大量复制，产生病毒血症。在机体的免疫作用下，杀伤HIV感染细胞，产生抗HIV抗体，进入持续潜伏感染状态。经过多次重复，导致CD4淋巴细胞耗竭，免疫功能严重破坏，并发各种条件致病菌感染和肿瘤。

人免疫缺陷病毒可存在于血液、精液、阴道分泌物、眼泪、尿液、乳汁和脑脊液中。艾滋病患者和HIV携带者具有传染性，传播途径主要有三种：① 性接触直接传播：包括同性接触及异性接触；② 血液传播：包括共用注射器，接受被感染的血液或血制品；接触患者或HIV携带者的血液、黏液；③ 母婴垂直传播：HIV能通过胎盘传给胎儿，或分娩时经产道感染，出生后经哺乳感染等。

【诊断】

HIV/AIDS诊断标准参照由卫生部疾病控制司提出，经国家技术监督局1995年12月批准，1996年7月实施的中华人民共和国国家标准。

（一）急性HIV感染

1. **流行病学史**　① 不安全性生活史。② 静脉注射毒品史。③ 输入未经抗HIV抗体检测的血液和血液制品史。④ HIV抗体阳性者所生子女。⑤ 其他（如职业暴露或医源性感染史）。

2. **临床表现**　① 发热、头痛、乏力、咽痛、全身不适等症状。② 类似传染性单核细胞增多症。③ 颈、腋及枕部有肿大淋巴结。④ 个别有脑膜脑炎或急性多发性神经炎。⑤ 皮疹。⑥ 肝脾肿大。

3. **实验室检查**

（1）HIV抗体由阴性转阳性（经确认试验证实）：在感染早期HIV抗体阴性，但多在2～6周抗体阳转，极少数可能延长至3～6个月才出现抗体。

（2）血浆HIV-RNA（+）。

确诊标准：近期内有流行病学史和临床表现中的现象，加实验室检查中任何一项即可确诊，仅具备实验室检查中的一项也可确诊。

（二）无症状HIV感染

1. **流行病史**　同"急性HIV感染"。

2. **临床表现**　常无任何症状，但可有全身淋巴结肿大。

3. **实验室检查**　① HIV抗体阳性，经确认试验证实者。② 血浆HIV-RNA（+）。

确诊标准：有流行病学史或临床表现中的现象，并有实验室检查两项中任何一项。

（三）艾滋病

1. 病史　病史同"急性 HIV 感染"。

2. 临床表现　① 原因不明的持续不规则低热>1 个月；或原因不明的持续全身淋巴结肿大>1 个月（淋巴结直径>1 cm）。② 慢性腹泻每日>4～5 次，且 3 个月内体重下降>10%。③ 口腔或内脏的白念珠菌感染。④ 卡氏肺囊虫肺炎。⑤ 反复发作的疱疹病毒感染/巨细胞病毒感染/曲霉菌感染。⑥ 弓形虫脑病。⑦ 新型隐球菌脑膜炎或隐球菌肺炎；或反复发生的细菌性肺炎。活动性结核病或非结核分支杆菌病。⑧ 败血症。⑨ 皮肤黏膜或内脏的卡波济肉瘤；或淋巴瘤。⑩ 中青年患者出现痴呆症。

3. 实验室检查

(1) HIV 抗体阳性经确认试验证实者。

(2) 患者血浆中 HIVRNA(+)。

(3) CD_4^+ 淋巴细胞数<2×10^8/L。

4. 诊断标准　有实验室检查中(1)和(2)任何一项阳性者加临床表现中任何一项即可确诊 AIDS；或有实验室检查中(1)和(2)任何一项阳性者加实验室检查中(3)也可确诊艾滋病。

【因、证、辨、治】

根据艾滋病的病程发展与临床表现，结合西医的分期原则，对艾滋病患者也应分期辨证。

潜伏期：此期病理变化多为正气亏虚，疫邪内伏、正邪斗争的潜伏过程。患者无明显症状，只有经过实验室检查才得以发现，因此给辨证带来一定难度，但可根据患者的体质状况，并结合舌脉的变化辨证。

相关综合征期：从潜伏期发展到相关综合征期。初起以发热、恶寒等外感表现为主，而又有阴虚外感和气虚外感之别；随后则以虚损为主要临床特征。

完全艾滋病期：病期发展到此期，往往脏腑极度亏损，气滞、血瘀、痰浊之邪相互搏结，杂症并生，虚实相兼，病情极度恶化，辨证须详察虚实之不同。

一、潜伏期

（一）气血亏虚证

[临床证候]素体虚弱，神疲乏力，健忘，失眠。舌淡，苔薄白，脉细弱。

[治疗原则]扶正固本，补益气血。

[方药选用]归脾汤（方见月经先期）。

手足心热，口干咽燥者，加麦冬、生地、沙参；伴胸闷，叹息，胁肋胀满，心烦易怒者，加柴胡、香附、枳壳。

（二）正盛邪伏证

[临床证候]平素体质较为强壮，感受疫毒后尚无不适，舌脉如常。

[治疗原则]祛邪解毒，辅以扶正固本。

[方药选用]扶正解毒丸（《中医治疗艾滋病》）。

苦参　土茯苓　大青叶　白花蛇舌草　连翘　黄连　党参　黄芪　甘草

二、相关综合征期

（一）外感发热证

[临床证候]低热，恶风，头痛，汗出，咽痛，咳嗽痰少，胸痛，舌红，苔少，脉浮细数或浮细无力。

[治疗原则]清热解表，祛疫解毒。

[方药选用]扶正解表汤（《现代中西医妇科学》）。

金银花　连翘　大青叶　桔梗　贝母　防风　生黄芪　白术　麦冬　甘草

汗出不止，气短乏力，精神委靡者，加党参、茯苓；午后潮热，两颧红赤，口干咽燥者，加白薇、玉竹；高热，汗出而热不退，口渴，大便秘结者，去白术，加石膏、知母、黄芪。

（二）肺脾气虚证

[临床证候]面色㿠白，神疲乏力，气短声低，畏风自汗，易于感冒，食少纳呆，大便溏薄，舌淡，苔薄白，脉虚细。

[治疗方法]补肺健脾。

[方药选用]参苓白术散（方见月经前后诸证）合玉屏风散（《世医得效方》）。

黄芪　白术　防风

兼恶心呕吐者，加陈皮、半夏。

（三）阴虚证

[临床证候]潮热盗汗，头晕目眩，视物不清，失眠健忘，咽干口燥，五心烦热，形体消瘦，舌红嫩，苔少，脉细数。

[治疗原则]滋阴清热。

[方药选用]一贯煎（方见月经前后诸证）合六味地黄丸（方见月经前后诸证）。

干咳少痰，或痰中带血者，加杏仁、枇杷叶、阿胶；发落齿摇者，加龟版、制鳖甲。

（四）阳虚证

[临床证候]畏寒肢冷，面色苍白，小便清长，下利清谷或五更泄泻，腰膝、小腹冷痛，腰酸腿软，舌

淡，苔白滑，脉细弱。

[治疗原则]温补脾肾。

[方药选用]附子理中汤（《伤寒论》）合右归丸（方见多囊卵巢综合征）。

制附子　干姜　党参　白术　甘草

心悸失眠者，加酸枣仁、五味子、远志。

三、完全艾滋病期

（一）痰瘀阻络证

[临床证候]膈下或腹部积块，甚至疼痛，痛处不移，颈项、腋下、胯间等瘰疬横生，或皮下结块、皮色如常，精神不振，形体消瘦，唇甲暗紫，舌紫暗有瘀点，苔厚腻，脉弦。

[治疗原则]理气活血，涤痰散结。

[方药选用]膈下逐瘀汤（方见痛经）合消瘰丸（《医学心悟》）加山慈姑、僵蚕、白花蛇舌草、黄药子。

玄参　贝母　牡蛎　夏枯草

外阴瘙痒，疱疹，下肢溃疡者，加龙胆草、泽泻；痰瘀壅盛，色黄而稠者，加瓜蒌仁、黄芪。

（二）痰火内盛证

[临床证候]神志痴呆，反应迟钝，甚则神志昏迷，不省人事，或四肢抽搐，胸闷心痛，舌红，苔黄腻，脉滑。

[治疗原则]镇肝熄风，化痰开窍。

[方药选用]涤痰汤（《奇效良方》）合镇肝熄风汤（《医学衷中参西录》）加钩藤、石决明。

半夏　南星　橘红　石菖蒲　竹茹　枳实　茯苓　人参　甘草　生姜

怀牛膝　生龙骨　生牡蛎　龟版　白芍　代赭石　天冬　玄参　川楝子　麦芽　茵陈　甘草

大便秘结者，加大黄、芒硝（分冲）。

（三）阴阳两衰证

[临床证候]形体羸弱，大肉尽脱，心悸目眩，口舌生糜，舌红，无苔少津，脉微细而数或虚大无力。

[治疗原则]滋阴养血，温阳健脾。

[方药选用]补天大造丸（《杂病源流犀烛》）加党参、山药、黄芪、龟版、鹿角胶。

紫河车　熟地　生地　茴香　黄柏　白术　牛膝　麦冬　天冬　杜仲　五味子　枸杞子　陈皮　干姜　侧柏叶

大汗淋漓，四肢厥冷，面色苍白，呼吸微弱，脉微若绝者，此乃亡阳之症，用参附汤（方见产后血晕）以益气回阳救逆。

【其他疗法】

（一）针灸

法国巴黎针灸国际学会主席赛莱博士认为艾滋病是在卫气虚的前提下，邪入血分。应针刺与艾灸并用，重用灸法，并提出具体施治方案。

（1）如足三里、肺俞、膏肓、膈俞、神阙、关元、气海、命门、肾俞、命关、三阴交。调整免疫功能，提高抗病力。

针对艾滋病证候辨证用穴，如发热取大椎、曲池，消化系证候取脾俞，皮肤证候取血海、四花，衰弱证候用骑竹马灸法。

从驱邪解毒选用穴位，如日本针灸专家认为筑宾有驱毒作用。

（2）本病有出血倾向且易感染，忌用放血及瘢痕灸。血友病患者禁用针刺。

（二）西药

对艾滋病现阶段尚无治愈方法。由于其传染性强，死亡率高，高效抗病毒药物也只能使病情得到控制，但药物的毒副作用、耐药性、费用昂贵等因素又使患者难以承受或难以坚持治疗。而社会的歧视和排斥，往往使 HIV/AIDS 患者产生悲观失望、负罪感或愤怒。这种负性情绪会使患者的免疫功能进一步抑制、紊乱，导致病情恶化。因此艾滋病的治疗首先要获得社会的支持，要同情、宽容和接纳 HIV/AIDS 患者，了解其个性特点、精神状态，给予疏导和心理支持，激发其求生意识，使其积极配合治疗，以提高生存质量，延长寿命。

本病为进行性、消耗性疾病，饮食营养尤为重要。要保证摄入足够的高蛋白、高热量的平衡饮食，清淡而易消化；对食欲不振者，可采用少量多餐；忌油腻、辛辣、生冷或温热性食物。避免过度劳累，在保证充分休息的基础上，根据病情参加一些力所能及的工作，并配合一些体育锻炼，如太极拳、气功、散步等，这些将会有助于脏腑功能活动和气血运行。

1. 高效抗逆转录病毒疗法（HAART）　是目前抑制 HIV 病毒复制、促进免疫功能重建、延缓病程进展及延长寿命、降低抗药毒株产生等较好的化学治疗方案。其内容为 3 种或 3 种以上逆转录酶抑制剂联合使用，包括 2 种核苷类逆转录酶抑制剂，再加上 1 种或 2 种蛋白制剂、或 2 种蛋白酶抑制剂和 1 种非核苷类逆转录酶抑制剂。如齐多夫定（ZDV）＋拉米夫定（3TC）＋茚地那韦（IDV）。

用法：齐多夫定：200 mg，每日 3 次；拉米夫定：2 mg，每日 2 次；茚地那韦：800 mg，每 8 小时 1 次，饭前 1 小时或饭后 2 小时服，6 个月为 1 个疗程。

目前进入我国市场的有赛瑞特（d4T）和惠妥滋（ddl），赛瑞特 40 mg，每日 2 次；惠妥滋 400 mg，每日 1 次，或 200 mg，每日 2 次。HIV/AIDS 确诊患者的抗病毒治疗通常是：赛瑞特＋惠妥滋＋NNRTI（非核苷类逆转录酶抑制剂）；赛瑞特＋惠妥滋＋NRTI（核苷类逆转录酶抑制剂）；赛瑞特＋惠妥滋＋PI（蛋白酶抑制剂）。

2. 免疫疗法　通过免疫调节剂达到调整、增强和重建患者的免疫功能，从而减轻病情延缓病程进展。如干扰素（$1FN-\alpha_1$），每次 360 万～540 万 IU，每日 1 次，肌注，4 周后每周改为 3 次，疗程 8 周；白细胞介素 2，每日 2.5 万～25 万 IU，静滴，每周 5 日，共 8 周；胸腺素 α-1，每日 1.6 mg，皮下注射，每周 2 次，持续 6～12 个月。

3. 抗机会性感染与肿瘤治疗

（1）卡氏肺囊虫肺炎：① 复方新诺明（SMZ-TMP）2 片，每日 4 次，内服，疗程 3 周。② 喷他脒每千克体重每日 4 mg，深部肌注，或溶于 5％葡萄糖溶液中静滴，14 日为 1 个疗程。③ 克林霉素每日 450～600 mg，分 4 次肌注或静滴。

（2）隐球菌病：① 两性霉素每千克体重每日 0.3～0.5 mg，每日 1 次，静滴或鞘内注射。② 酮康唑或氟康唑，酮康唑每日 0.2～0.4，分 2 次服或顿服。

（3）鸟型胞内分支杆菌感染：① 环丙沙星 0.25～0.75 g，每日 2 次，内服；② 氯法齐明 100 mg，每日 1 次，内服。

（4）结核杆菌感染：抗结核的原则是早期、联合、适量、规律和全程用药。疗程至少半年，甚至长达 1 年。对耐药的结核病最初治疗推荐异烟肼、利福喷汀、吡嗪酰胺和乙胺丁醇联合用药。

（5）单纯疱疹及带状疱疹病毒感染：① 阿昔洛韦（ACV）10～15 mg/kg 溶于 5％～10％葡萄糖溶液或生理盐水中静滴，每日 2～3 次，连用 14 日。病情好转可改为内服 200～400 mg，每日 4 次。② 单磷酸阿糖腺苷（Ara-Amp）每千克体重每日 10 mg，分 2～3 次肌注或静滴，连用 10 日。

（6）卡波济肉瘤（KS）：通常是抗肿瘤、增强免疫和抗乳头状瘤病毒（CMV）联合治疗。常选用干扰素，每次 300 万～500 万 IU，每日或隔日皮下或肌注；博来霉素每次 15～30 mg，每周 1～3 次，300～500 mg 为1 个疗程；多柔比星每次 30～50 mg，每 3 周 1 次；长春新碱每次 1～2 mg，每周 1～2 次，5～10 mg 为 1 个疗程。

此外，营养支持疗法对延缓病情进程也是非常重要的，未来的基因治疗将在 HIV 感染的预防、缓解病情和延长生存期等方面发挥显著作用。

【预防与调护】

（1）加强对专业人员及公众的宣传、教育和培训，预防经性传播、经血传播及母婴传播，做好消毒和预防感染的措施。

（2）避免性乱，特别是艾滋病患者与 HIV 携带者，包括同性与异性间的性行为。

（3）对注射器和针头应严格管理，避免造成交叉感染。对供血、供器官、供精者，应进行 HIV 抗体检查。避免使用污染的血液或血液制品。

（4）加强治安管理，取缔嫖娼卖淫活动。

【文献资料】

综合国内外研究资料，主要有以下几方面的研究。

（1）理论研究主要是中西医病因病理的研究。

（2）临床研究包括疾病诊断的研究、预后及疗效观察指标的评估、辨证论治的研究、流行病学的研究、针灸治疗的研究等。

（3）实验研究主要有艾滋病动物实验模型的建立、中药及其复方抗 HIV 作用及调节机体免疫作用的实验研究。

参考文献

[1] 张玉珍. 新编中医妇科学. 北京：人民军医出版社，2001

[2] 乐杰. 妇产科学. 北京：人民卫生出版社，2002

[3] 程泾. 妇科疑难病现代中医诊断与治疗. 北京：人民卫生出版社，2003

[4] 黄庆道，钟南山. 广东省常见病基本诊疗规范・妇产科. 广州：广东省卫生厅，2003

第十九章 乳房疾病

乳房疾病是发生于乳房部各种疾病的总称，包括了以急性感染性乳病、慢性特异性感染性乳病、腺体增生性乳病、肿瘤性乳病及其他乳病。由于女性乳房特殊的生理功能，临床上其发病率远远高于男性。随着社会的发展，生活、环境、饮食等多因素的变化，乳腺病尤其是乳腺恶性肿瘤的发病率有明显上升的趋势。

清代《妇科玉尺》云："妇人之疾，关系最钜者，则莫如乳。"2 000 多年来，中医古籍中记载了乳痈、妬乳、乳毒、乳癖、乳衄、乳疬、乳痰、乳岩等 30 多种乳房疾病病名，并不断地完善了乳房疾病的理、法、方、药，在一定程度上反映了中医学对乳房疾病的认识，包括对病因病机的认识、对疾病性质的分类与脏腑经络辨证、对内外治疗措施的制定以及对疾病预后的观测等。

乳房位于前胸第 3 和第 6 肋骨水平之间，是一对体表器官，也是人体最大的皮脂腺。乳房具有泌乳及参与性活动的功能。《素问・上古天真论》云："女子七岁，肾气盛，齿更发长；二七而天癸至，任脉通，太冲脉盛，月事以时下，故有子……七七任脉虚，太冲脉衰少，天癸竭，地道不通，故形坏而无子也。"简述了女性(包括乳房)的生长、发育及衰退的过程。

【乳房与脏腑经络的关系】

中医学认为肾为先天之本，先天之精气藏于肾；脾胃为后天之本，水谷精微生化之源，水湿运化之枢纽；肝藏血而主疏泄；心主血脉，主神志；肺主气，朝百脉，五脏共同完成气血的生化、敷布，营养五脏六腑，四肢百骸。其中，乳房与肾、脾胃、肝的关系尤为密切。

一、乳房与肾

乳房与子宫作为女性的性器官受到肾气、天癸的作用，表现在下月事以时下，在上泌乳哺婴，共同维持女性的生理特征。当肾气衰天癸竭时，乳房与子宫失去其生理功能。

二、乳房与脾胃

脾胃的运化及生化功能是维持女性乳房功能的基本条件，气血的充足、水湿的运化、津液的正常分布均依靠脾胃功能的正常。脾气又称中气，有统血摄血的功能。

三、乳房与肝

肝为风木之脏，以血为本，以气为用，体阴而用阳。肝经绕乳头，肝藏血而主疏泄，女子的乳汁为血海上升而成，与肝的正常疏泄分不开。

四、乳房与心

乳房作为泌乳及动情器官，受到心神的主宰。《素问・灵兰秘典论》云："心者，君主之官也，神明出焉。""神"乃人的精神意识和思维活动，情态变化对五脏的影响，首当为心。《灵枢・口问》云："悲衰愁忧则心动，心动则五脏六腑皆摇。"良好的心态，愉快的心境，对产后泌乳、和谐的性生活、乳房的动情都产生良好的影响。

五、乳房与肺

肺主气，朝百脉，输精于皮毛，这对于汗窍、乳窍的功能都有重要意义。肺气的宣发调畅与乳汁的分泌排泄密切相关。西医学认为乳腺在功能和发生上属于汗腺的特殊变形，是人体最大的皮肤腺。乳痈初起通过解表发汗、乳痈并大便秘结的腑实证通过宣肺泻热可达到治疗目的。

经络是联系人体上下内外的通道。经络运行气血，传导感应，和调阴阳。由于经络的通调，使肾中的先天精气，脾胃化生的气血藏于肝，由肺的敷布，肝的疏泄，脾的运化，血脉的运送到达乳房，滋养温煦，完成其生理功能。后世医家指出：男子乳头属肝，乳房属肾；女子乳头属肝，乳房属胃。

【病因病机】

乳房疾病的产生，是由于各种致病因素作用于人体，引起气血、津液、经络、脏腑功能失调，导致乳房生理功能的异常。

一、病因

1. 先天禀赋不足　多见于先天性的乳房异常，如乳房缺如症、多乳症、乳头畸形、先天性双乳不对称等，乳岩的发生也可有某些与禀赋有关的因素。

2. 后天饮食失调　饮食损伤，多见暴饮暴食、恣食高粱厚味等饮食不节，阻碍脾胃的正常运化，食滞不化易而产生湿热；食生或不熟之品等饮食不洁，可致乳房寄生虫病；偏食、少食等饮食不调，可致脾胃无以运化，气血无源化生，见女子身弱或产后无乳等。

3. 情志因素　七情之变，超越了人体承受范围可致病。怒伤肝，思伤脾，气不行则水湿内聚为痰；气不行则血滞为瘀；气逆化火灼津为痰，均可结于乳房为结核。化火迫血妄行或气虚不统血，可见乳头出血。

4. 劳倦损伤　过劳，包括房劳过度、劳力过度等可耗损人体之气。《素问·举痛论》云："劳则耗气。"过劳可见气少力衰，四肢困倦，懒于言语，精神疲倦等。在肾表现伤精耗气，无以灌养冲任；在脾表现气化无力，气血不足，水湿不运；在心表现阴血暗耗，心火上炎，心肾不交，心神失养等。

5. 感受外邪　六淫之邪，以火、风、湿邪多见。火为阳邪，起病急，发病快，来势凶，多见急性感染性疾病如乳痈、乳发。风多动，多夹他邪入侵人体，表现为乳头乳房瘙痒。湿邪重浊，缠绵而有反复性，在外皮肤见水疱、糜烂、渗出、瘙痒；在内见水肿、形体肥胖、痰多等。

6. 虫毒为患　虫、毒乃特殊之病邪。虫邪可见寄生虫性乳房疾病；疥虫寄于乳房皮肤皱折处；痨虫引发乳痰。毒邪如火毒、药毒、时毒等可出现乳房部蛇串疮等。

7. 跌打损伤　血离经而溢，除表皮瘀斑外，在乳房可出现瘀肿，经久不愈者，可化热成腐形成脓肿。

二、病机

乳房疾病发生的机制是由于各种致病因素作用于人体，引起乳房相关经络、气血、脏腑功能紊乱，表现为气血凝滞、经络阻塞、脏腑功能失调。

1. 肝郁气滞　情怀不畅、郁怒伤肝、素性情忧郁可致肝气郁滞，见经前乳房胀痛、月经不调、产后缺乳、乳癖、乳疬等。

2. 肝经火旺　肝经蕴热或肝气升发太过，气有余便是火，见乳头破碎、迫血妄行的乳衄、发于乳房部的蛇串疮等。

3. 肝胃蕴热　素体阳盛或过食辛辣之物致肝胃蕴热，热迫乳出，见乳泣、乳汁自出；热迫血妄行，见乳衄；乳汁瘀积，与热毒相搏化腐成脓见乳痈。

4. 湿热内蕴　湿邪入侵或脾气受阻水湿不运，与热相结，阻于中焦，则脘腹痞胀，肢体重坠，苔白腻或黄腻，可见乳痈、乳发、湿疹等。

5. 痰气凝结　素体脾虚，痰湿内盛，多见形体肥胖或七情所伤者；气机郁结，影响津液正常敷布，聚湿为痰，可见结于乳络成乳癖、缺乳等。

6. 瘀血阻络　外伤或内伤，致血瘀阻于经络不通则痛，痛较固定，瘀久可化热成脓，久病岩肿可见血瘀证。

7. 中气不足　脾虚运化无力，脾气不升反下陷，表现为产后乳汁清稀，固摄无力，滴漏不已的乳泣；脾统血失司，可见乳衄等。

8. 胃虚血燥　热病后期，产后失血，损伤胃阴，可见产后乳汁不足等。

9. 精气不足　肾的精气包含着肾阴与肾阳。肾阳不振，脾阳失于温煦，不能运化水湿而生痰，见乳疬；肾阴不足、虚火上炎，肺津不布，灼津为痰，见乳痨；精血不足，水不涵木，肝火上升，灼津为痰，见乳疬。

10. 冲任失调　有认为冲任附隶于肝肾，隶属于阳明，故凡肾之精气不足，脾之运化呆滞，肝之阴血不足可导致冲任失调，而发生乳房疾病；有认为冲任具有独立性，冲任理论是经络学说中不可缺少的组成部分，"凡治妇人病必先明冲任"。说明冲任失调是乳房病的主要病机。

【诊断要点】

一、问诊

1. 年龄　不同的年龄段，乳房疾病的发生差异较大，如青春期多见良性肿瘤，青中年期多见乳腺良性疾病，绝经前后多见恶性肿瘤。

2. 现病史　了解发病前的症状及伴随症状，如哺乳期乳痈多先见乳汁不通，继而出现乳房红肿疼痛及肿块等。

3. 月经史　初潮过早绝经过晚、月经周期不规律等，与乳房疾病发病有关，尤其恶性肿瘤的发病率升高。

4. 生育及哺乳史　哺乳被视为一个独立起作用的保护因素，人工流产次数的增多有增加乳腺癌发生的危险性。

5. 家族肿瘤史　在问诊中有重要意义，乳腺癌家族的人群与一般人群相比，发生乳腺癌的危险性增加了 2～3 倍。

6. 既往史其他病史　尤其与内分泌相关的疾病，如甲状腺疾病、妇科肿瘤、肾上腺功能异常等与乳腺疾病的发生有密切关系。

二、望诊

乳房的区域划分为内上、内下、外上、外下等 4 个象限和中央部、腋尾部(图 19－1)。

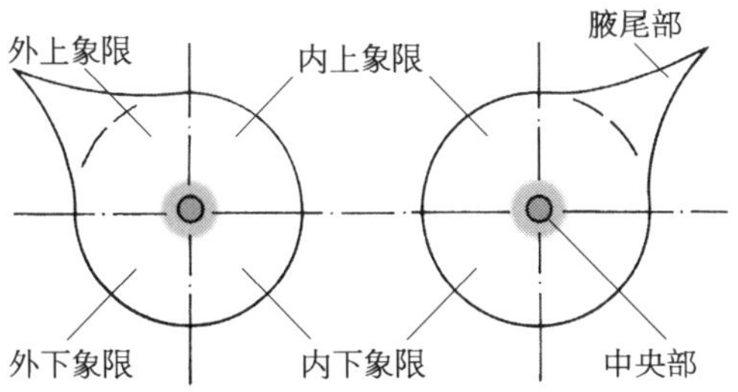

图 19－1　乳房区域的划分

乳房外观两侧基本对称，不同地区、种族、年龄段乳房外观差异较大，望诊时注意其大小、皮肤、乳头乳晕等是否有变化。如皮肤出现潮红，除常见的急性感染性疾病外，还要注意炎性乳腺癌的可能；乳头内陷，要了解是先天还是后天性，注意后天性内陷的临床意义；乳头、乳晕皮疹，除要注意乳头部湿疹，还要注意湿疹样乳癌；乳头分泌物以自溢性溢液病理性多见，多发生在乳腺导管内疾病。非哺乳期妇女自溢乳汁，要注意脑垂体疾病。

三、切诊

触诊要求坐(站)位与卧位相结合。顺序是先望诊后触诊、先触健侧后触患侧，逐个区域进行。方法是双手指平放于乳房上，以指腹、指末端触之。触诊时忌用手指抓捏乳房，以免将腺体误为肿块。要注意肿块所在部位、大小、质地、活动度、是否有触痛，还要注意腋下是否可触到淋巴结。检查最佳时间是月经干净 1 周(排卵期前)，为乳房生理最平稳时期。

【辨证要点】

一、辨肿块

乳房肿块是乳房疾病中的常见他觉症状，伴红肿疼痛者，与火毒有关，多见急性感染性疾病或炎性乳癌；肿而皮色不变，与寒邪有关，多见于乳房结核；肿而坚实、边界清、肿块根脚收紧为实，多见于乳腺良性肿瘤；肿而随喜怒而消长，与气有关，多见于乳腺良性增生病；肿而如馒或硬，与痰有关，多见于乳腺囊肿、乳房结核等；肿而坚硬如石，与郁、瘀有关，多见于恶性肿瘤；肿而有滋水，与湿有关，多见于乳房湿疹或湿疹样乳癌。

二、辨疼痛

乳房疼痛是乳房疾病中的常见自觉症状。气血凝滞，经络阻塞，不通则痛，常见于乳腺增生病、炎症、肿瘤的中后期等。

以疼痛的性质辨：灼痛以痛带灼热，多见乳痈；裂痛以痛如撕裂，多见乳头皲裂；钝痛以疼痛滞钝，多见中后期乳岩；胀痛以胀而疼痛，多见乳腺增生病、乳疬；抽掣痛以带放射性疼痛，可见乳腺增生病或乳岩；啄痛以如鸡啄样痛，多见乳痈化脓期。

以疼痛原因辨：热者皮色焮红，灼热疼痛，遇冷则痛减，多见于乳痈或炎性乳癌；寒者皮色不变，不热，酸痛，得温则痛减，多见于乳痨；气痛者攻痛无常，时感抽掣，喜缓怒甚，多见于乳腺增生病；酿脓者肿势急胀，痛无止时，如有鸡啄，常见于乳痈化脓期；瘀血者痛处固定，拒按，皮色暗褐或青紫而胀痛，可见于乳房外伤性血肿、乳岩等。

三、辨疼痛与肿

先肿后痛，病位较浅；先痛后肿，病位较深；只痛不肿，病在皮肤；只肿不痛，病在肌腠，注意肿瘤。

四、辨乳头分泌物

血性分泌物，新鲜者常见于外伤出血；陈旧性或浆液性要注意乳腺导管内肿瘤；乳汁性而发于非妊娠、非哺乳期者，要注意脑垂体瘤等；脓性多见于乳腺炎；淡黄或淡乳汁性，可见于乳腺增生病、乳腺导管扩张、导管内病变等。

五、辨溃疡

乳病溃后脓液稠厚黄白，色鲜，腐肉易脱，疮面色泽红活鲜润，知觉正常，属顺证；凡疮面色泽灰暗，脓液清稀，或时流血水，腐肉不易脱落，疮面不知痛痒，属逆证。

【治疗原则】

清代余听鸿《外证医案汇编》云："治乳症，不出一气字定之矣。脾胃土气壅，则为痈；肝胆木气郁，则为疽；正气虚，则为岩；气虚不摄，为漏；气散不收，为悬；痰气凝结，为癖为核为痞。气阻络脉，乳汁不行，或气滞血少，涩而不行。如治乳从一气字着笔，无论虚实新久，温凉攻补，各方之中，夹理气疏络之品，使其乳络疏通……自然壅者易通，郁者易达，绕者易散，坚者易软。”

1. 疏肝清热法　运用于肝胃经有热者，多见于乳痈等热性、实性病，方选瓜蒌牛蒡汤、银翘散、内疏黄连汤等。

2. 疏肝解郁法　肝气郁结者，多见于乳腺增生病，随情志变化而疼痛者，方选逍遥散、金铃子散等。

3. 清肝泻火法　肝郁化火者，以口干口苦、胸胁胀痛、舌红苔黄、脉弦为全身症状的乳病患者，方选龙胆泻肝汤、丹栀逍遥散。

4. 清肝利湿法　肝经湿热者，见乳头湿疹有糜烂、渗液者，方选萆薢渗湿汤、龙胆泻肝汤。

5. 解郁化痰法　气滞痰凝之乳癖、乳疬，方选逍遥散合瓜蒌薤白半夏汤。

6. 托里透脓法　乳痈、乳痨成脓期，方选托里透脓汤、透脓散等。

7. 调摄冲任法　冲任失调的乳腺增生病，方选二仙汤、六味地黄汤等。

8. 补益扶正法　乳房疾病虚证、久病者，方选八珍汤、香贝养荣汤、归脾汤、右归饮、二仙汤、六味地黄丸等。

外治包括了药物及手术，视病情的轻重、分期而选择。另有按摩、磁疗、针灸等法可选用于乳房疾病各病的治疗中。

【乳房调护】

(1) 劳逸结合，保持愉快平和的心情。

(2) 保护乳房，以免受到挤压损伤。

第一节　乳房发育异常

乳房发育异常，临床并非罕见，如副乳腺、副乳头、乳头或乳腺缺如，属先天发育异常，且有遗传倾向，可手术矫形治疗，本节不予论述。而乳房过小、乳房肥大症多为乳腺组织对性激素敏感性过低或过于敏感所致。临床通过中药调节脏腑功能，可收到一定疗效，为本节论述的重点。

乳 房 过 小

乳房过小是指生育期妇女乳房发育障碍，明显小于正常者。可见于乳腺缺如，或乳腺缺少性激素的刺激，或对性激素刺激不敏感而未得到充分发育者。本节论述后两者。

【致病机制】

乳房为第二性征，其发育与主生殖之肾密切相关。女子进入青春期，肾气逐渐充盛，在肾气的作用下，天癸至，任脉通，太冲脉盛，胞宫、乳腺发育完实，血海满溢，上为乳汁，下为月水。如先天肾气不充，冲任不足，乳房得不到充分的发育，而停留于青春期前的幼稚状态。

先天肾精依赖于后天脾胃受纳水谷之精微的滋养，如脾胃虚弱，精血源流不足，冲任不盛，阳明经血亏乏，无以上奉于乳，则乳房发育不良。

【诊断】

两侧或单侧乳房明显小于正常，或仅有乳头及乳头下的脂肪组织，触不到乳腺组织，形体禀赋较弱，或全身发育基本正常。

【因、证、辨、治】

乳房发育过小，多由先天不足，肾气虚衰，或脾胃不健运所致。如有全身营养不良证候者，宜从脾胃论治，否则以补肾为主。

一、肾气虚证

[病因病机]先天肾气不足，天癸不至或天癸至而不盛，冲任不满，肾精冲血不能上达于乳房，乳房未得到充分发育。

[临床证候]两侧乳头正常或较小，乳房明显小于正常，或在乳头下仅有堆积的脂肪，而无乳腺组织，可兼身形瘦小，皮肤色黑，手足不温，腰膝酸冷，毛发焦枯不荣，舌淡瘦嫩，脉沉迟无力。

[辨证依据]

(1) 身形瘦小，皮肤色黑，毛发不荣。

(2) 手足不温，腰膝酸冷。

(3) 脉沉迟无力。

(4) 或仅见两侧乳房过小，余无明显阳性体征。

[治疗原则]填精补肾，益冲壮乳。

[方药选用]右归丸(方见多囊卵巢综合征)加紫河车、桔梗。

二、脾胃虚弱证

[病因病机]饮食劳倦，损伤脾胃，化源不足；或崩漏带下，日久不愈，耗伤阴血，气血不复，任脉不通，冲脉不盛，气虚血少，不能上奉，乳房失滋，幼稚不长，而停留于青春期前状态。

[临床证候]乳房明显小于正常，兼形瘦体倦乏力，饮食减少，面色苍白或晦黄，舌淡，苔白，脉缓

无力。

[辨证依据]

(1) 乳房明显小于正常，或发育幼稚，相当于青春前期。

(2) 全身营养发育状况不良，体倦乏力，饮食减少，面色苍白。

(3) 舌淡，脉缓无力。

[治疗原则]健脾强胃，补血发乳。

[方药选用]圣愈汤(方见月经过多)加白术、冬虫夏草、紫河车。

【其他疗法】

(一) 针灸

针刺太溪、膻中、少泽、乳根、足三里。

(二) 推拿

手法按摩为主，配合用磁按摩器或丰乳器。

(三) 手术

矫形术。

乳 房 肥 大

乳房肥大，又称巨乳症，是乳腺组织的过度增长、肥大，致使乳房组织下垂达脐窝部，甚至脐部水平线以下。女性乳腺肥大，可见于任何年龄阶段，但以青春期多见，多由于内分泌功能失调所致。可见一侧或两侧乳房增大，而以两侧增大多见。

【致病机制】

肝肾同居下焦，与女性生殖生理功能密切相关，肾主水，主潜藏，受五脏六腑之精而藏之。肝司血海，主升发疏泄，灌溉滋养五脏六腑，四肢百骸。两者一潜一升，一藏一疏，阴阳协调，水木相谐，以维持正常生理功能。如肾失潜藏，肝之疏泄升发太过，即可致乳房的过度增长而形成巨乳症。

【诊断与鉴别诊断】

一、诊断

一侧或两侧乳房明显增大、下垂，下界可达脐部，或脐部水平线以下。患者自觉胸胁乳房部不适、瘙痒，有沉重牵拉感。青春期前女孩也可有腋毛阴毛丛生密集、性早熟现象。

二、鉴别诊断

1. 乳悬　虽有两乳伸长，下界达小腹，但其细小如肠，痛不可忍，不同于乳房肥大的弥漫肥大，疼痛较轻微，或无疼痛感。前者为瘀血上攻，见于产后，属急危症。后者多见于青春期或妊娠期，病势较缓，病程较长。

2. 更年期乳房脂肪组织堆积　也可致乳房肥大、下垂，但有全身性肥胖，且乳房内无腺体组织增生。

3. 乳癖　乳癖为乳房内结块，如结块较大者，乳房明显增大，结块触诊明显，质较硬，致乳房增大的组织主要是乳房内结块。乳房肥大，虽也可触及结节，但结节不明显，结节本身不大，且有弹性，主要为增生的腺体组织，触之较柔软。

4. 乳痈　也可致乳房明显增大，但其未破溃前，必有局部红肿热痛，甚至全身高热寒战。乳房肥大，无热症，局部无疼痛。

【因、证、辨、治】

乳房肥大，多由肝肾功能失调，肝气疏发太过；或脾虚痰湿不化，由足阳明胃经流注于乳房，日久渐长不缩；或病久气血瘀滞。治疗宜根据病因，或敛肾阴，潜肝阳；或健脾胃，化痰湿；或活血化瘀，灵活施治。

一、肝气亢盛证

[病因病机]肾失潜藏，肝气升发太过，冲任之精血上灌注于乳房，致乳房无限制地增长。肝气亢盛，由脏及腑，致少阳枢机不利，气行不畅，则有寒热进退，皮肤瘙痒，胸胁胀满。

[临床证候]乳房明显增大，可触及数个结节，有轻度压痛，初起有轻度发冷发热，兼胸胁满闷胀痛，情志抑郁，舌暗红，脉弦滑。

[辨证依据]

(1) 乳房明显增大，可触及有弹性的结节。

(2) 情志抑郁，胸胁满闷胀痛。

(3) 舌暗红，脉弦滑。

[治疗原则]敛肝补肾，理气缩乳。

[方药选用]调营敛肝饮(《医醇賸义》)加牡蛎、桑螵蛸、贝母，去木香。

当归　白芍　阿胶　枸杞子　川芎　五味子
酸枣仁　茯苓　陈皮　木香　生姜　大枣

寒热进退者，加柴胡、黄芩；乳房胀满者，加橘核、荔枝核；溢乳者，加炒麦芽、牛膝。

二、痰湿证

[病因病机]脾虚运化失职，湿气不化，停留日久，凝而成痰，痰湿流注于乳房，聚结不散，则乳房日渐增长。

[临床证候]乳房明显增大，弛缓，松软下垂，食少，困倦懒言，疲乏无力，舌淡红胖大边有齿痕，苔

白腻，脉沉缓或沉滑。

［辨证依据］

(1) 乳房增大，弛缓，松软下垂。

(2) 疲乏无力，困倦懒言。

(3) 舌胖大，苔白腻，脉沉缓。

［治疗原则］健脾益气，化痰缩乳。

［方药选用］

(1) 补中益气汤（方见月经先期）加牡蛎、半夏、益智仁。

(2) 解悬汤（《青囊秘诀》）加瓦楞子、昆布、贝母。

人参　当归　川芎　荆芥　益母草　麦冬　炮姜

三、气滞血瘀证

［病因病机］情怀抑郁，肝气不畅，致气机不顺，瘀阻血行，血气壅滞于乳房，则乳房肿满胀大，青筋裸露。

［临床证候］乳房肿满胀大，内可触及乳腺结块，压之痛楚，外见静脉纡曲，青筋裸露，胸胁胀满，腰腹疼痛，下肢沉重，舌紫暗有瘀斑瘀点，脉弦大或沉涩。

［辨证依据］

(1) 乳房增大，下界达脐以下，内有结块，外见青筋裸露。

(2) 乳房肿满胀痛，经行前加重。

(3) 舌紫暗或有瘀斑点，脉沉涩。

［治疗原则］活血化瘀，行气缩乳。

［方药选用］桃红四物汤（方见月经过多）加青皮、川楝子、三棱、莪术。

【其他疗法】

(一) 针灸

针刺三阴交、血海、丰隆。

(二) 外治

芒硝 200 g，装纱布袋内，敷于乳房，每日 1 次，5 日为 1 个疗程。

(三) 手术

矫形术。

【文献资料】

乳腺属于第二性征器官，其发育受卵巢和垂体激素的控制，受神经体液的调节。

乳腺过小，多见于先天性乳腺发育不全，乳腺体积小，且常伴有肩胛带、胸壁、胸大肌等的发育不全。此外，也可见于已婚妇女因哺乳或绝育手术后内分泌紊乱致乳腺萎缩、乳房良性肿瘤做乳房部分切除术后等。正常的乳腺形态，有助于女性的形态美及女性特征，因而促使用手术方法改进乳房外形。目前，乳房发育不全者，已能用新型柔软的硅橡胶充填使之增大等多种方法，但只能改进乳房外形，无改进内分泌功能的作用。

女性乳腺肥大，通常是由于内分泌失调所致。可见于任何年龄，发生在青春期前，称早熟性乳腺肥大；发生在青春期，称青春期女性乳腺肥大；发生在妊娠期，称妊娠期乳腺肥大。儿童的性早熟和乳腺增生肥大，见于肾上腺皮质和卵巢肿瘤，也可能是某种内分泌疾患的早期临床表现。至青春期下丘脑和垂体使卵巢发育，并分泌雌性激素。在此激素作用下，乳腺生长、分化，有细枝从乳腺导管分出。因此乳腺的生长、复旧似乎主要取决于卵巢的雌性激素。如果青春期女性乳腺受到雌性激素的过多作用，1～2 年内乳腺可迅速增大，称青春期乳腺肥大或青年性乳腺肥大。多为单侧性，也可两侧性，常呈高度下垂状。乳腺肥大可能由于性腺内分泌素过多引起，或因乳腺组织对性腺内分泌素的感受力增强所致。除了由于卵巢发育不全或雌激素产生障碍所引起的乳腺发育不良外，使用雌激素并无作用。对乳腺发育不全、乳腺肥大或下垂型乳腺的外科整形治疗，都必须在乳腺发育完全后才能考虑。镜下所见肥大乳腺，主要由纤维、脂肪组织增殖而成，内含略有分支的小管，偶有形成早期小叶的趋势。上皮性成分可呈乳头状增生，且可伴有轻度分泌活动。有时乳腺内可发生纤维腺瘤；此外，肥大乳腺尚易造成感染；在上皮组织增生情况下，1%～2%病例数年后尚有发生癌肿的可能性。

参考文献

[1] 张绍成. 处女乳房肥大症. 中华外科杂志，1957，(5)：432

[2] 陈兴. 女性乳房肥大症. 中华外科杂志，1964，(12)：190

[3] 汪良能，高学书. 整形外科学. 北京：人民卫生出版社，1989

[4] DC. 萨比斯顿. 克氏外科学. 曾宪九等译. 北京：人民卫生出版社，1983

[5] 武汉医学院，中山医学院病理学教研组. 外科病理学. 武汉：湖北人民出版社，1983

第二节　乳　　泣

乳泣是指妊娠期乳汁自出者。此外，凡发生在非哺乳期乳房自溢或挤溢乳汁者，亦属乳泣，或称乳溢症。其特点是以非哺乳期乳头有乳汁分泌。属西医学闭经-溢乳综合征范畴。

本病首见于宋代陈自明《妇人大全良方》，"亦有未产前乳汁自出者，谓之乳泣，生子多不育，经书未曾论及"。《外科冯氏锦囊秘录精义》论述了乳汁自流不禁的原因有胃气虚、气血大虚、劳役、阳气虚而厥等。

【致病机制】

经、乳同源，气血所生。薛己《妇科撮要》云："血者，水谷之精气，和调五脏，洒陈六腑……在女子上为乳汁，下为月水。"孕后月经停闭，气血聚下以养胎，在上乳房蓄积变大，至孕4个月可有初乳。如肝胃功能正常，乳不自流；如肝郁化热，热伤乳络，迫乳外出见乳泣；或胃气不固，固摄无力也可见乳泣；或冲任失调，气血逆乱，月经紊乱、闭经，也可见乳泣。

西医学将产褥、哺乳期外之闭经同时伴泌乳的证候群称闭经-溢乳综合征。主要病因是下丘脑-垂体轴功能紊乱，丘脑下部的生乳素抑制因子和促性腺素释放激素分泌减少，垂体催乳素分泌增多，因而出现泌乳证候，同时垂体前叶黄体生成素与促卵泡素水平减低，不能维持卵巢正常功能，出现月经量减少，甚至闭经。此外，溢乳与甲状腺功能异常、肾上腺皮质功能异常、糖尿病等多种内分泌功能紊乱性疾病有关，也与长期服用镇静药、避孕药有关。

【诊断与鉴别诊断】

一、诊断

（一）病史

发生于非哺乳期、非妊娠期或停哺乳1年后仍有溢乳者，注意查询是否有精神压力及劳倦史，要注意月经是否规律，有无闭经、不孕、反复流产史，是否有服用其他药物史（避孕药、镇静药、降压药、抗结核药等）。

（二）临床表现

两侧乳房自溢或挤溢出乳汁，常以多乳孔溢乳，量较多，较持续，可伴有乳胀感。

（三）检查

1. 乳房检查　两乳头可见乳汁点滴自出或挤出呈喷射状，乳房无肿块，无明显触痛。

2. 辅助检查　内分泌检查，尤其表现为催乳素升高者，应做脑部MRI检查，同时根据年龄做相应的乳房B超、钼靶X线检查。

二、鉴别诊断

1. 乳衄　乳头有血性分泌物，多为陈旧血性，临床以乳腺导管内的病变多见，可做导管内造影或导管内纤维镜检查确定病变部位。

2. 乳腺增生病　一部分乳腺增生病的患者也可出现乳头溢液，为淡乳色或淡黄色，量不多，与月经周期变化有关。

3. 乳腺导管扩张症　多伴乳头先天性内陷，多见于30～40岁经产、非哺乳期妇女。部分病例早期就有乳头溢液，液体为水样、血清样、棕色液或乳脂样液，较少见血性液。或可扪及乳晕附近肿块，挤压肿块溢液常增多，肿块常伴有慢性炎症性改变，并可伴有瘘管形成。

【因、证、辨、治】

主要病机是肝郁化热，胃气不固，冲任失调，证有虚实之异，实者乳汁稠而色黄白，虚者乳汁稀薄色白。辨证主要根据症状和舌脉，其主要症状为乳头溢乳，伴肝郁化热，胃气不固，冲任失调等全身症状及舌脉。治疗以虚者补之，实者泻之，热者清之，调理冲任为总则。根据患者的具体表现辨证治疗。

一、肝郁化热证

[病因病机]女子乳头属肝，抑郁、恼怒伤肝，致肝气郁结，气机失畅，疏泄不利，郁久化热，热迫乳出。

[临床证候]乳汁自出，量或多或少，色黄白稠，伴精神抑郁，胸闷，喜叹息，口干口苦，舌边尖红，苔黄，脉弦数。

[辨证依据]

(1) 素体肝郁，或情志所伤。

(2) 乳房胀痛，乳汁自出，色黄白稠，乳房灼热感。

(3) 胸闷，喜叹息，口干口苦，舌边尖红，苔黄，脉弦数。

[治疗原则]疏肝清热泻火、佐以回乳。

[方药选用]丹栀逍遥散（方见月经先期）加麦

芽、山楂。

二、胃气不固证

[病因病机]素体虚弱,饮食入胃后气血化生不足,胃气虚弱,无力固摄。

[临床证候]乳汁自出,色白质稀,面色少华,神疲气短,口淡纳差,四肢乏力,舌淡,苔白,脉细。

[辨证依据]

(1) 素体虚弱,不能固摄乳汁。

(2) 乳汁自出,色白质稀,面色少华,神疲气短。

(3) 舌淡,苔白,脉细。

[治疗原则]益气固摄,佐以回乳。

[方药选用]补中益气汤(方见月经先期)。

回乳者,加麦芽、山楂。

三、冲任失调证

[病因病机]先天肾气不足,后天有形之物阻于经络,使气血凝滞不通,冲任二脉阻滞,经血不能下行而上溢为乳。

[临床证候]非妊娠期、非哺乳期乳头溢乳,量较多,伴月经紊乱,甚者闭经,不孕,体型偏肥胖,面色偏暗,舌暗,苔白,脉滑或涩。

[辨证依据]

(1) 禀赋不足,积聚内结。

(2) 乳头溢乳,月经紊乱,甚者闭经,不孕,形体肥胖。

(3) 面色偏暗,舌暗,脉涩。

[治疗原则]和营调冲任,佐以回乳。

[方药选用]

(1) 血府逐瘀汤(方见月经前后诸证)。

(2) 桃红四物汤(方见月经过多)。

形体肥胖有痰者,加陈皮、半夏;月经不调者,加香附,并重用麦芽、山楂。

【转归与预后】

其预后与溢乳病因有关,但总以良性疾病多见,预后良好。

【预防与调护】

(1) 出现溢乳要注意查找病因,临床多见的有继发于脑垂体肿瘤,或内分泌失调及药物外源性引起的高催乳素血症,对因治疗效果才明显。

(2) 对暂时原因不明者,要定期检查。

(3) 保持心情舒畅,无论是妊娠期还是非妊娠期,忧郁、忿怒可作为本病的发病诱因。

(4) 对人流、引产后、产后不哺乳的妇女,回乳时宜选用中药及溴隐亭。

(5) 药物避孕应在医生指导下进行,尤其服后月经减少者应停药检查。

(6) 饮食调节,忌辛辣刺激饮食。

(7) 不能过多用力挤压乳房及乳头,以免造成人为的损伤。

第三节 乳 痈

乳痈是发生于乳房部的一种急性化脓性疾病。多发于初产哺乳期妇女,以局部红肿热痛、泌乳功能障碍、伴全身恶寒发热为临床特点。当治疗不当时易发生传囊、乳漏之变。中医古籍称“吹妳”、“妬乳”、“吹乳”、“乳发”、“乳毒”、“乳疽”、“乳疯”等。西医学称急性乳腺炎。

晋代《肘后备急方》云:“凡乳汁不得泄,内结名妒乳,乃急于痈。”即指出了病因,又确立了病名。皇甫谧《针灸甲乙经》有“乳痈,凄索寒热”的记载,进一步描述其临床表现。元代朱震亨《丹溪心法》提出“乳房阳明所经,乳头厥阴所属”,为乳痈循脏腑经络辨证打下基础。“乳子之母,不知调养,怒忿所逆,郁闷所遏,厚味所酿,以致厥阴之气不行,故窍不得通而汁不得出,阳明之血沸腾,故热甚而化脓……治法,疏厥阴之滞……清阳明之热”。既指出病因病机,又提出治法。

明代薛己《外科发挥》云:“夫乳之为物,各有囊,若有一脓,即针之,否则遍溃诸囊矣。”“囊”即为乳腺腺叶及其排泄管,正常乳腺以乳头为中心,放射状排列了15～20个腺叶及其排泄管,当由一个腺叶及所发出的排泄管的炎症波及另一个时,中医学称传囊。

根据发病时期和病因的不同,临床分三类:① 外吹乳痈,发生于哺乳期。② 内吹乳痈,发生于妊娠期。③ 不乳儿乳痈,发生于非哺乳、非妊娠期。

【致病机制】

各种致病因素作用机体使厥阴肝经气滞、阳明胃经郁热,结于乳络而发。

一、外吹乳痈

1. 肝郁胃热　情志不畅,肝气不舒,产后饮食不节,胃中积热。气、乳、热结于阳明,致经络阻塞而发。

2. 乳汁淤积　乳头破碎,先天乳头畸形或内陷，或哺乳、断乳不当，或乳汁多而少饮，致乳汁壅闭，郁久化热，热盛肉腐而发。

3. 感染邪毒　有以上病理基础，外邪风热火毒乘虚而入，与积乳、胃热相搏结于乳络而发。

二、内吹乳痈

《外科正宗》云："内吹，因胎气旺而上冲，致阳明乳房结肿。"妊娠后，胎气应聚于下腹不宜上冲。如肝郁犯脾，或肾阴亏虚，肝气偏旺，则可致胎气过旺而上冲胸乳。气有余便是火；妊娠中后期，乳络充盈，乳房气血壅盛，与上冲之气火相搏于乳络，热盛肉腐则为痈。

西医病因一是感染病原菌，以金黄色葡萄球菌、链球菌多见，由破损皮肤、皮下淋巴管、乳腺导管入侵；二是乳汁淤积，由乳头畸形、乳汁过多、排空不全、乳头破碎等发生乳汁郁积，而导致急性化脓性乳腺炎。

【诊断与鉴别诊断】

一、诊断

有哺乳或妊娠史，局部以红肿热痛为主，伴全身恶寒、发热等症状，结合血分析及超声检查，临床基本可以确诊。

(一) 病史

哺乳或妊娠期，以初产产后3～4周发生较多。

(二) 临床表现

1. 初起　又称郁乳期，乳房肿胀疼痛，皮肤不红或微红，局部肿块不明显，触痛明显，乳汁分泌不畅，伴恶寒发热，头痛，胸闷不舒，舌淡红，苔薄黄，脉浮数或弦数。

2. 成脓期　肿块较明显，渐增大，皮肤焮红，肿胀而跳痛，压痛明显。脓肿较浅者，中央变软，按之波动感；脓肿较深者，需穿刺确定部位。红肿痛甚，可伴有同侧腋下淋巴结肿大、触痛。全身症状可见壮热不退，口渴，大便干结，小便赤，舌红，苔黄，脉滑数或洪数。

3. 溃脓期　脓肿自溃或切开后有以下转归。

顺证——脓出通畅，发热退，肿消，痛减，逐渐愈合。

逆证——脓出不畅，热不退，肿不消，痛不减为传囊；或乳汁从疮口而出为乳漏。

(三) 检查

1. 乳房检查　乳痈皮肤由潮红转焮红、灼热感，触痛以病变中心最明显，成脓加重，可触到波动感，必要时可做穿刺。

2. 辅助检查　血分析白细胞总数升高，中性粒细胞的核左移，说明细菌感染的存在。B超检查时炎症区乳房组织增厚，内部回声较正常为低，分布欠均匀。当有脓肿时可见数目不同、大小和形态不一的无回声区，境界清楚。如脓液较稠厚时，则可见有分布不均匀低回声区，较大脓肿的部回声常较浅部稍高而密，两者之间有液平面可见。

二、鉴别诊断

1. 乳痨　特异性化脓性疾病，有红肿热痛但不明显，属阴性疮疡。后期也可成脓，但脓稀薄如痰或为败絮状物，全身症状早期不明显，后期以虚热症状为主。发病慢，病程长，易反复，易形成瘘管。

2. 炎性乳癌　为特殊型乳腺癌。临床也表现局部红肿热痛，范围约乳房1/3以上，无明显中心病灶，并可迅速蔓延。肿块发生率为50%～60%，边界不清，质硬，不成脓，全身感染症状不明显，抗感染治疗症状改善不明显，做组织细胞学检查可确诊。

【因、证、辨、治】

主要机制是肝经气机不畅，阳明胃经有热。证候有虚有实，实者因乳汁阻塞乳管或外邪入侵而表现的实证、热证；虚者因部分产后患者仍未复元，有气虚、血虚的表现，但总以实证、热证为主证。辨证主要根据症状和体征，按病程分初起、成脓、溃破三阶段分期辨证。相应地分期治疗，设立消法、托法、补法等三大内外治法。

一、 肝郁胃热乳滞证

[病因病机]产后气血暴伤，肝失所养，失于疏泄，产后过补，脾胃积滞，运化失司，加之外邪经乳络而入，乳汁淤滞，阻塞乳络而发。

[临床证候]乳房局部肿胀疼痛，乳汁不畅，伴恶寒发热，头痛，舌淡红或红，苔薄或黄，脉浮数。

[辨证依据]

(1) 素体偏热，或产后过于温补，乳汁不畅，感受外邪。

(2) 乳房局部肿胀疼痛，恶寒发热。

(3) 舌淡红或红，苔薄或黄，脉浮数。

[治疗原则]疏肝清胃、通乳消肿。

[方药选用]瓜蒌牛蒡汤(《医宗金鉴》)。

牛蒡子　瓜蒌　天花粉　黄芩　陈皮　生栀子　金银花　青皮　柴胡　连翘　皂角刺　甘草

通乳者，加路路通、木通、王不留行、通草；肿痛甚者，加乳香、没药、赤芍；大便不通者，加生大黄、玄参。

二、热盛成脓证

[病因病机]阳明积热不散，热毒炽盛，热盛肉腐成脓。

[临床证候]乳房局部焮红灼热跳痛，壮热不退，口渴，大便秘，舌红，苔黄或黄腻，脉洪数。

[辨证依据]

(1) 乳痈初起症状未消失反加重，热象明显。

(2) 乳房局部焮红灼热，以跳痛为主要特征。

(3) 舌红，苔黄或黄腻，脉洪数。

[治疗原则]清热解毒，托里透脓。

[方药选用]透脓散(《外科正宗》)。

生黄芪　炮山甲　当归　川芎　皂角刺

热重者，加蒲公英、金银花、连翘、黄芩；便秘者，加生大黄、玄参、瓜蒌仁；肿痛甚者，加赤芍、路路通、三棱、莪术。

三、溃脓余毒未尽证

[病因病机]如体质不虚，治疗得当，溃后脓出通畅，气血得以恢复，诸症消失；如体质虚弱，治疗不当，溃后脓出不畅，气血与余邪相搏，再次出现红肿疼痛等诸症为传囊，或乳汁从疮口而出为乳漏。

[临床证候]乳房肿块排脓后肿胀渐消，疼痛渐减，发热退，舌边红，苔薄黄，脉缓者，为顺证。如乳痈破溃后脓液排出不畅，肿块不消，痛不减，热不退，见传囊；或乳汁从疮口而出，见乳漏，舌红，苔黄燥，脉滑数，为逆证。

[辨证依据]

(1) 乳痈破溃后脓液引流通畅，痛减，热退，为顺。

(2) 溃后脓出不畅，肿不消，痛不减，热不退，为逆。

(3) 乳痈溃后仍红肿疼痛为传囊，乳汁从疮口而出为乳漏。

[治疗原则]排脓托毒。

[方药选用]

(1) 顺证：四妙汤(《外科精要》)，或托里消毒散(《医宗金鉴》)。

炙黄芪　当归　金银花　炙甘草

人参　川芎　当归　白芍　白术　桔梗　黄芪　银花　茯苓　白芷　皂角刺　甘草

(2) 逆证：表现为传囊时，配合外治，按乳痈初起或成脓治疗；表现为乳漏时，参照“乳漏”辨治。

【其他疗法】

(一) 针灸

针刺取肩井、膻中、足三里，强刺激，留针15分钟，每日1次，发热加曲池。用于乳痈初起。

(二) 外治

1. 初起　以通乳络、消肿痛为原则。乳汁不通淤积时，可按摩疏通乳络，方法是由外周向乳头方向按摩，挤压力度要适中，让淤积乳汁排出乳管通畅，皮肤可涂少许润滑油，配合热敷，可选用清热解毒、活血消肿的金黄散、玉露散水蜜或草药调制外敷，或50%芒硝溶液湿敷。按摩与热敷可交替进行。

2. 成脓期　以切开排脓为原则。切开排脓须以乳头为中心做放射状切口，或选乳房下弓形切口，减少乳络的损伤，保证愈后继续哺乳，切口视脓腔的大小而定，原则上以引流通畅为度，防止袋脓或传囊。

3. 溃后　仍以伤口引流通畅为原则。脓出通畅是避免袋脓和传囊的关键，可选择凡士林纱布引流条，后期可起到引流和生肌的作用。

(三) 西药

出现高热、白细胞明显升高时，应警惕败血症，可使用对革兰阳性球菌有效的抗生素。

【转归与预后】

急性乳腺炎起病快，阶段性症状较明显，但治疗得当，预后良好。

【调护与预后】

(1) 妊娠中后期，常用温水清洗乳头。

(2) 有乳头先天性内陷者，尽可能在妊娠前或妊娠期纠正。如确不可纠正者，视情况可考虑产后回乳。

(3) 产后可用橘核30 g，水煎服，用2～3剂，可防止乳汁郁滞。

(4) 养成定时哺乳的习惯，哺乳后将余乳汁吸尽，以防淤积。

(5) 如有乳头擦伤、皲裂者要及时治疗。

(6) 除已成脓或伴高热外，应鼓励产妇哺乳，停哺乳时乳汁仍要人工排出，以免加重淤乳。

【文献资料】

童明明将本病分气血郁滞型：用基本方麻黄川芎甘草汤(麻黄、川芎、甘草各6 g)；热毒壅盛型：用基本方加蒲公英、瓜蒌皮各 15 g；气血两虚型：用基本方加黄芪 15 g，当归 10 g。

孙侠等用乳痈消汤：柴胡 10 g，赤芍 10 g，青皮 10 g，黄芩 15 g，瓜蒌 30 g，蒲公英 30 g，连翘 15 g，牛蒡子 10 g，天花粉 10 g，皂角刺 10 g，生甘草10 g，随症加减治疗。

余武强取病灶周围瘀阻明显的静脉用三棱针针刺出血并拔罐，出血量 10～15 ml，后在同侧曲泽或在其附近瘀阻明显的静脉处，刺血拔罐，出血量 10～20 ml 为宜，隔 3 日 1 次，2 次无效改用其他方法。

参考文献

［1］ 童明明. 麻黄川芎甘草汤治疗乳痈 46 例. 陕西中医，1998，19(8)：352

［2］ 孙侠，孙咸茂. 乳痈消汤治疗急性乳腺炎 68 例. 山东中医药大学学报，1998，22(6)：454

［3］ 余武强. 刺血疗法治疗急性乳腺炎 62 例. 中国针灸，1996，16(4)：215

第四节　乳　　癖

乳癖是一种乳腺组织的良性增生性疾病，既非肿瘤，又非炎症，亦称乳栗、乳粟、乳痞。乳癖之名始见于华佗《中藏经》。癖同痞，痞是指气机不畅，导致胀满疼痛，时轻时重，疼痛时隐时现。《外科正宗》指出："乳癖乃乳中结核，形如丸卵，或坠垂作痛，或不痛，皮色不变，其核随喜怒消长……"由此可见，乳癖的临床表现主要是疼痛和肿块。《外科真诠》较全面地论及了乳癖的发病、治疗、护理及预后。本病属西医学乳腺增生病。

【致病机制】

《疮疡经验全书》云："乳癖此疾，因女子十五六岁，经脉将行，或一月二次，或月不行，致成此疾。多生寡薄气体虚弱。"提出此病的成因与女子冲任二脉有关。《外科真诠》云："乳癖……年少气盛，患一二载者……可消散。若老年气衰，患经数载者不治，宜节饮食，息恼怒，庶免乳岩之变。"提出此病的成因与情志有关，同时也提出了乳癖有岩变的可能。在现代研究中，乳腺增生病与乳腺癌的关系一直受到重视。乳癖的主要病机如下。

1. **情志内伤，肝郁气滞**　女子乳头属肝，乳房属胃，情志不畅，肝气郁结，横逆犯胃，致肝胃不和，气机不畅，气滞血瘀，阻于乳络而发癖。

2. **脾失健运，痰气凝结**　脾胃素虚，或饮食不节，忧思伤脾，或郁怒伤肝，肝木克脾土，致脾不健运，水湿不运，聚而为痰，痰阻于乳络而发癖。

3. **肝郁肾虚，冲任失调**　肾为五脏之本，肾气化生天癸，天癸激发冲任通盛，冲任下起胞宫上连乳房。先天肾气不足，或后天劳损伤肾，可致冲任不调。肝失涵养，木气不舒，气血瘀滞，结于乳络而发癖。

现代研究表明乳腺增生病又称乳腺结构不良，是乳腺主质和间质不同程度地增生及复旧不全所致的乳腺结构在数量和形态上的异常，常形成边界不清质地不一的结节。乳腺增生病出现周期性的激素分泌失调是发病的主要原因。具体表现在黄体期雌二醇水平显著高于正常妇女，而孕激素水平偏低，这种雌孕激素平衡的失调，使雌激素长期刺激乳腺组织，而缺少孕激素的节制和保护作用，从而导致乳腺增生病。

【诊断与鉴别诊断】

一、诊断

（一）病史

好发于 25～45 岁的中青年妇女，可有月经前后诸症，或多次人工流产，或有乳腺疾病史或家族乳病史。

（二）临床表现

1. **乳房疼痛**　多数是排卵期到经前期的胀痛，一侧或两侧，痛可牵涉到腋下、背部，这种与月经周期相关的疼痛称周期性疼痛。也有表现为持续性疼痛或无规律性疼痛。

2. **乳房肿块**　肿块的特点是质地、大小、形态不一，边界不清，无粘连，活动度好。肿块的出现是由于乳腺结构数量和形态的变化，形成了多形性。触诊时多呈结节状、片状、颗粒状、条索状、混合状等，形态多变，但无确切的边界。早期(小叶增生期)质地较软，中期(纤维腺病期)较韧，晚期(纤维化期)较硬。在早、中期的增生结块可随月经周期的变化而增大或缩小，晚期增生结块变化不大，肿块活动度好，表皮及基底可活动，无粘连。

3. **伴随症状**　一侧或两侧乳头可有溢液，呈淡清或淡乳色，量不多；可出现周期性乳头、乳晕处瘙痒；也有可表现月经不规律，月经色、量变化等。

（三）检查

1. **体检**　乳房皮色不变，各象限可扪及肿块，但以外上象限较多，一侧或两侧，腋下触诊无肿大的淋巴结。

2. 其他检查

(1) B超：病变区回声根据分型的不同可稍低于或高于周围乳腺组织，形态和轮廓不规则，境界不清，无包膜回声。

(2) X线钼靶：不同年龄段腺体增生及分型的不同所见X线征有差异，但以增生处密度增高，形态不一，边缘模糊不清，不规则。

二、鉴别诊断

1. 乳核(乳腺纤维腺瘤)　乳房良性肿瘤多发于青年女性，为无痛性肿块，较规则，质硬，边界清，活动度好。

2. 乳岩(乳腺癌)　乳房恶性肿瘤当出现不典型的临床表现时，容易误诊为乳腺增生病，对较孤立的肿块治疗无效，年龄在30岁以上者应考虑做活检(详见乳岩)。

【因、证、辨、治】

主要病机是肝郁气滞、痰气凝结、肝郁肾虚，证候以实证为主或虚实夹杂。辨证根据症状和体征，其主要表现在乳房胀痛，大多随月经周期变化，乳房不规则的肿块，配合辅助检查，排除乳房其他疾病，可做出诊断。治疗以疏肝行气，化痰散结、补肝肾、调冲任为原则。

一、肝郁气滞证

[病因病机]忧郁、恼怒、情志不畅可致肝气郁结，气滞乳络，气血不行而成癖。

[临床证候]乳房结块疼痛，以胀痛为主，可随经期或情绪变化而加重，肿块大多有触痛感，经后减轻，伴心烦易怒，胸胁胀满，情绪易激动，痛可牵到腋下、胸背部，舌淡红，或苔薄白，脉弦。

[辨证依据]

(1) 素多抑郁、恼怒，情志不畅。

(2) 乳房胀痛、结块，以疼痛为主要症状。

(3) 心烦易怒，胸胁胀满，痛引腋下、胸背部，脉弦。

[治疗原则]疏肝理气，散结止痛。

[方药选用]逍遥散(方见月经前后诸证)。

二、痰气凝结证

[病因病机]饮食、忧思伤脾，脾不运化，水湿内停，湿聚成痰，阻于乳络而成癖。

[临床证候]乳房肿块明显，质地偏韧，疼痛或有或无，伴胸闷，形体偏肥胖，舌淡胖，苔白，脉沉细或细滑。

[辨证依据]

(1) 素多抑虑，或饮食不节，形体肥胖，痰湿内盛。

(2) 乳房肿块明显，疼痛或轻或无。

(3) 舌淡胖，苔白，脉沉细或细滑。

[治疗原则]健脾化痰，疏肝散结。

[方药选用]瓜蒌薤白半夏汤(《金匮要略》)合逍遥散(方见月经前后诸证)或海藻玉壶汤(《外科正宗》)。

瓜蒌　薤白　半夏

海藻　陈皮　贝母　连翘　昆布　半夏　青皮　独活　川芎　当归　海带　甘草

三、肝郁肾虚证

[病因病机]先天不足或后天失养伤肾，致冲任失调，肝失涵养，木气不舒，气血结于乳络而发癖。

[临床证候]乳痛，乳房肿块，月经不规律，经量偏少，眼眶暗黑，腰酸膝软，舌暗淡或暗红，苔白，脉弦细尺弱。

[辨证依据]

(1) 素体虚弱，禀赋不足，后天失养。

(2) 乳痛，乳房肿块，月经不规律，经量偏少，眼眶暗黑，腰酸膝软。

(3) 舌暗淡或暗红，苔白，脉弦细尺弱。

[治疗原则]舒肝补肾，通络散结。

[方药选用]定经汤(方见不孕症)。

疼痛明显者，加三棱、莪术；行经不畅者，加益母草、丹参、赤芍。

可根据乳腺的生理病理变化，按月经周期时间的不同给予相应的药物治疗，在排卵期前偏重调摄冲任，在排卵期后偏重疏肝理气。

【其他疗法】

(一) 中成药

乳癖消、乳康片、乳核散结片、乳增灵等。

(二) 外治

中药外敷、磁疗等对乳痛的止痛疗效较好。

(三) 针灸

总治则为疏通肝行气，调理冲任。体针与耳针相结合，体针常用穴有乳根、膻中、天宗、肩井、肝俞、太冲、三阴交，耳针有乳腺、神门、内分泌、肝等。也可用穴位埋线法。

(四) 西药

他莫昔芬片是雌激素的拮抗剂，是乳腺癌内分泌治疗的常用药。因乳腺增生病的发病与卵巢内分泌功能失调尤其是雌激素比例失调有关，目前此药也应用于乳腺增生病。使用方法有连续性或周期性两种，连续性以服用3个月为1个疗程，月经期停服，不超过2个疗程；周期性使用法，根据雌激素在体内周期性变化使用7～10日，连续服用3个月为1个疗程，不超过2个疗程。

（五）心理治疗

医生须耐心宽慰，使患者解除或缓解不良情绪的刺激，有助于疾病康复。患者也应提高自身素养，豁达开朗，保持良好的精神状态，避免不良精神刺激，如紧张、忧郁、恼怒、悲伤等，消除恐癌心理，树立战胜疾病的信心。

【手术指征】

（1）病变程度较重，病程较长，经药物治疗症状不缓解，肿块反而增大或变硬。

（2）伴有乳头自溢浆液性或血性分泌物，乳腺检查不能排除癌变者。

（3）伴有乳腺X线检查有一处或多处可疑钙化灶，特别是细小的泥沙样或针尖样钙化灶。

（4）年龄在40～60岁，并具有乳腺癌发病的高危因素。

（5）思想负担重，有明显的精神压力，呈现局限性病灶者。

【转归与预后】

乳腺增生病是良性病变，但具有恶变率。选择阶段性用药，或手术，或临床观察是因患者病情而定，目的是解除症状、预防恶变、发现早期癌。

【预防与调护】

（1）中年妇女每月在月经干净后自我检查乳房1次，包括外观乳头、皮肤的变化和乳房触诊，注意是否有异常分泌物，每3～6个月到专科医生处检查1次。

（2）本病与七情关系密切，忧、思、恐、怒等情志变化可加重病情，保持心情舒畅及劳逸结合，对现代女性尤其重要。

（3）生活有规律，饮食合理，少食刺激性食物。

（4）与内分泌相关的疾病如妇科疾病、甲状腺疾病等必须治疗。

（5）注意计划生育，避免人流，不吸烟，少饮酒。

（6）强调心理辅导，解除及减少恐癌心理，使患者在轻松愉快的环境中接受治疗，同时要增强战胜疾病的信心。

（7）治疗1～2个疗程后，治愈者定期复查，未治愈者可考虑或手术，或停药观察，不宜以长期服药来对待、解决乳腺增生病。

【文献资料】

通过使用雌二醇加孕酮建立大鼠和兔模型，证实雌激素的异常刺激可导致乳腺增生，而许多不同配方的中药能够拮抗雌激素的异常刺激，抑制或改善乳腺组织的增生。说明中药治疗机制可能在于调整内分泌激素的紊乱，保护和修复乳腺组织的增生性病理损害。龚东方等采用针药结合治疗乳腺增生病的临床观察与研究结果显示，针灸、中药、针灸加中药三组治疗后血清雌二醇水平均下降，孕酮水平均上升，提示针刺和中药均能影响体内卵巢激素水平。

内治方面，对中医药周期疗法已进行较为广泛的研究，多以“经前治标，经后治本”的法则治疗，并取得良好的疗效。何少霞于经后温肾助阳、调摄冲任，经前疏肝活血、消肿散结为主进行周期性治疗乳腺增生病。宋爱莉将本病分为肝郁气滞型及冲任失调型。郭明玉以疏肝解郁、健脾化痰、软坚散结为法，用逍遥散合消瘰丸加减。宿广峰等以温阳散结方药阳和消块汤，随症加减。

外治方面，黄霖等自拟“乳痛贴”验方（由大黄、细辛、冰片纯中药组成），制成膏贴状，贴在乳腺增生部位及患侧乳根穴，贴敷12～24小时，连用14日为1个疗程，与消炎镇痛膏组对照。

关于乳腺增生病与乳腺癌的研究，阚秀等认为此病的基本病理变化为增生，建议按肿瘤发生的基本病理过程（正常→增生→非典型增生→原位癌→浸润癌），将乳腺增生病分成单纯性增生和非典型增生两类。单纯性增生癌变危险性不高，非典型增生与乳腺癌有密切关系，可谓癌前病变。同时提出了由于对乳腺增生病的诊断标准不统一，增生与正常、非典型增生与原位癌之间的界限不清，导致统计结果的不统一，加上研究方法不一致，病例样本量不够大，观察时间不一致，结果差异较大，使乳腺增生病与乳腺癌关系一直成为研究者最关心也争论最多的焦点。

参考文献

[1]　龚东方.针药结合治疗乳腺增生病的临床观察与研究.针刺研究，1997，(4)：27

[2] 宋爱莉，杨毅. 乳宁流膏治疗乳腺增生症 300 例. 山东中医学院学报，1992，16(6)：1
[3] 何少霞. 中医药周期疗法治疗乳腺增生症 62 例. 衡阳医学院学报，2000，28(1)：44
[4] 郭明玉. 逍遥散合消瘰丸加减治疗乳腺增生病 118 例. 实用中医药杂志，1998，14(11)：9
[5] 宿广峰. 温阳散结法治疗乳腺增生病临床与实验研究. 山东中医药大学学报，1998，22(2)：115
[6] 黄霖，潘朝明，罗崇谦. 乳痛贴治疗乳腺增生 76 例临床研究. 中医外治杂志，1999，8(4)：5
[7] 阚秀. 乳腺癌临床病理学. 北京：北京医科大学、中国协和医科大学联合出版社，1993

第五节 乳　核

乳核是发生于乳房部的良性肿瘤，其特点是乳中结核，形如丸卵，边界清楚，表面光滑，推之能移。中医古籍中把发生于乳房僻而不见的肿块，并随喜怒而消长者归属“乳癖”。《疡医大全》引陈实功之言：“乳癖乃乳中结核，形如丸卵不疼痛，不发寒热，皮色不变，其核随喜怒为消长，此名乳癖。”这里包括了西医学的乳腺增生病、乳腺纤维腺瘤，两病有僻而不见的肿块，但发病年龄、症状特征、治疗及预后都不同，在临床和病理方面均有区别。本节所述乳核属西医学乳腺纤维腺瘤。

【致病机制】

多因情志内伤，肝气郁结，或忧思伤脾，脾失健运，痰湿内生；或冲任失调，气滞血瘀，痰凝，积聚于乳络而成核。

现代研究认为病因尚未十分清楚，与雌激素过度刺激或乳腺局部组织对雌激素作用过于敏感有关，即“种子-土壤学说”，并与饮食、家族遗传、精神状态等因素有关。但肿瘤发生机制尚未明了。

【诊断与鉴别诊断】

一、诊断

(一) 病史

无明显特殊不适，偶尔发现或触到无痛性肿块，也有因两乳不对称而就诊。

(二) 临床表现

多在无意中或体检中发现肿块，部位不固定，肿块较规则，无明显不适症状。

(三) 检查

1. 体检　乳房各象限均可扪到，单发或多发，甚者呈弥散性肿块，肿块大小不一，直径在 1～4 cm，甚可达 10 cm，肿块规则，多为圆形、椭圆形，有的呈分叶状，质地硬，活动度好，肿块表面光滑，腋下无肿大淋巴结。

2. 其他检查　B超大部分可见有完整包膜、中等强度区回声，伴侧壁声影。X线摄片见密度略高于周围组织的块影，肿块边界光滑规整，有时在瘤体周围可见一薄层透光晕，瘤体与触诊大小相近。

二、鉴别诊断

1. 乳癖　好发于中年妇女，肿块边界不清，质地不均匀，形态不规则，活动度好，大多数伴周期性或持续性疼痛。辅助检查能帮助鉴别诊断。

2. 乳癌　乳癌的一些分型如髓样癌、黏液腺癌，肿块相对局限甚至边界清楚，容易与乳腺纤维腺瘤相混淆。须详细了解病情及临床表现，配合相应的检查，病理检查可确诊。

【因、证、辨、治】

主要病机是冲任失调，情志所伤，血瘀痰凝互结于乳房而成。证候以实证为主。辨证主要根据症状和体征、舌脉。其主要表现为乳房肿块，无明显疼痛，伴有肝郁或血瘀痰凝的临床表现。内治以疏肝活血、化痰散结、调理冲任为主，外治以手术切除肿块。

一、肝郁痰凝证

[病因病机]情志内伤，肝气郁结，气机不畅，痰浊内生，结于乳络而成核。

[临床证候]乳房结核，皮色不变，不痛，推之可移，伴乳房不适，胸闷叹息，舌淡红，苔薄白，脉弦。

[辨证依据]

(1) 乳房无痛性肿块，全身症状或有或无。

(2) 舌淡红，苔薄，脉弦。

[治疗原则]疏肝理气、化痰软坚。

[方药选用]逍遥蒌贝散(经验方)。

柴胡　当归　白芍　茯苓　白术　瓜蒌　贝母　半夏　南星　生牡蛎　山慈菇

肿块硬者，加三棱、莪术；痛经者，加益母草、丹参。

二、血瘀痰凝证

[病因病机]情志内伤，冲任不调，气机不畅，气滞血瘀，气滞痰浊内生，痰瘀阻于乳络而成核。

[临床证候]乳房结核，坚实木硬，重坠不适，胸

胁牵痛，烦闷急躁，或有月经不调、痛经等症，舌暗红，苔薄腻，脉弦细。

[辨证依据]

(1) 乳房无痛性肿块。

(2) 可有月经不调史、痛经史。

(3) 舌暗红，脉弦细。

[治疗原则]活血祛瘀，化痰散结。

[方药选用]膈下逐瘀汤(方见闭经)加浙贝母、橘核、牡蛎。

【手术指征】

(1) 年龄在 25 岁或以上者。

(2) 将要妊娠哺乳者。

(3) 年龄虽小，但肿块近期有增大者。

(4) 切口下反复出现肿块者。

【转归与预后】

乳核为良性肿瘤，如手术后伤口下反复出现肿块复发，要注意有恶变的可能性。

【预防与调护】

(1) 本病多发于青春期且为良性肿瘤，故首先要解除患者的恐惧心理，定期随访，观察肿块的变化。

(2) 保持心情舒畅，避免辛辣油腻食物的摄入。劳逸结合，调节心身。

第六节 乳　衄

乳衄是指乳头溢出血性的分泌物，是多种乳房疾病的共同临床表现。清代《疡医大全·乳衄门主论》云："妇人乳不坚肿结核，惟乳窍常流鲜血，此名乳衄。乃忧思过度，肝脾受伤，肝不藏血，脾不统血，肝火亢盛，血失统藏，所以成衄也。治当平肝散郁，养血扶脾为主。"对病名、临床表现、病因病机及治法做了较全面的论述。本病相当于西医学乳腺导管内乳头状瘤或乳腺导管内乳头状癌。

【致病机制】

主要病机是肝郁化火，肝失藏血，火灼乳络，迫血妄行；或脾气虚不能统血，血失统藏，血溢乳窍。

现代研究表明乳腺导管内乳头状瘤的发生与雌激素变化有关。

【诊断与鉴别诊断】

一、诊断

(一) 病史

年龄多在 30～50 岁，应排除外伤挤压乳头史。

(二) 临床表现

乳头自溢血性分泌物，多为陈旧性，呈持续或间断出血，量或多或少，乳孔较固定。

(三) 检查

1. 乳房检查　多数见单侧乳房、单个乳孔溢血，挤压时明显，触摸不到肿块，或在乳晕附近扪及质韧的肿块，挤压肿块时出血增多，腋下淋巴结无肿大。

2. 其他检查　乳腺导管造影及导管内窥镜检查有助确诊。乳头分泌物涂片细胞学检查也有助于鉴别。

二、鉴别诊断

鉴别诊断主要依赖于病理检查。乳头出现陈旧性、血性分泌物，经治疗无效(不超出 3 个月)，应做病变导管切除术，病理诊断可确诊。

【因、证、辨、治】

主要病机是肝郁化火，迫血妄行，及脾虚统血无力，血不循道而外溢。证候有虚有实，虚者脾虚不统血，实者火也，火热迫血妄行。辨证主要根据症状和舌脉，其主要表现为乳头溢血，有时可扪到乳晕附近肿块，结合必要的检查，找到病变的导管施以必要的治疗。内治不应超过 3 个月，外治以手术为主。

一、肝郁化火证

[病因病机]平素忧郁或七情内伤，郁久不解或暴怒伤肝，可致肝气郁结，藏血无权，郁久化火，火灼乳络，火热迫血妄行从乳窍而出。

[临床证候]乳头溢血色偏鲜红或暗红，量不定，乳晕下肿块，平素性情急躁，乳房及两胁胀痛，心烦易怒，胸闷嗳气，或月经先期量多，口苦，舌尖边红，苔黄，脉弦数。

[辨证依据]

(1) 素多抑郁，性情急躁，或七情内伤史。

(2) 乳头溢血，量不定，乳晕下肿块，疼痛，心烦易怒。

(3) 舌尖边红，苔黄，脉弦数。

[治疗原则]疏肝清热，凉血止血。

[方药选用]丹栀逍遥散(方见月经先期)。

肿块不消者，加王不留行、山慈菇；溢血褐色者，加桃仁、红花；两胁不舒者，加川楝子、延胡索；心烦难寐者，加酸枣仁、柏子仁。

二、脾失统血证

[病因病机]脾胃素虚，或忧思伤脾，脾虚则统血失司，血不循道外溢而发。

［临床证候］乳头溢血或淡黄血水样物，色淡红质稀，量或多或少，可伴乳晕附近肿块，面色少华，神疲乏力，心悸少寐，纳差，大便溏，舌淡胖，苔白，脉细缓。

［辨证依据］

(1) 素体脾虚，或忧思多虑。

(2) 乳头溢血，色淡红，面色少华，神疲乏力，心悸少寐。

(3) 舌淡胖，苔白，脉细缓。

［治疗原则］养血健脾，益气摄血。

［方药选用］归脾汤(方见月经先期)。

【转归与预后】

大多数为良性肿瘤，预后良好。如为恶证，强调早发现、早治疗。

【预防与调护】

(1) 注意情志的调畅，避免各种精神刺激，劳逸结合。

(2) 饮食的调节，忌辛辣之品，食五谷杂粮及蔬菜、水果类、鱼类。

(3) 乳房溢血只是疾病的一个症状，应做必要的检查以明确诊断。

第七节　乳　　疬

男性和儿童出现乳房肿块伴疼痛者，称乳疬。乳疬之名源于《疮疡经验全书》，亦有称之为“乳节”者。陈实功《外科正宗》乳痈论中探讨了本病的病因病机，认为“男子乳节与妇女微异，女损肝，男损肝肾，盖怒火房欲过度，以此肝虚血燥，肾虚精怯，血脉不得上行，肝经无以荣养，遂结肿痛”。

西医学所称的男性乳腺肥大和儿童乳腺异常发育症，其临床特点是单侧或两侧乳晕中央有扁平圆形肿块或呈弥漫性肥大，质地韧或硬，有轻压痛。

【致病机制】

多因郁怒伤肝，肝气郁结不畅，郁久化火，灼伤肝肾之津液，炼液成痰而致；或因年老体衰，久病及肾，肾之阴阳两虚，不能涵养肝木，肝肾亏损而致疬。儿童为稚阴稚阳，冲任未调之体，肝常有余，脾常不足，阴阳不平衡时表现肝木克脾土，脾更虚，脾虚不运，痰湿内聚，阻于乳络而发乳疬。

【诊断与鉴别诊断】

一、诊断

(一) 病史

肝病史、中老年人前列腺病史、长期服药史；儿童饮食偏嗜，或误用药物及滋补品。

(二) 临床表现

乳晕下肿块，或乳房弥散性肿大，多数呈两侧不对称，可伴疼痛。

(三) 检查

1. 体检　乳晕下肿块或弥散性肿大，质韧或硬，边界不清，无粘连，触痛，腋下淋巴结无肿大。

2. 其他检查　B超排除实质性肿块。钼靶X线提示乳晕下有均匀的密度增高区。

二、鉴别诊断

1. 乳腺纤维腺瘤　肿块呈规则形态，多为圆形，表面光滑，活动度好，边界清楚。B超提示有完整包膜中等强度回声，伴侧壁声影。

2. 假性男性乳腺发育症(脂肪性乳腺)　以脂肪为主，质地均匀、中软，同时可见全身肥胖症。钼靶X线看不到乳腺管增生或乳腺腺体密度增高区，仅为增多的低密度脂肪组织。

3. 男性乳腺癌　因部位较浅，腺体不厚，故肿块触诊较易，质地硬，活动度相对较差，增长速度较快，无痛，腋下淋巴结不一定肿大。钼靶X线提示肿块多位于外上1/4部位，呈偏心性，边缘不清，呈毛刺状伸展。

【因、证、辨、治】

一、肝气郁结证

［病因病机］男子乳头属肝，乳房属肾，郁怒伤肝，肝气郁结，结于乳络而成疬。如郁久化热，热灼津液为痰，结于乳络也成疬。

［临床证候］多见于青中年男性，性情急躁，遇事易怒，乳房肿块疼痛，触痛明显，胸胁胀痛，舌淡红，苔薄白，脉弦。化热者，见口干口苦，大便干结，舌红，苔黄，脉弦数。

［辨证依据］

(1) 男子乳房肿块及疼痛。

(2) 口苦，大便干结，舌红，苔黄，脉弦数。

［治疗原则］疏肝散结。

［方药选用］逍遥蒌贝汤(方见乳核)。

化热者，以疏肝清热为法，方用龙胆泻肝汤(方见带下过多)。

二、肾气亏虚证

［病因病机］久病，体虚伤肾，肾之阴阳两虚，不能涵养肝木，肝肾亏损而致疬。

［临床证候］多见于中老年男性，乳房肿块伴疼痛，偏肾阴虚者，头目眩晕，五心烦热，眠少梦多，舌红，苔少，脉弦细；偏肾阳虚者，面色淡白，腰膝酸软，易倦怠，舌淡，苔白，脉沉细。

［辨证依据］

(1) 年老体虚，素体肾阴不足，虚火偏亢；或肾阳不足，虚寒内盛。

(2) 乳房肿块，兼阴虚或阳虚。

［治疗原则］肾阳虚：温补肾阳，化痰利湿；肾阴虚：补益肾阴，养血化痰散结。

［方药选用］

1. 肾阳虚，右归丸(方见多囊卵巢综合征)。

2. 肾阴虚，左归丸(方见崩漏)。

三、脾虚痰凝证

［病因病机］儿童为稚阴稚阳，冲任未调之体，肝常有余，脾常不足，阴阳不平衡时表现肝木克脾土，脾更虚，脾虚不运，痰湿内聚，阻于乳络而发乳疬。

［临床证候］多见于儿童，乳房肿块伴疼痛，纳差，有挑食、偏食习惯，大便干结，夜睡易惊，汗多，舌淡红或偏红，苔白，脉细滑。

［辨证依据］

(1) 幼年脾虚不运，或误用温补。

(2) 乳房肿块，疼痛，纳差，舌淡红或偏红，苔白，脉细滑。

［治疗原则］健脾化痰，理气散结。

［方药选用］六君子汤(方见月经后期)合逍遥散(方见月经前后诸证)去人参，改党参。

纳差者，加鸡内金、独脚金；夜睡易惊者，加象牙丝、生龙骨；结块较硬者，加三棱、莪术；大便干结者，加瓜蒌仁、玄参。

【其他疗法】

(一) 验方

小金片(经验方)　马钱子、地龙、全蝎、制附子、姜半夏、五灵指、制没药、制香附。有破瘀通络，祛痰化湿，消肿止痛功效。每次 1.2～3 g，每日 2 次，打碎后服，3 个月为 1 个疗程。

(二) 外治

小儿用阳和解凝膏，外敷时间宜短，以免皮肤过敏。男性乳房结块较硬或肿大明显者，可考虑保留乳头切除肿块。

(三) 西药

成年男性乳晕下圆形硬结，可服三苯氧胺，用药时间不宜超过 3 个月。

【转归与预后】

预后良好。儿童经过一段时间的调理后可以痊愈，成年人通过服药或手术可以痊愈。

【预防与调护】

(1) 男性发现乳房肿块，首先应与乳腺癌相鉴别。

(2) 因肝病、肾病而继发者要注意护肝及减少或停服对肝脏有毒副作用的药物。

(3) 儿童乳房异常发育首先查清原因，必要时做内分泌检查。

(4) 儿童饮食要合理，不要服用含激素类的保健食品。

(5) 家长要管理好药物，以免儿童误服避孕药及某些药物。

(6) 儿童乳房异常发育不能采用手术，尤其是女童。

(7) 男性患本病要保持心情舒畅，劳逸结合，忌烟酒及刺激食物。

第八节　乳　　痨

乳痨是乳房部结核。发病缓慢，早期出现乳房无痛性结块，后期可出现破溃，脓液稀薄如痰，好发于 20～40 岁已生育的妇女。乳痨病名最早见于明代汪机《外科理例》，“乳内结核，年余不散，日晡微热，饮食少思……势愈甚，溃而日出脓不止”。清代祁广生《外科大成》描述临床症状较详细：“乳房结核，初如梅子，数月不疗，渐大如鸡子，串延胸肋，破流稀脓白汁而内实相通，外见阴虚等症。”

本病相当于西医学的结核性乳腺炎。

【致病机制】

主要病机是痰火凝结于乳络。肝郁化火，肝郁气滞，郁久化火，灼津为痰，痰凝气郁；或肝肾阴亏，阴虚火旺，灼津为痰，阴虚痰凝。

【诊断与鉴别诊断】

一、诊断

(一) 病史

多为 20～40 岁的已婚妇女，可有结核病史。

（二）临床表现

乳腺结核临床上有三型：① 局限型；② 播散型；③ 硬变型。

1. 初起　乳房无痛性肿块，大小不等，边界不清，质硬不坚，可活动，全身症状不明显。

2. 成脓　肿块渐增大，缓慢发展，皮肤不红或微红，肿块与皮肤相连，有压痛或隐痛，中央部有波动感，可伴同侧腋下淋巴结肿大，全身症状不明显，或出现阴虚内热等症状。

3. 溃后　肿块溃后形成溃疡，脓液稀薄或夹败絮状物，疮口腐肉不脱，难以收口，形成漏、空腔或窦道，全身以阴虚、血虚症状为主。

（三）检查

辅助检查　活动期红细胞沉降率加快，结核菌素试验可呈阳性，钼靶 X 线检查可见结核瘤样影像，周边可有界限不清的钙化灶影，也可有界限不清的浸润性片状影等，但不是特异性。穿刺检查脓液抗酸染色可查到结核杆菌。

二、鉴别诊断

1. 乳癌　乳腺结核之硬变型常使乳房严重变形，乳头内陷，皮肤橘皮样改变，易误为乳癌，但发病年龄偏小，分泌物涂片作抗酸染色可查到结核杆菌，病理组织学检查有利于明确诊断。

2. 浆细胞性乳腺炎　肿块多位于乳晕部或其边缘，常有先天性乳头内陷，局部红肿热痛破溃流脓，夹有粉刺样物，愈后可以反复发作，瘘管发于乳晕并与乳头相通，分泌物涂片检查可鉴别。

【因、证、辨、治】

乳痨是慢性特殊性炎症，按常规外用药物效果不理想，如引流后伤口不能愈合者应做组织学或分泌物特殊检查，证实是结核性乳腺炎时必须抗结核治疗。

一、气滞痰凝证

［病因病机］肝郁气滞，郁久化火，灼津为痰，痰凝乳络。

［临床证候］乳房无痛性肿块初起，可伴有胸闷胁胀，易烦躁，舌苔薄，脉弦滑。

［辨证依据］

（1）素多抑郁，性情急躁，或有痨病史。

（2）乳房肿块初起，无痛，胸闷胁胀，舌苔薄，脉弦滑。

［治疗原则］疏肝解郁，化痰散结。

［方药选用］开郁散（《洞天奥旨》）合消瘰丸（《外科真诠》）。

柴胡　当归　白芍　茯苓　香附　郁金　天葵草　全蝎　白芥子　炙甘草

玄参　牡蛎　川贝母

二、阴虚痰热证

［病因病机］肝肾阴亏，阴虚则虚火旺，灼津为痰，阴虚痰凝。

［临床证候］乳房肿块日久未愈，皮色暗红，肿块变软，溃后脓液稀薄，夹败絮状物，潮热盗汗，神疲乏力，消瘦，纳差，舌红，苔黄，脉细数。

［辨证依据］

（1）素体阴虚，正虚邪未去，乳房肿块日久未愈。

（2）乳房皮色暗红，中后期肿块变软、破溃，脓液稀薄，夹败絮状物。

（3）潮热盗汗，舌红，苔黄，脉细数。

［治疗原则］养阴清热化痰。

［方药选用］六味地黄丸（方见经间期出血）合清骨散（《证治准绳》）。

银柴胡　鳖甲　炙甘草　秦艽　青蒿　地骨皮　胡黄连　知母

【其他疗法】

根据不同阶段选择局部药物治疗或手术治疗。

【转归与预后】

早诊断，按疗程治疗，预后良好。

【预防与调护】

发现乳腺结核，要注意排除其他部位的结核病，应积极并规范治疗。

第九节　乳　漏

乳漏是指发生于乳房部或乳晕部的疮口溃浓后，久不收口而形成管道者。临床特点是脓水淋漓，或杂有乳汁，或杂有豆渣样物，溃口经久不愈。《外科启玄》云："乳核久之一年半载，破而脓水淋漓，日久不愈，名曰乳漏。"概要地阐明了乳漏的证候。

【致病机制】

乳房部漏多因乳痈、乳发等溃后引流不畅，脓毒旁窜，伤及乳络；或切开排脓时伤及乳络；或乳痨溃后失于调养，溃久难敛而成漏。

乳晕部漏多因乳头内陷或先天畸形，并以染毒化脓，溃破成漏；或乳晕部脂瘤染毒溃破而成漏。

【诊断】

（一）病史

乳房部漏有乳痈、乳发、乳痨等病史；乳晕部漏发生于非哺乳期，多伴先天性乳头畸形。

（二）临床表现

乳房部漏溃破或切开后久不收口，常有乳汁、豆渣样物流出。乳晕部漏以乳晕附近发病，可扪到小结节，初起红肿痛，肿块增大，破溃流脓，可探得管道，愈后可反复发作。

（三）检查

辅助检查　做钼靶X线漏管造影可以确定漏管的方向，分泌物涂片检查可帮助治疗方案的确立。

【因、证、辨、治】

一、阴虚邪恋证

［病因病机］多因乳痨溃后失于调养，溃久难敛而成漏。

［临床证候］以乳痨溃后多见，疮口难收难敛，脓水清稀或夹有败絮状物，神疲乏力，潮热盗汗，舌红，苔薄黄，脉细数。

［辨证依据］

(1) 乳痨溃后，疮口脓水清稀或夹有败絮状物。

(2) 潮热盗汗，舌红，苔薄黄，脉细数。

［治疗原则］养阴清热。

［方药选用］六味地黄丸（方见经间期出血）合清骨散（方见乳痨）。

二、气血两亏证

［病因病机］因乳痈、乳发等溃后引流不畅，脓毒旁窜，伤及乳络；或切开排脓时伤及乳络；或乳晕部染毒化脓，溃破成漏。

［临床证候］以乳痈、乳发溃后多见，疮口难敛，疮口肉芽不鲜，时流脓血或乳汁，面色少华，神疲乏力，舌淡，苔薄，脉濡细。

［辨证依据］

(1) 乳痈、乳发等溃后，疮口肉芽不鲜，时流脓血或乳汁。

(2) 素体虚弱，舌淡，苔薄，脉濡细。

［治疗原则］益气补血，托里透脓。

［方药选用］十全大补汤（方见痛经）合托里消毒散（方见乳痈）。

【其他疗法】

（一）外治

药线法　对单纯性瘘管用七三丹药条，提脓祛腐，待新肉生长时用生肌散生肌收口。

（二）手术

对复杂性瘘管或反复外用药未愈者，先做造影显示病变区域，再做手术切除。

【转归与预后】

发生在乳房部的乳漏预后较好，而乳晕部的乳漏病程较长，且易反复发作。

【预防与调护】

(1) 调节饮食，忌食辛辣刺激之食品。

(2) 乳痈切开方向要掌握，避免损伤乳管。

(3) 乳头先天畸形要纠正，并注意清洁。

(4) 及时治疗，以免拖延治疗。

(5) 乳痨要做全身抗痨治疗。

第十节　乳　　岩

乳岩是发生于乳房部的恶性肿瘤，属西医学乳腺癌。中医古籍中与乳岩有关的记载，最早见于东晋葛洪《肘后备急方》对石痈的记述："痈结坚硬如石，或如大核，色大变，或做石痈不消。""若发肿至坚而有根者，名曰石痈。"在隋朝《诸病源候论·乳石痈候》也有"石痈之状，微强不甚大，不赤，微痛热……但结核如石。"明代陈实功《外科正宗》对其发病过程作了详细描述："初如豆大，渐若棋子，半年一年，二载三载，不痛不痒，渐渐而大，始生疼痛，痛则无解。日后肿如堆粟，或如覆碗，紫色气秽，渐渐溃烂，深者如岩穴，凸者若泛莲，疼痛连心，出血则臭。"足以说明无论是石痈还是乳岩均同属一病，都具有肿块坚硬如石、溃后凹凸不平如泛莲的特点。另一方面，也说明发生于乳房的肿块，其性质不同，则临床表现及预后有很大的差异。乳岩的临床表现在不同的时期也大有差异。这与目前西医学对乳腺癌的分类分期的认识是一致的。

【致病机制】

乳岩的发生主要在于各种致病因素作用于人体，引起肝脾气郁，冲任失调，脏腑功能失调，以至气滞血瘀、痰凝、邪毒结于乳络而成岩；而肝肾阴虚，阴虚火旺，灼津为痰，痰瘀结于乳络也可成岩。

乳腺癌发病机制较复杂，其致病因素并非单一因素，西医学对其病因学和流行病学仍在不断研究中。不同的地域、人种、年龄在发病上有差异。卵巢内分泌功能失调，雌二醇过度刺激乳腺是目前公认的致病因素。精神因素尤以情志不遂、抑郁、恼怒对其有影响。有学者指出交感神经至少可以释放17种神经肽从多个方面影响到乳腺。有良性乳腺疾病史、一侧乳腺癌史或乳腺癌家族史者，其乳腺癌发病率较其他人群高。高脂饮食可影响雌激素分泌，还可能作用于脑垂体，刺激脑垂体释放催乳素，也可能使肾上腺皮质分泌的雄激素之类转化为雌激素，高脂饮食增强了雌激素对乳腺上皮细胞的刺激或延长了刺激时间，使乳腺癌变机会增多。与其相关的还有放射线、病毒、自体免疫、某些药物等因素。在基因研究中，如乳腺癌基因 BRCA1 和肿瘤抑制基因 P53 发生变异后会导致遗传性乳腺癌的形成。

【诊断与鉴别诊断】

一、诊断

（一）病史

好发于≥40 岁的中年妇女，绝经前后发病率相对升高。患者可有乳腺病史，或家族乳腺癌史；或月经失调、多次人流；或高龄孕产史，或未产史；紧张、情绪不稳定，或心理创伤史。一些特殊病例可伴有乳房红肿疼痛类似炎症样表现，或乳头瘙痒类似湿疹样表现，或经前乳房胀痛类似增生样表现等；也可无明显相关病史，无意中触及或体检发现乳房无痛性肿块。

（二）临床表现

1. 较典型的临床表现　多以肿块为首发症状。少数患者可以出现疼痛，如隐痛、刺痛，后期可出现持续性疼痛，部位较固定。局部皮肤出现粘连、凹陷，甚者出现“橘皮样”变化。乳头溢液，尤以自溢血性、浆液性分泌物多见。乳头出现后天性回缩、固定，形成内陷、偏位等现象。腋下淋巴结肿大，质韧或硬，甚者呈串珠状。

2. 不典型的临床表现

（1）无肿块：如隐性乳腺癌，是较少见的临床特殊表现类型。乳腺触诊无肿块，以腋淋巴结肿大为首发症状。病理证实腋淋巴结转移性腺癌，在无任何原发灶征象的女性患者中绝大多数原发病灶位于乳腺。乳腺派杰病又称湿疹样癌，临床可表现为三种类型，其中一类就是仅有乳头糜烂而无乳房肿块。

（2）肿块特征不明显：增生样的局限性肥厚或颗粒状突起，可见于乳腺小叶原位癌；肿块不坚或韧或软，可见于乳腺髓样癌或称软癌；肿块边界清楚、移动性好，可见于黏液腺癌，发生在妊娠、哺乳期，由于这一时期乳房增生肥大，肿块易被掩盖。

（3）其他表现：乳房出现红肿热痛类似炎症样表现，50%左右可发生伴有肿块的炎性乳腺癌，也可表现为乳头乳晕处出现皮疹、瘙痒等症状的湿疹样乳腺癌。

2%的乳癌为多发性肿块，表现为乳腺内 2 个以上癌灶均为原发，不论是否处于同一象限，称多发原发癌。

（三）检查

1. 体检　外观注意乳房是否对称，乳头有无内陷或是受牵拉而偏向，乳头是否有异常分泌物、提拉皮肤是否有粘连等。触到肿块要注意位置、大小、质地、活动度、腋下是否有肿大的淋巴结等。

2. 辅助检查

（1）钼靶 X 线：约 85%的乳腺癌表现为边界不规则的肿块或结节状阴影，肿块的密度多见高密度影，典型的为毛刺状边缘。约 5%的病灶边缘光整，可见于髓样癌、胶样癌、黏液样癌，偶见于浸润性导管癌，30%～50%的钙化出现率。其特点是钙化颗粒细小（<0.5 mm），数目多，点状或小分支状或泥沙样钙化。当钙化群集时，无论伴有肿块或不伴有肿块，均是恶性病变非常可疑的征象。其间接征象还有乳腺组织结构变形，乳房外形的改变、乳房皮肤增厚，收缩和乳头内陷，血管增粗增多、水肿等改变。

（2）B 超：根据癌肿的大体形态和组织结构，其声像图表现也有不同，但大多病变区为低回声，分布不均匀，无包膜回声。而硬癌、炎性乳癌可呈现高回声，分布不均匀等声像图。如配合彩色多普勒和彩色血流成像对肿块的鉴别诊断有进一步的提高。

（3）MRI：特殊部位的肿块及疑有多发病灶者，有助鉴别。

二、鉴别诊断

凡乳房肿块，应与乳腺癌鉴别（见乳癖）。女性年龄在 30 岁以上者，临床上触不到肿块或肿块表现不典型，或肿块按常规处理无效，或疗效不明显者，应与乳腺癌鉴别。

1. 乳核　为乳房部良性肿瘤，好发于青年女性，肿块无痛，活动度好，边界清，增长缓慢，表面光滑，腋下无肿大的淋巴结。

2. 乳痈　炎性乳腺癌易与之混淆，多发生于哺乳期妇女，红肿范围以病变区明显，伴有发热、头痛等全身症状，如不及时治疗可以成脓，血分析白细胞升高，抗炎治疗有效。

3. 乳房湿疹　应与仅有湿疹样乳头糜烂的乳癌进行鉴别。乳房湿疹无年龄限制，常对称分布，分急性、亚急性、慢性三种皮肤改变，并有反复发作的倾向。

【因、证、辨、治】

主要病机是七情内伤、冲任失调、毒邪、厚味、瘀血阻于经络，多兼正气不足，早期以实证为主，后期以虚实夹杂为主。

辨证根据症状和舌脉，其主要表现为乳房肿块，疼痛不明显，结合必要的辅助检查，排除乳房其他疾病，应考虑乳岩的可能性。多采用综合治疗，中医药和气功等是综合治疗的一部分，在乳岩的早、中、晚各期，手术后，化疗、放疗、内分泌治疗中都可贯穿中医药的治疗，中药在抗癌以及减少其他治疗的毒副反应方面的作用，中药抗癌有效成分的提取、运用等都在不断地探索之中。

一、肝郁气滞，痰瘀阻络证

[病因病机]情志不畅导致肝郁气滞是其主要机制。《外科正宗》云："忧郁伤肝，思虑伤脾，积想在心，所愿不得，致经络痞涩，聚结成核。"气不行内生痰浊，气不行血瘀阻络，痰瘀互结可致本病。

[临床证候]乳房肿块，质地坚硬，表面凹凸不平，皮色正常，伴性情忧郁，多愁善感，胸闷不舒，舌暗红，苔白，脉弦滑。

[辨证依据]

(1) 情志不畅，或心理创伤史。

(2) 乳房肿块坚硬，胸胁胀满，舌暗红，苔白，脉弦滑。

[治疗原则]疏肝行气，软坚散结。

[方药选用]逍遥散(方见月经前后诸证)合海藻玉壶汤(方见乳癖)。

化热者，见表皮潮红或皮色青紫暗红，舌红，脉弦数，加栀子、半枝莲、丹皮、白花蛇舌草。

二、冲任失调证

[病因病机]肾气充盈则冲任脉盛，冲任二脉上贯于乳下连胞宫，濡养、调节乳房与胞宫，当冲任功能失调，可致气血运行不畅，气滞血瘀阻于乳络而发本病。

[临床证候]乳房肿块，质地坚硬，皮色不变，伴行经不规律，或有不孕史，或多次人流史，舌淡红偏暗，脉细弦。

[辨证依据]

(1) 不孕，多次人流，月经不调，甚至闭经史。

(2) 乳房肿块，质地坚硬，舌淡红偏暗，脉细弦。

[治疗原则]调摄冲任。

[方药选用]二仙汤(方见妊娠身痒)。

三、热毒壅盛证

[病因病机]气郁、气滞致痰浊，血瘀内停，积久化火成毒聚于乳络而成本病。

[临床证候]乳房肿块青筋显露，有溃破，渗血水或黄滋水，口干苦，大便干结，舌紫暗，苔黄，脉弦数。

[辨证依据]

(1) 病程日久，乳房肿块肿胀，青筋显露，溃破，渗血水或黄滋水。

(2) 口干苦，大便干结，舌紫暗，苔黄，脉弦数。

[治疗原则]清热解毒。

[方药选用]五味消毒饮(方见带下过多)。

大便干结者，加玄参、大黄；伤阴明显者，加太子参、麦冬、五味子；疼痛明显者，加乳香、没药；出血者，加阿胶、地榆炭、生蒲黄。

四、气血两虚证

[病因病机]多因久病，或素体虚弱，正不胜邪，脏腑功能失调，气血无以化生而致。

[临床证候]多见乳岩的中后期，形体消瘦，面色无华，心悸气短，纳呆，大便溏薄，舌淡边有齿痕，脉沉细无力。

[辨证依据]

(1) 久病正气大伤，出现一派气血虚弱之症状。

(2) 形体消瘦，面色无华。

[治疗原则]益气养血，解毒逐瘀。

[方药选用]香贝营养汤(《医宗金鉴》)。

香附　贝母　白术　党参　茯苓　陈皮　川芎　熟地　当归　桔梗　生姜　大枣　甘草

气虚明显者，加黄芪，重用党参；解毒者，加白花舌蛇草、半枝莲。

【其他疗法】

(一) 单方验方

(1) 生蟹壳 10 只，置瓦上培干研末，黄酒送服，每次 2 g，每日 3 次。

(2) 慈菇雄黄散：山慈菇 15 g，雄黄 6 g，露蜂房 15 g，分别研末，再和匀共研，每次 1.5 g，每日 2 次。

(二) 外治

失去手术机会或癌肿溃破面过大，暂不能手术者可结合外治。

(1) 有渗液者，以清热解毒之草药如野菊、蒲公英、紫花地丁等水煎清洗外敷。

(2) 腐肉不去者，在生肌玉红膏中掺以九黄丹，外涂以祛腐。

(三) 手术

手术切除为首选，结合放疗、化疗、内分泌疗法及免疫疗法。乳腺癌Ⅰ期及Ⅱ期可做根治术或保乳手术；Ⅱ期做根治术，术后根据病情再做辅助治疗(化疗、放疗或内分泌治疗等)；Ⅲ期通过术前化疗、放疗准备，再做根治术，术后做辅助治疗(化疗、放疗或内分泌治疗等)，也可获良好效果；Ⅳ期已发生远处转移，只能做放疗、化疗或内分泌治疗。

手术适应证：符合国际临床分期Ⅰ期、Ⅱ期及部分Ⅲ期首次治疗的乳腺癌患者。

【转归与预后】

乳腺癌的疗效及生存率已显著提高，通过综合治疗，预后较好。

【预防与调护】

(1) 定期检查包括自我检查和定期到医院检查两部分，尽量做到早发现、早治疗，尤其有乳病史及乳癌家族史者更强调定期检查。

(2) 提高生活质量，包括居住条件、生活条件、生活环境，减少污染。

(3) 自我调节，既要加强锻炼又要注意心态的调节，过劳、过忧、过思都可损伤人体的正气，导致机体功能失调，不利于健康。

(4) 树立战胜癌肿的信心是必不可少的，减轻或打消恐癌的心态。

(5) 锻炼与饮食相结合，饮食注意相搭配，避免酒、烟、油腻等刺激食品的摄入。

(6) 亲友及家庭的关心。

【文献资料】

乳腺癌的病因、发病机制、治疗、预防等方面都在不断地研究探索中。从 20 世纪 80 年代后，由于现代生物学的发展，因此在乳腺癌的治疗和诊断上都发生了较大的变化，其主要观点有乳腺癌早期阶段即属全身性疾病，肿瘤细胞扩散无固定模式，血行播散是乳腺癌播散的重要途径等，因此综合治疗成为乳腺癌治疗的主要手段。局部的手术与放射治疗，配合全身性的化疗、内分泌治疗等方法，已形成了规范治疗。早期发现成为改善乳腺癌预后的有效措施。

梁小薏等将 75 例乳腺癌参照国家中医药管理局医政司制定的标准分型，并对其 X 线征象进行分析，发现肝郁气滞型边缘光滑肿块、分叶状肿块出现率较冲任失调型高；而冲任失调型异常钙化灶、异常血管象、漏斗征出现率较肝郁气滞型高。提示：① 冲任失调的三种 X 线征象可能是乳癌引起乳腺代谢严重紊乱，以致组织坏死、钙盐沉积明显；恶性肿瘤生长迅速，代谢旺盛，血液循环加快，从而周围产生很多新生血管；② 单纯癌以冲任失调型所占比例较高；③ 早期癌以肝郁气滞型所占比例较高。

陆德铭认为乳腺癌的发生与正气不足、邪毒留滞有关，宜采用扶正培本为主祛邪抗癌为辅的治则。临证每选用黄芪、白术、党参等益气健脾，生地、天花粉、玄参等滋阴生津，半枝莲、石见穿、露蜂房等祛邪抗癌。认为术后放疗、化疗之热毒易伤津耗气而致气阴两亏，常在原有基础上加用养阴生津之品，以增加化疗、放疗对肿瘤治疗的敏感性及减轻其毒副作用，且可增加患者抗癌能力。唐汉均等采用以"扶正祛邪"为组方原则的乳安方(生黄芪、太子参、茯苓、白术、鹿角片、肉苁蓉、灵芝等)治疗乳腺癌术后患者 288 例，临床辨证分五型加减用药，结果表明乳安方能明显减少放疗、化疗的副作用，增加细胞免疫功能，延长术后 3 年、5 年生存率。王志学认为扶正培本可提高机体的免疫功能，活血化瘀、清热解毒、软坚散结、以毒攻毒可直接杀灭癌细胞，化湿利水可减少组织水肿，使组织间隙变窄，抑制癌细胞转移。诸法合用是治疗肿瘤转移的有效途径。周月芬认为手术治疗必损伤脉络，更耗气伤血，使正虚者更虚，邪实者更实，以致气虚不能推动血行湿化，水湿停聚。瘀阻脉络而成肿胀。此气虚为本，血瘀湿阻为标。治以补阳还五汤加茯苓、泽泻，可补气活血，除湿消肿，总有效率达 93.7%。外治方面，郭智涛等以祛腐生肌膏外用治疗乳癌术后皮瓣坏死取得良好效果，可迅速控制局部腐臭、流水，减轻患者痛苦。对放射性皮炎或溃疡经久不愈者，用三黄洗剂湿敷，配生肌玉红膏敷贴效果明显。

实验研究方面，刘胜发现调摄冲任中药对DMBA诱发大鼠乳腺癌模型有抑制作用，可通过调整内分泌激素的紊乱以及细胞分裂增殖，调节 *p*53、EGFR、C－*erb*B－2 表达等起到抑制肿瘤形成的作用。肿瘤细胞对多种化疗药产生交叉耐药性是导致肿瘤化疗失败的主要因素之一。目前对肿瘤耐药机制及逆转的研究是个热点。刘叙仪等的研究表明补骨脂抽提剂 R3 能明显增加 MCF7adr 细胞内 R－123 的含量，提示 R3 可能通过抑制 P－gp 功能，增加 ADM 在 MCF7adr 细胞中浓度来调控的耐药性。

参考文献

[1] 章胜本，张连阳．肿瘤化学治疗敏感性与抗药性．成都：四川科学技术出版社，1995

[2] 梁小薏，彭晓惠，吴玉改，等．乳腺 X 线征象与中医证型关系分析[J]．中国中西医结合杂志，1996，16(6)：367

[3] 沈秀兰．陆德铭治疗乳房疾病的经验[J]．中医文献杂志，1997，10(3)：35

[4] 唐汉钧，高尚璞，郑勇，等．中医药治疗乳腺癌术后患者 288 例临床观察．上海中医药大学学报，2002，16(3)：23

[5] 王志学，徐功立．中医药抗肿瘤转移治疗的策略．中医药研究[J]．2001，17(5)：59

[6] 周月芬．补阳还五汤加味治疗乳腺癌术后上肢肿胀疗效观察[J]．河北中医，2000，22(2)：129

[7] 郭智涛，司徒红林，任黎萍．突出中医外治法治疗乳腺癌之我见[J]．天津中医，2001，18(4)：44

[8] 刘胜．“乳宁冲剂”抑制 DMBA 诱发大鼠乳腺癌模型的实验研究[J]．亚洲医药，1997，3(5)：95

[9] 刘叙仪，孟松娘，杨敬贤，等．中药 R3 对耐阿霉素人乳腺癌细胞 MCF7adr 多药耐药的逆转[J]．中国肿瘤临床，1997，24(5)：325

第二十章
围绝经期与绝经后妇科疾病

围绝经期是妇女自生殖年龄过渡到无生殖能力年龄的阶段，包括从接近绝经出现与绝经有关的内分泌、生物学和临床特征起至最后一次月经后一年。我国城市妇女平均绝经年龄为49.5岁，农村妇女平均绝经年龄为47.5岁。

绝经是围绝经期的重要标志，围绝经期包括绝经前期、绝经期及绝经后期。由于雌激素水平降低，可出现血管舒缩症状和神经精神症状，如不能及时调整，病程迁延则容易发生抑郁症。此期可始于40岁，历时短则1～2年，长则10余年。绝经后的卵巢功能进一步衰退、老化，直至完全衰竭。由于雌激素水平低落，阴道局部抵抗力下降，容易引起致病菌感染，出现老年性阴道炎；另一方面，也可使支持膀胱、尿道的盆底组织张力削弱，或其血液供应减少，出现张力性尿失禁；还可引起骨代谢、脂肪代谢失常，引发骨质疏松及心血管系统疾病等。绝经后再次出现子宫出血者要警惕生殖器官恶性病变。随着妇女寿命的延长，老年期保健也日益受到重视。

第一节　绝经前后诸证

妇女在七七之年，月经终止，称绝经或经断。妇女在绝经期前后，围绕月经紊乱或绝经出现如烘热汗出、烦躁易怒、潮热面红、眩晕耳鸣、心悸失眠、腰背酸楚、面浮肢肿、皮肤蚁行感、情志不宁等症状，称绝经前后诸证，也称经断前后诸证。本病证状往往三三两两出现，表现有轻有重。大部分妇女绝经期无明显症状，毋须治疗，少数妇女症状明显，甚至严重影响工作和生活。其症状持续时间有短有长，短则数月半载，长可达数年之久。

中医古籍对本病尚无专篇记载，多散见于“年老血崩”、“脏躁”、“百合病”等病证中。如汉代《金匮要略·妇人杂病脉证并治》指出：“妇人年五十所，病下利数十日不止，暮即发热，少腹里急，腹满，手掌烦热，唇口干燥……当以温经汤主之。”本条论述绝经期崩漏证治。“下利”《医宗金鉴》谓当作“下血”，“利”是传抄之误，此说合理。金元时期《儒门事亲》及明代《景岳全书·妇人规》、《陈素庵妇科补解》则认为：妇人年及五十以上，经血暴下者，当辨其有火无火。因情志的暴喜暴怒而内生有火热，逼血妄行；无火者素多忧郁不调之患，因有滞而阻隔。并指出：“妇人于四旬外，经期将断之年……而见，此过期阻隔，便有崩决之兆。若隔之浅者，其崩尚轻；隔之久者，其崩必甚，此因隔而崩者也。”1964年始以“经断前后诸证”列入教材。

西医学绝经综合征（原称更年期综合征），或两侧卵巢切除或盆腔放疗、化疗后，或卵巢早衰等所致诸症，可参照本病调治。

【致病机制】

本病发生在绝经前后，《素问·上古天真论》云：“女子……七七任脉虚，太冲脉衰少，天癸竭，地道不通，故形坏而无子。”由于绝经前后肾气渐衰，天癸将竭，冲任脉虚，生殖功能逐渐减退以致丧失，脏腑功能逐渐衰退，而使机体阴阳失于平衡。肾虚是致病之本，可累及心肝脾。如肾阴不足，不能上济心火，则心火偏亢；乙癸同源，肾阴不足，精亏不能化血，导致肝肾阴虚，肝失柔养，肝阳上亢；肾与脾先后天互相充养，脾阳赖肾阳以温煦，肾虚阳衰，火不暖土，则脾肾两虚。易出现水湿、痰浊、瘀血、气郁等兼夹证。因妇女一生经、孕、产、乳，数伤于血，而经断前后肾气虚衰，天癸先竭，故临床以肾阴虚居多。

西医学认为围绝经期卵巢功能逐渐衰退，卵泡数目明显减少，卵巢的内分泌功能衰退，表现为卵泡对促卵泡激素敏感性下降，对促性腺激素刺激的抵抗性逐渐增加。绝经过渡早期因促卵泡激素升高对卵泡过度刺激，引起雌二醇分泌过多，导致雌激素水平高于正常卵泡期水平，卵泡停止生长发育时，雌激素水平下降。绝经后卵巢不再分泌雌激素，妇女体内低水平雌激素以雌酮为主。

围绝经期除以上内分泌变化外，尚有自主神经功能紊乱的表现，造成血管舒缩不稳定。神经介质的变化与精神抑郁有关，出现各种心理性症状（详见围绝经期抑郁症）。雌激素减少造成生殖、泌尿系统萎缩。此外，雌激素缺乏引起钙磷代谢变化及骨质疏松（详见骨质疏松症）。

【诊断与鉴别诊断】

一、诊断

（一）病史

45～55岁的妇女，既往月经正常，出现月经紊乱或停闭。或40岁前卵巢功能早衰；或有手术切除两侧卵巢及其他因素损伤两侧卵巢功能病史。

（二）临床表现

1. 月经改变　月经紊乱，或量多如注，或淋漓不尽，或推迟、稀发、闭经。

2. 血管舒缩症状　烘热，汗出，眩晕，心悸等。

3. 精神神经症状　情绪易于激动，抑郁，忧愁，失眠，甚或情志异常。

4. 泌尿生殖道症状　阴道干燥，性交困难及反复发生的阴道炎；排尿困难，尿急及反复发生的尿路感染。

5. 其他　失眠、腰背酸楚、面浮肢肿、皮肤蚁行感等症状。

（三）检查

1. 妇科检查　子宫大小正常或偏小。

2. 辅助检查

（1）FSH值测定：绝经过渡期血FSH＞10 u/L，或血FSH/LH比值＞3.6，提示卵巢储备功能下降。FSH＞40 u/L，提示卵巢功能衰竭。

（2）氯米芬兴奋试验：月经第5日起服氯米芬，每日100 mg，共5日，月经第10日测定血FSH，如FSH＞12 U/L，雌激素水平仅轻度增高，提示卵巢储备功能下降。

（3）阴道细胞学检查：雌激素水平常以成熟指数表示，即底层细胞数/中层细胞数/表层细胞数，三层细胞总数为100。表层细胞的多少，反应雌激素水平的高低，出现底层细胞表示雌激素减少，卵巢功能低下。正常排卵前为0/40/60，排卵后为0/60/40。绝经后不久为10/70/20，绝经越久，指数越左移。

（4）子宫内膜活检：绝经前阴道不规则流血或绝经后阴道流血者应做子宫内膜活检，以排除恶性病变。

（5）其他检查：对阴道流血、贫血或有尿频、尿急、尿失禁者应做血常规、血小板、出凝血时间、尿常规、细菌学检查，以除外血液系统及泌尿系病变。

二、鉴别诊断

围绝经期为癥瘕尤其是恶性肿瘤的多发年龄，月经过多、崩漏，或经断复来当结合现代医学理化检查以排除肿瘤，或其他器质性病变。

某些内科疾病如眩晕、心悸、水肿等其临床表现和本病相似。但本病多伴有月经紊乱，且发病年龄在绝经前后。

【因、证、辨、治】

本病以虚证为主，由肾中阴阳平衡失调所致。本病症状繁多，每三三两两出现，临床宜辨清肾中阴阳偏颇，或偏于肾阴虚，或偏于肾阳虚。治疗大法以平调肾中阴阳为主，偏于肾阴虚者滋阴补肾，偏于肾阳虚者温阳补肾，涉及他脏者应兼以治脾、治肝、治心、壮骨健髓营脑、调理气血。用药时要注意滋肾不可过于滋腻，以免阻遏阳气；温肾不可过于辛燥，以免重伤精血；苦寒峻下之品慎用。

一、肾阴虚证

[病因病机]经孕产乳，耗伤精血，天癸渐竭，阴精不复，肾阴渐衰，腰府脑髓肌肤失养，冲任虚衰而出现月经异常等肾阴不足之候。肝肾同源，肾水枯竭，肝血不充，肝木失养，肝阳上亢，则情志不畅，烦躁易怒，胁痛口苦。肾生髓，脑为髓海，心肾相交，神明自清，如肾水枯涸，不能上济于心，心肾不交，心火独亢，则眠差梦多。

[临床证候]月经推迟、稀发、量少，甚或月经停闭不行，平时带下少，阴道干涩，头晕耳鸣，失眠多梦，皮肤瘙痒或如虫爬，烘热汗出，五心烦热，腰膝酸软，舌红，少苔，脉细数。

[辨证依据]

（1）进入绝经前后的妇女，月经推迟、稀发、量少，甚或月经停闭不行。

（2）烘热汗出，五心烦热，腰膝酸软，阴道干涩，皮肤瘙痒或如虫爬。

（3）舌红，少苔，脉细数。

[治疗原则]滋阴补肾，佐以潜阳。

[方药选用]左归丸（方见崩漏）加制首乌、鳖

甲，或知柏地黄丸（方见月经后期）。

皮肤瘙痒者，加蝉蜕、防风、白鲜皮；头目眩晕者，加天麻、钩藤、石决明，或加牛膝、桑寄生。

肾阴不足，不能上济于心，致心肾不交，水火不济，症见心悸怔忡、失眠多梦、健忘，治宜滋肾补心，交通心肾，可兼服天王补心丹（方见经行情志异常），或服坎离既济丸（《沈氏尊生书》）。

当归　熟地　生地　山茱萸　牛膝　麦冬　天门冬　白芍　五味子　龟版　知母　黄柏

二、肾阳虚证

［病因病机］月经将竭，肾气渐衰。如素体阳虚，或过服寒凉或房室所伤，致命火不足，虚寒内盛，脏腑失于温养，进而出现腰腹冷痛，冲任失摄，脾失健运，膀胱气化无力等症。

［临床证候］月经量多，或崩漏不止，或月经停闭不行，腰膝酸软，面目肢体（尤以下肢为甚）浮肿，形寒肢冷，大便溏，小便频、失禁，舌淡，苔薄，脉沉细无力。

［辨证依据］

（1）绝经期妇女，月经紊乱。

（2）腰膝酸软，面目肢体浮肿，形寒肢冷，大便溏，小便频。

（3）舌淡，苔薄，脉沉细无力。

［治疗原则］温肾扶阳，佐以健脾。

［方药选用］右归丸（方见多囊卵巢综合征）合理中丸（方见月经前后诸证）。

三、肾阴阳两虚证

［病因病机］肾阴亏乏，天癸竭，肾气不充，或阴损及阳，阳损及阴，以致阴阳两虚，则诸证错杂并见。

［临床证候］绝经前后，头晕耳鸣，健忘，乍寒乍热，颜面烘热，汗出恶风，腰背冷痛，舌淡，苔薄，脉沉弱。

［辨证依据］

（1）绝经期妇女月经紊乱。

（2）头晕耳鸣，健忘，乍寒乍热，颜面烘热，汗出恶风，腰背冷痛。

（3）舌淡，苔薄，脉沉弱。

［治疗原则］阴阳双补。

［方药选用］二仙汤（方见妊娠身痒）合二至丸（方见经间期出血）加制首乌、生龙骨、生牡蛎。

【其他疗法】

（一）中成药

（1）妇宁胶囊，每次 4 粒，每日 3 次。有镇惊安神，宽胸宁心之功效。用于阴虚肝旺、心血不足证。

（2）更年女宝片，每次 4 片，每日 2～3 次。有补益肝肾祛瘀之功效。用于肝肾亏损兼有血瘀证。

（3）琥珀安神丸，每次 1 丸，每日 2 次。有滋肾清心，镇惊安神之功效。用于心肾不交证。

（4）妇延春胶囊，每次 5 粒，每日 3 次，疗程为 1 个月。有滋阴扶阳，益气健脾，养血安神之功效。用于阴阳两虚、气血不足、心神失养证。

（5）更年安片，每次 6 片，每日 3 次。有滋阴清热，安神镇静之功效。用于肝肾阴虚证。

（6）更年康片，每次 3 片，每日 2～3 次。有补肾益阳，定志安神之功效。用于肾阳虚证。

（二）针灸

（1）体针取合谷、太冲、三阴交，每日 1 次，10 次为 1 个疗程。

（2）耳针取内分泌、神门、交感、皮质下、心、肝、脾、肾，每次 3～4 穴，隔日 1 次；或耳穴埋王不留行子。

（三）推拿

（1）肾阴虚取肝俞、肾俞、百会、曲池、内关、三阴交、太溪、涌泉。

患者取俯卧位，双手由肩背部沿膀胱经路线推抚至足跟，或从胸胁部沿肝经路线推抚至足外踝部数遍，使患者全身放松。拇指揉拿小腿后部数遍，重压跟腱 1～2 分钟，轻揉三阴交、太溪，重擦涌泉 2～3 分钟，最后揉内关、曲池 1～2 分钟。手指快速擦摩百会数百次。

（2）肾阳虚取中脘、关元、足三里、三阴交、阴陵泉、百会、肾俞、脾俞、关元俞、八髎。

患者取俯卧位，基本手法同上。唯按揉肾俞、脾俞、关元俞各 1～2 分钟，掌握八髎以透热为度。再取仰卧位，手掌摩小腹至透热为度，点按中脘、关元各 1～2 分钟。指压足三里、三阴交、阴陵泉各 1～2 分钟。双手末节指腹由前额交替推抖至后枕部数遍，并轻拍击巅顶部，多指捏拿、敲击头部。

（四）西药

1. 镇静药物　氯氮䓬、地西泮、苯巴比妥、多塞平等，根据病情可选 1～2 种。

2. 调节自主神经功能药物　谷维素、复合维生素、麦固醇或谷固醇等。

3. 激素替代治疗

（1）适应证：缓解血管舒缩症状，预防骨质疏松，治疗萎缩性阴道炎及尿道炎。

（2）禁忌证：雌激素依赖性肿瘤、妊娠、不明原因的阴道出血、近6个月内血栓栓塞性疾病、严重肝肾疾病、胆汁淤积性疾病、红斑狼疮、耳硬化、血卟啉、严重心脑血管病等。

慎用情况：子宫肌瘤、子宫内膜异位症、尚未控制的糖尿病和严重高血压、有血栓栓塞性疾病史或血栓形成倾向、胆囊疾病、癫痫、偏头痛、哮喘、高催乳素血症、乳腺良性疾病或乳腺癌家族史。

(3) 常用的激素替代治疗(HRT)方案

1) 雌、孕激素合用：用于有完整子宫者，主要目的是防止子宫内膜增生及子宫内膜腺癌。具体方案有：① 雌激素＋周期性孕激素；② 雌激素＋连续性孕激素。

2) 低剂量雌激素：子宫及附件已切除者，可连续或间断使用低剂量雌激素治疗，如尼尔雌醇周期性治疗。

3) 孕激素：有周期性使用及连续性使用2种。前者用于绝经过渡期；后者可短期用于症状重、需要用激素替代治疗又存在有雌激素禁忌证者。可选用长效甲孕酮或用18-甲基炔诺酮。

4) 雌激素与雄激素周期治疗：2种激素同时应用，对垂体抑制有协同作用，可减少雌激素对子宫内膜的刺激。雌激素如己烯雌酚或炔雌醇或结合雌激素，雄激素为甲基睾丸素。

5) 雌、孕、雄激素合用：用于有完整子宫，并需加用雄激素者。如7-甲异炔诺酮。

(4) 其他途径治疗方案

1) 阴道用药：对老年性阴道炎、性交困难者，常用己烯雌酚栓剂，但疗程过长可引起撤退性阴道出血。

2) 皮肤用药：皮下埋植雌二醇50 mg、睾丸酮100 mg，维持4～12个月，可解除潮热、抑郁、情绪不稳定、头痛、失眠等症状。

(五) 心理治疗

应使患者了解围绝经期是正常的生理过程，可采用个别或集体心理治疗的方法，对出现的症状予以解释，使其消除顾虑，妥善安排好工作和生活，解除患者的恐惧感和思想负担，适当参与体力活动和文娱活动。心理疗法的次数及时间应按病情轻重而定，轻者无需药物治疗。症状严重者，需配合药物治疗。

【转归与预后】

本病持续时间长短不一，短则几个月或2～3年，严重者可长达5～10年。是肾气衰退，天癸渐竭的阶段。调养得当，可有效改善症状，顺利度过此人生阶段，预后良好。如未能足够重视，施以必要的改善措施，或失治或误治，可导致情志异常、骨质疏松症等疾患。

【预防与调护】

(1) 做好卫生宣传教育工作，让绝经前后妇女了解有关生理改变现象和保健知识，保持心情舒畅，做到随遇而安。

(2) 定期做体格检查、妇科检查、防癌检查，有选择地做内分泌检查；盆腔手术时应尽量保留或不损伤无病变的卵巢组织。

(3) 维持适度的性生活，调畅情志，防止心理早衰。

(4) 适当锻炼如散步、气功、太极拳等，增强体质，调节阴阳气血。注意劳逸结合、生活规律，睡眠充足，避免过度疲劳和紧张。

(5) 饮食均衡，忌生冷及辛辣刺激食品，适当限制高脂、高糖类的摄入，加强营养，注意补充新鲜水果蔬菜及钙钾等矿物质。

【文献资料】

李素琴等用左归丸加减治疗绝经前后诸症54例，治愈45例，好转6例，未愈3例。陈军梅用知柏地黄汤加减治疗围绝经期综合征62例，痊愈55例，好转6例，无效1例。

参考文献

[1] 李素琴，张宏亮. 左归丸加减治疗绝经前后诸症54例. 四川中医，2005，23(6)：75

[2] 陈军梅. 知柏地黄汤加减治疗围绝经期综合征62例. 河北中医，2005，27(4)：278

第二节　老年经断复行

女子年逾49岁，绝经1年以上而又复潮，再见阴道出血，称老年经断复行，也称妇人经断复来或年老经水复行。

有关老年经断复行一候，历代医籍录载不多，在有限的论述中，多认为若老妇经断复潮，但见经候不调或兼见他证，当属病态。如宋代陈自明《妇人大全良方》书引许学士“妇人天癸过期而经脉不调，或三四月不行，或一月再至，腰腹疼痛”是其例也。然何以致病？宋代齐仲甫《女科百问》问曰：“妇人卦数已尽，经水当止，而复行者，何也？七七则卦数已终……或劳伤过度，喜怒不时，经脉虚衰之余又为邪气攻冲，所以当止而不止也。”主劳伤情志为患。清代傅山《女科产后编》对老妇行经又补充了“责之肝不藏、脾不统，或精过泄而动命门之火，或气郁甚而发龙雷之火所致，二火交发，血乃奔也”的病因病理观。吴谦等辑著的《医宗金鉴·妇科心法要诀》更为直接而扼要地指出“已断复来审其故，邪病根干随证医”，主张对老年经断复行当辨证求因，审因论治，并附录血热者用芩心丸或益阴煎，肝不藏血或忧思伤脾，脾不摄血，宜逍遥归脾斟酌用之等方药供参考。也有认为年逾七七之期而经水复行，如依时如期而潮，且无其他不适，属血气有余之象，不必服药，待其自止之，也是可资借鉴的经验之论。

对老年经断复行一证，历代医家所提出应根据经断复潮后的期、量及有无全身不适，辨属是“血气有余，不必服药”的生理状况，或“宜随证医治”的病理改变之见解，对今天的临床实践依然具有颇为重要的指导作用。

西医学认为绝经后阴道出血，是指自然闭经1年后，阴道流血或流出血性分泌物。其病因复杂，涉及范围较广。近年来大量的临床统计资料分析表明，良性病变是绝经后阴道出血的主要原因。如绝经后虽卵巢功能减退，几乎不能分泌雌激素，但来源于卵巢间质及肾上腺皮质的雄激素在外周脂肪组织中转化为雌酮，因而有腺外雌激素生成，子宫内膜仍可呈增生甚至增生过长状态，当激素水平波动时，会发生子宫出血。近年随着外源性雌激素的较为广泛应用，可导致体内雌激素水平升高，也有因长期大量服用某些补品而导致雌激素水平升高者，高水平雌激素刺激子宫内膜增生而发生子宫出血。此外，雌激素水平低下，子宫内膜发生萎缩，萎缩的子宫内膜腺体的腺管变细，管口堵塞形成腺体囊肿，囊壁破裂导致静脉破裂而出血。尚有少数绝经后偶发排卵以致子宫出血者。

绝经后卵巢功能衰退，雌激素水平低下，局部黏膜组织变薄，血管变细，抗病力下降，受到细菌感染，浅表毛细血管破裂而出血。慢性宫颈炎治不及时或形成子宫颈息肉，也是造成出血的原因之一。宫内节育器所致绝经后阴道出血，则可能是因为绝经后妇女的子宫萎缩使宫内节育器错位，子宫内膜受损或宫内节育器可致非特异性子宫内膜炎，而引起少量的子宫出血。

绝经后阴道出血者中，恶性肿瘤仍占有一定比例，尤其是年龄越大，出血时间距绝经时间越长者，医患双方应予以重视，及时检查，做到早期诊断早期治疗。

【诊断与鉴别诊断】

根据患者的年龄阶段(即年逾49岁)及于绝经后1年以上再见月经复潮的临床主证，诊断本病应无疑难。然而，老年经断复行又是一个临证应引起足够重视的症状，结合西医妇产科学的相关认识，绝经后见阴道流血或流出血性分泌物，其可能来自子宫颈或阴道，可能来自宫腔，也可能来自输卵管经宫腔、宫颈、阴道而流出。因而可能是老年性阴道炎、阴道癌、子宫颈息肉、子宫颈癌、子宫内膜息肉、子宫内膜癌、黏膜下子宫肌瘤、子宫肉瘤、输卵管癌、卵巢肿瘤等多种妇科疾病，甚或高血压、血液病等所引起。其致病因素复杂，涉及范围也较宽。因此对老年而经断复行的患者，应通过病史资料的详细询问，根据病情的需要有针对性地选择(辅以妇科检查)诊断性刮宫、腹部超声检查、腹腔镜检查、宫腔镜检查，或做卵巢及垂体有关内分泌的测定等检查，寻求引起出血的病因，而后确立相应处治方案，以免贻误病情。

【因、证、辨、治】

经检查确定非生殖器器质性病变所致的患者，临床辨证多首在注意了解经断而复行阴道出血的量、色、质，特别是血色、血质的有关情况，结合全身症状及舌脉征，并联系患者的体质因素及病程进行综合分析。

虚者补之，热者清之，注重补肾扶脾、养血清热是治疗老年经断复行的主要方法。在谨守病机的同时，又宜针对本病阴道出血的主证，在出血期选加相应固冲、安冲止血之品，标本同治，以期获取较好临床疗效。

一、血热证

[病因病机]素体阴血不足，或因产乳过多耗损阴血，阴虚则虚热内生；或因肾阴亏虚，水不荣木，复为情志所伤，肝郁化热。热邪扰及冲任，血海不宁，阴血下走以致经断而又复行。

[临床证候]妇人年逾七七之期，已绝经1年以上，月经复潮，甚或1个月二三至，量时多时少，色鲜红，质稍稠，两颧潮红，咽干口燥，舌红，少苔或光剥无苔，脉细数。

[辨证依据]

(1) 年逾七七，绝经1年以上，月经再行，色鲜红，质略稠黏。

2. 或有产乳过众，耗损阴血，或有情志所伤病史。

3. 两颧潮红，咽干口燥，舌红，少苔或光剥无苔，脉细数。

[治疗原则]养阴清热，凉血止血。

[方药选用]

(1) 加味固阴煎(《女科证治约旨》)。

生地　白芍　山药　知母　黄柏　阿胶　秋石　龙骨　牡蛎　茯神

秋石一味，较难寻觅，可以地骨皮、青黛代之。经血量多，加女贞子、旱莲草；如为情志所伤，症见心烦易怒，咽干口苦，脉弦数者，加丹皮、栀子、黄芩、炒川楝子。

(2) 两地汤(方见月经先期)或益阴煎(《医宗金鉴》)。

生地　龟版　知母　黄柏　砂仁　甘草

二、脾虚证

[病因病机]中虚气弱之体，又因饮食、劳倦重伤，脾气愈虚，统摄无权，冲任不固，阴血下泄，故而虽已经断又见经血来潮。

[临床证候]年逾七七，已经绝1年以上，又见月经复潮，量较多，色淡红，质清稀，神疲体倦，肢软乏力，气短懒言，或小腹空坠，纳差，大便溏，舌淡，苔薄，脉细缓无力。

[辨证依据]

(1) 绝经1年以上，月经复行，量较多，色淡红，质清稀。

(2) 素体脾虚气弱，或有饮食不节、劳倦过度病史。

(3) 神疲体倦，肢软乏力，气短懒言，舌淡，苔薄，脉细缓无力。

[治疗原则]健脾益气，固冲止血。

[方药选用]

(1) 安老汤(《傅青主女科》)。

人参　黄芪　白术　当归　熟地　山茱萸　阿胶　黑芥穗　香附　木耳炭　甘草

出血量多者，去当归，加炒艾叶、乌贼骨、仙鹤草、炮姜炭；小腹空坠者，加升麻；纳差便溏者，去熟地、阿胶，加山药、薏苡仁、陈皮、炒扁豆。

(2) 补中益气汤(方见月经先期)。

三、肾虚证

[病因病机]老年之妇，肾气已虚，如房帏不慎，再耗肾气，肾者主蛰，封藏为本，也为冲任之本，今肾虚而藏纳失职，冲任不固，阴血离经下走，经阴道外泄，是以经断后又见复潮之候。

[临床证候]年逾七七，经绝1年以上，又见月经复潮，量或多或少，色淡暗，质清稀，腰脊酸痛，或腿软足弱，夜尿频多，舌淡嫩，苔白，脉沉细无力或尺弱尤甚。

[辨证依据]

(1) 绝经1年以上，月经复行，量或多或少，色淡暗，质清稀。

(2) 或有多产房劳之既往史，或有近期房帏失慎劳伤史。

(3) 腰脊酸痛，或腿软足弱，舌淡嫩，苔白，脉沉细无力或尺弱尤甚。

[治疗原则]补益肾气，固冲止血。

(1) 龟鹿补冲汤(《中医妇科治疗学》)。

鹿角胶　艾叶　炮姜　龟版　白芍　乌贼骨　党参　黄芪　炙甘草

腰脊酸痛，腿软足弱者，加菟丝子、川断、杜仲；夜尿频多者，加益智仁、台乌、桑螵蛸。

(2) 补肾固冲丸(方见闭经)。

【转归与预后】

非生殖器器质性病变所致老年经断复行，坚持辨证施治，用药注意标本兼顾，可望获取较好疗效而预后良好。对即使是属传统所认识的“老年经水复行，呈现依时如期而潮，且目前又无其他不适”的“血气有余之象”者，也应做妇科检查或诊断性刮宫，或宫腔镜检查，或做卵巢及垂体有关内分泌的测定，以排除病理性原因。对检查未见异常者，还需动态观察，注意随访。经有关检查明确系器质性病变所致者，宜尽快中西医结合处置。

【预防与调护】

(1) 注意绝经期卫生保健，保持心情舒畅，勿紧张焦虑及忧思恚怒。

(2) 慎起居，节饮食，不妄作劳，不可为房事所伤。

(3) 注意保持外阴清洁，以防病邪入侵，有利于减少本病发生。

(4) 在医生指导下使用含雌激素的药物制剂。

【文献资料】

近年杂志相继见有关绝经后阴道出血临床病例资料的回顾性分析报道，旨在对绝经后出血的原因及诊断方法进行探讨。

有关绝经后阴道出血的病因探讨，代慧对

1995～2005年10年内门诊58例绝经后阴道出血患者数据资料进行分析，结果功能性子宫出血19例(32.8%)、慢性宫颈炎14例(24.1%)、阴道炎9例(15.5%)、恶性肿瘤6例(10.3%)、使用雌激素药物5例(8.6%)、宫内节育器3例(5.2%)、子宫肌瘤2例(3.5%)。病例提示绝经后早些年阴道出血的多为功能性出血和慢性宫颈炎、阴道炎，而绝经5年后阴道出血的多为子宫恶性病变。

张晓通对112例绝经后出血患者临床数据进行回顾性总结分析后报道，增生期子宫内膜、分泌期子宫内膜、萎缩性子宫内膜等非器质性病变51例，占45.5%；子宫内膜炎、宫颈糜烂、宫颈管炎、老年性阴道炎、宫颈息肉、子宫黏膜下肌瘤等良性病变50例，占44.6%；子宫内膜癌6例，子宫颈癌3例，卵巢恶性肿瘤(卵巢浆液性囊腺癌)2例，共计11例，占9.82%。

张蕾等在"绝经后阴道出血原因分析"一文中，通过对医院随机收集的2001年1月至2005年12月门诊、住院诊治绝经1年以上出现阴道流血症状的病例436例进行数据分析，结果显示功能性子宫出血64例，占14.68%；老年性阴道炎129例，占29.59%；宫颈炎88例，占20.18%；子宫内膜炎45例，占10.32%；宫内节育器27例，占6.19%；子宫肌瘤、内膜息肉39例，占8.95%；外伤3例，占0.69%；恶性肿瘤41例，占9.40%。

上述临床研究资料均显示出非器质性病变和良性病变虽属绝经后阴道出血的主要原因，但恶性肿瘤仍占有一定比例，因而对老年妇女绝经后阴道出血仍应保持警惕。有必要在详细询问病史的基础上，予以有序地逐步筛查，以免误诊、漏诊。B超、阴道脱落细胞检查、宫颈刮片、分段诊断性刮宫、活检、宫腔镜检查以及内分泌检测、肿瘤标志物检查等不失为重要的诊断与鉴别诊断手段。

绝经后阴道出血的病因诊断，张军等对比研究阴道超声和宫腔镜检查对绝经后子宫出血的诊断价值，提出阴道超声检查是一种安全可靠的筛查方法，如双层子宫内膜厚度<0.5 cm，且无回声不均、边缘不光滑及宫内团块样病变，可以比较安全的排除子宫内膜恶性病变；如<0.4 cm，可以避免不必要的有创检查。阴道超声有较高的敏感性和阴性预测值（敏感性为97.73%，阴性预测值为94.74%），但特异性和阳性预测值较差。宫腔镜检查可以提供较高的诊断敏感性和特异性，但镜下诊断并不能代替最后诊断，需结合病理检查结果进行综合分析。

参考文献

［1］ 中国医学百科全书编辑委员会.中国医学百科全书·中医妇科学.上海：上海科学技术出版社，1983

［2］ 曾敬光，刘敏如.中医妇科学.北京：人民卫生出版社，1986

［3］ 刘敏如，谭万信.中医妇产科学.北京：人民卫生出版社，2001

［4］ 代慧.绝经后阴道出血的临床分析.临床医学，2006，26(10)：73

［5］ 张晓彤.绝经后出血112例临床体会.大连医科大学学报，2005，27(2)：122

［6］ 张蕾，沈晓萍.绝经后阴道出血原因分析.中华现代医学与临床，2006，5(3)：67

［7］ 张军，夏恩兰，李斌.阴道超声和宫腔镜检查对绝经后子宫出血的诊断价值.中华妇产科杂志，2004，39(6)：413

第三节　老年性阴道炎

老年性阴道炎见于自然绝经，或两侧卵巢切除后的妇女。是因雌激素水平低下，阴道局部抵抗力下降，致病菌感染所致的阴道炎症。是老年妇女常见病之一，在我国发病率较高，据统计约占绝经妇女的30%。

本病属中医学带下病、阴痒范畴。

【致病机制】

发病机制多为肝肾阴虚和湿热下注。由于肾精亏损，精血不足，肝肾阴虚，封藏失职，任脉不固，带脉失约。或因肾气虚衰，阴窍失养，湿邪乘虚入侵，与虚火相搏结，湿热下注，损伤任带。

西医学认为绝经后雌激素水平不足和免疫功能下降是导致老年性阴道炎发生的重要原因。绝经后、或手术切除卵巢或盆腔放射治疗后的女性，卵巢功能减退，雌激素水平降低，阴道壁萎缩，黏膜变薄，上皮细胞内糖元含量减少，阴道内pH增高，局部抵抗力降低，致病菌容易入侵繁殖引起炎症。如有阴道创伤、子宫内膜炎或盆腔炎，更易诱发老年性阴道炎。

【诊断与鉴别诊断】

一、诊断

（一）病史

有绝经史或两侧卵巢切除史或盆腔放、化疗史，或个人不注意外阴局部卫生等。

（二）临床表现

外阴阴道灼热，痒痛不适，白带增多，色黄质稀，或夹有血丝，有臭气，阴部下坠感及腹部不适，性交痛。如炎症累及前庭、尿道口周围，可出现尿频、尿痛等刺激症状。

（三）检查

1. 全身检查　一般无特殊异常。

2. 妇科检查　外阴萎缩，两侧小阴唇充血，阴道黏膜菲薄，皱襞消失，阴道壁充血及散在的小出血点，或见表浅溃疡。如果阴道炎症久治不愈，有可能引起阴道粘连，妇检时因阴道粘连组织被分开可引起阴道出血，严重者可引起阴道闭锁，闭锁的上段可发生阴道积脓。

3. 辅助检查　阴道分泌物检查未见滴虫及念珠菌。宫颈抹片及阴道后穹隆涂片以底层上皮细胞居多，未找见癌细胞。对阴道壁溃疡者需做局部组织活检，排除恶性肿瘤。对卵巢早衰者或围绝经期患者可做性激素测定。

二、鉴别诊断

（1）几种常见阴道炎的鉴别（表20－1）。

表20－1　常见阴道炎的鉴别

病名	年龄	症状	体征	实验室检查
老年性阴道炎	45～65岁绝经后妇女	阴道分泌物增多，外阴瘙痒、灼热感	阴道呈老年性改变，黏膜充血，有散在小出血点或点状出血斑	阴道pH上升，取阴道分泌物镜检见大量底层细胞及白细胞
滴虫性阴道炎	多发于生育年龄	外阴瘙痒，阴道分泌物呈灰黄色或黄绿色、脓性稀薄的液体，呈泡沫状、有臭味	阴道黏膜及宫颈充血，常有散在红色斑点如草莓状	取阴道分泌物镜检可找到滴虫
外阴阴道念珠菌病	多发于生育年龄	外阴瘙痒，阴道分泌物呈凝乳状或豆腐渣样	外阴及阴道前庭黏膜充血肿胀，表面有白色分泌物，可见黏膜红肿或浅溃疡	取阴道分泌物镜检可见假丝酵母菌
细菌性阴道病	多发于生育年龄	阴道分泌物增多，有鱼腥气味，尤以性交后加重，可伴有轻度外阴瘙痒或灼热感	阴道黏膜无充血	取阴道分泌物镜检可找到线索细胞，阴道pH >4.5，氨试验阳性

（2）有血性白带者需与生殖道恶性肿瘤鉴别，可做B超、宫颈抹片、宫颈活检、分段诊刮等以进一步明确。

【因、证、辨、治】

一、肝肾阴虚证

［病因病机］年老绝经或卵巢切除术后，肝肾亏损，精血匮乏，冲脉虚衰，带脉失约，任脉不固所致。

［临床证候］白带增多，色黄质稀，或夹有血丝，有臭气，阴部灼热，痒痛不适，或伴有尿频、尿痛，或小便失禁，头晕耳鸣，腰膝酸软，心烦易怒，舌红，苔少，脉细数。

［辨证依据］

（1）绝经期妇女。

（2）白带增多，色黄质稀，或夹有血丝，有臭气，阴部灼热，痒痛不适。

（3）头晕耳鸣，腰膝酸软，心烦易怒。

（4）舌红，苔少，脉细数。

［治疗原则］滋阴益肾，清热祛湿。

［方药选用］知柏地黄丸（方见月经后期）。

带下量多明显者，加芡实、金樱子；腰酸耳鸣明显者，加枸杞子、桑寄生。

二、湿热下注证

［病因病机］年老绝经或卵巢切除术后，肾亏体虚，湿热湿毒之邪乘虚入侵，流注下焦所致。

［临床证候］白带色黄或黄赤，有时为脓带，有臭气，阴部灼热，痒痛甚，口苦口干，小便黄，舌红，苔黄腻，脉细滑。

［辨证依据］

（1）绝经期妇女。

（2）白带色黄或黄赤，有时为脓带，有臭气，阴部灼热，痒痛甚。

（3）口苦口干，小便黄。

（4）舌红，苔黄腻，脉细滑。

［治疗原则］清热利湿止带。

［方药选用］止带方（方见带下过多）。

腰酸，头晕眼花明显者，加女贞子、旱莲草；便秘尿赤明显者，加生首乌、通草；带下色黄或赤白相兼，质黏稠，有臭味等症状明显者，加土茯苓、贯众。

【其他疗法】

（一）中成药

（1）知柏地黄丸，每次9 g，每日2次。

（2）治带片，每次5～8片，每日2～3次。

（二）外治

(1) 蛇床子 30 g，贯众、透骨草、苦参、黄柏、仙灵脾、百部各 20 g，水煎熏洗，每日 2 次，10 次为 1 个疗程。

(2) 椿树叶 100 g，水煎外洗阴部，每日 2 次。(《女病外治良方妙法》)

(3) 黄柏 30 g，金银花 10 g，仙灵脾 30 g，水煎，坐浴，每日 1 次。

(4) 保妇康栓 1 粒，放于阴道内，每晚 1 次，7 日为 1 个疗程。

（三）西药

1. 全身治疗　炎症较重者可用雌激素治疗(乳腺癌或子宫内膜癌患者禁用，肝功能异常者也不宜)，如内服尼尔雌醇、结合雌激素、替勃龙。

2. 局部治疗

(1) 甲硝唑 400 mg 或氟哌酸 100 mg，放于阴道内，每次 1 片，7～10 日为 1 个疗程。

(2) 0.1%己烯雌酚软膏，涂阴道壁。

(3) 结合雌激素阴道软膏含结合雌激素 0.625 mg/g，涂阴道、外阴，每日 1～2 次。

【转归与预后】

经积极治疗，预后良好。

【预防与调护】

(1) 注意外阴清洁，提高抗病能力。

(2) 绝经后妇女因卵巢功能减退，阴道分泌物减少，阴道干燥，性生活时易损伤阴道上皮，可使用阴道润滑剂，如石蜡油、凡士林等，或涂四环素可的松软膏、红霉素软膏等，减少性交损伤。

【文献资料】

刘丽华等用中药熏蒸治疗老年性阴道炎，药用：蛇床子 30 g，地肤子 30 g，白鲜皮 30 g，苦参 15 g，川椒 15 g，龙胆草 15 g，枯矾 20 g。水煎熏蒸坐浴，早晚各 1 次，7 日为 1 个疗程，连续 3 个疗程后停药 1 周。56 例痊愈 48 例，显效 7 例，无效 1 例，总有效率98.2%。邓雪华用中药治疗老年性阴道炎，内服：熟地 15 g，山茱萸 10 g，山药 10 g，泽泻 10 g，茯苓10 g，丹皮 10 g，当归 12 g，川芎 12 g，配合知柏地黄丸。同时予中药外洗：蛇床子 20 g，苦参 30 g，百部15 g，白鲜皮 15 g，土茯苓 10 g，野菊花 30 g，蒲公英 30 g，黄柏 15 g。56 例治愈 42 例，好转 11 例，无效 3 例。

参考文献

[1] 刘丽华，王素云，舒晓宏，等. 中药熏蒸治疗老年性阴道炎 56 例观察[J]. 实用中医药杂志，2007，23(6)：375

[2] 邓雪华，朱海涛. 中药治疗老年性阴道炎 56 例[J]. 时珍国医国药，2004，15(11)：780

第四节　老年皮肤瘙痒症

老年皮肤瘙痒症在我国老年人口中，患病率达10%以上，多见于 60 岁以上的老年人，中医学称风瘙痒。本病是指自觉皮肤瘙痒而无原发皮损，但可因搔抓伴发各种继发性皮损的一种皮肤病。病初多限于一处，进而逐渐扩展到身体大部，如躯干、四肢甚至全身。痒感时轻时重，短者仅数分钟，长者可达数小时，甚至彻夜不宁，难以遏止，使老年人痛苦难忍。易受周围环境冷热变化的刺激，诱发瘙痒。如连续强烈地搔抓，可致患处抓痕累累，血迹成片，渗液结痂，日久患处皮肤粗糙肥厚，枯槁甲错，色素沉着。如继发感染，还可引起疖疮、糜烂、溃疡等，严重影响老年人的身体健康。临床分为局限性和泛发性两种，局限性者，多数局限于阴部和肛门周围；泛发性者，则多泛发全身。本病好发于冬季，少数也可夏季发病。相当于西医学皮肤瘙痒症。

中医古籍对本病早有详细记载，《素问·至真要大论》云："诸痛痒疮，皆属于心。"汉代张仲景云："不得小汗出，身必痒。"隋代巢元方在《诸病源候论》中首载风瘙痒之病名："风瘙痒者，是体虚受风，风入腠理，与气血相搏，而俱往来于皮肤之间。邪气微，不能冲击为痛，故但瘙痒也。"提出本病多与风邪有关。

【致病机制】

多因年老体衰，脏腑功能衰退，以致气血精津亏虚，肌肤腠理失于温煦濡养，经脉运行不畅，气滞血瘀，风从内生；或因气血不足，营卫失和，卫外不固，为风寒外邪所袭，使内外合邪所致。故本病多于秋冬干燥寒冷季节加重，而暑夏温暖潮湿季节减轻。但也有因原本阴血虚亏，又嗜食辛辣腥发之物，使虚火内生，更灼津液，或受外界不良刺激，又未能及时调理而诱发本病的。总之，肝肾不足、气血亏虚是内因，是发病的基础，为本；内外风邪扰袭是发病的条件，为标，本虚标实，故病程缠绵难愈。

其病因复杂，目前尚不完全清楚。西医学认为全身性瘙痒症常为某些系统性疾病的讯号，如糖尿病、甲状腺功能减退或甲状腺功能亢进、肝胆疾患、代谢障碍、内脏肿瘤、变异性疾病、习惯性便秘、肾功能不全等的皮肤症状。

此外，由于冬季气候寒冷干燥，皮肤干涩粗糙，甚至表皮脱落，使皮内神经末梢更容易受到刺激而发痒。由于老年人皮肤腺体分泌功能减退，因此在冬季容易发病。

老年皮肤瘙痒症的产生，还与一些生活习惯有关，如用很烫的热水洗澡，次数过于频繁，使用碱性的肥皂或药皂，使本来就枯燥的皮肤失去了皮脂的滋润而发瘙痒。

【诊断】

(一) 病史

糖尿病、甲状腺功能减退和甲状腺功能亢进、肝胆疾患、代谢障碍、内脏肿瘤、变异性疾病、习惯性便秘、肾功能不全等病史、饮酒史等。

(二) 临床表现

由局部而至全身的瘙痒，病初多限于一处，进而逐渐扩展到身体大部，如躯干、四肢甚至全身。痒感时轻时重，短者仅数分钟，长者可达数小时，甚至彻夜不宁，难以遏止。易受周围环境冷热变化的刺激，诱发瘙痒。如连续强烈地搔抓，可致患处抓痕累累，血迹成片，渗液结痂，日久患处皮肤粗糙肥厚，枯槁甲错，色素沉着。如继发感染，还可引起疖疮、糜烂、溃疡等。

(三) 检查

1. 全身检查　局部甚至全身皮肤干燥，可见抓痕，甚则渗液结痂，皮肤粗糙肥厚，枯槁甲错，色素沉着。

2. 妇科检查　外阴萎缩，可见抓痕，皮肤粗糙肥厚，两侧小阴唇充血，阴道黏膜菲薄，皱襞消失，阴道壁充血及散在的小出血点，或见表浅溃疡。

3. 辅助检查

(1) 血糖、血脂检查。

(2) 甲状腺功能、肾功能、肝功能检查。

【因、证、辨、治】

一、气血不足证

[病因病机]年老绝经后，气血渐亏，肌肤腠理失于温煦濡养，经脉运行不畅，血瘀生风所致。

[临床证候]皮肤干燥，抓痕累累，上覆米糠样细薄鳞屑，瘙痒剧烈，夜间尤甚，寤寐不安，口干喜饮，倦怠乏力，纳呆，大便溏，面色不泽，舌淡，苔薄，脉弦细。

[辨证依据]

(1) 绝经期妇女。

(2) 皮肤干燥，瘙痒剧烈，抓痕，上覆米糠样细薄鳞屑。

(3) 倦怠乏力，纳呆，大便溏，面色不泽。

(4) 舌淡，苔薄，脉弦细。

[治疗原则]养血益气，熄风止痒。

[方药选用]八珍汤(《正体类要》)加防风、白鲜皮、乌蛇。

当归　熟地　川芎　白芍　白术　党参　茯苓　甘草

痒感日久不愈者，加丹参、桃仁。

二、肝肾精亏证

[病因病机]年老绝经后，肝肾虚惫，精血枯涸，肌肤腠理失濡；阴虚火旺，更灼津液，肌肤腠理无所养而致。

[临床证候]皮肤干枯，肌肤甲错，甚至粗糙肥厚，瘙痒剧烈，夜不能寐，头晕目眩，耳鸣如蝉，腰膝酸软，夜尿多，舌红，苔少，脉弦细。

[辨证依据]

(1) 绝经期妇女。

(2) 皮肢十枯瘙痒，肌肤甲错，甚至粗糙肥厚。

(3) 头晕目弦，腰膝酸软，夜尿多。

(4) 舌红，苔少，脉弦细。

[治疗原则]滋补肝肾，养阴熄风。

[方药选用]六味地黄丸(方见经间期出血)加当归、女贞子、枸杞子、白鲜皮、乌蛇、秦艽、香附。

老年皮肤瘙痒症，以养血润燥，安神止痒为主，并可酌情服朱砂安神丸或补心丸。夏季皮肤瘙痒症以疏风止痒、清热除湿、养血润燥等为治则，可用消风散(方见月经前后诸证)加减。

【其他疗法】

(一) 中成药

1. 润肤丸，每次 6 g，每日 3 次。有养血润肤功效。

2. 归脾丸，每次 6 g，每日 3 次。有养血安神，益气固脱功效。

(二) 外治

苦参 30 g，白鲜皮 20 g，蛇床子 20 g，地肤子 20 g，黄柏 15 g，川椒 15 粒，明矾 6 g。加水

4 000 ml，煎煮 40 分钟，先用药气熏蒸，待药液温度适中时，浸泡患处 10 分钟，每日 2 次，10 日为 1 个疗程，可连用 2 个疗程。有清热解毒，除湿健脾，祛风止痒之功效。

（三）西药

1. 维生素与钙剂　服钙剂、维生素 A、维生素 C 及复合维生素 B；或用 3%氯化钙、10%葡萄糖酸钙注射液，静注，每日 1 次，10 次为 1 个疗程。

2. 抗组胺药　如氯苯那敏、赛庚啶、定其敏等。

3. 镇静安定药　如地西泮、羟嗪等。

4. 性激素药　己烯雌酚 0.5 mg，每日 1～2 次，或用黄体酮 10 mg，肌注，每日 1 次。禁忌证见绝经前后诸证。

5. 外用药　局部可外用皮质类固醇激素软膏或霜及止痒药水和润肤药水等。

【转归与预后】

本病如无糖尿病等合并症者，预后良好。

【预防与调护】

（1）平时注意保持皮肤清洁，经常外涂护肤润燥剂，不要搔抓。

（2）冬季不宜勤浴，避免接触碱性强的肥皂。内衣要穿柔软的棉织品，不穿羽绒衣裤及化纤内衣。

（3）消除诱因，忌食腥发及辛辣食物，不吸烟饮酒。多食蔬菜、水果。

（4）保持精神愉快和足够的睡眠，并坚持适当的体育锻炼等。

【文献资料】

徐明用四物汤加减治疗老年性皮肤瘙痒症，治疗组予四物汤加减方：当归 10 g，生地、熟地各 15 g，制首乌 15 g，白芍 10 g，苦参 15 g，白蒺藜 15 g，丹参 10 g，鸡血藤 15 g。气虚者，加黄芪、党参；口干者，加芦根、麦冬；失眠多梦者，加夜交藤、珍珠母；津亏便秘者，加火麻仁、瓜蒌。每日 1 剂。对照组服氯苯那敏，每次 4 mg，每日 3 次。1 个月后治疗组痊愈 37 例，好转 32 例，无效 9 例，总有效率 88. 46%。对照组痊愈 19 例，好转 29 例，无效 22 例，总有效率 68. 57%。治疗组总有效率明显高于对照组，有显著性差异。朱红军等用右归丸加减治疗老年性皮肤瘙痒症，基本方：熟地 18 g，山茱萸 12 g，菟丝子 12 g，鹿角胶 8 g，杜仲 10 g，山药 12 g，枸杞子 12 g，当归 10 g，川芎 10 g，黄芪 15 g，白术 10 g，白蒺藜 12 g，地肤子 12 g，防风 8 g。偏肾阴虚者，加生地 12 g，首乌 12 g，龟版胶 10 g；偏肾阳虚者，加仙茅 12 g，补骨脂 10 g，制附片 6 g；少寐多梦者，加枣仁 10 g，柏子仁 10 g，夜交藤 12 g；瘀血者，加丹参 15 g，红花 6 g，赤芍 10 g；湿热者，去熟地、菟丝子、杜仲、鹿角胶、黄芪、白术，加黄柏 12 g，苦参 8 g，白鲜皮 15 g，苍术 10 g，薏苡仁 12 g；瘙痒剧烈者，加全蝎 6 g，乌梢蛇 12 g，蝉蜕 9 g。15 日为 1 个疗程。83 例治愈 32 例，显效 28 例，有效 19 例，无效 4 例，总有效率 95. 2%。

参考文献

［1］ 徐明. 四物汤加减治疗老年性皮肤瘙痒症 78 例临床观察[J]. 北京中医，2007，26(8)：517

［2］ 朱红军，赵生文. 右归丸加减治疗老年性皮肤瘙痒症 83 例[J]. 四川中医，2007，25(7)：91

第五节　骨质疏松症

老年妇女骨质疏松症是指绝经后短时间内由于雌激素水平急剧下降，导致骨吸收亢进，全身骨量减少，骨的微观结构退化，致使骨的脆性增加，易于发生骨折的一种全身性骨骼疾病，属原发性骨质疏松症。

据流行病学调查，45 岁以上的妇女中近 1/3 患有轻重不同的骨质疏松症，特别是绝经后 3～4 年，每年骨量丢失约为 2.7%，以后为 1.7%，8～10 年为稳定期，而 75 岁以上的妇女，骨质疏松症的患病率高达 90%以上。就骨质疏松症髋部骨折的患者而言，在骨折发生半年内死亡率高达 30%，永久残废率达 50%以上。因此，围绝经期及绝经后骨质疏松症的早期诊断及治疗非常重要。

中医学虽无骨质疏松症这一病名，但根据临床症状及发病机制，与骨痹、骨痿、肾痹、骨痛等相类似。

【致病机制】

肾精亏虚是骨质疏松症的基本病机，《素问·六节藏象论》云："肾主骨，生髓。"认为"肾者，主蛰，封藏之本，精之处也；其华在发，其充在骨"。妇女先天禀赋不足，或因房劳多产，或因久病伤肾，耗伤肾精，肾中精气亏虚，骨髓化生乏源，绝经后肾气衰退，肾精愈虚，骨无所充，髓无所养，髓枯骨脆，筋骨不坚。如素体阳虚，或过服寒凉或房室所伤，致命火不足，虚寒内盛，脏腑失于温养，精血不能温化以填髓充骨。肝主疏泄，藏血，肝肾同源，精血同源。素性抑郁，肝气郁结，暗耗肝血，或大怒伤肝，肝失疏泄，化火伤血，血不化精，则肾精不足。脾为后天之本，主运化，化水谷为气血精微。年老绝经后脾气渐虚，如饮食失节，或忧思劳倦，损伤脾气，则虚者愈虚，脾运失健，则气血精微生化亏源，先天之精失于后天资助，肾精亏虚益甚，均可导致本病的发生。其病位在骨，病变脏腑以肾、肝、脾为主。

雌激素对骨代谢具有重要的调节作用，可直接抑制引起破骨细胞前体增殖的细胞因子产生，并直接抑制成熟破骨细胞极化，促进破骨细胞的凋亡，从而抑制了骨吸收，还影响活性维生素 D、甲状旁腺激素、降钙素等激素的作用，直接作用于成骨细胞，使骨量增加，维持骨形成与吸收偶联。雌激素还可以直接作用于成骨细胞的受体，提高骨细胞的功能，使骨量增加，同时雌二醇可对抗甲状旁腺激素的骨吸收作用。孕激素可和成骨细胞受体结合，使骨量增加，对钙有正效应。

绝经后、卵巢去除或早衰妇女，雌激素缺乏，对破骨细胞的抑制大大降低，使得骨吸收反跳性地增强，尽管对成骨细胞抑制解除，使得骨形成也进一步增强，但仍远远低于骨吸收，使骨代谢率失去平衡，导致绝经后骨质疏松症的发生。且雌激素水平降低，成骨细胞功能衰退，使骨形成减弱，是骨质疏松症的主要发病机制之一。

【诊断与鉴别诊断】

一、诊断

（一）病史

轻微外伤或用力即引起脊椎压缩性骨折，或股骨颈骨折，或桡骨远端骨折，或髋骨骨折的病史。严重者见脊柱侧凸畸形，骨骼短缩。

（二）临床表现

绝经后骨质疏松症起病隐匿，常无任何症状。一旦出现疼痛、驼背、身长变矮等症状时，可能是发生骨折的结果，应引起重视。

1. **疼痛**　是最常见的症状，多见于腰背痛。疼痛沿脊柱向两侧扩散，仰卧或坐位时疼痛减轻，直立时后伸或久立久坐时疼痛加剧，日间疼痛轻，夜间和清晨醒来时加重，弯腰、肌肉运动、咳嗽、大便用力时加重。骨量丢失 12%以上时即可出现骨痛。老年骨质疏松症时，椎体骨小梁萎缩，数量减少，椎体压缩变形，脊柱前屈，腰大肌为了纠正脊柱前屈，加倍收缩，肌肉疲劳甚至痉挛，产生疼痛。新近胸椎腰椎压缩性骨折，也可产生急性疼痛，相应部位的脊柱棘突可有强烈压痛及叩击痛，2～3 周后可逐渐减轻，部分患者可呈慢性腰痛。如压迫相应的脊神经可产生四肢放射痛、两下肢感觉运动障碍、肋间神经痛、胸骨后疼痛类似心绞痛，也可出现上腹痛类似急腹症。如压迫脊髓、马尾还影响膀胱、直肠功能。

2. **身长缩短、驼背**　多在疼痛后出现。脊椎椎体前部几乎多为松质骨组成，而且此部位是身体的支柱，负重量大，尤其第 11、12 胸椎及第 3 腰椎，负荷量更大，容易压缩变形，使脊椎前倾，背曲加剧，形成驼背，随着年龄增长，骨质疏松加重，驼背曲度加大，致使膝关节挛拘显著。人体有 24 节椎体，正常人每一椎体高度约 2 cm，老年人骨质疏松时椎体压缩，每椎体缩短 2 mm 左右，身长平均缩短 3～6 cm。

3. **骨折**　是骨质疏松症最常见和最严重的并发症，不仅使患者活动严重受限，甚至缩短其寿命。骨质疏松症所致骨折在老年前期以桡骨远端骨折（Colles 骨折）多见，老年期以后则以腰椎和股骨上端骨折多见。骨量丢失 20%以上时即可发生骨折，骨密度（BMD）每减少 1.0 DS，脊椎骨折发生率增加 1.5～2 倍。脊椎压缩性骨折有 20%～50%的患者无明显症状。

4. **呼吸功能下降**　胸椎腰椎压缩性骨折，脊椎后弯，胸廓畸形，可使肺活量和最大换气量显著减少，肺上叶前区小叶型肺气肿发生率可高达 40%。老年人多数有不同程度肺气肿，肺功能随着增龄而下降，如再加骨质疏松症所致胸廓畸形，往往出现胸闷、气短、呼吸困难等症状，久则致肺功能下降，严重者发生呼吸障碍，甚至肺动脉高压和右心室肥大等。

（三）检查

1. **X 线片**　骨矿质丢失>30%时，可有异常征象，主要变化为骨皮质变薄，纵形骨小梁稀疏，横行骨小梁消失，椎体呈双凹征或鳕鱼尾样改变，椎体前缘楔状变形。腰椎指数：腰椎侧位片测量 L3 椎体中点高度与此椎体前缘高度的比值，如≤80%，可定为骨质疏松症。

2. **骨密度测量**　可早期发现本病，预测骨折风险和评价治疗效果，常用的方法有单（双）光子吸收法、双能 X 线吸收法（DPA）、定量计算机断层 X 线法(QCT)和定量超声法(QUS)。诊断标准(中国老年骨质疏松学会):骨密度峰值骨量丢失25%或骨密度降低2.0标准差(2 SD)、年龄(67±7)岁(男女在30岁以前骨密度随增龄而渐增高,30～35岁达顶峰,称骨密度峰值)。

3. **血钙、血磷、碱性磷酸酶** 多在正常范围,骨折时血碱性磷酸酶升高。

4. **晨尿钙/肌酐值** 正常为(0.13±0.01),如升高提示骨吸收率增加。

5. **血抗酒石酸酸性磷酸酶** 是存在于破骨细胞的同工酶,是提示骨吸收的指标,骨质疏松时此酶活性升高。

6. **Ⅰ型胶质交联氨基末端肽** 骨吸收指标,其特异性和敏感性较高。

根据临床表现和必要的生化检查,特别是骨量的检测,可作出骨质疏松症的明确诊断。1996年荷兰国际骨质疏松会议建议使用以下标准。

(1) 正常:BMD或骨矿含量(BMC)较年轻成人均值低－1 SD以内。

(2) 低骨量:BMD或BMC较年轻成人均值低－1～－2.5 SD。

(3) 骨质疏松症:BMD或BMC较年轻成人均值低－2.5 SD以上。

(4) 严重骨质疏松症:BMD或BMC较年轻成人均值低－2.5 SD以上,伴有一处或多处骨折。

以上骨量峰值应根据同地区、同部位骨量峰值的平均值来确定。应该指出的是单纯的骨质疏松不是病,只有在骨质疏松的基础上出现疼痛、继发骨折等一系列临床表现时,才称为骨质疏松症。

二、鉴别诊断

1. **继发性骨质疏松症** 指因内分泌障碍(库欣病、甲状旁腺功能亢进或低下),或长期使用肾上腺皮质激素,或营养障碍,或肝肾疾患,或糖尿病,或废用制动因素引起的骨质疏松症。借助病史、体检及实验室检查予以鉴别。

2. **骨软化症** 主要是由于维生素D及其活性代谢产物缺乏导致钙磷代谢紊乱,骨基质缺乏钙盐沉着而导致骨骼发生病变。多见于女性,临床表现可出现疼痛和肌肉无力,后期可出现全身剧烈疼痛,呈持续性,并可出现骨骼畸形及病理性骨折。实验室检查可见血钙、血磷水平降低,尿钙排出减少,血碱性磷酸酶明显升高。用维生素D及钙剂治疗效果好。X线检查骨质软化症表现为骨骼呈普遍性骨质密度减低,以脊椎和骨盆、两侧髋关节最明显,骨小梁模糊,假性骨折和骨骼变形为其突出表现。临床常有骨吸收不良、脂肪痢、胃大部分切除病史。

3. **骨髓瘤** 典型患者的X线表现常有边缘脱钙区,需与本病区别。但此病最先累及含红骨髓的骨骼,如颅骨、脊柱、肋骨等,常有贫血、骨痛、低热、出血、感染、肾功能不全等。骨穿刺活检可明确诊断。

4. **转移性骨癌** 骨转移癌可有骨质稀疏,X线片常与骨质疏松相混淆,但转移癌有原发灶的临床表现,X线表现为局限性骨质稀疏或骨骼破坏。

5. **退变性骨质增生症** 又称骨性关节炎,是以骨质增生导致关节疼痛/功能障碍、活动不利为特征的一种疾病,多发生在腰椎,其次为四肢关节,临床表现以腰背四肢关节疼痛为主,可做X线片检查确诊,并借以鉴别。

【因、证、辨、治】

本病病位在骨,肾精气亏虚,骨髓化生乏源,致髓枯骨脆,筋骨不坚是其主要病机。以肾虚为主,涉及肝阴、脾气及气血不足。

治疗以补肾益精髓为主,兼阴虚火旺者宜滋阴降火,脾肾阳虚者宜脾肾双补,阴阳两虚者宜阴阳并补。

一、肾精亏虚证

[病因病机]妇女先天禀赋不足,或因房劳多产,或因久病伤肾,耗伤肾精,肾中精气亏虚,骨髓化生乏源,绝经后肾气衰退,肾精愈虚,髓枯骨脆,筋骨不坚而致。

[主要证候]腰背疼痛,甚至驼背骨折,胫酸膝软,头晕耳鸣,或发脱枯悴,齿摇稀疏,小便余沥或失禁,舌淡红,苔薄白,脉沉细无力。

[辨证依据]

(1) 绝经前后妇女。

(2) 腰背疼痛,甚至驼背骨折。

(3) 胫酸膝软,头晕耳鸣,或发脱枯悴,齿摇稀疏,小便余沥或失禁。

(4) 舌淡红,苔薄白,脉沉细无力。

[治疗原则]补肾填精益髓。

[方药选用]左归丸(方见崩漏)。

二、阴虚内热证

[病因病机]肝主疏泄,藏血,肝肾同源,精血同源。肝肾阴虚,精血不足,加之绝经前后阴虚更甚,

阴虚火旺，灼伤精血，精血虚甚，使髓枯骨脆，筋骨不坚所致。

[主要证候]腰背部疼痛，或足跟痛，或驼背，或骨折，急燥易怒，五心烦热，少寐多梦，腰膝酸软，烘热汗出，头目眩晕，舌红或绛，脉细数。

[辨证依据]

(1) 绝经前后妇女。

(2) 腰背部疼痛，或足跟痛，或驼背，或骨折。

(3) 五心烦热，腰膝酸软，烘热汗出，头目眩晕。

(4) 舌红或绛，脉细数。

[治疗原则]滋阴清热，补肾强筋。

[方药选用]知柏地黄丸(方见月经后期)。

三、阴阳两虚证

[病因病机]肾阴亏乏，天癸竭，肾气不充，或阴损及阳，阳损及阴，以致阴阳两虚，使髓无阴精不充，骨无阳气不坚，诸症错杂并见。

[主要证候]骨痛肢冷，或腰背部疼痛，或足跟痛，甚至驼背骨折，腰膝酸软，畏寒喜暖，四肢倦怠无力，面色少华，体倦无力，舌淡，脉沉细。

[辨证依据]

(1) 绝经前后妇女。

(2) 骨痛肢冷，或腰背部疼痛，或足跟痛，甚至驼背骨折。

(3) 腰膝酸软，畏寒喜暖，四肢倦怠无力，面色少华。

(4) 舌淡，脉沉细。

[治疗原则]补肾壮阳，益髓健骨。

[方药选用]二仙汤(方见妊娠身痒)加菟丝子、五味子、肉苁蓉、杜仲、茯苓。

肢体畏寒冷痛甚者，加制附子、肉桂、细辛；腰背痛者，加川断、桑寄生；上肢痛明显者，加姜黄、桑枝；下肢痛甚，关节僵硬屈伸不利者，加防己、白僵蚕、乌梢蛇、狗脊。

四、脾肾阳虚证

[病因病机]素体阳虚，或过服寒凉，致脾肾阳虚，年老绝经前后，肾脾功能渐衰，阳虚更甚，虚寒内盛，脏腑失于温养，精血不能温化填髓充骨而致。

[主要证候]腰背疼痛，甚至驼背骨折，胫酸膝软，面色不华，肢倦乏力，纳少，大便溏，舌淡边有齿痕，苔薄白，脉细。

[辨证依据]

(1) 绝经前后妇女。

(2) 腰背疼痛，甚至驼背骨折。

(3) 胫酸膝软，面色不华，肢倦乏力，大便溏。

(4) 舌淡边有齿痕，苔薄白，脉细。

[治疗原则]益肾健脾。

[方药选用]大补元煎(方见痛经)。

【其他疗法】

(一) 针灸

取神阙。将骨碎补、肉苁蓉、仙灵脾、吴茱萸、田三七各等份共碾为末，加入等量食盐备用。将药盐填脐，填平后再填成厚 0.5 cm 长宽约 3 cm × 3 cm 的范围，以高 1 cm 直径 0.8 cm 重 0.1 g 艾炷点燃置于药盐上灸至局部皮肤出现潮红为度。每日 1 次，10 次为 1 个疗程，疗程间休息 3 日。

(二) 推拿

取中脘、关元、足三里、三阴交、肾俞、脾俞、胃俞等。用掌摩法、按法、揉法、擦法、掖法等。每周 3 次，3 个月为 1 个疗程。

患者取仰卧位，采用掌摩法摩中脘、关元各 5 分钟，以透热为度；按揉足三里(双)、三阴交(双)；取俯卧位，按揉肾俞(双)、脾俞(双)、胃俞(双)各 1 分钟，以酸胀为度，计 20 分钟。

脾、肾两虚者，用适量冬青膏在腰背部施以擦法，以透热为度；风寒湿侵袭者，腰背局部加滚法、擦法。

(三) 西药

(1) 钙剂：成人钙每日摄入 2 000 mg 属安全范围。钙剂可连服 1 年以上。目前出品的钙剂多是含活性维生素 D 的复合剂。

妇女在绝经期后 3～5 年内单独补钙效果不理想，应同时服用雌激素。

(2) 性激素替代疗法(详见绝经前后诸证)：绝经期后骨质疏松症可应用雌激素替代治疗 8～10 年或更长。尽管在应用中出现了一些副作用，甚至有乳癌、子宫内膜癌发生率增加的危险性，配合应用小剂量孕激素，其益处明显超过其危险性。

(3) 降钙素：每次 50～100 u，肌内/皮下，隔日 1 次；每次 200 u，鼻内给药，隔日 1 次。

(4) 双膦酸盐：因双膦酸盐能抑制破骨细胞引起的骨丢失，周期性应用，可使骨矿含量恢复平衡。常用药物主要有羟乙膦酸钠(每次 200 mg，每日 2 次)、阿仑膦酸钠(每日 5 mg)。连服 2 周，再应用钙剂 75 日，3 个月为 1 个疗程。或服用本药时同时服用钙剂。

(5) 维生素类：维生素 D、C、K_1、E，内服。

(6) 氟制剂：常用氟化钠。

(7) 骨细胞调节因子：碱性成纤维细胞因子，为我国首创，已上市。

(四) 手术与微创治疗

(1) 骨质疏松性髋部骨折、腕部骨折或并发腰椎椎管狭窄症时，应及时手术治疗。

(2) 骨质疏松性椎体压缩骨折，可应用微创技术治疗。

【转归与预后】

轻度或中度骨质疏松症，如果注意调护，重视预防，不发生椎体塌陷及压缩性骨折或其他部位骨折，预后良好。许多骨质疏松症者往往在骨折发生后才被发现，故治疗效果因个体差异较大。胸椎腰椎体压缩性骨折，导致脊柱后弯、胸椎畸形、驼背、身高变矮，可影响脏腑功能。有的严重限制患者活动，长期卧床不起者常易发生感染，预后欠佳。

【预防与调护】

(1) 指导患者饮食生活，合理调整营养，适当增加蛋白质及钙、磷食物，其他营养素如维生素C及微量元素(镁、锰、锌、硼等)的补充，应注意以食物补充为宜，但也可选用各种食疗法滋阴补肾壮骨。

(2) 目前研究已证明，运动通过肌肉活动产生对骨的应力，刺激骨形成，增强机体的骨矿含量，能使成年人生理性骨量丢失减少，因此中老年人必须坚持力所能及的体力活动或参加适当的体育运动。

(3) 定时晒太阳是一种免费的有效措施，每日户外日晒应不少于半小时，日晒时暴露头、颈、前臂、下肢等即可。

(4) 根据临床及治疗情况，选用适当的中成药补肾壮骨，避免骨质疏松继续发展，或巩固疗效。

【文献资料】

何铭涛等予71例绝经后骨质疏松症患者补肾健脾活血方(补骨脂10 g，仙灵脾12 g，肉苁蓉12 g，熟地12 g，白芍10 g，黄芪12 g，菟丝子12 g，丹参12 g，当归8 g，大枣6 g)，每日1剂，70例绝经后骨质疏松症患者予阿仑膦酸钠片(每片含阿仑膦酸钠70 mg)，每周1次，两组疗程为6个月。结果治疗组71例，显效41例，有效23例，无效7例，总有效率90.14%；对照组70例，显效34例，有效27例，无效9例，总有效率87.14%，两组差异显著。补肾健脾活血方较阿仑膦酸钠片能明显提高患者血碱性磷酸酶、骨钙素、雌二醇，降低白介素(IL-6)、尿Hop/Cr及Ca/Cr。战美玲等用补肾养血汤(熟地30 g，鸡血藤30 g，白芍15 g，牛膝15 g，黄芪15 g，肉苁蓉20 g，杜仲12 g，当归12 g，仙灵脾9 g，狗脊30 g，木香6 g，白术12 g，茯苓12 g，党参15 g，甘草6 g)治疗绝经后妇女骨质疏松症，对照组内服葡萄糖酸钙，6个月后观察腰椎X线片和碱性磷酸酶、血钙、血磷的生化指标。结果治疗组治疗后症状、X线片改善情况均较对照组明显，碱性磷酸酶、血钙、血磷等生化指标也较对照组有显著差异($P<0.05$)。总有效率治疗组90.0%，对照组60.0%。朱鹏用左归丸加味治疗绝经后骨质疏松症，药用：熟地15 g，山茱萸12 g，枸杞15 g，菟丝子15 g，龟版胶20 g，鹿角胶15 g，山药15 g，川牛膝12 g，黄芪18 g，炒白术12 g，炒白芍15 g，续断12 g，杜仲15 g，狗脊12 g，砂仁5 g，生甘草3 g。连服3～6个月，至临床症状明显减轻或消失后继服1～2个月以巩固疗效。47例中治愈7例，显效17例，有效20例，无效3例，总有效率93.6%；疗程最少3个月，最多10个月。李芳莉等予神阙穴隔药灸治疗绝经后妇女骨质疏松症34例，治疗后骨痛积分均明显降低。马荣连等对23例绝经后骨质疏松症患者予推拿手法治疗，于中脘、关元、足三里、三阴交、肾俞、脾俞、胃俞等穴采用掌摩法、按法、揉法、擦法、掖法等，每周3次，3个月为1个疗程，共治疗2个疗程，治疗后患者腰椎骨密度比治疗前有显著的增加($P<0.01$)。

参考文献

[1] 何铭涛，梁细妹，梁祖建，等. 补肾健脾活血方治疗绝经后骨质疏松症临床研究[J]. 山东中医杂志，2007，26(7)：447

[2] 战美玲，杨艺飞，张静，等. 补肾养血汤治疗绝经后骨质疏松症疗效观察[J]. 甘肃中医，2007，20(2)：37

[3] 朱鹏. 左归丸加味治疗绝经后骨质疏松症47例[J]. 实用中医药杂志，2006，22(10)：620

[4] 李芳莉、吴昊. 神阙穴隔药灸治疗绝经后妇女骨质疏松症34例[J]. 中国针灸，2005，25(7)：448

[5] 马荣连，徐小梅，金宏柱. 推拿疗法对绝经后妇女腰椎骨密度的影响[J]. 辽宁中医药大学学报，2006，8(6)：132

第六节　张力性尿失禁

国际尿控协会（ICS）提出的张力性尿失禁（USI）是指腹压的突然增加（如咳嗽、打喷嚏、大笑、运动等）导致尿液不自主流出，不是由逼尿肌收缩压或膀胱壁对尿液的张力压引起的。其特点是正常状态下无遗尿，而腹压突然增高时尿液自动流出。1962年Green根据造影检查发现了两种类型的SUI不同解剖变化。Ⅰ型：单纯膀胱颈下移，膀胱尿道后角增大所致。Ⅱ型：Ⅰ型合并膀胱内压力升高时膀胱底及尿道下降。McGuire等根据影像尿动力学提出了Ⅲ型尿失禁的概念：即内括约肌压力引起，并对压力性尿失禁分型。Ⅰ型：距膀胱出口0.5 cm处的近端尿道关闭压＞0.98 kPa（1 kPa＝10.20 cmH_2O），发生尿失禁时尿道有轻度的旋转下移，膀胱-尿道后角≤45°。Ⅱ型：距膀胱出口0.5 cm处的近端尿道关闭压＞0.98 kPa，膀胱-尿道后角＞45°。Ⅲ型：距膀胱出口0.5 cm处的近端尿道关闭压＜0.98 kPa，尿道内括约肌呈非功能性开放，发生尿失禁时尿道不一定有旋转性下移。

尿失禁发生率，国外报道为15%～52%，绝经后妇女的发生率为17.1%，我国北京市、吉林、河北、福建的报道从18.1%至55.5%不等。45～65岁的妇女为22%～53%。严重影响患者的生活质量，给家庭带来很大压力。

张力性尿失禁在中医古籍中无病名记载，根据其临床表现及发病特点当属劳淋范畴。

【致病机制】

主要病机是中气不足、肾气不固及冲任带脉失约。可因素体虚弱，中气不足，分娩太过用力，损伤中气，或经行产后负重操劳，耗气伤中，使冲任不固，带脉失约。或因先天不足，或房劳多产，伤精损肾；或年老体弱，肾气亏虚，冲任不固，带脉弛纵，无力系胞，而致尿失禁。或久居湿秽之地，寒湿袭于胞络，损伤冲任带而失于固摄，久则尿失禁；也见于长期慢性咳嗽、便秘、年老体衰之体，冲任不固，带脉提摄无力而尿失禁。

西医学认为女性张力性尿失禁的病因不十分明确，包括妊娠、阴道分娩及分娩损伤、年龄、运动、盆腔内肿物、妇科手术史等因素。此外，增加尿失禁的危险因素包括体重指数过高、家族史、慢性便秘、吸烟等。其发病机制目前尚不清楚，未有一种假说被广泛接受，但可能的机制包括以下几种。

1. **尿道阻力降低**　保持有效地控尿机制需要完整的尿道内部结构和足够的解剖支持。尿道内部结构的完整性决定于尿道黏膜对合和尿道闭合压两者所产生的阻力。尿道黏膜对合是由黏膜皱襞、分泌物表面张力和黏膜下静脉丛形成的，对合密闭可阻止漏尿。尿道闭合压来自黏膜下血管和肌肉的张力，尿道闭合压增高，阻力大，可控制排尿，盆底组织的松弛损伤而致尿道阻力减低。有研究发现是神经肌肉的传导障碍在腹压增高时不能反射性地引起尿道内压的升高，此类张力性尿失禁为尿道内括约肌障碍型。

2. **尿道膀胱的压力关系**　控尿机制良好者其近侧尿道压力等于或高于膀胱内压力，在腹压增加时，由于腹压平均传递到膀胱及2/3近侧尿道（位于腹腔内），使尿道压力仍保持与膀胱内压相等或较高，因此不发生尿失禁。相反，张力性尿失禁患者由于盆底松弛而致2/3近侧尿道移位于腹腔之外，在静止时尿道压力减低（仍高于膀胱内压），但腹内压增加时，压力只能传向膀胱而不能传递给尿道，使尿道阻力不足以对抗膀胱的压力，遂引起尿液外溢。解释了膀胱颈高运动性的张力性尿失禁的发生机制。

3. **尿道膀胱的解剖关系**　正常尿道与膀胱底部的后角应为90°～100°，上尿道轴与站立位垂直线，所成的尿道倾斜角约30°。在张力性尿失禁患者，由于盆底组织松弛，膀胱底部向下向后移位，遂使尿道膀胱后角消失，尿道缩短。这种改变，宛如排尿动作的初期阶段，一旦腹内压增加，即可以诱发不自主排尿。除尿道膀胱后角消失外，尿道轴也发生旋转，使其从正常的30°增加至大于90°。这也从某一侧面解释了膀胱颈高运动性的张力性尿失禁的发生机制。

【诊断与鉴别诊断】

一、诊断

（一）病史

妊娠、阴道分娩及分娩损伤、年龄、运动、盆腔内肿物、妇科手术史等因素。此外，增加尿失禁的危险因素包括体重指数过高、家族史、慢性便秘、吸烟等。

（二）临床表现

几乎所有的下尿路症状及许多阴道症状都可见于张力性尿失禁。腹压增加下的尿失禁是最典型的症状，而尿急、尿频、急迫尿失禁和排尿后胀满感也是常见的症状。如果没有相关的妇科或泌尿病变时，尿痛和血尿很少见。体检可支持诊断，但不能确诊。80%的张力性尿失禁患者有膀胱膨出，但膀胱膨出的患者只有半数有张力性尿失禁。

（三）检查

1. 妇科检查　阴道壁松弛膨出，甚至膀胱膨出，子宫脱垂。

2. 压力试验（stress test）　将一定量的液体（300 ml）注入膀胱后，嘱患者取站立位，用力咳嗽8～10次，观察阴部有无尿液漏出。如有尿液流出，为阳性。

3. 指压试验（bonney test）　检查者把中、食指放入阴道前壁的尿道两侧，指尖位于膀胱与尿道交接处，向前上抬高膀胱颈，再做诱发压力试验，如张力性尿失禁现象消失则为阳性。此方法可以预计抬高膀胱颈手术的效果。

4. 棉签试验（Q-tip test）　患者仰卧位，将润滑的棉签置入尿道，使棉签头处于尿道膀胱交界处，分别测量患者在静息时及Valsalva（紧闭声门的屏气）时棉签棒与地面之间形成的角度。

二、压力性尿失禁的诊断标准

（1）尿液分析正常，尿培养阴性。

（2）神经检查正常。

（3）解剖学支持薄弱（棉签试验，X线或尿道镜检查）。

（4）证实在压力情况下有溢尿（压力试验）。

（5）膀胱内压测量图或尿道膀胱内压正常（残余尿量正常，膀胱容量及感觉正常；没有非自主性逼尿肌收缩）。

（6）分度

轻度：尿失禁发生在咳嗽和打喷嚏时，至少每周发作2次。

中度：尿失禁发生在走路和体位改变等日常活动时。

重度：任何时候都有尿失禁。

三、鉴别诊断

在症状和体征最易混淆的是不稳定膀胱，可通过尿动力学检测来鉴别明确诊断。感觉急迫性尿失禁在症状上与不稳定膀胱非常接近，但这类患者可在足够的鼓励下防止溢尿。

【因、证、辨、治】

基本的病机为中气不足、肾气不固及冲任带脉失约。治疗以补中益气、升阳举陷、补肾固带为原则，临床根据不同的证候特点，分别予以补虚、举陷、固脱，或补中气，或补肾气，佐以升提。合并湿热者，酌以清热利湿，热清湿去仍以补气扶正为主。除中药治疗外，还要重视卫生保健，必要时可手术修补治疗。

一、气虚证

[病因病机]素体虚弱，中气不足，分娩时用力太过，损伤中气，或经行产后负重操劳，耗气伤中，致冲任不固，带脉失约，尿液失于固摄所致而不自主流出。

[主要证候]腹压增加下的尿失禁，或尿急、尿频，急迫尿失禁和排尿后胀满感，阴道壁松弛膨出，劳则加重，小腹下坠，身倦懒言，面色不华，四肢乏力，小便频数，带下量多，质稀色淡，舌淡，苔薄，脉缓弱。

[辨证依据]

（1）素体虚弱，难产史、产后过早劳动史。

（2）腹压增加下的尿失禁，或尿急、尿频，急迫尿失禁和排尿后胀满感，阴道壁松弛膨出，劳则加重，小腹下坠。

（3）身倦懒言，面色不华，四肢乏力，小便频数，带下量多，色淡质稀。

（4）舌淡，苔薄，脉缓弱。

[治疗原则]补中益气，升阳举陷，兼固肾止遗。

[方药选用]补中益气汤（方见月经先期）加金樱子、益智仁、桑螵蛸。

带下量多清稀者，加茯苓、车前子、莲子；小便频数者，加益智仁、乌药、桑螵蛸；腰痛者，加续断、桑寄生；小腹胀痛者，加香附、小茴香；阴中痛者，加白芍、郁金、川楝子。

二、肾虚证

[病因病机]先天不足，或房劳多产，伤精损肾；或年老体弱，肾气亏虚，冲任不固，带脉弛纵，无力系胞，而致尿液不自主流出。

[主要证候]腹压增加下的尿失禁，或尿急、尿频，急迫尿失禁和排尿后胀满感，头晕耳鸣，腰膝酸软冷痛，小腹下坠，小便频数，入夜尤甚，带下清稀，舌淡红，脉沉弱。

[辨证依据]

（1）素体肾虚，产后过早操劳史，或多产史。

(2) 腹压增加下的尿失禁，或尿急、尿频，急迫尿失禁和排尿后胀满感。

(3) 头晕耳鸣，腰膝酸软冷痛，小腹下坠，小便频数，入夜尤甚，带下清稀。

(4) 舌淡红，脉沉弱。

[治疗原则]补肾固脱，益气升提。

[方药选用]大补元煎(方见痛经)加黄芪、益智仁、桑螵蛸。

腰腹冷痛者，加茴香、补骨脂、肉桂；日久气陷者，加升麻、芡实、金樱子；带下量多者，加白芷、牡蛎；便溏者，加炒白术、葛根。

【其他疗法】

(一) 中成药

金匮肾气丸，每次 1 粒，每日 2 次。

(二) 针灸

取次髎(双)、会阳。

次髎，用长 100 mm 28 号毫针向下斜刺入第 2 骶后孔中 75～85 mm；会阳，用长 75 mm 30 号毫针直刺60 mm，然后分别交叉连接电针电极于双侧穴位上，用疏密波，频率 20 Hz，缓慢调大电流至患者觉微痛止，留针 20 分钟。电针治疗每日 1 次，连续 5 次为 1 个疗程，以后改为每周 3 次，以症状缓解为度。

(三) 外治

(1) 吴茱萸适量，研细末，清水适量调匀，外敷于肚脐孔处，敷料包扎，胶布固定，每日 1 次，连续 5～7 日。

(2) 吴茱萸、附片各等量，共研细末，清水适量调稀糊状，外敷于双足心涌泉，敷料包扎，胶布固定，每晚 1 次，翌晨除去，连续 5～7 日。

(3) 银杏叶、枸杞叶、黄芪各 30 g，水煎取汁，放入浴盆中，先熏双足心，待温度适宜时足浴，每日 2～3 次，每次 10～30 分钟，每日 1 剂，连续 5～7 日。可温肾止遗。

(四) 盆底肌肉锻炼

让患者有意识地对盆底肌肉做重复、选择性地自主收缩和放松，以恢复衰弱的盆底肌，加强控尿能力。每次做 3 秒钟后放松，连续 15 分钟，4～6 周为 1 个疗程。Wilson 等研究表明接受盆底肌肉训练者，产后 1 年发生尿失禁明显少于对照组。

(五) 生物反馈

生物反馈有利于患者正确掌握盆底肌肉收缩，是学习收缩和放松盆底肌肉的好方法，有利于患者保持正确的肌肉反应，达到治疗目标。生物反馈治疗仪有很多类型，有家庭使用的简易便携式，也有复杂的多媒体影像系统。使用中应对被监测的生理参数(如压力、流速、肌电图)、测量方法及信号显示方式(如光、声、电刺激)加以说明。对患者体位、每次训练的时间、间隔、每疗程的训练次数及疗程的长度等加以说明。

(六) 电刺激治疗

通过放置在肛门或阴道内的探头传递不同的电流，刺激盆底肌肉和神经，增加盆底肌强度及力量，加强对尿道和膀胱颈的支撑，增加尿道关闭压，改善张力性尿失禁的症状。

(七) 磁场刺激治疗

通过磁脉冲刺激会阴周围组织，引起盆底肌肉收缩达到治疗目的，目前报道 3 个月的治疗有效率可达 56.3%。

(八) 西药

(1) α-肾上腺素能激动剂：膀胱颈和尿道近端对肾上腺素能敏感，当受到刺激时，产生平滑肌收缩，增加最大尿道压和最大尿道关闭压。此类药物有麻黄碱、伪麻黄碱、盐酸苯丙醇胺(PPA)、米多君等。此类药物的不良反应包括血压变化、焦虑、失眠、中枢神经系统兴奋、头痛、肌颤、心悸、疲劳、心律不齐、呼吸困难等，目前市场已停售含 PPA 类药品。

(2) β-肾上腺素拮抗剂：普萘洛尔内服可有效改善压力性尿失禁的症状，不良反应可能发生心衰、气道阻力增加。

(3) 雌激素：可增加尿道平滑肌对 α-肾上腺素能刺激的敏感性，提高尿道括约肌的作用，增强尿道黏膜与黏膜下血管的密闭作用。

(九) 手术

可采取阴道前壁修补术、耻骨后膀胱尿道悬吊术。近年则普遍采用悬吊带术，属微创手术，对于年老体弱患者手术安全性较高。目的是提升膀胱颈的位置，支撑中段尿道，增加尿道阻力。

(十) 尿道周围注射

经阴道或尿道在膀胱颈或后尿道周围注射某种物质，以增加膀胱或后尿道的阻力，用于尿道本身原因引起的尿失禁，尤其是尿道括约肌功能不良而逼尿肌正常者。目前常用的注射材料主要有聚四氟乙烯(PTFE)、戊二醛交联牛胶原(GAX)、自体脂肪、聚硅酮类聚合物。聚四氟乙烯是以甘油为基质的微聚合体粒子，注入点刺激成纤维细胞生长包裹，产生阻碍效果。因为会引起慢性异体反应，形成肉芽肿及微粒的迁移，手术的安全性仍待确定。戊二醛交联牛胶原目前无报道这种胶原材料移行现象，但此药有过敏反应的可能，价格昂贵，需多次注射。自体脂肪优点是易于获取，且组织相容性好，缺点是易被再吸收和被纤维组织替代。

【转归与预后】

轻度张力性尿失禁，坚持卫生保健，中医药治疗，病情可好转或治愈；较重者，尤其是合并阴道前后壁膨出者，药物治疗效果不佳，易伴有小便失禁，影响身心健康。

【预防与调护】

正确进行妊娠期、产褥期的生殖健康指导，正确处理好产程和阴道难产，戒烟、减肥、避免强体力劳动，保持大便通畅，积极治疗慢性咳嗽，加强盆底肌训练可能有助于预防本病的发生。

【文献资料】

张群英用固肾培元益气汤治疗女性尿失禁，药用：鹿角片、党参、葛根、大枣各 15 g，熟地、炙黄芪各 20 g，益智仁、芡实各 12 g，桑螵蛸 10 g，煅龙骨、煅牡蛎各 30 g。畏寒肢冷，面色㿠白者，加淡附片、肉桂粉；咽干口苦者，加二至丸；带下量多色黄者，加忍冬藤、千里光；烦躁易怒者，加郁金、佛手；气虚甚者，加人参或高丽参。对照组予谷维素片每次 10 mg，每日 3 次，10 日为 1 个疗程。两组治疗 3 个疗程统计疗效，治疗组治愈 36 例，好转 9 例，无效 1 例，总有效率97.8%；对照组治愈 10 例，好转 7 例，无效 6 例，总有效率 73.9%。两组总有效率比较有非常显著性差异。

参考文献

［1］ 张群英. 固肾培元益气汤治疗女性尿失禁 46 例观察. 实用中医药杂志[J]，2005，21(6)：342

第七节　围绝经期抑郁症

围绝经期抑郁症是指首次发病于围绝经期，多以情感持续性低落为主要特征，以情绪抑郁、焦虑、紧张、猜疑为主要临床症状，严重者有自杀倾向，其已成为社会、家庭极不稳定的因素。随着世界人口的逐步老龄化，女性受教育程度的提高，社会活动的增多，所承受的来自社会、事业、家庭的压力也越来越大，围绝经期综合征的发病率逐年上升，围绝经期抑郁症也越来越受到国内外医务工作者的重视，引起世界范围的关注。

中医古籍对本病无专篇记载，多散见于“郁证”、“百合病”、“脏躁”等病证中。《金匮要略·妇人杂病脉证并治》记载：“妇人脏躁，喜悲伤欲哭，象如神灵所作，数欠伸，甘麦大枣汤主之。”《诸病源候论·气病诸候》提出：“结气病者，忧思所生也。”《丹溪心法》云：“气血冲和，百病不生，一有拂郁，诸病生焉。故人身之病，多生于气。”

绝经时间和绝经期症状受很多因素影响，如吸烟、居住地域的海拔高度、生活习惯和既往的抑郁症史等。目前许多研究没有发现绝经与任何精神健康问题有直接关系，但一些社会因素如婚姻状况、子女问题、夫妻关系和性生活、社会经济地位和职业状况以及一些应激性生活事件等，都与围绝经期抑郁症的发生有关。

田丰莲等对广东地区 5 个地级市和 4 个县级市的 4 500 名 40～65 岁的围绝经期妇女调查，结果显示围绝经期妇女中存在心理症状者占 86.8%，其中有焦虑症状者占 76.7%，抑郁症状者占 62.3%。陆洪波等对南宁市的 4 112 名 35～65 岁的妇女调查，结果显示围绝经期妇女有精神神经症状者占 75.39%，其中焦虑占 11.14%，伤感多泪占8.85%，固执占 5.18%。蒋利华等对重庆医科大学附属第一医院门诊就诊的 502 名绝经期妇女调查，围绝经期各症状中抑郁占 1.59%。郭锡永等对长春市区 939 名 45～55 岁的妇女调查，抑郁症发生率占 32.0%。

【致病机制】

主要病机是心失所养，神明失守。妇女一生经、孕、产、乳对肝血、肾阴的损耗较多，阴血相对偏虚，如《灵枢·五音五味》云：“妇人之生，有余于气，不足于血，以其数脱血也。”绝经前后，肾阴渐衰，天癸渐竭，冲任二脉虚衰，阴虚火旺，肾水不能上济于心，心神失养；或思虑太过，所思不遂，心血暗耗，脾气受损，气血生化不足，气虚血弱，血不养心，心神失养；或素性忧郁，胆怯心虚，绝经前后复因情志所伤或突受惊恐，魂不守舍而致。本病以虚证为多，心、肝、脾、肾受累为主，在脏腑亏虚、气血失和的基础上，加上情志刺激的因素而发病，临床常表现出虚中有实,实中有虚,虚实夹杂的复杂证候。

西医学认为主要与神经内分泌因素相关。围绝经期卵巢功能衰退导致雌激素减少,临床发现围绝经期持续时间越长,抑郁症发病率越高。雌激素对调节情绪、习惯和认知功能的中枢神经有多重影响,可增强单胺类物质活性和上调5-羟色胺能受体量等。但整个绝经过渡期雌激素不呈逐渐下降趋势,而只是在卵泡停止生长发育时,雌激素水平才下降,因此雌激素与抑郁的关系有待进一步研究。除雌激素外,孕激素和脱氢表雄酮等其他性激素也可能参与围绝经期抑郁症的发生。此外,卵巢功能衰退及雌激素减少,可致中枢神经系统神经递质如肾上腺素、多巴胺、5-羟色胺、阿片肽等的活性发生改变,进而导致促性腺激素释放激素异常,自主神经系统功能紊乱伴精神心理障碍,是围绝经期妇女发病的主要诱因。

【诊断与鉴别诊断】

(一)病史

月经紊乱、精神疾患等病史。

(二)临床表现

抑郁和焦虑是围绝经期妇女情感障碍较常见的两种异常心理症状。抑郁是一种负性情绪,即感到心境低落或沮丧和悲伤的情绪过程,表现为情绪忧郁、悲观、失望,整日坐卧不宁,搓手顿足,也有的表现为自责、自罪、自卑,产生拒食和自杀行为。焦虑是一种情绪体验,是对预知的事情感到焦急、恐惧和担忧,正在经历生理和心理变化的围绝经期妇女的焦虑症状可能有所增加。焦虑可能是伴随其他疾病的一种症状或是警告信号,也可能是某种精神异常的表现形式,如恐慌症、强迫症、创伤后的紧张和一般的焦虑症。焦虑和抑郁之间的关系是复杂的,因焦虑状态可能合并有抑郁,也可能焦虑比抑郁更突出或是抑郁的先兆。围绝经期抑郁症妇女的主要心理特征为能力和精力减退,注意力不集中,情绪波动较大,易激动、紧张、抑郁、焦虑,入睡困难和失眠,并常常自感头痛、头晕、乏力不适,这些症状是多变的且没有特异性持续存在,并能意识到自己存在心理障碍。

常伴月经紊乱、躯体症状,如血管收缩症状(潮热或冷汗)、阴道干涩萎缩和性生活困难、失眠的状况都是很重要的临床评估标准。

(三)检查

1. 妇科检查 子宫大小尚正常或偏小。

2. 辅助检查

(1) FSH测定:绝经过渡期血FSH>20 u/L,雌激素<60 pg/L,提示卵巢储备功能下降。FSH>40 U/L,提示卵巢功能衰竭。

(2) 雄激素(T)、游离型睾酮(FT)或E_2/LH比值,发现没有明显变化,但发现清晨的脱氢表雄酮和硫酸脱氢表雄酮明显降低。

【因、证、辨、治】

本病以虚证为多,心、脾、肝、肾受累为主,临床常表现出虚中有实,实中有虚,虚实夹杂的复杂证候。心肝郁火型治疗宜清肝宁心,解郁宁神;阴虚内热型治疗宜滋补肝肾,清热安神;心脾亏虚型治疗宜健脾养心,开郁安神;脾虚肝郁型治疗宜疏肝健脾,化痰解郁。

一、阴虚内热

[病因病机]绝经前后,肾阴渐衰,天癸渐竭,冲任二脉虚衰,阴虚火旺,肾水不能上济于心,心神失养,出现心主神明功能失常的症状。

[临床证候]注意力不集中,情绪波动较大,易激动、紧张、抑郁、焦虑,入睡困难和失眠,头痛,头晕,乏力,严重者有自杀倾向,腰膝酸软,五心烦热,口干咽燥,盗汗,舌红,少苔,脉虚数。

[辨证依据]

(1) 绝经前后妇女。

(2) 注意力不集中,情绪波动较大,易激动、紧张、抑郁、焦虑,入睡困难和失眠,头痛,头晕,乏力,严重者有自杀倾向。

(3) 腰膝酸软,五心烦热,口干咽燥,盗汗。

(4) 舌红,少苔,脉虚数。

[治疗原则]滋养肝肾,清心达郁。

[方药选用]一贯煎(方见经行乳房胀痛)。

伴胸闷、胁胀者,加柴胡、郁金、佛手;腰酸乏力者,加龟版、杜仲、牛膝;心火亢盛者,加黄连、知母;失眠重者,加酸枣仁、夜交藤。

二、心脾亏虚

[病因病机]思虑太过,所思不遂,心血暗耗,脾气受损,气血生化不足,气虚血弱,血不养心,心神失养所致。

[临床证候]精神恍惚,多思善虑,悲忧欲哭,心神不宁,紧张,猜疑,失眠健忘,面色不华,食少纳

呆，四肢乏力，舌淡，苔薄，脉细。

[辨证依据]

(1) 绝经前后妇女。

(2) 精神恍惚，多思善虑，悲忧欲哭，心神不宁，紧张，猜疑，失眠健忘。

(3) 面色不华，食少纳呆，四肢乏力。

(4) 舌淡，苔薄，脉细。

[治疗原则]健脾养心，宁神舒郁。

[方药选用]甘麦大枣汤(方见经行情志异常)。

忧郁过甚，夜寐不佳者，加郁金、合欢花。

三、脾虚肝郁

[病因病机]素性忧郁，胆怯心虚，肝郁乘脾，运化不健，精微不化，心虚胆怯更甚，绝经前后复因情志所伤或突受惊恐，魂不守舍而致。

[临床证候]情绪波动较大，易激动、紧张、抑郁、焦虑，入睡困难和失眠，头痛，头晕，乏力，严重者有自杀倾向，胸中窒闷，咽中不适如有物梗阻感，眩昏乏力，面浮肢肿，苔白腻，脉虚弦或濡滑。

[辨证依据]

(1) 绝经前后妇女。

(2) 情绪波动较大，易激动、紧张、抑郁、焦虑，入睡困难和失眠，头痛，头晕，乏力，严重者有自杀倾向。

(3) 胸中窒闷，咽中不适如有物梗阻感，眩昏乏力，面浮肢肿。

(4) 苔白腻，脉虚弦或濡滑。

[治疗原则]疏肝解郁，养血健脾。

[方药选用]逍遥散(方见经行情志异常)。

气滞甚者，加郁金、青皮、香附；痰阻明显者，加陈皮、半夏、石菖蒲、胆南星、竹茹；痰热者，加黄芩、贝母、瓜蒌皮。

【其他疗法】

(一) 针灸

(1) 神庭、本神、神聪、足三里、三阴交、肾俞、肝俞、心俞，针刺。

(2) 内关、人中、百会、四神聪、合谷、太冲，针刺。

(3) 风府、内关、心俞、大陵、大椎、太冲，针刺，起针后背部膀胱经走罐，以皮肤潮红或起丹痧点，局部感到发热时结束治疗。

(二) 西药

1. 激素替代治疗　在治疗较轻的抑郁症时，雌激素单独使用有疗效，联合抗抑郁药应用时，可以明显提高抗抑郁药的疗效(详见绝经前后诸证)。

替勃龙是一种甾体化合物，但与传统的激素替代疗法(HRT)用药不同，因为它不含有雌激素和孕激素成分。它在体内代谢为3种不同的产物，即3α羟基衍生物、3β羟基衍生物及Δ4异构体，它们分别对雌激素受体、孕激素受体和雄激素受体具有不同的亲和力，从而兼有雌激素、孕激素和弱的雄激素作用，而且具有组织特异性，故不会导致患者患恶性肿瘤的几率增加。替勃龙对抗抑郁的机制可能与其雌激素作用有关。

2. 抗抑郁药　围绝经期抑郁症属情感性精神病，西药治疗主要是用抗焦虑、抑郁的药物。临床常用的抗抑郁药是选择性5-羟色胺(5-HT)再摄取抑制剂，西酞普兰(SSRI)是一种应用广泛的抗抑郁药，也是女性抗抑郁的首选药物。SSRI通过抑制突触前膜对5-HT的再摄取，而增加突触间隙的5-HT浓度，这种抑制作用具有选择性，对其他神经递质作用很小，所以不良反应相对较小，仅表现为轻度的胃肠道反应，不良反应远远少于三环类抗抑郁药。这类药物以氟西汀为代表，内服吸收良好，进食不影响药物吸收，生物利用度接近100%，适于治疗伴有焦虑的各种抑郁症，尤其适用于老年抑郁症。临床使用的还有氟伏沙明、帕罗西汀、舍曲林等。

三环类抗抑郁药(TCA)传统的有丙咪嗪、多塞平、阿米替林、去甲替林等有抗胆碱不良反应，可引起口干、视物不清、排尿困难和便秘，用量过大可减慢心室传导功能和心肌收缩功能而导致心律失常及谵妄状态，禁忌证及与其他药相互作用多，使其临床应用受限。而近年来投入临床应用的混合性TCA氯米帕明，具有起效快、毒性低、耐受性好等特点，对难治性抑郁症、内因性抑郁症及强迫症有独特疗效，是代替传统TCA的良好品种。

使用原则：给药个体化，及早治疗，不要轻易换药。抗抑郁药起效缓慢，需用药2周后开始显效，近年投入临床应用的新型抗抑郁药也需1周左右才能显效。因此不要误认为疗效差或无效而改用他药。从而更加延长起效时间或引发5-HT综合征。当然，如果出现严重不良反应应停药，足量用药4周后仍无效果，可认为此药无效而改用他药。

抑郁症的康复是一个非常缓慢的过程，首次发作治愈后预防用药至少6个月，第1次发作治愈后应预防用药至少2～3年，出现第3次发作应考虑终身服药，以防复发。

3. 激素替代加抗抑郁药　由于围绝经期抑郁症的发病与雌激素存在一定的关联性，所以联合激素替代治疗与抗抑郁药较之单纯的激素替代治疗或单纯的抗抑郁治疗效果更明显。

（三）心理疗法

（1）通过卫生宣教，普及和提高患者对围绝经期生理知识的认识，使其认识到围绝经期是一个正常的生理阶段，纠正其对围绝经期综合征的错误看法和社会偏见，帮助其提高对疾病的认知度，从而使其走出误区。

（2）了解患者的心理状态和个性特征，了解病情的发生和发展，特别是病情发生前后的情况，包括生活环境与人际关系及所遭遇心理挫折，从而寻找可以稳定其抑郁情绪的条件和因素，与患者共同制定具有针对性的心理应对策略，改善患者的消极心态，缓解其身心紧张状态，稳定情绪，解除顾虑，逐渐消除抑郁症状。

（3）给患者创造一个良好的生活环境，给予患者社会的关爱和支持，把抑郁症的危害告知其亲人及朋友，争取他们的关心、理解和帮助，使其从各种矛盾中解脱出来，避免产生各种情绪障碍。安排规律的生活，合理的饮食，适当锻炼，丰富生活，陶冶情操，保障充足的睡眠，适度的性生活等。

【转归与预后】

妇女在围绝经期出现的情绪变化是发生抑郁症的诱发因素。轻者经过一段时间的心理适应期，或得到适当的治疗后，多数能痊愈或明显好转。如不能得到及时的心理疏导，自我调整心态，或失治误治，或因其他疾病而增加心理压力，则可能反复发作或加重。

【文献资料】

薛静燕认为围绝经期抑郁症的病理特点以虚证为多，心、肝、脾、肾受累为主，在脏腑亏虚、气血失和的基础上，加上情志刺激的因素而发病，临床常表现出虚中有实，实中有虚，虚实夹杂的复杂证候。何军琴认为病机涉及心、肝、肾多脏，肾虚是生理现象，心火肝郁是病理表现，治疗以调整机体阴阳为主。赵永厚认为情志内伤是常见的致病原因，病位主要在肝、心、脾。忧思导致气机郁结，由气机郁结而致血瘀，经脉阻滞，阳气不行，寒滞经脉，气郁更甚，发为本病。

何军琴按照随机、对照原则将患者分为两组，中药组（采用补肾调肝清心方）25 例与激素替代疗法（HRT）组 15 例，治疗前后分别对两组进行 HAMD 抑郁量表评分。结果中药组治疗总有效率 87.2%，HRT 组 67.3%，两组治疗后 HAMD 量表总分比较差异有显著性（$P<0.05$）。吴华以解郁安神颗粒治疗本病患者 30 例，并设维生素 E 加谷维素为对照组，结果治疗组总有效率 93.3%，对照组总有效率 70%。董莉设中药组（更欣方）30 例，西药组（尼尔雌醇）30 例采用 HAMD 作为评分标准观察更欣方的治疗效果。结果显示中药组与西药组在 HAMD 总分及体重、认知、阻滞、睡眠、绝望各因子治疗前后比较都有差异（$P<0.05$），其中焦虑、认知、日夜、阻滞、睡眠、绝望各因子中药组明显优于西药组（$P<0.05$）。

谢珍将 113 例患者随机分为治疗组（甘麦大枣汤合归脾汤加减）和对照组（通脑宁心胶囊），两组以 2 周为 1 个疗程，连续治疗 3 个疗程。结果治疗组治愈率、总有效率分别为 59.65%、96.49%，对照组治愈率、总有效率分别为 23.22%、83.93%。两组治愈率和总有效率比较，差异有非常显著性或显著性意义。侯钦銮以更年安汤联合氟西汀治疗绝经期抑郁症，中药治疗 2 个疗程后围绝经期综合征的症状明显改善，再加服氟西汀 2 个疗程后 HAMD 评分明显下降，疗效极显著。林寒梅以中西医结合方法治疗更年期忧郁症 32 例。西药用尼尔雌醇（第 3 个月最后 10 日加用安宫黄体酮），重度患者在此基础上加服多塞平，中西医结合组予以上治疗，同时加服中药（基本方：麦冬 15 g，白芍 20 g，生地 15 g，龙骨 20 g，酸枣仁 10 g，丹参 15 g，合欢花 15 g，枸杞子 15 g，山茱萸 15 g，川楝子 5 g，随症加减）。结果西药组显效 9 例，有效 3 例，无效 10 例，总有效率 54.5%；中西医结合组显效 23 例，有效 5 例，无效 4 例，总有效率 87.5%。李峰用中药疏肝解郁汤加减和帕罗西汀治疗 25 例更年期抑郁症患者，1 个月为 1 个疗程，结果痊愈 17 例，显效 3 例，好转 4 例，无效 1 例。魏晓萍采用醒神开四关（内关、人中、百会、四神聪、合谷、太冲）法针刺治疗 38 例更年期抑郁症患者，结果痊愈 23 例，好转 14 例，无效 1 例。王卫红把 65 例更年期抑郁症患者随机分两组：治疗组 35 例，取风府、内关、心俞、大陵、大椎、太冲等穴，针刺，起针后背部膀胱经走罐，以皮肤潮红或起丹痧点，局部感到发热时，结束治疗。10 次为 1 个疗程；对照组 30 例，内服更年康片，每次3片，每日2次，20日为1个疗程。结果治疗组总有效率91%，对照组总有效率67%，两组疗效经统计学处理有显著性差异。孙月华针刺神庭、本神、神聪、足三里、三阴交、肾俞、肝俞、心俞穴治疗围绝经期抑郁症21例，痊愈8例，显著进步5例，进步5例，无效3例，总有效率85.7%。李岩等针刺神庭、本神、神聪、足三里、三阴交、肾俞、肝俞、心俞穴，可改善更年期抑郁症患者的血清雌激素水平。

参考文献

[1] 薛静燕. 围绝经期抑郁症中医治疗原则辨析[J]. 河北中医，2003，25(11)：823

[2] 何军琴，汤希伟，岑幻仙，等. 补肾调肝清心方治疗更年期抑郁症的临床研究[J]. 中国中西医结合杂志，2004，10(24)：889

[3] 赵永厚. 调经解郁汤治疗围绝经期综合征抑郁症临床观察[J]. 上海中医药杂志，2005，39(6)：34

[4] 吴华，秦爱萍，李丽. 解郁安神颗粒治疗更年期抑郁症30例[J]. 陕西中医，2006，27(4)：442

[5] 董莉，孟炜，陆建英，等. 更欣方对更年期抑郁症患者汉密尔顿积分及内分泌免疫系统的影响[J]. 上海中医药大学学报，2004，18(2)：23

[6] 谢珍. 甘麦大枣汤合归脾汤加减治疗更年期抑郁症57例疗效观察[J]. 新中医，2004，36(10)：26

[7] 侯钦銮. 更年安汤联合盐酸氟西汀治疗绝经期抑郁症[J]. 浙江中医学院学报，2005，29(6)：24

[8] 林寒梅，张春. 中西医结合治疗更年期忧郁症32例[J]. 广西中医药，2000，23(1)：22

[9] 李峰，罗凌. 帕罗西汀配合中药治疗更年期抑郁症25例临床观察[J]. 甘肃中医，2003，16(10)：27

[10] 魏晓萍，齐盛. 醒神开四关治疗更年期抑郁症38例. 四川中医[J]，2003，21(9)：84

[11] 王卫红，伊方红. 针刺加走罐治疗更年期忧郁症35例[J]. 上海针灸杂志，2005，24(5)：8

[12] 孙月华. 针刺治疗围绝经期抑郁症21例[J]. 河北中医，2007，29(2)：148

[13] 李岩，周胜红. 针刺对女性更年期抑郁症患者血清雌激素的影响[J]. 中国中西医结合杂志，2007，27(2)：109

第二十一章
妇科癥瘕

女性生殖器官发生肿块，统称癥瘕。凡坚硬不散，推之不移，痛有定处者为癥；质地不坚，推之可移，痛无定处者为瘕，合称癥瘕。妇科癥瘕的最早记载见于《素问·骨空论》，"任脉为病，男子内结七疝，女子带下瘕聚"。在《灵枢·水胀》有关于肠覃、石瘕的论述："肠覃何如……寒气客于肠外，与卫气相搏，气不得荣，因有所系，癖而内著，恶气乃起，息肉乃生，其始生也，大如鸡卵，稍以益大，至其成，如怀子之状，久者离岁，按之则坚，推之则移，月事以时下。此其候也。""石瘕何如……石瘕生于胞中，寒气客于子门，子门闭塞，气不得通，恶血当泻不泻，衃以留止，日以益大，状如怀子，月事不以时下。皆生于女子。可导而下。"《金匮要略》提出了妊娠与癥瘕的鉴别及治疗："妇人宿有癥病，经断未及三月，而得漏下不止，胎动在脐上者，为癥痼害……当下其癥，桂枝茯苓丸主之。"由此可见，肠覃、石瘕、癥痼害与发生在卵巢、子宫等妇科肿瘤有相似之处。

凡外阴、卵巢、子宫、输卵管等女性生殖器官各个部位发生的肿块，都属于癥瘕范畴。包括外阴的乳头状瘤、纤维瘤及鳞状上皮癌；子宫的子宫颈癌、子宫肌瘤、子宫内膜癌等；卵巢的畸胎瘤、浆液性肿瘤、黏液性肿瘤等。以子宫及卵巢肿瘤较多见，阴道及输卵管肿瘤较少。此外，子宫内膜异位症所致的卵巢内膜样囊肿以及子宫腺肌病、陈旧性宫外孕、盆腔炎性肿块等，也属癥瘕范畴。

癥瘕有恶性、良性之分。大凡恶性肿瘤或良性肿瘤恶变时，表现为肿块生长迅速，病程短，妇科检查肿块固定，实质性或半实质性，表面较硬，或呈结节状不平，常有腹水，且多为血性，可能查到癌细胞，一般情况差，病情发展迅速，并很快出现恶病质。良性肿瘤表现为肿块生长较慢，病程长，妇科检查肿块活动呈囊性，表面光滑，一般情况好。良性肿瘤及恶性肿瘤，在临床上转归预后、处理原则、治疗方法不同，必须明确分辨，以免延误病情。《诸病源候论·癥瘕死候》云："劳积引岁月，人即柴瘦，腹转大，遂致死，诊其脉弦而伏，其癥不转动者必死。"妇科肿瘤中，良性的以子宫肌瘤、卵巢的成熟畸胎瘤较多见，恶性的以子宫颈癌、卵巢癌、子宫内膜癌多见。

普查普治是早期诊断、早期治疗妇女生殖器肿瘤的有效方法。中西医结合治疗妇科肿瘤，特别是发病率较高的子宫肌瘤、子宫颈癌、卵巢肿瘤、子宫内膜癌方面取得了可喜的成就，积累了不少经验，本章将予以论述。

【致病机制】

癥瘕的病机主要责于脏腑功能失调，以及气滞、血瘀、痰浊、湿热之邪可单独或复合地作用于机体而致病，在发病过程中，它们又互为因果，相互转化而成多种临床病证。内伤七情，或经前产后，饮食劳倦，正气受损，脏腑失和；或外感风寒、湿浊，乘虚而入，气血乖违，气机阻滞，瘀血内停，积久而为癥瘕。《诸病源候论·癥瘕候》云："癥瘕者，皆由寒温不调，饮食不化，与脏气相搏结所生也。"宋代《三因极一病证方论》指出癥瘕一病"多因经脉失于将理，产褥不善调护，内伤七情，外感六淫，阴阳劳逸，饮食生冷，遂致营卫不输，新陈干忤，随经败浊，淋露凝滞，为癥为瘕。"《妇人大全良方》也云："妇人腹中瘀血者，由月经闭积，或产后余血未尽，或风寒滞瘀，久则不消，则为积聚瘕矣。"因此，癥瘕致病因素甚多，正如《景岳全书·积聚候》所云："积聚之病，凡饮食、血气、风寒之属皆能致之。"

西医学对肿瘤病因的认识尚不清楚，各个不同疾病发生的因素也不一，因此对子宫肌瘤、子宫颈癌、子宫内膜癌和卵巢肿瘤的发病因素分别在本章各节中阐述。

第一节　子宫肌瘤

由子宫平滑肌细胞和少量纤维结缔组织增生形成的肿块，称子宫平滑肌瘤，简称子宫肌瘤，亦称子宫纤维瘤。子宫肌瘤是女性生殖器最常见的良性肿瘤，也是人体最常见的肿瘤，多见于30～50岁妇女，以40～50岁最多见，20岁以下少见。其发病率较难统计，根据尸检资料，35岁以上妇女约20%有子宫肌瘤，因很多患者无症状，或因肌瘤很小，临床上报道的发病率远较真实的发病率低。

子宫肌瘤属于中医学癥瘕范畴。

【致病机制】

经期、产时、产后，血室正开，胞脉空虚，风寒湿邪乘虚侵入胞宫脉络；或因房事不节，损伤胞脉，瘀阻胞宫；或因脾气虚弱，气虚瘀阻，或郁怒伤肝，肝郁气滞，气滞血瘀，瘀血积聚胞宫，日久而成癥瘕。《妇人大全良方》云："妇人经期产后，余血未净，乘风取凉，血为风冷所乘而成瘀血，日久不消，则变成积聚癥瘕。"明代张介宾总结前人所述，概括了本病的病机："或由经期或由产后，或内伤生冷，或外感风寒，或恚怒伤肝，气逆而血留，或忧思伤脾，气虚而血滞，或积劳积弱，气弱而不行，总有血动之时，余血未动，而一有所逆，则留滞日积，而渐以成癥。"

西医学认为子宫肌瘤的确切病因尚不明了，根据其发病特点，好发于生育年龄妇女，绝经后肌瘤停止生长，甚至萎缩、消失等，提示子宫肌瘤的发生可能与女性激素有关。雌激素能使子宫肌瘤细胞增生肥大，肌层变厚，子宫增大。女性激素通过相应激素受体起作用，子宫肌组织内雌激素受体含量随月经周期的不同雌激素水平而变化，子宫肌瘤组织中雌激素受体和雌二醇含量较正常子宫肌组织高。合并妊娠时胎盘生乳素有促进雌二醇对肌瘤的作用，故子宫肌瘤生长很快。同时卵巢功能、激素代谢受高级神经中枢的调控，故神经中枢活动对肌瘤发病也可能起重要作用。

【诊断与鉴别诊断】

一、诊断

（一）临床表现

1. 月经异常　是子宫肌瘤最常见的症状，表现为月经过多，经期延长，周期缩短，或不规则阴道流血。月经异常与肌瘤生长部位关系密切，黏膜下肌瘤最容易引起月经量增多和经期延长，发生几率接近100%。肌壁间肌瘤和浆膜下肌瘤月经异常的发生率分别为74%和36%。引起月经异常的原因是瘤体使宫腔变形，面积增大；肌瘤妨碍了月经期子宫的收缩；子宫内膜的增生及息肉形成；肌瘤发生坏死感染；肌瘤压迫致使子宫内膜静脉丛充血与扩张。

2. 压迫症状　较大的肌瘤位于子宫前壁可压迫膀胱造成尿频、尿急，或排尿困难、尿潴留，位于后壁可压迫直肠导致便秘。宫颈管肌瘤增大时可能压迫输尿管造成肾盂积水。

3. 阴道排液增多　由于子宫腔增大，内膜腺体分泌增加导致白带增多，黏膜下肌瘤坏死感染，可产生大量的血性和脓性分泌物。

4. 疼痛　部分子宫肌瘤患者有下腹胀痛及下坠感，伴腰酸腰痛。浆膜下肌瘤发生扭转，或肌瘤红色变性时，都可出现急腹痛。

5. 贫血　月经过多和经期延长、不规则阴道流血经久不愈，可造成不同程度贫血。

6. 不孕　增大的子宫肌瘤能改变输卵管的位置，或造成输卵管梗阻，黏膜下肌瘤能影响孕卵着床而影响受孕，而肌壁间肌瘤凸向宫腔时往往造成流产。

7. 腹部包块　消瘦的患者，或当肌瘤增大超过3个月妊娠大小时，可在腹壁扪及质硬的肿块。

（二）检查

1. 妇科检查

（1）肌壁间肌瘤：子宫增大，质地变硬，失去原来正常形态，表面不规则凸起。

（2）浆膜下肌瘤：可扪及与宫体相连的肿块，推动子宫时肿块与宫体一起活动。带蒂的浆膜下肌瘤在拨动或按压肿块时往往有疼痛。

（3）黏膜下肌瘤：子宫增大，形态尚规则，当黏膜下肌瘤突出于阴道内，可见表面充血的肿块，有蒂来自宫腔；当坏死感染时，表面黏附脓性分泌物，触之出血。

（4）肌瘤变性时，如玻璃样变、囊性变、黏液变等，检查时子宫质地变软，犹如妊娠子宫。

2. 辅助检查

（1）B超：是诊断子宫肌瘤最常用和简便的检查方式。其特点是子宫体积增大，肌瘤与子宫不能分开，增大的子宫外形不规则。肌瘤所在区显示较强的回声，出现团状和点状回声，回声逐渐减弱。

(2) 诊断性刮宫：黏膜下肌瘤或肌壁间肌瘤向宫腔凸出时，诊刮感觉宫腔壁高低不平，或探宫腔时不能探到宫底，刮匙进入有阻碍等。

(3) 子宫输卵管碘油造影：黏膜下肌瘤或肌壁间肌瘤凸向宫腔，造影下见宫腔充盈缺损，黏膜下肌瘤堵塞输卵管开口时，输卵管不显影。

(4) 内窥镜：宫腔镜对黏膜下肌瘤有较高的诊断价值，腹腔镜对确诊浆膜下肌瘤有决定性作用。

二、鉴别诊断

1. 妊娠子宫　妊娠时子宫增大变软，如有明确的停经史和妊娠反应，与子宫肌瘤不难区别，但如果病史不典型，可能误诊。子宫肌瘤退行性变时，应与妊娠子宫相鉴别，详细询问病史，包括停经史和妊娠反应，仔细检查，一般能够鉴别，必要时可做妊娠试验和超声诊断。

2. 卵巢肿瘤　浆膜下子宫肌瘤应与卵巢肿瘤相鉴别，浆膜下肌瘤变性时应与卵巢囊肿区别。检查时牵动子宫，浆膜下肌瘤与宫体一起活动，而卵巢肿瘤和卵巢囊肿一般能被推向盆侧壁。难以鉴别时可在腹腔镜下明确诊断。

3. 子宫腺肌病　子宫均匀性增大。很少超过3个月妊娠大小，伴进行性加剧的痛经，而子宫肌瘤一般无痛经。可借助B超诊断，超声显像提示子宫增大呈球形，光点不均匀。

4. 子宫畸形　宫角部肌瘤应与双角子宫或残角子宫相鉴别，子宫畸形一般无月经量增多或不规则阴道流血病史，子宫输卵管碘油造影和腹腔镜检查有助于明确诊断。

5. 子宫肥大症　子宫增大，月经量过多容易误诊为子宫肌瘤，但子宫肥大很少超过2个月妊娠子宫大小，B超显像子宫增大，光点均匀，形态规则。

【因、证、辨、治】

瘀血凝聚胞宫，积久而成癥瘕。其病因由寒湿侵袭，凝滞气血；房事不节或产伤，瘀血留阻胞宫；忧思恚怒，气滞血瘀。主要证候为经行量多如崩，夹有瘀块，或淋漓不止，经久不愈，或崩漏交作，以致气虚血失。腹有癥瘕，带下增多，或小腹胀痛刺痛等。根据《内经》“坚而软之，留而攻之”的原则，活血化瘀，软坚散结为治疗大法。而且要辨证与辨病相结合，月经中期、后期以活血化瘀，软坚散结为主。月经期则视经量、经色、经质，并结合其他症状辨证施治，经量多宜用益气止血、祛瘀止血、清热止血等法，经行不爽宜活血祛瘀，因势利导。

一、月经中期及月经后期

(一) 寒湿凝滞证

[病因病机]产时产后，寒湿之邪乘虚入侵胞脉；经期冒雨涉水，过食生冷，致气血凝滞，瘀阻胞宫，日久益增而成癥瘕。

[临床证候]腹有癥瘕积聚，带下绵绵，畏寒怯冷，四肢不温，或遇寒则小腹疼痛，舌暗滞或有瘀点瘀斑，苔薄白，脉弦紧。

[辨证依据]

(1) 产时产后及经期有过食生冷及冒雨涉水史。

(2) 畏寒，四肢不温，遇寒则小腹疼痛，腹有癥瘕，为寒凝瘀阻之症。

(3) 舌暗滞有瘀点瘀斑，脉紧弦。

[治疗原则]温阳散寒，活血化瘀，软坚散结。

[方药选用]桂枝茯苓丸(方见妊娠腹痛)。

血瘀重者，加三棱、莪术、乳香、没药、水蛭、虻虫、泽兰、桃仁；痰湿者，加夏枯草、山慈菇、海藻、昆布、生牡蛎、冬葵子；小腹痛者，加延胡索、炒蒲黄、五灵脂、刘寄奴、乌药。

(二) 气滞血瘀证

[病因病机]情志不遂，肝失疏泄，气机不畅；或暴怒伤肝，肝郁气滞，血行受阻，瘀留胞宫，日益增大而成癥瘕。

[临床证候]平素抑郁寡欢，经前乳房胀痛，胸胁胀闷或心烦易怒，腹有癥瘕，小腹胀痛或有刺痛，舌苔薄有瘀点瘀斑，脉细弦。

[辨证依据]

(1) 有七情所伤史。

(2) 经前乳房胀痛，胸胁胀闷，心烦易怒，小腹胀痛刺痛，腹有癥瘕。

(3) 舌有瘀点瘀斑，脉细弦。

[治疗原则]疏肝理气，活血化瘀，软坚散结。

[方药选用]膈下逐瘀汤(方见闭经)。

乳房胀痛者，加郁金、娑罗子、橘核、橘络、八月札、路路通；血瘀重者，加三棱、莪术、夏枯草、炙鳖甲、瓦楞子。

二、行经期

(一) 气虚血瘀证

[病因病机]瘀血留阻胞脉，新血不得归经，逆乱而行，崩中漏下，气随血脱，固摄无权，崩下更甚。

[临床证候]经行量多如崩，色先红后淡，血有

瘀块，时而淋漓不止，头晕目眩，乏力神疲，心悸气短，面色皖白，舌淡胖有瘀点瘀斑，苔厚，脉弦细无力。

[辨证依据]

(1) 腹有癥瘕包块，经量多，有瘀血块。

(2) 乏力神疲，头晕目眩，心悸气短。

(3) 舌淡胖有瘀点瘀斑，脉弦细。

[治疗原则]益气养阴，祛瘀止血。

[方药选用]

(1) 参茜固经冲剂(经验方)。

党参　升麻　生地　白芍　茜草　大蓟　小蓟　山楂　槐花　乌贼骨

出血过多，伴血块者，加三七末、花蕊石、贯众炭、炮姜炭；失血过多，头晕目眩者，加首乌、熟地、阿胶、女贞子、旱莲草。

(2) 固本止崩汤(方见崩漏)。

(二) 瘀热交阻证

[病因病机]癥瘕积聚，久郁化热，热迫冲任，灼伤脉络，崩漏不断。

[临床证候]经行量多，色红质稠，血有瘀块，或淋漓不止，色暗滞，少腹胀痛，头晕目赤，口干唇燥，心烦失眠，舌红有瘀点，苔薄黄，脉细弦带数。

[辨证依据]

(1) 下腹有癥瘕积聚症，下腹胀痛。

(2) 经行量多，色红质稠，血有瘀块，口干唇燥，心烦。

(3) 舌红有瘀点，脉细数。

[治疗原则]清热化瘀，凉血止血。

[方药选用]

(1) 逐瘀止血汤(方见崩漏)。

经量多，有血块者，加花蕊石、茜草、山楂、炒蒲黄；月经多而色红者，加大蓟、小蓟、槐花、地榆、藕节；热重伤阴，加沙参、麦冬、阿胶；腹痛者，加炒蒲黄、五灵脂、红藤、败酱草、马齿苋。

(2) 震灵丹(《太平惠民和剂局方》)。

禹余粮　代赭石　紫石英　赤石脂　乳香　没药　五灵脂　朱砂　糯米

(三) 阴虚内热证

[病因病机]癥瘕积聚日久，崩漏反复，营阴耗损，阴虚内热，热伤冲任，崩漏不愈。

[临床证候]经行量不多，偶尔崩下，色暗红，头晕心悸，腰酸，口干咽燥，大便干结，舌红，苔薄，脉细数。

[辨证依据]

(1) 下腹有癥瘕积聚症，经行量不多，色暗红。

(2) 头晕心悸，腰酸，口干咽燥，大便干结。

(3) 舌红，苔少，脉细数。

[治疗原则]养阴清热，凉血止血。

[方药选用]

(1) 清海丸(《傅青主女科》)。

熟地　山茱萸　山药　丹皮　五味子　麦冬　白术　白芍　龙骨　桑叶　地骨皮　玄参　沙参　石斛

出血多者，加大蓟、小蓟、槐花、旱莲草、荷叶炭；头晕腰酸者，加女贞子、枸杞子、龟版。

(2) 固经丸(方见经期延长)。

【其他疗法】

(一) 中成药

(1) 橘荔散结片(橘核、荔枝核、小茴香、乌药、川楝子、海藻、莪术、制首乌、党参、生牡蛎、益母草等)，每次4～6片，每日3次。

(2) 宫瘤清胶囊(熟大黄、土鳖虫、水蛭等)，每次3粒，每日2次，14日为1个疗程。

(3) 桂枝茯苓胶囊(桂枝、茯苓、丹皮、白芍、桃仁等)，每次6丸，每日2次。

(4) 妇瘤消(西洋参、黄芪、白术、穿山甲、䗪虫、郁金、赤芍、田七、血竭、当归、木香、龙骨、牡蛎)，每日1剂，3个月为1个疗程。功能活血化瘀，行气导滞，软坚散结。

(二) 食疗

1. 猪肝炒黄豆芽(《中医食疗文化》)　猪肝300 g，鲜黄豆芽250 g，加素油、调料炒熟服食，每晚1次。用于子宫肌瘤引起的月经量多，继发贫血。可补肝肾益气血。

2. 银耳藕粉(《乾坤一草医》)　银耳25 g，藕粉10 g。将银耳水发后加适量冰糖炖烂，入藕粉冲服，每日1次。用于子宫肌瘤引起的月经量多，久不止血，色鲜红，低热，烦躁不安等。有止血除烦功效。

(三) 针灸

(1) 取子宫穴(双)，刺0.8～1.0寸，斜刺法；曲骨、横骨，刺0.6～0.8寸，斜刺法，平补平泻。配耳穴皮质下。留针5～20分钟，隔日1次，10次为1个疗程。

(2) 火针取关元、中极、水道、归来，入针2～3分，快速刺入，快速退出，每周2次。

（四）推拿

取气海、中极、八髎、合谷、三阴交、血海。推擦任脉，点揉气海、中极，使小腹部有胀感，点按八髎，使麻胀感向腹部扩散，点按合谷、三阴交、血海，每穴2分钟。用于气滞血瘀证。

（五）外治

(1) 桃仁、川芎、三棱、莪术、穿山甲、木通、路路通、陈皮、枳实、昆布、牡蛎各15 g，䗪虫12 g。肥胖痰湿者，加夏枯草、半夏各15 g。上药浓煎100 ml，待药液温度接近体温时，从肛门缓慢灌入，保留12小时以上，每日1次，30次为1个疗程。

(2) 穿山甲20 g，当归尾、白芷、赤芍各10 g，小茴香、生艾叶各30 g。装入长21 cm宽15 cm的布袋内，放于小腹上，再放置热水袋。每晚1次，每次20分钟，30日为1个疗程。

(3) 妇疾康胶囊（麝香、珍珠、琥珀、冰片等组成），每次2粒，每3日1次，阴道给药，连用2～3个月。月经高峰期停用。

【转归与预后】

子宫肌瘤患者应定期随访，2～3个月检查1次，包括妇科检查和B超诊断，如发现腹胀、腹痛、阴道排液增多和不规则阴道流血应立即就诊，往往有变性可能，尤其在绝经期前后更应积极随访，预防恶变。

有子宫肌瘤患者不宜放置宫内节育器，尤其有肌壁间肌瘤和黏膜下肌瘤，以免造成经量更多和经期延长，也不宜服避孕药，最好由男方采用避孕措施。

对年轻的希望生育的肌瘤患者，可经腹做肌瘤剥出术。带蒂的黏膜下肌瘤脱出阴道则做经阴道摘除术。肌瘤增大，整个子宫超过3个月妊娠子宫大小，或近期内肌瘤明显增大，或月经量过多，继发重度贫血，可做全子宫切除术。

【预防与调护】

(1) 气滞是子宫肌瘤的相关因素之一，调畅情志是预防和护理子宫肌瘤患者的重要方面。

(2) 子宫肌瘤患者常因月经过多导致贫血，应加强营养，多食铁含量及蛋白质含量较高的食物。

(3) 子宫肌瘤患者常有经期延长，易发生感染，应保持外阴清洁，预防感染。

(4) 合理应用性激素类药物。

【文献资料】

刘曼华检测了30例子宫肌瘤患者的子宫标本肌瘤、瘤旁组织及肌层组织ER、PR的表达，同时检测外周血中血清雌激素（E_2）、孕激素（P）、促卵泡激素（FSH）、促黄体激素（LH）、催乳素（PRL）及雄激素（T）水平，健康育龄妇女30名作为对照。结果发现肌瘤组织ER、PR表达显著高于瘤旁组织及肌层组织（$P<0.01$，$P<0.05$），瘤旁组织PR表达显著高于肌层组织（$P<0.05$）；研究组与对照组外周血性激素水平比较无显著性差异（$P>0.05$）。从而推测外周血E、P在子宫肌瘤的发生、发展中的作用与子宫组织ER、PR强表达有关。

杨进等检测了50例子宫肌瘤患者和35例正常妇女T淋巴亚群分布，结果发现子宫肌瘤患者外周血CD2细胞及CD4细胞减少，CD8细胞增多，CD4/CD8比值下降，提示患者机体细胞免疫功能受到明显抑制，而不同术式患者术后均有CD 4细胞增多，CD 8细胞减少，CD 4/CD 8比值上升，提示患者细胞免疫功能有所恢复，认为细胞免疫功能紊乱是子宫肌瘤发生发展的重要因素之一，手术治疗对提高患者细胞免疫功能有意义，至于能否用免疫抑制剂治疗早期子宫肌瘤有待进一步研究。

张志凌等用免疫组织化学ABC法检测40例子宫肌瘤组织和正常子宫平滑肌组织中的*Bcl*－2蛋白及*bax*蛋白的表达。结果发现*Bcl*－2在肌瘤组织中的表达强于正常子宫平滑肌组织，且分泌期强于增生期（$P<0.01$）；*bax*的表达减少。从而推测凋亡抑制基因*Bcl*－2增加可能在子宫肌瘤的肿瘤发生过程中起一定作用，肿瘤细胞凋亡的调控对肿瘤的发生有非常重要的作用。

广州中医学院附院对30例子宫肌瘤患者和同龄健康妇女作了自然杀伤细胞（NK）活性测定的对照，结果发现子宫肌瘤患者的NK活性低于同龄健康妇女（$P<0.01$）。而用中药橘荔散结丸治疗后的10例子宫肌瘤患者则NK活性显著上升（$P<0.01$），但是仍然低于正常妇女。就证实了NK活性下降是子宫肌瘤的发病因素之一，同时也提示橘荔散结丸具有提高机体的免疫功能而达到消肌瘤的作用。

尤昭玲等探讨了益气化瘀法治疗子宫肌瘤的临床疗效和机制。以益气化瘀立法的尤氏妇瘤Ⅰ号方治疗子宫肌瘤30例，观察用药前后（B超检查）肌瘤大小、月经状况的变化及血清NK细胞活性变化。结果月经失调症状全部消失，子宫肌瘤明显缩小或消失，治疗后NK细胞活性明显增高，治疗前后比较差异有统计学意义($P<0.001$)。认为益气化瘀法是治疗子宫肌瘤的有效方法,并与调整机体免疫功能有关。

尤昭玲等还观察了益气化瘀立法的尤氏妇瘤Ⅰ号方治疗子宫肌瘤30例,使用ELISA法检测患者血清白细胞介素2受体(IL-2R)含量,观察用药前后(B超检查)肌瘤大小、月经状况及患者血清IL-2R含量变化。结果月经失调症状全部消失,子宫肌瘤明显缩小或消失,治疗后IL-2R含量显著升高,治疗前后比较差异有显著意义。认为从IL-2R含量治疗前后的变化可知,益气化瘀中药治疗后能显著提高其水平,可能是中药治疗子宫肌瘤取效的机制之一。IL-2R在免疫应答、免疫调节、抗肿瘤免疫中具有重要作用,对免疫功能的调节作用可能是益气化瘀法治疗本病的机制之一。

李坤寅等为观察橘荔散结丸对子宫肌瘤患者子宫肌层及瘤体组织雌激素受体(ER)和孕激素受体(PR)的影响。选用免疫组化的方法,检测15例仅服用橘荔散结丸3个月以上又手术治疗的患者的子宫肌瘤及子宫肌层ER、PR水平,选择15例未曾服用相关中西药物而手术治疗的子宫肌瘤患者做对照。结果显示两组肌瘤组织ER、PR的水平高于子宫肌层组织($P<0.05$),而对照组ER、PR显著高于治疗组($P<0.05$)。从而得出结论:降低子宫肌瘤患者子宫肌层及其瘤体组织中的ER、PR水平可能是橘荔散结丸治疗子宫肌瘤的主要机制之一。

孟炜等为探讨化瘤方、桂枝茯苓胶囊、RU486药物血清在体外培养的子宫肌瘤细胞中的作用机制,制作化瘤方、桂枝茯苓胶囊、RU486药物血清作用于体外培养的子宫肌瘤细胞,观察药物作用后子宫肌瘤细胞增殖、凋亡及其对调控因子的影响。结果发现在体外培养的子宫肌瘤细胞中应用化瘤方、桂枝茯苓胶囊、RU486药物血清后能够使细胞的凋亡率增加,出现亚G1峰,降低S-M期的细胞比例,其作用以化瘤方最明显。此外3种药物血清均能降低体外培养的子宫肌瘤细胞的*Bcl*-2表达,并增强*Fas*、*Fas*-L的表达。

参考文献

[1] 陈小锋,王培训,李道中,等.橘荔散结丸治疗子宫肌瘤的NK细胞活性观察.中成药,1988,(11):21

[2] 李贤田,李琳,李璐.妇瘤消治疗子宫肌瘤2 976例疗效观察.新中医,1996,28(8):45

[3] 爨昌劳,尚何青,富延萍.定经汤治疗子宫肌瘤30例.陕西中医,2002,23(11):579

[4] 路西明,赵会军,盖兰菊,等.妇疾康阴道给药法治疗子宫肌瘤66例临床研究[J].中国中医药信息杂志,1998,5(5):51

[5] 刘曼华,程英,管卫群,陶潜,等.血清激素水平和子宫ER、PR含量与子宫肌瘤生长的关系.苏州大学学报(医学版),2003,23(6):683

[6] 杨进,宋伯来,潘石蕾,等.子宫肌瘤患者细胞免疫状态的研究及临床价值.广东医学,1993,14(6):337

[7] 张志凌,张怡,徐碧泉.Bcl-2和增殖细胞核抗原在子宫肌瘤中的表达.湖南医科大学学报,2001,11(6):15

[8] 庞保珍,赵焕云,胥庆华.症消宫春丹贴脐治疗子宫肌瘤的临床研究[J].黑龙江中医药,1996,(3):25

[9] 虎发光,薛廷民,虎岗.化滞消瘤散内外合治子宫肌瘤196例.四川中医,1996,14(1):39

[10] 何立鳌.水蛭蒲黄散治疗子宫肌瘤48例[J].江苏中医,1996,17(8):25

[11] 罗元恺.子宫肌瘤的证治.新中医,1992,24(8):18

[12] 罗清华,冯金英,陈碧云.橘荔散结丸治疗子宫肌瘤150例临床体会.新中医,1990,(8):26

[13] 孟炜,马宝璋,朱南孙.三种药物对体外培养子宫肌瘤细胞增殖凋亡及调控因子影响.中医药学刊,2003,21(12):2046

[14] 尤昭玲,王若光,郑其昌,等.益气化瘀法对子宫肌瘤患者血清NK细胞活性影响研究.中医药学报,1999,(5):54

[15] 尤昭玲,王若光,郑其昌,付灵梅,等.益气化瘀法对子宫肌瘤患者血清IL-2R含量影响研究.中国实验方剂学杂志,2000,6(2):60

[16] 李坤寅,罗颂平.橘荔散结丸对子宫肌瘤雌、孕激素受体水平的影响.南京中医药大学学报,2005,21(4):228

[17] 张玉珍.新编中医妇科学.北京:人民军医出版社,2001

[18] 尤昭玲.中西医结合妇产科学.北京:中国中医药出版社,2001

[19] 乐杰.妇产科学.北京:人民卫生出版社,2004

[20] 冯俊婵.中西医结合妇产科学.北京:科学出版社,2002

[21] 吴克明,张庆文.中西医临床妇产科学.北京:中国医药科技出版社,2001

[22] 刘敏如,谭万信.中医妇产科学.北京:人民卫生出版社,2001

第二节　子宫颈癌

子宫颈病变活检病理证实为宫颈组织癌变，称宫颈癌。宫颈癌是妇女生殖器恶性肿瘤中最常见的一种，患者年龄分布呈双峰状，原位癌高发年龄为30～35岁，浸润癌以50～55岁妇女多见。近年来年轻妇女宫颈癌的发病率有逐渐增加的趋势。由于宫颈癌有较长癌前病变阶段，因此宫颈细胞学检查可使宫颈癌得到早期诊断与早期治疗。近40年来，国内外均已普遍开展宫颈细胞防癌检查，宫颈癌发病率明显下降，死亡率也随之不断下降。

中医学无宫颈癌病名，但根据其临床表现，与五色带、癥瘕、恶疮、阴疮、崩漏等病证有部分相似。

【致病机制】

宫颈癌的发病内因有七情郁结，气滞血瘀；外因有湿热湿毒内侵，滞留胞中，邪毒积聚，瘀血阻滞。《医宗必读》云："积之成毒，正气不足，而后邪气踞之。"故宫颈癌的发展扩散、疾病转归决定于邪正相搏的结果。

西医学认为宫颈癌的病因至今尚未完全明了。根据国内外资料，在未婚女子及未产妇中，宫颈癌发病率明显低于早婚、早孕妇女。其发病与早婚、性生活紊乱、过早性生活、早年分娩、密产、多产、经济状况、种族和地理环境等因素有关。约50%患者有早婚史，多次结婚也是发病因素之一。过早性生活指16岁之前已有性生活；早婚指20岁前已结婚，此时下生殖道发育尚未成熟，对致癌因素的刺激比较敏感，可因性行为而感染某些细菌或病毒，而频繁或杂乱的性刺激，可能诱发宫颈细胞的病变，发展为宫颈癌。高危男子是宫颈癌发病因素的论点已被重视，凡配偶有阴茎癌、前列腺癌或其前妻曾患宫颈癌者均为高危男子，与高危男子有性接触的妇女，易患宫颈癌。

近年发现某些经性交传播的病毒，如单纯疱疹病毒Ⅱ型(HSV－2)、人乳头瘤病毒(HPV)、巨细胞病毒(CMV)等可能与宫颈癌发病有一定关系。

【诊断与鉴别诊断】

一、诊断

（一）病史

年龄40岁以上为多，有早婚、性生活紊乱等病史。

（二）临床表现

原位癌和早期浸润癌多数无明显的症状和体征，随着肿瘤的发展可出现以下临床症状。

1. **阴道出血**　早期为接触性出血，发生在性生活以后，或妇科检查后；其后为不规则阴道流血，晚期可出现大量阴道流血，甚至危及生命。外生型宫颈癌出现阴道流血较早，出血量也较多；内生型癌出现出血则较晚。

2. **阴道排液**　开始阴道排液不多、无臭，以后随着癌组织的坏死，可出现多量浆液性分泌物、排液甚多，当合并感染时可出现黄水样或脓性白带，恶臭难闻。

3. **疼痛**　为晚期宫颈癌患者出现的症状。主要表现为腹痛、腰骶部疼痛，坐骨神经痛等，是由于肿瘤浸润宫旁组织，累及盆壁、闭孔及腰骶神经所致。如癌肿广泛转移还可出现其他部位的疼痛及其他症状，如癌肿压迫静脉、淋巴导致回流受阻，可出现患侧下肢肿胀和疼痛。

4. **其他症状**　晚期癌瘤侵犯到膀胱时，可出现尿频、尿痛或血尿。侵犯直肠时，可引起便血或排便困难。长期消耗而出现恶病质。

（三）检查

1. **妇科检查**　早期宫颈癌肉眼观察无明显异常，或类似宫颈糜烂，随着病变逐步发展可出现糜烂型、增生型、浸润型及溃疡型等4种类型。

糜烂型：宫颈口有较粗糙的颗粒状糜烂面，或有不规则的破溃，质脆易触出血。

增生型：又称外生型或菜花型。宫颈癌组织向外呈息肉样生长，乳头状突起，甚至像菜花样生长，质脆易触出血。

浸润型：又称内生型。癌组织向宫颈深部组织浸润，宫颈肥大，宫颈表面光滑或有浅表溃疡。

溃疡型：癌组织坏死脱落形成凹陷性溃疡，故又称空洞型。

2. **辅助检查**

(1) 宫颈细胞学检查：是发现宫颈癌前期病变和早期宫颈癌的主要方法。

(2) 碘试验：是将碘溶液涂在宫颈和阴道壁上，观察其着色情况。正常宫颈阴道部和阴道鳞状上皮含糖元丰富，被碘溶液染为棕色或深赤褐色。如不染色，为阳性，说明鳞状上皮不含糖元。瘢痕、囊肿、宫颈炎或宫颈癌等鳞状上皮不含或缺乏糖元，均不染色，故本试验对宫颈癌的诊断无特异性。

（3）阴道镜检查：对宫颈表面进行观察，借以发现肉眼所不能看见的早期宫颈癌的一些表面变化，选择有病变部位做宫颈活检。

（4）宫颈和宫颈管活组织检查：是确诊宫颈癌及其癌前病变最可靠和不可缺少的方法。选择宫颈鳞-柱交接部的3点、6点、9点、12点处取4点活检，或在碘试验、阴道镜观察到的可疑部位取活组织做病理检查。有时须做宫颈管搔刮送检，以排除病灶是否在宫颈内。

（5）宫颈锥切术：当宫颈细胞检查多次检查为阳性，而宫颈活检为阴性；或活检为原位癌，但不能排除浸润癌时，均应做宫颈锥切术并做病理组织学检查。

确诊宫颈癌后，根据具体情况，做胸部X线摄片、淋巴造影、膀胱镜、直肠镜检查等，以确定其临床分期。

二、鉴别诊断

应与宫颈糜烂、宫颈息肉、宫颈结核、宫颈的子宫内膜异位症病灶等鉴别。

宫颈糜烂或宫颈息肉可引起接触性出血，外观难与CIN及Ⅰa期宫颈癌区别，应做宫颈刮片、阴道镜、荧光检查等。宫颈结核偶可表现不规则阴道流血和白带增多，局部见多个溃疡，甚至菜花样赘生物，需与宫颈癌鉴别，宫颈活检是唯一可靠的鉴别方法。子宫内膜异位症有时宫颈有多个息肉样变，甚至波及穹隆部，肉眼不易鉴别，需经病理检查才可确诊。

此外，子宫内膜癌转移至宫颈必须与原发性宫颈腺癌鉴别。

【因、证、辨、治】

病机是因脏腑虚损，正气损伤，七情郁结，木旺克土，水湿内聚，蕴而成痰，邪毒瘀阻，湿痰互结所致。临床有虚、实之分，虚证有肝肾阴虚、脾肾阴虚、中气下陷；实证有肝郁气滞化火、湿毒瘀热、湿痰结聚。实证以清热解毒，活血化瘀，涤痰软坚为主；虚证则根据各人体质不同随证加减，或病久则往往虚中夹实，实中夹虚，虚实夹杂，治疗也当扶正祛邪兼顾之。

宫颈癌的治疗须做到局部与全身治疗相结合，一方面通过整体治疗，治病求本，提高免疫功能，以扶正祛邪；尤其是中、晚期患者，使其可以达到带瘤生存，改善生活质量，延长生存期；一方面是消除癌肿，主要是手术、放疗和药物局部治疗。

一、肝郁化火证

［病因病机］七情所伤，暴怒伤肝，肝失疏泄，气滞血瘀；或肝旺侮土，脾失运化，水湿内留，蕴而化热，壅滞胞脉，积而成癥。

［临床证候］白带增多，偶杂血性，性情抑郁，心烦易怒，胸胁胀闷，喜叹息，少腹隐痛，口干欲饮，舌苔薄或有瘀点，脉细弦。

［辨证依据］

（1）有七情所伤史。

（2）性情抑郁，胸胁胀问，善叹息，心烦易怒。

（3）舌苔薄或有瘀点，脉细弦。

［治疗原则］疏肝解郁，利湿解毒。

［方药选用］

（1）丹栀逍遥散（方见月经先期）加木馒头、八月札、夏枯草、黄柏、半枝莲、白花蛇舌草。

（2）舒郁清肝汤（《中医妇科治疗学》）。

当归　白芍　白术　柴胡　香附　郁金　黄芩　栀子　丹皮　甘草

（3）香棱丸（《济生方》）。

木香　丁香　三棱　莪术　枳壳　青皮　川楝子　小茴香

二、肝肾阴虚证

［病因病机］素体亏损，或年老肾亏，阴虚内热，湿毒内侵，下注胞脉。

［临床证候］白带增多，或阴道不规则流血，或白带杂血，头晕目眩，腰骶酸痛，手足心热，口干，大便秘，舌红嫩，苔薄少或光剥，脉细。

［辨证依据］

（1）素体阴亏，或年高肾气不足。

（2）头晕目眩，腰骶酸痛，口干，大便秘。

（3）舌红，苔薄少或光剥，脉细数。

［治疗原则］滋肾养肝，清热解毒。

［方药选用］六味地黄丸（方见经间期出血）加黄柏、草河车、夏枯草、白花蛇舌草、仙鹤草。

腰酸者，加续断、桑寄生。

三、湿热瘀毒证

［病因病机］素体湿盛或肝旺脾虚，水湿运化失职，蕴湿化热，积之成毒，湿责内蕴，气机失宣，瘀滞内留，湿热瘀毒互结，流注胞脉。

［临床证候］白带增多，或黄白相间，或如米泔水，或如黄水，或如脓性，或黄色带下，秽臭难闻，口干咽燥，下腹疼痛，宫颈局部见癌灶感染坏死，舌淡红或有瘀点，苔薄腻或黄腻，脉弦数。

［辨证依据］

（1）素体肝旺脾虚。

（2）带下增多，或色黄，下腹疼痛，口干咽燥。

(3) 舌淡红或有瘀点，苔黄腻，脉弦数。

[治疗原则]清热解毒，活血化瘀。

[方药选用]

(1) 黄连解毒汤(方见盆腔炎)加土茯苓、薏苡仁、丹皮、赤芍、草河车、半枝莲、白花蛇舌草。

(2) 银甲丸(方见盆腔炎)。

四、脾肾阳虚证

[致病因素]素体亏损，肾气虚弱，或多产房劳，肾阳不足，冲任失调，胞脉气血运行不畅，湿浊瘀毒内结，注于胞脉。

[临床证候]带下量多，质稀薄，秽臭不重，崩中漏下，腰脊酸楚，头晕目眩，倦怠乏力，形寒畏冷，纳减，大便溏，或先干后溏，舌胖边有齿痕，苔薄，脉沉细无力。

[辨证依据]

(1) 素体肾脾虚弱，阳气不足。

(2) 带下量多，质稀薄，崩中漏下，腰脊酸楚，形寒倦怠，纳减，大便溏。

(3) 舌胖边有齿痕，苔薄，脉沉细无力。

[治疗原则]温肾健脾，益气固涩，佐以清热解毒。

[方药选用]

(1) 附子理中汤(方见艾滋病)合四神丸(方见月经前后诸证)加薏苡仁、椿根皮、草河车、白花蛇舌草、乌贼骨、仙鹤草。

(2) 蓬莪术丸(《妇人大全良方》)。

莪术 当归 桂心 赤芍 槟榔 昆布 琥珀 枳壳 木香 桃仁 鳖甲 大黄

(3) 渗湿消痰饮(《济阴纲目》)。

苍术 白术 半夏 橘红 茯苓 白芷 香附 甘草

五、中气下陷证

[致病因素]脾虚气弱，中气下陷，脾阳不振，湿毒乘虚而入，蕴结下焦胞脉。

[临床证候]带下量多，色白质稀，秽臭不重，有时杂红，肛门、阴道、少腹坠胀，头晕目眩，纳少神倦，劳累加剧，舌胖大边有齿痕，苔薄，脉细软。

[辨证依据]

(1) 素体脾虚气弱。中气下陷，湿毒内侵。

(2) 带下稀薄，阴坠后重，头晕目眩，神疲乏力。

(3) 舌胖大边有齿痕，苔薄，脉细软。

[治疗原则]益气升提，利湿解毒。

[方药选用]补中益气汤(方见月经先期)加薏苡仁、椿根皮、白花蛇舌草、半枝莲、乌贼骨、龙骨、牡蛎。

六、痰湿结聚证

[病因病机]素体脾虚，水湿内蕴，蕴湿成痰，湿痰流注下焦胞脉，聚而成癥。

[临床证候]带下甚多，或黄白相间，形体肥胖，嗜睡乏力，纳减，大便溏，喉间有痰;吐之不尽，舌略胖，苔薄白，脉濡滑。

[辨证依据]

(1) 素体脾虚。

(2) 带下甚多，体胖嗜睡，纳少，大便溏，神疲乏力。

(3) 舌略胖，苔薄白，脉濡滑。

[治疗原则]化湿涤痰，软坚散结。

[方药选用]

(1) 苍附导痰丸(方见多囊卵巢综合征)加半枝莲、夏枯草、海藻、昆布。

(2) 开郁二陈汤(方见闭经)。

手术后，气血两亏，用药时更要注意扶正祛邪，以扶正为主，保护脾胃。放疗后，由于火热伤阴，咽干口燥，小便黄，大便秘，舌红，脉细数，宜养阴润燥，清热解毒为主。

在治疗过程中，如阴道流血增多则以止血为主，可用清热凉血、祛瘀止血之品，常用小蓟、地榆、三七粉、蒲黄、槐花、陈棕炭、旱莲草、仙鹤草等。必要时可局部压迫止血;以疼痛为主，则须止痛，常用失笑散、金铃子散，配合乳香、没药、血竭、当归、地鳖虫、香附等;手术后体质亏损，气血两虚者则以补气养血为先，用归脾汤、人参养荣汤等调补气血;晚期肿瘤患者则以扶正祛邪为主，扶正能提高免疫力。邪盛正虚，邪毒内结，气阴二亏者，当以解毒散结，补气养阴，解毒散结，用黄连解毒汤加蛇床子、山慈菇、蚤休，龙葵、夏枯草、半枝莲、败酱草等;益气养阴用增液汤、生脉饮、补中益气汤、归脾汤加减，以达扶正祛邪目的。

【其他疗法】

(一) 中成药

(1) 宫颈癌片，每次 2～3 片，每日 3 次。功能解毒散瘀。用于宫颈癌前期及各型宫颈癌。

(2) 愈黄丹方(龙胆草 15 g，丹皮 12 g，全蝎、蜂房、黄柏、水蛭、人指甲、黄连、乳香、没药各 6 g，白花蛇 3 条，海龙 1 条，共研细末，用金银花煎水为丸，外用雄黄为衣)，每次 3～4.5 g，每日 2 次，温开水吞服。

(3) 四核清宫丸(山楂核、荔枝核、橘核、桃核各30 g,共研细末,制成蜜丸),每次15 g,每日3次,1个月为1个疗程。

(二) 食疗

(1) 米酒冲鱼鳞胶(《本草纲目》) 鲤鱼鳞30 g,米酒适量。鱼鳞放锅内,加水300 ml,用文火熬成鱼鳞胶,用温米酒兑水适量冲服,每日1次,连服15日。可止血疗腹痛。用于血热型阴道血不止,有臭味。

(2) 猪髓粥(《随息居饮食谱》) 猪髓15～30 g,大米50 g,加水500 ml煮粥服食,每日1次。用于肝肾阴虚型。

(三) 外治

(1) 中药催脱钉:山慈菇18 g,炙砒石9 g,雄黄12 g,蛇床子3 g,硼砂3 g,麝香0.9 g,枯矾18 g,冰片3 g。研细末,加适量红米糊(约9 g红米粉)制成长1 cm一头尖一头粗直径0.25 cm的栓剂,形似钉子状,消毒备用。用于宫颈癌早期0期、Ⅰ期、Ⅱa期的患者。

用窥阴器暴露宫颈消毒后,颈管内插钉每次1～2枚,或局部瘤体插钉,根据瘤体大小决定插钉数目,钉间距离约1 cm左右;插钉后填塞撒有适量(约1 g)蜈蚣粉(轻粉6 g,冰片1.5 g,麝香0.3 g,蜈蚣去头足4条,黄柏30 g,雄黄3 g,研末)的带线小棉垫,于宫颈表面,24小时后自取,每周上药3次,连续1个月为1个疗程,停药1周后复查活检,需要时再继续用药。

(2) 药线配方结扎疗法:用外科粗丝线拌药末(生附子15 g,芫花根皮15 g,白砒1.5 g,研细末备用)后结扎,能使肿瘤脱落,减少局部感染,缩短疗程。用于外生型、菜花型生长的癌肿。

(3) 三品中药饼/杆药物锥切:白砒45 g,明矾60 g,分别研细末混合,严格制成白色疏松状物,质轻易碎,研细后加雄黄7.9 g、没药3.6 g,并混合均匀,压制成一分硬币大小的三品饼(厚2 cm,重0.2 g)及三品杆(长20～25 mm,直径3 mm,重0.25 g),经紫外线消毒后用。功能祛腐败毒,清热生肌,以破坏局部肿瘤细胞的增生和繁殖为目的。用于宫颈鳞状上皮原位癌及宫颈鳞状上皮癌Ⅰa期。

用窥阴器暴露宫颈消毒后,用凡士林沙条保护好阴道及穹隆部,先敷一枚三品饼,7～9日后局部组织坏死成药物圆锥脱落,送病理活检,休息1～2日再上三品杆于宫颈管内,如此反复上药5～12次不等,直到宫颈全部摧毁,使宫颈管呈圆锥筒状。待所上三品饼及三品杆被组织吸收后,局部组织脱落前均换敷中药双紫粉或鹤酱粉。

临床应用时必须达到规定的技术指标,即阴道宫颈残端平穹隆、宫颈管被摧毁的范围纵深约28 mm,横深7 mm,宫颈外型呈圆锥形筒状缺损,锥底、锥腰、锥顶病理检查无癌细胞,缺损部位修复后形成小面光滑的新的宫颈,2个月后宫颈活检阴性为有效。

治疗过程中要注意观察创面出血、合并感染和对非病变组织的损伤,以免发生意外。

宫颈鳞癌早期浸润腺管型、宫颈鳞癌早期浸润癌灶汇合融合、宫颈鳞状上皮原位癌、宫颈鳞癌早期间质浸润波及阴道穹隆、老年妇女因宫颈高度萎缩或单纯颈管癌不便观察浸润深度者,均不宜使用。并发严重心、肝、肾疾病者禁用。如有药物不良反应,可用绿豆、土茯苓、金银花、紫花地丁、生甘草清热凉血解毒以预防或减轻之。

(四) 手术

1. 宫颈上皮内瘤样病变(CIN) CIN Ⅰ可采用冷冻或激光治疗,如无明显病灶,可先按炎症处理,每3～6个月随访,重复宫颈细胞学检查,必要时再次活检。CIN Ⅱ可选用激光、冷冻治疗,或宫颈锥切术,术后每3～6个月随访1次。CIN Ⅲ无生育要求者,做子宫全切术;年轻、有生育要求者,可做宫颈锥切术,术后定期随访。

2. 宫颈浸润癌Ⅰa～Ⅱa期 无严重内外科合并症,无手术禁忌证,年龄不限,需根据全身情况能否耐受手术而定;肥胖者根据术者经验及麻醉条件而定。

(1) Ⅰa1期:采用经腹全子宫切除术,卵巢正常者应予保留。

(2) Ⅰa2～Ⅱa期:广泛子宫切除及盆腔淋巴清扫术,年轻患者卵巢正常者应予保留。如有淋巴转移,应做腹主动脉旁淋巴取样,明确病变范围。

(五) 放疗

用于Ⅱb晚期、Ⅲ期、Ⅳ期患者,或无法手术者。包括腔内及体外照射,早期病例以腔内放疗为主,体外照射为辅;晚期则以体外照射为主,腔内放疗为辅。腔内照射用于控制局部病灶,体外照射用以治疗盆腔淋巴结及宫旁组织等处的病灶。放疗并发症有放射性直肠炎和膀胱炎。近期反应多能自愈;远期反应在1～3年出现,主要为缺血引起直肠溃疡、狭窄及血尿，甚至形成直肠阴道瘘及膀胱阴道瘘等。预防措施是避免过量及正确放置放射源。

（六）手术及放疗综合治疗

用于病灶较大的患者，术前先放疗，待癌灶缩小后再做手术。或术后证实淋巴结、宫旁组织有转移，或阴道残端有残留癌灶，放疗作为手术后的补充治疗，减少复发。

（七）化疗

主要用于晚期或复发转移的患者。近年也采用化疗作为手术或放疗的辅助治疗，用以治疗局部巨大肿瘤。常用药物有顺铂、卡铂、环磷酰胺、异环磷酰胺、氟尿嘧啶、博来霉素、丝裂霉素、长春新碱等，其中以顺铂疗效较好。一般采用联合化疗。治疗鳞癌常用 PVB 方案（顺铂、长春新碱与博来霉素）与 BIP 方案（博来霉素、异环磷酰胺与顺铂）。治疗腺癌多用 PM 方案（顺铂与丝裂霉素）与 FIP（氟尿嘧啶、异环磷酰胺与顺铂）。化疗途径可采用经脉或介入化疗（超选择性动脉灌注化疗）。

【转归与预后】

宫颈癌的预后与临床期别、病理类型和治疗方法有关。早期手术与放疗效果相近，腺癌放疗效果不如鳞癌。淋巴结无转移者，预后好。

晚期病例的主要死因有：① 尿毒症：肿瘤压迫两侧输尿管引起。② 出血：癌灶侵犯大血管而引起。③ 感染：局部或全身感染。④ 恶病质：全身重要器官转移或全身衰竭。

【预防与调护】

（1）加强宣传教育，普及肿瘤知识，提倡晚婚，计划生育，注意科学避孕及性生活卫生。

（2）积极预防与宫颈癌有关疾病，加强围产期保健，治疗慢性宫颈炎、子宫颈糜烂及不典型增生等。

（3）健全妇女防癌普查工作，贯彻预防为主的方针，建立各级肿瘤防治网及各级防癌组织，在基层医疗机构建立防治队伍，定期开展广泛的防癌普查。

（4）饮食调养，应选择高蛋白高热量的食品。

（5）忌烟酒及辛辣生冷食物。

［附］宫颈癌化疗放疗后的中医药治疗

直肠反应和白细胞下降是宫颈癌放疗化疗后最常见的反应。直肠反应属中医学肠风、脏毒；白细胞低下属虚损、劳瘵。

一、直肠反应

1. 早期直肠反应　大便频繁，里急后重，大便呈黏冻状，有时杂有鲜血，舌淡边尖略红或红，苔薄黄腻，脉细数，系湿热湿毒下注。

［治疗原则］清热解毒，祛瘀止痢。

［方药选用］白头翁汤（《伤寒论》）合秦皮汤（《外台秘要》）加白花蛇舌草、半枝莲、当归、赤芍、土茯苓、蜀羊泉。

2. 晚期直肠反应　大便出血，色鲜红，但下而不爽，或夹黏冻，里急后重，肛门疼痛，口干舌燥，面色萎黄，神疲委靡，舌苔薄色滞，脉细软，系气虚下陷，脏毒瘀阻。

［治疗原则］益气摄血，解毒祛瘀。

［方药选用］补中益气汤（方见月经先期）合通幽汤（《兰室秘藏》）加减。

阳虚者加炮姜、补骨脂，也可用黄土汤、附子理中汤；阴虚者加小蓟、侧柏、阿胶，也可用槐花散、槐花丸、赤小豆当归散；气阴两虚者加沙参、生地、玄参、麦冬等。

二、白细胞降低

1. 气虚血弱型　头晕目眩，神疲乏力，面色萎黄或灰滞，纳食不馨，小溲频长，大便不实，舌淡不华，苔薄，脉细软。

［治疗原则］益气养血。

［方药选用］当归养血汤（《点点经》）合补中益气汤（方见月经先期）加减。

当归　熟地　生地　二花　生芪　山甲　黄柏　知母　栀子　条芩　蒺藜　蚕蜕　甘草

2. 肝肾亏损型　头晕目眩，腰脊酸楚，心烦易怒，小便黄，大便秘，夜寝不安，口干欲饮，饮之不多，舌红，苔薄少或光剥，脉细数。

［治疗原则］滋阴清热，益气养血。

［方药选用］六味地黄汤（方见经行音哑）合当归养血汤（《点点经》）加减。

【文献资料】

吴晓春用莪术芍药汤（芍药、半枝莲、白花蛇舌草各 15 g，当归、莪术、黄连、大黄、黄芩各 10 g，槟榔、木香各 6 g，肉桂 2 g。每日 1 剂，7 日为 1 个疗程，连服 2～4 个疗程）治疗 45 例子宫颈癌放疗后并发直肠炎患者，总有效率 93.3%。

杨学志用“三品一条枪”（明矾 60 g，白砒 45 g，雄黄 7.2 g,没药 3.6 g,明矾及白砒分别研细粉,混合后煅成白色块状物,研细加雄黄、没药粉,混合均匀,压制成型,紫外线消毒后备用)辅以双紫粉治疗早期宫颈癌 243 例,近期治愈率 100%。

王勒渝用宫颈Ⅰ号栓治疗 28 例宫颈癌前病变和宫颈癌患者,并对其治疗前后的宫颈活检组织进行病理学观察。经治疗后发现其细胞形态结构转为正常,宫颈局部组织免疫功能增强,癌细胞向良性转化。用具有活血抗癌作用的中药"506"粉剂(白硇砂、三七各 15 g,生贯众 5 g,红升丹、麝香、梅片各 2.5 g,硇砂经醋制后与其他生药混合研磨成细粉,过筛拌匀后即可)治疗宫颈鳞状细胞癌 34 例,近期治愈 15 例,总有效率 82.4%。

上海第一医科大学妇产科医院通过内服半夏片(肠溶片,每片含生药 0.3 g,每日 2 次,每次 4~5 片,或鲜南星水煎代茶饮,每日 1 剂),同时外用鲜南星或鲜半夏根(每 6 g 加 75%乙醇 0.5 ml,捣碎,用纱布包好,塞紧宫颈癌灶处,阴道外口再塞一棉球,每日或隔日 1 次)共治宫颈癌 53 例,近期治愈 11 例,显效 20 例,有效 14 例,有效率 84.9%。

郑冬梅等应用复方中药消癥本胶囊内服及消癥止血栓外用(内服中药基本组成:大黄、半夏、莪术、半枝莲、天南星、三棱、乳香、没药、白花蛇舌草、金线重楼、黄芪、党参等。外用中药基本组成:五倍子、鸦胆子、马钱子、斑蝥、半夏、莪术、大黄、夏枯草、白及、天南星等)配合放疗治疗子宫颈癌 30 例(设为临床观察组),单纯放射治疗 33 例(设为对照组),观察复方中药对宫颈癌患者放疗的协同作用。结果发现两组平均阴道流血日数差异有非常显著性,放疗结束后两组肿瘤消退率差异无显著性,但肿瘤消退的放射剂量及急性副作用发生率两组的差异有显著性,观察组明显低于对照组。复方中药内服、外用配合宫颈癌放射治疗可加速止血,减少宫颈癌的阴道流血天数;增强宫颈癌对放射治疗的敏感性,降低肿瘤消退的放射剂量;减少放疗的急性毒副反应,使患者在治疗过程中精神、食欲都有所好转,血红蛋白、血小板和白细胞无明显下降。

参考文献

[1] 蒋玉洁.中国肿瘤秘方全书.北京:科学技术文献出版社,2001

[2] 吴晓春.莪术芍药汤治疗宫颈癌放疗后并发直肠炎 45 例的临床观察.浙江临床医学,2002,2(7):486

[3] 姚九香.自拟四核清宫丸治疗宫颈癌 18 例临床观察.甘肃中医,1998,11(2):35

[4] 杨学志."三品一条枪"治疗早期宫颈癌 243 例.中西医结合妇产科情报资料,1988,(2):65

[5] 王勒渝.宫颈Ⅰ号栓阻断宫颈癌发生的组织病理学、超微结构和免疫组织化学的研究.中国中医药科技,1999,6(5):293

[6] 梁勇才.当代癌症妙方.北京:人民军医出版社,2001

[7] 贾立群.现代名中医肿瘤绝技.北京:科学技术文献出版社,2002

[8] 郑冬梅.中药在子宫颈癌放射治疗中的作用.黑龙江医学,2001,25(4):262

[9] 张玉珍.新编中医妇科学.北京:人民军医出版社,2001

[10] 尤昭玲.中西医结合妇产科学.北京:中国中医药出版社,2001

[11] 乐杰.妇产科学.北京:人民卫生出版社,2004

[12] 冯俊婵.中西医结合妇产科学.北京:科学出版社,2002

[13] 吴克明,张庆文.中西医临床妇产科学.北京:中国医药科技出版社,2001

[14] 刘敏如,谭万信.中医妇产科学.北京:人民卫生出版社,2001

第三节 子宫内膜癌

子宫内膜癌是指原发于子宫内膜的上皮性恶性肿瘤,约 80%以上为内膜样腺癌,按肿瘤的生长方式,病变主要表现为局限型和弥漫型,由于其原发于子宫体部,又称子宫体癌。为女性生殖道三大恶性肿瘤之一,高发年龄为 58~61 岁,约占女性癌症总数的 7%,占女性生殖道恶性肿瘤的 20%~30%,近年发病率有上升趋势,已趋于接近甚至超过宫颈癌的发生率。

子宫内膜癌在中医学中属于癥瘕范畴。

【致病机制】

素体正气不足,易感邪毒;或年迈体衰,长期七情不遂;或为六淫之邪及湿毒之气入侵;或肝肾阴虚,冲任二脉功能失调;或脾虚生湿,湿蕴化热,湿热注于胞宫,与瘀血郁结化为邪毒所致。

西医学认为子宫内膜癌的确切病因仍不清楚,可能与下列因素有关。

1. 雌激素对子宫内膜的长期持续刺激　与无排卵性功血、多囊卵巢综合征、功能性卵巢肿瘤、绝经后长期服用雌激素而无孕酮拮抗有关。

2. 与子宫内膜增生过长有关　国际妇科病理协会(ISGP,1987 年)将子宫内膜增生过长分为单纯型、复杂型与不典型增生过长。单纯型增生过长发展为子宫内膜癌约为 1%,复杂型增生过长约为 3%,而不典型增生过长约为 30%。

3. 体质因素　内膜癌易发生在肥胖、高血压、糖尿病、未婚、少产的妇女。这些因素是内膜癌高危因素。

4. 绝经后延　绝经后延妇女发生内膜癌的危险性增加 4 倍。内膜癌患者的绝经年龄比一般妇女平均晚 6 年。

5. 遗传因素　约 20%的患者有家族史。内膜癌患者近亲有家族肿瘤史者比宫颈癌患者高 2 倍。

【诊断与鉴别诊断】

一、 诊断

(一) 病史

注意其高危因素如老年、肥胖、绝经延迟、少育或不育等病史,并询问家族肿瘤史。

(二) 临床表现

多发于绝经后妇女,也有发生于未绝经者。临床上绝经后出现不规则阴道流血是最早的表现,有时表现为血水样,量时多时少,未绝经者常表现为月经过多,经期延长;由于肿瘤的感染、坏死,患者可出现阴道内有异常臭味的分泌物如黄水样;如肿瘤侵犯邻近组织,压迫神经丛或感染,可出现下腹部和腰骶部及腿部的疼痛;也可由于子宫腔积脓积血,引起不规则子宫收缩而下腹部有坠胀感;晚期患者常伴全身症状如贫血、消瘦、恶病质、发热及全身衰竭等。

(三) 检查

1. 妇科检查　早期无明显异常。当疾病逐渐发展,子宫增大,质稍软;晚期时偶见癌组织自宫颈口内脱出,质脆,触之易出血。如合并宫腔积脓,子宫明显增大,极软。癌灶向周围浸润,子宫固定或在宫旁或盆腔内扪及不规则结节状块物。

2. 辅助检查

(1) 细胞学检查:仅从阴道后穹隆或宫颈管吸取分泌物做涂片寻找癌细胞,阳性率不高。如用特制的宫腔吸管或宫腔刷放入宫腔,吸取分泌物找癌细胞,阳性率达 90%。此法作为筛选,最后确诊仍须根据病理检查结果。

(2) B 超检查:极早期时见子宫正常大,仅见宫腔线紊乱、中断。典型内膜癌声像图为子宫增大或绝经后子宫相对增大,宫腔内见实质不均回声区,形态不规则,宫腔线消失,有时见肌层内不规则回声紊乱区,边界不清,可作出肌层浸润程度的诊断。

(3) 宫腔镜检查:可直视宫腔,如有癌灶生长,能直接观察病灶大小、生长部位、形态,并可取活组织送病理检查。

(4) 分段刮宫:是确诊内膜癌最常用最可靠的方法。先用小刮匙环刮宫颈管,再进宫腔搔刮内膜,取得的刮出物分瓶标记送病理检查。分段刮宫操作要小心,以免穿孔,尤其当刮出多量豆腐渣样组织疑为内膜癌时。只要刮出物已足够送病理检查,即应停止操作。

(5) MRI、CT、淋巴造影等检查:有条件者可选用 MRI、CT 和淋巴造影检查及血清 CA125 检测。

二、鉴别诊断

1. 更年期功能失调性子宫出血　主要表现为月经紊乱,如经量增多、经期延长、经间期出血或不规则流血等。妇科检查无异常发现,应先分段诊刮以排除内膜癌。

2. 子宫黏膜下肌瘤或内膜息肉　多表现为月经过多及经期延长,需与内膜癌相鉴别,及时做分段诊刮、宫腔镜检查及 B 超检查等,确诊并不困难。

3. 子宫颈癌、子宫肉瘤　均表现有不规则阴道流血及排液增多。子宫颈癌病灶多位于宫颈管内,宫颈管扩大形成桶状宫颈。子宫肉瘤多在宫腔内,以致子宫增大。分段诊刮及宫颈活检即能鉴别。

4. 老年性阴道炎　主要表现为阴道排液或血性分泌物,妇科检查见阴道壁充血或黏膜下散在出血点,抗炎治疗有效。而内膜癌之排液来自宫颈管内,阴道壁无异常。

【因、证、辨、治】

根据阴道流血的量、色、质,带下的量、色、质、气味,以及兼证和舌脉辨证。

一、瘀毒壅滞证

[临床证候]经期紊乱,淋漓不断,或绝经多年后又出现阴道出血,量时多时少,色红,有块,块下腹痛减,带下量多,赤白相兼,味秽臭,精神抑郁,或心烦易怒,胸闷不舒,小腹、乳房胀痛,舌红暗或有瘀斑,苔薄白,脉弦或细弦。

［病因病机］素体不足，或年迈体衰，或长期七情不遂，易感六淫之邪及湿毒之气，与瘀血郁结，化为邪毒所致。

［辨证依据］

（1）经期紊乱，淋漓不断，或绝经多年后又出现阴道出血。

（2）经血色红，有块，块下腹痛减，带下量多，赤白相兼，味秽臭。

（3）舌红暗或有瘀斑，苔薄白，脉弦或细弦。

［治疗原则］行气化瘀，解毒散结。

［方药选用］理气化痰汤（《现代中西医妇科学》）。

柴胡　郁金　水蛭　紫草　穿心莲　八角莲　石见穿　王不留行　急性子　露蜂房　夏枯草　香菇

气郁化火者，加石上柏、白花蛇舌草；阴道出血多者，加大蓟、小蓟。

二、湿毒瘀滞

［病因病机］素体虚弱，六淫之邪及湿毒之气入侵，或脾虚生湿，湿蕴化热，湿热注于胞宫所致。

［临床证候］经期紊乱，或崩或漏，日久不止，或绝经数年又阴道下血，量或多或少，色红，质黏有块，带下量多，色白或红白相兼，或五色杂下，质黏稠，眼睑或下肢浮肿，大便黏腻不爽，舌暗淡，苔白腻，脉滑。

［辨证依据］

（1）经期紊乱，或崩或漏，日久不止，或绝经数年又阴道下血。

（2）经血色红，质黏有块，带下量多，色白或红白相兼，质黏稠。

（3）舌暗淡，苔白腻，脉滑。

［治疗原则］化痰除瘀，解毒散结。

［方药选用］豁痰解毒汤（《现代中西医妇科学》）。

夏枯草　生牡蛎　海藻　白术　水蛭　川芎　穿心莲　石上柏　胆南星　全蝎　蜈蚣

湿而偏寒者，加皂角、蜀椒；偏湿热者，加僵蚕、苦参。

三、瘀毒走窜

［病因病机］年迈体衰或素体虚弱，加之肝肾阴虚，冲任二脉功能失调，湿毒之气与瘀血郁结所化之邪毒走窜脏腑。

［临床证候］阴道浊血时沥，带下赤白如脓或浑浊味臭秽，形体消瘦，面色苍白，口干舌燥，纳差食少，低热不退，舌红或红紫，苔白少津，或光剥无苔，脉弦细或软无力。

［辨证依据］

（1）阴道浊血时沥。

（2）带下赤白如脓或浑浊味臭秽。

（3）形体消瘦，面色苍白，纳差食少，低热不退。

（4）舌红或红紫，苔白少津，或光剥无苔，脉弦细或软无力。

［治疗原则］补气益阴，祛瘀解毒。

［方药选用］扶正化瘀解毒汤（《现代中西医妇科学》）。

人参　龟版　鳖甲　白术　生黄芪　枸杞子　首乌　沙参　紫草　草河车　石上柏　全蝎　蜈蚣

阴道流血量多者，加杜仲炭、三七粉（冲服）；带下量多，臭秽如败酱者，加败酱草、蚤休、半边莲。

【其他疗法】

（一）中成药

（1）寿尔康酒，每次 10～15 ml，每日 2～3 次。调补气血，防老抗衰。用于术后气血两虚、心脾不足、肾亏体衰者。

（2）枸杞药酒，每次 10～20 ml，每日 2 次。滋补肝肾，养血益精。用于肝肾两虚型。

（3）龟芪精，每次 10 ml，每日 2 次。补气养血，安神益智。用于术后或防化疗后气血两虚型。

（二）单方

（1）卤碱块 30 g，莪术 30 g，白屈菜 30 g，蜂蜜 1 000 g。莪术、白屈菜水煎浓缩成膏备用。将卤碱块冲洗后加水成饱和溶液，加药膏、蜂蜜，和匀，再加 10% 尼泊金 0.6 ml 备用。每日 3 次，每次 30 g，内服。

（2）鲜独角莲去皮，捣成糊状，敷于肿瘤部位，上盖玻璃纸，包扎固定，24 小时更换 1 次。

（三）针灸

以扶助正气、调理冲任、疏肝理气、活血化瘀为主要治则。选取经穴以冲任脉及肝、脾、肾、膀胱经为主。

1. 针刺

（1）腹部：任脉之阴交、气海、关元、中极、曲骨，肾经之四满、气穴、大陵、横骨。

（2）腰背骶部：膀胱经之膈俞、肝俞、脾俞、关元俞，督脉之命门、腰俞。

（3）下肢：肝经之蠡沟、急脉；脾经之隐白、大都、三阴交、血海，肾经之然谷、太溪；胃经之足三里。

（4）随证加穴：气滞为主者，加太冲、合谷；血瘀偏重者，重用三阴交、血海、腰俞；兼有痰湿者，加阴陵泉、丰隆；神疲乏力，倦怠懒言者，重用气海、足三里、三阴交、膻中；食欲不振者，加中脘、足三里、公孙；心悸失眠者，加神门、四神聪、三阴交。病变后期，疼痛明显者，针刺太冲、合谷、三阴交、肾俞。

2. 艾灸

(1) 艾条温和灸，灸至皮肤稍有灼热感并已透入皮下为度，每日或隔日1次。

(2) 选腰骶腹部的穴位，敷以麝香少许，上置蒜片，用大艾炷各灸3～5壮，自觉灼痛时除去，以不起泡为原则。隔日1次，5次为1个疗程。每次可分别于腹、腰骶及下肢选穴，各穴位按疗程交替使用。

(四) 缓解疼痛及退热

(1) 缓解疼痛以世界卫生组织推荐的三阶梯止痛疗法，用失笑散、香砂六君子丸、消痞丸、抗癌止痛膏、镇痛灵、普陀膏等内服或外敷，或加麝香、蟾酥等外敷治疗。有的缓解疼痛时缩小瘤体，并提高生存质量。

(2) 退热以小柴胡汤、金牛煎、青蒿鳖甲汤、当归六黄汤退热。

(五) 手术

手术是治疗子宫内膜癌的有效方法，可用于各期尤其早期病例。0期：可做全子宫切除术；Ⅰ期：做筋膜外全子宫切除及两侧附件切除术；Ⅱ期：应做子宫根治术及两侧盆腔淋巴清扫术；Ⅲ期：手术范围同Ⅱ期；Ⅳ期：应做放射或药物治疗，待有条件时再手术。

(六) 放疗

腺癌对放疗敏感度不高，单纯放疗效果不佳，主要用于提高疗效或姑息治疗。对老年或有严重合并症不能耐受手术及Ⅲ、Ⅳ期不宜手术者可考虑放疗，仍有一定疗效。

(七) 西药

(1) 对晚期、复发、不能手术切除或年轻、早期、有生育要求的患者，可考虑孕激素治疗。对分化好、生长缓慢、雌孕激素受体含量高的内膜癌，黄体酮治疗效果较好。孕激素与手术及放疗综合应用，可减少复发，增加肿瘤对放疗的敏感性。

(2) 他莫昔芬是一种非甾体类抗雌激素药物，适应证与孕激素相同。每次10～20 mg，每日2次，长期服用，可单独用或与孕激素及化疗药物合并应用。不良反应较小，少数有潮热、恶心，偶有血小板减少。

(3) 化疗多用于晚期或复发转移或孕激素治疗无效者。常用药物有顺铂、多柔比星、氟尿嘧啶、环磷酰胺等，单药或多种药物联合应用，也可与孕激素等合并应用。

【转归与预后】

子宫内膜癌由于能够早期发现，生长慢、转移晚，临床症状显著，其治疗效果在妇科恶性肿瘤中是比较好的。有关资料报道其5年生存率可在60%～70%，个别的可能达到80%。

影响预后的因素与临床分期、细胞分化、肌层浸润、宫腔深度、年龄、有无转移等密切相关。年龄越大，细胞分化差，期别晚，肌层浸润深或两种恶性细胞同时存在或最初的治疗不积极充分，预后都是较差的。

【预防与调护】

由于病因仍不清楚，尚未找到确实可行的预防措施，主要通过积极地普查以争取早期发现，并控制高危因素以减少内膜癌的发生。

(1) 普及防癌知识，定期做防癌检查。

(2) 注意消除高危因素，重视高危人群的普查。

(3) 正确掌握使用雌激素的指征。

(4) 更年期月经紊乱或绝经后出现不规则阴道流血者，应先除外内膜癌，然后根据情况对症处理。

(5) 饮食调护如下。

1) 扁豆红枣汤：白扁豆30 g，红枣10枚，加水500 ml煎汤，待豆熟后加冰糖适量，饮汤食豆、枣，早晚各1次。用于脾虚型。

2) 马齿苋饮：鲜马齿苋60 g，白果仁7粒，鸡蛋3个。将前两味捣烂为泥，加鸡蛋清，调匀，以沸水冲熟，早晨空腹食，每日1剂。用于湿热型。

3) 阿胶杞子粥：阿胶20 g，枸杞子20 g，粳米60 g。先将粳米和枸杞子加水500 ml煮粥，熟后加入阿胶使其融化，再煮二三沸即可。每日1次，半月为1个疗程。用于子宫内膜癌术后贫血患者，可长期服食。

【文献资料】

肥胖、高血压、糖尿病被称为“宫体癌三联征”，此三种因素造成体内代谢紊乱致雌激素水平升高，增加了子宫内膜癌的发生风险。Scherman等研究证实过度肥胖，体重指数(BMI)超过32 kg/m^2，发生子宫内膜癌的风险显著增加(RR=3.5)，早年肥胖更是一个危险因素，尤其中心性肥胖，同时发现肥胖患者血浆雌激素水平显著增加，性激素结合蛋白(SHBG)水平也较高。大多数子宫内膜癌患者合并 2 型糖尿病。Rosolova 研究发现 60%～80% 2 型糖尿病患者有高血压,同时 85% 2 型糖尿病伴有肥胖。Del 等研究发现肥胖患者体内的激素环境可增加交感神经活动,弱化副交感神经,儿茶酚胺分泌增加,影响、调节能量贮存和饮食,进一步加重肥胖,由此形成恶性循环。

早期子宫内膜癌的患者可以应用激素替代疗法(HRT),对预后无明显不良影响。Chapman 等对 123 例经过手术治疗(子宫及两侧附件切除,淋巴结清扫)的Ⅰ期和Ⅱ期子宫内膜腺癌患者进行了回顾性研究,62 例在手术后应用了 HRT,61 例对照则未用雌激素。结果应用雌激素的患者有 2 例复发(占 3.2%),平均无瘤生存时间为 28 个月(24～32 个月),未接受雌激素的患者中 6 例复发(占9.8%),平均无瘤生存时间为 28 个月(12～53 个月),说明雌激素替代治疗不会降低无瘤生存时间或增加早期癌复发和死亡的危险性。

对子宫内膜样癌的化疗多采用联合化疗手段。最常用的药物是多柔比星(ADM)、环磷酰胺(CTX)、顺铂(DDP)或卡铂(CBP),最常用的方案是 PAC,可以获得 50%～60%的有效率。有高危因素的子宫内膜癌较易发生盆腔外复发,但术后放疗的价值有限。Burke 等对 62 例有高危因素的患者进行了前瞻性研究,术后给予 PAC (DDP 50 mg/m^2、ADM 50 mg/m^2、CTX 500 mg/m^2),每 4 周 1 个疗程,共 6 个疗程,结果发现化疗虽未能有效地阻止远处复发,但却使生存时间有一定的延长。Burke 等又尝试对 33 例晚期和(或)复发的病例进行前瞻性研究,每 4 周用卡铂(360 mg/m^2)1 次,其中 13 例获得完全缓解,并指出卡铂可以用于晚期或复发病例的姑息治疗,并具有较好的耐受性。

孕激素可使非典型增生的子宫内膜逆转,有报道用以治疗早期子宫内膜癌。Randall 等报道 17 例子宫内膜非典型增生患者,用孕激素治疗。结果 16 例得到缓解,1 例未控(肿瘤持续存在)。12 例高分化子宫内膜癌用孕激素治疗,9 例缓解,3 例未控。孕激素治疗时间为 9 个月(中数时间),随访 40 个月,患者皆存活,未控者病灶无进展。这些病例治疗后 25 例想妊娠者中已有 5 例足月分娩健康婴儿。Kim 等分析文献已报道的 14 例及他们自己的 7 例病例共 21 例子宫内膜癌用孕激素治疗,主要的治疗方案是甲地孕酮每日 160 mg,服药 3 个月。结果 13 例有效,8 例治疗失败后切除子宫。经随访 21 例中 19 例无瘤生存,保守治疗后的 13 例正常分娩 6 个活婴。

参考文献

[1] Scherman M E, Sturgeon S, Brinton LA, et al. Risk factors and hormone levels in patients with serious and endometrioid uterine carcinomas. Mod Pathol, 1997, (10): 963

[2] Rosolova H. Hypertension and diabetes mellitus pathophy-siology and risk. Vntir Lek, 1999, 45: 655

[3] Del R G. Adrenomedullary function and its regulation in obesity. Int J Obes Relat Metab Disord, 2000, 24(Suppl 2): S89

[4] Chapman J A, DiSaia P J, Osann K, et al. Estrogen replacement in surgical stage Ⅰ and Ⅱ endometrial cancer survivors. Am J Obstet Gynecol, 1996, 175 (5): 1195

[5] Barrett R J. Circadian — timed combination of doxorubicin — cisplatin chemotherapy for advanced endometrial carcinoma. A phase Ⅱ study of the Gynecol Oncology Group. Am J Clin Oncol, 1993, (16): 494

[6] Burked T W. Postoperative adjuvant cisplatin, doxorubin, and cyclophosphamide (PAC) Chemotherapy in women with high-risk endometrial carcinoma. Gynecol Oncol, 1994, 55: 47

[7] Burked T W. Ttreatment of advancednd or recurrence endometrial with agent carboplatin. Gynecol Oncology, 1993, 191: 510

[8] Randall, Kurman R J. Progestin treatment of atypical hyperplasia and well-differentiated carcinoma of the endometrium in women under age 40[J]. Obsdtet Gynecol, 1997, 90: 434

[9] Kim Y B, Holschneider D H, Ghosh K, et al. Progestin alone as primary treatment of endometrial carcinoma in premenopausal women. Cancer, 1997, 79(2): 320

[10] 张玉珍. 新编中医妇科学. 北京: 人民军医出版社,2001

[11] 尤昭玲. 中西医结合妇产科学. 北京: 中国中医药出版社,2001

[12] 乐杰. 妇产科学. 北京: 人民卫生出版社,2004

[13] 冯俊婵. 中西医结合妇产科学. 北京: 科学出版社,2002

[14] 吴克明,张庆文. 中西医临床妇产科学. 北京: 中国医药科技出版社,2001

[15] 刘敏如，谭万信. 中医妇产科学. 北京：人民卫生出版社，2001

[16] 陈世伟，张利民. 肿瘤中西医综合治疗. 北京：人民卫生出版社，2001

第四节　卵 巢 肿 瘤

卵巢肿瘤是女性生殖器常见肿瘤。卵巢恶性肿瘤是女性生殖器三大恶性肿瘤之一。卵巢位于盆腔深部，恶性卵巢肿瘤发展迅速，早期诊断困难，临床诊断时往往已是晚期，卵巢恶性肿瘤 5 年存活率仍较低，为 25%～30%。卵巢肿瘤可发生于任何年龄，但多见于生育年龄妇女，2/3 的卵巢良性肿瘤发生于 20～44 岁，2/3 以上的恶性肿瘤见于 40～65 岁。

中医学无卵巢肿瘤病名，根据其临床表现，属于肠覃、癥瘕范畴。相关类似的论述早有记载，如《灵枢·水胀》云："肠覃何如……寒气客于肠外，与卫气相搏，气不得荣，因有所系，癖而内著，恶气乃起，息肉乃生，其始生也，大如鸡卵，稍以益大，至其成如怀子之状，久者离岁，按之则坚，推之则移，月事以时下，此其候也。"其所述"肠覃"及其症状的描述类似卵巢囊肿的表现。明代万全《万氏妇人科》不仅描述了症状，还立有治疗方药，"肠覃者，因经行之时，寒气自肛门而入，客于大肠，以致经血凝滞，月经虽行而血却少，其腹渐大如孕子状，为胎漏状。壮盛之人，半年以后，气盛而除，阴怯者必成胀病，桂花桃仁汤主之"。

【致病机制】

多由外感六淫、内伤七情、饮食不节、房劳过度或生育产伤等致脏腑功能失和，气血乖违，气机阻滞，瘀血内停；或水湿内盛，痰湿凝结，积之日久，发而为病。气滞血瘀、痰湿凝滞是主要的病理特点。

西医学对卵巢肿瘤的病因仍不十分清楚，但有认为与内分泌变化、慢性盆腔感染等因素有关，其中环境和内分泌影响在卵巢癌的致病因素中最受重视。卵巢系-内分泌器官，正常情况下有一系列周期性生理及组织结构变化，在某些内外因素影响下很容易发生异常变化，使之从生理变化转为病理状态，产生各种功能失调性肿瘤。卵巢的组织结构复杂，原始细胞多，细胞增生功能强，在异常刺激下可以发生多种不同类型的肿瘤。

卵巢肿瘤的分类方法有多种，有按良性、恶性分类；也有按囊性、实性分类；或按有功能、无功能分类；还有按肿瘤的组织发生分类等。近年来由于电子显微镜、组织学、染色体研究的进展及胚胎学的发展，人们对卵巢组织胚胎学的来源也有了进一步的认识，因而逐步倾向于按组织形态及组织来源而分类的方法。世界卫生组织（WHO，1973 年）制定的卵巢肿瘤组织学分类法见表 21-1。

表 21-1　卵巢肿瘤组织学分类（WHO，1973 年，部分内容）

- 一、上皮性肿瘤
  - （一）浆液性肿瘤
  - （二）黏液性肿瘤
  - （三）子宫内膜样肿瘤
  - （四）透明细胞中肾样瘤
  - （五）纤维上皮瘤（勃勒纳瘤）
    - （一）～（五）：良性、交界性、恶性
  - （六）混合性上皮瘤
  - （七）未分化癌
- 二、性索间质肿瘤
  - （一）颗粒细胞-间质细胞肿瘤
    - 1. 颗粒细胞瘤
    - 2. 卵泡膜细胞瘤-纤维瘤
      - （1）卵泡膜细胞瘤
      - （2）纤维瘤
  - （二）支持细胞-间质细胞肿瘤（睾丸母细胞瘤）
  - （三）两性母细胞瘤
- 三、生殖细胞肿瘤
  - （一）无性细胞瘤
  - （二）内胚窦瘤
  - （三）胚胎癌
  - （四）多胚瘤
  - （五）绒毛膜癌
  - （六）畸胎瘤
    - 1. 未成熟型
    - 2. 成熟型
      - （1）实性
      - （2）囊性
        - ① 皮样囊肿（成熟囊性畸胎瘤）
        - ② 皮样囊肿恶变
    - 3. 单胚性和高度特异性
      - （1）卵巢甲状腺肿
      - （2）类癌
- 四、转移性肿瘤

上皮性肿瘤占原发性卵巢肿瘤 50%～70%，其恶性类型占卵巢恶性肿瘤的 85%～90%，生殖细胞肿瘤占卵巢肿瘤 20%～40%，性索间质肿瘤约占卵巢肿瘤 5%，转移性肿瘤占卵巢肿瘤 5%～10%。其原发部位通常在胃肠道、乳腺及生殖器官。

世界卫生组织根据细胞分化程度分 3 级：① 分化 1 级：为高度分化。② 分化 2 级：为中度分化。③ 分化 3 级：为低度分化。

但因组织学分类是手术后进行、病理检验才有的结果，因此手术前仍按良性、恶性、囊性、实性来区分较为方便。

【诊断与鉴别诊断】

一、诊断

（一）病史

卵巢良性肿瘤早期症状不显，往往在妇科检查时被偶然发现，或达到一定大小，或发生并发症时被发现。

卵巢恶性肿瘤早期也多无明显症状，但因生长迅速，易于扩散，短期内便可出现症状，一旦出现腹痛、下腹包块，甚至腹水等，多属良性肿瘤有并发症或恶性肿瘤的晚期。

据问诊发现大部分患者有疲乏无力的感觉，卵巢内分泌功能性肿瘤或伴有子宫内膜病变的患者，初诊时约 25%患者有异常阴道出血。

（二）临床表现

可因肿瘤的性质、大小、发生时期、有无继发变性或并发症而不同，其表现如下。

1. 下腹不适感　常为良、恶性卵巢肿瘤的最初症状，有时有下腹或盆腔下坠感。消化不良、恶心及上腹部隐约不适、身体疲乏无力等也可为卵巢恶性肿瘤的常见症状，但常被患者和医生忽视。

2. 腹部肿物　肿块可为唯一表现。

3. 压迫症状　巨大卵巢囊肿及恶性肿瘤大量腹水时可引起，压迫不同脏器出现不同症状。

4. 疼痛　良性肿瘤如无并发症极少疼痛，少数患者有腰酸、腹隐痛。一旦出现急性腹痛常为伴发瘤蒂扭转、瘤破裂或继发感染所致。恶性肿瘤可引起腹痛、腰痛、腿痛等。

5. 月经紊乱及内分泌症状　除具有内分泌功能的卵巢肿瘤以外，卵巢囊肿不引起月经紊乱或闭经。

（三）检查

1. 妇科检查　可于腹部触到肿块，大小不等，常有如鸡蛋至儿头大小，呈球形。肿瘤大时腹部可隆起，多为子宫一侧，表面光滑，可活动，与子宫不粘连。卵巢恶性肿瘤多为两侧，实质性不规则包块，与周围组织粘连固定。

2. 辅助检查

（1）细胞学检查：阴道脱落细胞涂片找癌细胞以诊断卵巢恶性肿瘤的阳性率不高，诊断价值不大。腹水或腹腔冲洗液找癌细胞对Ⅰ期患者有进一步确定临床分期及选择治疗方法有意义，并可用以随访观察疗效。

（2）B 超检查：能检测肿块部位、大小、形态及性质，既可对肿块来源作出定位，是否来自卵巢，又可提示肿瘤性质，囊性或实性，良性或恶性，并能鉴别卵巢肿瘤、腹水和结合性包裹性积液。B 超检查的临床诊断符合率>90%，但直径<1 cm 的实性肿瘤不易测出。通过彩色多普勒超声扫描，能测定卵巢及其新生组织血流变化，有助于诊断。

（3）放射学诊断：如为卵巢畸胎瘤，腹部平片可显示牙齿及骨质，囊壁为密度增高的钙化层，囊腔呈放射透明阴影。静脉肾盂造影可辨认盆腔肾、输尿管阻塞或移位。吞钡检查、钡剂灌肠、空气对比造影或乳房软组织摄片了解胃肠道或乳腺有无肿瘤存在。淋巴造影可判断有无淋巴结转移，提高分期诊断的正确性。

CT 检查可清晰显示肿块，良性肿瘤多呈均匀性吸收，囊壁薄、光滑。恶性肿瘤轮廓不规则，向周围浸润或伴腹水，尤其对盆腔肿块合并肠梗阻的诊断特别有价值。CT 还能清楚显示肝、肺结节及腹膜后淋巴结转移。

（4）腹腔镜检查：直接看到肿块大体情况，并对整个盆腔、腹腔进行观察，又可窥视横膈部位，在可疑部位做多点活检，抽吸腹腔液做细胞学检查，用以确诊及术后监护。但巨大肿块或粘连肿块禁忌做腹腔镜检查。腹腔镜检查无法观察腹膜后淋巴结。

（5）肿瘤标志物

CA 125：80%卵巢上皮性癌患者 CA 125水平高于正常值；CA 125水平的消长与病情缓解或恶化相一致；无特异性。

AFP：对卵巢内胚窦瘤有特异性价值。未成熟型畸胎瘤、混合性无性细胞瘤也可升高。

HCG：对原发性卵巢绒癌有特异性。

性激素：颗粒细胞瘤、卵泡膜细胞瘤产生较高水平雌激素。浆液性、黏液性或纤维上皮瘤有时也分泌一定量雌激素。

二、鉴别诊断

（一）卵巢良性肿瘤与恶性肿瘤的鉴别

表 21－2　卵巢良性肿瘤和恶性肿瘤的鉴别

鉴别内容	良性肿瘤	恶性肿瘤
病　史	病程长，逐渐增大	病程短，迅速增大
体　征	单侧多，活动，囊性，表面光滑，通常无腹水	两侧多，固定，实性或半实半囊表面结节状不平，常伴腹水
一般情况	良好 B 超：多为液性暗区，边界清	逐渐出现恶病质 实性或囊实性肿块，边界不清

（二）卵巢良性肿瘤的鉴别诊断

1. 卵巢瘤样病变　滤泡囊肿和黄体囊肿最常见。多为单侧，直径＜5 cm，壁薄，观察 3 个月内自行消失，如持续存在或长大，应考虑为卵巢肿瘤。

2. 输卵管卵巢囊肿　为炎性囊肿，常有不孕或盆腔感染史，边界清或不清，活动受限。

3. 子宫肌瘤　肌瘤常为多发性，与子宫相连，并伴月经异常如月经过多等症状，检查时肿瘤随宫体及宫颈移动。

4. 妊娠子宫　有停经史，子宫增大变软，做 HCG 测定或 B 超检查即可鉴别。

5. 腹水　大量腹水应与巨大卵巢囊肿鉴别，腹水常有肝病、心脏病史，平卧时腹部两侧突出如蛙腹，叩诊腹部中间鼓音，两侧浊音，移动性浊音阳性；B 超检查见不规则液性暗区，其间有肠曲光团浮动，液平面随体位改变，无占位性病变。巨大囊肿平卧时腹部中间隆起，叩诊浊音，腹部两侧鼓音，移动性浊音阴性；下腹块物边界清楚，B 超检查见圆球形液性暗区，边界整齐光滑，液平面不随体位移动。

（三）卵巢恶性肿瘤的鉴别诊断

1. 子宫内膜异位症　内异症常有进行性痛经、性交痛。B 超检查、腹腔镜检查是有效的辅助诊断方法。

2. 结核性腹膜炎　多发生于年轻、不孕妇女。多有肺结核史，全身症状有消瘦、乏力、低热、盗汗、食欲不振、月经稀少或闭经。B 超检查、X 线胃肠检查多可协助诊断，必要时做剖腹探查确诊。

3. 转移性卵巢肿瘤　如在附件区扪及双侧性、中等大、肾形、活动的实性肿块，应疑为转移性卵巢肿瘤。多来源于消化道癌、乳癌。

4. 盆腔结缔组织炎　有流产或产褥感染病史，表现为发热、下腹痛，妇科检查附件区组织增厚、压痛、片状块物达盆壁。用抗生素治疗症状缓解，块物缩小。如治疗后症状、体征无改变，块物反而增大，应考虑为卵巢恶性肿瘤。B 超检查有助于鉴别。

【并发症】

1. 蒂扭转　为常见的妇科急腹症。好发于瘤蒂长、中等大、活动度高、重心偏于一侧的肿瘤（如畸胎瘤）。多发生于突然、剧烈的体位改变之后。发生急性扭转后，静脉回流受阻，瘤内高度充血或血管破裂，致使瘤体急剧增大，瘤内出血，最后动脉血流受阻，肿瘤发生坏死变为紫黑色，易破裂和继发感染。其典型症状是突然发生一侧下腹剧痛，常伴恶心、呕吐，甚至休克，系腹膜牵引绞窄引起。妇科检查扪及肿物张力较大，有压痛，以瘤蒂部最明显，并有肌紧张。有时扭转自然复位，腹痛随之缓解。蒂扭转一经确诊，应尽快剖腹手术。术时应在蒂根部钳夹，将肿瘤和扭转的瘤蒂一并切除，钳夹前不可回复扭转，以防栓子脱落。

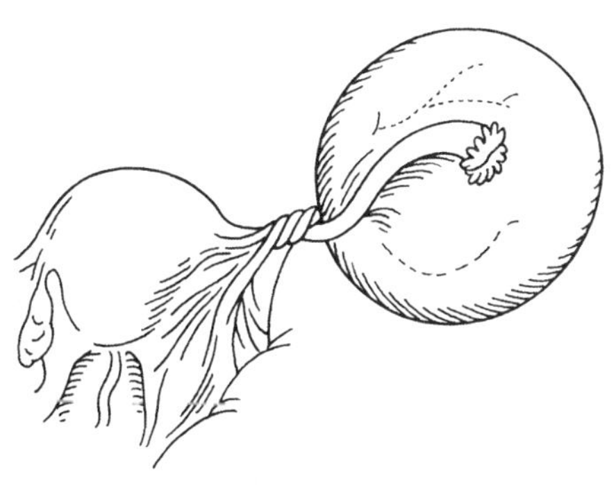

图 21－1　卵巢肿瘤蒂扭转

2. 破裂　破裂分外伤性和自发性破裂两种。外伤性破裂常由腹部重击、分娩、性交、妇科检查及穿刺等引起；自发性破裂常因肿瘤过速生长所致，多数为肿瘤浸润性生长穿破囊壁。其症状轻重取决于破裂口大小、流入腹腔囊液性质和数量。小囊肿或单纯浆液性囊腺瘤破裂时，患者仅感轻度腹痛；大囊肿或成熟型畸胎瘤破裂后，常致剧烈腹痛、恶心呕吐、腹膜炎或休克。妇科检查发现腹部压痛、腹肌紧张或有腹水征，原有肿块摸不到或缩小。

3. 恶变　卵巢良性肿瘤可恶变，恶变早期无症状不易发现。如发现肿瘤生长迅速，尤其两侧性肿瘤，应考虑恶变。

【因、证、辨、治】

中医学虽早有对本病的类似论述，但并无具体的治疗方法。近年来随着中西医结合的发展，对卵巢肿瘤也摸索出了相应的治疗方法，也确有一定疗效。

一、脾虚痰湿证

[病因病机]素体脾虚，加之饮食不节伤脾，致脾虚生湿，或水湿内盛，痰湿凝结，积之日久，发而为病。

[临床证候]少腹包块，隐痛或不痛，月经提前或经期延后，量多或少，或阴道流血淋漓不断，带下量多，色白，疲乏无力，头晕，食欲不振，大便溏，舌淡，苔薄白，脉沉迟或滑。

[辨证依据]

(1) 食欲不振，疲乏无力。

(2) 带下量多，色白，大便溏。

(3) 舌淡，苔薄白，脉沉迟或滑。

[治疗原则]健脾祛湿，利水散结。

[方药选用]胃苓汤(《太平惠民和剂局方》)。

苍术 厚朴 陈皮 白术 茯苓 猪苓 泽泻 桂枝 甘草 生姜 大枣

月经提前，色淡，面色萎黄等，属证兼血虚，加熟地、白芍；月经延后，色暗有块，腹痛得温则舒，为寒凝血瘀，去桂枝，加肉桂、益母草、桃仁；经血淋漓不断，加升麻、党参、乌贼骨；病程短可加莪术、没药等理气破血药，但不宜久用，中病即止。

二、肾虚湿盛证

[病因病机]房劳过度或生育产伤等致肾虚，肾主水功能失调，水湿内盛，痰湿凝结而成。

[临床证候]少腹包块，月经周期正常或延后，量中或少，色红，带下量多或少，色清质稀，头晕耳鸣，腰酸，小便频数，夜尿多，舌淡，苔薄白，脉沉迟或沉细。

[辨证依据]

(1) 带下量多或少，色清质稀。

(2) 头晕耳鸣，腰酸，夜尿多。

(3) 舌淡，苔薄白，脉迟或沉细。

[治疗原则]温补肾阳，化水散结。

[方药选用]肾气丸(方见妊娠小便不通)。

伴有腰酸、手足心热、盗汗等肾阴虚症状者，加女贞子、枸杞子、菟丝子；性欲低下者，加仙茅、仙灵脾、阳起石；伴有气虚者，加黄芪、党参；伴有瘀血者，加桃仁、没药；兼气滞者，加莪术、香附、郁金。

三、气血虚弱证

[病因病机]内伤七情、饮食不节、房劳过度等致脏腑功能失和，气血虚弱，气机阻滞，瘀血内停，痰湿凝结。

[临床证候]少腹包块，无痛或隐痛，月经超前或延后，量或多或少，色淡质稀，头晕，气短乏力，面色萎黄，或失眠，舌淡，苔薄白，脉沉细或沉弱。

[辨证依据]

(1) 卵巢囊肿无痛或小腹隐痛。

(2) 月经色淡质稀。

(3) 头晕，气短乏力。

(4) 舌淡，苔薄白。

[治疗原则]补益气血，化瘀散结。

[方药选用]八珍汤(方见月经前后诸证)合桂枝茯苓丸(方见妊娠腹痛)。

四、气滞血瘀证

[病因病机]外感六淫，或内伤七情、饮食不节，气血乖违，气机阻滞，瘀血内停，积之日久，发而为病。

[临床证候]少腹包块，月经周期延后，色暗有块，经来腹痛，经前乳房胀痛，下腹时痛或针刺样痛，头痛，烦躁易怒，舌暗有瘀点或瘀斑，苔薄白，脉沉弦或弦涩。

[辨证依据]

(1) 经期延后，色暗而有块。

(2) 经来腹痛，经前乳房胀痛，下腹时痛或刺痛，烦躁易怒

(3) 舌暗有瘀点或瘀斑，苔薄白，脉沉弦或弦涩。

[治疗原则]理气活血，化瘀消癥。

[方药选用]

(1) 膈下逐瘀汤(方见闭经)。

伴有气血虚弱的头晕、气短、乏力者，加黄芪、党参、熟地、白芍；腰酸痛者，加川断、桑寄生；伴白带多色黄者，加败酱草、夏枯草、海藻。

(2) 穿山甲散(《古今医统》)。

穿山甲 鳖甲(醋炙) 赤芍 大黄(炒) 干漆(炒) 桂心 芫花(醋炒) 当归 麝香

五、寒湿凝滞证

[病因病机]外感寒湿之邪，或素体阳虚，内生寒湿，寒则血凝，湿则痰聚，寒湿痰瘀凝结，发而

为病。

[临床证候]少腹包块，伴有月经周期延后，量少，色暗有块，或经来腹痛，得温则舒，带下量多，色白质稀，素日下腹冷痛或隐痛，得温则舒或夜间重，腰酸痛，舌暗，苔薄白，脉沉迟。

[辨证依据]

(1) 月经周期延后，量少，色暗有块。

(2) 经来腹痛，得温则舒，素日下腹冷痛或隐痛。

(3) 带下量多，色白质稀。

(4) 舌暗，苔薄白，脉沉迟。

[治疗原则]温里通滞，化痰散结。

[方药选用]阳和汤(方见前庭大腺炎)。

六、湿热邪毒证

[病因病机]外感湿热之邪，或脾虚生湿，湿蕴化热，与瘀血郁结化为邪毒所致。

[临床证候]下腹包块，月经量多，色红质稠，带下量多，色黄或黄绿如脓，有臭气，下腹痛，大便干结，小便黄赤，舌红，苔黄腻，脉滑数或数。

[辨证依据]

(1) 月经量多，色红质稠。

(2) 带下量多，色黄或黄绿如脓，有臭气。

(3) 下腹痛，大便干结，小便黄赤。

(4) 舌红，舌苔黄腻，脉滑数。

[治疗原则]清热解毒，软坚散结。

[方药选用]卵巢囊肿基本方(《现代名中医妇科绝技》)。

生地　赤芍　白芍　刘寄奴　半枝莲　红藤　败酱草　鸡内金　当归　黄药子　夏枯草　海藻　生甘草

气虚者，加黄芪、党参、太子参、白术；阴虚内热者，加南北沙参、龟甲、制黄精、麦冬、玉竹、女贞子、旱莲草；肝火偏亢烦躁易怒者，加黄芩、川楝子、丹皮；腹胀便溏者，加煨木香、山药、秦皮；夜寐不安者，加柏子仁、夜交藤、景天三七、远志、龙骨、五味子；腰脊酸楚者，加功劳叶、金毛狗脊；经量偏多者，加花蕊石、鹿衔草、禹余粮、炒槐花；瘀块多者，加血竭；经量少伴两侧小腹剧痛者，加三棱、莪术、马鞭草。

【急症处理】

1. 瘤蒂扭转　约 10%卵巢肿瘤(多属良性)可发生蒂扭转。症见突然下腹剧烈疼痛，严重时可伴恶心、呕吐，甚至休克。如扭转自行复位，症状随之缓解。蒂扭转一经确诊，应尽快手术。

2. 肿瘤破裂　因瘤蒂扭转或肿瘤生长穿破囊壁而引起自发性破裂，或因受挤压、分娩、性交、妇科检查或穿刺等而致外伤性破裂。如有卵巢囊肿病史，突然发生剧烈腹痛，恶心呕吐，甚至休克，检查有腹部压痛、腹肌紧张，疑为肿瘤破裂者，应立即剖腹探查。症状不明显者，可动态观察。

3. 出血　良性肿瘤多因瘤蒂扭转、破裂引起出血；恶性肿瘤则常因浸润生长，破坏血管而致出血。出血多需急做手术。出血少可观察治疗：① 绝对卧床休息；② 静脉点滴止血药物；③ 抗生素药物治疗；④ 三七粉 6 g，水冲服，每 6 小时 1 次；⑤ 辨证中药治疗。

【其他疗法】

(一) 中成药

(1) 平消片：每次 4 片，每日 2～3 次。行气活血，解毒散结。用于各类肿瘤。

(2) 消瘤丸：每丸 9 g，每次 1 丸，每日 2 次。健脾补肾，温阳解毒。用于虚寒型肿瘤患者。

(二) 食疗

1. 瞿麦饮　瞿麦 50 g，水浓煎代茶饮，连饮 30～60 日。

2. 昆布海藻瘦肉汤　猪瘦肉 500 g，昆布 30 g，海藻 30 g，生地 60 g，红枣 5 枚(去核)。用于气血虚弱证。

3. 虫草红枣炖甲鱼　活甲鱼 1 只，冬虫夏草 10 g，红枣 20 g，料酒、盐、葱、姜、蒜、鸡清汤各适量。每周 1～3 次。用于肾虚水湿证。

4. 桃树根炖肉　瘦猪肉 200 g，桃树根 150 g。用于气滞血瘀证。

(三) 针灸

(1) 体针取气海、血海、关元、中极、三阴交、足三里、地机，泻法。

(2) 耳针取卵巢、盆腔、内分泌、肾上腺、肝、脾、肾。

(四) 外治

(1) 将服后的中药渣加入生姜 5 片、葱白 5 段、青盐 30 g，共炒热后布包，敷于卵巢囊肿相应部位，上置热水袋以保温，每次 30～60 分钟，每日 1 次，1 个月为 1 个疗程。

(2) 苏木 18 g，土鳖(烤熟)2 个，干漆 15 g，白胡椒 9 g，三棱(酒炒)30 g，牛膝(酒炒)15 g，肉桂 30 g，细辛 12 g，牙皂 15 g，文术(酒炒)30 g，木香

30 g，硇砂 12 g，麝香 1.5 g，鸡骨灰 30 g。将上药分别炮制共研细末，用文火熬香油 1 000 g 至油滴水成珠时加入药末，约煎 20 分钟后再入京丹（炒）30 g。用时取布一块，将膏药 60 g 用温水温化后摊于布上，将患处用黄酒洗之贴上膏药。保留半个月，如不愈再贴。

（3）海藻、车前子、当归、茯苓、泽泻、桂枝、路路通、滑石、鳖甲、生牡蛎、王不留行、荔枝核、官桂等，加水煎煮，灭菌分装入 250 ml 的瓶中备用。每次 50～100 ml，每日 1 次。

（4）采用中药离子透入，从局部直接经皮吸收。药物以活血软坚为主，多用桃仁、赤芍、血竭、大黄、牡蛎、三棱、乳香、没药、路路通、木香等。诸药浓煎，浸纱布垫放于下腹部囊肿患侧及八髎穴，通过直流感应电疗机，腹部放阳极板，八髎穴放阴极板，透入 25～30 分钟，10 日为 1 个疗程，月经期停用。

（五）手术及化疗放疗

1. 良性肿瘤　一经确诊，应手术治疗。疑为卵巢瘤样病变，可作短期观察。根据患者的年龄、生育要求及对侧卵巢情况决定手术范围。年轻、单侧良性肿瘤应做患侧附件或卵巢切除术或卵巢肿瘤剥出术，保留对侧正常卵巢；即使两侧肿瘤，也应争取做卵巢肿瘤剥出术，以保留部分卵巢组织。围绝经期妇女应做全子宫及两侧附件切除术。术中除剖开肿瘤肉眼观察区分良、恶性外，必要时做冰冻切片组织学检查以确定手术范围。必须完整取出肿瘤，以防囊液流出及瘤细胞种植于腹腔。巨大囊肿可穿刺放液，待体积缩小后取出。穿刺前须保护穿刺点周围组织，以防瘤细胞外溢，放液速度应缓慢，以免腹压骤降发生休克。

2. 恶性肿瘤　治疗原则以手术为主，加用化疗、放疗的综合治疗。

（1）手术：手术起关键作用，尤其是首次手术更重要。疑为恶性肿瘤者，应尽早剖腹探查。先吸取腹水或腹腔冲洗液做细胞学检查；然后全面探查盆、腹腔，包括横膈、肝、脾、消化道、腹膜后各组淋巴结及内生殖器等。对可疑病灶及易发生转移部位多处取材做组织学检查。术中不能明确诊断者，应将切下的卵巢肿瘤组织送快速冰冻组织病理学检查。根据探查结果，决定肿瘤分期及手术范围。对晚期患者应放弃既往仅做剖腹探查及取活组织检查的观点，尽量争取手术治疗。

（2）手术范围：Ⅰa、Ⅰb 期应做全子宫及两侧附件切除术。Ⅰc 期及其以上同时做大网膜切除术。肿瘤细胞减灭术是指对晚期（Ⅱ期及其以上）患者应尽量切除原发病灶及转移灶，使肿瘤残余灶直径≤2 cm，必要时切除部分肠曲，做结肠造瘘、切除胆囊或脾等，现多主张同时常规做后腹膜淋巴结清扫术（包括腹主动脉旁及各组盆腔淋巴结）。符合下列条件的年轻患者可考虑保留对侧卵巢：① 临床Ⅰa 期，肿瘤分化好；② 肿瘤为临界恶性或低度恶性；③ 术中剖视对侧卵巢未发现肿瘤；④ 术后有条件严密随访。

（3）化学药物治疗：为主要的辅助治疗。因卵巢恶性肿瘤对化疗较敏感，即使已广泛转移也能取得一定疗效。既可用于预防复发，也可用于手术未能全部切除者，患者可获暂时缓解，甚至长期存活。已无法做手术的晚期患者，化疗可使肿瘤缩小，为以后手术创造条件。常用药物有铂类：顺铂和卡铂；烷化剂：环磷酰胺、异环磷酰胺、塞替哌和美法仑等。抗代谢类：氟尿嘧啶；抗瘤抗生素类：放线菌素 D、平阳霉素等；抗肿瘤植物成分类：长春新碱、紫杉醇等。近年来多为联合应用，并以铂类药物为主药。腹腔内化疗不仅能控制腹水，又能使种植病灶缩小或消失。其优点在于药物可直接作用于肿瘤，局部浓度明显高于血浆浓度。副反应较全身用药为轻。主要是用于早期患者，腹水和小的腹腔内残余种植癌灶。

（4）放射治疗：为手术和化疗的辅助治疗。无性细胞瘤对放疗最敏感，颗粒细胞瘤中度敏感，上皮性癌也有一定敏感性。无性细胞瘤即使是晚期患者，仍能取得较好疗效。放疗主要应用 ^{60}Co 或直线加速器作外照射，用于残余灶直径＜2 cm，无腹水及无肝、肾转移。

【转归与预后】

卵巢良性肿瘤预后好，而恶性肿瘤预后很差，病死率居妇科恶性肿瘤之首。影响其预后的因素有临床分期、组织学分类、细胞分级、患者年龄及治疗方式。其中最重要的是临床分期，期别越早，疗效越好。据文献报道，Ⅰ期患者如肿瘤局限于包膜内，5 年生存率可达 90％。如囊外有赘生物，腹腔冲洗液找到癌细胞即降至 68％。恶性程度低、分化好者较恶性程度高、分化差者预后佳。对化疗药物敏感者生存时间延长。年轻患者预后较老年人好，因老年患者免疫功能低下，对治疗耐受性差所致。手术后残余癌灶直径＜2 cm 者，化疗效果较明显。

【预防与调护】

(1) 由于卵巢肿瘤早期诊断较困难，目前应加强对早期肿瘤防治，凡 30 岁以上妇女应每年普查 1～2 次，绝经后妇女和妇科检查触到卵巢，应高度重视，复查确诊。对绝经后出血，久治不愈的附件包块，青春期附件肿块，或小囊肿持续 3 个月以上不消退或增长者，必要时剖腹探查。

(2) 应适当休息，注意四季气温变化增减衣着，避免寒冷热毒之邪入侵，可户外散步或练气功、太极拳。

(3) 保持心情舒畅，避免七情所伤，遵循《内经》"恬淡虚无，真气从之，精神内守，病安从来"的观念，保持良好的精神状态，树立信心，积极配合治疗。

(4) 卵巢囊肿患者的饮食宜温热柔软，营养丰富，易消化。不过食辛辣油腻燥热之品，经期禁食生冷寒凉食物，平日多食海带、紫菜等藻类贝壳类食物。

【文献资料】

叶芙蓉用自拟化瘀汤(川芎、地龙、红花各 6 g，红藤、徐长卿各 15 g，三棱、莪术、当归、枳实、柴胡、赤芍、白芍各 10 g)治疗 132 例良性卵巢肿瘤。气虚腹坠胀者，加升麻 20 g，党参、黄芪各 15 g；阳气虚大便溏，怕冷者，加砂仁、三七各 3 g，山楂 10g；巧克力囊肿者，加血竭 3 g，水蛭 5 g，夏枯草 15 g，地鳖虫 10 g；囊性者，加海藻、胆星各 10 g，昆布 15 g；盆腔炎症重，腹痛剧者，加半枝莲、土茯苓、败酱草各 15 g；大便干结者，加大黄、桃仁 10 g，虎杖 15 g；舌红尖边瘀点瘀斑多者，加青礞石、知母各 10 g，牡蛎 15 g。水煎服，每日 1 剂，20 日为 1 个疗程，可治疗 5 个疗程。结果治愈 105 例，好转 12 例，无效 15 例，总有效率 88.64%。其中单纯性囊肿 79 例全部治愈；巧克力囊肿 28 例中 17 例治愈，8 例好转，3 例无效；混合性囊肿 11 例中 9 例治愈，1 例好转，1 例无效；畸胎瘤 14 例中 3 例好转，11 例无效。

苗厚润等治疗晚期卵巢癌 44 例，辨证分为气滞血瘀（金铃子散和失笑散加减）、痰瘀凝结（开郁二陈汤加减）两型，同时服用化瘤丸(牛黄、麝香、血竭、轻粉、冬虫夏草、朱砂、全蝎、蜈蚣、乳香、没药、白芷、金银花、连翘、栀子、白术、蟾蜍、雄黄)，连服 1～2 年，3～5 年内每年再服数月，结果有效 40 例，无效 4 例，存活 3 年以上 19 例。

黎志远等自拟清热化瘀软坚散结方(白花蛇舌草、蒲公英、昆布、海藻、夏枯草、三棱、莪术等)，再加用西药青霉素和甲硝唑治疗卵巢肿瘤，10 日为 1 个疗程。14 例中显效 11 例，好转 2 例，总有效率 93%。

王济民研究 1、2 号方治疗 4 例卵巢癌患者均已生存 6 年以上，未见复发转移，其中 1 例高度恶性内胚窦瘤患者已生存 12 年（1 号方基本组成有绞股蓝、黄芪、当归、白花蛇舌草、龙葵、石见穿等，2 号方基本组成有党参、白术、天冬、半枝莲、白英、马鞭草等）。

齐聪等将 59 例卵巢癌患者分为益气养阴煎加化疗组（30 例）及单纯化疗组（29 例）。益气养阴煎药物组成为党参、黄芪、白术、天冬、麦冬、天花粉、五味子、枸杞子、丹皮等。治疗前两组的 T 淋巴细胞亚群，除 OKT 3 基本正常外，其余各项数值均低于正常健康人组($P<0.01$)。经服益气养阴煎合化疗后，OKT 4 及 OKT 4/OKT 8 比值明显提高($P<0.01$)。说明卵巢癌患者的 T 淋巴细胞免疫功能普遍低下，益气养阴煎合并化疗有助于提高卵巢癌患者的机体免疫功能。

刘爱武等将 120 例卵巢癌术后患者分为治疗组（增免抑瘤方＋化疗组）90 例，对照组(单纯化疗组)30 例，结果表明治疗组晚期卵巢癌的 5 年生存率(50%)高于对照组(33.3%)，治疗组治疗 1 年后的生活质量高于对照组($P<0.01$)，而 2 年后的生活质量与对照组差异无显著性意义($P>0.05$)。增免抑瘤方组成：黄芪、党参、白术、天冬、麦冬、枸杞子、半枝莲、青陈皮、僵蚕、生薏苡仁。

上海龙华医院的正得康胶囊（由黄芪、北沙参、女贞子等多味中药组成），化疗加正得康组总有效率 82.35%，单纯化疗组总有效率 60.78%，显示正得康胶囊对恶性肿瘤患者能明显改善症状，增加体重，有效提高生存质量，显著提高细胞免疫功能。

参考文献

[1] 叶芙蓉. 化淤汤治疗良性卵巢肿瘤 132 例. 实用中医药杂志，2001，17(7)：24

[2] 赵增虎. 中西医结合治疗晚期卵巢癌 36 例. 实用中医药杂志，1997，13(6)：20

[3] 林洪生. 中医防治肿瘤的成绩与思索. 中国肿瘤，2002，11(1)：16

[4] 苗润厚. 以中药为主治疗晚期卵巢癌 44 例临床疗效观察. 天津中医，1992，(3)：9

[5] 黎志远.中西医结合治疗盆腔肿块14例临床观察.中华实用中西医杂志,1994,(10):584
[6] 齐聪.益气养阴煎合并化疗对人卵巢癌细胞株CAOV 3的毒性作用.中国医科大学学报,1998,(3):128
[7] 刘爱武.中西医结合治疗卵巢癌疗效评估.辽宁中医杂志,2001,28(10):618
[8] 刘嘉湘,施志明,赵丽红,等.正得康在癌症治疗中扶正作用的研究.中医药学刊,2001,19(5):423
[9] 张玉珍.新编中医妇科学.北京:人民军医出版社,2001
[10] 尤昭玲.中西医结合妇产科学.北京:中国中医药出版社,2001
[11] 乐杰.妇产科学.北京:人民卫生出版社,2004
[12] 冯俊婵.中西医结合妇产科学.北京:科学出版社,2002
[13] 吴克明,张庆文.中西医临床妇产科学.北京:中国医药科技出版社,2001
[14] 刘敏如,谭万信.中医妇产科学.北京:人民卫生出版社,2001
[15] 陈世伟,张利民.肿瘤中西医综合治疗.北京:人民卫生出版社,2001

第二十二章
计划生育与优生

计划生育是我国的一项基本国策。控制人口数量和提高人口素质是国家的人口政策两个重要方面，其目的是使社会经济与人口按比例发展，并达到优生优育，提高国民素质。

人口问题是一个世界性问题。1972 年世界卫生组织成立“人类生殖特别规划处”，负责组织国际范围内人类生殖和计划生育的研究、服务和技术指导工作。我国于 1979 年起与联合国人口活动基金会和世界卫生组织人类生殖特别规划处建立合作关系，参加国际计划生育专题委员会的活动。

我国在 1 000 多年前已提出节育与优生的观点。如南齐时代的《褚氏遗书》已主张晚婚优育，明确提出“女子必二十而嫁”，“男子必三十而娶”。唐代《千金要方》载有妇人断产方及断产灸法。宋代《妇人大全良方》指出：“妇人有临产艰难，或生育不已，而欲断之”，故录断产方以备采用。这都属于计划生育的范畴。由于时代要求不同，方法的繁简有别，并受古代封建礼教的影响，发展受到限制。

计划生育的基本内容包括：晚婚，即按法定年龄推迟 3 年以上(25 岁左右)结婚为晚婚。晚育，即按法定年龄推迟 3 年以上生育为晚育。节育，即提倡一对夫妇只生育一个孩子，并使育龄夫妇了解及确定采取节育的方式和方法，达到短期避孕或长期不生育。优生优育，即是通过计划生育工作，避免先天性缺陷代代相传，并防止各种后天因素影响胚胎发育。

第一节　避　　孕

避孕是指用科学的方法使妇女暂时不受孕。避孕主要通过抑制精子或卵子产生；阻止精子与卵子相结合；改变宫内环境，使之不利于精子获能、生存，不适宜受精卵的着床和成长。

一、药物避孕

我国应用较广的女用避孕药，为人工合成的甾体类激素，一类是雌、孕激素合剂，一类是纯孕激素制剂。常用的有短效片剂、长效片剂与针剂，还有口服低剂量孕激素、硅胶囊孕激素皮下埋植或制成硅胶环放置阴道内。

(一) *作用机制*

主要是抑制卵巢排卵；使宫颈黏液量减少而稠度增加，不利于精子穿透进入宫腔；杀死精子或影响精子功能，阻碍受精；改变子宫内膜组织形态与功能，不利于受精卵着床等。

(二) *药物种类与用法*

1. 短效口服避孕药

(1) 单相片：整个周期中雌、孕激素剂量固定。

避孕片 1 号(复方炔诺酮片)：每片含炔雌醇 0.035 mg，炔诺酮 0.6 mg。

避孕片 2 号(复方甲地孕酮片)：每片含炔雌醇 0.035 mg，甲地孕酮 1 mg。

复方左炔诺孕酮片：每片含炔雌醇 0.03 mg，左炔诺孕酮 0.15 mg。

复方去氧孕烯片：每片含炔雌醇 0.03 mg 或 0.02 mg，去氧孕烯 0.15 mg。

(2) 双相片：孕激素在前 7 片中剂量大，后 14 片中剂量减少；雌激素在后 14 片中剂量也减少。

去氧孕烯双相片：第一相(1～7 片)每片含炔雌醇 0.04 mg，去氧孕烯 0.25 mg。第二相(8～21 片)每片含炔雌醇 0.03 mg，去氧孕烯 0.125 mg。

(3) 三相片：第一相(1～6 片)，雌、孕激素量均低；第二相(7～11 片)，雌、孕激素量均增高；第三相(12～21 片)，孕激素量增高，雌激素量降低。

左炔诺孕酮三相片：第一相每片含炔雌醇 0.03 mg，左炔诺孕酮 0.05 mg；第二相每片含炔雌醇 0.04 mg，左炔诺孕酮 0.075 mg；第三相每片含炔雌醇 0.03 mg，左炔诺孕酮 0.125 mg。

上述药物均在月经周期的第 5 日起每晚 1 片，连服 22 日。如漏服，应在 24 小时内补服。停药后 1～4 日月经来潮，服药当月能避孕。如停药 7 日月经未来者，应立即开始服下一周期的药。连续 3 个月经周期停药后月经不来者，应停药，改用其他方法避孕。

2. 长效口服避孕药

(1) 复方 18-甲长效口服避孕药：每片含炔雌醚 3 mg，炔诺孕酮 12 mg。

(2) 复方炔雌醚片(长效避孕片 1 号)：每片含炔雌醚 3 mg，氯地孕酮 12 mg。

(3) 三合一炔雌醚片：每片含炔雌醚 2 mg，氯地孕酮 6 mg，炔诺孕酮 6 mg。

月经周期第 5 日服 1 片，周期第 10 日再服 1 片，以后按第 1 次服药日期每月 1 片。

3. 长效避孕针

(1) 复方己酸羟孕酮注射液(避孕针 1 号)：每支含戊酸雌二醇 5 mg，己酸羟孕酮 250 mg。

(2) 复方甲地孕酮避孕针：每支含甲地孕酮 25 mg，17 环戊烷丙酸雌二醇 5 mg。

第 1 个月在月经周期的第 5 日和第 12 日各肌注 1 支，以后每月在月经周期的第 10～12 日注射 1 支。

4. 探亲避孕药(速效避孕药)

(1) 炔诺酮探亲片(探亲避孕丸)：每片(丸)含炔诺酮 5 mg。如探亲时间在 14 日之内，于性交当晚开始每晚服 1 片；如已连服 14 日而探亲期未满，可改服短效避孕药至探亲结束。

(2) 甲地孕酮探亲避孕 1 号：每片含甲地孕酮 2 mg。性交前 8 小时服 1 片，当晚再服 1 片，以后每晚服 1 片，直至探亲结束次晨加服 1 片。

(3) 炔诺孕酮：每片含炔诺孕酮3 mg。于探亲同居前 1～2 日开始服，每日 1 片，连服 14～15 日，如需继续避孕，可接服短效避孕药。

(4) 53 号避孕药：每片含双炔失碳脂 7.5 mg。第 1 次性交后立即服 1 片，次晨加服 1 片，以后每晚服 1 片，每月不少于 12 片。如探亲结束还未服完 12 片，则需继续每日服 1 片，直至服满 12 片。

5. 缓释避孕药　缓释系统避孕药是将避孕药(主要是孕激素)与具备缓慢释放性能的高分子化合物制成多种剂型，在体内持续恒定进行微量释放，起长效避孕作用。

(1) 皮下埋植避孕法：放置 1 次可避孕 5～8 年，有效率在 99.5%以上。

国产Ⅰ型：每套为 6 根硅橡胶囊，每根长 3.4 cm，直径 2.4 mm，每根含左炔诺孕酮 36 mg，总量为 216 mg。

国产Ⅱ型：每套为 2 根硅橡胶囊管，每根长 4.4 cm，直径 2.4 mm，每根含左炔诺孕酮 75 mg，总量为 150 mg。

在月经周期的 7 日以内在上臂内侧作皮下扇形插入。如在使用中希望生育，可随时取出，生育能力迅速恢复。凡能引起肝酶活跃的药物如巴比妥、利福平等为使用禁忌，因能降低血药水平而影响避孕效果。

(2) 缓释阴道避孕环：硅胶阴道环，又称甲硅环，为直径 4 cm 具有弹性的空芯软硅橡胶环，空芯内含甲地孕酮 200 mg 或 300 mg，可连续使用 1 年，月经期不需取出。

(3) 微球和微囊避孕针：采用具有生物降解作用的高分子化合物与甾体避孕药混合或包裹制成的微球或微囊，微球直径 100 μm，通过针头注入皮下，缓慢释放避孕药。具有埋植剂优点，不需手术，到期微球或微囊自然吸收，不需取出。

庚炔诺酮微球针剂：每支含 65 mg 或 100 mg。

左炔诺孕酮微球针剂：每支含 50 mg。

肟高诺酮微球针剂：每支含 50 mg。

此 3 种针剂每 3 个月皮下注射 1 次，可避孕 3 个月。

6. 外用避孕药

(1) 外用杀精剂：有药膜、药片、药膏。

避孕药膜：内含杀精子的主药烷苯聚氧醇 50 mg。性交前，取一张药膜对折两次成原来的 1/4，或揉成松软团块，用食指将其送入阴道深处，待 5 分钟药膜溶解后再性交。超过半小时性交应再放置。少数妇女偶可出现白带增多，局部轻度灼热感及外阴瘙痒等症状，可参照带下病外用中药治疗即可消失。

避孕药片：每片含苯基聚乙二醇醚 60 mg，性交前塞入阴道深处 1 片，待 5～10 分钟后性交。

避孕药膏：每 100 g 药膏含醋酸苯汞 90 mg 和对羟基甲酸乙酯 50 mg。性交前，将药膏 10 g 挤入专用的注入器内，注入器缓缓插入阴道深部再后退少许，在退至相当于宫颈附近时推药，然后将注入器边推药边退至阴道外。药膏注入后应立即性交，以免药物被稀释。

(2) 透皮贴剂：国外研制成功的与口服避孕药作用相同的局部用药，有效时间7日，用药3周后停药1周，再用下一周期，其副反应轻，易于接受。国内目前尚无生产。

(三) 适应证

凡已婚育龄妇女，身体健康，月经基本正常者，皆可使用。

(四) 禁忌证

(1) 急慢性肝炎、肾炎者。

(2) 严重高血压及心血管疾病者。

(3) 血液病或血栓性疾病者。

(4) 糖尿病、甲状腺功能亢进者。

(5) 恶性肿瘤、子宫肌瘤，或乳房肿块者。

(6) 哺乳期，或产后未满半年或月经未复潮者。

(7) 月经稀少或年龄>45岁者。

(8) 年龄>35岁的吸烟妇女不宜长期服用。

(9) 患有精神病生活不能自理者。

(五) 注意事项

(1) 避孕药片(丸)应保持干燥，糖衣片药物的有效成分在糖衣内，如有潮解就会失效。

(2) 短效避孕药服药需按时进行，不能间断，漏服时应于次晨补服1片。

(3) 长效针剂应深部注射，以免局部疼痛，药液应全部吸尽并完全注入体内，以免影响效果。个别人可能产生过敏反应，因此注射后要观察15分钟方可离去。

(4) 如停用长效避孕针，应在最后一次用药后，于月经周期的第5日开始接着服用短效避孕药2～3个月，以防停针后发生月经紊乱。

(六) 副作用及处理

1. **类早孕反应** 少数人在服药后有食欲不振、恶心呕吐、头晕乏力等类早孕反应，轻症无需处理，历时数日可以减轻或消失。症状较重者可服维生素B_6 20 mg，每日3次，或奋乃静2 mg，每日3次，连续1周。

2. **出血** 少数人在服药期间出现阴道不规则出血，可对症用止血剂或激素止血。服用短效避孕药时，如在服药的前半周期出血，为雌激素不足以维持内膜的完整性所致，可每晚增服炔雌醇0.005～0.015 mg，与避孕片同时服至第22日停药；如在服药后半期出血，多为孕激素不足引起，可每晚加用避孕药1/2～1片，加服至服完避孕药；如出血如月经量则应停药，将此次出血作为月经，于停药的第5日开始重新服药。

3. **月经量减少或闭经** 少数人服药后月经量显著减少，停药后可恢复正常。如连续停经2个月应停药，停药后持续性闭经者，可注射黄体酮，也可用促排卵药物如氯米芬等及中医辨证治疗。

4. **其他** 个别人服药后体重增加、白带增多、皮肤色素沉着等。

二、宫内节育器

宫内节育器(IUD)是一种作用于子宫局部，对机体全身功能干扰较少的有效避孕方法。放置一次可避孕多年。具有安全、有效、简便及可逆节育。据统计，国内外已有数十种不同种类的宫内节育器。

(一) 种类

1. **惰性宫内节育器** 由惰性原料如金属、硅胶、塑料、尼龙等制成。

2. **活性宫内节育器** 其内含有活性物质如金属、激素、药物、磁性物质等，如带铜的宫内节育器，含孕激素的宫内节育器等，形状有T形、V形、无支架节育器等。

近年来研制的节育器体积偏小，质地柔韧，易于放置，减少了并发症及脱落率。

(二) 避孕原理

目前尚未完全明确，较一致的看法是宫内节育器在宫腔内作为异物，通过局部效应发挥其避孕作用。

(1) 改变宫腔自然环境，巨噬细胞被覆于子宫内膜，可吞噬进入宫腔的精子。

(2) 无菌性的炎症反应，宫腔内炎性细胞大量增加，有毒害胚胎作用。

(3) 异物反应可导致子宫内膜产生前列腺素，改变输卵管的蠕动，从而影响孕卵的运行及着床。

(4) 宫内节育器的机械作用，子宫内膜受压缺血，激活纤溶酶原，局部纤溶活性增强，致使囊胚溶解吸收。

(5) 带铜宫内节育器释放的铜离子加剧子宫内膜的炎症反应，干扰子宫内膜的细胞代谢，影响精子获能或存活。

(6) 含孕激素的宫内节育器释放的孕激素引起子宫内膜萎缩和间质蜕膜化，不利于受精卵着床；使宫颈黏液变稠，妨碍精子进入宫腔。

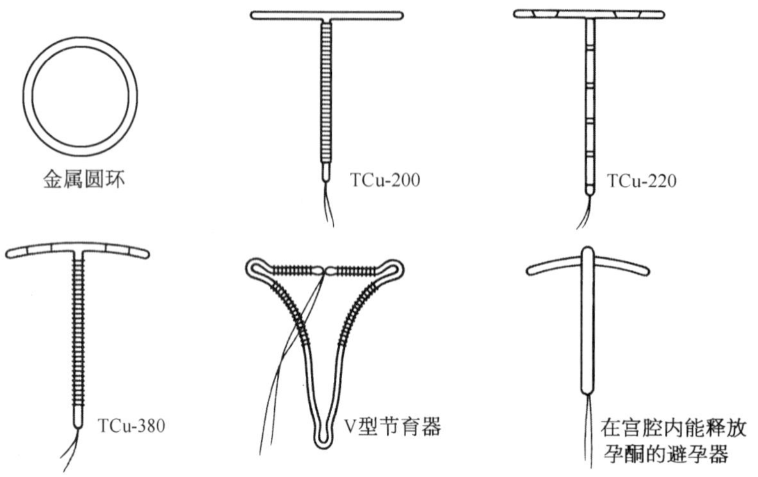

图 22-1 国内常用的宫内节育器

（三）宫内节育器放置术

1. 适应证 凡已婚育龄妇女要求避孕，而无禁忌证者。

2. 禁忌证

(1) 生殖器官急性炎症。

(2) 月经频发或月经过多。

(3) 宫颈口过松，重度陈旧性宫颈撕裂伤或Ⅱ～Ⅲ度子宫脱垂者。

(4) 严重的全身急、慢性疾患。

(5) 生殖器官肿瘤、畸形等。

3. 放置时间

(1) 月经干净后 3～7 日。

(2) 人工流产后可立即放置，子宫收缩不良，出血过多者除外，宫腔深度应<10 cm。

(3) 中期妊娠引产后或足月产后满 3 个月者。

(4) 剖腹产后半年以上。

(5) 哺乳期闭经，排除早孕后。

4. 宫内节育器的选择 根据子宫腔深度、宽度和宫口松紧来选择相应的节育器。如金属单环，子宫腔 5.5～6.5 cm 者用小号(外径 18 mm)，6.6～7.5 cm 者用中号(外径 20 mm)，7.6～8.5 cm 者用大号(外径 22 mm)，大于 8.5 cm 者用特大号(外径 24 mm)。宫腔<5.5 cm或>10 cm者不宜放置。

5. 术后注意事项 术后休息 3 日。术后 2 周内禁止性交和盆浴，以免发生感染。3 个月内每次经期或大便时注意有无节育器脱落。定期进行随访，在术后第 1、3、6、12 个月各随访 1 次，以后每年随访 1 次。金属节育器可放置 10～15 年，塑料或带铜节育器可放置 4～5 年或更长时间。

（四）并发症

1. 子宫穿孔、节育器异位 子宫位置、大小检查错误，哺乳期子宫薄而软等原因，可导致节育器放置时子宫穿孔，或节育器异位至腹腔、阔韧带、直肠子宫陷凹等处。确诊后应将异位的节育器经腹或经阴道取出。

2. 感染 无菌操作不严，或生殖器本身存在感染灶等所引起，应积极给予抗感染治疗，必要时取出节育器。

3. 节育器嵌顿 放置节育器时损伤宫壁，或节育器过大等引起部分器体嵌入子宫肌壁，一经确诊应及时取出。在 B 超引导或宫腔镜直视下取出可提高成功率，减少损伤。

4. 带器妊娠 应予人工流产并取环。

（五）副作用

1. 月经异常或不规则阴道出血 多发生在半年内，尤其是最初 3 个月内。如环位置正常，经量增多，经期延长或不规则出血，可对症治疗，给予止血药；或中医辨证治疗。如治疗无效，应取出节育器。

2. 腰酸腹坠 宫内节育器与子宫大小、形状不符引起子宫频繁收缩而致。

（六）节育器的取出与更换

(1) 凡放置节育器已到期、绝经后、并发症及副作用治疗无效、要求再生育或改用其他方法避孕者可取出。

(2) 取出时间：于月经干净后 3～7 日，或绝经后半年至 1 年为宜，如带器妊娠者则于人工流产的同时取出。

(3) 更换节育器：取出旧节育器后，可立即放置新的,或待下次月经干净后再放置。如因感染、出血等并发症取环者,应先治疗,待症状缓解后再放置。

三、其他避孕方法

(一) 紧急避孕

紧急避孕是指在无保护性性交以后或避孕失败后几小时或者几日内,为了防止非意愿性妊娠的发生而采用的一种避孕手段。

紧急避孕药主要有左旋炔诺孕酮和米非司酮。前者商品名称毓婷、慧婷,属非处方用药,每片含左旋炔诺孕酮 0.75 mg,房事后尽快服 1 片,间隔 12 小时后再服 1 片。米非司酮商品名称息隐、含珠停,高效、简便、安全是其优点,价格也较便宜,每次仅需服 25 mg 即可。

1. 适应证

(1) 无保护的性交:未采取避孕措施,尤其是初次性交;在阴道口外射精;安全期避孕中日期计算错误。

(2) 避孕套破裂、脱落在阴道内或使用不当。阴道隔膜、宫颈帽放置不当、性交过程中脱落、破裂或过早取出。

(3) 宫内节育器部分或完全脱落,在某些特殊情况下于月经中期取环。

(4) 排卵期前后,妇女只采用杀精剂避孕。

(5) 口服避孕药服用不当:漏服药物使无药间隔期延长到 9 日或更长时(即漏服 2 片或 2 片以上),而且在这一期间有无保护性性交。

(6) 性攻击。

2. **禁忌证** 已确定妊娠或未排除妊娠,或怀疑异位妊娠,有血栓病史;有病灶性偏头痛。

3. 紧急避孕的方法

(1) 带铜宫内节育器:在无避孕措施的性交后 5 日内放入。放置前必须检查阴道清洁度、滴虫、真菌,妇科检查除外盆腔炎。放置方法按照节育手术操作常规。放置后可能有下腹不适、疼痛,阴道不规则出血,月经过多等副作用。

(2) 紧急避孕药:有激素类或非激素类两类。

1) 激素类药物:雌、孕激素复方制剂:复方炔诺孕酮事后避孕片(炔诺孕酮 0.5 mg+炔雌醇 0.05 mg),首剂 2 片,12 小时后再服 2 片。

单纯孕激素制剂:炔诺孕酮,首剂半片,12 小时后再服半片。

单纯雌激素制剂:53 号抗孕片,性交后即服 1 片,次晨加服 1 片。

2) 非激素类药物:米司非酮(RU486),单剂量 600 mg,顿服。或米司非酮 25 mg 于性生活后 72 小时内服。

4. **副作用** 可能出现恶心、呕吐、不规则阴道出血,非激素类药米非司酮的副作用少而轻,一般无需处理。

5. **注意事项** 紧急避孕药由于其抑制、延迟排卵的作用和抑制子宫内膜的作用,可使下次月经延期,也可能由于临时用药造成的一次性血液中激素水平的暂时升高,下降后发生撤退性出血,表现为月经提前。如月经延期,首先应注意排除妊娠。如超过 2 周仍未来月经,应考虑是否需要诱导月经的治疗。

紧急避孕不能超过 72 小时,尤其是在排卵期性交,更应尽早服药。紧急避孕只是一种临时性补救措施,不能替代常规避孕方法。

(二) 外用避孕药具

1. **避孕套** 是由乳胶薄膜制成,顶端有小囊的筒状套子。性交时套在阴茎上,射精时精液排在套内,不使精液泄入阴道而达到避孕目的。阴茎套具有防止性传播疾病的传染作用,故应用甚广。如使用得当,效果良好。

2. **阴道隔膜、宫颈帽、女用避孕套、阴道避孕海绵** 为女用的避孕工具,在性交前放入阴道,盖住或堵住宫颈口,不让精子到达子宫内,有的还带有杀精剂加强避孕效果。应在性交结束 8 小时后取出,放置时间不超过 24 小时。女用避孕套同阴茎套一样,射精时精液排在套内,应在性交后即刻取出。

(三) 安全期避孕法

卵子自卵巢排出后可存活 1～2 日,而受精能力最强时间是排卵后 24 小时内,精子进入女性生殖道可存活 2～3 日。因此排卵前后 4～5 日内为易孕期,其余的时间不易受孕,故被视为安全期。采用在安全期内进行性生活而达到避孕目的,称安全期避孕法。由于其单靠避开易孕期性生活而不用其他药具避孕,故又称自然避孕法。

安全期避孕应先确定排卵日期,可根据基础体温、宫颈黏液检查或通过月经周期规律来推算。多数妇女月经周期为 28～30 日,预期在下次月经前 14 日排卵,排卵日及其前 5 日后 4 日以外的时间即为安全期。由于妇女排卵过程可受情绪、性活动、健康状况或外界环境等因素影响而推迟或提前，还可能发生额外排卵。因此安全期避孕法并不十分可靠，失败率达 20%。

（四）体外排精避孕

即在性交达到高潮即将射精时，阴茎迅速自阴道退出，将精液排出体外，避免精液进入阴道，从而达到避孕目的。此法虽简便，但必须在夫妻双方密切配合下才能使用，而且由于射精前的尿道分泌液中含有精子，可能使避孕失败。

（五）免疫避孕

免疫避孕法的导向药物避孕和抗生育疫苗，为近年来有开发前景的避孕药物，均在研究阶段。通过阻碍卵泡的发育、排卵、抗着床，利用单抗将药物导向受精卵或滋养层细胞，引起抗原抗体反应达到避孕目的。

（六）中草药与针灸避孕

中医古代文献中，记载有妇人断产方及断产灸法。近 50 年来，我国从大量民间流传的单方、验方和古人经验中，对 300～400 余种具有避孕作用的中草药进行实验和临床观察，已发现了男用口服避孕药棉酚，效果较好，但有副作用，目前正在研制高效低副作用的衍生物。有关针灸石门穴避孕研究的报道也不少，但其避免效果尚待进一步研究。

第二节　人工终止妊娠

因避孕失败而致的意外妊娠，可人为地采取措施终止妊娠，以作为避孕失败的补救措施，但不能直接用此作为节育方法。

一、药物流产

近年来，药物抗早孕的方法得到广泛应用，因其可在早早孕时使用，避免手术损伤和术后并发症，但也有一些副作用。

（一）作用机制

由于米非司酮对子宫内膜孕激素受体的亲和力比孕酮高 5 倍，因而能竞争与蜕膜的孕激素受体结合，从而阻断孕酮活性而终止妊娠。同时由于蜕膜坏死，释放内源性前列腺素，促进子宫收缩及软化。米索前列醇促进宫颈软化、扩张，加强子宫收缩。两者起协同作用而提高终止妊娠的效果。

（二）适应证

停经 50 日以内，确诊为早期妊娠的健康妇女，自愿要求使用药物流产并且无禁忌证者。国内有许多报道将米非司酮配伍米索前列醇用于终止 8～13 周妊娠以替代钳刮术，取得较好效果，但尚有待规范的临床试验加以验证。

（三）禁忌证

1. 米非司酮禁忌证　肾上腺皮质疾病、糖尿病等内分泌疾病，肝、肾功能异常，血液疾病和血管栓塞病史，与甾体激素有关的肿瘤，妊娠期皮肤瘙痒史。

2. 前列腺素禁忌证　二尖瓣狭窄、高血压、低血压、青光眼、支气管哮喘、胃肠功能紊乱、癫痫、过敏体质、异位妊娠、带环妊娠、贫血、妊娠剧吐等。长期服用结核、抗癫痫药、抗抑郁药、西咪替丁、前列腺素合成抑制药（阿司匹林、吲哚美辛等）、巴比妥类药物、吸烟、嗜酒。

（四）服药方法

1. 分服法　米非司酮 25 mg，每日 2 次，连续 3 日，第 4 日上午服米索前列醇 0.6 mg，或将卡前列甲酯栓（卡孕栓 PG05）1 mg 放入阴道后穹隆。

2. 顿服法　第 1 日空腹顿服米非司酮 150～200 mg，36～48 小时后服米索前列醇 0.6 mg，或将卡前列甲酯栓（卡孕栓 PG05）1 mg 放入阴道后穹隆。

（五）副作用及存在问题

（1）服用米非司酮后可出现恶心、呕吐、头晕、乏力、下腹痛等反应。米索前列醇可致腹痛、腹泻等消化道反应，少数有发冷、寒战、手足发红、发痒或麻木的感觉，一般不需要处理。以往曾有米非司酮或米索前列醇致过敏性休克的报道。

（2）药物流产后出血时间长、出血量多。主要原因为绒毛或滋养细胞残留，1%～3%因不全流产、大出血而需做急诊刮宫等处理。因此用药后应严密随访，及时处理。

（3）药物流产失败。用药后应严密随访，注意观察有无排出绒毛等胚胎组织，如无，宜及时手术终止妊娠。

二、人工流产术

人工终止妊娠可以在妊娠早期和中期进行。人工流产是一种比较安全有效的计划生育补救措施，但也存在一定的危险性和并发症。

(一) 适应证

(1) 因避孕失败或不愿继续妊娠而要求终止妊娠,无禁忌证者。

(2) 因患严重疾病,不宜继续妊娠者。

(3) 患有某些遗传病,或检查证实胚胎发育异常,不宜生育者。

(二) 禁忌证

(1) 生殖器官急性炎症,需经治疗后手术。

(2) 各种疾病的急性期或严重的全身性疾患,不能胜任手术者,需治疗好转后手术。

(3) 妊娠剧吐,酸中毒尚未纠正者。

(4) 术前2次体温≥37.5℃者暂缓手术。

(三) 手术方法

1. 负压吸引术　适用于妊娠10周以内。

2. 钳刮术　适用于妊娠11～14周时,因胎儿较大,为了钳刮顺利进行,应先做好扩张宫颈准备。

(四) 人工流产并发症及处理

1. 子宫穿孔　妊娠子宫较柔软,尤其是哺乳期子宫更软。剖宫产后子宫有瘢痕,子宫过度倾屈或畸形,手术时易致穿孔,穿孔部位多在子宫峡部及宫角处。因此术者必须查清子宫大小、位置,严格遵守操作规程,谨慎操作,动作要轻柔,切忌粗暴用力。探针需沿子宫屈向伸入,宫颈扩张器需从小号开始,顺序渐进,不要跳号。器械进入宫腔时突然出现"无底"感觉或其深度明显超过检查时子宫大小,提示子宫穿孔,应立即停止手术,给予宫缩素和抗生素,严密观察患者的生命体征,有无腹痛、阴道出血、腹腔内出血的征象。如患者情况稳定,胚胎组织尚未完全吸净者,可在B超或腹腔镜监视下清宫;尚未做吸宫操作者,等待1周后再做清除宫内胚胎组织。如发现内出血增多或疑有内脏损伤者,应立即剖腹或腹腔镜探查,修补穿孔及损伤处。

2. 人工流产综合反应　受术者在手术过程中或手术结束时,出现心动过缓、心率紊乱、血压下降、面色苍白、出汗、头晕、胸闷,甚至晕厥、抽搐。主要由于宫颈和子宫受到机械刺激引起迷走神经兴奋所致。因此,术前应给予精神安慰,解除思想顾虑;操作要轻柔,扩张宫颈时不宜过快或用力过猛;负压要适当,吸净后勿反复搔刮宫壁。术前宫颈管内放置利多卡因棉签,可预防或减少发生。一旦出现心率减慢,即静脉注射阿托品0.5～1.0 mg,效果满意。

3. 吸宫不全　术后宫腔内残留部分胎盘或胚胎组织。主要是宫体过度屈曲或术者技术不熟练,操作不细致所致。术后阴道出血超过10日,或出血量过多或出血停止后又开始多量出血,应考虑吸宫不全,B超有助于诊断。如无明显感染征象,应做清宫术,刮出物送病理检查,术后用抗菌素预防感染。

4. 漏吸　确定为宫内妊娠,术时未能吸出胚胎及胎盘绒毛,往往因胎囊过小,子宫过度屈曲或子宫畸形造成。当吸出物过少,又未见胚囊,应复查子宫大小、位置及形状,并重探宫腔,及时发现问题而解决。如刮出组织送病理检查未见胚胎组织及绒毛,除考虑漏吸外,还应考虑异位妊娠的可能性。确属漏吸,应再次做负压吸引术。

5. 术中出血　多发生于妊娠月份较大的钳刮术。主要因妊娠物不能迅速排出,影响子宫收缩所致。可在扩张宫颈管后,宫颈注射缩宫剂,促进子宫收缩,同时尽快钳取或吸取胎盘及胎体。吸管过细或胶管过软时应及时更换。

6. 术后感染　多因吸宫不全,或器械、敷料消毒不严,或操作时缺乏无菌观念,或术后过早性生活,或术前有生殖器炎症未经治疗所致。可发生急性子宫内膜炎,偶有急性输卵管炎、盆腔炎等。主要表现体温升高、腹痛、白带浑浊或不规则流血,有臭味,双合诊时子宫附件有压痛。治疗宜卧床休息、支持疗法、及时应用广谱抗生素,有宫内残留胚胎组织物者按感染性流产处理。

7. 羊水栓塞　偶有发生在钳刮术时,因宫颈损伤和胎盘剥离使血窦开放,为羊水进入血管创造了条件,此时应用宫缩素更可促使羊水栓塞的发生。妊娠早、中期羊水中的细胞等物质极少,即使发生羊水栓塞其严重程度多没有晚期妊娠发生那样凶猛。手术中应先破膜,使羊水流尽后再注射宫缩剂。

临床上表现为突然出现胸闷、气急、呛咳、呼吸困难、紫绀、烦躁、心率快、两肺干湿性啰音等,应立即停止手术,半坐位,正压给氧。心率慢时可用阿托平0.5～1 mg或山莨菪碱20 mg静注,每10～15分钟1次,直至患者面部潮红或呼吸困难好转为止,以抑制支气管平滑肌痉挛,腺体分泌及肺血管痉挛。心率变快时改用氨茶碱0.25 mg,加10%葡萄糖液20 ml稀释静注,必要时2～4小时重复给药。盐酸罂粟碱30～90 mg,用10%～25%葡萄糖液20～40 ml稀释缓慢静推,以解除血管痉挛,使心、肺、脑血管扩张，舒张支气管平滑肌。静注地塞米松 5～10 mg 以抗过敏反应，及其他抗休克、纠正心衰等处理。

8. 宫颈管或宫腔粘连　子宫颈管粘连较宫腔粘连多见，由于吸管进出宫颈时带负压，损伤宫颈管黏膜，或过度吸刮及术后感染等原因所致。表现为人流后闭经、月经过少、周期性腹痛或有子宫增大积血等，宫腔镜及子宫输卵管造影检查可协助诊断。治疗可用探针、宫颈扩张器等器械分离粘连，宫腔粘连分离后可放置宫腔内节育器，也可用雌孕激素做人工周期治疗 2～3 个周期防止再粘连。

三、中期妊娠引产

中期妊娠引产术是指妊娠 13～24 周内，采用人工方法终止妊娠。方法很多，有药物性、机械性引产。引产的药物种类繁多，有利凡诺、天花粉、芫花萜、前列腺素等。利凡诺安全，效果优良，在我国广泛使用。机械性引产采用水囊引产。

(一) 依沙吖啶引产

依沙吖啶是一种强力杀菌剂，给药方法有经腹壁羊膜腔内注射法及经阴道羊膜腔外注射法，注入剂量以 100 mg 为限。

1. 适应证　妊娠 13～24 周要求终止妊娠而无禁忌证者。

2. 禁忌证　急性传染病，急性生殖道炎症，急慢性肝肾疾病，1 周内曾做过同类手术失败者，子宫有瘢痕者。

3. 注意事项　在给药后 12 小时宫缩开始，在 24 小时宫缩加强，多在 48 小时左右排出胎儿。如宫缩很强而未能流产时应检查宫颈管的扩张情况，如未扩张注意检查胎儿是否横位或斜位，及时处理。宫颈紧者于颈管放置艾司唑仑栓能缩短流产时间。羊膜腔内注射法不需加辅助措施，如给药 3～5 日后仍无规则宫缩，可再注射 1 次，剂量同上。羊膜腔外注射法多需加用宫缩素静滴。如胎儿娩出半小时后，胎盘尚未娩出或出现较多出血时，应肌注宫缩素 10 u，并立即做钳刮术。胎盘娩出后，应检查是否完整，如怀疑残留应立即做刮宫术。此外，应仔细检查宫颈、阴道有无损伤。

(二) 芫花萜引产

芫花萜 70 μg，由注射用水 10 ml 稀释，经羊膜腔注入；也可经宫腔内羊膜腔外注入 80 μg，注射用水稀释至 100 ml。

(三) 水囊引产术

将水囊放置在子宫壁与胎膜囊之间，引起宫缩，促使胎儿胎盘排出。平均引产时间大约在 72 小时左右。

1. 适应证及禁忌证　同依沙吖啶。患有肝肾疾病能胜任手术者，也可使用。

2. 水囊制备　可用双层阴茎套或椭圆性橡皮囊(容量为 500～600 ml)，插入 16 号导尿管达囊内上 1/3 处，排除囊内空气，用粗线将套口扎紧缚于导尿管上，煮沸或高压消毒后备用。

在放置水囊数小时宫缩即开始，待宫缩规律强有力后，取出水囊。无论宫缩开始与否，最多放置 48 小时，对有感染体征者应立即取出水囊。宫缩乏力者，加用宫缩素静滴，浓度可为 10～20 u 溶于 5%葡萄糖液 500 ml 中。开始应为低浓度，逐渐调整至理想浓度和滴数以达有力的宫缩，最高浓度为 6～8 u%。使用宫缩素静滴时需专人观察，宫缩过强时应减少宫缩素用量或停用。

第三节　绝　　育

用人为的方法断绝生育功能，以达到永久不孕目的，称绝育。输卵管绝育术是一种安全、永久性节育措施，通过切断、结扎、电凝、钳夹、环套输卵管或用药物黏堵、栓堵输卵管管腔，使精子与卵子不能相遇而达到绝育目的。此种绝育措施可复性高，要求复孕妇女做输卵管吻合术的成功率达 80%以上。手术操作可经腹壁或经阴道穹隆进入盆腔，也可直接经宫腔进行。

一、输卵管结扎术

(一) 适应证

(1) 已婚有后代的妇女，夫妇双方自愿要求做绝育手术而无禁忌证者。

(2) 有严重全身疾病及某些遗传性疾病，不宜生育而要求绝育者。

(二) 禁忌证

(1) 感染情况，包括内外生殖器、呼吸、泌尿等系统及腹壁皮肤感染。

(2) 24 小时内体温 2 次超过 37.5℃者。

(3) 全身情况不良及身体虚弱不能承受手术者，如产后大出血、心脏病伴有心力衰竭等。

(4) 严重的神经症和对手术顾虑较大者，决定手术时应慎重。

（三）手术时间

(1) 月经干净后3～7日。

(2) 人工流产、取环后可立即手术。

(3) 正常顺产后72小时内。

(4) 剖宫取胎或剖腹产术的同时进行。

（四）手术方法

有腹式输卵管结扎术及腹腔镜绝育术两种。

（五）术后并发症

1. 术后近期并发症

(1) 出血、血肿：过度牵拉、钳夹而损伤输卵管或其系膜，或因创面血管结扎不紧引起腹腔内积血或血肿。如血肿小，只需做血肿下贯穿缝合即可；如血肿大则应切开血肿，清除血块，再做止血处理。

(2) 感染：体内原有感染灶未处理；手术器械、敷料消毒不严，或手术操作无菌观念不强。如切口感染，则按外科处理原则，及时引流；如系盆腔内感染，则应用抗生素尽快控制感染。

(3) 脏器损伤：多因解剖关系辨认不清或操作粗暴可致膀胱、肠管损伤。一旦发生，必须立即修补。

2. 术后远期并发症

(1) 月经失调：术后月经异常较多见，大多数是月经量增多，经期延长，或痛经。多因手术引起卵巢的血供障碍；绝育术前用口服避孕药。所以术前应了解患者的月经情况及采用的避孕措施，对术前已有月经失调的患者应先查明病因，并做好术前思想准备工作。选择损伤小的手术方式，用电凝法时应避免夹住输卵管系膜以免损伤血管。

(2) 盆腔静脉瘀血综合征：由于卵巢静脉受损及附件粘连扭曲造成循环障碍，引起盆腔静脉及静脉丛扩张，称盆腔静脉瘀血综合征(PVCS)。主要表现为下腹痛、盆腔痛、性交后痛、月经紊乱、肛周坠胀感、充血性痛经等。体征多不明显，卵巢触痛是较有特异性的体征。盆腔静脉造影有助于诊断。治疗以药物、心理治疗为主，手术应谨慎。

(3) 绝育术后综合征(PTLS)：轻者表现为月经失调、下腹痛、痛经，重者同时出现一系列精神症状：易激惹、忧郁等。月经失调的原因是输卵管绝育术后卵巢血供发生障碍、卵巢功能紊乱。慢性盆腔痛是由于输卵管结扎处粘连或附件因粘连而扭曲所致。治疗是对症处理，加强计划生育知识宣传教育，解除思想顾虑，严格掌握手术禁忌证和适应证，提高手术质量。

(4) 绝育失败：绝育措施本身缺陷，施术时技术误差引起。其结果多发生宫内妊娠，尚需警惕可能发生输卵管妊娠。主要原因：排卵后方手术；术中未扎输卵管而误扎其他组织，或结扎的输卵管自行复通，或输卵管环自行脱落；结扎后输卵管瘘管形成。所以手术宜在月经干净后3～7日进行。手术时必须跟踪输卵管至伞端，以免误扎。结扎时应松紧适度，过松会滑脱，过紧会产生瘘管。

二、输卵管堵塞

(1) 通过向输卵管腔内注射化学药物使管腔堵塞而达到绝育的目的。常用苯酚类、酚碘氯胶等化合物及一些高分子化合物等。

(2) 经宫腔镜放置输卵管硅胶栓，Brundin亲水性膨胀胶栓，输卵管内尼龙节育栓等。

在月经干净后3～7日进行，此方法无切口，易被接受。材料和放置方法仍有待改进。

第四节 各种节育措施副作用的中医治疗

宫内节育器出血副作用

宫环出血系指育龄妇女放置节育器后，节育器位置正常，而出现以经期延长或月经过多、非经期阴道流血等异常子宫出血为主症的疾病。西医学称宫内节育器(IUD)出血副作用，发生率占20%～50%，其中出血过多者占15%～40%，甚至达60%。近代中医学将其归属于经期延长、月经过多范畴。

近代中医学认为宫内放环所致金刃损伤是宫环出血的主要病因。其发病机制主要是环卧胞宫，子宫、胞脉为金刃硬物所伤，致子宫藏泻失调，胞脉瘀阻，血不归经而妄行。

本病病位在胞宫，证有虚实寒热之分。实证多，虚实夹杂也较常见，纯虚者少；热证多，尤以瘀热常见，而寒证少。

【因、证、辨、治】

一、肝郁血瘀证

[临床证候]宫内置环后出现经行时间延长或经量增多，色暗红，有血块，或经行不畅，精神郁闷，时欲太息，胸胁、乳房胀痛，腹痛拒按，舌紫暗或有瘀斑，苔薄，脉弦涩。

[治疗原则]疏肝解郁,化瘀止血。

[方药选用]逍遥散(方见月经前后诸证)合失笑散(方见月经过多)。

出血多者,加茜草根、益母草;瘀血化热见口干舌红苔黄者,加丹皮、栀子炭;腹痛甚者,加延胡索、川楝子。

二、阴虚血瘀证

[临床证候]宫内置环后出现经行时间延长或经量增多,色暗红,有血块,或经行不畅,潮热颧红,咽干口燥,手足心热,舌红,苔少,脉细数。

[治疗原则]滋阴化瘀止血。

[方药选用]二至丸(方见经间期出血)合失笑散(方见月经过多)加茜草、仙鹤草、生牡蛎。

阴虚内热明显者,加生地、地骨皮、丹皮、龟甲;头晕、腰痛者,加山茱萸、续断。

三、气虚血瘀证

[临床证候]宫内置环后出现经行时间延长或经量增多,色淡暗,有血块,或经行不畅,神疲体倦,面色㿠白,气短懒言,小腹空坠,舌淡,苔薄,脉缓弱。

[治疗原则]益气化瘀止血。

[方药选用]举元煎(方见月经过多)加茜草根、血余炭、海螵蛸。

出血多者,加田七片、益母草;腹痛者,加蒲黄、五灵脂;腰膝酸软者,加川断、补骨脂。

人工流产后出血

人流后出血系指人工流产手术后或药物流产后阴道流血超过 10 日,淋漓不净,或血量过多,或流血停止数日后又有多量阴道流血者。西医学的流产术后绒毛、蜕膜残留或术后盆腔感染可参照本病治疗。

近代中医学认为多因机械性刺激或瘀血未净,使脉络受损,或局部气血失和,或术后血室正开,邪毒乘虚而入,而致胞脉瘀阻,迫血外溢。

【因、证、辨、治】

一、瘀阻胞宫证

[临床证候]人工流产后阴道流血时多时少,或淋漓不净,色紫黑,有血块;小腹阵发性疼痛,腰骶酸胀,口渴不欲饮,舌紫暗,脉细涩。

[治疗原则]化瘀固冲止血。

[方药选用]生化汤(方见流产)加益母草、蒲黄、五灵脂、枳壳。

下腹疼痛明显者,加延胡索、乌药;血块多者,加田七片、大黄炭。

二、气血两虚证

[临床证候]人工流产后阴道流血量多,或淋漓不净,色淡红或淡暗,小腹坠胀,神疲乏力,纳食欠佳,头昏心慌,汗出较多,夜寐欠佳,舌淡红边有齿痕,脉细无力。

[治疗原则]益气养血,固冲止血。

[方药选用]补中益气汤(方见月经先期)加艾叶、阿胶。

心慌心悸明显者,加桂圆肉、酸枣仁。

三、湿热蕴结证

[临床证候]人工流产后阴道流血时多时少,色紫暗如败酱,质黏腻,有臭气,小腹疼痛,发热头昏,腰酸下坠,纳呆口腻,小便短赤,舌红或有紫点,苔黄腻,脉滑数。

[治疗原则]清利湿热,化瘀止血。

[方药选用]五味消毒饮(方见带下过多)合失笑散(方见月经过多)加红藤、败酱草、薏苡仁、益母草、马齿苋。

腹痛甚者,加延胡索、川楝子;高热者,加青蒿、蒲公英。

输卵管绝育术后月经失调

【因、证、辨、治】

一、肝郁气滞证

[临床证候]结扎术后精神紧张,月经或先或后,量或多或少,色暗,腹部胀痛,胸胁胀满,舌淡红,苔薄白,脉弦细。

[治疗原则]疏肝理气,养血调经。

[方药选用]逍遥散(方见月经前后诸证)加首乌、枸杞子。

肝郁化火烦躁易怒者,加丹皮、栀子;月经量少者,加鸡血藤、郁金。

二、瘀湿互阻证

[临床证候]结扎后下腹疼痛有刺感或有冷感,带下量多色白,月经量多,色淡暗,有血块,神疲乏力,舌有瘀点,苔薄腻,脉弦细。

[治疗原则]理气化瘀,健脾祛湿。

[方药选用]桂枝茯苓丸(方见妊娠腹痛)合四君子汤(《太平惠民和剂局方》)。

人参　白术　茯苓　甘草

月经量多有血块者,加蒲黄、五灵脂;神疲纳呆者,加黄芪、鸡内金。

三、肾气亏虚

[临床证候]结扎术后经闭不行，或月经淋漓不尽，腰痛膝软，头晕耳鸣，精神不振，舌淡，苔薄白，脉沉细。

[治疗原则]补养肾气、调理冲任。

[方药选用]肾气丸(方见妊娠小便不通)加巴戟天、杜仲、龟胶、鹿胶。

经闭日久者，加桃仁、鸡血藤；月经淋漓不尽者，加川断、阿胶。

第五节 优生优育

优生是指生育健康、聪明高素质的后代。优生学(Eugenics)是1883年由英国科学家高尔顿提出的，其原意是遗传健康，是研究在社会控制下改善种族遗传素质的一门科学。它分为"预防性优生学"和"积极性优生学"，前者主要研究降低不良遗传素质的方法，目的是预防有严重的遗传病和先天性疾病个体的出生；后者则探讨增加优良遗传素质的方法，目的促进体格和智力上优秀个体的繁衍。优生学的研究旨在提高人口质量，是计划生育的一个重要方面。

一、古代的优生优育观

在2 000多年前，古代中医学类似的优生思想早已萌芽。《晋语》指出："同姓不婚，惧不殖也。"公元前664年的《左传》也说："男女同姓，其生不蕃。"当时人口稀少，聚族而居，同姓者多属同一氏族，具有亲缘关系，近亲结婚其后代常有缺陷或夭折，影响人口的繁衍，故立言禁止。这是世界上最早的优生观点。

汉代初期戴德编著的《大戴礼记》首载"胎教"之说，云："素诚繁成，谨为子孙，娶妻嫁女，必择孝悌，世世有行仁义者。如是则子孙慈孝，不敢淫暴。党无不善，三族辅之。故曰：凤凰生而有仁义之意，狼虎生而有贪戾之心，两者不等，各以其母……故曰：素成。胎教之道……以为后世戒。"又指出："周后妃妊成王于身，立而不跂，坐而不差，独处而不倨，虽怒而不詈，胎教之谓也。"所谓胎教，就是在妊娠期间注重孕妇的情绪调摄、饮食起居、文化与道德修养，为胎儿的生长发育创造优良的环境，避免有害的刺激，体现了古代学者对优生优育的观点与方法。稍后，汉代刘向在《列女传》中也有类似的记载："太任者，文王之母。太任之性，端一诚庄，惟德之行。及其有娠，目不视恶色，耳不听淫声，口不出敖言，能以胎教……古者妇人妊子，寝不侧，坐不边，立不跸，不食邪味，割不正不食，席不正不坐……如此则生子形容端正，才德过人矣。故妊子之时，必慎所感，感于善则善，感于恶则恶，人生而有肖物者，皆其母感于物，故形音肖之。"可见，胎教之法在西周时期已存在，历史久远。隋朝巢元方的《诸病源候论》同样记载了胎教之法，并强调在妊娠3个月内胚胎尚未定型，胎教尤为重要。唐代孙思邈的《备急千金要方》指出："凡变胎三月，逐物变化，禀质未定"，也强调怀孕初期3个月，孕妇不仅要注意饮食卫生、起居禁忌、药物宜忌，还要调养心神、调节性情、节制嗜欲。宋代陈自明《妇人大全良方》一书设"胎教门"，指出："凡欲求子，当先察夫妇有无劳伤痼疾。"清代幼科专书《幼幼集成》在总结胎养胎教的理论云："胎婴在腹，与母同呼吸，共安危，而母子饥饱劳逸，喜怒忧惊，饮食寒温，起居慎肆，莫不相为休戚。古人胎教，今实难言，但愿妊娠之母，能节饮食，适寒暑，戒嗔恚，寡嗜欲则善矣。"阎成斋的《胎产心法》也列"教育宜忌论"，对胎教的历史与发展有较系统的论述。

适时婚育也是优生优育的重要方面。南齐褚澄《褚氏遗书》提出："合男女必当其年，男虽十六而精通，必三十而娶；女虽十四而天癸至，必二十而嫁。皆欲阴阳气完实而后交合，则交而孕，孕而育，育而为子，坚壮强寿。今未笄之女，天癸始至，已近男色，阴气早泄，未完而伤，未实而动，是以交而不孕，孕而不育，育而子脆不寿。"明确指出青春期开始，并非婚配之佳龄，只有男女阴阳之气充盛，适龄结婚，才能孕育健康长寿的后代。早婚早育或孕育频多，皆不利于生育健康的孩子。

二、优生优育的内容与方法

优生优育应从婚前开始，首先是适龄婚配，目前我国提倡晚婚，即男子25岁女子23岁才结婚。还可进行婚前检查、孕期保健和产前诊断，并防止近亲结婚。

(一) 适龄婚配

中医学提出"男必三十而娶"、"女必二十而嫁"对优生是非常重要的。据美国计划生育联合会副主席泰勒宣称，青春期怀孕的未成年女性围生期发生各种产科合并症，甚至导致孕产妇死亡的概率较高，且胎儿发育异常的比例也较大，如先天畸形、早产等，婴儿死亡率也上升，婴儿在1岁以内夭折占6%，为非青春期妇女所生婴儿死亡率的24倍，即使成活，其体格发育和智力发育也多不良。所以，我国计划生育政策提出晚婚晚育的要求，这些举措不但有利于人口控制，也有利于人口素质的提高。

（二）近亲不婚

近亲结婚是指具有较近血缘关系的婚配，如姑表兄妹、姨表兄妹、表叔侄女等三代内的血缘关系便属于此。近亲之间相同的基因较多，近亲结婚可能造成遗传性疾病和其他出生缺陷的发生率增加，或导致反复流产、死胎、死产，影响生殖健康与人口素质。正如《左传》所云："男女同姓，其生不蕃。"据调查表明，近亲婚姻子代的死产和新生儿死亡发生率，要比非近亲结婚者多1倍，在幼年和少年期的死亡率也高1倍。近亲结婚比非近亲结婚后代发生先天畸形者增加6倍左右；患隐性聋哑多32倍。还可能出现子代智力障碍、体质差、疾病易感等隐患，给家庭带来沉重的负担和极大的痛苦。我国《婚姻登记条例》第六条明确规定"属于直系血亲或者三代以内旁系血亲的不予登记"，为优生创造了条件。

（三）婚前检查

婚前应了解男女双方及其家族成员的健康状况，着重于有无遗传病史、精神病史，或不宜生育的慢性疾病，了解双方的血缘关系，是否近亲。通过体格检查，判断身体健康情况、生殖器官的形态发育是否正常。在某些遗传病的高发区，还应做必要的实验室检查，了解是否携带某些疾病的基因，如地中海贫血、G6PD缺乏等。

如在婚前发现患有精神病、性病，或各种传染病隔离期、慢性病活动期，或心、肝、肺、肾功能不全等，均应暂缓结婚。《妇人良方大全》指出："凡欲求子，当先察夫妇有无劳伤痼疾，而依方调治，使内外和平，则有子矣。"认为孕育，应先检查男女双方是否患有"劳伤痼疾"，如有应先予以治疗，以免因父母之疾致无子或后代先天畸形。

据遗传学家法拉色估计，遗传因素比环境因素造成的畸胎整整高出1倍。患某些遗传性疾患如进行性肌营养不良症、先天性成骨不全、白化病、血友病、全色盲等，尚可结婚，但应劝阻生育。对双方为近亲者，依法禁止结婚。婚前检查未发现异常者，应由医疗机构出具健康证明。

（四）孕期保健

中医学胎教学说是孕期保健的重要理论与方法。妊娠期感染、营养不良、滥用药物、接触有害物质或罹患某些疾病，都可能影响胎儿的生长发育。隋代《诸病源候论》指出："妊娠三月始胎，当此之时，血不流，形象始化，未有定仪，见物而变……心毋邪念，毋妄喜怒，无得思虑……是谓外象而变也。"胎教的学说已得到当代中外科学家的重视，并从解剖、生理、心理等方面对胎教的机制进行了大量的研究，发现孕妇的情绪与外界环境的变化可以对胎儿发育与反应能力发生一定程度的影响。良好的精神状态，优美的音乐，均衡的营养，健康的生活习惯，都有助于胎儿的正常生长；反之，剧烈的情绪变化，营养的缺乏，大量的烟酒刺激或接触有害物质，则可能导致胎儿生长发育的异常。《素问·奇病论》指出："人生而有巅疾者，病名为何？安所得之？岐伯曰：病名为胎病。此得之在母胎中时，其母有所大惊，气上而不下，精气并居，故令子发为巅疾也。"小儿神经系统发育异常的病变，可能与妊娠期母体遭受严重的精神创伤有关。孕期保健是优生的重要环节。

1. 孕期影响优生的因素

（1）遗传因素：染色体异常或酶代谢障碍，可导致先天性卵巢发育不全、先天性睾丸发育不良、先天性愚型、白化病等。

（2）母体因素：孕妇小于18岁或大于35岁，妊娠的危险因素增加，易造成难产，子代染色体异常的发生率增加，出生缺陷或智力低下的几率增加。孕妇罹患传染病、性传播疾病、心脏病、高血压、糖尿病、甲状腺功能亢进等，都可能影响胎儿正常发育；孕妇营养不良或胎盘功能衰退，也不利于胎儿生长发育。

（3）环境因素：药物、化学、物理、生物等环境因素所引起的基因突变，使胚胎形态及结构异常，或胎儿脏器基本形成后发生感染，从而形成先天感染性疾病。

（4）病毒感染：病毒能通过胎盘引起胎儿流产、早产、死胎、畸形、发育迟缓。风疹致病性最强，其次为巨细胞病毒、单纯疱疹病毒及脊髓灰质炎。此外，还有弓形体、带状疱疹病毒等。妊娠12周以内为致畸敏感期。其后，胎儿的主要脏器基本形成，病毒感染仅造成先天性感染，与普通感染结果相似。所以应尽量避免妊娠早期的病毒感染。

（5）放射线影响：放射线可使妊娠4～8周胚胎细胞基因突变或染色体异常。孕妇做X线透视应在孕7个月后，骨盆X线测量或摄胸片须在孕末期进行。

（6）药物影响：有些药物可以通过胎盘对母体及胎儿产生作用，致使胎儿畸形，或改变母体生理，影响子宫内环境，不利于胎儿的生长发育，如抗癌药、四环素、链霉素等。

2. 孕期保健的内容

（1）情志和调：孕妇应保持情绪稳定，心情舒畅，消除紧张、焦虑、恐惧等情绪，避免不良的精神刺激。母体的道德修养与情志性格，可影响孩子个性的形成。《叶氏女科证治》云："胎前静养乃第一妙法。不较是非，则气不动矣；不争得失，则神不劳矣；心无嫉妒，则血自充矣。情无淫荡，则精自足矣。安闲宁静，即是胎教。"

（2）饮食均衡：孕妇需要充足的营养，以维持母体及胎儿发育的需要。孕妇应从日常饮食中摄取足够的营养，包括蛋白质、脂肪、碳水化合物、矿物质和各种微量元素。实验证明，蛋白质等营养供应，对胎儿大脑神经细胞的数目、大小、突起的丰富程度都有明显影响。饮食要富有营养，易于消化，不应偏嗜，不食刺激性强和污染的食物。避免食用碍胎之品，包括食物、烟酒和药物，以免引起血管收缩，使胎盘因血流量减少而功能低下，出现流产、早产、畸形和胎盘功能减退等。

（3）居处适宜：孕妇的生活环境应安静、清洁，使孕妇能呼吸新鲜空气，适当活动，睡眠充足。要寒温适宜，避免感染疾病。风疹、带状疱疹、麻疹、脊髓灰质炎、单纯疱疹、流感、肝炎等病毒，可通过胎盘屏障，进入胎儿体内，使胎儿出现心脏畸形、子聋、白内障、肝脾肿大、小头症、智力障碍，严重者可使胎儿宫内死亡、流产或早产等。所以孕妇应尽量少到公共场所，应避免接触放射线、微波、重金属、苯类有机物、噪音等，以免影响胎儿的正常发育。

（4）慎戒房事：妊娠早期和晚期都不宜房事。妊娠早期不节房事，可耗损肾气，引致胎漏、胎动不安，甚则堕胎。妊娠晚期不知慎戒则可导致早产。《达生篇》云："保胎以绝欲为第一义，其次亦宜节欲。盖欲寡则心清，胎气宁谧，不特胎安，且易生易育，少病而多寿。"《胎产心法》云："纵情交接，以扰子宫，有触动胎元一月而堕者……皆由纵欲之故。"可见节欲事关优生，要生育优质的后代，孕期勿过房劳，十分重要。

（五）产前诊断

对在妊娠期有某种并发症或致病因素可能危害孕妇、胎儿或新生儿，或导致难产者，都属高危妊娠。对具有高危因素的孕妇，应进行产前诊断，并注意围产期保健。

1. 产前诊断的适应证

（1）孕妇年龄＜18岁或＞35岁。

（2）夫妇一方有染色体异常或染色体异常家族史。

（3）有异常胎儿生育史，如自然流产、异位妊娠、早产、死产、死胎、难产、新生儿死亡、新生儿溶血性黄疸、新生儿畸形或有先天性、遗传性疾病。

（4）地中海贫血高发区，夫妇都为地中海贫血杂合子，或已分娩过1个地中海贫血儿者。

（5）各种妊娠并发症，如妊娠期高血压疾病、前置胎盘、羊水过多或过少、胎儿生长受限、母胎血型不合等。

（6）各种妊娠合并症，如病毒感染（如风疹、巨细胞病毒等）、心脏病、糖尿病、高血压、肾脏病、肝炎、甲状腺功能亢进、血液病等。

（7）妊娠早期有明显接触致畸因素，大量放射线、化学性毒物或对胎儿有影响的药物。

（8）胎盘功能不全。

（9）可能发生分娩异常者，如胎位异常、多胎妊娠、巨大胎儿、骨盆异常、软产道异常等。

（10）盆腔肿瘤或有手术史。

2. 产前诊断的方法　包括病史询问、体格检查和特殊检查。特殊检查主要用于估计胎儿发育情况，判断胎儿有无疾病或畸形，检测胎盘功能。

（1）孕妇血液检查：胎儿溶血性疾病，通过检测母体血液中的血型抗体有助于诊断母儿血型不合；胎儿先天性神经管缺损、先天性肾病、多囊肾、十二指肠及食道闭锁等畸形时，孕妇血液中甲胎蛋白（AFP）升高。

（2）孕妇尿液检查：先天性代谢缺陷胎儿的代谢异常可反映在孕妇尿液中；通过对孕妇尿生化测定，可预测胎儿疾病，如甲基丙二醇尿症、先天性肾上腺皮质增生症。

（3）B超：直接观察胎儿在宫内的生长情况，对许多羊水检查无法发现的畸形，如脊柱裂、脑积水、小头畸形、四肢畸形、心脏或其他内脏发育异常以及胎儿腹水等能作出诊断。

（4）羊膜腔穿刺及羊水检查：以妊娠14～16周为最佳。羊水中有胎儿皮肤、消化道、泌尿道等处脱落细胞及胎儿代谢产物。

羊水生化分析：测定羊水中的甲胎蛋白(AFP)和总胆碱酯酶，可诊断先天性缺陷胎儿。

羊水细胞培养：羊水中胎儿体细胞经培养后可做染色体检查，进行核型分析。并可做细胞生化检查，如酶或其他生化测定，有助于胎儿代谢疾病的产前诊断。

(5) 孕早期绒毛细胞检查：在妊娠 6～10 周，吸取绒毛细胞，可做染色体核型分析，对胎儿性别、染色体病能作出诊断。

(6) 胎盘穿刺采集胎儿血检查：用于诊断某些先天性疾病，如血红蛋白病、白细胞、血小板、免疫球蛋白缺陷等病，并可查酶及染色体分析。

(7) 胎儿镜检查：采用内窥镜直接观察胎儿性别、畸形，采血或活组织检查。但有感染或流产的风险。只用于胎儿先天异常的检查。

此外，还有胎儿成熟度检查、胎儿电子监测、胎儿心电图、羊膜镜检查等，可根据病情需要选用。

参考文献

[1] 田雪原. 大国之难——当代中国的人口问题. 北京：今日中国出版社，1997
[2] 张玉珍. 新编中医妇科学. 北京：人民卫生出版社，2001
[3] 乐杰. 妇产科学. 北京：人民卫生出版社，2004
[4] 张玉珍. 新世纪全国高等中医药院校规划教材《中医妇科学》. 北京：中国中医药出版社，2007
[5] 罗颂平. 中西医结合妇产科学. 广州：广东高等教育出版社，2008
[6] 刘敏如，谭万信. 中医妇产科学. 北京：人民卫生出版社，2001

第二十三章 妇科急证

妇科常见急证有血证、痛证、热证、厥脱证等，其起病突然，进展迅速，病情危重，常可危及生命。上述急证可单一出现，或可两证以上同时兼见，其中以血证、痛证最常见，而以血证、厥脱证最急最重。

古人对妇科急证的中医治疗积累了较为丰富的经验，尤其是在救治血证方面，有关的论述在一些古医著中都有记载。如元代朱震亨《丹溪心法》云："经久闭，忽大崩，复大绝，后又大行不调者，刺丰隆六分，止血；石门五分，断经。"明代王肯堂《证治准绳》云："有一宫女血如山崩。其时暑月，药笥中只有大顺散两贴，以冷水调服，旋即奏效。"明代薛己《薛氏医案》云："一亲戚妇人产后胞衣不下，血胀迷闷，不省人事。告之曰：死矣！余曰：此血胀也；可用花蕊石散救之。因以一钱童便调，灌下即苏；其胞衣与恶水，旋即下而无恙。"

急证的急救处理取决于临床医生快捷而正确的诊断，治疗应本着"急则治其标，缓则治其本"的原则，临床上多先施予对症处理的抢救措施，如血证者首先"塞流"、痛证者多先止痛(但对疑诊者，勿妄用镇痛药)、热证者先退热、厥脱者先以救厥固脱为要。某些急证的救治，尚需要采用中西医结合治疗。但在急救对症治疗的同时，必须辨证求因，结合病史、症状、体征和有关的实验室检查，尽快明确诊断导致血证、痛证、热证、厥脱证的原因或疾病，稍后施予辨证论治，治病求本。以下仅述引起有关急证的原因和疾病，以及急救的处理措施，固本善后的辨证论治方法详见有关章节。

第一节 妇科血证

血证是指出血性的病证。凡离经之血，上溢于口鼻，下出于二阴，内溢于脏腑，或渗于肌肤，都统称血证。血证大部分是某些疾病并发的一种症状，妇科血证中以血崩为最急最重。血崩有内崩、外崩之分，内崩即急性腹腔内出血，如异位妊娠破裂出血和卵巢黄体破裂出血等；外崩可以是多种妇科疾病的表现，主要是大量的异常阴道出血。

【病因】

1. 月经性疾病　如无排卵型功血、排卵型功血、青春期功血、更年期功血等。

2. 妊娠性疾病　如发生于妊娠早期的不全流产、异位妊娠破裂或葡萄胎出血、发生于妊娠中晚期的前置胎盘、胎盘早剥等。

3. 产时或产后疾病　如胎盘滞留、宫缩乏力、产后出血等。

4. 生殖道器质性疾病　如子宫肌瘤，尤其是黏膜下子宫肌瘤引起的出血。晚期的生殖系统恶性肿瘤出血，如子宫颈癌、子宫内膜癌、绒癌等。

5. 外伤　如生殖器官受外力挫裂伤、性交损伤等。

6. 其他　如血液病引致的月经期血崩等。

【急救措施】

急救处理应以止崩为首要，正如明代方约之主张的"初用止血以塞其流"。并发失血性休克者，在止血的同时积极抗休克治疗。对病情危重，服药一时不能取效者，应结合其他治疗措施止血，如压迫、缝合、刮宫、剖腹手术等。

(一) 一般急救措施

1. 注意体征变化　密切注意患者的神志、面色、呼吸、脉搏、血压、血氧饱和度的变化。

2. 针灸　针刺取三阴交、血海、中极等，中等强度刺激。直接灸大敦或隐白3～5壮。

3. 单方验方

(1) 棕榈炭15 g，冲服，每日3次。

(2) 血余炭12 g，冲服，每日3次。

(3) 地榆 30 g,醋炒,水煎服。

(4) 岗稔根 60 g,炒焦,加黑醋 250 g,煮沸温服。

(5) 乌七止崩散(乌梅炭、地榆炭各 60 g,三七、侧柏炭各 30 g,研成细末)10～20 g,30 分钟～2 小时冲服 1 次。

(6) 复方阿胶浆 10 ml,内服,每日 3 次。

(7) 珍珠精母注射液 4 ml,肌注,每日 3 次。

(二) 辨证急救措施

1. 肾阳虚证

(1) 丽参注射液 4 ml 加入 50%葡萄糖液 40 ml 中,静注。

(2) 参附注射液 20 ml 加入 5%葡萄糖液 40 ml 中,静注。

(3) 参附注射液 40～100 ml 加入 10%葡萄糖液 500 ml 中,静滴。

(4) 温灸神厥、隐白、三阴交。

2. 肾阴虚证

(1) 参麦注射液 20 ml 加入 10%葡萄糖液 20 ml中,静注。

(2) 参麦注射液 40 ml 加入 5%葡萄糖液 200 ml中,静滴。

(3) 针刺断红穴(握拳第 2 掌指关节间凹陷处)。

3. 虚热证

(1) 生脉注射液 20 ml 加入 5%葡萄糖液20 ml 中,静注。

(2) 生脉注射液 40 ml 加入 5%葡萄糖液 200 ml中,静滴。

(3) 西洋参液 10 ml,内服,每日 3 次。

4. 实热证

(1) 紫地宁血散 1～2 支,冲服,每日 3 次。

(2) 云南白药 1 g,冲服,每 4 小时 1 次。

(3) 针刺断红穴。

5. 脾虚证

(1) 丽参注射液 4 ml 加入 50%葡萄糖液 40 ml 中,静注。

(2) 生脉注射液 60 ml 加入 5%葡萄糖液 500 ml中,静滴。

(3) 温灸足三里、三阴交穴。

6. 血瘀证

(1) 田七末 3 g,冲服,每 4 小时 1 次。

(2) 云南白药 1 g,冲服,每 4 小时 1 次。

(3) 针刺断红穴。

第二节 妇科痛证

妇科痛证以下腹盆腔部疼痛为主,有些可涉及腰骶部或放射至外阴部。妇科痛证多为器质性病变,小部分为功能性疾病,是常见的妇科急腹症之一。疼痛只是各种疾病的一个明显症状,故治疗时应有明确的诊断,而不能见痛止痛,仅仅以止痛为目的,对可疑病例勿妄用镇痛药,否则可能会掩盖疾病的实质而造成误诊。

【病因】

1. 腹腔内出血性疼痛　如异位妊娠破裂或流产出血、卵巢黄体破裂出血、生殖系统肿瘤穿破出血等。

2. 生殖系统肿瘤破裂　如卵巢囊肿破裂、黄体囊肿破裂等。

3. 生殖系统肿瘤变性或扭转　如子宫肌瘤红色样变、附件扭转、卵巢囊肿蒂扭转等。

4. 子宫强烈收缩　如进行性流产、经血潴留等。

5. 急性盆腔感染　如急性子宫炎、输卵管炎、卵巢炎、盆腔炎、盆腔脓肿等。

6. 其他　如子宫内膜异位症、子宫腺肌病等。

【急救措施】

对妇科痛证的处理,在未明确疾病的诊断前通常不主张采用止痛剂、镇痛药。如果病情必须使用,一定要密切观察患者的呼吸、脉搏、血压等生命体征的变化。某些痛证需结合其他方法治疗,才能及时解除患者的痛苦,挽救生命。

(一) 一般急救措施

(1) 详细了解疼痛的病史、部位、发作时间、性质、特点,及其与月经、妊娠、生产的关系,结合相关检查,尽快明确诊断。对疑难诊断,应密切观察,不要随便使用强效止痛药。

(2) 急腹痛常伴有休克、内出血、中毒症状等,尤应注意神志、面色、呼吸、血压、脉搏、血氧饱和度的变化。合并有上述症状者,应配合相应的治疗措施。

(3) 针灸:深刺足三里或刺三阴交,重刺激手法,连续 10～30 分钟,再留针 1 小时。耳针在压痛点扎针,捻转。

(二) 辨证急救措施

1. 气滞血瘀证

(1) 丹参注射液 20 ml 加入 5%葡萄糖液 500 ml中,静滴。

(2) 香丹注射液 4～8 ml 加入 5%葡萄糖液 500 ml 中,静滴。

(3) 川芎嗪注射液 40～80 mg 加入 5%葡萄糖液 500 ml 中,静滴。

(4) 田七末 3 g,冲服,每日 2 次。

(5) 云南白药 0.5～1 g,冲服,每日 2 次。

(6) 针刺气海、太冲、涌泉、三阴交,泻法。

2. 寒湿凝滞证

(1) 当归注射液 4 ml,肌注,每日 2 次。

(2) 当归注射液 4 ml,足三里、三阴交注射。

(3) 参附注射液 100 ml 加入 10%葡萄糖液 500 ml 中,静滴。

(4) 针刺中极、水道、地机、三阴交,平补平泻法。

3. 湿热壅滞证

(1) 清开灵注射液 40 ml 加入 5%葡萄糖液 500 ml 中,静滴。

(2) 延胡索注射液 2 ml,肌注,每日 2 次。

(3) 延胡索注射液 2 ml,三阴交、足三里注射。

(4) 七叶莲注射液 2 ml,肌注,每日 2 次。

(5) 七叶莲注射液 2 ml,三阴交、足三里注射。

(6) 针刺:① 中极、次髎、阴陵泉、血海,泻法。② 内关、三阴交,强刺激,留针 30 分钟。

第三节 妇 科 热 证

发热是临床上最常见的症状之一。体温升高达到 39℃以上,称高热。高热也是妇科的急证之一,许多疾病都可引起发热,归纳起来不外为外感发热和内伤发热两大类,临床必须对不同的发热加以分析、判断,才能有效地治疗。中医妇科古籍记载的常见发热的有热入血室、经行发热、产后发热等。

【病因】

引发妇科高热的原因多以感染性疾病为主。

1. 经期外感风寒或风热。

2. 褥期外感风寒或风热。

3. 生殖器官感染有急性的前庭大腺炎(或前庭大腺脓肿)、子宫炎、输卵管炎、卵巢炎、盆腔炎、腹膜炎、盆腔脓肿等。

【急救措施】

热证的治疗以退热为原则,并针对导致发热的不同原因进行病因治疗。某些高热虽经药物治疗仍持续不退者,如盆腔脓肿等,须考虑手术方法治疗。

(一) 一般急救措施

(1) 卧床休息,补充水液,欲服温开水或淡盐水。

(2) 物理降温,如冷湿毛巾敷盖头额,或用 25%～50%乙醇擦浴,或 28～30℃温水擦浴,并需注意预防热盛动风所致的抽搐等。

(3) 针刺大椎、合谷、风池、曲池,或十宣放血。

(4) 柴胡注射液或青蒿素注射液 2～4 ml,肌注,每日 1～2 次。

(二) 辨证急救措施

1. 外感发热证

(1) 柴胡注射液 4 ml,肌注,每日 2 次。

(2) 清开灵注射液 40 ml 加入 5%葡萄糖液 500 ml 中,静滴。

(3) 鱼腥草注射液 20～60 ml 加入 5%葡萄糖液 500 ml 中,静滴。

(4) 新雪丹 1.5 g,内服,每日 2 次。

2. 湿热壅盛证

(1) 双黄连粉针 3 g 加入 5%葡萄糖液 500 ml 中,静滴。

(2) 清开灵注射液 40 ml 加入 5%葡萄糖液 500 ml 中,静滴。

(3) 穿琥宁注射液 10 ml 加入 5%葡萄糖液 250 ml 中,静滴,每日 2 次。

(4) 丹参注射液 20 ml 加入 5%葡萄糖液 500 ml中,静滴。

3. 瘀毒内结证

(1) 丹参注射液 20 ml 加入 5%葡萄糖液 500 ml中,静滴。

(2) 香丹注射液 4～8 ml 加入 5%葡萄糖液 500 ml 中,静滴。

(3) 双黄连粉针 3 g 加入 5%葡萄糖液 500 ml 中,静滴。

4. 热入心包证

(1) 安宫牛黄丸 1 丸,经胃管鼻饲。

(2) 西洋参液 20 ml,内服或经胃管鼻饲。

(3) 生脉注射液 60 ml 加入 5%葡萄糖液 500 ml中,静滴。

(4) 醒脑净注射液 20 ml 加入 5%葡萄糖液 500 ml 中,静滴。

第四节　妇科厥脱证

急证中厥证常与脱证相伴出现，故常合称厥脱证。厥证常分为热厥、寒厥，而脱证又常分为气脱、血脱，都是气血阴阳严重厥乱的阶段，脱证往往是厥证病情的进一步发展。厥脱是以突然昏倒，不省人事，面色苍白，四肢厥冷，大汗淋漓，或表情淡漠或烦躁，脉微欲绝，血压下降为主要临床表现的一种危急重证。厥脱既是一种独立的病证，也可继发于其他多种疾病。休克属厥脱证范畴，妇产科中的休克常见多为失血性休克、感染性休克和痛性休克。

【病因】

1. 失血性休克　如不全流产、异位妊娠、前置胎盘、胎盘滞留、产道损伤、子宫破裂、卵巢破裂、产后子宫收缩乏力等引起的大量出血。

2. 感染性休克　如生殖器官的严重感染导致的脓毒血症或败血症等。

3. 痛性休克　如子宫内膜异位症、子宫腺肌病引致的严重痛经，各种原因导致的内生殖器官破裂等。

4. 中暑　如妊娠期、产褥期中暑。

5. 子痫　如妊娠子痫、产时、产后子痫。

【急救措施】

应尽快明确诊断引起厥脱的原因，针对不同的病因，千方百计及时抢救。对休克者要积极增加有效的血容量，改善心肾功能，纠正酸中毒，合理选用血管活性药。对失血性休克者必须在快速补液扩容抗休克的同时进行有效的止血，包括手术方法，否则会加重出血倾向；感染性休克者必须在抗休克的同时有效地抗感染，如有脓肿要及时切开引流，控制脓毒血症或败血症。痛性休克者在抗休克的同时合理选用解痉、镇静、止痛等药物。

（一）一般急救措施

（1）患者去枕平卧，休克者注意保温，中暑者注意通风降温，子痫抽搐者注意保护，防止自伤口舌。

（2）密切观察面色、神志，注意血压、脉搏、呼吸、尿量、血氧饱和度的变化。

（3）针灸：体针取人中、中冲，进针后每隔 5 分钟捻针 1 次。经 3 次仍不改善者，加刺内关、足三里；中暑者，针刺内关、人中，强刺激。耳针取左耳肾上腺配内关，电针。灸法：直接灸或悬灸气海、关元、足三里、膻中，每穴 5 壮；直接灸大敦 5 壮或隐白 3 壮。

（4）枳实注射液 0.3～0.5 g/kg 加入 5%葡萄糖盐水 10 ml 中，静注，每 15～30 分钟 1 次，连续 2 次后，改为 0.5～3.5 g/kg 加入 10%葡萄糖液 100 ml 中，静滴，每分钟 20～30 滴。

（二）辨证急救措施

1. 血崩厥脱证

（1）丽参注射液 10 ml 加入 50%葡萄糖液 40 ml中，静注。

（2）参附注射液 40 ml 加入 10%葡萄糖液 500 ml中，静滴。

（3）生脉注射液 20 ml 加入 10%葡萄糖液 20 ml中，静注。

2. 肝风内动厥脱证

（1）至宝丹 1 丸，经胃管鼻饲。

（2）安脑丸 2 丸，内服，每日 2 次。

（3）醒脑净注射液 20 ml 加入 5%葡萄糖液 500 ml 中，静滴。

3. 痰火上扰厥脱证　可选用以下药物。

（1）安宫牛黄丸 1 丸，经胃管鼻饲。

（2）安脑丸 2 丸，内服或经胃管鼻饲，每日 2 次。

（3）醒脑净注射液 20 ml 加入 5%葡萄糖液 500 ml 中，静滴。

4. 热毒内陷厥脱证

（1）新雪丹 1.5 g，内服，每日 2 次。

（2）参附注射液 20 ml 加入 5%葡萄糖液 500 ml中，静滴。

（3）丽参注射液 20 ml 加入 5%葡萄糖液 500 ml中，静滴。

（4）清开灵注射液 40 ml 加入 5%葡萄糖液 500 ml 中，静滴。

（5）醒脑净注射液 20 ml 加入 5%葡萄糖液 500 ml 中，静滴。

5. 热入心包厥脱证

（1）安宫牛黄丸 1 丸，经胃管鼻饲。

（2）生脉注射液 60 ml 加入 5%葡萄糖液 500 ml中，静滴。

（3）清开灵注射液 40 ml 加入 5%葡萄糖液 500 ml 中，静滴。

（4）醒脑净注射液 20 ml 加入 5%葡萄糖液 500 ml 中，静滴。

参考文献

[1]　陈镜合，周海平．中医急诊学．广州：广东高等教育出版社，1997

方剂索引

一　画

一阴煎（《景岳全书》）　生地　熟地　芍药　麦冬　甘草　牛膝　丹参

一贯煎（《柳州医话》）　沙参　麦冬　当归　生地　川楝子　枸杞

二　画

二仙汤（《中医方剂临床手册》）　仙茅　仙灵脾　巴戟　知母　黄柏　当归

二至丸（《医方集解》）　女贞子　旱莲草

二陈汤（《太平惠民和剂局方》）　半夏　陈皮　茯苓　甘草

二陈加芎归汤（《万氏妇人科》）　陈皮　白茯苓　当归　川芎　香附　枳壳　半夏　甘草　滑石

二齿安神汤（《裘笑梅妇科临床经验》）　紫贝齿　青龙齿　灵磁石　辰砂　琥珀末　紫丹参　九节菖蒲　仙半夏

十全大补汤（《太平惠民和剂局方》）　人参　白术　茯苓　炙甘草　当归　川芎　芍药　熟地　黄芪　肉桂

八正散（《太平惠民和剂局方》）　车前子　瞿麦　萹蓄　滑石　栀子　木通　大黄　灯心草　炙甘草

八物汤（《济阴纲目》）　当归　川芎　白芍　熟地　延胡索　苦楝子　槟榔　木香

八珍汤（《正体类要》）　人参　白术　茯苓　甘草　当归　白芍　川芎　熟地

人参麦冬散（《妇人秘科》）　人参　麦冬　茯苓　黄芩　知母　生地　炙甘草　竹茹

人参养血丸（《济阴纲目》）　熟地　乌梅　当归　人参　川芎　赤芍　炒菖蒲

人参养荣汤（《太平惠民和剂局方》）　人参　白术　茯苓　炙甘草　当归　白芍　熟地　肉桂　黄芪　五味子　远志　陈皮　生姜　大枣

人参鳖甲汤（《妇人大全良方》）　人参　桂心　当归　桑寄生　白茯苓　白芍药　桃仁　熟地　甘草　麦冬　川断　牛膝　鳖甲　黄芪

九种心痛丸（《金匮要略》）　附子　人参　干姜　吴茱萸　狼牙　巴豆霜

三　画

三甲复脉汤（《温病条辨》）　白芍　阿胶　龟版　鳖甲　牡蛎　麦冬　干地黄　炙甘草　麻仁

下乳涌泉散（《清太医院配方》）　当归　川芎　花粉　白芍　生地　柴胡　青皮　通草　桔梗　白芷　炮甲珠　王不留行　漏芦　甘草

大分清饮（《景岳全书》）　茯苓　泽泻　木通　猪苓　栀子　枳壳　车前

大补元煎（《景岳全书》）　人参　山药　熟地　杜仲　当归　山茱萸　枸杞子　炙甘草

大黄牡丹皮汤（《金匮要略》）　大黄　牡丹皮　桃仁　冬瓜仁　芒硝

大黄䗪虫丸（《金匮要略》）　大黄　黄芩　甘草　桃仁　杏仁　芍药　干地黄　干漆　虻虫　蛴螬　䗪虫

大营煎（《景岳全书》）　当归　熟地　枸杞子　炙甘草　杜仲　牛膝　肉桂

大戟散（《太平圣惠方》）　大戟　当归　芫花　青皮　大黄　猪苓　赤芍　桃仁

上下相资汤（《石室秘录》）　人参　沙参　麦冬　玄参　玉竹　五味子　熟地　山茱萸　车前子　牛膝

小半夏加茯苓汤（《金匮要略》）　半夏　生姜　茯苓

小柴胡汤（《伤寒论》）　柴胡　黄芩　人参　半夏　炙甘草　生姜　大枣

小营煎《景岳全书》　当归　白芍　熟地　山药　枸杞子　炙甘草

四　画

开郁二陈汤（《万氏妇人科》）　制半夏　陈皮　茯苓　青皮　香附　川芎　莪术　木香　槟榔　甘草　苍术　生姜

开郁种玉汤（《傅青主女科》）　白芍　香附　当归　白术　丹皮　茯苓　天花粉

开郁散（《洞天奥旨》）　柴胡　当归　白芍　茯苓　香附　郁金　天葵草　全蝎　白芥子　炙甘草

天王补心丹（《摄生秘剖》）　人参　玄参　当归身　天冬　麦冬　丹参　茯苓　五味子　远志　桔梗　酸枣仁　生地　朱砂　柏子仁

天仙藤散（《校注妇人良方》）　天仙藤　香附　陈皮　甘草　乌药　生姜　木瓜　紫苏叶

天麻钩藤饮（《杂病证治新义》）　天麻　钩藤　栀子　黄芩　杜仲　生石决　川牛膝　益母草　桑寄生　夜交藤　朱茯神

五子衍宗丸（《证治准绳》）　菟丝子　覆盆子　五味子　枸杞子　车前子

五苓散（《伤寒论》）　桂枝　白术　茯苓　猪苓　泽泻

五味消毒饮（《医宗金鉴》）　金银花　蒲公英　野菊花　紫花地丁　青天葵

止带方(《世补斋不谢方》) 猪苓 茯苓 车前子 泽泻 茵陈 赤芍 丹皮 黄柏 栀子 牛膝

内补丸(《女科切要》) 鹿茸 菟丝子 潼蒺藜 黄芪 肉桂 桑螵蛸 肉苁蓉 制附片 白蒺藜 紫菀茸

少腹逐瘀汤(《医林改错》) 小茴香 干姜 延胡索 没药 当归 川芎 肉桂 赤芍 蒲黄 五灵脂

牛黄清心丸(《痘疹世医心法》) 牛黄 朱砂 黄连 黄芩 栀子 郁金

牛膝散(《济阴纲目》) 牛膝 瞿麦 当归 通草 滑石 葵子

升降散(《伤寒温疫条辨》) 僵蚕 蝉蜕 姜黄 生大黄

化阴煎(《景岳全书》) 生地 熟地 牛膝 猪苓 泽泻 黄柏 知母 绿豆 龙胆草 车前子

化肝煎(《景岳全书》) 青皮 陈皮 芍药 牡丹皮 栀子 泽泻 土贝母

化毒饮(经验方) 大黄 穿山甲 当归尾 僵蚕 蜈蚣

长胎白术散(《叶氏女科证治》) 白术 川芎 川椒 干地黄 炒阿胶 黄芪 当归 牡蛎 茯苓

丹栀逍遥散(《内科摘要》) 牡丹皮 炒栀子 当归 白芍 柴胡 白术 茯苓 炙甘草

丹溪治湿痰方(《丹溪心法》) 苍术 白术 半夏 茯苓 滑石 香附 川芎 当归

乌鸡白凤丸(《中华人民共和国药典》) 乌鸡 鹿角胶 鳖甲 牡蛎 桑螵蛸 人参 黄芪 当归 白芍 香附 天冬 甘草 生地 熟地 川芎 银柴胡 丹参 山药 芡实 鹿角霜

六君子汤(《校注妇人良方》) 人参 白术 茯苓 甘草 半夏 陈皮

六味地黄丸(《小儿药证直诀》) 熟地 山药 山茱萸 茯苓 泽泻 丹皮

六神汤(《医宗金鉴》) 熟地 当归 白芍 川芎 黄芪 地骨皮

双柏散(广州中医药大学一附院制剂) 侧柏叶 黄柏 大黄 泽兰 薄荷

五画

玉女煎(《景岳全书》) 熟地 石膏 知母 牛膝 麦冬

玉真散(《外科正宗》) 白芷 南星 天麻 羌活 防风 白附子 热童便调服

甘麦大枣汤(《金匮要略》) 甘草 小麦 大枣

艾附暖宫丸(《沈氏尊生书》) 香附 艾叶 当归 黄芪 吴茱萸 川芎 白芍 地黄 官桂 续断

左归丸(《景岳全书》) 熟地 山茱萸 山药 枸杞 菟丝子 鹿角胶 龟版胶 川牛膝

右归丸(《景岳全书》) 附子 肉桂 熟地 山茱萸 山药 当归 枸杞 杜仲 菟丝子 鹿角胶

龙胆泻肝汤(《医宗金鉴》) 龙胆草 山栀子 黄芩 车前子 木通 泽泻 生地 当归 甘草 柴胡

平胃散(《太平惠民和剂局方》) 苍术 川朴 陈皮 甘草

归地滋血汤(《中医妇科治疗学》) 当归 熟地 鹿角霜 党参 白术 桑寄生 枸杞子 山茱萸 香附

归肾丸(《景岳全书》) 熟地 山药 山茱萸 茯苓 当归 枸杞子 杜仲 菟丝子

归脾丸(《校注妇人良方》) 白术 茯神 黄芪 龙眼肉 酸枣仁 人参 木香 当归 远志 甘草 生姜 大枣

归脾汤(《济生方》) 人参 黄芪 当归 桂圆肉 茯苓 远志 酸枣仁 白术 木香 生姜 大枣 甘草

四君子汤(《太平惠民和剂局方》) 党参 白术 茯苓 甘草

四妙汤(《外科精要》) 炙黄芪 当归 金银花 炙甘草

四妙散(《成方便读》) 苍术 黄柏 薏苡仁 牛膝

四苓散(《丹溪心法》) 茯苓 猪苓 白术 泽泻

四物汤(《太平惠民和剂局方》) 当归 川芎 白芍 地黄

四物济阴汤(《陈素庵妇科补解》) 川芎 当归 白芍 生地 麦冬 杜仲 茯苓 知母 生甘草 柴胡 荆芥 丹皮

四逆散(《伤寒论》) 柴胡 白芍 枳壳 甘草

四神丸(《校注妇人良方》) 补骨脂 吴茱萸 肉豆蔻 五味子

生化汤(《傅青主女科》) 当归 川芎 桃仁 炮姜 炙甘草

生脉二至止血汤(《中医妇科学》) 人参 麦冬 北五味子 女贞子 旱莲草 茜草根 益母草 补骨脂 夏枯草 乌贼骨 大枣 甘草

生脉散(《医学启源》) 人参 麦冬 五味子

生脉散(《内外伤辨惑论》) 人参 麦冬 五味子

生铁落饮(《医学心悟》) 天冬 麦冬 贝母 胆星 橘红 远志 连翘 茯苓 茯神 玄参 钩藤 丹参 朱砂 石菖蒲 生铁落

失笑散(《太平惠民和剂局方》) 蒲黄 五灵脂

白术散(《全生指迷方》) 白术 茯苓 大腹皮 生姜皮 陈皮

瓜蒌牛蒡汤(《医宗金鉴》) 牛蒡子 瓜蒌 花粉 黄芩 陈皮 生栀子 金银花 青皮 柴胡 连翘 皂角刺 甘草

瓜蒌薤白半夏汤(《金匮要略》) 瓜蒌 薤白 半夏

半夏白术天麻汤(《医学心悟》) 半夏 白术 天麻 陈皮 茯苓 炙甘草 蔓荆子 生姜 大枣

半夏厚朴汤(《金匮要略》) 半夏 厚朴 茯苓 生姜 苏叶

圣愈汤(《妇科心法要诀》) 人参 黄芪 当归 川芎 熟地 白芍

加味五淋散(《医宗金鉴》) 黑栀子 赤茯苓 当归 白芍 黄芩 甘草梢 生地 泽泻 车前子 木通 滑石

加味四物汤(《医宗金鉴》) 熟地 白芍 当归 川芎 蒲黄 瞿麦 桃仁 牛膝 滑石 甘草梢 木香 木通

加味乌药汤(《医宗金鉴》) 乌药 砂

仁　木香　延胡索　香附　甘草　槟榔
加味地骨皮饮(《医宗金鉴》)　生地　当归　白芍　川芎　牡丹皮　地骨皮　胡黄连
加味固阴煎(《女科证治约旨》)　生地　白芍　山药　知母　黄柏　阿胶　秋石　龙骨　牡蛎　茯神
加减一阴煎(《景岳全书》)　生地　熟地　白芍　知母　麦冬　地骨皮　甘草
加减八物汤(《女科秘要》)　人参　白术　茯苓　炙甘草　白芍　当归　陈皮　香附　丹皮
加减五积散(《妙一斋医学正印种子编》)　白芷　当归　川芎　陈皮　厚朴　苍术　白芍　枳壳　桔梗　姜半夏　官桂　麻黄　甘草　羌活　独活　牛膝　姜葱
加减苁蓉菟丝子丸(《中医妇科临床手册》)　肉苁蓉　淫羊藿　菟丝子　紫河车　覆盆子　枸杞子　熟地　当归　桑寄生　焦艾叶　闭经

六　画

地骨皮饮(《医宗金鉴》)　当归　生地　白芍　川芎　牡丹皮　地骨皮
地黄饮子(《宣明论方》)　熟地黄　巴戟天　山萸肉　石斛　肉苁蓉　五味子　肉桂　麦冬　炮附子　石菖蒲　远志　生姜　大枣　薄荷　茯苓
芍药汤(《素问病机气宜保命集》)　芍药　当归尾　黄芩　黄连　大黄　肉桂　木香　槟榔　炙甘草
芎归四君子汤(《类证治裁》)　川芎　当归　人参　白术　茯苓　甘草
芎归泻心汤(《普济方》)　当归　川芎　延胡索　蒲黄　牡丹皮　桂心　五灵脂
百合固金汤(《医方集解》)　百合　熟地　生地　麦冬　白芍　当归　贝母　生甘草　玄参　桔梗
夺命散(《妇人大全良方》)　没药　血竭
托里消毒散(《医宗金鉴》)　人参　川芎　当归　白芍　白术　桔梗　黄芪　银花　茯苓　白芷　皂角刺　甘草
过期饮(《证治准绳》)　当归　白芍　熟地　香附　川芎　红花　桃仁　莪术　木通　炙甘草　肉桂　木香
当归四逆汤(《伤寒论》)　当归　桂枝　芍药　细辛　炙甘草　木通　大枣
当归生姜羊肉汤(《金匮要略》)　当归　生姜　羊肉
当归地黄饮子(《证治准绳》)　当归　川芎　白芍　生地　防风　荆芥　黄芪　甘草　白蒺藜　首乌
当归芍药散(《金匮要略》)　当归　芍药　川芎　茯苓　白术　泽泻
当归饮子(《证治准绳》)　当归　川芎　白芍　生地　防风　白蒺藜　荆芥　首乌　黄芪　甘草
当归补血汤(《兰室秘藏》)　黄芪　当归
当归建中汤(《千金翼方》)　当归　桂枝　芍药　甘草　生姜　大枣　饴糖
当归养血汤(《点点经》)　当归　熟地　生地　二花　生芪　穿甲　黄柏　知母　栀子　条芩　蒺藜　蚕蜕　甘草
回阳升陷汤(《医学衷中参西录》)　黄芪　桂枝　当归　干姜　炙甘草
血府逐瘀汤(《医林改错》)　当归　生地　桃仁　红花　枳壳　赤芍　柴胡　甘草　桔梗　川芎　牛膝
安老汤(《傅青主女科》)　人参　黄芪　白术　当归　熟地　山萸肉　阿胶　黑芥穗　香附　木耳炭　甘草
导赤散(《小儿药证直诀》)　生地　木通　甘草梢　竹叶
导痰汤(《校注妇人良方》)　半夏　陈皮　茯苓　甘草　胆星　枳实
阳和汤(《外科全生集》)　熟地　鹿角胶　炮姜炭　肉桂　麻黄　甘草　白芥子
防己黄芪汤(《金匮要略》)　防己　甘草　白术　黄芪

七　画

寿胎丸(《医学衷中参西录》)　菟丝子　桑寄生　川断　阿胶
坎离既济丸(《沈氏尊生书》)　当归　熟地　生地　山茱萸　牛膝　麦冬　天冬　白芍　五味子　龟版　知母　黄柏
芫花散(《妇科玉尺》)　芫花　吴茱萸　秦艽　白僵蚕　柴胡　川乌　巴戟
芩术四物汤(《医宗金鉴》)　黄芩　白术　川芎　当归　熟地　白芍
芩连四物汤(《医宗金鉴》)　熟地　川芎　白芍　当归　黄芩　黄连
苍附导痰丸(《叶天士女科诊治秘方》)　苍术　香附　陈皮　半夏　茯苓　甘草　枳壳　胆星　生姜　神曲
苏叶黄连汤(《温热经纬》)　苏叶　黄连
杏苏散(《温病条辨》)　杏仁　苏叶　前胡　甘草　桔梗　半夏　橘皮　茯苓　枳壳　生姜　大枣
杞菊地黄丸(《医级》)　熟地　山药　山茱萸　茯苓　泽泻　牡丹皮　枸杞子　菊花
扶正化瘀解毒汤(《现代中西医妇科学》)　人参　龟版　鳖甲　白术　生黄芪　枸杞子　何首乌　沙参　紫草　草河车　石上柏　全蝎　蜈蚣
扶正解表汤(《现代中西医妇科学》)　银花　连翘　大青叶　桔梗　贝母　防风　生黄芪　白术　麦冬　甘草
扶正解毒丸(《中医治疗艾滋病》)　苦参　土茯苓　大青叶　白花蛇舌草　连翘　黄连　党参　黄芪　甘草
两地汤(《傅青主女科》)　生地　地骨皮　玄参　白芍　麦冬　阿胶
吴茱萸汤(《医宗金鉴》)　当归　肉桂　吴茱萸　丹皮　半夏　麦冬　防风　细辛　藁本　干姜　茯苓　木香　炙甘草
助阳抑抗汤(夏桂成经验方)　黄芪　党参　鹿角片　丹参　赤芍　白芍　茯苓　川芎
牡丹皮汤(《罗元恺论医集》)　丹皮　冬瓜仁　败酱草　瓜蒌仁　蒲公英　太子参　枳实　车前草
身痛逐瘀汤(《医林改错》)　秦艽　川芎　桃仁　红花　甘草　羌活　没药　当归　五灵脂　地龙　香附

牛膝

佛手散(《普济本事方》) 当归 川芎

龟鹿补冲汤(《中医妇科治疗学》) 鹿角胶 艾叶 炮姜 龟版 白芍 乌贼骨 党参 黄芪 炙甘草

卵巢囊肿基本方(《现代名中医妇科绝技》) 生地 赤芍 白芍 刘寄奴 半枝莲 红藤 败酱草 鸡内金 当归 黄药子 夏枯草 海藻 生甘草

羌桂四物汤(《医宗金鉴》) 熟地 川芎 白芍 当归 羌活 桂枝

沉香散(《医宗必读》) 沉香 石韦 滑石 当归 王不留行 瞿麦 冬葵子 赤芍 白术 炙甘草

完带汤(《傅青主女科》) 白术 山药 人参 白芍 苍术 甘草 陈皮 黑芥穗 柴胡 车前子

补天大造丸(《杂病源流犀烛》) 紫河车 熟地 生地 茴香 黄柏 白术 牛膝 麦冬 天冬 杜仲 五味子 枸杞子 陈皮 干姜 侧柏叶

补中汤(《陈素庵妇科补解》) 白术 茯苓 人参 山药 陈皮 当归 白芍 熟地 川芎 炙甘草 葛根 香附 生姜 大枣

补中益气汤(《脾胃论》) 人参 黄芪 甘草 当归 陈皮 升麻 柴胡 白术

补阴益肾汤(《罗氏会约医镜》) 熟地 山药 菟丝子 枣皮 五味子 杜仲 金樱子 续断 当归 枸杞子

补肝汤(《医宗金鉴》) 当归 川芎 白芍 熟地 酸枣仁 炙甘草 木瓜

补肾地黄丸(《陈素庵妇科补解》) 熟地 麦冬 知母 黄柏 泽泻 山药 远志 茯神 丹皮 枣仁 玄参 桑螵蛸 山茱萸 竹叶 龟版

补肾固冲丸(《中医学新编》) 菟丝子 续断 阿胶 鹿角霜 巴戟天 杜仲 当归 枸杞子 党参 白术 砂仁 熟地 大枣

陈夏六君子汤(《校注妇人良方》) 党参 白术 茯苓 甘草 半夏 陈皮 生姜 大枣

附子理中汤(《伤寒论》) 制附子 干姜 党参 白术 甘草

八 画

苓桂术甘汤(《伤寒论》) 茯苓 桂枝 白术 甘草

肾气丸(《金匮要略》) 干地黄 山药 山茱萸 泽泻 茯苓 丹皮 桂枝 附子

易黄汤(《傅青主女科》) 山药 芡实 黄柏 车前子 白果

固本止崩汤(《傅青主女科》) 黄芪 白术 人参 熟地 当归 黑姜

固阴煎(《景岳全书》) 人参 熟地 山药 山茱萸 远志 炙甘草 五味子 菟丝子

固经丸(《医学入门》) 黄柏 龟版 白芍 黄芩 樗根皮 香附

知柏地黄丸(《症因脉治》) 熟地 山药 山茱萸 茯苓 泽泻 丹皮 知母 黄柏

肠宁汤(《傅青主女科》) 当归 熟地 阿胶 人参 山药 续断 麦冬 肉桂

炙甘草汤(《伤寒论》) 炙甘草 人参 桂枝 麦冬 麻子仁 阿胶 生地 大枣 生姜

育阴灵(《百灵妇科》) 熟地 山药 川续断 桑寄生 杜仲 菟丝子 龟版 怀牛膝 山萸肉 海螵蛸 白芍 牡蛎

定经汤(《傅青主女科》) 菟丝子 白芍 当归 熟地 山药 白茯苓 炒芥穗 柴胡

参附汤(《校注妇人良方》) 人参 附子

参苓白术散(《太平惠民和剂局方》) 人参 白术 扁豆 茯苓 甘草 山药 莲子肉 桔梗 薏苡仁 砂仁

参茜固经冲剂(经验方) 党参 升麻 生地 白芍 茜草 大小蓟 山楂 槐花 乌贼骨

九 画

荆防四物汤(《医宗金鉴》) 荆芥 防风 川芎 当归 芍药 地黄

茵陈蒿汤(《伤寒论》) 茵陈蒿 山栀 大黄

茯神散(《证治准绳》) 茯神 人参 黄芪 赤芍 牛膝 琥珀 龙齿 生地 桂心

荡鬼汤(《傅青主女科》) 人参 当归 枳壳 厚朴 桃仁 红花 丹皮 川牛膝 大黄 雷丸

柏子仁丸(《济阴纲目》) 柏子仁 熟地 泽兰 牛膝 卷柏 续断

胃苓汤(《太平惠民和剂局方》) 苍术 厚朴 陈皮 白术 茯苓 猪苓 泽泻 桂枝 甘草 生姜 大枣

香贝营养汤(《医宗金鉴》) 香附 贝母 白术 党参 茯苓 陈皮 川芎 熟地黄 当归 桔梗 生姜 大枣 甘草

香砂六君子汤(《名医方论》) 人参 白术 茯苓 甘草 半夏 陈皮 木香 砂仁 生姜

香棱丸(《济生方》) 木香 丁香 三棱 莪术 枳壳 青皮 川楝子 小茴香

复元通气散(《医宗金鉴》) 青皮 陈皮 瓜蒌仁 穿山甲 连翘 甘草 银花

顺经汤(《傅青主女科》) 当归 熟地 白芍 丹皮 茯苓 沙参 黑芥穗

保产无忧散(《傅青主女科》) 当归 川芎 白芍 炙黄芪 厚朴 羌活 菟丝子 川贝 枳壳 艾叶 甘草 荆芥穗 生姜

保阴煎(《景岳全书》) 生地 熟地 白芍 山药 续断 黄芩 黄柏 甘草

促经汤(《医统》) 香附 熟地 白芍 莪术 木通 苏木 当归 川芎 红花 肉桂 桃仁 甘草

禹余粮丸(《妇人大全良方》) 禹余粮 鹿角胶 紫石英 续断 赤石脂 熟地 川芎 干姜 黄芪 艾叶 柏叶 当归 人参 白茯苓

独活寄生汤(《千金方》) 独活 桑寄生 秦艽 防风 细辛 白芍 川芎 干地黄 杜仲 牛膝 茯苓 甘草 桂心 当归 人参

胎元饮(《景岳全书》) 人参 当归 杜仲 白芍 熟地 白术 陈皮

炙甘草
姜芩四物汤(《医宗金鉴》) 当归 熟地 赤芍 川芎 姜黄 黄芩 丹皮 延胡索 香附
姜黄散(《证治准绳》) 姜黄 白芍 延胡索 丹皮 当归 莪术 红花 川芎 桂心
养心汤(《胎产心法》) 人参 黄芪 当归 川芎 茯苓 远志 柏子仁 酸枣仁 五味子 肉桂 甘草
养血胜风汤(《医醇賸义》) 生地 白芍 酸枣仁 川芎 桑叶 枸杞子 黑芝麻 五味子 柏子仁 菊花 当归 大枣
养荣壮肾汤(《叶氏女科证治》) 当归 川芎 独活 肉桂 续断 杜仲 桑寄生 防风 生姜
举元煎(《景岳全书》) 人参 黄芪 升麻 白术 炙甘草
济生肾气丸(《济生方》) 熟地 山药 山萸肉 丹皮 茯苓 桂枝 泽泻 附子 牛膝 车前子
宫外孕Ⅰ号方(山西医学院附属第一医院) 丹参 赤芍 桃仁
宫外孕Ⅱ号方(山西医学院附属第一医院) 丹参 赤芍 桃仁 三棱 莪术
除湿胃苓汤(《医宗金鉴》) 苍术 厚朴 陈皮 猪苓 泽泻 赤茯苓 白术 滑石 防风 栀子 木通 肉桂 生甘草

十 画

秦艽牛蒡汤(《医宗金鉴》) 牛蒡子 秦艽 枳壳 麻黄 水牛角 黄芩 防风 甘草 升麻 玄参
秦艽鳖甲散(《卫生宝鉴》) 秦艽 鳖甲 柴胡 地骨皮 知母 青蒿 乌梅 当归
泰山盘石散(《景岳全书》) 人参 黄芪 当归 续断 黄芩 川芎 白芍 熟地 白术 炙甘草 砂仁 糯米
真武汤(《伤寒论》) 茯苓 白术 白芍 生姜 附子
桂枝四物汤(《医宗金鉴》) 当归 熟地 川芎 白芍 桂枝 炙甘草 生姜 大枣
桂枝茯苓丸(《金匮要略》) 桂枝 茯苓 丹皮 芍药 桃仁
桂枝汤(《伤寒论》) 桂枝 芍药 甘草 生姜 大枣
桃红四物汤(《医宗金鉴》) 桃仁 红花 川芎 当归 白芍 熟地
逐瘀止血汤(《傅青主女科》) 生地 大黄 赤芍 丹皮 归尾 枳壳 桃仁 龟版
柴胡抑肝汤(《医学入门》) 柴胡 赤芍 丹皮 青皮 连翘 生地 地骨皮 香附 苍术 栀子 川芎 甘草 神曲
柴胡疏肝散(《景岳全书》) 柴胡 枳壳 香附 川芎 白芍 甘草 陈皮
柴胡解肌散(《陈素庵妇科补解》) 柴胡 黄芩 甘草 荆芥 丹皮 生地 玄参 桔梗 赤芍 苏叶 薄荷 前胡
逍遥散(《太平惠民和剂局方》) 柴胡 当归 白芍 白术 茯苓 甘草 炮姜 薄荷
逍遥蒌贝散(经验方) 柴胡 当归 白芍 茯苓 白术 瓜蒌 贝母 半夏 南星 生牡蛎 山慈姑
透脓散(《外科正宗》) 生北芪 炮山甲 当归 川芎 皂角刺
健固汤(《傅青主女科》) 人参 白术 茯苓 巴戟天 薏苡仁
胶艾汤(《金匮要略》) 阿胶 艾叶 当归 川芎 白芍 干地黄 甘草
益气导溺汤(《中医妇科治疗学》) 党参 白术 升麻 扁豆 茯苓 桔梗 乌药 桂枝 通草
益血润肠丸(《类证活人书》) 熟地 当归 阿胶珠 杏仁 火麻仁 肉苁蓉 橘红 苏子 炒枳壳 荆芥
益阴煎(《医宗金鉴》) 生地 龟版 知母 黄柏 砂仁 甘草
益经汤(《傅青主女科》) 熟地黄 白术 山药 当归 白芍 生枣仁 丹皮 沙参 柴胡 杜仲 人参
消风散(《医宗金鉴》) 荆芥 防风 当归 生地 苦参 苍术 蝉蜕 木通 胡麻仁 生知母 石膏 生甘草 牛蒡子
消疬丸(《外科真诠》) 玄参 牡蛎 川贝母
消瘰丸(《医学心悟》) 玄参 贝母 牡蛎 夏枯草
海藻玉壶汤(《外科正宗》) 海藻 陈皮 贝母 连翘 昆布 法夏 青皮 独活 川芎 当归 海带 甘草
涤痰汤(《奇效良方》) 半夏 南星 橘红 石菖蒲 竹茹 枳实 茯苓 人参 甘草 生姜
润燥汤(《胎产心法》) 阿胶 黄芩 麻仁 芝麻 当归 苏梗 防风
宽带汤(《傅青主女科》) 巴戟 补骨脂 白术 人参 麦冬 熟地 杜仲 肉苁蓉 白芍 当归 五味子 莲子
穿山甲散(《古今医统》) 穿山甲 鳖甲(醋炙) 赤芍 大黄(炒) 干漆(炒) 桂心 芫花(醋炒) 当归 麝香
调肝汤(《傅青主女科》) 当归 白芍 山茱萸 巴戟 阿胶 山药 甘草
调经散(《太平惠民和剂局方》) 当归 肉桂 没药 琥珀 赤芍 白芍 细辛 麝香
调经升阳除湿汤(《兰室秘藏》) 黄芪 甘草 升麻 柴胡 当归 苍术 羌活 独活 藁本 防风 蔓荆子
调营敛肝饮(《医醇賸义》) 当归 白芍 阿胶 枸杞 川芎 五味子 酸枣仁 茯苓 陈皮 木香 生姜 大枣
通乳丹(《傅青主女科》) 人参 黄芪 当归 麦冬 木通 桔梗 七孔猪蹄
通脉大生片(《中医妇科治疗学》) 杜仲 续断 菟丝子 桑寄生 艾叶 砂仁 茯苓 山药 鹿角霜 首乌 台乌 当归 肉苁蓉 车前子 枸杞子 紫河车 荔枝核
通窍活血汤(《医林改错》) 麝香 桃仁 大枣 川芎 赤芍 红花 老葱 鲜姜

十一画

理中丸(《伤寒论》) 人参 白术 干姜 炙甘草

理气化瘀汤(《现代中西医妇科学》) 柴胡 郁金 水蛭 紫草 穿心莲 八角莲 石见穿 王不留行 急性子 露蜂房 夏枯草 香菇

黄芪汤(《金匮翼》) 黄芪 陈皮 火麻仁 白蜜

黄芪汤(《太平惠民和剂局方》) 黄芪 陈皮 火麻仁 白蜜

黄芪汤(《济阴纲目》) 黄芪 白术 防风 熟地 煅牡蛎 茯苓 麦冬 甘草 大枣

黄芪建中汤(《金匮要略》) 黄芪 饴糖 生姜 大枣 桂枝 白芍 炙甘草

黄芪桂枝五物汤(《金匮要略》) 黄芪 桂枝 白芍 生姜 大枣

黄连阿胶汤(《伤寒论》) 黄连 黄芩 芍药 鸡子黄 阿胶

黄连解毒汤(《外台秘要》) 黄芩 黄连 黄柏 山栀子

萆薢汤(《外科正宗》) 萆薢 苦参 防风 何首乌 威灵仙 当归 白芷 苍术 黄柏 羌活 胡麻 石菖蒲 川椒 龟版 红花 甘草

萆薢分清饮(《医学心语》) 川萆薢 黄柏 石菖蒲 茯苓 白术 莲子心 丹参 车前子

萆薢渗湿汤(《疡科心得集》) 萆薢 薏苡仁 黄柏 丹皮 赤芍 木通 泽泻 滑石

排脓散(《外科正宗》) 黄芪 当归 金银花 白芷 防风 穿山甲 川芎 瓜蒌仁

救母丹(《傅青主女科》) 人参 当归 川芎 益母草 赤石脂 炒芥穗

银甲丸(《中医妇科临床手册》) 金银花 鳖甲 连翘 升麻 红藤 蒲公英 紫花地丁 生蒲黄 椿根皮 大青叶 茵陈 桔梗 琥珀末

银花红藤解毒汤(《中医妇科临床手册》) 金银花 连翘 红藤 败酱草 丹皮 栀子 赤芍 桃仁 薏苡仁 延胡索 川楝子

银翘散(《温病条辨》) 金银花 连翘 竹叶 荆芥穗 牛蒡子 薄荷 桔梗 淡豆豉 甘草 芦根

脱花煎(《景岳全书》) 当归 川芎 肉桂 牛膝 红花 车前子

麻子仁丸(《经效产宝》) 麻子仁 枳壳 人参 大黄

羚角钩藤汤(《重订通俗伤寒论》) 羚羊角 钩藤 桑叶 菊花 贝母 竹茹 生地 白芍 茯神 甘草

清化饮(《景岳全书》) 芍药 麦冬 丹皮 茯苓 黄芩 生地 石斛

清血搜毒丸(经验方) 血竭 木香 青木香 丁香 儿茶 黄柏 金银花 水牛角

清肝止淋汤(《傅青主女科》) 白芍 当归 生地 阿胶 黄柏 丹皮 牛膝 香附 红枣 黑豆

清肝引经汤(《中医妇科学》) 当归 白芍 生地 丹皮 栀子 黄芩 川楝子 茜草 白茅根 牛膝 甘草

清肝达郁汤(《重订通俗伤寒论》) 焦山栀 生白芍 当归须 柴胡 牡丹皮 炙甘草 橘白 薄荷 菊花 鲜青橘叶

清金降火汤(《古今医鉴》) 陈皮 半夏 茯苓 桔梗 枳壳 贝母 前胡 杏仁 黄芩 石膏 瓜蒌仁 甘草

温经汤(《金匱要略》) 当归 川芎 白芍 甘草 人参 桂枝 吴茱萸 丹皮 阿胶 半夏 麦冬 生姜

清骨散(《证治准绳》) 银柴胡 鳖甲 炙甘草 秦艽 青蒿 地骨皮 胡黄连 知母

清热固经汤(《简明中医妇科学》) 黄芩 焦栀子 地榆 藕节 生地 地骨皮 炙龟版 牡蛎粉 阿胶 陈棕炭 甘草

清热调血汤(《古今医鉴》) 牡丹皮 黄连 生地 当归 白芍 川芎 红花 桃仁 莪术 香附 延胡索

清海丸(《傅青主女科》) 熟地 山萸肉 山药 丹皮 五味子 麦冬 白术 白芍 龙骨 桑叶 地骨皮 玄参 沙参 石斛

清营汤(《温病条辨》) 玄参 生地 麦冬 金银花 连翘 竹叶 丹参 黄连 犀角(水牛角)

清暑益气汤(《温热经纬》) 西洋参 石斛 麦冬 黄连 竹叶 苏梗 知母 生甘草 粳米 西瓜翠衣

清燥救肺汤(《医门法律》) 桑叶 煅石膏 炒杏仁 人参 甘草 炒胡麻仁 阿胶 麦冬 枇杷叶

渗湿消痰饮(《济阴纲目》) 苍术 白术 半夏 橘红 茯苓 白芷 香附 甘草

十二画

搜风解毒汤(《医宗金鉴》) 土茯苓 金银花 白鲜皮 薏苡仁 防风 木通 木瓜 皂荚子

紫苏饮(《普济本事方》) 紫苏 陈皮 大腹皮 白芍 当归 川芎 人参 甘草

黑逍遥散(《太平惠民和剂局方》) 地黄 柴胡 当归 白芍 白术 茯苓 甘草 生姜 薄荷

舒郁清肝汤(《中医妇科治疗学》) 当归 白芍 白术 柴胡 香附 郁金 黄芩 栀子 丹皮 甘草

痛泻要方(《丹溪心法》) 陈皮 防风 白术 白芍

温肾除霉汤(《新编妇人大全良方》) 补骨脂 仙灵脾 熟附子 地黄 山萸肉 党参 白术 桑螵蛸 苦参 黄柏

温经汤(《妇人大全良方》) 人参 当归 川芎 白芍 肉桂 莪术 牡丹皮 甘草 牛膝

温经定痛汤(《中医妇科治疗学》) 当归 川芎 延胡索 红花 桂枝 莪术 乌药

温经散(《傅青主女科》) 丹皮 黄柏 茯苓 白芍 青蒿 熟地 地骨皮

温胃饮(《景岳全书》) 人参 白术 扁豆 陈皮 干姜 炙甘草 当归

温胆汤(《三因极一病证方论》) 半夏 竹茹 枳实 陈皮 炙甘草 茯苓 生姜 大枣

滋水清肝饮(《医宗己任编》) 熟地 山药 山茱萸 丹皮 茯苓 泽泻 柴胡 白芍 栀子 大枣 当归

滋血汤(《证治准绳》) 人参 黄芪 茯苓 山药 当归 川芎 熟地 白芍

滋肾育胎丸(《罗元恺女科述要》) 菟丝子 续断 阿胶 鹿角霜 巴戟天 杜仲 桑寄生 枸杞子 党参 白术 砂仁 熟地 人参 艾叶 制首乌

犀角地黄汤(《备急千金要方》) 水牛角 生地 芍药 牡丹皮

十三画

蓬莪术丸(《妇人大全良方》) 莪术 当归 桂心 赤芍 槟榔 昆布 琥珀 枳壳 木香 桃仁 鳖甲 大黄

解毒活血汤(《医林改错》) 连翘 葛根 柴胡 枳壳 当归 赤芍 生地 红花 桃仁 甘草

解悬汤(《青囊秘诀》) 人参 当归 川芎 荆芥 益母草 麦冬 炮姜

十四画

膈下逐瘀汤(《医林改错》) 当归 川芎 赤芍 桃仁 红花 枳壳 延胡索 五灵脂 丹皮 乌药 香附 甘草

毓麟珠(《景岳全书》) 人参 白术 茯苓 白芍 川芎 炙甘草 当归 熟地 菟丝子 杜仲 鹿角霜 川椒

慢盆方(经验方) 地黄 龟版 鳖甲 丹皮 青蒿 丹参 百部 玄参 白芍 地骨皮 野菊花

十五画

震灵丹(《太平惠民和剂局方》) 禹余粮 代赭石 紫石英 赤石脂 乳香 没药 五灵脂 朱砂 糯米

增液汤(《温病条辨》) 生地 麦冬 玄参

镇肝熄风汤(《医学衷中参西录》) 怀牛膝 生龙骨 生牡蛎 龟版 白芍 代赭石 天冬 玄参 川楝子 麦芽 茵陈 甘草

十六画

橘皮竹茹汤(《金匮要略》) 橘皮 竹茹 大枣 人参 生姜 甘草

十七画

豁痰解毒汤(《现代中西医妇科学》) 夏枯草 生牡蛎 海藻 白术 水蛭 川芎 穿心莲 石上柏 胆南星 全蝎 蜈蚣